全国高职高专护理类专业规划教材

基础护理与技术

（供护理及助产类专业使用）

主　编　李丽娟　付能荣

副主编　谢丽琴　安　昕

编　者　（以姓氏笔画为序）

付能荣（四川护理职业学院）

许亚荣（漳州卫生职业学院）

安　昕（济南护理职业学院）

向　泉（贵阳护理职业学院）

汪美华（漳州卫生职业学院）

陈　林（安徽中医药高等专科学校附属中医院）

李丽娟（漳州卫生职业学院）

李燕燕（漳州卫生职业学院）

杨　琼（安顺职业技术学院）

郭亚白（福建医科大学附属漳州市医院）

徐　涛（四川护理职业学院）

曹娅燕（天津医学高等专科学校）

谢丽琴（福建医科大学附属漳州市医院）

秘　书　汪美华

中国医药科技出版社

内 容 提 要

本书是全国高职高专护理类专业规划教材之一，其从职业岗位对护理理论知识和技能的需求及实际应用出发，将教学内容整合为"迈进护理殿堂"和"基础护理工作任务"两大模块。根据专业特性归类设置 9 个单元，遵循一个人生病后从"就诊—入院—住院—出院"的基本规律设置课程模式，每个单元以"项目引导、案例引入任务、完成任务（含实训）"为模式设计课程，并将人文素养（仪表形象和语言沟通）融入护理任务工作过程中。全书26 个项目，89 个学习任务。

本书既可供高职高专护理类专业使用，又可作为护理教育工作者从事教学的参考书，也可作为临床广大护理工作者学习、进修提高的指导教材和参考读物。

图书在版编目（CIP）数据

基础护理与技术／李丽娟，付能荣主编．—北京：中国医药科技出版社，2015.8
全国高职高专护理类专业规划教材
ISBN 978−7−5067−7474−1

Ⅰ.①基⋯　Ⅱ.①李⋯ ②付⋯　Ⅲ.①护理学−高等职业教育−教材　Ⅳ.①R47

中国版本图书馆 CIP 数据核字（2015）第 186053 号

美术编辑　陈君杞
版式设计　郭小平

出版　中国医药科技出版社
地址　北京市海淀区文慧园北路甲 22 号
邮编　100082
电话　发行：010−62227427　邮购：010−62236938
网址　www.cmstp.com
规格　787×1092mm ¹⁄₁₆
印张　42¾
字数　852 千字
版次　2015 年 8 月第 1 版
印次　2016 年 7 月第 2 次印刷
印刷　三河市万龙印装有限公司
经销　全国各地新华书店
书号　ISBN 978−7−5067−7474−1
定价　**79.00 元**

本社图书如存在印装质量问题请与本社联系调换

全国高职高专护理类专业规划教材
建设指导委员会

主 任 委 员 史瑞芬（南方医科大学护理学院）

副主任委员 （以姓氏笔画为序）

马　波（安徽中医药高等专科学校）

王　斌（厦门医学高等专科学校）

李海鹰（济南护理职业学院）

杨文秀（天津医学高等专科学校）

吴少祯（中国医药科技出版社）

张湘富（长春医学高等专科学校）

林春明（福建卫生职业技术学院）

钟　海（四川护理职业学院）

秦敬民（山东省血液中心）

贾秀英（贵州医科大学护理学院）

黄庶亮（漳州卫生职业学院）

曹元应（安徽医学高等专科学校）

谭　工（重庆三峡医药高等专科学校）

委　　　员 （以姓氏笔画为序）

王　刚（四川护理职业学院）

王亚宁（江西科技学院）

王春霞（天津医学高等专科学校）

王珊珊（福建卫生职业技术学院）

王晓菊（四川护理职业学院）

尹　红（漳州卫生职业学院）

甘　萍（天津医学高等专科学校）

付能荣（四川护理职业学院）

兰　萌（天津医学高等专科学校）

朱　霖（安徽医学高等专科学校）

刘　勇（安徽中医药高等专科学校）

刘耀辉（安徽中医药高等专科学校）

汲　军（长春医学高等专科学校）

李大权（毕节医学高等专科学校）

李正姐（安徽中医药高等专科学校）

李丽娟（漳州卫生职业学院）

李钟峰（漳州卫生职业学院）

杨　峥（漳州卫生职业学院）

杨小玉（天津医学高等专科学校）

邱　波（漳州卫生职业学院）

汪芝碧（重庆三峡医药高等专科学校）

张　庆（济南护理职业学院）

张　荣（毕节医学高等专科学校）

张　健（长春医学高等专科学校）

张　敏（安徽医学高等专科学校）

张　德（四川护理职业学院）

张亚军（内蒙古医科大学）

陈玉喜（漳州卫生职业学院）

陈秋云（漳州卫生职业学院）

陈顺萍（福建卫生职业技术学院）

陈宽林（江苏建康职业学院）

陈淑瑜（漳州卫生职业学院）

陈瑄瑄（漳州卫生职业学院）

林斌松（漳州卫生职业学院）

周谊霞（贵州医科大学护理学院）

周银玲（长春医学高等专科学校）

庞　燕（四川护理职业学院）

郑翠红（福建卫生职业技术学院）

钟云龙（四川护理职业学院）

洪玉兰（漳州卫生职业学院）

郭彩云（漳州卫生职业学院）

郭宝云（漳州卫生职业学院）

徐香兰（天津医学高等专科学校）

唐忠辉（漳州卫生职业学院）

谭　严（重庆三峡医药高等专科学校）

滕少康（漳州卫生职业学院）

薛　梅（天津医学高等专科学校）

秘　书　长　匡罗均（中国医药科技出版社）

办　公　室　赵燕宜（中国医药科技出版社）

王宇润（中国医药科技出版社）

出版说明

　　全国高职高专护理类专业规划教材，是根据《国务院关于加快发展现代职业教育的决定》及《现代职业教育体系建设规划（2014～2020年)》等文件精神，在教育部、国家食品药品监督管理总局、国家卫生和计划生育委员会的领导和指导下，在全国卫生职业教育教学指导委员会相关专家指导下，由全国高职高专护理类专业规划教材建设指导委员会、中国医药科技出版社，组织全国30余所高职高专院校近300名教学经验丰富的专家教师精心编撰而成。

　　本套教材在编写过程中，一直以"五个坚持"为原则。一是坚持以高职高专护理类专业人才培养目标和教学标准为依据、以培养职业能力为根本的原则，充分体现高职高专教育特色，力求满足专业岗位需要、教学需要和社会需要，着力提高护理类专业学生的临床操作能力；二是坚持"三基""五性""三特定"的原则，并强调教材内容的针对性、实用性、先进性和条理性；三是坚持理论知识"必需、够用"为度，强调基本技能的培养；四是坚持体现教考结合、密切联系护士执业资格考试的要求；五是坚持注重吸收护理行业发展的新知识、新技术、新方法，体现学科发展前沿，并适当拓展知识面，为学生后续发展奠定必要的基础。

　　在做到以上"五个坚持"的基础上，使此套教材的内容体现以下六个方面的特点：

　　1. 创新教材模式　本套教材为了更好地适应现代职业教育发展要求，以案例教学为特色，突出实践教学环节及特点。《护理药理学》《基础护理与技术》《护理心理学》《护理临床思维及技能综合应用》等课程用了创新的任务引领编写方式。专业课程教材均在书后附实训内容。

　　2. 紧密联系双纲　紧密联系新颁布的教学标准及护士执业资格考试大纲要求。对于护士执业资格考试相关科目，将护士执业资格考试考点与真题分类体现于每门教材中，使教材更具有实用性。

　　3. 充实编写队伍　每门教材尤其是专业技能课教材，在由教学一线经验丰富的老师组成编写团队的基础上，吸纳了多位具有丰富临床经验的医护人员参与编写，满足培养应用型人才的需要。

　　4. 科学整合内容　特别注重相近课程、前期课程与后续课程内容之间的交叉衔接，科学整合内容知识，避免知识点的遗漏、重复，保证整套教材知识模块体系构架系统、完整。

5. 活泼体例格式　教材使用形式活泼的编写模块和小栏目如"要点导航""知识链接""案例""考点""目标检测"等，以及尽量增加图表如操作步骤的流程图、示例图，从而更好地适应高职高专学生的认知特点，增强教材的可读性。

6. 配套数字化平台增值服务　为适应当前教育信息化发展的需要，加快推进"互联网＋医药教育"，提升教学效率，在出版纸质教材的同时，免费为师生搭建与纸质教材配套的"中国医药科技出版社在线学习平台"（含数字教材、教学课件、图片、视频、动画及练习题等），从而使教学资源更加多样化、立体化，更好地实现教学信息发布、师生答疑交流、学生在线测试、教学资源拓展等功能，促进学生自主学习。

本套规划教材（27 种）及公共课程规划教材（6 种），适合全国高职高专护理、助产及相关专业师生教学使用（公共课程教材适合医药类所有专业教学使用），也可供医药行业从业人员继续教育和培训使用。

编写出版本套高质量的全国高职高专护理类专业规划教材，得到了护理学专家的精心指导，以及全国各有关院校领导和编者的大力支持，在此一并表示衷心感谢。希望本套教材的出版，将会受到全国高职高专院校护理类专业广大师生的欢迎，对促进我国高职高专护理类专业教育教学改革和护理类专业人才培养做出积极贡献。希望广大师生教学中积极使用本套教材，并提出宝贵意见，以便修订完善，共同打造精品教材。

全国高职高专护理类专业规划教材建设指导委员会

中国医药科技出版社

2015 年 7 月

全国高职高专公共课程规划教材

（供医药类专业使用）

序号	名 称	主 编	书 号
1	大学生心理健康教育*	郑开梅	978 - 7 - 5067 - 7531 - 1
2	应用文写作	金秀英	978 - 7 - 5067 - 7529 - 8
3	医药信息技术基础*	金 艳　庞 津	978 - 7 - 5067 - 7534 - 2
4	体育与健康	杜金蕊　尹 航	978 - 7 - 5067 - 7533 - 5
5	大学生就业指导	陈兰云　王 凯	978 - 7 - 5067 - 7530 - 4
6	公共关系基础	沈小美　谭 宏	978 - 7 - 5067 - 7532 - 8

全国高职高专护理类专业规划教材

（供护理及助产类专业使用）

序号	名 称	主 编	书 号
1	人体解剖学与组织胚胎学*	滕少康　汲 军	978 - 7 - 5067 - 7467 - 3
2	生理学	张 健　张 敏	978 - 7 - 5067 - 7468 - 0
3	病原生物与免疫学	曹元应　徐香兰	978 - 7 - 5067 - 7469 - 7
4	病理学与病理生理学	唐忠辉　甘 萍	978 - 7 - 5067 - 7470 - 3
5	护理药理学	张 庆　陈淑瑜	978 - 7 - 5067 - 7471 - 0
6	预防医学	朱 霖　林斌松	978 - 7 - 5067 - 7472 - 7
7	护理礼仪与人际沟通*	王亚宁　洪玉兰	978 - 7 - 5067 - 7473 - 4
8	基础护理与技术	李丽娟　付能荣	978 - 7 - 5067 - 7474 - 1
9	健康评估	陈瑄瑄　钟云龙	978 - 7 - 5067 - 7475 - 8
10	护理心理学	李正姐	978 - 7 - 5067 - 7476 - 5
11	护理伦理与法规	陈秋云	978 - 7 - 5067 - 7477 - 2
12	社区护理学*	郑翠红　刘 勇	978 - 7 - 5067 - 7478 - 9
13	老年护理学	王春霞　汪芝碧	978 - 7 - 5067 - 7479 - 6
14	中医护理学	郭宝云　张亚军	978 - 7 - 5067 - 7480 - 2
15	内科护理学*	陈宽林　王 刚	978 - 7 - 5067 - 7481 - 9
16	外科护理学*	陈玉喜　张 德	978 - 7 - 5067 - 7482 - 6
17	妇产科护理学*	尹 红　杨小玉	978 - 7 - 5067 - 7483 - 3
18	儿科护理学	兰 萌　王晓菊	978 - 7 - 5067 - 7484 - 0
19	急危重症护理	张 荣　李钟峰	978 - 7 - 5067 - 7485 - 7
20	康复护理学	谭 工　邱 波	978 - 7 - 5067 - 7486 - 4
21	护理管理学	郭彩云　刘耀辉	978 - 7 - 5067 - 7487 - 1
22	传染病护理学*	李大权	978 - 7 - 5067 - 7488 - 8
23	护理综合实训*	周谊霞	978 - 7 - 5067 - 7489 - 5
24	助产学	杨 峥	978 - 7 - 5067 - 7490 - 1
25	五官科护理学*	王珊珊　庞 燕	978 - 7 - 5067 - 7491 - 8
26	妇科护理学*	陈顺萍　谭 严	978 - 7 - 5067 - 7492 - 5
27	护理临床思维及技能综合应用*	薛 梅	978 - 7 - 5067 - 7466 - 6

"＊"示本教材配套有"中国医药科技出版社在线学习平台"。

前言 Preface

为进一步深化新时期高职护理专业教育改革，适应卫生事业改革和发展的需要，满足社会发展对护理人才的需求，本教材遵循"三基五性"（基本理论、基本知识、基本技能；思想性、科学性、先进性、启发性和适用性）的基本原则，以服务发展为宗旨，以促进就业为导向，根据高职护理专业培养目标、课程教学目的和护理职业岗位工作需求，综合专业基本能力、岗位实践能力，密切职业岗位实际，以"项目导入、工作任务"模式为基础设计课程。主要任务是以服务对象健康为中心，以培养学生具有良好的职业综合素质为核心，通过任务领域项目导向，完成岗位工作任务为引领，以能力培养为本位，以应用技术能力为主线，注重人文精神和实践能力的培养。树立整体护理理念，使学生具有系统的护理理论知识和熟练的护理职业技能，并能将所学知识和技能，运用于解决职业岗位工作中的问题。本教材较同类教材具有以下特色。

1. 构建模块框架，优化课程结构体系。整合和序化护理领域相关的理论、知识和能力等教学内容，将课程整合为"迈进护理殿堂"和"基础护理工作任务"两大模块。

2. 内容循序渐进，铺垫专业理论基础。第一模块"迈进护理殿堂"是引领学生认识生命与神圣护理职业的关系，从而迈进"护理殿堂"领域的一个由浅入深、循序渐进的、系统的过程。在认知护理支持理论、护理学理论、岗位职业能力和岗位职业意识（职业思维、法律意识、健康教育能力、职业生涯规划能力等）基础上，培养职业素质、职业情感、职业角色意识、职业可持续发展能力，为顺利完成第二模块工作任务学习和职业生涯可持续发展铺垫基础。

3. 遵循基本规律，突出专业社会特性。第二模块"基础护理工作任务"是遵循人生病后就医、入院、住院、出院这个基本规律设置课程。根据"就诊、入院、住院，到离开医院"基本规律，针对各时段中的服务需要内容，设置职业岗位护理工作过程项目和任务。

4. 项目任务导入，平台实训和提升。每个模块均以学习任务和实际工作任务为基础设置单元，在单元领域基础上，通过项目引导，以案例为引擎，导出需要完成的学习任务和工作任务。每个任务循序渐进的由"知识平台"、"任务实施"（含实训）和"拓展提升"三个部分组成，通过教、学、做，以扎实的专业基本知识和过硬的技术技能为支撑完成完整的工作过程。

5. 注重人文修养，培养综合素质。全书共分2大模块、9个单元、26个项目，每个项目分若干学习、工作任务。将护士形象、服务态度要求、护患沟通技巧融入任务评估、任务过程和任务综合评价中，护理工作过程之后配有健康教育指导，通过任务实施、实训或情景训练，强化护患沟通、健康教育指导、护理程序应用及整理护理理念的树立，培养学生人文素养和综合素质能力。

6. 以学生为主体，与执业资格相连接。本书紧扣 2015 年护士资格考试新大纲，辅以任务检测、全面涵盖其知识点，既注重基础又突出重点，使教学更加贴近学生、贴近临床、贴近患者、贴近社会、贴近执业资格考试、贴近就业岗位，体现"以人为本"的护理教育理念。密切临床护理发展和需要，结合知识链接增设新知识、新技能和新动向，拓展学生的知识视野，激发学习兴趣。全书结合专业发展和应用图片，形象、客观，操作性、实用性强。

本教材由全国多所护理院校及医院的 13 位专家、教师共同参与编写。本书项目二十二插图由刘晨昕和李洋洋绘画。本教材运用范围甚广，既适用于高职高专护理类专业学生使用，又可作为护理教育工作者从事教学的参考书，也可作为临床广大护理工作者学习、进修提高的指导教材和参考读物。

本书在编写过程中，得到有关领导和同仁、朋友的关心支持；在此谨致以诚挚的谢意。由于编者水平和时间有限，书中难免存在疏漏之处，恳望本书使用者、读者惠于指正。

编　者

2015 年 6 月

目录 Contents

模块一 迈进护理殿堂

模块二　基础护理工作任务

模块一　迈进护理殿堂

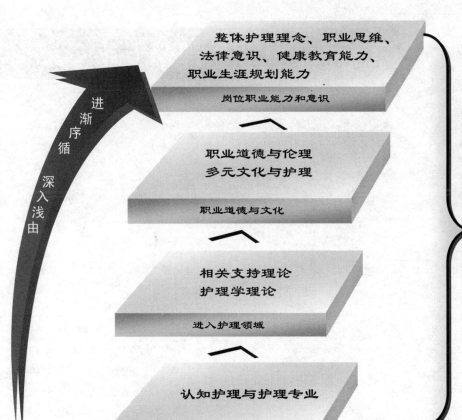

单元一　认识护理学专业 >>>

项目一 | 人类生命与护理的关系

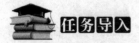任务导入

【案例】

程某，女，30岁，已婚5年，流产2胎史，本次怀孕后进行保胎治疗。孕37周时因出现腹坠感，胎动频繁到医院就诊。检查胎心音160次/分，立即给予氧气吸入，并收入院进行保胎治疗。检查 T：37℃，P：80 次/分，R：24 次/分，BP：120/80mmHg。孕38周时，胎儿心音突变，情况危急，立即行剖腹产术，胎儿安全降生，但程某因失血过多经抢救无效死亡。

习惯性流产显示生命孕育的艰难和生命的珍贵；保胎治疗、胎儿安全降生及程某不幸逝世，说明在生、老、病、死的自然规律过程中，生命健康与保健护理、医疗护理息息相关。

任务一　认识人类生命过程与护理
任务二　认知人类健康保健与护理
任务三　认知护士角色与患者角色
任务四　认知护理学专业

学习目标

1. 理解生命孕育、诞生、成长和临终的含义，以及人类生命过程中护理工作的重要性。

2. 说出健康、亚健康、疾病、保健、患者角色、护士角色、护患关系、护士素质概念；护理学的性质、任务和研究对象。

3. 叙述影响健康的因素、疾病的影响和疾病的预防；护士角色特征、患者角色特征、角色适应中常见行为改变和心理反应；叙述护理学的工作范畴、工作方式及特点。

4. 列出影响患者角色适应的因素、护患关系的影响因素。

5. 阐述护患关系性质、基本模式及护患关系发展过程；角色适应不良和心理反应、促进患者角色适应措施。

任务目标

1. 树立尊重生命、珍惜生命和关爱生命的理念。能用护士与患者的角色理论知识和方法指导护理实践。

2. 不断培养和加强自身素质修养，养成良好的职业态度，扮演好护士角色。在人类健康保健中充分发挥护理人员的作用。

任务一　认识人类生命过程与护理

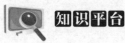

知识平台

生、老、病、死是生命的自然过程。生命的诞生需要经过复杂的过程，在经受精卵分化到胚胎形成和胎儿的降生，都离不开护理专业人员的指导、保健和帮助；生命的生存、成长和发展各个阶段都需要护理专业为其提供服务，以保护人类健康、预防疾病、促进人们更加健康和提高全球性的健康水平。

一、生命孕育与护理

新生命的孕育是一个神奇的、幸福的和艰辛的过程，从精卵结合的瞬间，一个新的生命由此形成，经过细胞分裂，从胚胎到胎儿分娩，不仅仅是十个月的孕育征程，更是迎接新生命到来的经历。在这个过程中，胎儿的健康成长受许多因素的影响，要实现生命健康的孕育和顺利分娩需要护理提供无微不至的呵护和帮助。

（一）孕育的概念

孕育　亦称妊娠，是胚胎和胎儿在母体内发育成长的过程。卵子受精是妊娠的开始，经过十月怀胎，到一朝分娩时，胎儿及其附属物自母体排出是妊娠的终止。从准备怀孕到宝宝出生，生命孕育是人类不断繁衍、优生优育、生生不息的主题。

（二）生命孕育的护理

1. 主要内容　做好孕期保健，如合理饮食、胎教指导和活动锻炼等，预防和减少孕妇出现焦虑、便秘、自我形象紊乱、知识缺乏等健康问题。防止和减轻可能发生的异常情况，如流产、早产、异位妊娠、胎儿畸形、胎膜早破、妊娠高血压综合征、过期妊娠，妊娠合并心脏病、糖尿病或肝炎等。通过产前检查、孕期保健等护理评估方法，明确孕妇及胎儿健康状况；通过健康教育、心理护理、症状护理、保健指导等护理措施，使孕妇获得孕期保健知识，及时发现和处理异常情况，维持孕母和胎儿健康状态，达到优生优育之目的。

2. 护理目的　是为了了解孕妇及胎儿的健康状况，保证孕母和胎儿安全，以达到健康顺利的分娩。其本质是实现优生优育，实现健康生命和种族的延续。

二、生命诞生与护理

经过十月怀胎的精心保健护理，一朝分娩之时，预示着一个新生命即将诞生，这是一个生死相依、紧张、危急和风险极大的过程。护士是迎接新生命的到来，用双手托起明天希望的白衣天使。在这个母婴生死攸关，神圣、艰辛、而充满风险的诞生过程，分娩顺利平安与否受许多因素的影响。护士作为生命的守护神，为保护母婴的安全，夜以继日、有条不紊地不停劳作着，尽力排除和减少影响分娩之因素，为迎接新生命的到来，为了母婴的健康而保驾护航着。

（一）诞生的概念

诞生亦称分娩，指妊娠满 28 周以后胎儿及其附属物从临产发动至从母体内全部娩出的过程。

（二）生命诞生的护理

1. 主要内容　尽快掌握影响分娩的因素，如产力、产道、胎儿及待产妇的心理状态，判断是否存在异常分娩因素，尽力减少和消除相关不利因素。针对正常分娩常见的健康问题，如疼痛、焦虑、产后出血等，以及异常分娩可能出现的难产、新生儿窒息、产后大出血、子宫破裂、感染等异常情况，如何采取紧急措施，配合医生进行抢救、治疗和护理等，如果处理不恰当、不及时，就可能危及母婴的生命安全。

2. 护理目的　是保护产妇顺利分娩，新生儿健康，产妇及新生儿没有产伤，无并发症，母子平安。经过自己双手接生的母婴平安健康，听到每一个新生儿悦耳的第一声啼哭，这就是白衣天使的快乐和价值所在。

知识链接

优生优育

优生就是让每个家庭都出生体格健壮、智力发达的健康的孩子；优育是根据新生儿和婴幼儿的特点，用科学的知识与方法抚育孩子，让每个出生的孩子都可以受到良好的教育，健康成长。优生优育的措施包括禁止近亲结婚、提倡遗传咨询、做好孕期保健和产前诊断等。优生优育能够避免和减少残疾儿的出生，控制先天性疾病，以达到逐步改善和提高人群遗传素质之目的。培养教育后代更加聪明健康，从而提高种族人口素质，使家庭美满幸福，国家繁荣昌盛。

三、生命成长发展与护理

自新生命诞生到生命终结的自然规律过程中，成长发展贯穿于人的生命全过程。生命的成长与发展是遵循一般规律和受相关遗传和环境因素影响的，在其各个年龄阶段，都有各自不同的特点和特殊问题需要解决。护士应根据不同年龄阶段的护理对象的心理特点、行为特征及基本需要提供适合于服务对象的护理服务，从而促进个体健康的成长和发展。

（一）成长发展的概念

生命成长发展包括两个方面，一是细胞增殖而产生的生理方面——量的变化的成长；二是身心机体功能的成熟——质的变化的发展，是人在整个生命历程中一个自然而不断变化的过程。

（二）成长发展的护理

1. 主要内容　人的生命过程可分为八个阶段，即婴儿期、幼儿期、学龄前期、学龄期、青春期、青年期、中年期、老年期。针对不同年龄阶段的特点和基本需要，采取相应的措施，以促使身心人格的不断完善和发展。如①婴儿期的特点一是生长发育迅速，对各种营养物质的需求特别高，补充不完善、不及时易导致机体营养失调，影响发育，甚至导致疾病的产生；二是免疫系统建立尚未健全，易罹患传染性疾病，如麻疹、上呼吸道感染、肺炎等；三是学会了人类独特的饮食方式、独立行走、能运用语言交流等,这一切都标志着婴儿已从一个自然的、生物的个体向社会的实体迈出了第一步。②青春期的特点是人生第二个生长发育高峰期,性器官和第二性征逐渐发育成熟,心理上即有儿童期的某些痕迹又出现成人期的某些心理特征,具有幼稚与成熟、独立与依赖并存等特点,是人类从儿童期向成年期过渡的生物性转变。③老年期是人生过程的最后阶段,其特点是各系统器官功能减退,心理上有孤独、空虚、固执、多疑、抑郁、悲观、自卑等特点;而在熟悉的专业或事物方面,其智力、智能反而会增加。因此,解决老年期的问题,要从物质精神和发挥老年人的潜力两方面入手,既解决老年人的需求,又发挥余热,继续为人类社会做贡献。

2. 护理目的 了解生命过程的心理社会发展规律,掌握各个阶段的特点和特征,明确不同年龄阶段护理服务对象的身心基本需要,提供适合于生命所处的各阶段所需的整体护理,促进生命的健康成长和发展。

四、生命终结与护理

(一) 生命终结的含义

生、老、病、死是人生的自然发展规律,死亡是生命活动不可避免的最后阶段,是人生旅途的终点站,是生命有机体的结束,是构成完整生命历程的重要组成部分。运用高科技医疗虽然能延长人们的生命寿期,但终归无法改变生命的必然逝去。

(二) 生命终结期的护理

1. 主要内容 随着健康观念的转变,人们越来越关注临终者的生命质量。人类对生命的热爱、珍惜和生存的留恋,对死亡的恐惧,使临终者面对死亡表现出渴望精神上的支持、躯体上的抚慰,期望能够舒适、有尊严的离开人世。因此,帮助临终者及其家人坦然地正视,并接受死亡,尽可能地减轻临终者生理上的痛苦,及其家人心理上的创伤,使临终者有尊严、安详地度过人生的最后旅程,是护理人员应尽的义务和责任。临终护理是社会进步的标志,符合人类追求生命质量的客观要求,体现了护理职业道德的崇高。

2. 护理目的 临终护理就是尽可能地满足临终者各种生理需要,控制症状,缓解肉体痛苦,提供心理支持,缓和临终者对死亡的恐惧和不安,提高临终者的生命质量。同时给予临终者家人心理支持和疏导,缓解他们的身心痛苦,促进其心理健康。

任务二 认知人类健康保健与护理

 知识平台

健康是人类共同追求的永恒目标,随着人类社会科技、经济、文化的不断进步和发展,人们对健康有更高的追求。健康不仅是个人事业成就、家庭幸福的前提和保证,也是社会进步、民族兴旺、国家富强的基础和标志。因此,帮助人们追求健康、预防保健、促进健康成为护理专业的任务和职责。

一、人类对健康的需求

（一）健康的概念

1989 年，世界卫生组织（WHO）对健康的定义为：<u>"健康不仅是躯体没有疾病，还应具备心理健康、社会适应良好和道德健康"</u>。把道德修养纳入健康的范畴，说明现代人对健康的理解越来越科学、越完善，对自身健康要求越来越高。

知识链接

WHO 简介

　　世界卫生组织（World Health Oganization，WHO），是联合国专门机构之一，中国是该组织的创始国之一。其宗旨是：使全世界人民获得尽可能最高水平的健康。主要职能包括：促进流行病和地方病的防治；提供和改进公共卫生、疾病医疗和有关事项的教学与训练；推动确定生物制品的国际标准。2006 年，香港前卫生署署长陈冯富珍女士成功当选为世界卫生组织总干事。

（二）亚健康

亚健康研究之父，前苏联著名学者 N·布赫曼教授认为：<u>亚健康是处于健康和疾病之间的一种生理功能低下的非健康状态，又称之为慢性疲劳综合征或"第三状态"。现代医学又称"次健康"</u>。据世界卫生组织一项全球性调查结果表明，全世界约 75% 的人处于亚健康状态。亚健康的研究已成为全社会、全人类共同关心的热点问题。

1. 亚健康的含义　<u>世界卫生组织将机体无器质性病变，但是有一些功能改变的状态称为"第三状态"，我国称为"亚健康状态"。指无临床症状和体征，或者有病症感觉而临床检查无明确疾病证据，但已有潜在发病倾向，处于一种机体结构退化、生理功能减退和代谢过程活力降低与心理失衡状态。</u>

2. 亚健康的表现　表现是错综复杂的，常见情绪容易紧张，容易暴怒；心情郁闷、食欲不振；容易头痛头晕；有的人皮肤特别容易干燥，特别容易衰老；也有人表现倦怠、注意力不集中、烦躁、失眠、胃肠消化功能不好，甚至有欲死的感觉。N·布赫曼教授认为，虽然以上这些症状并非就是患病，各种身体检查和化验结果也查不出数据确切的健康异常现象，但是对人的健康影响极大。如果这种状态不能得到及时的纠正，非常容易引起心身疾病。

3. 亚健康的特性　亚健康状态具有动态性和两重性，其结果是通过治疗、保健恢复回归健康（第一状态）或可能发展转向疾病（第二状态）。

4. 引起亚健康的因素　主要有脑力和体力超负荷、心理失衡、人的自然衰老、疾病前期、人体生物周期中的低潮时期等五个方面的因素。

5. 亚健康状态与疾病无症状现象的鉴别　亚健康状态可能是疾病无症状现象的更早期形式表现；而疾病无症状现象虽然没有疾病症状和体征，但存在病理改变及临床检测的异常，本质上是疾病，如"无症状缺血性心脏病"。

（三）影响健康的因素

人类生存在自然环境和社会环境中，其健康受到诸多方面、多种因素的影响，为了更有效地维持和促进健康，护士应了解影响健康的有关因素，以便更好地为人类健康服务。影响健康的主要因素有生物因素、心理因素、环境因素、生活方式及医疗卫生保健服务等。

1. 生物因素　生物因素是影响人类健康的主要因素。

（1）病原微生物　生物学致病因素是由病原微生物引起的传染病、寄生虫病和感染性疾病。各种传染性疾病是造成人类疾病和死亡的主要原因之一。西医学通过预防接种、合理使用抗生素等方法，以预防和控制病原微生物对人类健康的侵害，但肝炎、艾滋病、结核等传染性疾病仍然是危害我国人民健康的主要因素。

（2）遗传因素　遗传因素不仅影响人的生物学特征、智力潜能，对人类诸多疾病的发生、发展及分布具有决定性影响。目前已知遗传性疾病多达 3000 种，如先天愚型、无脑儿、先天性心血管疾病、唇裂、白化病、血友病、色盲等，而精神分裂症、哮喘、糖尿病、高血压、冠状动脉粥样硬化性心脏病等常见病也与遗传基因有关。全世界每年大约有 500 万出生缺陷婴儿诞生，我国出生缺陷发生率为 4%～6%。

（3）生物学特征　某些特定的人群特征，如年龄、种族、性别等也是影响健康的因素。①年龄，不同年龄阶段中疾病的分布是不同的，如婴儿期的发育尚未完全成熟，抵抗力低弱，易患麻疹、肺炎等疾病；高血压、冠心病等通常发生在 40 岁以上的中年人，但已呈年轻化趋势发生。②种族，不同疾病在不同的种族人群中发病率不一样，如亚洲人患骨质疏松症的比率比欧洲人高，皮肤癌、老年痴呆症多见于白人，而黑人中乳腺癌、前列腺癌的发病率高于白人。③性别，女性患骨质疏松症、系统性红斑狼疮和自身免疫性甲状腺疾病比男性常见，成年女性患抑郁症的概率是男性的两倍；男性更易患精神分裂症和自闭症，比女性更易患胃溃疡、血栓闭塞性脉管炎等。

2. 心理因素　心理因素主要通过情绪和情感对健康产生影响。现代医学研究表明许多慢性病的发病与心理因素有关，如心血管病、肿瘤、高血压、胃十二指肠溃疡等。消极情绪如焦虑、悲伤、恐惧、怨恨、愤怒等，可使人体各系统功能失调，造成功能紊乱、免疫力下降，导致各种疾病产生。因此，保持积极的、乐观的、向上的情绪是增进健康的有益条件。

3. 环境因素　是指直接或间接地影响人类生活的各种自然因素和社会因素之总和。

（1）自然环境　又称物质环境，主要指水、空气、土壤及其他生物等，是人类赖以生存和发展的必要条件。水污染、大气污染、土壤污染、食品污染、辐射、噪音等危险因素都会直接或间接的危害人类健康。

（2）社会环境　又称非物质环境，如社会制度、经济状况、文化程度、科技发展、风俗习惯、宗教信仰、娱乐文化等。这些因素会直接或间接地影响着人们健康和疾病的发生、发展与转归，并在很多方面对健康起着决定性的作用。如经济困难可导致生活、营养、卫生保健等条件低下，对健康起着重要的影响。

4. 行为与生活方式　行为与生活方式是指人们在特定环境中，为了满足生存和发展而形成的生活习惯和生活意识。生活方式受社会经济、文化教育、民族风俗、社会规范、个人特征以及家庭的影响。WHO 指出："影响人类健康的因素，行为与生活方式占 60%，遗传占 15%，社会因素占 10%，医学因素仅占 8%，气候因素占 7%"。可见行为与生活方式已成为影响人类健康的重要因素。研究表明，科学的、良好的行为和生活方式有利于促进和维护健康，如适量运动、科学饮食、规律生活等；不良的行为和生活方式已成为危害人们健康的主要因素，如吸烟、酗酒、吸毒、纵欲、赌博、滥用药物、不合理饮食、缺乏锻炼等。

5. 医疗卫生服务体系 是指社会医疗卫生机构和专业人员为达到防治疾病、促进健康之目的，运用卫生资源、采用医疗技术手段向个体、全体和社会提供医疗卫生服务的有机整体。一个国家医疗卫生服务资源的拥有、分布及利用将对其人民的健康状况起着重要的作用。如医疗资源分布不合理、初级卫生保健网络不健全、城乡卫生人力资源配置悬殊、医疗保健制度不完善、重治疗轻预防的倾向等，都将直接危害人类的健康。

（四）人类对健康的追求

人类对健康的认识是随着社会生产力水平的不断发展和对自身认识的深化而不断丰富的。在生产力低下时期，人类只关注如何适应和征服自然，维护自身的生存。随着生产力水平、物质、文化和生活的不断丰富和提升，人类对自身健康要求越来越高，人们总是尝试各种方法创建良好的生活环境、形成健康的生活习惯来实现健康，提高健康水平，提高生活质量。作为护理人员应通过专业指导帮助个体、群体实现对自身健康的追求，维持健康、促进健康。

知识链接

健康评价 10 项标准

WHO 确定衡量健康的 10 项标准：①精力充沛，能从容不迫地应付日常生活和工作。②处事乐观，态度积极，乐于承担任务，不挑剔。③善于休息，睡眠良好。④身体应变能力强，能适应外界环境的各种变化。⑤对一般性感冒和传染病有一定的抵抗力。⑥体重适当，身体匀称，身体各部位比例协调。⑦眼睛明亮，反应敏锐，眼睑不发炎。⑧牙齿清洁、无龋齿、牙龈颜色正常、无出血现象。⑨头发有光泽、无头屑。⑩骨骼健康，皮肤、肌肉有弹性，走路轻松。

二、人类对疾病的预防

疾病是有别于健康的另一种生命运动现象，与健康同样是自然的、动态的过程。健康是人们在适应环境变化过程中，不断维持生理、心理和社会适应能力处于一种动态的平衡状态，是相对存在的，一旦这个动态失去平衡状态，必将会出现另一种生命运动方式，即患病。因此，人们需要通过提高健康水平和采取有效措施维持平衡状态，预防疾病或延缓疾病的发生，促进和达到最佳的健康状态。

（一）疾病观的发展过程

1. 古代疾病观 认为"疾病是鬼神附体"，这是古代生产力低下和认识自然的能力有限所致的。认为神鬼的作祟是疾病的原因，是疾病的本质，因此出现了"巫"与"医"的结合。公元前 5 世纪，"医学之父"希波克拉底创立了"体液学说"，认为疾病是由于体内血液、黏液、黑胆汁和黄胆汁四种体液不正常所致。春秋战国时期，提出人体由阴阳两部分组成，阴阳协调则健康，而阴阳失调则发生疾病，"疾病是机体阴阳失衡”的观点是我国古代对疾病的认识。

2. 近代疾病观 18 世纪意大利莫干尼（1682~1771 年）提出疾病就是器官形态学的改变。但忽视了机体的整体性。其局限性表现在无法解释一些没有结构、功能与形态改变的疾病，如神经官能症。20 世纪初，法国生理学家伯纳德（Claude Bernard）提出了有关疾病的概念：“所有生命都是以维持内环境的平衡为目的，疾病是机体内环境平衡的破坏”。

3. 现代疾病观 随着生物医学模式的改变，“疾病是机体功能、结构和形态的改变”观点的提出，疾病认识史上得到一大飞跃，这也是医学发展到一定阶段的结果。20 世纪 30 年代美国生理学家坎农发展了伯纳德学说，首次提出“内环境稳定”一词，进一步说明疾病是机体内环境恒定状态的破坏。50 年代加拿大生理学家塞利用整体观点取代了局部观点。

（二）疾病概念

综上疾病观发展过程所述，疾病是机体在一定内外因素作用下出现的一定部位的功能、代谢或形态结构的改变，表现为损伤与抗损伤的病理过程，是机体内稳态平衡的破坏而发生的生命活动障碍。

（三）疾病的判定

人的一生中或多或少都会有患病体验。患病是指本人或他人对其疾病的主观感受，一般情况下，个体在判断自己是否患病时通常有以下 3 种方式。

1. 是否有症状出现 通常人们常用疼痛来判定自己是否患病。当有疼痛症状时，便会觉得自己可能有病。另外，发烧、厌食、呕吐、腹泻、盗汗、胸闷、乏力等症状也是人们判断疾病的依据。

2. 个人的感觉与直觉 当一个人感觉自己与平时不同或感觉自己不太舒服时，也会认为自己可能患了某种疾病。

3. 能否进行日常生活、工作和学习 如果一个人在日常生活、工作、学习过程中，精神饱满、食欲良好、动作轻盈，就会感觉自己身体状态良好，没有生病。而当出现记忆力减退、情绪低落、注意力不集中时则会怀疑自己可能生病了。

（四）疾病的影响

疾病不是一个独立的事件，一个人生病了，不仅会影响本人，也会使家庭乃至社会都将受到不同程度的影响。

1. 疾病对个体的影响

（1）身体心像的改变 身体心像是一个人在大脑中对自己身体的影像，是个体对自己身体的态度和感觉。与自我价值观和自尊有关，是自我概念的组成部分之一，在自我价值观的形成过程中起着重要的作用。身体外观的改变、功能的丧失和障碍，如残肢、瘫痪、器官切除术、器官移植等，个体主观感觉躯体结构、功能的不完整性，而产生身体心像改变。主要表现为对身体的结构、功能、外观产生怀疑、退缩、消极、抑郁等态度。

（2）自我概念的改变 自我概念是一个人对自身存在的体验。即通过经验、反省和他人的反馈，逐步获得对自己的认知。由态度、情感、信仰和价值观等组成。分为社会自我概念（人际关系）、情绪自我概念、身体自我概念（体能、形体）。个体因疾病、外伤、伤残或治疗等，会使机体发生生理、心理、形体、能力等变化，如心脏病、肺结核、褥疮、癌症、截肢等，会产生孤独、恐惧、害怕、悲伤、自卑、适应能力下降、价值观改变、身体心像改变等，从而导致个体自我概念发生改变。<u>一个人能否正确看待自己因疾病引起的"变化"，与疾病的恢复有着直接的关系。</u>

（3）行为与情绪改变　<u>由于自我概念和身体心像的改变，个人的能力、价值观等也随之发生变化，如出现失落、悲观、不愿治疗、不承认自己是患者、厌倦，甚至自杀等异常情绪和行为的改变。</u>个体行为与情绪改变可因疾病的性质、疾病的严重程度、疾病持续时间及患者对该病的态度有关。短期的、无生命危险的疾病不会引起患者与家人太大太久的行为改变；而重病，尤其是对生命造成威胁的疾病则可引起强烈的行为与情绪反应。

（4）自理能力和生活方式的改变　<u>自理能力是指个体进行自理活动或自我照顾的能力。</u>个体遭受疾病、损伤、残疾或接受治疗等情况出现时，其自理活动能力和自我照顾能力出现下降或缺陷，<u>其生活方式必然因疾病状况而发生相应的改变，如卧床、拄拐、轮椅等。疾病常可降低个人的自主性，</u>而出现更多的依从或遵医行为。如许多患者为了疾病的康复，愿意放弃自己原有的生活方式与生活习惯，在饮食、作息、卫生等方面采纳医护人员的建议。

2. 对家庭的影响

（1）家庭经济负担加重　由于患病需就诊和治疗，必然会增加了家庭开支。若患者是家庭经济来源的主要承担者，患病后无法正常工作，使家庭经济收入减少，从而加重家庭经济负担。

（2）家庭成员的压力增加　一个人患病后，家庭中的其他成员需要投入许多的精力和时间去照顾患者。同时患者的家庭角色功能也需要由其他家庭成员承担，这使得家庭成员的负担加重，并产生相应的心理压力。若病重或患不治之症，甚至面临死亡时，整个家庭的情绪会受到很大影响，可表现为情绪低落、压抑、焦虑不安、震惊、否认、悲伤等。

3. 对社会的影响

（1）对社会生产力的影响　降低社会生产力。每个人在工作时都以其社会角色对社会做出应有的贡献，当个体患病后，其能力和行为发生改变，不能继续承担原有的社会工作任务，需暂时或长期免除社会责任，必定会降低社会生产力，对社会生产力产生了影响。

（2）对社会经济的影响　浪费或消耗社会医疗资源。诊断和治疗疾病都要消耗一定的社会医疗资源，使国家生产总值遭到一定比例的损失。可见，疾病不仅对个体和家庭会产生重大的影响，对整个社会经济也会造成巨大的影响。

（3）对社会健康的影响　传播疾病，威胁他人健康。某些传染性疾病，如肝炎、结核、艾滋病等，如不采取适当的措施，会在人群中传播，影响和威胁他人健康，甚至对整个社会健康状况造成危害，可能带来严重的社会问题，甚至引发社会的恐慌。

（五）疾病的预防

在健康——疾病的动态过程中，针对不同健康水平和状态采取一系列的预防保健措施，以防止、避免、延缓疾病的产生，阻止疾病恶化、限制残疾、促进康复，促进健康，提高健康水平，提高人类的生存质量。

1. 疾病预防的概念　疾病预防又称健康保护，是指采取特定行为避免健康受到现存或潜在威胁的过程。疾病预防是以健康问题为导向，强调发现健康问题、改善环境和行为及提高身体抵抗力的方法，从而避免健康和功能水平的降低。如采取戒烟、免疫接种等行为，以减少或阻止特定的或可预料的健康问题；通过定期健康检查、室内空气有害物质检测等行为，以保护现有健康的状态。

2. 三级预防

（1）一级预防　又称病因预防，是从病因上防止健康问题的发生，是最积极有效的预防措施。目的是保护或提高个体、家庭和社区的总体健康水平，从而避免疾病或推迟疾病的发生。包含健康促进和健康保护两个方面。主要措施：①实施健康教育，建立良好生活方式；②提倡合理饮食，加强体育锻炼；③特殊人群的重点预防；④针对病因的特异性预防；⑤环境保护和监测；⑥重视社会、心理、行为与健康的关系。

（2）二级预防　又称临床前期预防，关键是早期发现、早期诊断和早期治疗，及"三早"预防。主要关注已有健康问题人群的健康、预防并发症和残疾发生。具体措施包括：病例筛查、疾病普查、健康体检、治愈性和预防性检查、传染病传播的预防、并发症和后遗症的预防，以及缩短功能紊乱的时间等措施。

（3）三级预防　又称临床期预防或病残预防，即积极治疗，采取各种促进身心健康的措施，减少并发症和后遗症发生，达到最大可能的恢复健康，把健康问题的严重程度压缩到最低程度。措施包括：推迟残障和促进康复两个层面。通过三级预防，减轻伤残程度，帮助恢复部分或全部自理能力。

三、健康与疾病的关系

1. 健康与疾病是一个连续、动态的过程　健康与疾病不是绝对静止的，而是一种不断变化的状态，在一定的条件下可以相互转化。内外环境和谐稳定时，人处于健康完好状态；当稳定遭到破坏，则产生疾病甚至死亡。因此，护理人员有责任促进人类健康向完好状态发展。

2. 健康与疾病之间没有明确的分界线　在任何时候，人的健康总是相对的，没有完全绝对的健康，健康与疾病之间存在"过渡形式"，即所谓的"亚健康"状态。健康与疾病是动态的，不是绝对的，如一个人感觉不适，有可能是疲劳所致，处于亚健康状态，而并非发生了疾病。健康疾病连续相，见图1-1-1。

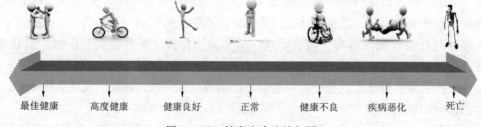

| 最佳健康 | 高度健康 | 健康良好 | 正常 | 健康不良 | 疾病恶化 | 死亡 |

图1-1-1　健康疾病连续相图

知识链接

大学生心理健康的标准

1. 智力正常。这是大学生学习、生活与工作的基本心理条件，也是适应周围环境变化所必需的心理保证。

2. 情绪健康。其标志是情绪稳定和心情愉快。

3. 意志健全。意志健全者在行动的自觉性、果断性、顽强性和自制力等方面都表现出较高的水平。

4. 人格完整。人格指的是个体比较稳定的心理特征的总和。人格完整就是指有健全统一的人格，即个人的所想、所说、所做都是协调一致的。

5. 自我评价正确。正确的自我评价乃是大学生心理健康的重要条件。

6. 人际关系和谐。良好而深厚的人际关系，是事业成功与生活幸福的前提。

7. 社会适应正常。个体与客观现实环境保持良好秩序。

8. 心理行为符合大学生的年龄特征。大学生是处于特定年龄阶段的特殊群体，大学生应具有与年龄、角色相应的心理行为特征。

四、护理人员在健康保健中的作用

WHO 提出"2000 年人人享有卫生保健"战略目标，为推动这一全球性目标的实现，明确指出：推动初级卫生保健是实现"2000 年人人享有卫生保健"的战略目标的关键和基本途径。

（一）概念

1. 初级卫生保健 初级卫生保健是人们所能得到的最基本的保健照顾，包括疾病预防、健康维护、健康促进及康复服务。其任务包括健康促进、预防保健、合理治疗和社区康复四个方面。

2. 保健 是为了维护人体健康，提高健康水平而对个人或群体采取的预防、医疗和康复措施。保健的实质就是寻求和消除破坏人体与环境之间平衡状态的各种因素，维护、修复或重建破坏的健康平衡，增加健康潜能。

（二）护理人员在健康保健事业中的作用

1993 年，世界银行在世界发展状况报告中明确指出："大部分初级卫生保健工作应该由护士及助产士承担，在未来的一段时间内，此种趋势将逐渐扩大。"护士作为卫生保健工作的主要力量，在 21 世纪将承担更复杂更艰巨的任务（图 1-1-2）。

2008 年国家原卫生部（现为国家卫生和计划生育委员会）召开全国卫生工作会议，正式启动"健康中国 2020"战略规划工作，以确保到 2020 年实现"人人享有基本医疗卫生服务"的重大战略目标。

1. 开展社区护理 面向社会、家庭，为社区老人、妇女、儿童、慢性病患者等重点人群，提供老年人保健、妇女保健、预防接种、慢性病护理、职业病防护、心理咨询等健康保健服务。同时开放家庭病床，满足社区患者的基本治疗和护理需求。开展社会卫生监督性服务及企业、学校、机关、街道卫生人员的业务培训和技术交流。

2. 健康教育和指导 护理人员必须具备良好的健康教育能力，通过开展内容广泛、

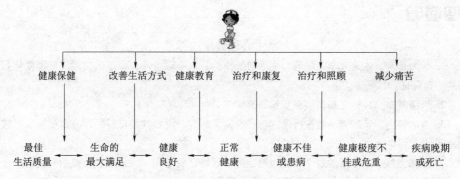

图1-1-2 护理人员在健康保健事业中的作用

形式多样的健康教育，调动人们的自我护理潜能，指导人们掌握更多的自我保健知识和技能，更新健康观念，建立起良好的生活方式和行为习惯，提高个人、家庭的自我护理和自我保健能力，以预防疾病，促进和维护健康。

3. 提供整体护理 护理人员必须掌握更多、更新的学科知识，具有处理各种临床复杂情况的能力和娴熟精湛的技术，能使用先进、复杂的仪器和设备，为患者提供全面、优质、高效的整体护理。减轻患者痛苦，不断增进健康水平。

4. 提供咨询服务 随着人们健康意识的提高，寻求有利于健康的知识成为每个人的需求，满足人们这一需求是护理人员应承担的责任。

知识拓展

生存质量

随着社会物质、文化和医疗、科技的不断进步和发展，人们的生活水平和知识水平也在不断地提高，健康意识不断地增强，对健康的本质也有了更深一步地认识。如对于癌症这类现代医学还难以彻底治愈的疾病，许多人宁愿要一个高质量的短暂生命，也不愿意长期承受极端痛苦的生活着。在这种客观健康水平提高和主观健康观念更新的背景下，人们开始寻求新的健康测量指标，用以评价健康水平的一套指标体系——"生存质量"从而应运而生。

一、生存质量概念

生存质量（quality of life，QOL）也称生活质量或生命质量。1993年在日内瓦召开的世界卫生组织生存质量研讨会上，WHO明确指出"生存质量是指个体在其所处的文化和风俗习惯的背景下，由生存的标准、理想、追求的目标所决定的对其目前社会地位及生存状况的认识和满意程度"，它包括个体生理、心理、社会功能及物质状态四个方面。

二、生存质量的判断标准

生存质量测量方法是一种新的健康测量和评价技术，涉及客观和主观两方面的综合测量判断标准。包括躯体健康、心理健康、社会适应能力，生存环境状况（如经济收入情况、住房情况、工作情况、邻里关系、卫生服务的可及性和利用情况）。目前，其测定的内容尚无统一的标准，主要包括6个方面：躯体状态；心理状态；社会关系；环境；独立程度；精神/宗教/个人信仰等。

三、提高生存质量的护理策略

1. 营造良好的生活和休养环境 提供舒适的物理环境，保持居家、休养或治疗环境整洁、安静、安全、舒适、优雅，使人精神愉悦，心情舒畅，有利身心健康。

2. 增进生理舒适 避免不良因素的刺激，减轻或消除疼痛和不适，满足饮食、排泄、清洁等需求，保持均衡饮食、充足睡眠、清新空气，保证患者有良好的生理舒适感。

3. 满足心理需求 针对人们的心理活动，采取一系列的心理护理措施，满足其各方面的心理需求。帮助人们消除不良的心理反应，引导正确对待疾病、挫折和困难，热爱生活、积极向上。创建和维持良好的社会环境，有利于恢复健康，促进健康，提高生活质量。

4. 拓展有益生活空间 根据自身条件和兴趣爱好，指导拓展有益的、丰富多彩的生活空间。采取适合自身的健身方法，拥有娱乐身心的业余爱好，强身健体、舒展心灵、修身养性，提高精神文化生活，提升生活品质。

5. 利用社会支持系统 利用家庭成员、亲朋好友、同事、闺蜜、团体、组织和社区等社会系统，排忧解难，及时解决生理、心理和生活中的各种问题，缓解紧张、减轻压力，使人们获得精神上和物质上的支持与帮助，从而提高社会适应能力，提高生活水平。

任务三　认知护士角色与患者角色

 知识平台

护理工作是护士与患者为了达到医疗护理的共同目标而发生的互动过程。在这个互动过程中，患者需要护士给予提供帮助，护士需要患者协作配合工作，患者与护士之间需要建立良好的护患关系。因此，在这个特定环境中，护士与患者是两个重要角色。由于护患双方不同的文化背景、人格特征和社会地位等因素，不仅影响护士与患者之间的关系和护理工作的顺利开展，进而影响患者疾病的康复。因此，作为护理人员必须认识和了解护士与患者的角色及其功能，建立和发展良好和谐的护患关系，以帮助患者促进、维持和恢复健康。

一、概述

（一）角色概念

角色（role）一词源于戏剧舞台演出用的术语，指影视剧中的人物。其含义为处于一定社会地位的个体或群体，在实现与这种地位相联系的权利与义务中，所表现出来的符合社会期望的模式化行为。换言之，角色是一个人在某种特定的场合下的义务、权利和行为准则。

知识链接

社会角色一词由来

角色，又称社会角色。1936 年美国人类学家林顿（Linten R）在《人的研究》一书中提出社会角色这一词，后被广泛地运用于分析个体心理、行为与社会规范之间的相互关系，成为社会学、社会心理学、护理学中的专门术语。

角色是对一个人在特定社会系统中，一个特定位置的行为期望与行为要求，表明一个人在社会结构和社会制度中的特定位置、相应权利和担负责任。

社会角色所具有的行为规范要经过角色的学习过程来形成，并指导其行为。如护士角色是由护生在校接受护理教育和护理实践而获得，在护理职业岗位中应按护士的行为规范来约束自己的行为。

（二）角色特征

1. 角色具有多重性 任何一个人在社会中总是承担多种社会角色。这种多种角色集于某一个体时，该个体所处的位置，又称角色集或复式角色。例如，一位女性，在家庭中可以同时是女儿、妻子、母亲的角色；在工作岗位上可以是护士、医生、教师、法官、律师等；在社会上还可是顾客、游客、乘客等。但每个社会成员在其角色集中，最主要承担的角色是与职业和家庭相关的角色。

2. 角色具有互补性 不同角色在其特定的社会环境中总是与其他角色相互依存，在完成某一角色时，必须要有一个互补的角色存在。如要完成教师角色，必须要有学生角色的存在；要完成护士角色，必须要有患者、医师等角色的存在。而这些互补的角色，统称为角色丛。

3. 角色行为由个体完成 社会对每一角色均有"角色期待"。角色期待是社会对个体所处的角色地位，应具有的态度、行为方式等寄予的要求和期望。如护士应具有的职业素质和职业道德等。每一社会角色都应认知其自身的角色行为规范准则，并自觉地使自身角色行为与社会角色期待相符合。

（三）角色转换

角色转换 指个体承担并发展一种新角色的过程。每个人的人生成长发展过程中，不同时期、不同空间里可同时担任多种角色。不同角色，担负不同责任，表现不同功能。在这个发展过程中，个体必须通过不断的学习、实践和改变自身的情感行为，使自己的行为逐步符合社会对个体新的角色期待，最终有效完成角色的转换。

二、患者角色

患者是各式各样社会角色中的一种，有其特定的社会行为模式、特定的权利和义务。在护理职业岗位中，护士应善于分析和判断患者角色，针对患者角色特征和角色适应情况，提供帮助和满足角色适应的各种需求。

（一）患者角色概念

患者角色 是指社会对一个人患病时的权利、义务和行为所期望的行为模式。一般被认为是"由于某些原因引起生理、心理的变化或阳性体征出现而导致个体行为变化且得到社会承认的人"。每个人患病后都会从不同的社会角色转换成患者角色。

知识链接

护理对象

现在国外文献常用 client（护理对象）代替患者，每个人患病后都会从不同的社会角色进入患者角色。值得注意的是，并非所有患病的人都会去寻求医护帮助而成为"患者"，也非所有寻求帮助的人都一定是遭受疾病痛苦的人。如：患病初期症状隐蔽，不易察觉，或已知患病，但由于工作忙、经济困难、就医不方便、认为病情不严重等都可能造成患者未去寻求医护帮助；而有些人本无疾病，但总感觉自己有病到处求医问药，或有些人为了逃避社会角色应承担的义务、责任和其他目的而装病就医。

（二）患者角色特征

1. 社会角色职责的免除或部分免除 患病的人可以免除或部分免除其正常生活中的社会角色所应承担的义务和责任，即可从正常的社会角色中解脱出来。免除的程度取决于疾病的性质、严重程度、患者的责任心，以及患者所得到的支持系统的帮助。

2. 对自身所患疾病不需负有责任 患病是个体无法控制且是不以人的意志为转移的，人对其自身生病的状态是无能为力的。因此，患者对其陷入疾病状态是没有责任的，他们需要受到照顾，也有权利获得帮助。

3. 具有恢复健康的义务性和主动性 疾病常使患者处于不适、痛苦、伤残，甚至死亡等极度紧张、恐惧状态中。社会期望每一个成员都健康，并承担应尽的责任，大多数患者都期望早日恢复健康，因此，患者有恢复健康的义务和责任，并为之主动做出各种努力。

4. 配合医护治疗疾病的协作性 患病后个体会主动寻求医护人员的专业知识、技术帮助和从亲属、朋友处获得情感上的支持，以促使恢复健康。在疾病治疗和护理过程中，患者必须与医务人员合作，严格遵守治疗和护理原则，积极协助治疗。如遵医嘱按时服药、休息、治疗、适当运动锻炼等。

（三）患者角色适应

1. 角色适应概念 一个人患病后，由社会角色过渡转变成社会对其所期望的患者行为模式，或随着疾病恢复使其从患者角色又过渡转回原有社会角色。在角色过渡转变的过程中，患者必将发生心理和行为上的变化以适应其角色转变，即为角色适应。

2. 角色行为适应不良 任何个体在患病前都是一个健康的人，在社会中承担着多重角色。当生病后，从生病前的常态向患者角色转化或从患者角色又转变回社会角色时，都有一个角色适应过程。在这个适应转变过程中，如果适应不良，往往导致患者心理和行为的改变，并进一步影响其健康和生活。具体表现如下：

（1）角色行为缺如 指患病的人没有进入患者角色，否认自己是患者。患者往往自我感觉良好，或认为医生诊断有误，不能很好地配合治疗和休息，或有的患者采取等待观望的态度，认为症状还没严重到需要治疗的程度，这些情况均易导致延误疾病的诊治。

（2）角色行为冲突 指患者在适应患者角色过程中，与患病前原有的各种角色发生心理冲突所引起的行为矛盾。是一种视疾病为转折的心理表现，常表现为患者不能接受患者角色、烦躁不安、焦虑、茫然或悲伤等情绪反应。如一位母亲因自己生病而无法照顾孩子的生活、学习，造成的母亲角色和患者角色冲突。

（3）角色行为强化 指患者安于患者角色现状，对自我能力表示怀疑，自信心减弱，对疾病将要恢复后所承担的社会角色责任感到恐惧不安，产生依赖心理。另外，生病使患者具有患者的权利，所以患者往往希望继续充当患者角色，以能享受这种

"特权"。这是角色适应中的一种变态现象，常见于老年人或慢性病患者易出现此种行为改变。如骨折患者康复阶段需进行各种功能锻炼，患者对简单的锻炼都要表现出畏惧、困难、疼痛等，日常生活难于自理，依赖于护士和家属的帮助，即属于角色行为强化。

（4）角色行为消退　指患者已适应患者角色，但由于某种原因，使其又重新承担起原有扮演的社会角色，而放弃了患者角色。如患病的母亲因孩子生病需要照顾而放弃患者角色，承担起原有的母亲角色。一位住院的儿子，会因突发脑卒中的老母亲而放弃患者角色，承担起"孝子"的角色。

（5）角色行为异常　指久病、危重患者及难治之症等患者，因受疾病折磨常有攻击性言行、悲观、厌世甚至自杀、他杀等异常行为表现。如一癌症患者，因健康恶化和经济负担的双重压力，使其表现出自卑、绝望、封闭、拒绝治疗，对医疗护理工作的不满，对医护人员的质问、辱骂、甚至殴打医护人员等，时常哭闹、毁物、多次自杀等行为。

3. 角色适应常见的心理反应　个体生病后，正常的生活、工作规律和程序遭受破坏及个体对病痛的体验等冲击着患者的内心世界，影响其心理状态，改变其对周围事物的感受和态度，从而出现各种的心理反应。常见有以下几种。

（1）焦虑、恐惧　表现为情绪紧张、易激怒，程度为轻、中、重和极重。轻度焦虑一般对患者影响不大，中、重度焦虑会产生很大的精神、心理压力，并伴有相应的行为表现。人患病后往往会产生恐惧心理，如害怕疼痛、残疾、被遗弃、死亡等，大手术、大出血、临产初产妇、病情危重、儿童等患者更易产生恐惧心理。

（2）主观感觉异常　患者对周围的声、光、温湿度及自身症状都很敏感，表现为责怪环境不清洁、病房条件不好、饮食不好、正常心跳和胃肠活动也被认为心悸或消化不良等。

（3）情绪不稳定　患者情绪不稳定，遇事易激动，对轻微刺激异常敏感，与家人、室友、甚至医护人员发生冲突。表现为易冲动、发怒、悲伤和落泪。如慢性病长期折磨使患者耐受性降低，怨恨、冷漠、暴躁、难以控制情绪等。

（4）孤独感增强　由于住院、卧床或传染病隔离等使患者与外界隔绝，环境陌生、信息减少、亲情需求得不到满足，患者度日如年，产生强烈的孤独感。

（5）自尊心增强　患病后由于需要的满足出现障碍，使患者自尊心更加强烈。既要求别人的加倍关心，又认为被关照意味着自己的无能。尊重得不到满足，则心情沮丧，自我价值感丧失。

（6）依赖性增强　患病后的患者往往成为人们关心和帮助的中心，受到格外的照顾，无形中使患者变得软弱无力、依赖性增强。表现为小心翼翼、畏缩不前、自信心下降，行为幼稚，被动性加重。

（7）猜疑心加重　患者对周围的人和事特别敏感，表现为多疑和矛盾行为。既不相信别人，又要向别人询问许多问题，内心极大恐惧，保持警觉状态。如既想了解疾病有关信息，又对所听到的解释持怀疑态度，甚至曲解别人意思。看到或听到别人在低头私语，认为是在议论自己。对医生的话反复思考，疑心诊断有误、治疗不当等心理反应。

（8）习惯性心理　习惯性心理不能使患者立即适应环境的变迁和状态的改变。患病初期往往不能接受患病事实，否认有病，怀疑诊断有误；疾病康复后又认为没有完全恢复，需继续观察治疗，担心出院后病情恶化，产生不安和不能适应正常的家庭生活。

（9）害羞与罪恶感　有些不易被社会所接受的疾病，如艾滋病、性病等患者，常产生害羞和罪恶感。就医时言行异常，表现吞吞吐吐、欲言又止、不愿暴露就诊部位等。

（四）影响患者角色适应的因素

1. 疾病因素　疾病的性质、症状和严重程度均会影响患者的角色适应。疾病的性质对患者来说极为重要，症状可见与否影响着患者的就医与角色适应。明显的症状体征（如骨折、外伤出血）易促使人们迅速就医，并很快进入患者角色。对不显著症状（如乏力、消化不良）则漠不关心和漠视，不易进入患者角色。

疾病预后情况和预期病程也是患者关注的影响因素，如患者觉察病情严重，将会影响到生活质量时，通常会立即寻求医护帮助，易于适应患者角色，并使自己行为与患者角色指定的行为相符合。反之，患者会淡化角色行为或延滞患者进入患者角色。

2. 医院环境　医院规章制度对患者来说，既是为其获得良好医护治疗的保证，也是对其行为及生活方式的约束。约束其随心所欲的行为习惯和意愿行事，由于不能广泛与外界接触等，都会影响患者角色适应。如住院患者因受医院环境、室友氛围的影响，比没有住院的患者更容易适应患者角色。

3. 患者特征

（1）年龄、性别和性格　老年患者角色易强化，希望通过患者角色引起别人的关注。女性患者易引起角色行为的冲突、强化、消退。个性坚强者对疾病反应平静，或强烈否认、拒绝。

（2）文化程度与生活习惯　文化水平较低者对患者角色相对淡漠些。生活环境的改变和疾病、药物、治疗的需要约束和改变其生活习惯，患者往往无法适应角色。

（3）事业和家庭经济状况　患病需就医诊断治疗，不但工作受到影响，也增加家庭经济负担。若患者是家庭经济来源的主要承担者，必会加重家庭经济负担。因此，患者担心事业中断和经济负担，不愿去就医，或拖延诊治，不能进行角色适应。

（4）人际关系　家庭成员、亲朋好友、同事、医务人员与患者的关系影响患者角色适应。得到他人关心与帮助的患者比较容易适应角色。周围人群、家庭成员对疾病的态度直接影响患者角色适应，如人们对艾滋病、性病、传染病等表现的恐惧、厌恶心理，使患者往往拒绝承认患病。

（五）促进患者角色适应的措施

1. 正确评估患者角色适应情况　患者角色转变过程中，角色适应受患者的个性、性别、年龄及其文化背景影响，会出现不同的行为改变，因此，护士应重视患者在角色适应中的问题与不良现象，应注意评估患者的角色适应情况，既要避免自身的言行对于角色转变可能产生的消极影响；又要注意创造条件帮助患者尽快完成角色转变，适应患者角色或逐渐解除患者角色，重归社会和家庭角色。

2. 创建良好舒适的医院环境 良好的医院环境是保证患者生理、心理舒适的重要因素，有利于疾病的康复和促进患者角色适应。因此，为患者创建适宜的空间范围，减轻因住院而产生的"社交隔离感"；病区应予适宜的音响，避免噪声，保持安静；保持温、湿度适宜，并给予适宜的通风和适量的光线；病室装饰简洁、美观，环境优雅使人产生舒适、愉悦感。

3. 建立良好人际关系 在与患者的接触中，应认真负责、尊重患者，耐心解释，取得理解，提供有关信息与健康教育，鼓励患者自我照顾，协助患者熟悉医院规则，如入院须知、探视制度、陪住制度等尽快帮助患者适应环境；与其建立良好的医患关系、护患关系。引导患者互相关心、互相帮助、互相鼓励，协助病友之间建立良好的感情交流，协助其与同病室病友建立良好群体关系。

4. 发挥患者的社会支持系统 满足患者需求、尊重探视人员；加强与家属的沟通，取得支持与合作，解除患者的后顾之忧，共同做好患者的身心护理，促进患者角色适应。

5. 指导患者适应角色 护士是患者角色适应的主要指导者，为了促进患者能尽快适应角色，除自身应具有良好的语言、行为和技能等综合素质外，还应采用适当方法指导患者适应角色。

（1）患者入院时，护士应首先向患者做自我介绍，并进行医院环境、规章制度、注意事项、同室病友、有关医务人员的介绍。消除其陌生感，树立患者自信心，促进尽快进入患者角色。

（2）患者住院期间，会面临各种治疗和护理，如诊断检查、创伤性治疗护理、手术风险等，随时可能出现各种生理心理问题，表现出身体不适、焦虑、恐惧和不安等。护士应细心观察，准确掌握患者的身心变化，及时提供有效的医疗护理信息和技术，尊重患者的知情同意权，有针对性的给予指导，使患者有信心的充当好患者角色。

（3）在为患者服务的过程中，适当运用倾听、解释、疏导、支持、同情、鼓励等情感指导方法，通过沟通及时了解患者的情感和情绪变化，并及时给予适当的帮助，使其达到心理平衡，更好地完成患者角色转换。

三、护士角色

护士是医院这个特定环境中多种角色中的一种，有其特定的社会行为模式、特定的权利和义务。随着科技的不断发展，人民生活水平的提高和对健康保健的重视，社会对护士素质的要求也越来越高，护士的角色和功能范围不断扩大和延伸，要求护士必须受过专业教育，取得执业资格，并具有良好的专业知识和技能，高尚的职业道德和修养，为护理对象提供高质量的专业服务。

（一）护士角色的概念

护士角色是指护士应具有的与护士职业相适应的社会行为模式。这种行为模式起源于社会的职业要求，并随着社会的变迁而变化。护士作为一种社会角色，应根据社会对护士角色的期望而努力塑造自我，逐步完善自身，以满足社会对护士的角色期待。

（二）护士角色的特征

1. 护理者 提供照顾是护士的首要职责。主要任务是为患者提供直接的护理服务，满足生理、心理、社会各层次的需要。

2. 教育者 主要体现在护士根据护理对象特点进行健康教育，指导保健知识、疾病预防、康复知识和技能，以改善服务对象的健康态度和不良行为，提高生存质量。另一方面，护士担任教师角色，承担学校教学和医院的带教任务。

3. 管理者 护士要对日常护理工作进行合理的组织、协调与控制，要对患者制定护理计划、组织诊疗和实施护理措施，提高护理工作质量和效率。护士领导者要管理人力资源、物质资源和计划资金使用，制定医院、科室的整体护理发展方向。

4. 咨询者 护士运用沟通技巧，解答患者提出的问题，提供有关的医疗护理信息，给予情绪支持和健康指导等，使患者获得最佳、最适宜的方法，以满足生理、心理和社会需要。

5. 协调者 为了保证患者在接受诊断、治疗、救助与护理等工作的顺利进行，护士需与相关卫生保健机构和相关工作人员相互联系、相互协助、相互配合，保证患者获得最适宜的整体性医护照顾。

6. 患者利益维护者 患者从入院、住院、到出院后的整个治疗、康复和预防过程中，会得到许多健康服务者的服务。护士有责任帮助患者从其他健康服务者那里获取相关信息，并补充需要的信息，维护患者的权益不受侵犯或损害。同时，护士还需评估有碍全民健康的问题和事件，为医院或卫生行政部门决策做参考。因此，护士又是全民健康的代言人。

7. 研究者和改革者 护士具有用科学研究的方法解决护理实践、护理管理、护理教育、护理心理、护理伦理等各个领域中的问题。同时，护士具有改革精神，运用科学思维，在实践中通过应用和检验，不断改革护理服务方式，推动护理事业的不断发展。

（三）护士角色的扩展

随着护理专业的不断发展，人们对护理专业要求的不断增加，护士角色在专业领域中扮演的角色越来越多，角色范围也在不断地扩展。

1. 开业护士（nurse practitioner，NP） 能独立开处方，并对常见疾病及损伤进行诊断及治疗。主要在自己单独开业的护理诊所、医院、老人院、私人医生诊所等机构，为服务对象提供各种卫生及预防保健服务。

2. 临床护理专家（clinical nurse specialist，CNS） 主要在医院、私人医生诊所、老人院、社区卫生服务机构，为服务对象提高各种身心保健护理服务。同时也从事咨询、研究、教育及管理工作。

3. 专科证书护理助产士（certified nurse-midwife，CNM） 主要在医院、分娩中心及家庭为妇女提供妇科保健，及为危险性较低的产妇提供助产服务。

4. 专科注册护士（RN，CS） C 指证书（certificate），S 指专科（special areas）。高级专科护士可以是独立开业者或临床护理专家，主要在多领域的护理专科如妇产科、儿科等场所开展护理工作。

5. 护理麻醉师（certified registered nurse anesthetists，CRNA） 主要从事各种手术的麻醉及其他麻醉护理。美国每年有 65% 以上的手术麻醉由护理麻醉师实施。

6. 护理教育者（nurse educator） 不仅拥有理论知识，而且要有丰富的临床实践经验。主要工作在高等医学院校，护理继续教育培训机构，健康教育服务部等场所。从事护理教育、科研及管理等工作。

7. 护士行政管理者（nurse administrator） 主要指专门从事护理管理的人员。在各种健康相关机构和场所、学校等部门，行使护理行政管理职责。包括财务预算、人员招聘，机构工作计划的安排和制定，参与卫生保健方针政策的制定，促进医疗保健制度的改革。

8. 其他 如在医疗器械、医疗药品部门，药物监督管理局（所）、进出口商品检验检疫局，医学护理杂志编辑部、出版社等单位，从事护理相关工作的人员。

四、护患关系

在医院这个特定的环境中，护士与患者的关系是护士诸多人际关系中最重要的关系。在护理实践中，和谐的护患关系是护士人际关系的核心，影响其他人际关系和护理效果。因此，护士应重视和处理好这种关系，提高护理质量。

（一）护患关系的概述

1. 护患关系概念 护患关系是指在医疗护理实践中护理人员与患者之间产生和发展的一种工作性、专业性、帮助性的人际关系。

2. 护患关系的性质

（1）帮助与被帮助人际关系 在医疗护理服务过程中，护士与患者通过提供帮助和寻求帮助形成特殊的人际关系。护士为患者提供服务，履行帮助职责；而患者作为被帮助者则是寻求帮助，希望满足需求。护患关系不仅仅代表护士与患者个人关系，也体现了医疗辅助帮助系统和患者被帮助系统之间的关系。其中任何一个个体的态度、情绪和责任心都会影响医疗护理工作的质量和护患关系。

（2）工作性人际关系 护士与患者之间的人际交往是一种职业行为，是护理工作的需要。建立良好的护患关系是护士执业的需求，更是护士的基本责任与义务。

（3）专业性人际关系 是指在护理实践中，以专业活动为主线，以解决患者的健康问题为中心，满足患者需要为主要目的的一种专业性的人际关系。

（4）治疗性人际关系 是指在护理实践中，护士通过有目的、有计划、有实施、有评价等护理活动来帮助患者解决健康问题，达到满足患者需要，从而建立治疗性人际关系。

（5）多元化互动关系 护患关系之间的建立及终结时，整个过程的护理活动，始终涉及到家属、医生、同事、朋友等多重人际关系的影响，他们从不同角度、以多方位的互动方式影响着护患关系，从而影响护理效果。

（二）护患关系的基本模式

护患关系模式受医学模式和文化背景的影响而有所不同，在临床护理工作中，根据护患双方在共同建立发展护患关系过程中双方所发挥的主导作用程度的不同、各自所具有的心理状态的不同，将护患关系分为主动——被动型、指导——合作性、共同参与型三种基本模式。

1. 主动——被动型

（1）特点　这是一种传统的护患关系模式，是以生物医学模式及以疾病护理为中心的护理模式为指导思想。其特点是在护理活动中，护士处于主导地位，患者处于完全被动和接受的从属地位。患者只有服从护士的决定，而不会提出任何异议。这种模式特征是"我为患者做什么"，只强调护士对患者单方面的作用和影响。

（2）适用对象　此模式适用于难以表达主观意志的患者，如昏迷、休克、全身麻醉未清醒、危重、婴幼儿、智力低下及精神障碍等患者。此类患者一般无法参与表达意见，需要护士发挥积极主动作用。

2. 指导——合作型

（1）特点　这是一种以生物-心理-社会医学模式及以患者护理为中心的护理模式为指导思想的护患关系模式。其特点是在护理活动中，护患双方都有主动权，但护士仍处于主导地位，具有决策权。这种模式特征是"告诉患者做什么"、"护士教会患者做什么"，患者以执行护士的意志为基础，主动配合护理活动，同时可向护士提供有关自己的疾病信息，针对护理方案和措施提出意见或建议。

（2）适用对象　此模式适用于神志清楚但病情较急、较重的患者。患者希望在护士的指导下，充分发挥自己的主观能动性，以便更好地、积极配合治疗和护理，从而有利于提高护理成效。

3. 共同参与型

（1）特点　这是一种以健康为中心的护患关系模式。其特点是在护理活动中，护患双方具有大致同等的主动性和权利，共同参与护理措施的决策与实施。患者不仅是合作，而是积极主动参与护理讨论，在力所能及的范围内自己独立完成某些护理措施。这种模式特征是"和患者商量做什么"，护士尊重患者的权利，与患者商定护理计划，体现双方之间平等合作的双向作用。

（2）适用对象　此模式适用于慢性病患者、康复期患者、受过良好教育的患者。由于患者对自己的健康状况有充分的了解，把自己看成是战胜疾病，恢复健康活动的主体，有强烈的参与意识。

（三）护患关系的基本过程

护患关系是以患者康复为目的的特殊人际关系，良好的护患关系从建立到终止有一个发展的基本过程，一般分为三个阶段，每个时期都有其建立的主要任务。

1. 初始期（观察熟悉阶段）　此阶段始于护士与患者初次见面时，以及相互接触的最初阶段，到正式合作为止。即从相识到相互了解的过程。

（1）主要任务　是护士与患者的初识阶段，主要任务是护患双方建立信任关系，确认患者的需要，鼓励患者积极参与互动。

（2）具体做法和要求　护士在了解和收集患者基本信息的基础上，以良好的职业形象呈现在患者面前，首先做自我介绍，解释所负责的工作，介绍所负责的医生、病区环境、医院规章制度、病房室友等。态度真诚，体现爱心、责任心、同情心，建立一个有助于增进患者自尊的环境，取得患者的信任。通过接触相互了解，收集有关患者的健康资料，找出健康问题，初步制订护理计划。护士在与患者之间交往过程中所展现的仪表、言行和态度都将对护患之间建立信任关系产生决定性的作用。

2. 工作期（信任合作阶段） 此阶段是护士与患者在相互信任的基础上开始护患合作过程。护士通过完成各项护理工作，帮助患者接受治疗和护理，双方密切配合，也称相互合作期。

（1）主要任务 是护士通过实施护理措施，解决患者各种身心问题，满足患者的需要，达到护理目标。

（2）具体做法和要求 护士应尊重患者，与患者共同协商并鼓励患者参与护理计划制订和护理活动的实施，以增进其自主性，减少对护理的依赖，并根据患者的具体情况不断修改及完善护理计划。此阶段护士的专业知识和技能，良好的工作态度是保证良好护患关系的基础。

3. 结束期（终止评价阶段） 通过护患之间的密切合作，达到预期的护理目标后，护患关系进入终止阶段。此阶段是指从患者康复（护理问题解决，护理目标达到）起至患者出院这段时间。

（1）主要任务 是护士对护理结果进行反馈评价，给予患者相应的健康教育指导，圆满成功结束护患关系。

（2）具体做法和要求 在进入本阶段时，护士应先了解可能出现的问题，拟定解决方案，征求患者意见，以便今后改进工作。为准备终止护理关系本期需要对护理工作进行反馈评价，主要内容包含护理目标完成情况、目前健康状况的接受程度、对护理服务的满意度等，并为患者拟定出院计划、康复计划，提供相应的健康教育指导，预防出院后由于健康知识的缺乏而出现某些并发症。

此外，由于住院期间双方良好护患关系的建立和合作，会使患者产生不同程度的情感，这种情感往往会影响患者对护士产生某种程度的依赖，因此，护士应了解患者的心理感受，帮助其恢复信心，愉快出院，从而圆满结束护患关系。

（四）护患关系的影响因素

1. 信任危机 信任感是建立良好护患关系的前提和基础，护士是主要因素，良好的态度、认真负责的精神、扎实的专业知识和娴熟的职业技能是赢得患者信任的重要保证，若态度冷漠、技术差错、失误等均会失去患者的信任，严重影响护患关系的建立和发展。护士因素主要有以下几点。

（1）职业道德修养 良好的职业道德是建立和发展护患关系的基础。职业道德主要包含对事业和对患者利益的忠诚，对工作的审慎负责，对患者疾苦的同情和重视等。

（2）服务态度 护士服务态度是影响护患关系的重要因素。优质的服务态度体现在微笑服务、礼貌用语、轻声细语、仪表端庄、行为举止规范。尊重、关注和爱护患者，均有利于双方建立良好护患关系。

（3）业务能力 丰富的理论知识和精湛的业务能力是优秀护士的必备条件。护理业务不精，就无法为患者提供精湛的技术服务、相应的健康教育指导，也必然易导致护理差错失误和医疗纠纷发生，从而导致护患关系紧张。

2. 角色模糊 角色模糊是指个体（护士或患者）由于对自己充当的角色不明确或缺乏真正的理解而呈现的状态。如护士不能积极主动地为患者提供帮助，或患者不积极参与康复护理，不服从护士的管理等，均可能导致护患沟通障碍、护患关系紧张。影响患者的因素主要有以下几点。

（1）传统观念的偏见 由于受传统观念的影响，人们对护理工作存有偏见，不能理解艰苦、繁重、责任重大的护理工作性质。认为护士知识水平不如医生，只是单纯伺候人的事情，因此，护理工作不重要，对护士信任度降低，不能很好地配合护理工作。

（2）生理心理因素 由于疾病的病理性改变，患者承受病痛折磨，以及陌生的环境、人、物和事等，均会引起其心态发生一系列变化。导致对事物的认知和分析产生偏差，易与护士发生认知分歧，影响护患关系的良性发展。

3. 责任不明 责任不明与角色模糊密切相关。由于护患双方对自身的角色功能认识不清，不了解自己所应承担的责任和义务，从而导致护患关系冲突。护患责任不明主要表现两个方面：一是对患者的健康问题，应由谁来承担责任；二是对于改善患者的健康状况，谁来承担责任。

4. 权益影响 寻求安全、优质的健康服务是患者的正当权益。因为疾病导致患者部分或全部丧失自理能力，而多数患者缺乏专业知识和疾病因素，往往依赖医护人员的帮助来维护自己的权益。由于护患关系中护士处于主导地位，在处理护患双方权益争议时易于倾向于护士自身和医院的利益，忽视患者的利益。但是随着患者的维权意识增强，有个别则过度维权，不切实际的过分要求，如过分关注自身健康、依赖性增强等，常对医疗费用、治疗效果及专业人员操作产生质疑，从而影响护患关系。

5. 理解差异 由于护患双方在年龄、职业、教育程度、生活环境等方面的差异性，在交流沟通中往往容易导致产生不同的意见和观点，从而影响护患关系。

除了上述几个主要因素外，良好护患关系的建立还受到环境因素和社会因素的影响。

（五）促进护患关系的方法

1. 护士主动沟通交流，为患者提供疾病信息 在促进护患关系向良性方向发展的过程中，护士是主导地位，因此护士应主动与患者沟通，为患者提供有关疾病相关信息的同时，应用人文服务技巧增强患者对护士角色功能的认知，促进护患双方对角色的理解，有利于良好护患关系的建立。

2. 尽快建立信任关系，避免和减少意见分歧 信任感是建立良好护患关系的前提。护士应以良好的言行和高度负责态度，通过爱心、耐心、责任心和同情心，以增强患者对自身的信任感。相互信任的双方能营造一种支持性的交流气氛，患者能主动提供相关疾病信息，积极配合治疗护理；护士能充分理解患者的生理心理健康问题，保障其合法权益。

3. 不断提高业务能力水平，维护双方权益 精湛的业务能力不仅可以增加患者的信任感，也是保障护患双方合法权益的重要条件。护士是维护患者权益的主导者，因此在其执业发展规划中，应注重不断提高自身业务素质和能力，为患者提供安全、优质的护理服务。

4. 注重职业道德修养，提高患者安全感和信任感 护理职业道德是建立和发展良好护患关系的基础。护士应以社会对护士职业的期望值为标准，不断提高自身职业道德修养，具有精湛的业务技术和能力，良好稳定的心理素质，注重护理安全文化理念，避免责任冲突，解除护患交往中患者的阻抗心理，促进护患关系良性发展。

（六）护士在促进护患关系中的作用

1. 明确护士的角色功能 护士应全面认识和准确定位自身的角色功能，认真履行护士角色责任和工作职责，使自身的言行符合患者对护士角色的期待。

2. 帮助患者认识角色特征 护士应根据患者的病情、年龄、职业、文化程度、个性等特点，了解患者对"患者角色"的认识，分析影响患者角色适应的因素，避免和缓解可能出现的角色适应不良，尽快帮助患者适应患者角色。

3. 主动维护患者的合法权益 维护患者的权益是护士义不容辞的责任，护士应给予高度重视，主动维护患者的合法权益。

4. 减轻或消除护患之间的理解分歧 护士在与患者沟通时，应根据患者的特点，选择适宜的沟通内容、方式和语言，同时鼓励患者及时提问。沟通内容应有针对性、准确性和通俗性，沟通过程中应随时注意和观察患者的反馈，以确保沟通的顺利进行和达到预期的良好效果。

知识拓展

中华护理学会《护士守则》

第一条　护士应当奉行救死扶伤的人道主义精神，履行保护生命、减轻痛苦、增进健康的专业职责；

第二条　护士应当对患者一视同仁，尊重患者，维护患者的健康权益；

第三条　护士应当为患者提供医学照顾，协助完成诊疗计划，开展健康指导，提供心理支持；

第四条　护士应当履行岗位职责，工作严谨、慎独，对个人护理判断及职业行为负责；

第五条　护士应当关心爱护患者，保护患者的隐私；

第六条　护士发现患者的生命安全受到威胁时，应当积极采取保护措施；

第七条　护士应当积极参与公共卫生和健康促进活动，参与突发事件的医疗救护；

第八条　护士应当加强学习，提高职业能力，适应医学科学和护理专业的发展；

第九条　护士应当积极加入护理专业团体，参与促进护理专业发展的活动；

第十条　护士应当与其他医务工作者建立良好关系，密切配合、团结协作。

任务四　认知护理学专业

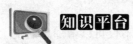
知识平台

护理学既是一门科学，也是一门艺术。护理学的内容及范畴涉及影响人类健康的生物、心理、社会、文化及精神等各个方面领域，其研究方法是应用科学的思维方法对各种护理学现象进行整体的研究，探讨护理服务过程中各种护理现象的本质及规律，并形成具有客观性及逻辑性的科学。

一、护理学的性质、任务和研究对象

（一）护理学的性质

护理学 是一门以自然科学和社会科学为理论基础，研究如何提高及维护人类身心健康的护理理论、知识、技能及其发展规律的综合性应用科学，属于生命科学的范畴。护理学具有四个特性。

1. 科学性 具有广泛的科学理论基础，除了自然科学、医学基础和临床知识外，还必须包括心理学、伦理学、人际沟通、管理学、教育学、社会学、营养学和美学等方面的知识。

2. 技术性 护理学是一门实用科学，应用科学的技术和原理指导护理实践。

3. 社会性 护理工作广泛地面向社会，人际关系的社会性，个人、家庭和社区三者的关系具有突出的社会性，护理工作与社会生产力和社会经济效益密切相关。

4. 服务性 护理是一项为人类健康提供优质服务的行业，是一种帮助人的活动，护理学是一门服务性很强的综合性应用科学。

（二）护理学的工作任务

随着社会的进步和护理学科自身的发展，护理学的任务发生了深刻的变化。1965年6月修订的《护士伦理国际法》中规定：护士的权利和义务是保护生命，减轻痛苦、促进健康。1978年WHO指出"护士作为护理的专业工作者，其唯一的任务就是帮助患者恢复健康，帮助健康的人促进健康"。护理学的基本任务："促进健康、预防疾病、恢复健康、减轻痛苦"。护理学最终目标是保护全人类的健康，提高整个人类社会的健康水平。

（三）护理学研究对象

随着近代生物医学模式向现代生物-心理-社会医学模式的转变，护理学研究的对象已经从单纯的患者扩大到健康人群，包括以下人群。

1. 现存健康问题的人 由于某些原因影响了人体正常生理活动，而出现了疾病的症状、体征，或机体发生病理改变，患有某些疾病的人。

2. 潜在健康问题的人 护理对象尚未出现疾病的症状、体征，但存在一些需引起重视和注意的问题，如不加以解决和改善，则会向疾病方向发展。如身体过于肥胖，有发生三高症（高血压、高血脂、高胆固醇）的危险等。

3. 健康人群 对健康人群进行健康教育，促进康康、提高人类整体健康水平，提高人们生活品质，是护理学研究的新领域。

二、护理专业与范畴

（一）护理专业特性

由于社会的发展和科技的进步，人们对健康的认识和需求越来越高，对护理专业的要求也不断提高，这为护理专业的发展提供了机遇，同时也提出新的挑战，促使护理专业不断地向深度和广度发展。作为医学领域中一个独立的专业，具有如下特征。

1. 以提供满足社会需要的服务为目的　一门专业必须具备能为人类的某些方面服务的特征，并符合社会及时代对专业的需求。护理专业服务对象是人，以其专业的理论、知识和技能，为全人类提供各种护理服务，其目的是保障服务对象的健康及安全，最大限度地满足服务对象的健康需求。提高人们的健康水平，提升生活品质，提高生命质量。

2. 有完善的教育体系　国际护理教育有护理学士、硕士、博士、博士后等不同的教育方式。我国护理教育已发展和形成了多层次、多渠道的较为完善的护理教育体系，由护理中等、高等（大专、本科）、研究生（硕士和博士）系列组成，并在逐步探索博士后教育。护理专业具有任何一门专业的从业人员必须经过严格的专业高等教育，才能胜任本专业工作的专业特征。

3. 有系统完善的理论基础　任何一门专业必须有完善的理论基础及技术来支持其实践及科研体系。护理学以社会科学、自然科学及医药学作为理论基础，并不断地探讨其独特的理论体系，以指导护理教育、科研及实践。

4. 有良好的科研体系　科研是保证专业更新及发展的重要手段，只有不断地更新及发展才能保证专业的生命力。国际护理科研体系正在逐步地实施及完善，我国的护理科研也初具雏形，并随着硕士及博士教育的不断开展而逐渐发展及完善。

5. 有专业自主性　每个专业都必须有相应的专业组织，制定一定的伦理、道德等专业规范，检查及约束其从业人员的专业活动。并依据这些标准来进行同行监督及自我检查以维持高质量的服务标准。目的是提高整个专业的整体水平，争取专业的社会地位及工作自主权，为其从业人员谋福利等。护理专业有自己的专业组织，有自己的护理质量标准，并有执业考试及定职考核制度，有护理伦理及法律方面的要求。

（二）护理专业实践范畴

1. 临床护理　服务对象是患者，护理工作包括基础护理和专科护理。

（1）基础护理　是临床各专科护理的基础，是应用护理的基本理论、基本知识、基本技能，针对护理对象的生理、心理特点和治疗康复的需求，满足患者的基本需要。如皮肤护理、饮食护理等。

（2）专科护理　是应用护理学和各专科医学知识、技能，根据各专科患者的特点及诊疗要求，对患者提供帮助，满足其健康需求，主要包括各专科常规护理、实施专科护理技术。如烧伤、器官移植等护理。

2. 护理管理　是运用现代管理学的理论和方法，对护理实践体系中的人、财、物、时间、信息等进行科学的、系统化的统筹管理。以确保护理工作及时、安全、有效地进行。其目的是让患者得到优质护理服务，同时促进护理工作效率和护理质量的提高。

3. 护理教育　以护理学和教育学理论为基础，有目的地培养护理人才，以适应医疗卫生服务和医学科学技术发展的需要，目前我国的护理教育分为基础护理教育、毕业后护理教育和继续护理教育三大类。其中基础护理教育包括中专、专科和本科教育三个层次；毕业后护理教育包括了研究生教育和岗位培训；继续护理教育是针对从事护理工作的在职人员，为其提供新理论、新知识、新技术、新方法为目标的终身教育。

4. 社区护理　以社区为基础，以人群为对象，以服务为中心，对个人、家庭及社区提供连续的、动态的、综合的健康保健服务。工作内容包括疾病预防、健康教育、预防接种、心理卫生指导、计划生育、职业病防治和家庭访视护理等。以帮助人们建立良好的生活方式，促进和提高全民健康水平。

5. 护理研究　是运用观察法、科学实验法、调查法、经验总结和理论分析法等方法，揭示护理学的内在规律，是推动护理学科发展，促进护理理论、知识、技能更新的护理实践活动。

（三）护理工作方式

护理工作方式是指护理人员在对服务对象进行护理时所采用的分工方式。目前临床上常用的护理分工方式主要有以下几种。

1. 个案护理　由专人负责实施个体化护理，一名护理人员负责一位患者所需要的全部护理活动。适用于抢救危重患者或某些特殊患者，也适用于临床教学需要。优点是护士责任明确，负责完成其全部护理工作，能掌握患者全面情况，护患沟通和交流较深入，护士对患者的心理状态有一定了解，患者能够得到高质量的护理。缺点是需要护理人员有一定的工作能力，且人力成本高。

2. 功能制护理　以完成各项医嘱和常规基础护理为主要工作内容，依据工作性质机械地分配护理工作，各司其职。此方式多被用于护理工作任务繁重，人力资源缺乏的科室。优点是护士长能够根据护理人员的工作能力和特点分派工作，分工明确，工作效率高，便于组织管理，省人力。缺点是与患者的交流机会少，护士较难掌握患者的全面情况，不能满足患者的心理、社会需求，且工作机械，重复性操作，不能充分发挥个体的主动性和创造性。

3. 小组制护理　以小组形式对患者实施整体护理。是由不同级别的几个护理人员组成一个护理小组，由经验丰富的、知识水平较高的组长制定护理计划和措施，小组成员共同完成护理任务。每组分管 10~15 位患者。优点是这种护理方式小组任务明确，成员彼此合作，能充分发挥和调动各级护士的积极性，工作满意度得到提高。缺点是护士个人责任感相对减弱，且对组长的组织管理和业务能力有一定要求，成员之间关系需一定时间磨合和沟通。

4. 责任制护理　由责任护士和辅助护士按护理程序对患者进行全面、系统和连续的整体护理。其结构是以患者为中心，每位患者由一位护士负责，对患者实行 8 小时在岗，24 小时负责制的护理。

由责任护士评估患者健康状况、制定护理计划和实施护理措施。责任护士不在岗时，由辅助护士和其他护士按计划实施护理。特点是责任明确，护士能够全面了解患者的情况，为患者提供连续、整体的个体化护理，护士独立性和责任感增强，患者安全感增强。缺点是要求责任护士有更高的业务水平，护理人力资源需求增大，对患者的 24 小时负责难以实现，文字记录、书写任务较多。

5. 综合护理　是一种通过最有效地利用人力资源，恰当的选择并综合应用上述几种工作方式，为护理对象提供既节约成本，又高效率、高质量的护理服务的工作方式。

优点是有利于护士为患者实施整体护理，工作效率高，注重成本效益，为护士的个人发展提供良好的空间和机会，护士责任心和成就感增强。缺点是对护士的能力要求较高，护理人力资源投入较多。

任务检测

一、选择题

（一）A1 型题

1. 生命孕育的护理目的
   - A. 确保孕妇及胎儿的健康
   - B. 产妇及新生儿没有产伤
   - C. 保护产妇顺利分娩
   - D. 新生儿健康
   - E. 接生的母婴平安

2. 成长的表现为
   - A. 各器官长大和形态改变，是质的变化
   - B. 系统的长大和形态改变，是量的变化
   - C. 身心两方面功能改变
   - D. 细胞、组织、器官功能的成熟
   - E. 机体能力的演进

3. 发展又称发育，表现为
   - A. 各器官长大和形态改变，是质的变化
   - B. 系统的长大和形态改变，是量的变化
   - C. 各器官、系统的长大，是量的变化
   - D. 细胞、组织、器官功能的成熟
   - E. 是细胞增殖而产生的生理方面的改变

4. 下列哪项内容纳入健康的范畴，说明现代人对自身健康要求越来越高
   - A. 躯体没有疾病
   - B. 具备心理健康
   - C. 社会适应良好
   - D. 道德健康
   - E. 无临床症状和体征

5. 亚健康含义下列错误的是
   - A. 非健康状态
   - B. 第三状态
   - C. 次健康
   - D. 无临床症状和体征
   - E. 机体有器质性病变

6. 生活方式的改变是疾病
   - A. 对个体的影响
   - B. 对家庭的影响
   - C. 对社会的影响
   - D. 对经济的影响
   - E. 对生产力的影响

7. 下列不属于初级卫生保健任务
   - A. 健康促进
   - B. 预防保健
   - C. 合理治疗
   - D. 社区康复
   - E. 提高生产力水平

8. 角色期待是社会对个体所处的角色地位，应具有的态度、行为方式寄予的

　　A. 认知　　　　　　B. 期望　　　　　　C. 过程

　　D. 功能　　　　　　E. 责任

9. 患者社会角色职责免除性特征，下列哪项<u>不属于</u>免除程度取决的内容

　　A. 疾病的性质　　　B. 患者的责任心　　C. 严重程度

　　D. 支持系统　　　　E. 主动性

10. 下列<u>不属于</u>护患关系的影响因素是

　　A. 信任危机　　　　B. 环境因素　　　　C. 疾病因素

　　D. 角色模糊　　　　E. 社会因素

11. 下列哪项理解是<u>错误的</u>，护患关系是

　　A. 在护理活动中形成的　　　　　　B. 一种帮助与被帮助的关系

　　C. 一种专业性互动关系　　　　　　D. 以护士为中心的关系

　　E. 一种治疗性关系

12. 下列患者适合使用主动－被动型护患关系模式是

　　A. 早生儿　　　　　B. 产妇　　　　　　C. 感冒患者

　　D. 肢体训练患者　　E. 贫血患者

13. 护患关系建立应从什么时候开始

　　A. 患者入院后 6 小时内　　　　　　B. 患者入院后 24 小时内

　　C. 护患双方一见面开始　　　　　　D. 安置患者在病床后

　　E. 给患者测生命征开始

（二）**A2 型题**

14. 程某，女，30 岁，行剖腹产术，胎儿安全降生，但程某因失血过多经抢救无效死亡。应给予

　　A. 生命孕育的护理　　　　　　　　B. 生命诞生的护理

　　C. 成长的护理　　　　　　　　　　D. 发展的护理

　　E. 尸体的护理

15. 李某，男，40 岁，被诊断为肺炎，需住院治疗，但患者认为医生诊断有误，不能配合休息治疗。其角色适应行为改变问题是

　　A. 角色行为缺如　　　　　　　　　B. 角色行为强化

　　C. 角色行为异常　　　　　　　　　D. 角色行为冲突

　　E. 角色行为消退

16. 一位母亲因自己生病而无法照顾孩子的生活，表现烦躁不安、焦虑、悲伤。其角色适应行为改变问题是

　　A. 角色行为缺如　　　　　　　　　B. 角色行为强化

　　C. 角色行为异常　　　　　　　　　D. 角色行为冲突

　　E. 角色行为消退

17. 王某，踝关节骨折治疗康复阶段，对简单功能锻炼产生畏惧，怕疼痛，不肯配合康复治疗。其角色适应行为改变问题是

    A. 角色行为缺如   B. 角色行为强化

    C. 角色行为异常   D. 角色行为冲突

    E. 角色行为消退

18. 廖某，女，40 岁，因胃溃疡出血而住院治疗一周，今天儿子突发意外骨折住院，廖某坚持出院到骨科照顾儿子。其角色适应行为改变问题是

    A. 角色行为缺如   B. 角色行为强化

    C. 角色行为异常   D. 角色行为冲突

    E. 角色行为消退

19. 患者李某，因肝硬化行肝脏移植手术后，于重症监护室进行观察和治疗，此时应采用下列哪种工作方式对患者进行护理

    A. 个案护理   B. 功能制护理   C. 小组护理

    D. 责任制护理   E. 综合护理

二、思考题

1. 护理对生命孕育、诞生、成长、终结各个阶段有何意义？说说护理人员在健康保健事业中有何地位和作用？

2. 护患关系从建立到终止有几个阶段？每个时期建立的主要任务是什么？

3. 患者郭某，35 岁，建筑工地搬运工人，不慎从建筑架上坠落，当场昏迷，急诊入院。经抢救患者意识恢复，但下半身失去知觉，患者情绪低落，不愿配合医疗护理。请分析本案例，回答下列问题：

（1）入院时该患者处于昏迷状态，应采用何种护患关系模式？请分析原因。

（2）根据上述案例，患者角色适应会出现那些心理反应？

（3）护士应用哪些方法尽快促进护患关系建立？

（4）如何促进郭某尽快适应患者角色？

（李丽娟）

项目二 护理学发展历程及基本概念

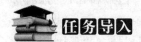 **任务导入**

【情景】

　　某医学院校护理专业新生经入学教育后，正式开始上课。第一次课堂上，老师问："同学们，知道我们护理专业的鼻祖是谁吗?"，同学们异口同声地回答："南丁格尔!""非常好!"老师肯定后，进一步发出问题："有谁能给我们大家谈一谈她的生平事迹? 她对护理专业做出哪些突出贡献吗?"，顿时班上片刻安静下来，在老师的鼓励和引导下，男生廖某站起来做了简介。通过了解原来是在入学教育中获知鼻祖是南丁格尔后，激发了他的学习兴趣，从而上网查阅资料，知识虽不完整，但精神可嘉，老师充分肯定和表扬了他的表现。

　　了解护理学的发展历史及基本概念有助于提高对护理学本质的认识和理解，激发学习兴趣和热情，树立专业思想意识和从事护理专业的信心，有助于投身护理事业之中。因此，学习护理学发展史和护理学基本概念是很有必要的。

　　任务一　认识护理学发展历程

　　任务二　认知护理学的基本概念

学习目标

1. 说出护理学概念、护理学四个基本概念及内涵。
2. 叙述南丁格尔对护理专业的突出贡献、护理学演变过程及各阶段主要特点。
3. 阐述中国护理发展经过、护理学四个基本概念的关系。

任务目标

1. 通过护理学发展史学习，树立专业思想意识，积极投身护理事业中。
2. 通过学习能明确护理学四个基本概念的内涵及相互关系，并能指导于护理实践中。

任务一　认识护理学发展历程

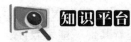 **知识平台**

　　护理产生于人类生存的需要，其发展与人类的社会进步、文明程度、科学发展等因素密切相关，人类健康水平的提高和社会需求的不断变化，深刻影响并推动护理学逐渐发展为一门独立学科，成为以提供健康服务为核心的专业。

一、世界护理学的形成与发展

（一）人类早期的护理

1. "自我保护"式的医疗照顾 自从有了人类就有了最基本的自己照顾活动。人类为了生存，在与大自然做斗争的过程中，常常受到各种疾病、伤残和死亡的威胁，人类尝试着用各种原始的方法保护自己生命、减轻病痛、防病治病、繁衍后代，积累了许多生活和生产经验，如用溪水清洗伤口，以防伤口恶化；用树枝、藤条固定骨折肢体；腹部不适用手按摩以减轻不适；用火烧烤食物，可以减少和预防胃肠道疾病；用热砂敷于疼痛部位的热敷疗法等，均蕴涵着原始的护理元素，即原始的护理雏形。

2. "家庭式"的医护照顾 进入母系氏族社会后，母亲慈爱的本性，以温柔慈祥的母爱照顾家中老人和伤病者，用原始的治疗、护理方法为伤病者解除痛苦，促进康复，即形成了医护不分的原始社会"家庭式"的医护照顾。

3. "宗教迷信式"的医护照顾 在人类社会的早期，由于当时人类对疾病缺乏科学的认识，常把疾病看成是灾难，认为疾病是由一种超自然的力量所致，是神灵或妖魔鬼怪所致，因而产生宗教和迷信，通过巫师采用巫术和其他方法祈求神灵的帮助，如念咒、画符、祈求、献祭、捶打，冷热水浇浸等方法以驱除鬼怪、减轻痛苦、治疗疾病。医护照顾长期与宗教、迷信活动联系在一起，是早期护理又一重要特征。

4. "医、药、护一体"的原始照护 随着人类文明的发展，人类在征服伤、病、痛的过程中，经过长期的实践和思考，对疾病逐渐有所认识，逐渐摒弃了祈求、献祭和巫术等方法。一些文明古国发展应用各种草药、动物药及矿物药等治病；重视饮食调节和生活照顾；形成了集医、药、护于一体的治疗护理。如中国、埃及、希腊、印度、罗马等文明古国，应用各种草药、动物及矿物质药丸、膏、汤剂等制剂；冷、热、泥敷等疗法；伤口止血、缝合、包扎，催吐、灌肠、导尿等技术；注重公共卫生、良好卫生习惯、供应清洁饮用水、修建浴室及体育场等，以预防疾病、促进健康。

（二）公元初期的护理（公元 1~500 年）

从公元初年起，由于基督教的兴起，教会建立许多医院、救济院、孤儿院、老人院等慈善机构，由修女从事护理工作，她们没有经过正规的护理训练，主要出于宗教的博爱和济世宗旨认真照顾患者，基督教会以宗教意识安排和组织护理活动，这个时期的护理带有很强的宗教色彩。公元 400 年，基督教会组织修女成立了护理团体，随着护理团体的不断成立，促使护理向"组织化和社会化"发展。

（三）中世纪的护理

中世纪的欧洲，战争频繁、疾病流行，迫切需要大量的医生、护士和医院。到中世纪后期，基督教和穆斯林教之间长达 200 年的"十字军东征"战争，使伤病员大量增加，需要随军救护人员，于是由信徒组成的救护团应运而生。随着其他一些宗教性、民俗性及军队性的护理社团的形成，这对护理工作的发展起到了一定的促进作用，使护理逐渐由"家庭式"的自助与互助模式迈向"规模化、社会化和组织化的服务"。

（四）文艺复兴时期的护理

1. 近代医学演变成独立的专业 大约公元 1400 年，意大利的文艺复兴运动、宗教改革及工业革命的影响，促进了文学、艺术、科学包括医学等领域的迅猛发展，西方国家称之为科学新发现时代。人们对疾病有了科学认识，疾病的治疗也有了新的依据，近代医学开始朝着科学方向发展，并逐渐演变成一门独立的专业。

2. 护理事业进入黑暗时期　由于宗教革命导致社会结构和妇女地位发生变化，社会重男轻女；工业革命带来经济繁荣的同时也改变了人们的价值观，削弱爱心和奉献牺牲精神，护理工作不再由具有仁爱精神的教会人员担任，而是一些社会最底层，素质较差的妇女进入护理队伍，她们既未经正规培训又无护理经验，服务态度差，导致护理质量大大下降，护理工作几乎陷入瘫痪状态，此时的护理发展停滞不前，使护理事业进入了历史上长达 200 年的黑暗时期。

3. 护理走向独立职业之旅　1576 年，法国天主教神父，圣·文森保罗（St. Vincent De Paul）在巴黎成立慈善姊妹会，成员不一定是教会的神职人员，但经过一定培训后，深入群众，为病弱者提供护理服务，深受人们的欢迎，也使护理逐渐摆脱教会的束缚，开始走向独立职业之旅，成为了一种独立的职业。

（五）近代护理学

1. 建立系统化的护理培训　19 世纪初，随着科学的发展和医学的进步，社会对护理的需求日益迫切，护理实践也逐步得到发展，护理工作的地位有所提高，欧洲相继开设了一些护士训练班。1836 年，德国牧师弗里德尔（Fliendner）在凯撒斯威斯城建立了医院和女执事训练所，招收年满 18 岁、身体健康、品德优良的妇女，进行系统化的护理培训。培训课程包括授课、医院实习、家庭访视。弗里德尔共建立 32 所女执事训练所培训护士，被视为世界上最早的、有组织的、较正规的护理培训所。弗罗伦斯·南丁格尔（Florence Nightingale，1820~1910）曾在此接受训练。

2. 科学护理专业的诞生　19 世纪中叶，南丁格尔首创了科学的护理专业，使护理逐步走上了科学的发展轨道及正规的教育渠道，国际上称这个时期为南丁格尔时代，是护理工作的转折点，也是护理专业化的开始。

（1）南丁格尔的生平事迹　弗罗伦斯·南丁格尔（图 2-1-1），1820 年 5 月 12 日出生于意大利的佛罗伦萨城，出生英国名门望族的她，从小受到良好的教育，精通英、法、德、意、希腊及拉丁语等多国语言。她乐于助人，接济贫困，更关切伤病者和弱者，对护理工作怀有深厚的兴趣，成年后她决定选择当护士，但遭到家人及亲友的强烈反对，1850 年她冲破封建意识的束缚和家庭的阻挠，前往德国凯撒斯威斯（Kaiserswerth）的护士训练班接受为期三个月的护理训练，开始了她的护理生涯。1853 年，她又去法国学习护理组织工作，回国后被任命为英国伦敦妇女医院院长，她强调新鲜的空气、舒适、安静的环境对服务对象健康恢复的重要性。

1854 年克里米亚战争爆发，在这场英、法对付沙皇俄国人侵土耳其的战争中，英军伤兵由于缺乏医护

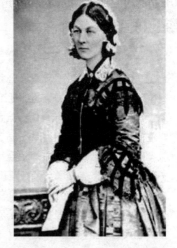

图 2-1-1　弗罗伦斯·南丁格尔

人员照料及医药设备，伤员死亡率高达42%，这种状况引起英国朝野极大震动和舆论的哗然。南丁格尔获此消息后，立即请求率护士赶赴战地救伤。同年10月，她被任命为"驻土耳其英国总医院妇女护士团团长"，率38名护士克服重重困难赶赴前线。抵达战地医院后，立即采取一系列措施：改善医院环境，清洗伤口和衣物，消毒物品，消灭害虫；加强士兵营养，设立阅览室、娱乐室，重整军中邮务，帮助士兵们书写家信，满足士兵们的身心需求。通过她的努力，英国前线伤员的死亡率在半年时间内从42%下降到2.2%。

由于她经常手持油灯巡视伤病员，夜以继日的工作，亲自安慰那些受伤和生命垂危的士兵，被前线士兵亲切地誉为"提灯女郎"、"克里米亚的天使"。南丁格尔卓有成效的工作，受到前线官兵和英国本土人民的赞誉，她的功绩，不仅传为奇迹，而且使英国朝野和社会改变了对护士的看法。1856年战争结束，南丁格尔返回英国，她把毕生全部奉献于护理事业，终生未嫁。1907年，英国国王授予她最高国民荣誉勋章，她是英国妇女中第一位获此殊荣的人。1910年8月13日，南丁格尔逝世，享年90岁。

南丁格尔以她渊博的知识、卓识的远见和高尚的品德，投身护理事业，对开创护理事业做出杰出的贡献。被誉为近代护理事业的创始人和奠基人，她对护理事业的献

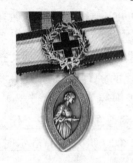

身精神成为世界各国护士的学习楷模。为纪念她对护理事业的丰功伟绩，在英国的伦敦和意大利的佛罗伦萨都铸有她的铜像；英国10英镑纸币的背面印她的半身像。1912年国际护士会成立了南丁格尔国际基金会，向各国优秀护士颁发奖学金供进修学习之用，并将她的生日5月12日定为国际护士节。同年在华盛顿召开的第九届国际红十字会大会上，设立了南丁格尔奖章（图2-1-2），作为各国护士的最高荣誉奖，每两年颁发一次。我国从1983年开始参加第29届南丁格尔奖的评选活动，至

图2-1-2 南丁格尔奖章

2013年第44届已有68人获此殊荣。

知识链接

我国第一位南丁格尔奖章获得者——王绣瑛（图2-1-3）

王绣瑛，中国护理教育及公共卫生护理专家。是我国第一位获得国际护理界最高荣誉奖的护理工作者。1908年5月28日出生于河北正定。1935年赴美国哥伦比亚大学师范学院护理系进修，获硕士学位。1950年当选为中华护士学会副理事长。1952任抗美援朝护士教学队队长。曾任中华护理学会科普委员会主任委员、首都医学院护理顾问、中华护理学会荣誉理事长等职务。1983年当选为第五届全国妇联副主任。是我国第一个获得英国皇家护理学院荣誉校友称号的护士。她热爱护理事业，培养了大批护理人才。在培养公共卫生护理人才与宣传卫生保健知识方面，做出了卓越贡献。1983年7月

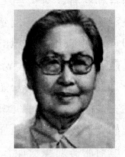

图2-1-3 王琇瑛

11 日下午，在北京人民大会堂举行南丁格尔奖章颁奖大会。全国政协主席，中华护理学会名誉理事长邓颖超同志亲自为王绣瑛同志授奖。2000 年 9 月 4 日因年老体衰在北京逝世。

（2）南丁格尔的主要贡献　南丁格尔对护理事业的献身精神已成为世界各国护士学习的楷模，她对护理事业发展的主要贡献表现在以下几个方面。

一是著书立说奠定专业理论基础：南丁格尔一生撰写了大量的日记、书信、报告和著作等。著名代表作有 1858~1859 年撰写的《医院札记》和《护理札记》，《医院札记》主要阐述对改革医院管理及建筑方面的构思、意见及建议。而《护理札记》则阐明自己的护理思想及对护理的建议，尤其对环境、个人卫生及饮食等因素影响患者健康的精辟论述。被认为是护士必读经典著作，被译成多种文字，曾作为当时护士学校的教科书而被广为应用。另有《影响英军健康、效率与医院管理问题摘要》的报告被认为是当时医院管理最有价值的文献。在研究报告《英军的死亡率》中，作者应用了科学的统计方法，利用图表列举数字以呈现护理工作的成效，被视为护理研究的开端。南丁格尔有关福利、卫生统计、社会学等方面的理念和思想至今对护理实践仍有指导意义，也为近代护理专业奠定了理论基础。

知识链接

南丁格尔誓言

余谨以至诚，于上帝及公众前宣誓：

终生纯洁，忠贞职守，尽力提高护理职业标准，

勿为有损之事，勿取服或故用有害之药，慎守病者及家庭之秘密，

竭诚协助医师之诊治，勿谋病者之福利。

二是创办世界上第一所护士学校：经过克里米亚战争的护理实践，南丁格尔更加深信护理是科学事业，她认识到护士必须具有优良的品格和奉献精神，必须接受规范的科学训练。1860 年，她在英国圣托马斯医院创办了世界上第一所正式的护士学校。使护理由学徒式的教导成为一种正式的学校教育，为护理教育奠定了基础。1860~1890 年，该校共培养学生 1005 名，他们遍布英国本土及殖民地和欧洲各国，并远渡重洋赴美国，他们在各地推行护理改革，创建护士学校，弘扬南丁格尔精神，培养了大批具有专门知识的护士，使护理工作有了崭新的面貌，护理事业得以迅速发展。国际上称这个时期为"南丁格尔时代"。

三是开创了科学的护理专业：南丁格尔以克里米亚的成功护理实践经验为基础，对护理专业进行了精辟的论述。她认为"护理是一门艺术，需要有组织性、实务性及科学为基础"。她确定了护理学的概念和护士的任务，提出公共卫生的护理思想，重视患者的生理及心理护理，并发展了自己独特的护理环境学说。这些实践经验和理论形成了护理学知识体系的雏形。尤其经过她的努力使护理逐渐摆脱教会的控制和束缚，使护理成功地从医护合一模式中分离出来，成为一门独立的职业。确立了护理专业的社会地位和科学地位，推动护理专业不断走向科学化、专业化轨道。

四是创立了一整套护理管理制度：南丁格尔首先提出护理系统化的管理方式，强

调必须确定相应的政策和适当的授权，即使护理人员担负起责任，也能充分发挥护理人员的潜能；在医院护理行政组织机构设立上，要求设立护理部，由护理部主任负责全院的护理管理工作；在医院设备及环境等方面管理上，制定了相应的管理要求，促进了护理工作效率和护理质量的提高。

五是强调伦理职业道德素养：南丁格尔注重护理人员的训练及资历要求。强调人道主义护理伦理理念，要求护理人员不分信仰、种族、贫富贵贱，平等对待每一位患者，为患者提供平等的护理服务。

（六）现代护理学

1. 发展历经三个阶段　从护理学的实践和理论研究来看，现代护理学的发展可概括为三个阶段。

（1）以疾病为中心的护理阶段　19世纪60年代开始，人们认为疾病是由于细菌或外伤等袭击人体后所引起的机体组织结构改变和功能异常，从而形成了"以疾病为中心"的医学指导思想，护理从属于医疗，协助医生诊断和治疗疾病成为这一时期指导和支配护理工作的基本理论观点。

（2）以患者为中心的护理阶段　20世纪40年代开始，人们认识到健康与生理、心理和社会因素密切相关的。1948年WHO提出新的健康观；1955年"护理程序"的首次提出；1977年"生物-心理-社会医学模式"新医学模式的提出，使护理理念从"以疾病为中心"开始向"以患者为中心"模式的转变。护士不再是被动地、单纯地执行医嘱和进行护理技术操作，是医生的助手和合作伙伴关系，是健康保健队伍中的专业人员。但护理工作重点仍然集中在疾病和照顾患者的护理，工作主要场所仍在医院，主要研究内容局限于协助康复方面的护理。

（3）以人的健康为中心的护理阶段　20世纪70年代开始，随着科学技术、社会经济文化的迅速发展，与人的行为和生活方式相关的疾病成为威胁人类健康的主要问题，如心脑血管病、糖尿病、精神病、恶性肿瘤、意外伤害等。1978年WHO提出的"2000年人人享有卫生保健"的战略目标，对护理学科发展产生了重要的影响。护理是针对"有现存和潜在健康问题的人"；护士角色多元化；护理服务对象包括全人类所有人群；护理工作范围扩展到对人类生命的全过程；护理工作场所从医院扩展到社会和家庭；护理实施以人的健康为中心的护理。

2. 发展的主要表现　现代护理学从职业向专业发展的历程，主要表现在以下几个方面。

（1）护理教育体制的完善　自1860年南丁格尔开办第一所护士学校后，欧美许多国家的护士学校如雨后春笋般的涌现。世界其他国家及地区也创建了许多护士学校及护理学院，使护理教育形成了多层次而完善的教育体制。如美国，1901年开设大学护理课程；1924年成立护理学院，授予护理学学士学位；1929年设立硕士学位点；1964年设立护理学博士学位；1965年美国护士协会提出：凡是专业护士都应具有学士学位。可见，现代护理教育已形成了规范化、多层次、高层次的完善的教育体系。

（2）护理理论体系的发展　南丁格尔被视为最早的护理理论家。从20世纪50年代开始，护理理论家高度重视护理学科发展，护理理论经历了借鉴期、创建期和应用期。20 世纪 70 年代护理概念框架/模式陆续发表，如 1967 年 Levine 的护理实践守恒模式；1970 年 Rogers 的生命过程模式、Roy 的适应模式；1971 年 Orem 的自理模式、King 的互动结构和达标理论；1972 年 Neuman 的健康照顾系统模式；1980 年 Johnson 的行为系统模式等。到 20 世纪 80 年代，护理理论得到不断的修改和扩充，使之趋于更加完善。20 世纪 90 年代，护理理论应用于护理实践成为护理学发展的重点，护理学科逐步形成具有独特专业特点的理论体系。

（3）护理管理体制的建立　从南丁格尔之后，世界各国都相继应用南丁格尔的护理管理模式，并将管理学的原理及技巧应用到护理管理中，强调人性化的管理，其核心是质量管理。同时护理管理的要求更加具体及严格，如美国护理协会对护理管理者有具体的资格及角色要求。

（4）临床护理分科的形成　从 1841 年开始，特别是第二次世界大战后，随着科技的发展及现代治疗手段的进一步提高，护理专科化的趋势越来越明显，除了传统的内、外、妇、儿、急症等分科外，还有重症监护、职业病、社区及家庭等不同分科的护理。

（5）护理研究的发展　南丁格尔是早期的护理研究者，她依据调查研究结果来改变医院环境和卫生状况。20 世纪早期有关于护理教育方面的研究报告；50 年代，护理实践和护理学理论的研究受到重视；60 年代，护理研究着重对护理措施结果和护理质量的评价。80 年代研究范围更广泛，与其他学科研究者的合作更加紧密，研究方法从单纯的量性研究到量性与质性研究相结合。

（6）护理专业团体的成立　1899 年，国际护士会（International Council of Nurses ICN）在英国伦敦正式成立，现总部设在瑞士日内瓦。ICN 是世界各国自治的护士协会代表组织的国际护士群众团体，目前已由创立之初的 7 个成员国扩大到 111 个会员，拥有会员 140 多万人。国际护士会的使命是代表全世界的护士推进护理专业的发展，影响卫生政策的制定。

二、中国护理学发展

（一）中医学与护理

中医学历史悠久，特点是医、护、药不分；强调"三分治，七分养"，"养"即为护理。

1. 远古时代　火的发现和使用，使人们创造了局部热疗法，用于消除病痛；石器时代，人类用"砭石"治疗疾病，这些原始的医治活动，都孕育着朴素的护理思想。

2. 春秋战国　春秋末年，齐国名医扁鹊总结出："切脉、望色、听声、写形，言病之存在"的经验，提出热敷保持体温等措施，记述了护理活动中观察病情的方法，被沿用至今。

3. 汉朝　西汉时期的医学经典《黄帝内经》，强调了对人的整体观念和预防思想，记载着疾病与饮食调节、精神因素、自然环境和气候变化的关系等；东汉末年名医张仲景在《伤寒杂病论》中则记载了猪胆汁灌肠术、人工呼吸和舌下给药法。一代名医外科鼻祖华佗的《五禽戏》进一步倡导强身健体，预防疾病的方法。

4. 唐代　最具代表性的杰出医药学家孙思邈著有《备急千金要方》，他提出"凡衣服、巾、镜、栉、枕不易与人同之"，强调隔离预防知识观念沿用至今；在总结前人筒吹导尿法基础上，改为葱管导尿术；他的著作内容丰富，对祖国医学做出了巨大贡献。

5. 元、宋　宋代儿科和产科护理发展迅速，宋朝名医陈自明的《妇人十全良方》中对孕妇产前、产后护理提供了许多宝贵资料。此外，有关口腔护理的重要性和方法也有记载，如"早漱口，不若将卧而漱，去齿间所积，牙亦坚固"等。

6. 明、清　明清时期的胡正心提出蒸汽消毒法处理传染病患者的衣物，当时还流传用艾叶、喷洒雄黄酒消毒空气和环境。明朝著名医药学专家李时珍的《本草纲目》对我国及世界药物学的发展均有很大贡献；他看病时，兼给患者煎药、送药、喂药，这其中都包含了重要的护理思想和方法。

祖国医学是中国几千年历史文化的灿烂瑰宝，孕育其中的中医护理，以其丰富的知识内涵为我国护理学的产生和发展奠定了基础。

（二）中国近代护理发展

我国近代护理事业的兴起是在鸦片战争前后，随着西方列强的侵入，宗教和西方医学也开始进入中国。因此，中国近代护理学的发展带有鲜明的西方文化特点。

1. 西方护理的传入　①1835 年，英国传教士巴克尔（Parker P）在广州开设了第一所西医院，两年之后医院以短训班的方式培训护理人员。②1884 年美国妇女联合会派到中国的第一位护士兼传教士麦克尼（Mckechnie E）在上海妇孺医院推行"南丁格尔"护理制度，并开设护士培训班。③1888 年，美国的约翰逊女士（Johnson E）在福州开办了我国第一所护士学校。④1900 年，中国各大城市建立了许多教会医院，并附设了护士学校，当时的医院和护士学校的环境、护士服、护理操作流程、教材和护理理念等均受西方文化的深刻影响，形成了欧美式的中国护理专业。⑤1907 年，中国第一名女医生金雅梅在天津开设医科学校，并培养护士。

2. 近代护理学会的发展　①1909 年，中国最早的护士组织——"中华护士会"，在江西牯岭成立，曾先后更名为"中华护士学会"、"中国护士学会"，1964 年改为"中华护理学会"至今。学会的主要任务是制定和统一护士学校的课程，办理学校注册，组织毕业会考和颁发护士执照。②1914 年，中国护士会在上海召开第一届会员代表大会，担任"中华护士会"副理事长的钟茂芳（出席大会 24 名代表中唯一的 1 名中国护士代表）认为：从事护理工作的人员应具有必要的科学知识，故将"nurse"一词译为"护士"沿用至今。③1920 年，护士会创刊《护士季报（中英文版）》，为我国第一份护理专业报刊。④1922 年，中华护士会加入国际护士会，成为第十一个会员国，在国际上取得了应有的地位，1949 年后终止。⑤1928 年，第九届会员代表大会在汉口召开，结束了近 20 年外籍护士任会长的历史，由中国护士伍哲英担任护理管理与领导工作。

知识链接

2013 年 5 月 8 日中华护理学会加入国际护士会

　　成立于 1909 年的中华护理学会，于 2013 年 1 月顺利通过了国际护士会的评估；同年 4 月，通过了国际护士会全球各国及地区会员的投票表决，正式加入国际护士会并成为其成员。2013 年 5 月 8 日国际护士节护理大会上，国际护士会主席 Rosemary Bryant 女士代表国际护士会宣布中华护理学会加入国际护士会，并向中华护理学会颁发证书和授予国际护士会会旗，这一盛事标志着中国的护理事业真正迈向了国际舞台。

　　3. 近代护理教育的发展　①1921 年，在美国人开办的私立协和医学院成立协和高等护士专科学校，毕业生授予理学学位，此为我国高等护理教育的开端。之后，燕京大学、金陵女子文理学院、东吴大学、岭南大学和齐鲁大学相继开设预科班，发给毕业生护士文凭。②1932 年，南京成立了我国第一所公立护士学校——中央护士学校，学制 3~4 年。③1934 年，教育部成立护理教育专门委员会，将护士教育纳入国家正式教育体系。④至 1949 年，全国共建立护士学校 183 所，培养护士 3 万余名。

　　4. 战争时期的护理　抗战期间，许多医护人员满怀激情奔赴革命圣地，在解放区设立了医院，护理工作受到党中央的重视和关怀。①1931 年，傅连暲医生在江西汀州开办了"中央红色护士学校"，这是红军自己的第一所护士学校。②1941 年在延安成立了"中华护士学会延安分会"。③1941 年和 1942 年，毛泽东同志曾亲笔题词："尊重护士、爱护护士"；"护士工作有很大的政治重要性"。在解放战争中也有许多勇于献身抢救伤员的英雄模范护士，如李兰丁、蒋南屏、李英熙、李桂英等被誉为中国的南丁格尔。

　　（三）中国现代护理

　　新中国成立后，随着卫生事业的发展，我国护理工作进入了一个崭新的时期。尤其是党的十一届三中全会后，改革开放政策更加推动了护理事业的发展。

　　1. 护理教育体制日趋完善　目前，我国已经形成了由中等、高等（大专、本科）、研究生（硕士研究生和博士研究生）系列组成的，多层次、多渠道的较为完善的护理教育体系。

　　（1）中等护理教育　1950 年，在北京召开了第一届全国卫生工作会议，对护理专业教育进行统一规划，将护理教育列为中等专业教育之一。成立教材编写委员会，出版 21 本有关护理专业教材，使护理教育步入国家正规教育体系，成为我国培养护士的重要途径，为国家培养了大批中等护理专业人才。

　　1966~1976 年期间，护士学校停办，护理教育基本停滞。直到 1979 年中断的护校才陆续恢复招生。

　　（2）高等护理教育　①专科教育，1980 年南京医学院率先开办高级护理专修班。1984 年教育部和原卫生部召开了全国高等护理专业教育座谈会，明确指出要建立多层次、多规格的护理教育体系，培养高层次护理人才。这次会议不仅是对护理高等教育的促进，也是我国护理学科发展的转折点。随着社会对高等护理人才的需求，许多中等卫生学校合并升格，高等护理专科教育成为发展最为迅速的层次。2003 全国开设护理大专教育院校共有 255 所。继 1966 年《中华人民共和国职业教育法》、2002 年《国务院关于大力推进职业教育改革与发展的决定》、2005 年《国务院关于大力发展职业教育的决定》相关文件的出台，高等护理职业教育得到迅速发展。2014 年 5 月《国务院关于加快发展现代职业教育的决定》为职业教育提供新的机遇。②本科教育，1983 年天津医学院（现天津医科大学）率先在国内开设了五年制护理本科专业，学生毕业后获得学士学位。此后其他院校纷纷开设了四年制或五年制的本科护理专业。据不完全统计，截至 2011 年中国本科护理院系 200 多所，高职高专教育 400 多所院校。

（3）硕士护理教育　1992 年北京医科大学（现北京大学医学部）首批开设护理硕士研究生教育。1994 年在美国中华医学基金会的资助下，国内多所大学与泰国清迈大学联合举办了护理研究生班，为我国各院校培养硕士毕业护理人才 123 名。目前全国已有百余个护理硕士学位授予点。2011 年教育部批准开设护理专业研究生教育，目的是为中国培养更多的应用型高级护理人才。

（4）博士护理教育　2003 年第二军医大学成为我国第一个护理学博士学位授权点，2004 年首届招收护理学博士研究生。至此，我国护理教育层次基本完全，护理人员的学历层次结构逐渐提高和优化。

（5）继续护理教育　根据教育部面向 21 世纪高等医学教育教学改革计划精神，我国护理教育通过不同渠道、不同办学方式大力发展护士在职教育、学历教育和继续教育。1987 年国家颁布《关于开展大学后继续教育的暂行规定》。1996 年原卫生部继续医学教育委员会正式成立。1997 年原卫生部继续医学教育委员会护理学组成立，同年，中华护理学会制订了护理继续教育的规章制度及学分授予办法，使护理继续教育更加制度化、规范化及标准化。

（6）岗位护理教育　2005 年原卫生部印发《中国护理事业发展纲要（2005－2010）》，强调要根据临床护理领域的工作需要，有计划地培养临床专业化护理骨干，分步骤在重点临床专科护理领域开展专业护士培训。2007 年原卫生部办公厅印发《社区护士岗位培训大纲》，结合国家大力发展社区卫生服务的有关精神，全国各地相继组织开展了专科护士及社区护士的培训工作。岗位护理培训教育通过专科护理领域和社区护士岗位培训，拓展了护理服务领域的同时，提高了护士队伍专业技术水平。

2. 护理管理体制逐步健全

（1）建立健全护理行政管理体系　新中国成立后到文革期间，我国医院护理部的建制经历了多次的撤销和恢复，直到 1970 年原卫生部发布了《关于加强护理工作的意见》后，我国医院的护理部才得以重新恢复。1982 年国家原卫生部医政司设立了护理处，负责全国的护理管理，制订有关政策、法规。目前，我国护理行政管理系统已形成了由国家卫生和计划生育委员会医政医管局中的医疗与护理处、各省市自治区卫生和计划生育委员会医政处专职护理干部、医院护理部等多层次的管理网络。

（2）建立健全晋升考核制度　1979 年国务院批准原卫生部颁发了《卫生技术人员职称及晋升条例（试行）》，明确规定了护理专业人员的技术职称，职称等级分别是：高级为"主任护师"、"副主任护师"；中级为"主管护师"；初级为"护师"和"护士"。据这一条例，各省、市、自治区制定了护士晋升考核的具体内容和方法，使护理专业具有完善的技术职务晋升考核制度，护士的社会地位和待遇不断得以提高。

（3）护理专业法制化建设 ①建立护士执业注册制度，1993年3月原卫生部颁发了建国以来第一个关于护士执业和注册的部长令与《中华人民共和国护士管理办法》，1995年6月全国举行首届执业护士考试，考试合格取得执业证书后方可申请注册。护理管理工作从此走上法制化轨道。②护理立法维权：2008年1月国务院颁布《中华人民共和国护士管理条例》，5月12日施行。条例明确了护士的义务、权利和法律地位，规范护士执业行为，建立职业准入制度，这是我国护理法制化建设的重要成就。

3. 护理科研迅速发展 随着高等护理教育的发展，高等院校已为护理领域培养和输送了大批高学历护士，她们在各个岗位中参与和开展护理研究工作，促进护理学科研究的发展。护理研究的范围、内容和水平得到不断地拓展、丰富和提高。所研究的课题、成果和撰写论文的质量、数量也发生显著提升，从而促进护理期刊的发展。1993年中华护理学会第21届理事会设立了"护理科技进步奖"，每两年评选一次，2009年该奖项被科技部批准改为"中华护理学会科技奖"，成为中国护理学科最高奖项，标志着我国护理科研正迈向快速发展的科学轨道。

4. 护理学术交流国际化 随着国家改革开放政策的深入，中华护理学会与国际许多国家护理界建立友好关系，积极开展国内、国际护理学术交流活动。中外护理专家、学者互访交流、互派讲学，进行护理骨干和师资的进修、培训。1985年全国护理中心在北京成立，进一步取得了WHO对我国护理学科发展的支持，为中国护理与国际先进护理之间的沟通交流搭建了平台。通过国际间交往，促进我国护理事业与国际接轨，并逐渐迈入国际化舞台。

5. 护理实践领域的拓展 以人的健康为中心的护理理念和新的健康观念对护理工作模式、工作内涵以及服务领域产生了深刻的影响。为患者提供全程、全面、专业的整体护理服务，保障患者安全和诊疗效果，满足患者的身心健康需求已成为临床护理工作发展的方向。为满足人民群众的健康服务需求，护理服务不断向家庭、社区延伸，并在老年护理、临终关怀等领域发挥着越来越重要的作用。

6. 护理事业迈向国际舞台 经历半个多世纪的努力，2013年1月16日，中华护理学会最终与国际护士会签署了《中华护理学会加入国际护士会的谅解备忘录》。同年5月8日，在第101个国际护士节中华护理学会终于完成和实现了中国几代护理人的梦想，正式成为国际护士会的成员。加入国际护士会标志着中国的护理事业真正迈向了国际舞台，为我国护理事业发展提供更加广阔的前景。我国的护理事业正面临着良好的发展环境，未来的中国护理事业将会以更加美好的姿态呈现在国际护理舞台上。

（四）我国护理发展趋势

1. 护理教育高层次化 2011年国务院学位委员会正式批准护理学为医学门类下属的一级学科，这必将推动我国高等护理教育的科学化、规范化和高层次化发展。

2. 护理管理标准化 护理管理的宗旨是以优质护理服务，为患者提供全面、全程、专业、人性化的护理。通过护理质量标准的完善、规范，促进护理质量的持续改进，提高临床护理水平。我国首次颁布的《临床护理实践指南（2011版）》，明确临床护理的技术要点，突出患者的专业评估、病情观察、人文关怀和健康指导，将有效地指导临床护士科学、规范地从事护理实践活动，为患者提供安全、优质的整体护理。该指南标志着我国护理走向标准化的起步。

3. 护理工作国际化 护理工作国际化主要是指专业目标、专业标准、职能范围、教育、管理、人才流动的国际化。随着中华护理学会迈入国际护士会这个国际舞台，随着全球经济一体化进程加快，护理领域国际化交流与合作将日益深入，跨国护理援助和护理合作必然日益增多。面对护理国际化发展趋势，21世纪的护理人才应该是能够适应这种国际化发展，具有国际意识、国际交往能力、国际竞争力的高素质人才。

4. 护理队伍高素质化 多元文化护理、国际化护理、社区化护理、专科化护理、护理法制化管理、标准化护理管理、护理科研的科学化、护理范围的拓展、优质护理服务质量的提升等，充分显示护理专业的先进性、科学性、技术性、社会性和综合性，在护理学科这个广阔舞台中，护士应是高素质专业人才，护理整体队伍的高素质化提升，才能适应社会的发展。

知识链接

护士队伍数量的壮大和高学历化

建国以来我国护理队伍不断发展，至2013年护士队伍数量达278万多，中专学历数量逐渐下降，2013年在职护士学历构成显示学历提高（图2-1-4）。

原卫生部《医药卫生中长期人才发展规划（2011-2020年）》的要求，在2015年注册护士总量应达到286.6万，每千人口护士数达到2.07人，2020年注册护士总量达到445万，每千人口护士数达到3.14人。

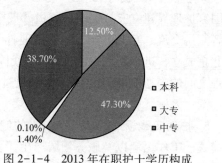

图2-1-4 2013年在职护士学历构成

任务二 认知护理学的基本概念

 知识平台

现代护理学包含四个最基本的概念——人、健康、环境、护理。对这四个基本概念的研究和描述构成了护理学的基本要素和总体理论框架。

一、人

护理的服务对象是人（person），人是护理专业中最为关注的主体。护理中的人包括个体的人和群体的人，包括个人、家庭、社区和社会四个层面。

（一）人是一个统一的整体

1. 人是一个具有社会和生物双重属性的整体 人是一个生物有机体，即是由各器官、系统组成的受生物学规律控制的生物的人。如呼吸系统、消化系统等各系统组成人体系统。

2. 人是由生理、心理、社会、精神、文化组成的统一整体　①人是一个有思想、有情感、从事创造性劳动、过着社会生活的社会的人。因此人具有生物和社会双重属性。②人的生理、心理、社会等方面相互影响，相互作用，其中任何一方的功能变化都可引起其他方面功能的变化。③人体各方面功能的正常运转，又能促进人体整体功能的最大发挥，从而使人获得最佳的健康状态。

（二）人是一个开放系统

人生活在自然环境和社会环境中，与周围环境不断进行物质、能量、信息的交流，不断地调节自身内环境以适应外环境的变化，保持机体内环境的稳定和平衡。①与自然界开放，如不断进行氧气、二氧化碳的交换。②与社会开放，如人脑对信息和知识的摄取，及与外界思想观点、态度的交流。③与环境互动，如污染的环境对人类造成危害，但人类可以通过治理荒漠、控制环境污染，营造良好社会人文氛围，创造舒适、安全的优质环境，以利于人的健康。

（三）人有基本需要

人为了生存、成长和发展，必须满足其基本生理、心理、社会等各方面的需要，才能使机体处于相对平衡的健康状态。若基本需要得不到满足，机体会因内外环境的失衡而导致疾病发生。

（四）人追求健康

人有拥有健康的权利和责任，每个人都希望自己拥有健康的体魄和健全的心理。人具有不同程度的自理能力，会采取不同的方式来满足对健康的追求；在治疗和护理中，每个人都应发挥自身最大的自理潜能，积极主动的配合工作，促进自身的康复。

二、环境

环境是人类赖以生存的周围一切事物。WHO 对环境定义："环境是在特定时刻的物理、化学、生物及社会的各种因素构成的整体状态，这些因素可能对生命机体或人类活动产生直接或间接的作用，其影响可能是现在的或远期的。"环境包括内环境（人的生理、心理变化）和外环境（自然环境、社会环境）。内、外环境之间不断进行物质、能量、信息的交换，两者相互依存，相互影响。良好的环境可促进人的健康，不良的环境危害人的健康。

三、健康

随着医学模式的转变以及疾病谱的变化，人们对健康内涵的认识不断深化。归纳起来大致经历三个阶段：健康就是没有疾病——健康就是人体正常的生理、心理功能活动——健康要有完整的生理、心理状况与良好的社会适应能力。1989 年，WHO 将"道德健康"纳入新概念，其内涵表达人类追求更高水平的健康，对健康认识的深化起到了积极的指导作用。

护理是为人的健康服务的，是为个人、家庭和社区提供卫生保健服务，帮助人们预防疾病，恢复、维持和促进健康，使每个人保持最佳的健康状态。所以对健康和疾病的认识直接影响护理人员的行为。

四、护理

（一）护理概念的变化和发展

1. 南丁格尔　1859 年南丁格尔提出"护理的独特功能在于协助患者置身于自然而良好的环境下，恢复身心健康。"

2. 韩德森　1966 年美国护理学家韩德森（Virginia Henderson）指出"护理是帮助健康人或患者进行保持健康、恢复健康或安宁的死亡的活动。"

3. 罗吉斯　1970 年美国护理学家罗吉斯（Rogers ME）提出"护理是一种人文方面的艺术和科学，它直接服务于整体的人。护理要适应、支持或改革人的生命过程，促进个体适应内外环境，使人的生命潜能得到发挥。"

4. 美国护士学会（ANA）　1980 年美国护士学会将护理定义为"护理是诊断和处理人类对现存的和潜在的健康问题的反应。"2003 年 ANA 更新护理定义"护理是通过诊断和处理人类的反应来保护、促进、优化健康的能力，预防疾病和损伤，减轻痛苦，并为受照护的个体、家庭、社区及特定人群代言。"可见，护理的概念是随着护理专业的建立和发展而不断变化和发展的。

（二）护理的内涵

1. 照顾　照顾是护理永恒的主题，照顾（服务对象）永远是护理的核心。

2. 人道　护士是人道主义忠实的执行者。对待服务对象一视同仁，不分高低贵贱，不论贫富与种族，积极救死扶伤，为人们的健康服务。

3. 帮助性关系　帮助性关系是护士用来与服务对象互动，以促进健康的手段。护士在为服务对象提供帮助与服务时，也从不同患者那里深化所学知识，积累工作经验。

可见，护理是一门科学；护理是一门艺术；护理是一个整体；护理是一种关怀；护理是一种实践；护理是一个过程；护理方法是护理程序。

（三）整体护理

1. 整体护理的概念　整体护理（holistic nursing）是一种以服务对象为中心，以满足服务对象身心需要、恢复健康为目标，运用护理程序的理论和方法，实施系统、计划、全面护理的护理思想和护理实践活动。

2. 整体护理的内涵　整体护理是一种思想，一种理念。其思想内涵体现在①护理服务对象的整体性；②护理工作的整体性；③护理工作范围的整体性；④生命过程的整体性。

3. 整体护理的实践特征　①以现代护理观为指导；②以护理程序为核心；③实施主动的计划性护理；④重视护患合作过程。

五、人、健康、环境、护理四个基本概念之间的关系

1. 人与环境　人类的一切活动都离不开环境，人类与环境相互依存、相互影响。

2. 健康与环境　人类的健康与环境状况息息相关，一方面，环境质量影响人们的健康；另一方面，人们通过征服自然与改造自然来不断地改善和改变自己的生存与生活环境。

3. 护理与健康　护士作为护理的专业工作者,通过护理活动,为患者提供良好的休养和医疗护理环境,帮助患者恢复健康,帮助健康人促进健康。

六、人、健康、环境和护理对护理实践的指导意义

1. 可以更好地理解人所具有的特征,并提供主动有效的护理。

2. 可以树立新型健康观,明白健康是个体生理、心理、社会适应与道德的良好状态。护士有责任也有义务为实现个人乃至于全人类的健康而不懈地努力。

3. 可以明确护理研究的目的、服务范畴与知识体系,提高对护理及护理专业的认识水平,增强自己对专业的信心,促进自身在专业上的成长与发展。

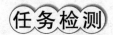

任务检测

一、选择题

(一) A1 型题

1. 不属于人类早期的护理
   A. "自我保护"式医疗照顾　　　　B. "家庭式"的医护照顾
   C. "宗教迷信式"的医护照顾　　　D. "医、药、护一体"的原始照护
   E. "组织化和社会化"护理

2. 1854 年克里米亚战争,南丁格尔带领的护士和 42% 的伤病员死亡率下降情况
   A. 30 名护士,2%　　　　　　　　B. 32 名护士,22%
   C. 34 名护士,4%　　　　　　　　D. 36 名护士,4.2%
   E. 38 名护士,2.2%

3. 1912 年国际护士会把每年的 5 月 12 日定为国际护士节,因为这日是
   A. 南丁格尔出生的日期
   B. 克里米亚战争胜利日
   C. 南丁格尔创办第一所护士学校的日期
   D. 设立南丁格尔奖章日
   E. 南丁格尔逝世的日期

4. 世界上第一所正式的护士学校创建于
   A. 1660 年,美国　　　　　　　　B. 1760 年,荷兰
   C. 1860 年,英国　　　　　　　　D. 1960 年,德国
   E. 1888 年,中国

5. 我国第一所西医医院创建于
   A. 1935 年,广州　　　　　　　　B. 1884 年,上海妇孺医院
   C. 1909 年,江西牯岭　　　　　　D. 1835 年,广州
   E. 1928,汉口

6. 中国历史上的第一所护士学校创建

A. 1886，广州　　　B. 1835，广州　　　C. 1888，福州

D. 1888，广州　　　E. 1835，福州

7. 我国举行首届执业护士考试

A. 1992 年　　　　B. 1993 年　　　　C. 1994 年

D. 1995 年　　　　E. 1997 年

8. 《中华人民共和国护士管理条例》颁布于

A. 1998 年　　　　B. 2008 年　　　　C. 2009 年

D. 2011 年　　　　E. 2013 年

9. 中华护理学会正式加入国际护士会，成为其成员是

A. 1921 年　　　　B. 1949 年　　　　C. 1983 年

D. 2003 年　　　　E. 2013 年

10. 显示护士社会地位和待遇得以提高

A. 《卫生技术人员职称及晋升条例（试行）》的颁发

B. 《中华人民共和国护士管理办法》的颁发

C. 颁布《中华人民共和国护士管理条例》

D. 《关于加强护理工作的意见》

E. 《中国护理事业发展纲要（2005～2010）》

11. 对"人"这一概念错误描述的

A. 人是一个闭合的系统

B. 人是一个统一的整体

C. 人会采取不同的方式来满足对健康的追求

D. 人是一个具有社会和生物双重属性的整体

E. 在不同发展阶段人都有基本需要

12. 有关护理概念内涵错误的是

A. 照顾是护理永恒的主题

B. 护理是一种关怀

C. 护理是一个过程

D. 护理是有目的的被动性实践活动

E. 护理是帮助性关系

二、思考题

1. 南丁格尔对护理事业发展做出哪些主要贡献？

2. 人、健康、环境、护理四个基本概念之间有何关系？

（李丽娟）

单元二 护理学支持理论及护理学理论 >>>

项目三 护理学支持理论

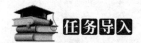任务导入

【情景】

李某，男，6岁，因感冒发热39.5℃来门诊输液治疗。护士准备给李某输液，李某哭闹不配合。李某母亲说："孩子打针哪有不哭的，我按着他就行。"护士没有立即进行操作，而是耐心安抚患者，几分钟后李某愿意配合。李某母亲说："我告诉他不打针生病就不会好，他还是哭闹，今天多亏了护士。"护士告诉李某母亲："儿童对事情的理解与成年人不同，我们要根据孩子的心理特点和需要，采取合适的方法和他交流，满足儿童的心理需要，争取配合。"需完成的任务：

任务一　认识一般系统论

任务二　认识人类基本需要层次论

任务三　认识压力与适应理论

任务四　认识成长与发展理论

任务五　认识沟通理论

学习目标

1. 说出系统、压力、适应、疲溃感、成长、发展、沟通的概念。

2. 叙述系统论在护理中的应用、马斯洛的基本需要层次理论、压力适应综合征、应对压力的三线防卫、压力与适应理论在护理中的应用、弗洛伊德的性心理发展学说的三大理论要点、沟通构成要素、沟通类型、护患沟通的原则、非语言沟通特点和重要性、常用的沟通技巧。

3. 阐述系统的基本属性、系统的分类、需要的特征、影响满足需要的因素、艾瑞克森的心理社会发展理论各阶段的危机、皮亚杰的认知发展理论中各阶段的特点、影响人际沟通的影响因素、非语言沟通的形式。

任务目标

1. 通过学习系统理论，树立整体护理理念，为患者实施整体护理。

2. 能应用基本需要层次理论，分析判断患者的需要，并按先后顺序及时满足患者需要。

3. 能应用压力与适应理论，准确判断患者面临的压力，及时帮助患者应对和适应压力。

4. 能应用成长与发展理论，正确引导个体人格各个阶段的发展。

5. 能运用沟通技巧与患者进行有效沟通，建立良好的护患关系，为服务对象提供优质护理服务。

理论是对特定领域内的现象和活动的本质性、规律性的描述。护理理论是指对护理现象系统的、整体的看法，以描述、解释、预测和控制护理现象。在护理学理论形成自身独特理论体系的过程中，借鉴和引用相关学科的理论知识，支持和促进了本身理论体系的完善和发展。因此，本项目主要介绍对护理学理论形成和发展具有重要影响的相关学科的理论，即一般系统论、人类基本需要层次论、压力与适应理论、成长与发展理论、沟通理论。

任务一　认识一般系统论

早在古代，系统作为一种思想已经存在，但作为一种科学术语、一种理论，还是由美籍奥地利生物学家路·贝塔朗菲（Bertalanffy LV）创立，1925 年，他首次提出应把有机体视为一个整体或系统来考虑，从而成为系统论的创始人。在随后的 40 年中，贝塔朗菲逐步地完善了系统论。

20 世纪 60 年代后，许多其他学科的学者们发现一般系统论的概念和原理同样可以很好地应用到自己的学科领域。系统论得到了广泛的发展和应用，其理论与方法渗透到有关自然和社会的许多科学领域，如工程、物理及社会科学等，对这些领域的发展产生了深远的影响。

知识链接

系统论的发展历史
——路·贝塔朗菲

1. 1925 年，他提出了应把有机体视为一个整体或系统来考虑。
2. 1937 年，他第一次提出了"一般系统论"的概念。
3. 1954 年，以贝塔朗菲为首的科学家们创建了"一般系统论学会"。
4. 1968 年，他发表了著作《一般系统论——基础、发展与应用》，为系统科学提供了纲领性的理论指导。
5. 1972 年，他发表《一般系统论的历史和现状》，把一般系统论扩展到系统科学范畴。

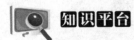

知识平台

一、系统的概念

系统是由若干相互联系、相互作用的要素所组成的具有一定结构和功能的整体。这个定义包含了两个方面的含义：一是指系统是由一些相互联系、相互作用的要素所组成；二是指系统中的每一个要素都有自己独特的结构和功能，这些要素组成系统后，它又具有各孤立要素所不具备的整体功能。

二、系统的分类

系统广泛地存在于自然界和人类社会中。不同系统有不同差别,人们可以从不同角度对系统进行分类,常见的分类方法有以下一些。

(一)按组成系统的要素内容分类

按系统要素内容可分为物质系统和概念系统。①物质系统是指以物质实体构成的系统,如机械系统、人体系统等。②概念系统是由非物质实体构成的系统,如理论系统、计算机系统等。大多数情况下,物质系统和概念系统是相互结合,以整合的形式出现的。物质系统是概念系统的基础,概念系统是物质系统的指导思想。

(二)按组成系统的要素性质分类

按组成系统的要素性质可分为:①自然系统是指自然形成、客观存在的系统,如宇宙系统、生态系统、人体系统等。②人造系统是指为了达到某一特定目标而建立的系统,如护理质量管理系统、卫生防疫系统、计算机网络系统等。③复合系统是指自然系统和人为系统的综合,如医院系统、教育系统等。

(三)按系统与环境的关系分类

1. 开放系统 开放系统是指不断地与周围环境进行着物质、能量和信息交换的系统。如:人体系统、生态系统。开放系统和环境的交换是通过输入、处理与转换、输出和反馈的动态过程来实现这一功能的(图3-1-1)。①输入是指物质、能量和信息由环境进入系统的过程,如人体系统获取食物。②处理与转换是系统对输入的物质、能量和信息进行处理与转换,如人体系统获取食物后,会对食物进行消化和吸收。③输出是将经系统处理与转换的物质、能量和信息自系统进入环境的过程,如人体系统排出粪便、尿液。④反馈是系统的输出对系统再输入的影响,即环境对输出的反应。如通过观察人体系统排出的粪便、尿液,了解人体系统的消化功能,从而影响摄取食物的种类。

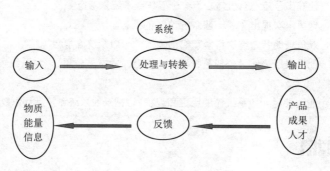

图3-1-1 系统功能示意图

2. 封闭系统 封闭系统是指不与周围环境进行物质、能量和信息交换的系统。绝对的封闭系统并不存在,所谓的封闭系统只是为了方便研究问题,而忽略某些对研究问题影响不大的流动因素,将系统简化为封闭系统,因此,只有相对的、暂时的封闭系统。

（四）按系统运动状态分类

系统可分为动态系统和静态系统。①动态系统是指系统的状态随着时间的变化而变化的系统，如医院系统、医疗系统。②静态系统则是指系统的状态不随时间的变化而变化，具有相对稳定性的系统，如基因分析图谱。静态系统只是动态系统的一种暂时的极限状态，绝对的、静止不变的系统是不存在的。

三、系统的基本属性

虽然系统形式多样、类型各异，但都有相同的基本属性。包括相关性、整体性、目的性、动态性和层次性。

1. 相关性　系统的相关性是指系统各要素之间、系统各要素与整体之间相互联系、相互制约，其中任何一个要素发生结构或功能的变化，都会引起其他要素的变化，甚至整体结构或功能的相应变化。

2. 整体性　系统的整体性是指系统功能的放大作用，即系统的整体功能不是各要素功能的简单相加。当要素以正确有效的方式组织起来，构成一个整体时，系统就具备了各孤立要素所不具备的新功能。这时，系统的功能大于各要素功能之和。但是，当要素以无效的方式组织起来，构成一个整体时，系统不仅不具备新功能，系统的功能还会小于各要素功能之和。

3. 目的性　系统的目的性是指每个系统都有其特定的目的。系统结构不是盲目形成的，而是根据系统的目的和功能的需要，建立各个要素及各个要素之间的联系方式。

4. 动态性　系统的动态性是指系统随着时间的变化而变化。一方面，系统的生存和发展必须通过内部各要素的相互作用，进行物质、能量、信息的转换，使内部结构不断调整以达到最佳功能状态；另一方面，处在一定环境中的系统，总在不断地与外环境进行物质、能量和信息的交换，以适应环境，维持自身的生存和发展。

5. 层次性　系统的层次性是指任何一个系统都有一定的层次。对于一个系统来说，它既是由一系列的子系统组成的，同时，它自身又是组成更大系统的子系统。其中，较简单和低层次的系统称为次系统，而较复杂、高层次的系统称为超系统。系统的层次间存在着支配与服从的关系，超系统支配着次系统，决定其系统的性质，起主导作用；次系统从属于超系统，它往往是系统的基础结构。

四、系统论在护理实践中的应用

（一）用系统理论的观点看待人

1. 人是一个自然系统　人是一个整体，是由自然形成、客观存在的各要素组成的系统，是一个自然系统。人的生命活动与健康的基本目标是使人体与内外环境保持协调平衡。这种平衡与协调既依赖于机体自身对环境变化的适应性调整，又依赖于机体内部各要素结构和功能的正常与相互协调。

2. 人是一个开放、动态的系统　人与外界环境之间、人体内各个要素之间每时每刻都在进行着物质、能量、信息的交换，以维持生命和健康。人总是处于健康与疾病这一连续线的一点上，机体的健康总是处于动态变化之中，健康状态是相对的并动态变化的。

3. 人是具有主观能动性的系统　人对自身的功能状态具有意识和监控能力，对自己的活动具有选择和调节能力。人具有保持健康的意识和在疾病状态下主动寻医和自我保护的潜能。

（二）用系统理论的观点看待护理

1. 护理系统是一个具有复杂结构的系统　护理系统是由医院临床护理、社区护理、护理教育、各种护理组织等子系统组成的超系统。各子系统内部又有若干层次的子系统，它们之间关系错综复杂，功能互相影响。要发挥护理系统的最大效益，必须具有全局的观念，运用系统的方法，不断优化护理系统结构，调整各要素关系，使之协调发展、高效运行。

2. 护理系统是一个开放系统　护理系统是国家医疗卫生系统的子系统，也是社会的重要组成部分。护理系统与外界环境之间有着密切的信息、资源、技术等交换，并与社会政治、经济、科技之间相互影响、相互制约。

3. 护理系统是一个动态的系统　随着社会进步和科技发展，护理学科也得到较大的发展，现代护理的组织形式、工作方法、思维方式都有了新的突破。护理系统要适应时代的发展，就要勇于创新、主动发展，不断调整内部要素和结构。

4. 护理系统是一个具有决策和反馈功能的系统　在护理系统中，护士和患者是构成系统的最基本要素，护士在基本要素中起支配、调控作用。患者的康复依赖于护士全面收集资料，正确分析资料，科学地决策和及时评价反馈。因此，护理系统要大力发展护理教育，加强对护士的科学分析能力、评判性思维能力及临床决策能力的培养。

（三）系统理论促进整体护理理念的形成

系统理论观点认为人是一个由生理、心理、社会、精神、文化等要素组成的统一整体，是一个系统。当人出现健康问题时，必须充分考虑人作为一个系统的整体性，应从生理、心理、社会整体方面提供全方位的护理。因此，系统理论促进了整体护理理念的形成。

（四）系统理论是护理程序的理论框架

护理程序是将护理理论应用于实践的一种工作方法，包括评估、诊断、计划、实施和评价五个步骤，是在吸收多学科理论成果的基础上构建而成的理论体系，系统理论是构成护理程序的理论框架。

（五）作为护理理论或模式发展的框架

许多护理学理论家借鉴和引用一般系统论，作为发展护理理论或模式的基本框架，如罗伊的适应模式、纽曼的系统模式等，均运用系统论的观点，将人视为一个开放系统，不断地与周围环境进行着物质、能量和信息的交换，基于这一理论框架，对人、环境、健康、护理四个基本概念进行阐述。

任务二　认识人类基本需要层次论

 知识平台

　　人类为了生存和发展，必须满足一些基本需要，如食物、休息、睡眠、排泄等。个体需要的满足程度与其健康水平密切相关，当个体需要得到满足时，身心就处于一种平衡状态，有助于个体维持健康；反之，身心就处于一种失衡状态，从而出现各种健康问题，甚至威胁到生命安全。学习需要层次理论，可以帮助护士认识人类基本需要的内容及特点，及时预测护理对象的各种需要，并提供相应的服务以满足其需求，维护和促进人类健康。

一、概述

（一）需要的定义

　　需要又称需求，是人脑对生理与社会需求的反映。如生理上对食物、水、氧气等的需要，心理上对情爱、交往、自尊、求知和理想等的需要。是有机体、个体和群体对其生存与发展条件所表现出来的依赖状态，是个人的心理活动与行为的基本动力。需要是人类维持生命不可或缺的基本条件，如果缺乏可导致机体失去平衡而产生疾病。因此，为了维持生命和健康，人类都必须满足基本需要。

（二）需要的特征

　　1. 需要的对象性　任何需要都是有对象性的，需要的对象可以是物质的，也可以是精神或社会的。无论是哪种需要都必须有一定的外部物质条件才能满足，如居住需住房，出门需交通工具，娱乐需场所等。

　　2. 需要的发展性　需要是随着年龄、发育时期的不同而发展变化的。个体在不同时期有不同的优势需要。如婴幼儿优势需要是生理需要，少年时代优势需要是自尊的需要，青年时代优势需要是爱与归属的需要，成年时代优势需要是自我实现的需要。

　　3. 需要的无限性　需要不会因为暂时的满足而终止。当一些需要得到满足后，就会产生新的需要，个体在不断满足需要的过程中得到成长与发展，并推动了社会的进步。

　　4. 需要的独特性　不同个体之间的需要既有共同性，又有独特性。需要受个体生理因素、遗传因素、环境因素、条件因素的影响，也受年龄、身体条件、社会地位、经济条件的影响。

　　5. 社会历史制约性　需要的产生和满足受个体所处的环境和经济发展水平的制约，在经济落后、生活水平低下时期，人们需要的是温饱；在经济发达、生活水平较高时期，人们需要的不仅是温饱，还需要丰富的精神生活。因此，个体要根据主客观条件有意识地调整自己的需要，合理地提出和满足自己的需要。

（三）影响需要满足的因素

　　1. 内在因素　①生理因素：疲劳、疼痛、损伤、疾病、生理缺陷和活动受限等生理因素均可导致某些需要不能满足。如：口腔疾病会影响饮食需要的满足；人工造口常因为造口导致个体产生自卑、孤独等情绪反应，影响个体正常的社会交往，影响其他社会需要的满足。②心理因素：个体处于焦虑、恐惧、愤怒、抑郁等情绪状态时会导致食欲下降、精力不集中、失眠、人际沟通能力下降等问题，影响生活、工作、学习质量，从而影响各种需要满足。③认知因素：认知水平会影响个体对信息的接受、理解和应用，进而影响个体对自身需要的认识和满足，如婴幼儿、认知障碍的患者无法正确地表达自己的需要。此外，知识缺乏也会影响个体有效地满足自身的需要。④个人因素：个人信仰、价值观、生活习惯和生活经验等，都会影响个体基本需要的满足程度及方式，如安于现状、不思进取会影响个体对高层次需要的追求。

2. 外在因素 ①环境因素：环境陌生、温湿度不适宜、通风不良、噪音等均可影响需要的满足，如新入院患者会因陌生的环境而难以满足休息的需要。②社会因素：社会经济水平、社会制度、公共卫生制度等因素会影响各种需要的满足，如战争使得亲人分离，会导致个体缺乏爱和归属感。③文化因素：社会道德观、文化习俗和宗教信仰等因素会影响个体对需要的认识和满足。如不同文化层次、不同信仰的人，在满足各种需要的方式上有所不同，如信仰佛教的人因不杀生的信仰而主张素食，从而对其饮食这一生理需要产生影响。

二、马斯洛的基本需要层次理论

19世纪50年代，许多心理学家、哲学家和护理学家从不同角度探讨了人的基本需要，形成了不同的需要理论，其中最有影响力、应用最广泛的是美国心理学家马斯洛（Maslow AH）的基本需要层次理论，这一理论在许多领域得到广泛的应用。

（一）基本需要层次理论内容

马斯洛认为人类的需要可分为基本需要和特殊需要两类。基本需要是全人类共有的需要，特殊需要是人在不同的社会文化背景下形成的独特需要。人的基本需要得不到满足，就会引起疾病；基本需要得到满足，就可治愈疾病。马斯洛将人的基本需要按其重要性及发生的先后顺序排成五个层次：生理需要、安全需要、爱和归属的需要、自尊与被尊重的需要、自我实现的需要（图3-2-1）。

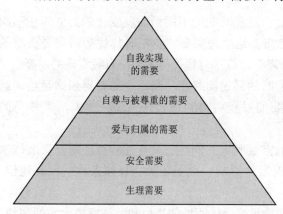

图3-2-1 马斯洛的人类基本需要层次理论示意图

1. 生理需要 是人类谋求生存的最原始、最基本的需要，如空气、水分、食物、衣服、排泄、休息、睡眠、生殖等。生理需要是优先产生并有限度的，当它得到满足时，就不再成为个体行为的动力，个体会产生更高层次的需要；相反，当他得不到满足时，个体的其他需要就会被推到次要的位置。

2. 安全需要 是指安全感、避免危险、生活稳定、有保障，如生命安全、财产安全、家庭稳定等。安全需要普遍存在于各个年龄阶段，特别是婴儿期及危重患者更为明显。

3. 爱与归属的需要　是指个体对家庭、朋友、伙伴的需要，希望得到组织、团体认同，得到他人的爱和给予他人爱的需要。如果这种需要得不到满足，则易产生孤独、空虚、被遗弃等痛苦感受。

4. 自尊与被尊重需要　是指个体对自身尊严和价值的追求，包括自尊、被尊重和尊重他人。尊重是个人对自己的尊重，如自信、自强；被尊重是得到他人的尊重。尊重的需要得到满足，可使人有价值、有自信、有成就感，否则产生自卑、懦弱、无助感。

5. 自我实现的需要　是指个体充分地发挥自己的潜能，实现自己在工作、学习及生活上的愿望、理想和抱负，并从中得到满足感，它是最高层次的基本需要，最难实现。

马斯洛在晚年时又将人的需要分为三个大层次：基本需要、心理需要和自我实现的需要。

知识链接

凯利希的人类基本需要理论

继马斯洛提出基本需要层次理论之后，美国护理学家凯利希将这一理论加以修改。她认为知识的获取是好奇心与探索所致，有时人们为了满足好奇心和探索需求，会忽略自身的安全。因此，在生理需要和安全需要之间增加"刺激的需要"。刺激的需要包括性、活动、好奇心、探索和操纵。性和活动的需要必须在空气、水、饮食、排泄、休息等获得生理需要满足后，才会出现。因此，凯利希的基本需要层次理论包括六个层次。

（二）需要论的一般规律

1. 人类的基本需要是普遍存在的，从低到高有一定层次性，但不是绝对固定的。

2. 需要的满足是逐级上升的。通常在一个层次的需要被满足后，更高一层的需要才会出现，并逐渐明显和强烈。

3. 不同层次需要出现的顺序不是绝对固定的，同一时期内多层需要可能并存，各层次的需要是相互依赖和彼此重叠的。高层次需要得到发展后，低层次需要并未消失，只是对人的行为影响降低。

4. 人的行为是由优势需要决定的。同一时期，个体可有多种需要同时存在，但只有一种优势需要占主导地位，决定个体的行为。优势需要是在不断变动的，如乘飞机旅行时，安全的需要则占突出地位。

5. 不同层次需要的发展与个体年龄、信仰、文化程度、身心发展情况、社会文化背景等有关，许多时候也受环境和场合的影响。

6. 需要层次越高，满足的难度越大，满足的愿望越强烈。如人们对空气、水的满足方式基本相似，但满足自我实现的方式却差异很大。

7. 人的需要满足程度与健康成正比。需要得不到满足，就会引起疾病；需要得到满足，有助于维持和促进健康。

三、基本需要层次理论在护理工作中的应用

（一）帮助护理人员分析和判断患者的需要

人在健康的状态下可依靠自己的力量满足需要，但在生病的情况下自理能力下降，有许多需要不能自行满足。护士要按照人类基本需要理论，评估患者无法自行满足的需要，并制定和实施相应的护理措施满足患者的需要。患者的基本需要有以下几种。

1. 生理需要 疾病状态常使个体的基本生理需要得不到满足而表现为营养失调、排泄失禁、失眠、缺氧等，甚至可能导致患者死亡。护理工作的重点是了解患者的基本需要，采取有效措施给予满足。

2. 安全需要 个体在患病期间，由于日常生活环境的变化、舒适度的改变、担心疾病的预后、担心住院带来的经济问题、对各种检查和治疗不了解等，会使患者安全感明显降低。因此，护理人员应加强与患者的沟通，做好入院介绍和疾病相关知识介绍、健康教育，消除患者的顾虑，增强患者的安全感。

3. 爱与归属的需要 患者在患病期间，无助感增强，爱与归属的需要变得更加强烈，他们希望得到亲人、朋友、周围人更多的关心、理解和支持。由于患病引起生活方式改变，住院治疗使患者与亲人分离，导致爱与归属的需要受到影响。因此，护理人员应通过细致全面的护理，与患者建立良好的护患关系，使患者感受到护理人员的关怀和理解；医院应制定合理的规章制度，允许家属探视并鼓励其参与患者的护理，使其获得爱与归属的需要。

4. 自尊与被尊重的需要 疾病可导致个体某些方面能力下降甚至丧失，从而影响其对自身价值的判断，担心自己成为别人的负担，担心被轻视等，从而影响其自尊需要的满足。护理人员在与患者的交往中应始终保持尊重的态度。在进行护理操作时尽量减少患者躯体的暴露，保护患者的隐私，维护患者的自尊。同时，应充分调动患者的自我护理能力，以增强患者的自尊感、自信心和价值感。

5. 自我实现的需要 这是患者在患病期间受影响最大，且最难以满足的需要。疾病不可避免地导致个体暂时或长期丧失某些能力，不得不离开学习和工作岗位，严重影响患者自我实现需要的满足。护理工作在保证低层次需要满足的基础上，为满足患者自我实现的需要创造条件，鼓励患者表达自己的个性、追求，帮助患者认识自己的能力和条件，鼓励积极配合治疗和护理，为战胜疾病、达到自我实现而努力。

（二）确定护理计划的优先顺序

需要层次理论是按照对人的生存和发展的重要程度排列顺序的。护理人员在制定护理计划时，可以参照需要层次理论，根据问题的轻、重、缓、急排列护理诊断先后顺序，合理的安排解决护理对象的问题。

（三）指导护士为患者提供满足需要的方式

1. 直接满足患者需要 对一些暂时或永久性地丧失自我满足某些需要能力的患者，护理人员应及时采取有效措施，满足患者的基本需要。如瘫痪、昏迷的患者和新生儿等，护士应提供全面的帮助。

2. 协助患者满足需要 对一些具有部分自我满足需要能力的患者，护理人员应鼓

励患者完成力所能及的自理活动；同时，护理人员可根据具体情况有针对性地提供必要的帮助和支持，以提高患者的自护能力，促进患者早日康复。如协助患者进行康复功能锻炼等。

3. 间接满足患者需要　护理人员通过健康教育、健康咨询、科普讲座等多种形式为护理对象提供卫生保健知识，以提高患者自我满足需要的能力。如对孕产妇进行孕期保健、胎教和育儿指导，帮助糖尿病患者制定饮食计划等。

任务三　认识压力与适应理论

 知识平台

压力是一种跨越时间、空间、人格与文化的全人类体验，这种体验贯穿于人的一生，如新生儿一坠地就因承受大气压力刺激而产生呱呱啼哭声。适量的压力刺激有其积极的意义，但过量的压力则会使人产生生理、心理和精神等多方面的不良反应，甚至导致机体内、外环境失衡，引起疾病的发生。如溃疡病、高血压等疾病与压力因素密切相关。学习压力与适应理论，可以帮助护理人员观察和判断患者所面临的压力和压力反应，及时采取应对措施，减少压力对患者的影响，有助于患者维护身心健康。同时，也有助于护理人员明确自身工作环境中的压力源，采取积极的应对措施，促进身心健康和提高工作效能。

一、压力的相关概念

（一）压力

压力一词源于拉丁文"stringere"，有"紧紧捆扎和用力提取"之意。目前，汉语中翻译有"压力"、"应激"、"紧张"三种，本文选用"压力"一词。

压力是一个复杂的概念，不同时期、不同的学科领域对压力有不同的解释。但目前普遍认为：<u>压力是个体对作用于自身的内外环境刺激，做出认知评价后引起的一系列非特异性的生理及心理紧张性反应状态的过程。</u>

（二）压力源

<u>压力源又称紧张源或应激源，指任何能使个体产生压力反应的内外环境刺激。从压力源的本质来看，压力源并没有绝对的好坏之分。</u>压力源能否对个体形成压力取决于个体本身的感受，现存的或潜在的支持系统，当时所处的情景，压力源的性质、强度、频率、数量、影响范围、持续时间、可预测性等因素，以及所采用的应对方式等。根据压力源性质将其分为以下四类。

1. 躯体性　指对个体直接产生刺激的各种刺激物，包括各种理化因素、生理病理因素、生物性因素的刺激。如温湿度不当、药物毒副作用、病毒、细菌、妊娠、分娩、更年期的改变等。

2. 心理性　指大脑中的紧张信息产生的压力。如考试、竞赛、求职应聘、竞聘上岗等，工作不顺心、难以胜任任务等造成的心理挫折及心理冲突等。

3. 社会性　指因各种社会现象及人际关系而产生的刺激。如战争、自然灾害（地震、水灾、海啸等）、意外事件、下岗、丧亲、失恋、离异、人际关系紧张等。

4. 文化性　指因文化环境的改变而产生的刺激。如个体到一个陌生的文化环境后，由于语言、风俗习惯、信仰、社会价值等方面无法适应，而出现的紧张、焦虑等压力反应。

（三）压力反应

压力反应是指个体对所受压力产生的一系列身心反应。

1. 压力反应分类　①生理反应：表现为心率加快、血压升高、呼吸加快、肠蠕动减慢、括约肌失去控制、敏感性增强、免疫力降低等。②心理反应：表现为焦虑、恐惧、愤怒、怀疑、否认、依赖、自卑、忧郁、孤独等。

2. 压力反应特征

（1）不同的压力源可以引起同一种压力反应。如气温过高、紧张等都会导致出汗。

（2）不同的个体对同一种压力源的反应可以不同。如突闻失窃，可出现愤怒、绝望、头脑混乱或无所谓等。

（3）多数人都有能力避免一般性压力源。如外伤、疼痛等。

（4）对极端的压力源和灾难性事件，大部分人的反应方式相似。如火灾、地震等。

（5）对压力反应的程度和持续的时间起决定作用的因素有，既往的经历、儿童时期所建立的社会交往型态及当时情境对个体的意义。

（6）在某些情况下压力源对个体是有益的，即完全缺少压力源可能是有害的。如"绝对寂静"会令人产生意识模糊和"寂静感"。所以，个体不能完全缺少压力源。

二、压力的意义

（一）积极意义

1. 维持正常人体活动的必要条件　如果没有相应的生理及心理反应，人体的生命活动将会停止。如没有与"渴"有关的压力反应，人将会因脱水而死亡。

2. 有利于提高个体的适应能力　如果个体处于正常的刺激环境，则能适应内外环境的刺激；如果经常处于一个刺激较少的环境，适应能力可能降低。如娇生惯养的孩子，适应社会环境及独立生活的能力较差，极易受到各种刺激的伤害。

3. 使机体处于应对刺激的紧张状态　适当的压力可以提高机体的警觉水平，促使人们随时应对环境的挑战，促进身心健康。

（二）消极意义

1. 突发心理压力对健康影响　使个体身心功能突发障碍或崩溃。如失恋、离异等，使个体产生抑郁、绝望、愤怒等消极情绪及各种躯体状态，使个体采用不当的攻击性行为、自杀或其他心理障碍等。

2. 持久的慢性压力对健康影响　使个体长期处于紧张状态，身心耗竭，导致身心疾病。研究证明，冠心病、高血压、溃疡病、神经症等均与压力有关。

3. 压力对个体社会功能影响　当个体无法应对强烈的刺激时，会产生一系列的生理紊乱或心理障碍，影响人的心理社会功能。如应聘面试时，应试者面对考官临时增加的问题，由于毫无心理准备而表现出手足无措、目瞪口呆等紧张反应，从而影响其正常能力的发挥。

三、有关压力的学说

（一）塞里的压力理论

塞里（Selye H）是加拿大著名的生理心理学家，于 1950 年出版第一本专著《压力》，提出"压力与适应学说"。压力作为人类全面认识健康与疾病的一个重要概念，已被广泛应用于医学、社会学、心理学、护理学等学科领域，塞里的压力理论对压力的研究产生了重要影响，因此，塞里被称为"压力理论之父"。塞里从基本的生理学观点说明压力，他认为压力是身体对任何需求做出的非特异性反应。所谓的非特异性反应是指一种无选择性的影响全部或大部分系统的反应，也就是说整个身体对任何作用于他的特殊因素所进行的反应。

知识链接

塞里与压力的学说

塞里从 1926 年就读医学院二年级时就开始了对压力的研究，并根据对人及动物的大量研究，于 1950 年提出"压力学说"，塞里的"压力学说"，从基本的生理学角度说明压力，强调了人体神经内分泌系统与压力反应的关系。

（二）压力适应综合征学说

1. 压力适应综合征类型　塞里将压力理论与疾病的发生联系起来。他通过观察发现大多数疾病虽然有其独特的特征，但同时又有一些共同的症状和体征，如体重下降、疲乏、疼痛、胃肠道反应等。因此，他认为压力的生理反应包括全身适应综合征和局部适应综合征。

（1）全身适应综合征（general adaptation syndrome，GAS）　不论是何种因素侵犯人体内恒定系统，都会引起一定的反应，但任何刺激都不可能产生完全特异的反应，而只能产生相同的反应群，他称之为全身适应综合征。

（2）局部适应综合征（local adaptation syndrome，LAS）　人体除了对压力的全身反应以外，也对局部的压力源发生反应，他称这种发生在身体某一器官或区域内的反应为局部适应综合征，例如局部炎症。

2. 适应综合征反应阶段　塞里还认为，全身适应综合征（GAS）和局部适应综合征（LAS）都有三个发展阶段。

（1）第一阶段（警觉期）　是压力源作用于身体的直接反应。压力源作用于机体，经神经内分泌途径，引起机体各系统的变化，调动能量去抵御压力源，持续时间数分钟至数小时。生理方面表现为肾上腺皮质激素分泌增加，出现心率加快，血压升高等；心理方面增加认知的警戒性，唤起体内防御能力以维护内稳定状态。如果防御有效，机体恢复正常活动；如果压力源刺激过大，反应过于强烈，在警觉期之后，机体反应转入第二阶段。

（2）第二阶段（抵抗期）　以人体对压力源的适应为特征，是机体内部的防御力量与压力源处于抗衡状态。如果机体适应成功，则内环境恢复稳定，激素水平、心率、血压也恢复正常，人体对外界刺激的敏感性下降；反之，如果压力过大、过强、过长，机体抵抗力无法克服，则出现持续性的损害，继而进入第三期。

（3）第三期（衰竭期）　发生在压力源强烈或长期存在时，机体内的适应性资源耗尽，不能代偿性的应对压力源，抵抗能力达到极限，随之迅速崩溃。表现为体重减轻，激素耗竭，淋巴系统功能紊乱，最后全身衰竭而危及生命。

四、压力的防卫

不同个体对相同的压力会产生不同的反应，个体的压力反应型态取决于其对压力的感知、应对能力和条件。压力源并无绝对的强弱度，如面对同一压力刺激，防卫能力低的人，所经受的压力相对严重，甚至会导致疾病的发生；而防卫能力强的人，却可以很好地适应，甚至认为是必需的。除了个体本身具有的自然防卫能力以外，还可以通过学习获得新的防卫能力，有助于主动处理所面临的压力情况。

（一）第一线防卫——生理与心理防卫

1. 生理防卫　是指包括遗传因素、营养状况、免疫功能等在内的生理状况。如完好的皮肤和健全的免疫系统可抵抗病毒、细菌等微生物的侵袭，而营养不良的人即使是受轻伤也容易出现感染等。

2. 心理防卫　是指心理上对压力做出适当反应的过程。个体常常在潜意识状态下运用一种或多种心理防卫机制，达到解除情绪冲突、避免焦虑、恐惧等。心理防卫应用适当有益于心理成长和发展，应用不当将导致不良后果，个体防卫能力取决于过去经验、教育程度、生活方式、经济状况、社会支持系统、性格特征、焦虑阈等。

（二）第二线防卫——自力救助

当个体处于压力源较强，而第一线防卫能力较弱时，就会出现一些身心应激反应。如反应严重，就必须进行自力救助，以减少疾病的发生。自力救助方法有4种。

1. 正确对待问题　首先应弄清楚压力的来源，然后采取相应的措施进行针对性的处理，可以是改变环境，也可以是改变自己对问题的看法。

2. 正确对待情感　人们在遭受压力后可产生焦虑、沮丧、愤怒或其他情绪，通过自我评估，找出情感反应的原因和伴随的生理反应，应用过去的经验、与朋友交谈或心理防卫机制等来处理好自己的情绪。

3. 利用可能的支持力量　当个体经受压力时，需要有一个强有力的社会支持，有效地帮助其度过困境。支持系统主要成员可以是父母、配偶、子女、好友等。也可向有关的专业机构寻求帮助，如心理咨询中心；也可与曾有过类似经验、值得信赖的朋友交谈沟通；也可参加有益的社团活动。

4. 减少压力的生理诱因　良好的身体状况是有效抵抗压力源侵入的基础，要提高保健意识，养成良好的生活卫生习惯，改善营养状况、改变不良行为习惯（吸烟、酗酒）等均有助于加强第一线防卫。此外，传统的气功疗法、松弛锻炼以及一些娱乐活动（如音乐欣赏、阅读、画画）等均是帮助人们解脱压力的实用方法。

（三）第三线防卫——专业辅助

当强烈的压力源突破了个体的第一、第二线防卫后导致个体出现身心疾病时，就必须及时寻求医护人员的帮助，由医护人员提供针对性的处理，以提高个体的应对能力，促进身心康复。若专业辅助不及时或不恰当，则会出现病情加重或演变成慢性疾病，如溃疡性结肠炎。慢性疾病又可成为个体新的压力源，导致个体负担加重。如果防卫继续失败，最终可能导致个体死亡。

五、压力的适应

（一）适应的概述

1. 适应的概念　适应是生物体调整自己更适应生存环境的过程，是应对的最终目的，是所有生物的特征。个体在遇到任何压力源时，都会选择一系列应对行为尝试着去适应。主动适应是个体最卓越的特性，是人体维持内外环境平衡和对抗压力的基础。

2. 适应的特点

（1）稳定性　适应的目的是最大限度的维持机体内环境的稳定状态。

（2）主动性　适应是一个主动的动态过程，是一种自我调节机制。如饥渴时主动寻找水和食物的行为。

（3）整体性　适应是一种涉及机体生理、心理、社会文化等多个层面的全身性反应过程。如新护士要调整自己从心理上、体力上、人际交往上适应工作环境的需求，从而适应新角色的转化。

（4）差异性　由于个体的遗传因素、性格及人生经历不同，所以应对压力的适应能力具有个体差异性。

（5）有限性　压力源不能超越个体最大的适应范围，一旦超越即可能导致个体崩溃。

（6）时间性　适应的时间越充足，适应的效果越好，否则难以适应。

（二）压力适应的层次

1. 生理适应　指个体调整生理变化来适应外界刺激的过程。如长跑锻炼，初时会感到心跳、呼吸负担过重，且肌肉酸痛；但若长期坚持，机体可以通过代偿适应长跑对机体的负担。

2. 心理适应　指个体感到心理压力时，调整自身认识压力源的态度和情绪去适应环境和解决问题，摆脱或消除压力、恢复心理平衡的过程。如学习和运用新的行为（运用松弛术），或运用心理防御机制来适应。

3. 社会文化适应　社会适应是指个体调整自身的行为举止以符合特定的社会规范、习俗、信念等。如实习护生，除了要将所学知识、技能与实践相结合外，还要尽快熟悉医院的环境、规章制度、人际关系等。文化适应是指个体调整自身的行为以符合某一特定文化环境的要求。如"入乡随俗"。

4. 技术适应　指人们通过创造和掌握新技术达到改变周围环境，控制环境中的压力源。技术适应是人类对现代化先进科技所造成的新压力源的适应，如医药护理技术的进步发展却带来药物副作用和病原微生物的耐药性等。

六、压力与适应理论在护理工作中的应用

(一) 患者面临的压力及护理

疾病作为压力源是每个人在生命活动中不可避免的，患者面对疾病若难以适应，将会导致病情加重。所以，护士应了解患者所面临的压力源，帮助其减轻压力反应，提高应对能力，维持健康。

1. 患者常见的压力源

（1）环境陌生　患者对医院环境、医护人员感到陌生，对饮食不习惯，对住院的作息制度不适应等。

（2）疾病威胁　患者感受到疾病造成的威胁，担心可能罹患了难治或不治之症，或担心即将进行手术可能致残或影响自身形象等。

（3）缺少信息　患者对所患疾病的诊断、治疗、护理不了解；对手术和药物的疗效存在疑虑，对预后担心，又未得到医护人员耐心的解答；由于患病导致与外界隔离，缺乏外界信息等均可造成信息缺乏。

（4）丧失自尊　患者因疾病的原因导致生活不能自理，如不能独立完成进食、如厕、沐浴、穿衣等；疾病的原因需卧床休息，不能按自己的意志行事等都会导致患者丧失自尊。

（5）不被重视　医护人员未能及时满足患者的合理需要，导致患者感觉自己不被重视。

2. 帮助患者适应压力　护士是患者面临压力时社会支持系统的重要成员，因此，护士应积极帮助患者减轻压力，帮助患者有效调适，以利于其康复。

（1）协助患者预防压力　首先是①协助患者适应环境：创建适宜的住院环境，减少不良环境因素对患者的影响。热情接待患者，及时介绍医院环境、规章制度、主管医生、责任护士等，消除陌生环境给患者带来的心理压力。②协助患者适应患者角色：护士对患者表示接纳、尊重、关心和爱护。及时评估影响患者心理、生理感受等，及时给予心理疏导，满足患者的各种需要。③提供相关信息：及时提供有关诊断、检查、治疗、护理预后等相关信息。④锻炼自理能力：自理是心理健康的一个标志，是减少心理压力的重要内容。告知自理重要性，鼓励患者参与治疗和护理过程，尽最大限度的自理，重建自尊心、自信心和价值感。鼓励患者参与制定治疗和护理计划，减少焦虑、恐惧情绪，增加自控能力和安全感，发挥其主观能动性。⑤锻炼意志：由于患病减弱了患者的意志力，表现出依赖或软弱，出现忧虑、悲观、痛苦、恐惧等消极情绪。因此，护理人员应多宣传成功人士的奋斗事例，多举办同种疾病成功案例现身说法，鼓励患者增强意志力和战胜疾病信心。

（2）指导患者运用恰当应对方法　①心理疏导和自我心理保健训练：鼓励患者表达自己内心的真实想法、感受，理解和允许其情感宣泄。如指导患者进行自我心理保健训练，运用暗示、转移、倾诉等宣泄消极情绪。②调动患者的社会支持系统：支持系统主要功能有：提供信息及指导帮助患者解决问题；提供心理支持、关怀及鼓励，使之获得安全感；提供物质支持及帮助。支持系统主要成员可以是父母、配偶、子女、

好友等，协助患者建立良好的人际关系，与家属取得有效合作，鼓励家人参与并配合治疗等来减轻患者的孤独与被隔离感。③放松训练：通过将注意力集中在呼吸、声音、想象等方面，降低患者对周围环境的感应能力，减弱交感神经活动，使肌肉放松、心理放松。

（二）护士的职业压力与适应

护理工作的性质决定护理人员必须经常面对复杂的压力源。护理职业压力过大不仅导致护理人员生理、心理恒定状态的破坏，影响身心健康、家庭及生活质量，也会导致护理质量低下、护理工作满意度下降、人力流失等现象的发生。因此，专家们呼吁应建立专业的机构对护理人员的压力状况给予有效的管理，护理人员应明确自身工作环境中的压力源，采取积极应对措施调节和适应，促进身心健康和工作效能的提高。

1. 护理工作压力源

（1）工作责任重大　因为护理是直接关系人的生命与健康的工作，责任重大。因此，护士必须灵活应对、迅速反应、及时满足患者各种需要。

（2）工作负荷过重　人们对医疗护理服务需求的提高，护理队伍人力资源缺乏。护理人员承担繁重的工作，处于脑力和体力透支状态。

（3）特殊工作性质　护理工作时间的连续性，使得护士需要频繁倒夜班。昼夜变更频繁，扰乱护士正常的生理节律，增加了机体的调适难度，同时也使其生理、心理、家庭生活、社会活动受到影响。

（4）人际关系复杂　由于工作性质的特殊，护理人员需要处理护患、医护、护护关系、与患者家属关系等诸多复杂的人际关系。而其中患者因为疾病的影响，情绪不稳定，容易导致沟通障碍。

（5）职业风险高　护理工作中有许多容易导致职业损伤的因素，如细菌、病毒、辐射、化学药物、锐器等。护理工作中的任何差错都会给护理对象带来损伤的风险，这些风险的存在带给护士巨大的压力。

2. 护理职业疲溃　疲溃感是指由于强烈、持久的工作压力所造成的一种无助、无望的心理体验，是一种职业疲溃综合征。个体可出现生理功能失调、亚健康状态、否定自我价值、工作态度消极、对服务对象漠不关心等行为改变。疲溃感会影响医疗团体系统运作、导致护理质量低下、患者满意度降低、影响家庭生活等。

护理工作压力情况没有得到有效的调节，就会导致护士出现职业疲溃。因此，护理管理者应重视如何减轻护士职业压力；护士也应当正确认识和分析自身存在的压力，学会自我调适。

3. 护士应对工作压力策略　护士应学会运用压力与适应理论，提高自我调节和防护能力，增强对外界刺激的适应性，缓解和消除应急反应，维护身心健康，提高护理服务质量。

（1）树立自信心和正确的职业价值观，确立恰当的期望和目标。

（2）加强学习，不断提高自身的专业知识和业务技能水平，提高自身综合素质。

（3）定期自我评估压力源。适时采用自我调节方法；寻求合适的发泄途径进行自我放松，如听音乐、画画、看书等；学习一些松弛技巧并加以应用；学会自我心理调适。

（4）保持健康的生活方式。适当运动、充足睡眠，养成舒畅、愉快的精神状态，提高自身身体素质，对抗压力源。积极培养个人业余兴趣、爱好，不但能在工作之余得以放松调节，更能提高自身涵养素质，培养稳定心理素质对抗压力源。

（5）建立稳定的社会支持系统，面对压力时，可有效地宣泄。同时，努力获取管理部门及护理管理者重视，获得深造、继续教育、技能培训的机会，提高职业待遇，承担合理的工作量等，从根本上减轻护士职业压力。

任务四　认识成长与发展理论

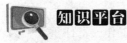 知识平台

护理服务对象是各个年龄段的人，不同年龄阶段的人具有不同的生长发展水平，会表现出不同的身心特征。因此，护理人员应学习成长与发展理论，了解生命过程中不同成长发展阶段的身心特征，针对各阶段心理特点、行为特征及基本需要，为服务对象提供适合的护理服务。

一、成长与发展概述

（一）概念及组成

1. 成长　是指个体在生理方面的量性增长。可表现为数量增多、体积增大、重量增加，如身高、体重、牙齿的生长等。

2. 发展　是个体随着年龄的增长而产生的身心变化过程，是生命过程中有顺序、可预测的功能改变，是学习的结果和成熟的象征。如行为成熟、技能增强等。

3. 成熟　成熟是指由遗传基因决定的个体内部生长因素与环境相互作用，达到生理、心理、功能与能力的比较完备的状态。可表现为由被动到主动、由依赖到自制、由无知到有见识，由模仿到独创等。

（二）规律及影响因素

1. 规律　人的成长发展遵循一定的规律，包括顺序性、阶段性、不均衡性和差异性。其中生长发展的顺序性表现为三个特征，分别是头尾生长、远近生长、分化生长等。

2. 影响因素　成长发展过程受许多复杂因素的影响。遗传和环境是影响成长发展的两个最基本因素，个体后天因素、个体实践活动、教育等因素也是影响成长发展的因素。遗传因素决定生长发育的潜力，而这种潜力又受到其他因素的作用和调节，各种因素相互作用，相互影响，决定了生长发展的水平。

二、成长与发展的相关理论

关于人的成长与发展的理论有很多，不同的理论从不同的角度解释了人类成长、发展、成熟的过程，本任务主要介绍在护理领域中广泛使用的有关人在心理社会方面

的成长与发展理论。

（一）弗洛伊德的性心理发展理论

弗洛伊德（Freud S，1856～1939年）奥地利著名精神病科医生，精神分析学派创始人，<u>被誉为"现代心理学之父"</u>。他以多年对精神病患者的观察和治疗过程为依据，创建了性心理发展学说。弗洛伊德认为人的本能是追求生存、自卫及享乐，而刺激人活动的原动力是原欲（libido）或称性本能。原欲是人的精神力量，也是性心理发展的基础。人的一切活动都是为了满足性本能，但条件及环境不允许人的欲望任意去满足，因此，人的本能压抑后会以潜意识的方式来表现，从而形成了性压抑后的精神疾病或变态心理。<u>弗洛伊德的性心理发展理论包括意识层次、人格结构和性心理发展阶段三大理论要点</u>。

1. 意识的层次理论　弗洛伊德认为<u>人的心理活动是有层次的，分别为意识、潜意识和前意识三个层次</u>，并将其形象地比喻为漂浮在大海上的一座冰山，各层次理论要点见表3-4-1。

表3-4-1　意识层次理论要点表

层次	理论要点
意识	*<u>被形容为海平面以上的冰山之巅部分</u> ☆指个体直接感知的心理活动部分，是心理活动中与现实联系的部分，如感知觉、情绪、意志和思维等
潜意识	*<u>被形容为海平面以下的冰山部分</u> ☆是人们无法感知到的深层的心理活动部分，不被外部现实和道德理智所接受的各种本能冲动、需求和欲望，或明显导致精神痛苦的过去事件。潜意识虽然不被意识所知觉，但它是整个心理活动中的原动力
前意识	*<u>被形容为介于海平面上下部分冰山之间</u> ☆是介于意识和潜意识之间，主要包括目前未被注意到或者不在意识之中，但通过自己关注或经他人提醒而出现意识区域的心理活动，这种心理活动时隐时现

2. 人格结构理论　弗洛伊德分析人的心理发展过程，<u>认为人格由本我、自我和超我三部分结构组成</u>。人格结构理论及要点见表3-4-2。

表3-4-2　人格结构三部分理论要点

组成	理论要点
本我	*<u>是人格中最原始的部分，代表人先天的本能与原始的欲望</u>。出生时就已存在，先天存在的。<u>本我受快乐原则的支配</u>，目标在于获取最大的快乐和最小的痛苦，是人类非理性心理活动的部分
自我	*<u>是人格中最具理智、策略的部分，对本我加以控制，是人格的执行者</u>。出现在个体出生的头两年里，是在个体与外界环境相互作用中逐渐发展起来的。<u>自我受现实原则支配</u>，在本我的冲动欲望与外部现实的制约之间起调节作用，从而使人的行为适应社会和环境，避免个体受到伤害

组成	理论要点
超我	*是人格中最具理性的部分。代表社会的标准和人类生活的高级方向，包括良心和自我理想，属于道德范畴。个体大约5岁时，超我开始形成，是在社会道德规范内化的基础上发展起来的。超我受完美原则支配，按照社会道德的标准对个体的动机进行监督和管制，指导本我，限制本我，达到自我完美的高度

3. 人格发展（性心理发展阶段）理论及在护理中应用 弗洛伊德认为人格的发展在生命的早期就已完成，性本能冲动是人格发展的原动力。个体人格的发展经历五个阶段，每个阶段变化的标志是性本能冲动分布和集中投放的主要部位的变化。如果个体某个阶段遭遇了特殊的创伤体验或过度满足，就会导致消耗或滞留大量的性本能冲动，后果是自我缺乏足够的能量维持正常的成人心理功能，就会出现停滞在那个早期阶段的人格特征。弗洛伊德认为人格发展分为口欲期、肛欲期、性蕾期、潜伏期及生殖期五个阶段。各阶段特点及护理应用见表3-4-3。

表3-4-3 人格发展（性心理发展）各阶段特点及护理要点

阶段	特 点	护理要点
口欲期 0~1岁	*原欲集中在口部，快乐和安全感通过吮吸、吞咽、咀嚼等与口有关的活动获得。口部欲望满足过少会形成紧张和不信任的人格，满足过度会形成依赖人或纠缠人的人格	☆满足婴幼儿口部的欲望，通过恰当的喂养和抚触给婴幼儿带来舒适和安全感，以利于情绪及人格的正常发展
肛欲期 1~3岁	*原欲集中在肛门区，愉快感来自排泄所带来的快感和自己对排泄的控制。控制过严会形成谨小慎微、缺乏自我意识的人格特征，控制过松形成自以为是、消极、无条理的人格特征	☆进行恰当排便训练，培养自我控制能力。多给予鼓励和表扬，给幼儿愉快体验
性蕾期 3~6岁	*原欲集中在生殖器，对自己性器官感兴趣，并产生性别差异，恋慕异性的父母，排斥同性的父母。此期顺利度过可形成正确的性别行为和道德观念，不顺利可导致各种性偏离行为	☆引导儿童对性别的认同，帮助其解决恋母或恋父情结的矛盾冲突。有助于其日后走出家庭，建立良好的两性关系
潜伏期 6~12岁	*早期的性冲动被压抑到潜意识中，把精力投入到学习、游戏等各种智力和体育活动上。此期顺利发展可获得许多人际交往经验，促进自我发展；此期不顺利会造成压抑、强迫性人格	☆为儿童提供各种活动的机会，鼓励认真学习，追求知识，积极锻炼
生殖期 12岁以后	*原欲重新回到生殖器，注意力转向年龄相近的异性，建立正常的两性关系。此期顺利发展可培养独立性和自我决策的能力，性心理的发展趋向成熟；此期不顺利可导致病态人格	☆尊重青少年的自主意识，鼓励其独立性、自我决策能力，正确引导青少年与异性的交往

（二）艾瑞克森的心理社会发展理论

艾瑞克森（Erikson H，1902~1994年）美国哈佛大学的心理及人类发展学教授。他在弗洛伊德学说的基础上，将理论扩展至社会方面，提出了解释整个生命过程的心理社会发展理论，强调文化及社会因素对人格发展的影响，并认为人格在人的一生中都在不断地发展。他将人的发展分成八个阶段，每个阶段都有一个发展的危机和中心

<u>任务必须解决</u>。成功解决危机人格会顺利发展；危机处理不成功，则导致人格缺陷或行为异常。每个阶段的发展顺利与否，均与前一阶段有关。前一阶段发展顺利则为下一阶段打下良好基础，反之，将会影响下一阶段的人格发展。艾瑞克森的心理社会发展过程及在护理要点见表3-4-4。

表3-4-4　艾瑞克森的心理社会发展理论内容及护理措施

发展阶段	发展危机	任务	发展结果	护理措施
婴儿期 0~18个月	信任对不信任	建立信任感	正面：有信任感。表现为信赖他人、有安全感、乐观，愿意与人交往，有信心 负面：不信任自己和他人，缺乏安全感	提供良好的照料和关怀
幼儿期 18个月~3岁	自主对羞愧或疑虑	最低限度的自我照顾和控制的能力	正面：学会自我控制感，形成自主性 负面：缺乏自信，怀疑自己的能力并产生羞愧感	鼓励力所能及的自理活动，提供自己决定的机会。适时学习最低限度的自我照顾及自我控制能力，获得自主感
学龄前期 3~6岁	主动对内疚	获得主动感，体验目标的实现	正面：获得主动感，能主动进取，有创造力 负面：产生内疚或罪恶感，态度消极，缺乏探究精神和好奇心	鼓励和表扬有益的主动行为，提供探索的机会，让其体验发现新事物的乐趣
学龄期 6~12岁	勤奋对自卑	获得勤奋感	正面：发展竞争意识和获得勤奋感 负面：产生自卑心理和无能感	鼓励和指导自主完成学习任务，获得成功的体验
青春期 12~18岁	自我认同对角色混乱	建立自我认同感	正面：建立自我认同感，明确自我概念和自我发展方向 负面：角色混乱，缺乏生活与发展的目标	创造参与讨论的机会，鼓励表达自己的想法，支持和赞赏其正确决定，尊重隐私
青年期 18~35岁	亲密对孤独	发展与他人的亲密关系	正面：建立亲密的人际关系，相互理解、支持和帮助，主动承担应有的责任和义务 负面：不能与人建立亲密的人际关系，会有孤独的体验，缺乏责任感和兴趣	帮助建立相互信任、理解、亲密的人际关系
中年期 35~65岁	创造对停滞	养育下一代	正面：富有创造性，热爱家庭，关心他人，生活充实 负面：自私，人际关系不良	给予更多感情支持，帮助调整和适应角色，适当赞扬成就
老年期 65岁以上	完善对失望	建立完善感	正面：感到人生完美，能乐观对待死亡，安享晚年 负面：出现挫折感，失落感和绝望感，追悔往事、害怕死亡	耐心倾听，肯定成就，发掘潜能，鼓励交往和参加活动，及时发现不良情绪，采取相应措施，避免意外发生

（三）皮亚杰的认知发展理论

皮亚杰（Piaget J，1896～1980 年）瑞士杰出的心理学家和哲学家，在对儿童数十年的观察和研究，提出了一套有关儿童思维、推理和问题解决的理论，即认知发展理论。认为儿童的认知发展是通过主体的调整获得对客体的适应而实现的。适应的本质在于主体经同化及顺应两个基本认知过程取得自身与环境间的平衡。每个个体都有一个原有的认知结构，称为基膜。当个体面临一个刺激情境或困难情境时，企图用自己现有的认知结构来解决所遇到的问题，这种认知经历称之为同化。如果现有的认知结构不能对新事物产生认知作用，就会出现心理上的失衡。为了重新达到平衡，个体只有通过改变原有的认知结构，以适应新的情况，这种认知心理历程称顺应。

皮亚杰将儿童的认知发展划分为四个阶段，并认为这四个阶段有以下特征：认知发展是一个有顺序的、连续的过程，阶段可提前或推迟，但先后顺序不变；发展阶段不是阶梯式的，而是有一定程度的交叉和重叠；各个阶段的发展与年龄有一定关系，但每个人通过各个阶段的速度有所不同。皮亚杰的认知发展理论及其在护理中的应用见表3-4-5。

表3-4-5 皮亚杰认知发展各阶段特点及护理应用

阶段	特点	护理措施
感觉运动阶段 0～2岁	*是思维的萌芽期，通过感觉运动认识自己和周围的世界。主要成就是形成自主协调运动，开始出现心理表征，特别是形成客体永久性观念。是婴幼儿思维的萌芽	☆提供各种感觉和运动性刺激，如色彩的视觉刺激；轻柔悦耳的语言听觉刺激；轻柔抚摸的触觉刺激；提供玩具和游戏等
前运思阶段 2～7岁	*能用语言符号及象征性游戏等手段来表达自己的需求。思维具有单线性、不可逆性和自我中心的特点，只注意问题的一个方面或只从自己的角度来看问题，不理解事情的转化或逆向运动	☆利用其象征和表象思维，通过游戏、玩具等方式进行沟通，让其表达自己的感受；尽量从儿童的角度出发满足其需求
具体运思阶段 7～11岁	*学会从别人的角度看问题，能够理解事物的转化，能够进行逻辑推理活动、可逆性思维。主要成就是形成守恒观念，即能够理解到客体外形变化但属性不变	☆可用图片、模型及配上简短的文字说明等具体方式进行沟通，不用抽象的词语
形式运思阶段 12岁起	*思维能力得到迅速发展，从具体思维转向抽象逻辑思维。不仅能从逻辑推理现实情境，而且能对情境进行假设演绎。在认知活动中，不仅能注意行为的结果，还能主动的监控、调整和反省自己的思维过程	☆对有关事情发生、过程及其必要性做更详尽的解释，鼓励青少年做出合理的选择。尊重隐私，不嘲笑或否定其天真的想法

任务五 认识沟通理论

 知识平台

沟通是人际交往的主要形式和方法，沟通可以达到信息的交换和情感的交流。通过有效的护患沟通，即可以建立良好的护患关系，又可以获得患者全面的健康信息，通过对信息进行分析判断，为患者提供个性化的护理。因此，沟通能力是护理人员必须具备的基本能力之一，通过沟通理论的学习，可以提高护理人员的沟通技巧。

一、沟通的概念和构成因素

（一）概念

1. 沟通 是信息发送者遵循一系列共同规则，凭借一定媒介将信息发给信息接受者，并通过反馈以达到理解的过程。

2. 人际沟通 是指人们借助语言和非语言符号，彼此之间进行信息、思想和情感交流沟通的过程。

（二）构成要素

1. 沟通发生的背景或情景 是指沟通发生的场所或周围的环境，不仅包括场所的大小、隐秘性、温湿度、安静程度等，还包括沟通的时间和参与沟通者的个人特征（如情绪状态、文化层次、现阶段的需求等）。背景或情景对沟通有着重要的影响，为了获得有效的沟通，应该满足沟通参与者的需求。

2. 信息发出者 也称信息源，是指发出信息的主体，可以是个人、群体或组织。信息源对信息的理解表达受其社会文化背景、知识水平、情绪状态和沟通技巧的影响。

3. 信息本身 是指沟通过程中信息发出者希望传达的思想、观点、情感、态度和指令等。信息可以是语言、文字、图表，也可以是动作、眼神、表情等。信息是沟通的最基本因素，是沟通的灵魂。

4. 信息传递途径 是指信息由一个人传递到另一个人所通过的手段或媒介，包括视觉、触觉、听觉、味觉和嗅觉等。

5. 信息接受者 是信息接收的主体，是沟通的被动方。同样，接受者对信息的理解、判断、接受也受其社会文化背景、知识水平、情绪状态和沟通技巧的影响。

6. 反馈 是指信息接受者将收到的信息进行整理后传回给信息发出者。信息发出者应及时寻求信息接受者的反馈，以便了解信息是否准确的传递给对方，以及信息意义是否被准确理解。只有沟通双方对信息的理解相同时，沟通才是最有效的。

二、沟通的层次

根据沟通双方的信任程度、参与程度、与他人分享感觉程度不同，将沟通分为以下五个层次。

1. 一般性沟通 是参与程度最差、分享彼此真实感觉最少的沟通方式，是沟通的最低层次。如"您好"、"今天天气真好"等，只限于表达一些表面上的社交话题。适合于第一次与患者见面，有助于建立信任关系。

2. 陈述性沟通 这是一种客观性的沟通，只简单的陈述事实，其中不带任何个人的意见、建议，也不涉及人与人之间的关系。如"我的肚子很疼"、"我今年20岁"等。护患沟通时主要是鼓励患者叙述，陈述性的沟通有助于收集患者的信息。

3. 分享性沟通 这是一种除了沟通信息外，还交流个人观点、想法的沟通。这一层次的沟通是建立在双方相互产生一定信任的基础上，适合于心理护理和治疗性沟通。

4. 情感性沟通　这是一种分享及表达彼此看法、判断、情感及愿望的沟通，<u>是在沟通双方彼此信任度高、已建立安全感的基础上发生的。</u>

5. 共鸣性沟通　是指沟通的双方达到了<u>彼此分享感觉的最高境界</u>。有时双方无需任何语言就能完全领会对方的体验及感觉。这是沟通双方信任程度及参与度最高的沟通，是沟通的最高层次。

三、沟通的类型

根据沟通中所使用的信息的种类，可将沟通分为两大类，即语言性沟通和非语言性沟通。

（一）语言沟通

1. 概念　语言沟通是<u>使用语言、文字或符号进行的沟通</u>。要想达到有效的语言沟通，要求沟通双方使用相同的语言系统以及对相同的语言有相同的理解。

知识链接

知识卡片

美国纽约东北部的撒拉纳克湖畔，特鲁多医师的墓志铭镌刻着"To Cure Sometimes，To Relieve Often，To Comfort Always."。用中文描述就是"有时去治愈；常常去帮助；总是去安慰。"经常去帮助，总是去安慰，是一种人性的传递，也说明了鼓励性的语言在医学工作中的重要性。积极的语言不仅使患者感到温暖和安全，也能调动患者的积极因素，解除患者的心理隐患，增强患者战胜疾病的信心。在医疗服务中重视语言的作用，正说明了医学是一门人学。抽去医学的人文性，就抛弃了医学的本质属性。

2. 类型　根据语言的表达形式，语言沟通主要分为口头语言沟通和书面语言沟通两个类型。

（1）口头语言沟通　<u>是人们利用有声的自然语言符号系统，通过口述和听觉来实现的沟通</u>。

（2）书面语言沟通　<u>是用文字符号进行的信息交流</u>。

（二）非语言性沟通

在人际交往中，许多信息不能用语言来形容和表达，往往需借助身体动作、体态、语气语调、空间距离等非语言方式来表达，从而使双方的信息得以交流。

1. 非语言沟通的概念　<u>非语言沟通是通过非语言媒介，如表情、眼神、姿势、动作等类语言实现的沟通</u>。人际交往中大约有 60%~70% 是非语言沟通。

2. 非语言沟通的作用

（1）具有增强表达力和感染力的作用　比如当我们说是时点头可增强语言信息的表达力，当我们高兴时手舞足蹈可增强喜悦的感染力。

（2）具有语言所不能替代的作用　沟通双方所获得的信息绝大部分来自非语言沟通，它具有语言沟通所不能替代的作用。美国心理学家艾伯特·梅热比曾提出这样一个公式

信息接受的全部效果＝语言（7％）＋表情（55％）＋语调（38％）

（3）是医务人员获得信息的重要途径　在医疗护理工作中，很多时候患者无法准确地表达自己的真实感受，医护人员可以从患者的面部表情和身体姿势等来观察其内心感受，从而获得真实的信息。

3. 非语言沟通特点

（1）真实性　人的非语言行为更多是一种对外界刺激的直接反应，常常是无意识的，比语言沟通更能够表露、传递真实的信息。在人际交往中，当语言和非语言的信息出现不一致的情形时，有可能非语言行为能够更准确的表达说话者的真实情感。

（2）广泛性　非语言沟通的运用是极为广泛的，人们即使在语言差异很大的环境中，也可以通过非语言信息了解对方的想法和感觉，从而实现有效的沟通。但是，在不同的文化环境下，相同的非语言行为可能表示不同的意义。

（3）情境性　在不同的情境中，相同的非语言符号，表示不同的含义。如流泪在悲伤的环境中，可以表达悲痛、仇恨、生气、委屈等情感；在开心的环境中表达幸福、兴奋、感激、满足等情感。微笑可传达真诚友善，但许多时候也有掩饰紧张的意思。

（4）持续性　非语言沟通是一个持续的过程。在一个互动的环境中，自始至终都有非语言载体在自觉或不自觉地传递信息。

4. 非语言沟通的形式　在护患沟通过程中，护士主要适用的非语言沟通形式包括表情和触摸。

（1）仪表　包括相貌、身材、衣着、装饰等。一个人的仪表一定程度上，反映个人的文化修养、社会角色，人格特征及心理状态。因此，护士的仪表应端庄大方、朴实美观。

（2）面部表情　是人类情绪、情感的生理性表露。人可以通过面部表情表达和传递感情，如疼痛时皱眉、高兴时微笑。所以，护理人员在面对患者的时候，应注意自己的面部表情，给患者以亲切、和蔼、愉快、充满希望的感觉。①目光：适当的目光接触可以表示尊重对方以及希望继续沟通的信号。目光接触的水平影响沟通的效果，如缺乏目光接触给人以焦虑、防御和缺乏自信的感觉，目光接触过多则会导致对方紧张。理想的目光接触是沟通双方的眼睛在同一水平，适当接触。目光具有表达情感、调控互动、显示关系的作用。②微笑：是一种最常用、最自然、最容易为对方接受的面部表情，是内心世界的反映，是礼貌的象征。在护理工作中具有传情达意、改善关系、优化形象、促进沟通的作用。

（3）身体姿势　身体姿势可以反映其精神状态、自我概念和健康状况。如稳健步态显示良好的健康状况、萎靡不振的精神状态显示情绪抑郁、来回踱步可能显示心情焦虑。

（4）手势　是会说话的工具，是体态语言的主要形式之一。使用频率最高，形式变化最多，因而表现力、吸引力和感染力也最强，最能表达人们丰富多彩的思想感情。如挥拳表示义愤；摆手表示拒绝；比划物品的大小形状等用以模拟物的形式、体积、高度等特点，给人以具体明确的印象；拇指手势、"OK"手势、"V"手势用以表现某些抽象概念。

（5）触摸　是非语言沟通中最亲密的动作，是向他人表示关心的一种有效方式，包括抚摸、握手、拥抱、搀扶、依偎等。触摸有利于儿童生长发育、有利于改善人际关系、有利于传递各种信息。如护士触摸高热患者的额部，传递的是护士对患者的关心和对工作负责的信息。

然而，触摸是一种个性化很强的行为，对不同的人有不同的含义。护士在运用触摸沟通时，应考虑沟通对象的性别、年龄、社会文化背景、双方的关系、当时的情况、触摸的形式等各方面因素，保持谨慎态度。例如，双方关系很浅，可礼节性地握一下手；双方关系较亲密，可轻拍一下对方的手背或肩膀；关系更深一层，可将手在对方的身体上稍作停留。

知识链接

触摸对儿童成长的影响

心理学家研究发现，常被亲人拥抱的婴幼儿，能意识到同亲人紧密相连的安全感，有皮肤上"温饱"的感觉，因而啼哭少、睡眠好、体重增加快、抵抗力较强，学步、说话、智力发育也明显提前；相反，如果缺少或剥夺这种皮肤感觉上的"温饱"，让孩子长期处于"皮肤饥饿"状态，则会引起孩子食欲不振、智力迟缓，以及行为异常，如性情抑郁、孤僻、爱咬嘴唇或啃指甲，甚至将头和身体乱碰乱撞。因此，早期的触摸对儿童的智力发展和人格成长有一定的影响。

四、常用的沟通技巧

（一）倾听的技巧

倾听是指全神贯注的接受和感受交谈对象发出的全部信息（包括语言信息和非语言信息），并对信息进行分类、整理、评价和证实，以能够理解信息的所有涵义。倾听将伴随整个交谈过程，是获取信息的重要渠道。为了做到有效的沟通，可以运用下列技巧。

1. 参与　是指将注意力全部放在对方身上，全神贯注地倾听。包括应面向患者，保持合适的距离和姿势；与患者保持良好的目光接触；避免分散注意力的动作；适度地给患者发出反馈和鼓励。

2. 核实　是核对自己的感觉。核实的方法包括复述、改述、澄清和总结。复述即复述对方的话，但不加任何判断；改述即将患者的话用自己的语言重新叙述，但要保持原意；澄清即将患者一些模糊的、不完整的或不明确的叙述弄清楚；总结即用简单概括的方法将患者的话再叙述一遍。在核实时，护士应注意留有一定的停顿时间，以便让患者纠正、修改或明确他所说的话。

3. 反映　是指将患者所表达的信息全部反馈给对方，尤其是患者语句中隐含的意义以及他非语言性沟通所表达的内容。使对方明确你已理解他的意思。同样，在反映的时候，应注意留有一定的停顿时间，以便让患者纠正、修改或明确他所说的话。

（二）提问的技巧

在沟通的过程中，人们不仅能够通过倾听收集信息，还可以通过提问的方式获取信息。在护患沟通的过程中，护理人员适时恰当的提问可以促进、鼓励患者提供更多的信息。

1. 问题的种类　提问是收集信息和核对信息的重要方式，也是确保交谈围绕主题持续进行的基本方法。为了保证提问的有效性，护士可根据具体情况采用开放式提问或封闭式提问。

（1）开放式提问　又称敞口式提问，即对所问问题的回答没有范围限制，患者可根据自己的感受、观点自由回答，护士可从中了解患者的真实想法和感受。开放式提问的优点是护士可以获得更多、更真实的资料，缺点是需要的时间较长。

（2）封闭式提问　又称限制性提问，是将问题限制在特定的范围内，患者回答问题的选择性很小，只能通过简单的"是或不是"、"有或没有"等回答。封闭式提问的优点是护士可以在短时间内获得需要的信息，缺点是患者没有机会解释自己的想法。

2. 提问的技巧　一是善于组织提问内容。交谈的目的是为了获取信息，因此，所提的问题应紧紧围绕谈话的中心目的，而且所提问题的内容应该少而精，并且适合对方的理解水平。二是注意把握提问的时间。沟通过程中遇到某一问题未能获得明确的解释，不要急于提问，应待双方充分交流的基础上再提问。过早提问会打断对方的思路，影响交流；过晚提问容易产生误会。三是注意提问的方式、语气和语调。沟通过程中应避免诱导式的问题和一些不愉快的问题。此外，还应注意提问的语速、语气和语调。提问时语速过快、语气生硬、语调过高容易使对方产生反感而不愿意回答；而语速过慢、语调过低容易使对方不耐烦而不愿认真回答问题。

（三）治疗性会谈的技巧

治疗性会谈是护患双方围绕与患者健康有关的内容进行的有目的的、高度专业化的相互沟通过程。治疗性会谈要求护理人员对会谈的时间、地点、目的、内容及形式组织、计划及安排，并有效地实施计划，对结果进行评价。治疗性会谈的过程分为四个阶段。

1. 准备阶段　在准备会谈阶段，需要做好下列准备工作：全面了解患者的有关情况；明确会谈的目的；根据目的确定具体的会谈内容并列出提纲；选择合适的会谈时间；准备核实的会谈环境；提前告知患者会谈的时间；护理人员做好自身准备。

2. 开始阶段　在会谈开始时，第一印象非常重要。如果会谈开始不顺利，可能会影响患者的情绪，进而阻碍会谈的进行。在开始会谈阶段，护理人员需要做好下列工作：有礼貌的称呼患者；主动介绍自己；介绍会谈的目的和所需的大致时间；创造适合会谈的环境；帮助患者处于身心舒适状态。

3. 正式阶段　经过短暂的相互熟悉之后，会谈正式开始。在正式会谈阶段，应注意做到：①根据会谈的目的应用会谈技巧，选择合适的问题。所提问题应简单明了，一次只提一个问题。根据患者的理解能力选择合适的表达方式，注意使用通俗易懂的语言。根据情况选择合适的问题种类，一般以开放式问题提问，以封闭式问题引导。②注意对方非语言性沟通信息的内容，以获取全面信息；同时，注意自己非语言信息的表达。③以特定的会谈方法为患者提供帮助。④应用沟通技巧加强会谈效果。⑤及时做好会谈记录。交谈中，为了不遗漏信息，护士应及时简要记录；会谈结束应及时补写会谈内容。为防止患者误会，应向患者解释记录的原因。

4. 结束阶段 顺利地结束会谈可以给患者留下良好的印象，有利于下一次会谈的进行。因此，在会谈结束阶段，应注意做到：提醒患者会谈预定时间；总结会谈内容；不再提新问题，如果患者有新问题可以另约时间会谈；询问患者有没有需要补充的信息；感谢患者的配合，为患者提供舒适的休息环境；必要时预约下次会谈的时间。

（四）沉默的技巧

沉默是指沟通的一方对另一方的陈述暂时不做出显性的反应。沉默可以给对方思考的时间，也可以给自己观察对方和调试自己的机会。恰到好处地运用沉默，可以达到意想不到的效果，尤其是一方感到焦虑不安时，沉默会让人感觉对方是在认真的倾听、仔细地感受自己的心情，从而促进沟通的顺利进行。然而，长时间的沉默可能会使人不舒适、焦虑。因此护理人员还应该学会打破沉默的技巧。我们可以通过下列问题来打破沉默：您是不是还想说点什么？还有呢？您是否可以告诉我您现在在想什么？您是否可以告诉我这个问题给您造成了什么样的困扰呢？

五、影响有效沟通的因素

（一）环境因素

1. 物理环境 沟通环境中的光线、温湿度、噪音、整洁度、隐秘性等都会影响沟通的效果。护患沟通应该在舒适安全、整洁安静、隐秘的环境中进行。

2. 社会环境 沟通的氛围、人际关系、沟通的距离等也会影响沟通的效果。要保证沟通效果，应注意保持良好的护患关系，选择融洽的氛围和适当的距离。

（二）个人因素

1. 生理因素 包括疼痛、饥饿、疲劳等暂时性生理不适因素；还包括听力、视力障碍；智力不健全，如弱智、痴呆等永久性生理缺陷。永久性生理缺陷者的沟通能力将长期受到影响，需采用特殊沟通方式。

2. 情绪因素 是指一种具有感染力的心理因素，可影响沟通的有效性。轻松、愉快的情绪可增强沟通者的沟通愿望和能力；焦虑、烦躁的情绪将阻碍沟通者传递、接受信息的能力。

3. 知识水平 沟通双方的知识水平不同，对事物的理解程度会有所不同，影响沟通的进行。

4. 社会背景 包括民族、种族、信仰、习俗和价值观等。不同的社会背景对事物的理解不同，很容易使沟通双方产生误解，造成沟通障碍。

（三）沟通技巧因素

1. 改变话题 这是沟通中常见的错误。沟通中，如果一方缺乏耐心，随意的改变话题，会阻碍对方说出有意义的内容，同时会影响对方沟通的意愿。

2. 主观判断或快速下结论 沟通中，一方还没陈述完自己的感受之前，另一方不顾对方的感受主观、片面地对对方的信息进行总结，常会导致无法收集全面的信息。

3. 提供错误或不恰当的保证 在没有理论依据的情况下，给予对方虚假的保证、不恰当的安慰或没有针对性的解释，会给人一种不负责任、敷衍了事的感觉，不利于信任关系的建立。

六、护患语言沟通的原则

1. 尊重性 尊重是确保沟通顺利进行的首要条件。

2. 目标性 护患之间的语言沟通是一种有意识、有目的的沟通活动。

3. 规范性 无论是与患者进行口头语言沟通还是书面语言沟通，护理人员应做到发音纯正、吐字清楚，用词朴实、准确，语法规范、精练，同时还要有系统性和逻辑性。

4. 治疗性 护理人员的语言可以起到辅助治疗、促进康复的作用，也可能产生扰乱患者情绪、加重病情的后果。

5. 情感性 护理人员应以真心实意的态度，从爱心出发，加强与患者的情感交流。

6. 艺术性 艺术性的语言沟通不仅可以拉近医护人员与患者之间的距离，还可以化解医患、护患之间的矛盾。

七、人际沟通在护理工作中的作用

1. 连接作用 沟通是人与人之间情感连接的主要手段，在建立和维持人际关系中具有重要作用。

2. 精神作用 良好的沟通可以加深积极的情感体验，减弱消极的情感体验。

3. 调节作用 沟通可以提供信息，可以加深人们之间的理解，调控人们的行为。

任务检测

一、选择题

（一）A1 型题

1. 护理系统属于

  A. 自然开放系统   B. 自然封闭系统   C. 动态开放系统

  D. 静态开放系统   E. 动态封闭系统

2. 按马斯洛"人类基本需要层次论"的观点，对一个急腹症的新入院患者，护士首先应满足其哪一层次的需要

  A. 生理   B. 安全   C. 爱与归属

  D. 尊重   E. 自我实现的需要

3. 下列有关适应特征的叙述，<u>不正确</u>的是

  A. 适应是有一定限度的

  B. 适应本身也具有应激性

  C. 应激源来得越突然，个体越难以适应

  D. 面对应激源机体只能做出一个层次的适应

  E. 适应是区别有生命机体和无生命物质的一个特征

4. 下列<u>不属于</u>非语言性沟通技巧的是

    A. 倾听   B. 提问   C. 沉默

    D. 触摸   E. 微笑

5. 下列属于艾瑞克森的心理社会发展理论分期的是

    A. 口欲期 0~3 岁

    B. 性蕾期 3~6 岁

    C. 学龄期 6~12 岁

    D. 具体运思阶段 13~18 岁

    E. 形式运思阶段 18 岁起

二、思考题

1. 你知道系统论对护理实践具有哪些重要指导作用吗？

2. 住院患者面临哪些常见压力源？护士应采取哪些护理措施帮助患者应对这些压力源？

3. 患者有哪些基本需要？护士可采取哪些方式满足患者需要？

4. 护患语言沟通的原则有哪些？

5. 弗洛伊德的性心理发展学说三大理论要点是什么？人格发展学说各阶段有哪些特点？如何引导个体人格发展？

（汪美华）

项目四 │ 护理学理论

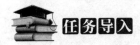任务导入

【案例】

王某，男，56岁，小学文化。因多食、多饮、多尿、消瘦3个月就诊。查体：T 36℃，P 80 次/分，R 18 次/分，BP 120/80mmHg。皮肤无黄染，淋巴结无肿大，瞳孔等大等圆。实验室检查：Hb 121g/L，WBC 7.7×10^9/L。PLT 257×10^9/L；尿常规：尿蛋白（-），尿糖（++）；空腹血糖 11.56mmol/L。初步诊断：2 型糖尿病。患者缺乏糖尿病相关知识，产生了健康偏离性的自理需要；入院后情绪低落，不配合治疗，对面临的疾病无法适应。患者产生疾病，说明其健康防御线破坏，需要采取预防保健护理措施，恢复机体的完整统一。需完成任务：

任务一　认识奥瑞姆的自理模式理论

任务二　认识罗伊的适应模式理论

任务三　认识纽曼的健康系统模式理论

学习目标

1. 说出奥瑞姆自理模式、罗伊适应模式、纽曼保健护理系统模式的主要内容。
2. 叙述奥瑞姆三个护理系统的特点。
3. 比较不同刺激对个体的影响及机体的调节机制。
4. 用实例解释纽曼的三级预防保健中各级预防的对象、护士的任务及目标。

任务目标

1. 能运用自理模式理论正确判断患者自护能力和自护需求，选择合适的护理帮助。
2. 能运用适应模式理论正确分析患者面临的刺激，帮助其适应反应，维持健康。
3. 能运用纽曼的健康系统模式，根据患者的具体情况选择正确的预防措施。

护理学是一门综合性的应用学科，拥有自己独立的理论。护理学的理论是在护理实践中产生并通过护理实践的检验和证明的理性认知体系，能够正确地反映护理对象、护理活动的本质和规律，能够解释护理现象及现象间的关系，指导护理实践，预测护理活动的结果。护理理论是随着护理学科的进步而出现的，并取得了显著的进步，本项目主要介绍奥瑞姆的自理模式理论、罗伊的适应模式理论和纽曼的健康系统模式。

任务一 认识奥瑞姆的自理模式理论

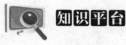 **知识平台**

自理模式理论由美国当代著名护理理论家多萝西娅·奥瑞姆（Orem DE）提出。自理模式理论强调护理对象的自我照护需求。目的在于确认什么是自理、自理需求，以及在什么情况下需要护理照顾或者需要护理系统帮助其重建自理能力。

知识链接

> **奥瑞姆简介**
>
> 奥瑞姆于 1932 年完成初级护理教育又先后获护理学学士、教育硕士学位。奥瑞姆曾任临床护士、带实习教师、护理教育咨询专家等；1957 年受聘于国家卫生教育福利部教育司，主管临床护士的培训工作。自理模式理论是奥瑞姆最初于 1959 年提出的，1971 年其代表作《护理：实践的概念》出版，这本书中，她系统地阐述了自理模式理论的内容。

一、奥瑞姆的自理模式理论的内容

奥瑞姆的自理模式理论包括三个理论结构即自理理论、自理缺陷理论和护理系统理论。

（一）自理理论

1. 自理 自理又称自我护理或自我照顾。是个体为维持生命、健康及幸福所采取的一系列活动。自理是从事自我照顾的能力，目的是为了自己的成长、维护身体的功能及完整性。

2. 自理能力 是个体进行自理活动或自我照顾的能力。是个体从每天的日常生活中获得的，个体需要运用智慧和经验，通过不断尝试或向他人学习使自理能力得以更好地发展。当个体或集体都能有效地进行自理时，则会维持人的整体性并促进个体功能的发展。绝大多数人都能进行自我护理，但是婴儿、老人或患者等则需要一定程度的帮助才能完成自理活动。护理所关心的是个体在特定时期能否满足其自理需要。

3. 治疗性自理需要 治疗性自理需要是指个体在某个时期内，所面临的所有自理需要的总和。奥瑞姆认为人在生命全过程中的总体自理需求包括以下三个方面。

（1）一般性的自理需要 是指所有人在整个生命周期中都具有的需要，它是满足个体生存的基本需要，又称日常生活需要。一般性的自理需要既有生理方面的，又有心理方面的，包括空气、水、食物、排泄、避免危险、活动与休息、独处与社会交往等。

（2）发展性的自理需要 指在生命发展过程中各阶段特定的自理需要以及在某些特殊情况下出现的新的需要。如婴幼儿期、青春期、妊娠期、围绝经期；失去亲人、失业等。

（3）健康偏理性的自理需要　指个体在遭受创伤、发生疾病或在疾病的诊断治疗过程中产生的需要。包括寻求适当的医疗帮助、改变以往的生活习惯、执行规定的治疗方案、接受自己需要照顾的事实。

（二）自理缺陷理论

自理缺陷理论是奥瑞姆自理模式的核心，阐述了个体什么时候需要护理。奥瑞姆认为，在某一特定的时间内，个体有特定的自理能力和自理需求，当特定的自理需求小于或等于自理能力时，个体能够进行自理；当特定的自理需求大于自理能力时，就会出现自理缺陷，个体就需要护理照顾。

（三）护理系统理论

护理系统理论主要阐述患者的自理需要如何被满足。奥瑞姆指出，护理人员应根据患者的自理需要和自理能力的不同而分别采取三种不同的护理系统，并且指出各护理系统的适用范围及护士和患者在各系统中所承担的职责。

1. 全补偿系统　当个体因生理或心理上的障碍而完全无法自理时，需要护理人员进行全面的帮助。适用于完全没有能力进行自理的患者，如昏迷患者、智力缺陷、精神分裂症等患者。

2. 部分补偿系统　当个体因生理或心理上的障碍而部分无法自理时，需护理人员提供不同程度的帮助以满足自理需要。适用于由于疾病限制活动、缺乏自理所需的知识和技术，以及在心理上未准备好学习或履行某些特殊自理行为的患者，如骨折的患者、直肠癌造口术后需进行人工肛门自护的患者。

3. 支持教育系统　当患者病情稳定，有能力执行或学习一些必需的自理技巧时，需要护理人员提供相关的知识和技术，从心理支持、技术指导帮助患者自行满足自理需要。适用于需要进行学习并且能够学会如何自护的患者，如糖尿病患者的饮食自理、血糖监测、胰岛素注射等活动。

奥瑞姆指出针对患者要采用何种护理系统，应根据患者的自理能力和治疗性自理需要而定。同一患者的不同病情阶段可以使用不同的护理系统。如手术患者，术后麻醉未清醒时可采用完全补偿系统，术后恢复阶段可采用部分补偿系统，出院前则采用支持教育系统。

二、自理模式的意义

（一）揭示了护理的本质

1. 人　人是一个具有生理、心理、社会及不同自理能力的整体。人的自理能力受个人年龄、发育程度、社会文化背景等因素的影响。

2. 健康　良好的生理心理、人际关系和社会适应是人体健康不可缺少的组成部分。自理是维持健康必需的手段，当人不能维持自理时，便发生疾病。

3. 环境　环境是存在于人周围的、影响人的自理能力的各种因素。这里的环境包括物理化学环境和社会经济文化环境。

4. 护理　护理是预防自理缺陷并为自理缺陷者提供治疗性自理活动。护理活动应根据个体的自理需要和自理能力缺陷程度而定，随着个体自理能力的增强而逐渐地减少甚至消失。

（二）明确护理专业的范畴和内容

奥瑞姆认为护理人员不应无原则地包揽患者全部的自理活动，而应根据其自理能力提供适当的自理补偿，帮助患者克服自理的局限性，从而恢复和提高其自理能力。该理论明确了护理的职责范围和护士与患者的角色、行为。

（三）强调患者在健康中的主体作用

护理人员不仅要为有自理缺陷的患者提供帮助，而且要调动和激发患者的主观能动性，引导患者和家属积极参与护理，成为维护和恢复健康的主体。以提高患者的自理能力，解除自卑、无助、沮丧的情绪，维持自尊，提高自信。

（四）为护理实践提供理论基础

首先，它对护理教育提出了更高的要求。它要求护理人员不仅要具备护理学的理论知识，还需要具备自然科学、人文科学的理论知识。其次，自理模式极大地拓展了护理实践的领域，为护士从事健康教育提供了依据。

三、奥瑞姆自理模式理论在护理实践中的应用

奥瑞姆的自理模式理论被广泛地应用在护理实践中。以奥瑞姆理论为框架的护理工作方法分为以下三步。

1. 评估患者的自理能力和自理需要　护士可通过收集资料确定患者自理需要、自理能力、存在的自理缺陷以及引起自理缺陷的原因，从而判断患者是否需要护理帮助。

2. 设计恰当的护理系统　根据患者的自理需要和自理能力，选择合适的护理系统，并根据患者治疗性自理需求的内容制定出详细的护理计划，以达到促进和恢复健康、增进患者自理能力的目的。

3. 实施护理措施　根据护理计划提供恰当的护理措施，帮助患者恢复和提高自理能力。

任务二　认识罗伊的适应模式理论

 知识平台

适应模式（adaptation model）是由美国护理理论家卡利斯塔·罗伊（Roy C）在 70 年代提出的。罗伊适应模式的目的是描述和解释人类应对压力源所产生的压力反应和进行调节适应的过程。

一、罗伊适应模式的内容

适应模式提出人是一个适应系统，当内外环境中的刺激作用于个体后，机体通过生理调节器、认知调节器对刺激做出应对，产生生理需求、自我概念、角色功能和相互依赖四个方面的变化，最后机体做出适应性反应或无效反应。护理的作用是帮助个体不断地从生理和心理两个层面进行调节，以适应内外环境的变化，维持个体的完整，

从而保持健康。罗伊用图4-2-1具体说明人作为一个适应系统的适应过程。

知识链接

罗伊简介

　　卡利斯塔·罗伊是美国护理理论家。196 年获护理学士学位，后又获护理、社会学双硕士学位以及社会学博士学位。罗伊曾任临床护士、护理教师。19 世纪 70 年代提出了适应模式，先后出版了论述其适应模式的理论专著：《护理学简介：适应模式》、《护理理论架构：适应模式》以及《罗伊的适应模式》等。罗伊一生获得过许多荣誉，其中最重要的是她被《世界妇女名人录》《美国名人录》收录。

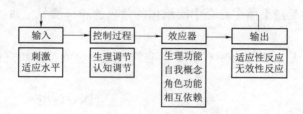

图 4-2-1　Roy 的适应系统模式

（一）输入

适应系统的输入部分由刺激和个体的适应水平构成。

1. 刺激　是指来自内外环境的可以引起个体的应急反应的一个信息、物质或能量单位。刺激可分三类。

（1）主要刺激　是指直接面对的、需要立即做出行为反应的内外部刺激。如生病、外伤、住院等。

（2）相关刺激　所有现有的、内在的或外在的，对当时的情况有影响的刺激。如年龄、性别、文化水平等。

（3）固有刺激　指那些可能引起机体反应但未得到证实的刺激。如个人经验、态度、个性等。

2. 适应水平　是输入的另一部分，是指在一般情况下可实现适应性反应的刺激强度。适应水平因人而异，并受应对机制影响。若刺激在适应区内，则可能适应；反之，则无法适应。

（二）控制过程

罗伊用应对机制来说明人这个适应系统的控制过程。应对机制包括先天获得的生理调节和后天学习得到的认知调节。个体遇到刺激时，生理调节和认知调节协调一致，健康将得到更好地维护。

1. 生理调节　当刺激作用于机体时，机体通过神经—化学—内分泌途径进行调节而产生反应，称生理调节。

2. 认知调节　当刺激作用于机体时，机体通过大脑皮层接受信息，经过分析、判断和情感变化等复杂过程进行的调节，称认知调节。如突然出现剧烈腹痛的时候，舒适度严重下降，根据以往的经验对现状做出分析，做出生病的判断，并自行寻求医疗救助。

（三）效应器

生理调节和心理调节共同作用于四个适应层面或称效应器，包括生理功能、自我概念、角色功能和相互依赖。

1. 生理功能　与人的基本适应需要有关的生理功能，包括呼吸、营养、排泄、循环、活动与休息、维持水与电解质平衡、皮肤完整性等功能。

2. 自我概念　是指个体在特定时间内对自己的看法和感觉，包括躯体自我和人格自我。躯体自我即对自身的感觉和身体形象；人格自我即自我的理想、期望、伦理、道德感等。

3. 角色功能　是指个体在社会中所承担的角色的履行情况，如角色冲突、角色转移等。

4. 相互依赖　是个体与对其有重要影响的人或社会支持系统之间的关系，如爱、孤独等。

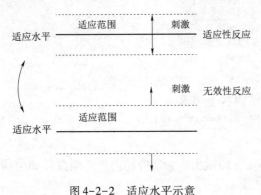

图 4-2-2　适应水平示意

（四）输出

人是一个开放的适应系统，在与环境互动的过程中，对输入的刺激做出适应性和无效性的反应见图 4-2-2。输出的行为都是可以被观察、测量并记录的，包括内部和外部行为。

1. 适应性反应　是个体对面临的刺激做出的积极反应，积极反应可促进人的完整性，并使得个体得以生存、成长、繁衍、主宰及自我实现。

2. 无效性反应　即个体不能适应刺激，自我的完整统一受到损害，无法使个体达到生存、成长、繁衍、主宰及自我实现的反应。

人在面对刺激时能否做出有效的反应取决于刺激强度和人的适应水平。若把适应水平比作一条直线，则其适应范围在该线上下两条虚线之间。当全部的刺激作用于适应范围以内，输出的将是适应性反应，反之，输出的是无效性反应。个人的适应水平不是固定不变的，而是随时间、环境、条件的不同而变化。

二、适应模式的意义

（一）丰富了护理理论体系

1. 人　人是一个具有生物、心理和社会属性的开放系统，人可以是个体，也可以是家庭、群体、社区或社会。人在受刺激后可以进行调节适应，人是一个适应系统。

2. 健康　健康是人对环境的刺激经调节适应后产生适应反应的状态。当人能够不断适应，即做出适应性反应时，就能保持健康；当人的应对无效，即做出无效性反应时，就会导致疾病。

3. 环境　环境是围绕和作用于人或群体发展和行为的所有情况、事件和影响因素。

环境中的刺激通过输入途径刺激机体。

4. 护理 护理是对作用于人的各种刺激加以控制，或是扩大人的适应范围，使个体能够耐受，达到恢复和保持健康。

（二）指导护士全面、整体地看待护理对象

护士在观察患者时，应收集生理功能、自我概念、角色功能和相互依赖这四个方面的适应性行为，从而在生理、心理和社会各方面了解患者，更好地实施整体护理。

（三）人与环境的协调统一是维持健康的基础

护理的宗旨是帮助人改善和适应环境，达到人和环境的协调统一，从而使个体达到最佳的健康状态。

三、罗伊适应模式理论在护理实践中的应用

以罗伊适应理论为框架的护理工作方法分为以下六个步骤。

1. 一级评估 是指收集与生理功能、自我概念、角色功能和相互依赖四个方面有关的输出性行为，又称行为评估。通过一级评估，护士可确定患者的行为反应是否无效。

2. 二级评估 是对影响患者行为的三种刺激因素的评估，又称因素评估。通过二级评估，护士可明确引发患者无效反应的原因。

3. 护理诊断 是对患者适应状态的陈述或诊断，是通过一级和二级评估推断出来的。

4. 制定目标 是对患者经护理干预后应达到的行为结果的陈述。制定目标时，护士应尽可能与患者共同制定并尊重患者的选择，目标应是可观察、可测量和可达到的。

5. 干预 是护理措施的制定和落实。罗伊认为护理干预可通过改变或控制各种作用于适应系统的刺激，使其全部作用于个体适应范围内。控制刺激的方式有消除、增强、减弱或改变刺激。干预也可着重于提高患者的应对水平、扩大适应范围，以促进适应性反应。

6. 评价 评价是护士应将干预后患者的行为改变与目标行为进行比较，确定护理目标是否达到，然后根据评价结果再做出计划的修订与调整。

任务三 认识纽曼的健康系统模式理论

 知识平台

健康系统模式是由美国护理理论家贝蒂·纽曼（Neuman B）提出的。健康系统模式是解释个体系统与环境间互动的关系。

一、纽曼健康系统模式理论的内容

健康系统模式是以开放系统为基础的护理概念性框架，主要考虑压力源对人的作

用及人的防御机制和如何帮助人应对压力源，以发展及维持最佳的健康状态。

知识链接

纽曼简介

贝蒂·纽曼是美国杰出的护理理论家精神卫生护理领域的开拓者。她在 1947 年完成了初级护理教育后，又先后获护理学学士、精神卫生硕士及临床心理学博士学位。纽曼曾任临床护士、护士长、私人护士、学校护理人员、心理辅导员及教师。健康系统模式是纽曼 19 世纪 60 年代提出的。1974 年纽曼发表了其理论代表作为《纽曼系统模式在护理教育与实践中的应用》，这本书较完善地阐述了健康系统模式。健康系统模式被广泛应用于指导社区护理及临床护理实践。

（一）压力源

压力源为能突破机体防线，引发紧张和导致个体不稳定的所有刺激。纽曼将压力源分为以下几点。

1. 个体内　指来自于个体内部与内环境有关的压力，如愤怒、悲伤、恐惧、焦虑、疼痛、憋气、失眠等。

2. 人际间　指来自于两个或多个个体之间的压力，如护患关系紧张、同事关系不和谐，夫妻关系紧张、父母与子女间的角色期望冲突等。

3. 社会　是指发生于体外、距离比人际间压力更远的压力，如社会环境不稳定、经济状况欠佳、下岗失业等。

（二）机体防御

纽曼提出人是一个与环境持续互动的、开放的系统，这个系统的结构可以用围绕一个核心的一系列同心圆来表示，见图 4-3-1。

核心部分为基本结构，是机体生存的能量源，它由生物体共有的生存基本因素组成，包括解剖结构、生理功能、遗传基因、反应类型、自我结构、认知能力、机体各器官的强弱等。在基本结构外具有三条防线抵抗压力源的侵扰，以维持自身系统的稳定和完整。

1. 弹性防线　弹性防线位于最外层，位于正常防线之外，是机体的第一层防线。以缓冲力量来保护机体正常和稳定状态，充当机体的缓冲器和滤过器，又称应变防线，常常处于波动之中。弹性防线的主要功能是防止压力源入侵，缓冲、保护正常防线。弹性防线与正常防线之间的距离越大，弹性防线越宽，其缓冲和保护作用越强。弹性防线受个体生长发育水平、身心状况、认知技能、社会文化、精神信仰等影响。

2. 正常防线　正常防线是位于弹性防线和抵抗线之间实线圈，是机体的第二层防线。是生命历程中建立起来的健康状态或稳定状态，是个体在生长发育及与环境互动过程中对环境中压力源不断调整、应对和适应的结果，与个体生理、心理、社会文化、生长发育、精神信仰等方面的适应水平有关。主要功能是调动机体各方面因素，对压力源做出适当的调节，维持机体健康的稳定状态。正常防线也有伸缩性，但变化速度较慢。当健康水平增高时，正常防线扩张；健康状态恶化时，正常防线收缩。如果压力源侵犯到正常防线，个体可表现出稳定性降低和疾病。

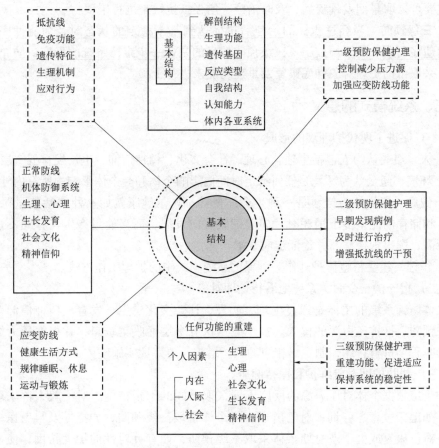

图 4-3-1　纽曼人体结构及整体观示意

3. 抵抗线　抵抗线是位于基本结构外的<u>虚线圈，是机体的第三层防线</u>。是由支持基本结构和正常防线的一系列已知、未知因素组成，如免疫功能、遗传特征、生理机制等。<u>主要功能是维持机体基本结构的稳定、完整及功能正常</u>。

以上三种防御机制既有先天获得的，也有后天学习获得的，抵抗效能取决于个体生理、心理、社会文化、精神信仰、生长发育五个变量的相互作用。<u>三条防线中，弹性防线保护正常防线，抵抗线保护基本结构</u>。

（三）预防保健护理

当压力源入侵机体时，弹性防线首先被激活，若弹性防线抵抗无效，正常防线就遭到侵犯，压力反应或症状就会出现。纽曼认为护理人员应根据个体对压力源的反应采取不同水平的干预，从控制压力源或增强人体各种防线功能，帮助护理对象保持、维持和恢复平衡与稳定，获得最佳的健康状态。

1. 一级预防　是在个体对<u>压力源产生应激反应前采取的干预措施。一级预防的目的是防止压力源侵入正常防线，预防应激反应的发生</u>。主要可采取减少或避免与压力源相遇，巩固弹性防线和正常防线来进行干预。

2. 二级预防　<u>当压力源已经穿过正常防御线导致机体产生应激反应时采取的干预措施。二级预防的目的是减轻和消除反应、获得系统的稳定性以促进个体恢复健康状</u>

态。主要可采取早期发现疾病、及时治疗，增强抵抗线来进行干预。

3. 三级预防 当经过积极的治疗后机体达到基本稳定的状态时，为能彻底康复、减少后遗症而采取的干预措施。三级预防的目的是进一步维持系统的稳定，防止恶化。主要可采取帮助护理对象彻底康复及重建功能来进行干预。

二、系统模式的意义

（一）促进了现代护理观的形成

1. 人 纽曼认为人包括生理、心理、社会文化、精神信仰、生长发育五个层面。

2. 环境 纽曼认为环境是任何特定时间内影响个体和受个体影响的所有内外因素。

3. 健康 纽曼认为健康是一种生命能量的平衡。健康就如一种"活能量"，当机体产生和储存的能量多于消耗时，向着健康方向发展；而当能量产生与存储不能满足机体所需，则出现疾病，并逐渐走向衰竭、死亡。

4. 护理 纽曼将整体护理作为她保健系统模式中的护理工作方法。

（二）指导护士全面、系统地看待护理对象

机体防御系统的主体是通过生理、心理、社会文化、生长发育、精神信仰等五个层面来预防、抵抗压力源的侵入。护士应从这五个层面收集资料，并根据压力源对机体的影响程度进行排序，制定出相应的预防措施，更好地实施整体护理。

（三）帮助护理对象维护和保持健康

护士应根据个体对压力源的反应不同采取不同的干预措施。对一般人群采取一级预防，如健康教育、咨询；对已出现疾病个体采取二级预防，如指导及早就医，积极治疗；对已康复或处于恢复期个体采取三级预防，如有针对性的护理帮助，使机体适应各种压力源，重建系统的稳定。

三、纽曼健康系统模式在护理实践中的应用

纽曼发展了以护理诊断、护理目标和护理结果为步骤的独特的护理工作方法。她的护理方法反映了整体护理思想，她认为系统进程和护理措施都是有目的、有方向的。

1. 护理诊断 护士首先应对个体的基本结构、各防线的特征以及所有的压力源进行评估。然后再收集并分析对压力源的反应。最后就其中存在的健康问题做出诊断并排出优先顺序。

2. 护理目标 护士以保存能量，维持、促进和恢复个体稳定性为护理原则。与患者及家属一起制定护理干预措施并设计预期护理结果。纽曼强调应用三级预防原则来规划和组织护理活动。

3. 护理结果 是护士对干预效果进行评价并验证干预有效性的过程。评价内容包括个体内外及人际间压力源是否发生了变化，压力源本质及优先顺序是否改变，机体防御功能是否增强，压力反应症状是否缓解等。通过有效性的评价，促使护理目标及干预措施得以重新修订。

任务检测

一、选择题

（一）A1 型题

1. 下列<u>不属于</u>一般性自理需要的是
    A. 空气 　　　　 B. 失业 　　　　 C. 水
    D. 排泄 　　　　 E. 活动

2. 下列<u>不属于</u>罗伊适应模式理论在护理实践中应用的是
    A. 一级评估 　　 B. 二级评估 　　 C. 护理诊断
    D. 一级预防 　　 E. 评价

3. 下列有关正常防线的叙述，<u>不正确</u>的是
    A. 正常防线是位于弹性防线和抵抗线之间虚线圈
    B. 是机体的第二层防线
    C. 正常防线也有伸缩性，但变化速度较慢
    D. 压力源侵犯到正常防线，个体可表现出稳定性降低和产生疾病
    E. 正常防线是人在其生命历程中建立起来的健康状态或稳定状态

二、思考题

1. 张某，男，55 岁，小学教师，直肠癌人工肛门术后 20 天，身体恢复良好，但对人工肛门始终难以接受，每日依赖护士护理人工肛门。你能分析并回答下述问题吗？
    （1）患者有哪些方面的自理需求？
    （2）患者的自理能力如何？患者是否存在自护缺陷？
    （3）护士应为患者提供那一类护理系统？

2. 罗伊适应模式的主要内容有哪些？

3. 根据罗伊的适应模式理论，举例解释三种刺激是如何影响人体的？

（汪美华）

单元三　护理职业道德与文化 >>>

项目五 | 护理职业道德与伦理

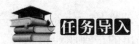 **任务导入**

【案例】

　　一位年轻的未婚女子因子宫出血过多住院。患者告知医生：子宫出血与她的月经有关，去年就发生过几次。医生按照其主诉施行相应的治疗。一位正在妇科实习的护士和患者在一次聊天中谈及病情时，患者说自己是因为服用了流产药物而造成的出血不止，因为不想他人知道此事，所以才编造谎言。患者要求这位实习护士为她保密。

　　如果你是这位实习护士应该如何做呢？那就需要用护理职业道德理论知识来指导实践。

　　任务一　认知护理职业道德

　　任务二　认知护理伦理

学习目标

1. 解释职业道德、护理道德修养、护理伦理的概念。
2. 简述常见的护理伦理问题。
3. 叙述护理道德的基本原则、规范与范畴。
4. 阐述护理道德修养的途径和方法。

任务目标

1. 能运用护理道德修养的途径和方法，加强道德修养，树立正确的职业道德观。
2. 能遵守护理道德的基本原则、规范，培养良好的道德情操。
3. 具有伦理决策能力，并能应用于护理实践，解决工作中常见的护理伦理问题。

任务一　认知护理职业道德

 知识平台

　　护理道德的学习，对培养护理人员的职业道德品质、指导护理人员言行和协调医护领域内各种人际关系有着重要意义，为护理实践中伦理道德问题的解决提供理论指导。

一、基本概念

1. 职业道德　是指从事一定职业的人们，在职业生活中应遵循的道德规范，以及与之相应的道德观念、情操和品质。因此，职业道德是从业人员在职业活动中的行为标准和要求，也是本行业对社会所承担的道德责任和义务。

2. 护理职业道德　是在一般社会道德基础上，根据护理专业的性质、任务，以及护理岗位对人类健康所承担的社会义务和责任，对护理工作者提出的护理职业道德标准和护士行为规范。

知识链接

道德的概念、本质和特点

1. 道德概念　是由一定的社会经济关系决定的上层建筑和特殊的社会意识形态，是通过社会舆论、内心信念和传统习惯来评价人们的善恶、好坏等行为，调整个人与个人、个人与社会关系的原则和规范的总和。

2. 道德的本质　①道德属于社会意识形态的范畴，是由一定的社会经济关系所决定的。因此在本质上道德属于意识形态和上层建筑。②道德所依靠的手段是社会舆论、内在信念和传统习惯。我国政府把以德治国作为一项治国方略提出。"八荣八耻"的道德要求是为了建设一种良好的社会舆论和道德的社会风气，进而通过教育作用把道德规范内化为人们的自觉、主动的行为。③道德的直接作用是调节人与人、人与环境、人与自我的伦理关系。"外得于人，内得于己"。

3. 道德的特点　把握世界方式的独特性；形成道德意识的自觉性；产生道德影响的广泛性；发挥道德作用的稳定性。

二、护理道德的原则、规范与范畴

（一）护理道德的原则

1. 护理道德的基本原则　是医学领域内协调护理人员与患者、医护人员之间，以及护理人员与社会之间关系的最基本出发点和指导准则。是衡量护理人员道德品质和道德行为的最高道德标准。它为护理人员确立护理道德观念、指导护理道德行为、进行护理道德评价和加强护理道德修养指明了方向。

（1）防病治病、救死扶伤　是社会主义护理工作的核心任务和基本内容，是医务人员最基本的职业责任，是为人民健康服务的具体途径。它既是社会主义道德对护理人员的具体要求，又反映了护理工作的职责和职业道德特点，是护理人员为人民健康服务的具体内容和科学手段。

（2）实行社会主义的人道主义　体现了护理道德的继承性和时代性的统一。它继承了传统医学人道主义的精华，又使之得到了进一步的丰富和发展，并充实了新的内涵。它体现了社会主义人道主义从关心、同情、尊重人的生命，升华到以关心人民身心健康，同情爱护患者，尊重人的尊严和价值，主动为人类健康服务，为人民谋幸福。它体现了在社会主义制度下，对人的生命价值的尊重以及对提高生命质量的重视。

（3）全心全意为人民身心健康服务　这是由我国社会主义制度和卫生事业的社会

主义性质所决定的，也是<u>社会主义护理道德的实质和核心</u>，贯穿在社会主义护理道德的全部行为规范之中。一是要求医务人员必须热爱人民群众，为广大人民群众服务，一视同仁，人人平等。二是在护理工作中，必须围绕人民健康这个宗旨，以恢复、维护服务对象的健康为目标，治疗和护理躯体上的疾病、心理上的创伤和疾病，重视重返社会独立生存能力的培养。三是服务的态度要全心全意，不怕困难，任劳任怨，认真负责，成为当代道德最高尚的人。

2. 护理道德的具体原则　运用护理道德的基本原则时，还要借助于一些具体原则，从而体现基本原则的要求。具体原则主要有<u>自主原则、不伤害原则、行善原则、公正原则</u>。

（1）自主原则　<u>指有自主能力的人，在其观点和决定不伤害他人的思想和行动的前提下，能不受到干预且能进行自主行动与选择，以控制自己的生命。</u>人在患病后，有权选择愿意接受或拒绝医疗和护理。<u>这种权利是患者自主性的体现，也是护患关系的重要伦理原则。</u>尊重患者的权利，不仅有利于医疗护理活动的合理、正常进行，而且具有心理、伦理和法律意义。然而，尊重患者选择的权利，绝不意味着医护人员放弃自己的责任，强调患者自主性原则的同时，医护人员在帮助患者选择最佳医疗与护理方案中仍具有决定性作用。<u>在自主原则中，最能代表尊重患者自主的方式是"知情同意"</u>，应先将预期的目的、益处、可能的后果及替代方案告知患者，并征得其同意。尊重患者自己决定的权利，<u>只适用于能做出理性决定的人</u>，当患者无自主能力时，就不应该让其行使自主权。

（2）不伤害原则　<u>是指在医疗护理活动中，不能给患者带来本来完全可以避免的肉体和精神上的痛苦、损伤、疾病，甚至死亡。不伤害原则不是一个绝对的原则，是权衡利害的原则，是双重影响的原则。</u>双重影响是指一个行动的结果产生一有害的影响，此有害影响是间接地且事先可以预知的，但不是恶意或故意造成的，是为了正当的行动所产生的附带影响。凡是必需的、符合病情适应证范围所实施的护理手段，是符合不伤害原则的。但在临床护理实践中，有时无法避免会给患者的身体或心理造成伤害。因此，<u>要谨慎施护，对有危险或伤害的医护措施，应做出利益、伤害评价，防止各种可能的伤害，或将伤害降低到最低程度。</u>

（3）行善原则　是主张为患者的利益施加好处，包括不应施加伤害、预防伤害、去除伤害或受到伤害的危险，以及应做或促进善事。<u>行善原则要求护理人员积极做对患者有益的事，防止或减少危害，这是医护人员照顾患者的基本伦理原则，也是对患者的主要义务，行善的最终目的是使患者受益。</u>

（4）公正原则　是指在医疗护理活动中，基于正义与公道，以公正合理的处事态度来对待患者及有关的第三者。<u>医疗上的公正包括平等对待患者和合理分配卫生资源。</u>每个人都具有平等享用合理的医疗卫生资源分配的权利，在医疗护理活动中，大多采取"平等"、"先来服务"、"急症和重症优先"的公平原则为患者服务。

（二）护理道德的基本规范

护理道德基本规范是在护理道德原则指导下，协调护士的人际关系、护士与社会之间关系的行为准则或具体要求，也是培养护士护理道德品质的具体标准。

1. 爱岗敬业，忠于职守 热爱护理专业，忠诚护理专业，树立职业自豪感，这是护理人员应有的首要道德品质，是做好护理工作的动力和信念。护理人员应树立职业荣誉感和高尚的道德观念，做到想患者所想，急患者所急，帮患者所需，以良好的行为规范和素养体现护理事业的平凡和崇高，赢得社会的尊重和信任。

2. 尊重患者，一视同仁 尊重是人的一种基本需要。尊重患者的人格和尊严，是护理人员最根本的道德品质，也是建立良好护患关系的基础和前提。不受民族、性别、职业、信仰、党派、国籍及其他因素的干扰，尊重生命价值和人格，平等公正，重视权利，满足正当和合理要求。体谅、耐心、细心、精心护理，让患者感到温暖、亲切、安全和可信，促进疾病的早日康复。

3. 刻苦钻研，精益求精 刻苦钻研，积极进取，在技术上精益求精，是护理人员对待本职工作的基本态度，是护理工作的需要，也是对患者承担的一种道德责任。及时了解专业发展动态，不断吸取新理论、新知识、新技术，积极开展护理科研，并创造性地用于实践，以扎实的护理知识和精湛的护理技术为患者服务。

4. 仪表端庄，语言规范 护士的言行直接影响着护患、护际、医护之间，以及护理人员与社会各人员之间的关系，也影响着护理质量、护士自身的形象和医院的形象。护理人员言谈文雅有度、举止稳重端庄、仪表整洁大方，不仅是精神文明的需要，也是职业工作的需要。良好的行为、举止和仪表，由内到外的涵养素质体现，能给患者以沉着、稳重和可信赖感。善于应用安慰性和鼓励性语言，消除患者思想顾虑，促进治疗和康复，切忌由于语言不慎导致患者发生医源性损害。

5. 互相尊重，团结协作 随着医学科学的发展，现代医学科学技术的运用需要医护人员的共同努力和密切协作才能完成。护理工作的分工越来越细，护理工作的广泛性特点决定了护理人员与医院各类人员、各个部门有着千丝万缕的联系。因此，护理人员之间、护理人员与其他医务人员之间应当互相尊重、互相爱护、相互协同，共同维护同行的威信。同时，应互相学习、取长补短、积极支持和密切配合，协调一致，共同提高，保证患者得到优质医护服务，并保证医疗护理工作和谐、顺利进行。

6. 遵章守纪，严格操作 护理工作的规章制度体现了对患者极端负责的基本准则，直接关系到患者的健康甚至生命安危。因此，护理人员必须具有高度的责任心和维护患者利益的高尚品德，严格遵守、一丝不苟、审慎无误，切不可粗心大意、敷衍搪塞、弄虚作假，给患者造成不应有的损害。

7. 廉洁奉公，洁身自好 廉洁奉公，洁身自好是对医务人员道德品质的要求，任何护士都不能乘人之危，以权谋私，向患者及家属索取财物或让患者为自己办私事。

（三）护理道德的基本范畴

护理道德基本范畴是护理道德基本规范在护理活动中的具体运用，是护理道德现象的总结和概括。它有狭义和广义之分，广义的护理道德基本范畴是指在护理过程中，反映护士与护士、护士与服务对象、护士与社会之间的最基本的道德现象、关系的概念。狭义的护理道德基本范畴是指反映护理道德现象的最一般、最普遍的概念，主要包括：权利与义务、情感与良心、审慎与保密、荣誉与幸福。

1. 权利与义务

（1）权利 是指公民依法享有的权力和利益。护理道德范畴中所指的权利是指护患双方的权利。患者的权利是指人在患病期间应该享有的权利和必须保障的利益。主要包括：①平等享有医疗的权利；②知情同意权利；③要求保密的权利；④监督医疗护理的权利；⑤免除一定社会义务的权利；⑥获得赔偿的权利；⑦医疗费用支配权利；⑧获得住院时及出院后完整的医疗的权利。护士的权利主要包括：①享有获得物质报酬的权利；②享有安全执业的权利；③享有学习培训的权利；④享有获得履行职责相关的权利；⑤享有获得表彰、奖励的权利；⑥享有人格尊严和人身安全不受侵犯的权利。护士权利的实质是维护患者的利益、保证患者医护权利和健康权利的实现。

（2）义务　是指责任，是一个人应该对他人、集体和社会承担的责任和使命。护理道德范畴中所指的义务是指护患双方的义务。患者的义务是指患者在患病期间要履行的对自己、对他人及对社会的责任。主要包括：①尊重医务人员的职业自主权；②保持和恢复健康的义务；③主动配合治疗护理的义务；④遵守医院各项规章制度的义务；⑤按照规定缴纳费用的义务。护士的义务是指护士在护理活动中对患者、对他人及对社会应承担的职业道德责任。主要包括：①依法进行临床护理义务；②紧急救护患者的义务；③正确查对、执行医嘱的义务；④保护患者隐私的义务；⑤积极参加公共卫生应急事件救护的义务。护士的义务是患者权利得以实现的前提和保障。

2. 情感与良心

（1）情感　情感是人们对客观事物及周围人群所产生的喜、怒、哀、乐的外在表现。护理道德情感是指护士对患者、他人、集体、社会及国家所持态度的内心体验，它产生于护理实践活动中，并在护理活动中发挥作用。主要包括三个方面：同情感、责任感和事业感。

（2）良心　是道德责任的自我意识，是人们在履行对他人、对社会的义务过程中，对自己行为应负的道德责任的自我意识。护理人员的职业良心指护理人员在履行对患者、对社会的义务过程中，对自己行为应负的道德责任的一种自觉认识和自我评价能力。它是护理道德原则、规范在个人意识中形成的稳定的信念和意志。由于护士的职业特点，更应受到良心的监督，做到慎独。

3. 审慎与保密

（1）审慎　即周密思考，谨慎行事。护理道德的审慎是指护士在医疗护理行为前严谨、周密的思考，认真、谨慎的服务。是护士对患者和社会履行义务的高度责任心和事业心的具体体现，是每个护士不可缺少的道德修养。它包括语言审慎和行为审慎。

（2）保密　就是保守秘密，不让秘密泄露出去。护理道德的保密是指护士要保守患者的秘密和隐私，以及对其采取保护性措施。主要包括两个方面：一是为患者保密，二是对患者保密。

4. 荣誉与幸福

（1）荣誉　荣誉是指人们履行社会义务，并对社会做出了一定贡献后，得到社会的褒奖和赞许。护理道德的荣誉是指护士在履行自己对社会和患者的义务之后，得到社会舆论的公认和褒奖，并由此产生的满足感。荣誉和义务是一致的，忠实履行自己的护理道德义务，是获得荣誉的前提。

（2）幸福　幸福是当一个人在追求目标时达成的理想状态和内心喜悦的激情。护理道德的幸福是指在为患者健康服务的过程中，以自己辛勤的劳动，实现从事护理事业的人生价值而感受到的精神满足。主要包括：①物质生活幸福和精神生活幸福的统一；②个人幸福和集体幸福的统一；③创造幸福和享受幸福的统一。

（四）护理道德的特殊性

护理道德是一种职业道德，既有一般职业道德的特点，也有自身的特殊性。

1. 广泛性与社会性 随着医学和护理学的发展，护理工作范围不断扩大，服务对象包括患者和社会健康人群；服务工作内容包含治疗护理、卫生宣传、保健咨询、康复、家庭医疗保健等。这一切决定了护理道德的社会性与广泛性。

2. 主动性和服务性 在护理工作中，护士是患者病情变化信息的主要提供者和医嘱的执行者，护士具有极大的主动性，任何的疏忽、懒惰和被动都可能带来极其严重的后果。同时，护士为服务对象提供内容繁琐复杂的各种服务，充分体现了护理道德的服务性。

3. 继承性与连续性 护理道德是伴随着人类同疾病做斗争，运用医学、护理学知识及技术战胜疾病的过程产生和发展起来的，并且在实践中传承和积累而逐渐形成的，运用于一切阶级的医疗卫生服务公共准则，成为适用于一切社会的人类宝贵的文化遗产。

4. 科学性和艺术性 护理工作是一项技术性很强的工作，具有严格的科学性。必须以医学、科学理论为指导，严格遵守各项操作规程，准确、及时、无误地做好各项护理工作。护理道德在强调科学性的同时注重艺术性，护士的语言美及行为美体现着护理工作的艺术性。它是护理道德的重要特点之一。

三、护理道德修养

（一）护理道德修养的含义

"修"是整治、提高、完善的意思；"养"是养成、培育的意思。护理道德修养是指护士通过自我教育、自我锻炼和自我评价，将护理道德的基本原则和规范转化为个人内在品质的过程。

（二）护理道德修养的特点

护理道德修养体现的是"我要……"的自觉性和主动性，而不是护理道德教育"要我……"。护理道德修养有三个特征。

1. 自觉性 护理道德修养是一种自律行为，关键在于"自我锻炼"和"自我改造"。一方面既要靠他律，即社会的培养和组织的教育；另一方面又要取决于自己的主观努力，即自我修养。两个方面是缺一不可的，而且后者更加重要。

2. 艰巨性 护理道德修养实质上就是两种对立的道德意识之间的斗争，是善和恶、正和邪、是和非之间的斗争。护士要取得良好职业道德品质上，就必须长期地、艰苦地培养自己"为他"的职业道德观念，战胜"为己"的职业道德观念。因此，护理道德修养是一个艰巨的系统工程。

3. 实践性 护理道德问题产生于护理实践又需在实践中加以鉴别和处理，它的发展与护理职业活动密切相关，因此，高尚的护理道德品质只能在护理实践中通过锻炼和修养才能形成。

（三）护理道德修养的途径和方法

护理道德修养的提高不是自发产生的，而要经过后天的教育和培养才能逐步形成。加强护理道德修养的途径和方法主要有以下几个方面。

1. 加强理论知识学习　护士必须加强理论知识学习，掌握本行业最基本的道德规范要求，了解社会发展和科学进步对护士道德建设提出的新要求。只有这样才能不断提高自己的医德修养境界。

2. 在实践中体会和学习　参加社会实践是护理道德修养的主要方法，是检验护理道德修养效果的标准。只有积极投身于道德实践之中，才可能真正理解道德的内涵，形成坚定的道德意志和信念，养成相应的道德行为习惯。纸上谈兵或言行不一，不是一名护士真正的护理道德修养水平，也很难培养自己高尚的道德品质。

3. 贵在自觉，学思结合　护理道德修养是一个不断反思、不断总结与提高的过程。护理道德修养能否取得成效，除受客观因素制约外，关键还在于护士要经常地、自觉地反思自己的言行举止，勇于剖析自己，敢于自我反省，自我肯定，崇高的护理道德境界才能形成。

4. 持之以恒，不断修炼　护理道德修养是一项长期艰巨的任务，绝不是一朝一夕之事，不可能一蹴而就，必须持之以恒地进行修炼。

5. 力求慎独，实现慎为　医护中的"慎独"，是指医务人员在单独工作、无人监督时，仍然坚持道德信念，自觉遵守道德原则，按道德规范行事。"慎独"既是一种道德修养方法，也是一种崇高的道德境界。护理工作直接关系到人的生命，且多数情况下独立进行工作，无人监督，而且专业性强，非专业人员很难进行监督，故"慎独"在护理道德修养中有着极为重要的作用。

护士要自觉地把"慎独"作为一项重要的道德要求，作为保障自己正确履行道德规范的一个重要手段，从大处着眼，小处着手，防微杜渐，始终如一地坚定道德信念。

任务二　认知护理伦理

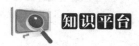 **知识平台**

一、概念

1. 伦理　"伦"本意是"辈"的意思，"理"的本意是"治玉"，意为要顺玉的纹路对其加工。后来，人们逐渐认为"伦"是指人与人之间的关系，"理"是指道理和规则，"伦理"的含义就是协调人与人之间关系的道理和原则，是关于人性、人伦关系及结构等问题的概括。

伦理与道德的含义相近，都是指社会道德现象。但严格来说，二者有区别，道德更侧重于道德实践，具体规定了道德规范、行为等。而伦理侧重于道德理论，是道德现象的抽象概括，因而国内外把研究道德的科学一般都称为伦理学。

2. 伦理学 伦理学又称道德哲学，是研究社会道德现象及其发展规律的科学。它的基本问题就是如何处理道德与利益的关系问题，任何道德问题都离不开个人利益和社会利益的矛盾关系。因此，伦理学将道德作为唯一的研究对象，从一定的哲学和历史观来解释这一概念，并逐渐成为一门独立的学科。

3. 护理伦理 护理伦理是指护士在其职业活动中，正确处理个人与他人、个人与社会关系的行为准则及规范的总和。

二、护理伦理学研究对象和特殊性

（一）护理伦理学研究对象

1. 护理道德现象 护理道德现象是指护理领域中普遍存在的各种道德关系的具体体现。它主要包括护理道德的意识现象、规范现象和活动现象三个组成部分，是护理伦理学主要研究的对象。

2. 护理道德关系 护理道德关系是指在护理领域中，由经济关系决定的按照一定的道德观念形成的人与人、人与社会的护理关系。

（1）护士与患者之间的关系 护士与患者之间的关系是护理伦理学研究对象的主要内容和核心问题，也是护理工作中最为关键、首要的关系。这一关系是否密切、和谐、协调，直接关系到护理质量的高低和患者的健康。

（2）护士与其他医务人员之间的关系 主要包括护士与医生、护士与医技人员、护士与医院行政管理人员、护士与后勤人员等之间的关系。这些关系的好坏，将直接影响护理工作的开展，影响医护人员整体力量的发挥和医护工作质量的提高。因此，这一关系是护理伦理学研究的重要对象。

（3）护士与社会的关系 由于护理领域的扩大，护士功能的增加，在护理实践中，护士不仅要履行对患者的健康责任，还要承担对他人、对社会的健康责任。如护理教育改革、计划生育、卫生资源的分配等问题，如果不考虑国家、社会的公益，就难以确定护士行为的道德性。因此，这一关系也必然成为护理伦理学的研究对象。

（4）护士与医学科研、护理科研之间的关系 医学科学和护理科学的迅速发展以及医学高新技术在临床上的应用，势必带来许多道德问题，如人工生殖技术、器官移植、生与死的控制等都涉及到护理行为道德与否的问题，因此，护士与医学科研、护理科研之间的关系也是护理伦理学的研究对象。

3. 护理道德规律 是指在护理道德现象之间的固有的内在的本质的必然联系。各种护理道德现象之间的内在联系、护理道德的本质问题和护理道德的产生、变化、发展的必然规律等等，这些问题也是护理伦理学的研究对象。

（二）护理伦理学的特殊性

护理伦理学科发展历史短，很年轻，仍然没有完全脱开医学伦理学的框架，但作为一门独立的学科，护理伦理学仍然有其自己独特的特点。主要体现在不同的护理工作岗位上及护理不同类型的患者时，会面临不同的、具体的伦理问题。如门诊护理工作、急诊护理工作、临终护理等，都体现了护理领域的特点，显示了护理伦理学的特殊性。

三、常见的护理伦理问题

1. 常见护理伦理问题　在护理实践中，常遇到的伦理问题一般有：如何建立融洽的护患关系；在对患者的关怀照顾中如何帮助患者权衡利弊得失，以让患者获取最大利益；如何维护患者的知情同意权、自主权等；如何公正分配护理保健资源；如何告诉患者一些特殊消息，如病情恶化或预后不佳等情况；如何避免因医务人员之间的不和谐而对患者造成伤害；以及如何面对要求实施安乐死的患者等等。这些都是护理工作实践常见的伦理问题。

2. 应对问题的策略　鉴于上述这些常见的护理伦理问题，作为一名护士，在护理实践工作中，应具有伦理决策的能力；在护患沟通中，既要做到满足患者知情权，又要兼顾不伤害的伦理原则，要反复权衡患者"知情"欲望的强烈和"知情"后的损害程度，把握"知情"的内容和尺度。同时，在任何情况下，护士都要注意语言的得体，运用恰当的语言来表达，并尊重患者，全心全意为患者服务等。总之，认真遵守护理工作中的伦理道德，是做一名高素质、有修养的护士的必备条件。

任务检测

一、选择题

（一）A1 型题

1. 护理伦理学是研究

　　A. 护理道德规律的科学　　　　　　B. 护理道德的科学

　　C. 护理道德与法律的科学　　　　　D. 护理道德本质的科学

　　E. 护理道德现象的科学

2. 以下哪点<u>不是</u>患者的义务

　　A. 如实提供病情和有关信息　　　　B. 避免将疾病传播他人

　　C. 尊重医师和他们的劳动　　　　　D. 不可以拒绝医学科研试验

　　E. 在医师指导下对治疗做出负责的决定并与医师合作执行

3. 患者<u>不能</u>拒绝

　　A. 治疗　　　　　B. 公开病情　　　　C. 手术

　　D. 实验　　　　　E. 遵守医院制度

4. 护理伦理中的具体原则是

　　A. 公正原则、不伤害原则、行善原则、平等原则

　　B. 公正原则、平等原则、行善原则、尊重原则

　　C. 维护患者利益原则、公平原则、主动原则、自主原则

　　D. 公正原则、不伤害原则、行善原则、自主原则

　　E. 尊重原则、平等原则、自主原则、行善原则

（二）A2 型题

5. 一因车祸受重伤的男子被送去医院急救，因没带押金，医生拒绝为患者办理住院手续，当患者家属拿来钱时，已错过了抢救最佳时机，患者死亡。本案例违背了患者的
    A. 享有自主权
    B. 享有知情同意权
    C. 享有保密和隐私权
    D. 享有基本的医疗权
    E. 享有参与治疗权

6. 某中年男患者因心脏病发作被送到急诊室，症状及检查结果均明确提示心肌梗死。患者很清醒，但拒绝住院，坚持要回家。此时医生应该
    A. 尊重患者自主权，自己无任何责任，同意他回家
    B. 尊重患者自主权，但应尽力劝导患者住院，无效时办好相关手续
    C. 尊重患者自主权，但应尽力劝导患者住院，无效时行使干涉权
    D. 行使医生自主权，为治病救人，强行把患者留在医院
    E. 行使家长权，为治病救人，强行把患者留在医院

7. 患者女性，51 岁，发热，头疼 1 天。医生要为她做腰穿检查，患者有恐惧感。从伦理要求考虑，临床医生应向患者做的主要工作是
    A. 要得到患者知情同意
    B. 告知做腰穿的必要性，嘱患者配合
    C. 告知做腰穿时应注意的事项
    D. 因诊断需要，先动员，后检查
    E. 动员家属做患者思想工作

8. 某肝癌患者病情已到晚期，处于极度痛苦之中，自认为是肝硬化，寄希望于治疗，病情进展和疼痛发作时，多次要求医生给予明确说法和治疗措施。此时，医生最佳的伦理选择应该是
    A. 正确对待保密与讲真话的关系，经家属同意后告知实情，重点减轻病痛
    B. 恪守保密原则，继续隐瞒病情，直至患者病死
    C. 遵循患者自主原则，全面满足患者要求
    D. 依据知情同意原则，应该告知患者所有信息
    E. 依据有利原则，劝导患者试用一些民间土方

9. 一位 3 岁病儿患急性菌痢住进医院，经治疗本已好转，即将出院。其父母觉得小儿虚弱，要求输血。碍于情面，医生同意了。可护士为了快点交班，提议给予静脉推注输血。当时病儿哭闹，医护齐动手给他输血过程中，病儿突发心脏骤停死亡。此案中医护人员的伦理过错是
    A. 无知，无原则，违背了有利患者的原则
    B. 无知，无原则，违背了人道主义原则
    C. 曲解家属自主权，违反操作规程，违背了有利患者的原则
    D. 曲解家属自主权，违反操作规程，违背了不伤害患者的原则
    E. 曲解家属自主权，违反操作规程，违背了人道主义原则

10. 护士小张因工作疏忽，误将三床的药发给十三床，发现后积极处理，并未引起严重后果。为了避免此类事件的发生，护士长组织科室学习，要求大家注意提

高护理道德修养。那么，下列不是提高护理道德修养方法的是

A. 学习求知　　　B. 面壁思过　　　C. 坚持实践

D. 注重慎独　　　E. 内省自律

二、思考题

1. 如何应用护理道德的原则、规范和护理道德修养的途径和方法，提高自己的护理道德修养？

2. 护理人员有哪些义务？如何保证患者的权利不受侵犯？

3. 常见的护理伦理问题有哪些？

（付能荣）

项目六 | 多元文化与护理

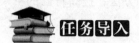 任务导入

【案例】

吴某，男，36 岁，信仰伊斯兰教，以"发热、右下腹压痛、反跳痛 24h"为主诉入院，体格检查：T39.3℃，P96 次/分，R22 次/分，BP120/80mmHg，入院后完善各项检查，确诊为"急性化脓性阑尾炎"，即行"阑尾切除术"，术后恢复良好，术后第二天胃肠功能恢复，可进食。因住院时为九月份，是伊斯兰教的斋戒月，从天亮到日落患者拒绝进食，因此，患者机体恢复受到影响。

吴某绝食和不配合治疗护理的行为，是由于其风俗习惯、信仰文化和态度所致。可见，护理人员应学习和掌握多元文化和跨文化护理理论，才能为患者提供更好的文化关怀优质护理服务。

任务一　认知文化与多元文化

任务二　认知跨文化护理

学习目标

1. 解释多元文化、文化休克和跨文化护理的概念。
2. 阐述文化休克的原因、过程、表现、影响因素及文化休克的预防。
3. 列举生活中常见的文化休克现象及护理人员在多元文化护理中的作用。
4. 叙述莱宁格的"日出模式"层次含义及跨文化护理理论的特征。

任务目标

1. 能运用文化关怀理论帮助服务对象更好地适应医院的文化环境。
2. 明确服务对象的文化需求，能将跨文化护理理论应用于护理工作中。
3. 通过继续学习不断提高自己的文化素养。

任务一　认知文化与多元文化

 知识平台

文化是一定历史、地域、经济、社会、政治的综合反映。文化是一种常见的社会现象，也是人类社会特有的现象。不同民族和文化环境会产生不同的行为规范，在现代复杂的社会结构下，需要各种不同的文化服务于社会的发展，这就造就了文化的多元化。护理人员应认识社会文化的特性、内容及文化的多元化现象，理解社会文化在

社会结构中的作用，为不同文化背景下的个体、家庭、社区和群体提供护理关怀具有重要的意义。

一、概念

1. 文化　是在某一特定群体或社会的生活中形成的，并为其成员所共有的生存方式的总和，包括价值观、知识、语言、信仰、艺术、法律、风俗习惯、风尚、生活态度及行为准则，以及相应的物质表现形式。

2. 多元文化　即多民族具有的不同文化共存于社会文化环境中，不同阶层和不同族群存在的文化差异，需用不同的文化为其提供平等的服务，这些文化服务于社会的现象就形成了复杂社会背景下的多元文化。

3. 文化休克　又称为文化震撼或文化震惊，该定义于 1958 年由美国人类学家奥博格（Kalvero Oberg）提出，是指生活在某一种文化环境中的人初次进入到另一种不熟悉的文化环境，因为失去自己熟悉的所有社会交流的符号与手段，所产生的思想混乱与心理上的精神紧张综合征。

二、文化休克概述

（一）文化休克原因

引起文化休克的原因主要是突然从一个熟悉的环境到了另一个陌生的环境，受到以下几个因素的影响，造成文化休克产生。五个因素使个体对文化背景的变化必须做出适应和调整，当出现的因素越多、差异越大时，个体产生文化休克的强度就越强烈。

1. 沟通交流　沟通是遵循共同的规则互通信息的过程。沟通的效果通常会受到文化背景的影响，不同的文化背景下，同样的内容可能会有不同的含义，脱离了文化背景的沟通往往会产生误解。

（1）语言性沟通　是人类最常见、最重要的沟通方式。但文化背景、文化观念的差异，如语种不同或者应用方言等均可导致沟通障碍。如在中国，朋友之间询问对方的年龄、婚姻、收入等是常有的事情，对方也能接受并回应。但是如果向西方国家的人也询问同样的问题，则会引起对方的反感甚至生气，从而导致沟通的中断。因为在西方国家年龄、婚姻、收入属于个人隐私。有时即使使用同一种语言，在不同的文化背景下语言表达的含义也不相同。如我国有 56 个民族，各民族都有自己的语言和沟通的方式，当一个人从熟悉的环境到陌生的环境时，就会遇到语言沟通障碍的问题，导致文化休克。

（2）非语言性沟通　指信息通过身体语言、空间效应、反应时间、类语言、环境等多个方面，运用声音、视觉、触觉等进行信息传递的方式。不同文化背景下的非语言性沟通模式不完全相同，所代表的信息含义也不相同。如印度人赞同对方的意见时摇头，不赞同时点头；在泰国，朋友相遇时双掌合十以示敬意，手举得越高，表示尊敬程度越深；非洲人用握手表示友好，对尊敬者先用左手握住右手的手腕，再用右手与对方握手，对特别亲近者，则先握一下对方的手，然后握对方的手指，最后再握一下对方的手。如果不了解信息含义或运用不当，均会引起误解或交流障碍，而引起文化休克。

2. 日常生活活动差异 每个人都有自己的生活习惯和规律，当其所处的文化环境发生改变时，其日常生活习惯、生活活动等都会发生变化。这就需要人们在新的环境中调整、改变自己，花费时间和精力去适应新的文化模式。在这个适应过程中，人们往往会产生挫折感，影响适应新的日常生活习惯，从而引起文化休克。

3. 孤独 孤独往往伴随着无人沟通或沟通障碍。在新的文化中，一个人丧失了自己在原有文化背景中的社会角色，同时对新环境感到生疏，与亲人或熟悉的朋友分离或语言不通，会倍感孤单、无助，导致情绪不稳定、焦虑、对新环境的恐惧等，出现文化休克。

4. 风俗习惯 不同文化背景具有不同的风俗习惯，一个人处于新的文化背景中，就必须适应新的风俗习惯。新环境中的饮食、服饰、居住、消费等生活习惯可能与原有的文化环境不同，使身处其中的人难以适应，但又必须了解和接受。文化的差异会使人短时间内难以忍受，出现文化休克。

5. 态度和信仰 态度是人们在一定的社会文化背景中，与他人长期相互作用而形成的对事物的评价和倾向。信仰是对某种主张或主义的极度信任，并以此作为自己的行动指南，主要表现在宗教信仰上。受自身环境文化模式的影响，每个文化群体之间的态度、信仰、人生价值和人的行为都不相同。当一个人的文化环境突然变化时，其长期形成的文化价值观与新的价值观会产生矛盾和冲突，造成其行为的无所适从，从而产生文化休克。

（二）文化休克过程

文化休克的变化历程分为四个阶段：蜜月阶段、沮丧或敌意阶段、恢复调整阶段和适应阶段。文化休克过程可用"U"形曲线图表示，见图6-1-1。

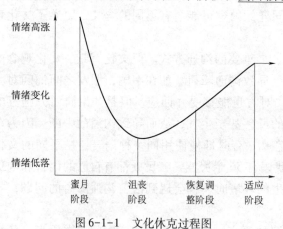

图 6-1-1　文化休克过程图

1. 蜜月阶段 当一个人到达新环境，由于新鲜感，往往心理上兴奋，情绪亢奋或高涨，处于乐观的、兴奋的"蜜月"阶段，此阶段一般持续几个星期到半年。如人们常常在到达新的国家之前对异邦的工作和生活充满美好的憧憬，初到异国，对新文化环境中的人文景观和意识形态都会感到新奇，对新环境的人、景色、食物等都感到满意。此时人们往往渴望了解新的风俗习惯、语言行为等，希望能顺利生活和工作。虽然有些人在短期的异国逗留期间都停留在"蜜月"阶段，不会产生文化休克，但是，很多人在进入新的文化环境一段时间后，会进入第二个阶段，即沮丧或敌意阶段。

2. 沮丧阶段 "蜜月"阶段后，个体的好奇、兴奋感已经消失，处在异域文化中的"外乡人"，开始意识到必须改变以往的生活习惯与原有文化去适应新环境，此时会出现价值观的矛盾和冲突，加之人地两生、孤立少援和生活不便，个人的信仰、行为、自我概念及形象往往会受到挫伤。尤其是原来认为是规范、良好的生活方式在异域文化中频频碰壁，更感到迷茫和挫折，即进入沮丧阶段，此阶段一般持续几个星期到数月。在此阶段，人们面对心理上的沮丧、失落感时，通常有两种表现方式：一是敌意，二是回避。此阶段也是文化休克综合征中最严重也是最难过的时期，当然，有的人也会不经历这个阶段。

3. 恢复调整阶段　在经历了一段时间的沮丧和迷惑之后，人们开始去学习新的文化模式，找到了应对新文化环境的办法，逐渐适应了新的文化环境，即进入恢复调整阶段。此阶段，个体采取一定的适应方式，如参加日常生活活动、聚会、交友等，逐渐了解、熟悉新环境中的"软文化"和"硬文化"，修复自我，形成新的行为模式。其心理上的混乱、沮丧、孤独感、挫折感逐渐减少，对发生的文化冲突不再认为是对自我的伤害，慢慢地解决了文化冲突问题。

4. 适应阶段　随着文化冲突问题的解决，此阶段个人已"入乡随俗"，适应了新的文化环境。已经完全接受新环境中的文化模式，建立起了符合新文化背景的行为、习惯、价值观念、审美意识等，在新环境中感觉安全、舒适，一旦需要再次离开新环境回到旧环境中，又会经历一次文化休克，又要开始重新适应。

（三）文化休克表现

1. 焦虑　焦虑是指个体处于模糊的不适感中，是自主神经系统对非特异性或未知威胁的一种反应。①生理表现，坐立不安、失眠、疲乏、声音发颤、手颤抖、瞳孔散大、出汗、面部紧张、眼神接触差、尿频、恶心、呕吐，某些动作如洗手、喝水、进食、吸烟等增加，心率增加、呼吸频率增加、血压升高等。②情感表现，自诉不安、缺乏自信、警惕性增强、持续增加的无助感、忧虑、悔恨、过度兴奋、容易激动、爱发脾气、哭泣、自责和谴责他人，关注过去而不关心现在和将来，害怕出现意料不到的后果等。③认知表现，心神不定，思想不集中，健忘或者思维中断，对周围环境缺乏关注等。

2. 恐惧　恐惧是指个体处于一种被证实的、有明确来源的惧怕感中。文化休克时，恐惧主要表现为躲避、注意力和控制力缺陷。个体自诉心神不安、恐慌，有哭泣、逃避的行为，冲动性行为和提问次数增加，疲倦、失眠、出汗、晕厥、夜间噩梦，尿频、尿急、腹泻、口腔或咽部干燥，面部潮红或者苍白，呼吸短而急促、血压升高等。

3. 沮丧　沮丧是指由于对陌生环境的不适而产生的失望、悲伤等情感。主要表现两个方面：①生理表现，胃肠功能减退，出现食欲减退、体重下降、便秘等问题。②情感表现，忧愁、沮丧、哭泣、退缩、偏见或敌对。

4. 绝望　绝望是指个体主观认为没有选择或者选择有限，以至于不能发挥自己的主观能动性。其主要表现为生理功能低下，表情淡漠，言语减少，感情冷漠，被动参加活动或者拒绝参加活动，对以往的价值观失去评判能力。

（四）影响文化休克的因素

1. 年龄　儿童处于学习阶段而且生活习惯尚未成型，对生活环境改变适应较快，应对文化休克时困难较少，异常表现较轻。反之，年龄越大，原有的文化模式越根深蒂固，则较难放弃熟悉的文化模式而去学习新的文化模式。

2. 个体的健康状况　在应对文化冲突的过程中，身心健康的个体应对能力强于身心衰弱的个体。

3. 以往应对生活改变的经历　生活中经历的变化较多、对各种变化适应良好的个体，在应对文化休克时，比生活上缺乏变化的个体困难要少，文化休克的症状要轻。

4. 一般性的应对类型　对外界变化易适应和做出一般性反应的个体，与对外界变化容易做出特殊反应的个体比较，应对能力要强，异常表现要轻。

（五）文化休克的预防

1. 提前熟悉新文化环境　在迁移至新环境之前，通过各种途径提前了解、掌握新环境的各种文化背景和文化模式，可以比较容易地适应新环境，避免文化冲突时突然产生强烈的文化休克。

2. 主动接触新文化环境中的文化模式　在进入新环境之后，应尽快地接触和理解新的文化模式。可以有的放矢地进行生活方式及生存技能的模拟训练。在两种不同的文化发生冲突时，如果能更好地理解新的文化环境，就会更快地接受这一文化模式。

3. 寻找和利用支持系统　个体在新环境中产生文化休克时，要善于发掘和充分利用对自己有帮助的支持系统。提高自己的跨文化沟通能力，妥善处理好新环境中的人际关系，取得新环境中人群的认同和帮助，从而提高文化适应能力，减少文化休克的影响。

任务二　认知跨文化护理

知识平台

　　莱宁格（Madeleine Leininger）博士是跨文化护理学的奠基者，是美国著名的跨文化护理理论学家。从20世纪50年代中期开始跨文化护理研究，莱宁格在美国中西部的一个"儿童指导之家"工作，与那里的儿童及双亲接触，发现儿童中反复出现的行为差异由不同的文化背景造成，经过多年的研究，她创立了"跨文化护理理论"。莱宁格是世界上第一位获得人类学博士学位的专业护士，她出版了许多著作，具有代表性的有《跨文化护理：概念，理论和实践》、《护理与人类学：两个交织的世界》、《文化照顾的多样性与普遍性》等，莱宁格也得到了国际护士界及相关领域同行的广泛认可。

一、跨文化护理理论的内容

（一）概念

1. 文化关怀　文化关怀是指用一些人们认识到的价值观、信念和已定型的表达方式，来帮助、支持个体或群体维持健康、改善生活方式或面对死亡与残疾。

2. 跨文化护理　莱宁格认为跨文化护理是根据服务对象的社会环境和文化背景，了解服务对象的生活方式、信仰、道德、价值观和价值取向等，向服务对象提供多层次、多体系、高水平和全方位的有效护理。跨文化护理主要是通过文化和文化环境来影响服务对象的心理，使其能够处于一种良好的心理状态，利于疾病的康复。

（二）跨文化护理内涵

莱宁格指出以文化为基础的护理关怀可有效地促进、维持健康，使患者从疾病和残疾中康复，文化关怀既包括专业关怀护理，又包括一般性保健服务。护理作为一个跨文化关怀专业，能够为不同文化的服务对象提供护理关怀。

1. 莱宁格跨文化护理模式 莱宁格用"日出模式"来表达、解释和支撑其跨文化护理理论以及该理论各部分之间的概念框架（图6-2-1）。可帮助护理人员研究和理解在不同文化背景下，各组成部分如何影响个体、家庭、群体和社会或机构的健康。

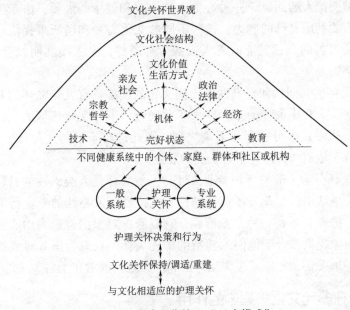

图 6-2-1 跨文化护理"日出模式"

"日出模式"的上半部分描述了文化关怀、世界观、文化与社会结构的构成，这些因素通过语言、环境和生活方式等影响人们的关怀与健康。下半部分是对个体、家庭、群体及社区或机构健康产生影响的一般关怀和专业关怀，两者之间相互关联、相互影响。护理关怀是一般关怀和专业关怀之间的桥梁，并通过了解服务对象的文化背景和健康状况，做出护理关怀决策和行动，通过文化关怀的调整、重建等，最终达到与服务对象文化相适应的护理关怀。

2. 莱宁格的"日出模式"层次含义 莱宁格的"日出模式"共包含以下四个层次。

（1）第一层世界观、文化和社会结构层 本层相当于系统中的超系统，用于指导护理评价和收集影响服务对象关怀表达方式和关怀实践的因素，包括服务对象的世界观、文化和社会结构要素及其环境背景、种族史等。

（2）第二层文化关怀和健康层 本层提供解释个人、家庭、群体和社区或机构的健康、疾病、死亡的社会文化结构和文化关怀表达方式等与健康密切相关的因素，说明与文化有关的关怀和健康的特定意义及表达方式。

（3）第三层健康系统层　本层包括一般关怀系统、专业关怀系统和护理关怀系统。该层的信息包括每一系统的特征以及每一系统独特的关怀特色，这些信息有利于确定文化关怀的差异性和共同性。

（4）第四层护理关怀决策和行为层　本层包括保存（或维持）、调适（或协商）、重建（或重塑）三种关怀模式。护理关怀在这一层得以实施，基于服务对象的护理行动和决策在此层展开，与文化一致的关怀得以发展。

3. 跨文化护理理论的特征

（1）文化关怀是人类赖以生存的条件　人类是有文化的生物，照顾是人类的一种普遍现象，人需要他人的照顾，并关心他人的生存和健康的需要。由于生活的文化背景不同，人们需要利用自己的能力，按照不同的文化需要和场所来提供一般性文化关怀。文化关怀是人类的天性，能改善人们的生存条件，是人类文明社会形成、生存、发展的基础和必需条件。

（2）文化关怀的共同性和差异性　不同文化的民族具有文化关怀的共同性和差异性特点，莱宁格认为文化关怀的差异性大于共同性。不同文化环境的人，关怀体验也不同，照顾的表达方式也可能存在天壤之别，因此，对于不同文化背景的服务对象，提供不同的适合于他们的护理是护理人员的职责。

（3）文化关怀分为一般关怀和专业关怀　一般关怀是人类天性的具体表现，它存在于人们的日常生活中；专业关怀是帮助性、支持性、关心性的专业行为，能满足服务对象的需求。护理关怀是一种专业照顾，它以服务对象的健康为中心，从整体观念出发，为服务对象提供符合于他们的独特的护理关怀。只有为服务对象提供与其文化背景相符合的护理关怀，才能减缓文化冲击和护患之间的潜在矛盾。

二、护士在多元文化护理中的作用

1. 综合管理　护理人员有责任管理及组织服务对象护理的全过程，使服务对象尽快适应医院文化环境。在对服务对象的护理过程中可采取多方面的护理措施，如饮食护理、心理护理、支持护理等综合护理。

2. 教育咨询　服务对象有获得自己疾病及病程进展相关信息知识的需求，护理人员应根据服务对象的文化背景，如接受能力、知识水平、对疾病的理解能力等，有目的、有计划、有步骤地对服务对象进行健康宣教。

3. 健康促进　文化护理的目的之一就是调动服务对象的主观能动性和潜在能力，配合服务对象的文化需求，使其更积极地配合治疗和护理，更主动地采取促进健康的自护行为，对疾病的治疗和预后充满信心，促进疾病的康复。

4. 心理疏导　在文化护理过程中应注重服务对象不同的文化背景，避免出现文化休克，如已出现文化休克，则应对服务对象进行心理疏导，使其逐步理解、接受文化护理。

5. 整体协调　实施文化护理时，要遵循整体护理的原则，不仅要考虑服务对象本人的情况，还要评估其家庭、社会背景，争取得到各方面的支持和帮助，在护理过程中应注意协调各种人员之间的关系，帮助服务对象尽快适应医院的文化环境，保证高质量的护理。

三、文化模式在护理实践中的作用

（一）帮助患者融入医院的文化环境

对于服务对象来说，医院是一个陌生的环境，医院灯光、声音、气味、生活作息习惯等与日常生活都不相同，可能引起不适；与家人分离、日常活动改变、对疾病和治疗的恐惧等都可引起生理和心理上的障碍，出现不同程度的文化休克。我国是多民族国家，幅员辽阔，人们所处的社会和文化环境各不相同，生活方式、道德、信仰、价值观等也不相同。护理人员是帮助服务对象减轻、消除文化休克，使其尽快适应医院文化环境的重要成员。

1. 帮助服务对象尽快熟悉医院环境 应以热情的态度、微笑的服务，认真做好入院介绍和指导，使服务对象尽快熟悉医院、病区、病室的环境，了解医院规章制度等相关的文化环境，使服务对象和家属具有安全感，恰当安排入院后的生活，更快适应各种治疗、护理，有利于减轻文化休克。

2. 尽量少用专业术语 在医院环境中，医护人员常用的一些医学专业术语，如医疗诊断名称、化验检查报告、治疗和护理过程中的简称等，均会造成服务对象与医护人员之间的沟通障碍，加重服务对象的文化休克。因此，在沟通时，护理人员应了解沟通中文化的差异，使用通俗易懂的语言及非语言沟通技巧，对诊断、治疗及护理操作进行详尽的解释，尽量避免使用大量医学术语，以减轻服务对象的焦虑、恐惧，帮助其尽快适应医院的文化环境。

3. 采取适合文化背景的沟通方式 不同文化背景者对沟通交流的期待及接受程度不同，护理人员应掌握和理解服务对象及其家庭的文化背景、沟通方式、对健康和疾病的态度等，这样才能与服务对象进行有效的沟通，建立良好的护患关系，满足服务对象对文化的需求，帮助其预防和减轻住院引起的文化休克。

（二）提供适合服务对象文化环境的护理

价值观、信念、语言等文化因素都可直接影响健康及健康保健，护理活动的效果与文化因素密切相关。在多元文化护理中，护理人员要避免把自己的文化、价值观、信念、行为等强加给护理对象。应从对方的文化立场出发，理解服务对象的文化背景和思想行为，尊重其文化要求，提供符合其需求的整体护理。

1. 理解服务对象的就医行为 不同的文化背景会影响服务对象的就医行为。护理人员应了解服务对象对医院、医生、护理人员的看法和态度，结合服务对象对治疗和护理的期待进行护理。如临床有些服务对象缺乏医学知识，认为只要舍得花钱治病就可以了，殊不知临床上有许多身心疾病单靠吃药是不能完全解决的。因此，护理人员应该根据具体情况对服务对象进行健康宣教，取得服务对象的理解与合作。

2. 明确服务对象对疾病的反应 不同文化背景的服务对象对疾病的心理和行为反应各不相同。在实施护理的过程中，护理人员应动态地了解服务对象的健康问题，以及服务对象对健康问题的表达和陈述方式。如不同性别的人表达悲伤的方式不同，男性多用沉默表达悲伤，女性则多哭泣并需要别人的安慰和支持。在东方文化背景下，人们的心理挫折无法表露时，往往选择将它压抑下来，以"否认"、"合理化"、"投射"等心理防御机制来应对，或以身体的不适，如头痛、无食欲、胸口发闷等作为就医的原因。但如果医护人员进一步询问，大多数服务对象则会说出自己内心的困扰、人际关系中存在的问题和文化冲突等。此时，护理人员不能直接指出服务对象存在的是心理问题，以免触犯服务对象心理疾病的社会否认，而应该在建立良好护患关系的基础上，再进一步明确服务对象的心理问题所在，制定相应的护理措施，与服务对象及其家属共同完成护理活动。

3. 尊重服务对象的风俗习惯 不同民族的饮食习惯各具特色，在饮食方面要充分尊重服务对象的风俗习惯，针对不同民族习惯提供合理的饮食护理，不要触犯服务对象的特殊忌讳和民族习俗。如在我国满族、锡伯族禁食狗肉；蒙古族禁食牛肉；回族、塔吉克族、维吾尔族等信仰伊斯兰教，禁食猪肉、死的动物，每年九月斋戒期间从黎明到日落禁止进食和饮水。在日常生活方面，南方人认为数字"4"和"死"谐音，不吉利，在安排床位时应尽量避开服务对象忌讳的数字。有的民族术前不宜剃阴毛，有的民族术前要祈祷。此外，在病情观察、疼痛护理、临终护理、尸体护理和悲伤表达等方面也要尊重服务对象的文化模式，如对伊斯兰教的服务对象进行尸体护理时需进行特殊的沐浴。

4. 合理利用支持系统 社会和家庭的支持系统可降低服务对象的不良心理反应，提高其心理健康水平，提高治疗和护理的依从性。家庭是服务对象的一个重要支持系统，护理人员应了解服务对象的家庭结构、家庭关系、教育方式、亲子关系等信息，利用家庭系统的力量预防或减轻文化休克的症状。如对住院儿童的护理中，应充分利用父母的爱心和责任心，帮助其克服孤独感、应对及解决问题。

5. 注意价值观的差异 不同民族和不同文化背景的服务对象，具有不同的生活方式、信仰、价值观等，护理人员应注意其价值观念的差异。如中国人主张"孝道"，为了尽孝，对住院的老人照顾得无微不至，甚至包揽了所有生活护理，但这样会使老人丧失了自我、自立，产生依赖思想。护理人员应顺应老年服务对象及其家属的价值观念，满足他们的自尊心和愿望，对于依赖性较强的服务对象，在病情允许的情况下，护理人员应鼓励和培养服务对象的自理能力。

6. 重视服务对象的心理体验 不同的文化背景下，人们对问题会有不同的解释和理解，护理人员不能因为服务对象使用了与自己不同的文化模式来解释疾病的发生及健康问题就取笑服务对象，甚至认为服务对象不可理喻而不理睬。如某服务对象身体不适，认为是去世的亲人灵魂附身，此时护理人员要根据服务对象的年龄、知识结构等文化背景与其进行沟通，了解其心理感受和情感体验。

护理学是一门以社会科学、自然科学等多领域知识为理论基础的综合性应用学科。是以人的健康为中心，研究自然、社会、文化教育、心理等多因素对人的健康的影响，从而进行整体护理的学科。作为护理人员，既要有责任感和同情心，更要关注护理对象的文化背景、工作性质、生活习惯、宗教信仰等多元文化的因素，不断提高自身的人文知识和文化素养，将护理工作与服务对象及其文化背景密切结合，提供适合服务对象文化需求的高质量的护理服务。

任务检测

一、选择题

（一）A1 型题

1. 文化休克表现焦虑的生理反应<u>不包括</u>

　　A. 坐立不安　　　B. 失眠　　　C. 哭泣

　　D. 声音发颤　　　E. 眼神接触差

2. 关于文化休克，以下描述正确的是

　　A. 身体健康者应对能力弱　　　B. 儿童较成年人文化休克症状重

　　C. 生活阅历丰富者应对能力弱　　　D. 易适应者应对能力弱

　　E. 身体衰弱者应对能力弱

3. "跨文化护理理论"是由谁创立的

　　A. 马斯洛　　　B. 卡利什　　　C. 莱宁格

　　D. 汉德森　　　E. 皮亚杰

4. 莱宁格"日出模式"的第二层是

　　A. 护理关怀决策和行为层　　　B. 世界观、文化和社会结构层

　　C. 文化关怀和健康层　　　D. 健康系统层

　　E. 专业系统层

（二）A2 型题

5. 护理对象王某，进入陌生的文化环境，在经历一段时间的沮丧和迷惑后，开始去学习新的文化模式，找到了应对的方法，适应了新的文化环境，表明他已进入

　　A. 蜜月阶段　　　B. 沮丧阶段

　　C. 恢复调整阶段　　　D. 适应阶段

　　E. 无法判断

二、思考题

1. 如何预防和减轻住院患者的文化休克现象，使其尽快适应医院的文化环境？

2. 文化模式在护理实践中的作用有哪些？

（李燕燕）

单元四 岗位执业意识和能力 >>>

项目七 | 护理程序

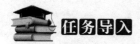任务导入

【案例】

吴某，男，40岁，与朋友聚餐大量饮酒后出现中上腹持续性刀割样剧烈疼痛并向腰背部放射，同时伴恶心、呕吐10小时，由120急诊送入院。神清，面色苍白，痛苦表情，主诉中上腹疼痛难忍。急诊检查：血常规检查示白细胞计数为 $11.07×10^9/L$，血清淀粉酶为1091U/L。患者以急性胰腺炎入住消化内科进行治疗。入院体检：体温38.5℃，脉搏100次/分，呼吸20次/分，血压106/70mmHg，体重75kg，上腹压痛（+），腹软，反跳痛（-），肠鸣音存在。入院后给予禁食、胃肠减压、药物抑制胰腺分泌、补充血容量等处理并行上腹部CT检查。

针对患者的病情，需要护士立即全面评估患者，找出健康问题，确立护理诊断，确定优先顺序，迅速采取对应护理措施，为患者提供科学、有效的健康照顾。

任务一　认知护理程序及发展历史

任务二　进行护理评估

任务三　确立护理诊断

任务四　制定护理计划

任务五　实施护理措施

任务六　评价护理效果

任务七　书写护理病案

学习目标

1. 解释护理程序、护理评估、护理诊断、护理评价的概念。

2. 说出护理程序的步骤、实施的步骤、护理评价的步骤及特点。

3. 阐述资料收集、整理和分析的方法，学会护理资料的记录。

4. 描述护理诊断的分类、护理目标的种类、陈述方式并列举说明。

5. 鉴别护理诊断与医疗诊断，说明护理诊断的排序原则和优先顺序排列方法。

任务目标

1. 建立整体护理理念，能将护理程序与护理实践相联系。

2. 能正确确立护理问题及优先顺序。模拟完成一份资料的收集、记录、整理和分析。

3. 初步学会护理计划的制订与书写、护理病案的书写格式和方法。

任务一　认知护理程序及发展历史

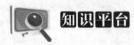 知识平台

一、护理程序的概念

护理程序　是指导护理人员以满足护理对象的身心需要，恢复或增进护理对象的健康为目标，运用系统方法实施连续性、计划性、全面整体护理的一种理论与实践模式。护理人员运用护理程序评估护理对象的健康状况，确认现存的或潜在的健康问题，制定适合护理对象的护理计划并采取适当的护理措施以解决确认的问题，使护理对象恢复健康或达到最佳的健康状态。护理程序是一种有计划、系统而科学的护理工作方法。

二、护理程序的发展历史和理论基础

（一）发展历史

1. 1955 年，护理程序的概念由赫尔（Lydia Hall）首先提出，她认为护理是一种按程序进行的科学工作方法。

2. 1961 年，奥兰多（Orlando I. J.）在著作《护士与患者的关系》中首次使用了"护理程序"一词，并提出了护理程序工作的三个步骤：即患者的行为、护士的反应、护理活动的有效计划。

3. 1967 年，尤拉和沃尔什（Yura & Walsh）完成并出版了第一本权威性的教科书《护理程序》，将护理程序确定为评价、计划、实施和评价四个步骤。

4. 1973 年，北美护理诊断协会（简称 NANDA）成立，在第一次会议召开之后，许多护理专家提出应将护理诊断作为护理程序的一个独立步骤。同年，盖比和拉文（Gebbie and Lavin）将护理诊断增加在护理程序中，使之成为五个步骤。

5. 1977 年，美国护士协会（简称 ANA）将护理程序规定为评估、诊断、计划、实施和评价五个步骤。

知识链接

护理程序中国之路

美籍华裔学者李式鸾博士于 20 世纪 80 年代初期来华讲学，引进了美国的责任制护理制度，以护理程序为核心的责任制护理在中国开始实行。1994 年，经美籍华人学者袁剑云博士介绍，以护理程序为核心，对患者进行有效整体护理的模式病房在全国部分医院开始试点。1996 年正式组建全国整体护理协作网。1997 年 6 月，原卫生部《关于进一步加强护理管理工作的通知》文件下发，要求全国各医院积极推行整体护理。目前，我国护理人员仍在积极探索适合中国国情、具有中国特色的整体护理实践模式。

（二）理论基础

1. 系统论　构建了护理程序的理论框架。

2. 人类需要层次理论　为评估护理对象的健康状况、预见护理对象的需要提供理论依据。

3. 信息交流论　为护理人员提高与护理对象的有效沟通赋予交流能力和技巧的知识，确保护理程序的最佳运行。

4. 解决问题论　为确认护理对象健康问题，寻求最佳解决问题的方案及评价效果奠定了方法论的基础。

5. 成长与发展理论　赋予护理人员观察评估不同年龄护理对象的生理、心理、社会需求及健康问题的理论知识。

6. 压力与适应理论　为护理人员对护理对象生理、心理等反应的观察和预测及对其适应能力和适应水平的判断，继而采取有效的护理干预措施，提高护理对象的适应能力提供理论依据。

在运用护理程序过程中，还需引用其他理论，如控制论等。各种理论相互关联，互相支持，在护理程序过程中的不同阶段、不同方面起着独特的指导作用。

三、护理程序步骤及相互关系

（一）护理程序步骤

护理程序由评估、诊断、计划、实施和评价五个步骤组成。

（二）护理程序各步骤相互关系

护理程序各步骤是有序进行的，护理评估是护理程序实施的第一个步骤，对护理对象生理、心理、社会等方面的健康状况和健康需求及相关因素全面、正确的评估是确立护理诊断的基础。护理人员针对护理诊断制定对应护理计划并实施护理措施之后，对经护理后护理对象的健康状况和反应做出评价，达到预期目标的则终止程序，未达预期目标或出现新问题的，需重新进行护理评估、制定护理计划及实施护理措施，进行下一轮的护理程序。护理程序是一个无限循环、周而复始的过程，其各步骤之间相互联系、相互影响，可交叉运用（图7-1-1）。

四、护理程序的应用意义

（一）对护理专业方面的意义

1. 促进护理的专业化和规范化　护理程序的应用成为护理学专业化的重要标志之一，使护理工作的科学性、专业性和独立性得到了真正体现，同时规范了护理的工作方法和专业行为，促进护理专业化发展。

2. 促进护理管理水平的提高　护理程序运用于护理管理工作，对护理管理提出了更高的要求，使临床护理质量评价有了新突破。

3. 推动护理科研的进步　运用护理程序的方法可引导护理人员将护理对象作为一个整体的、系统的人来考虑研究的重点内容和方向，推动了护理科研的发展。

4. 推动护理教育模式转变　护理程序的实践及整体护理理念的形成，对护理教育的模式转变具有指导意义，护理教育的目的是适应临床护理实践的需要和社会对护理

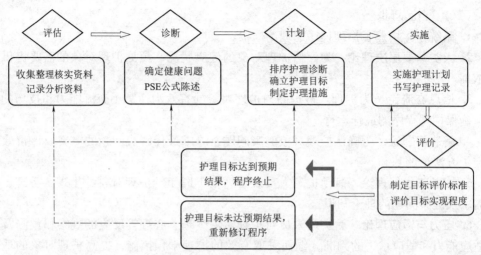

图 7-1-1　护理程序步骤及相互关系示意图

专业的期望，从而使课程建设、教学内容安排、教学方法运用等方面都发生了根本性的变化，促进护理教育培养模式的转变。

（二）对护理对象方面的意义

1. 成为直接受益者　护理程序的临床运用使护理对象获得了生理、心理、社会等方面系统、全面、个体化、高质量的健康照顾，享受到高水平的护理服务，成为护理程序的最大受益者。

2. 获得相关知识与技能　护理程序为护理对象提供全面、系统的护理服务，包括满足其对健康知识的需求。护理程序在应用过程中强调护理对象及家属的参与，护理人员通过多种健康教育方法，为护理对象及其家属传授疾病相关防治知识和技能，提高了护理对象及其家属的健康参与意识和健康照顾知识与技能。

（三）对护理人员方面的意义

1. 转变护理人员角色　护理程序的临床运用，使护理人员的自主性、独立性、创造性思维和评判性思维能力得到充分发挥，摆脱了被动执行医嘱的局面，由医生的助手转变为医疗工作中的合作伙伴。

2. 提高护理人员综合能力　护理程序运行过程中，培养了护理人员独立发现问题和解决问题能力、人际交往沟通能力、决策能力、评判性思维能力等多种能力，提高了护理人员自身综合素质能力。

3. 提高护理人员工作成就感　护理程序在临床护理实践中的应用，充分展示了护士的角色与功能，提高了护理人员的工作成就感和自身价值认同感。

任务二　进行护理评估

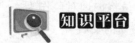 知识平台

护理评估是进行护理程序的第一步，其目的是识别护理对象的健康问题和护理需

求，寻求恢复和促进其健康的有利因素，为执行护理活动提供可靠的依据。护理评估是整个护理程序的关键步骤和基础，直接影响到护理诊断和护理计划制定的正确性。护理评估贯穿于整个护理过程，利于获得护理对象的动态健康资料，指导护理活动的进行。

一、护理评估概念

护理评估 指有计划、连续、系统地收集护理对象的健康资料并分析、判断资料的过程，主要评估内容包括个体、家庭或社区的现存或潜在的健康问题和生命过程中的经历，如疾病、健康和康复等。

二、护理评估过程

护理评估的过程包括收集资料和整理分析资料两个环节。

（一）收集资料

1. 收集资料的目的 ①获得护理对象的健康资料，为正确做出护理诊断提供依据。②为护理计划的制订提供依据。③为护理效果的评价提供依据。④积累护理科研资料。

2. 资料的类型

（1）主观资料 指服务对象对自己现存或既往身心健康状况的感受或看法，包括服务对象的主诉、亲属及代理人的代诉。主观资料一般无法具体测量和观察，如"我胸闷，喘不过气来"，"我全身乏力，走路没劲"，"我担心我的病治不好了"等为主观资料。

（2）客观资料 指评估者通过观察、体格检查、测量及各种医疗设备辅助检查所获得有关护理对象健康状况的资料。如血压 180/100mmHg、患者面色苍白、瞳孔缩小、大汗淋漓、下肢凹陷性水肿、空腹血糖 11.7mmol/L、颈部肿块等均为客观资料。客观资料可反映主观资料的真实性，如急性 ST 段抬高型心肌梗死患者诉胸前区疼痛，有濒死感，护理人员观察到患者大汗淋漓、面色苍白、痛苦表情，心电图检查显示 ST 段抬高呈弓背向上型，出现病理性 Q 波、T 波倒置等特征性改变，一系列客观资料可说明患者确实疼痛剧烈。

3. 资料来源

（1）直接来源 资料直接来源于护理对象本人，通过护理对象的主诉，对护理对象的观察、测量及体格检查等所获得的资料，是资料的主要来源。如果护理对象非婴幼儿，能正常用语言进行交流，其所提供的就是资料的最佳来源。

（2）间接来源 ①护理对象的家属及相关人员：当护理对象为婴幼儿或有意识不清、交流障碍、情绪不稳定时，其家属及与之相关人员就成为获取资料的重要来源，如配偶、亲属、同事、朋友、邻居等。②其他卫生保健人员：共同或曾经参与护理对象诊断、治疗、护理等各类医疗人员，均可提供重要资料，如医师、营养师、康复师、药剂师及其他护士等。③医疗护理文献：医学、护理学及其他学科相关的文献资料可为护理对象的病情判断、治疗、护理实践等提供依据。④护理对象的医疗文件：既往就诊病历和现有健康状况如症状、治疗、护理等记录的病历，以及各种辅助检查报告、健康保健记录等医疗文件。

4. 收集资料的内容和范围 护理程序将护理对象看成是一个整体，因此在进行护理评估时，护理人员除要了解护理对象的身体状况外，还需对其心理、社会、经济、文化等资料进行收集，才能确保护理评估的全面、完整。各地区、各医院由于应用评估依据的不同，收集资料的内容也不尽相同，<u>主要包括一般资料、目前健康状况、既往健康状况、生活状况及自理程度、心理社会状况等。</u>

（1）一般资料 包括护理对象的姓名、性别、年龄、出生地、民族、职业、婚姻状况、文化程度、宗教信仰、联系人、联系方式、家庭住址、入院时间、入院方式、医疗诊断、医疗费用支付形式等。

（2）目前健康状况 包括现病史、主诉、用药情况、护理体检情况及目前饮食、睡眠等情况。

（3）既往健康状况 包括既往病史、手术及外伤史、住院史、用药史、过敏史、家族史、传染病史、有无特殊嗜好等，女性护理对象还包括婚育史和月经史。

（4）护理体检 主要项目包括护理对象的体重、神志、生命体征、皮肤黏膜情况、听力、视力、语言能力、肢体活动等各系统的功能情况及阳性体征等。

（5）生活状况及自理程度 包括生活自理能力、饮食、睡眠与休息、营养、排泄、烟酒嗜好、个人清洁卫生、活动情况等。

（6）心理社会状况 心理状况包括护理对象的一般心理状态、对疾病的认识和态度、人格类型、对康复有无信心、病后行为及情绪的变化、应对能力等。社会状况主要包括家庭关系、工作学习环境、经济状况、医疗保险待遇及社会支持系统状况等。

5. 收集资料的方法 为全面、系统、正确地收集护理对象的各项健康资料，护理人员需运用不同的专业技巧和方法，主要方法如下。

（1）交谈法 指护理人员运用沟通技巧与护理对象及其亲属、其他人员等进行交谈，收集护理对象的健康资料，是最主要的主观资料收集方法。交谈的主要目的是有效、完整地收集护理对象的健康资料和信息，因此护理评估中的交谈需有目的、有计划地进行。同时，恰当的交谈也有助于和谐护患关系的建立。交谈过程中应注意以下几点。

环境准备：环境应安静、舒适，光线适宜，护理对象感到轻松、自然，愿意陈述自己的感受。

注意沟通技巧和隐私的保护：交谈中护士应针对护理对象的不同情况合理运用沟通技巧，保证交谈的正常进行和资料的收集。交谈过程中，对一些敏感性话题应注意护理对象的隐私保护。

抓住主题、引导谈话：①交谈开始前，护理人员应了解护理对象的资料，准备交谈提纲，并向其说明交谈的目的及所需的时间，使护理对象有思想准备，然后按交谈提纲顺序引导患者交谈。一般先从其主诉、一般资料开始，逐渐向既往健康状况及心理社会状况引导。②护理对象叙述过程中，护理人员不要随意打断其谈话，对护理对象的陈述或提出的问题，给予适当的反应和合理的解释，如点头、微笑等。当护理对象的陈述偏离交谈提纲时护理人员需提出新的话题，有意识地引导其抓住主题。③结束小结：护理人员要控制好结束交谈的时间和时机，交谈结束，应对谈话内容进行小结，征求护理对象的意见，并向其或其家属致谢。

（2）观察法 是护理人员使用视、触、嗅、听等感觉或借助简单辅助器具，有目的地收集护理对象健康资料的方法。观察从护理对象一入院即开始，并贯穿护理工作全过程。连续、系统、细致、全面的观察是各项护理评估和护理效果评价的重要依据，因此护理人员必须具备扎实的专业知识、丰富的临床经验及良好的交往能力，才能敏锐地对护理对象进行观察并做出适当的反应。

视觉观察：护理人员通过眼睛观察患者的精神状态、面容与表情、体位、步态、营养发育状况、自理情况、皮肤颜色、黏膜、舌苔、呼吸、肢体活动等。

触觉观察：护理人员通过手的触摸感觉来判断护理对象某些器官和组织物理特征的一种检查方法，如皮肤的温湿度、脉搏的测量、血管的弹性、肌肉的紧张度、肿块的位置、大小及软硬度等。

嗅觉观察：护理人员通过嗅觉来辨别发自护理对象的各种气味，以判断疾病的性质和变化。如来自呼吸道、胃肠道、体表、呕吐物、分泌物、排泄物等的异常气味，

听觉观察：护理人员通过耳朵辨别护理对象的各种声音，如呼吸的声音、咳嗽的声音、语调的改变、器官的叩诊音等，也可借助听诊器听诊心音、肠鸣音、血管杂音及痰鸣音等。

（3）护理体检 是收集客观资料的方法之一，指护理人员运用视诊、触诊、叩诊、听诊等方法系统地对护理对象进行全面的体格检查。护理体检有别于医生所做的体格检查，其目的是以护理为重点，收集有关护理对象身体状况的客观资料。

（4）查阅资料 护理人员通过查阅病历、各种医疗和护理记录、检查报告以及有关文献等来获取资料信息。

（二）整理与分析资料

1. 资料核实 核实资料的目的是为了保证所收集资料的真实性和准确性，对一些有矛盾的、不清楚的或有疑问的资料需要重新进行调查、确认及补充新资料。

2. 资料分类与整理 评估所得资料内容庞杂，涉及各个方面，为便于护理人员对资料进行分析和查找，避免资料的遗漏，需要对资料进行分类整理，常用的资料分类整理方法：①按北美护理诊断协会（NANDA）提出的 9 个人类反应型态分类。②按戈登（Cordon）的 11 个功能性健康型态分类。③按马斯洛的基本需要层次论分类（附录1）。

3. 资料筛选 将所收集的全部资料进行分类整理后加以选择，剔除与护理对象健康无关或无价值的部分，重点着力于需要解决的问题。

4. 资料分析 目的是发现健康问题，做出护理诊断。首先将收集到的资料与正常值及患者健康时的状态作比较，并在此基础上进行综合分析，以发现异常情况。发现异常后，护士还应进一步找出异常资料及相关影响因素。有些资料目前虽处于正常范围内，但由于危险因素的存在，今后可能会导致异常，找出危险因素可帮助护理人员及时采取预防措施，避免损害护理对象的健康。

（三）记录资料

资料记录是护理评估的最后部分。目前资料记录尚无统一的格式，各医疗机构通

常使用"住院患者入院护理评估单"进行资料记录，该表格一般由各医院根据资料的分类方法，结合各自特点和要求自行设计而成。

任务三 确立护理诊断

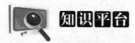

一、护理诊断的概念

护理诊断 1990 年召开的北美护理诊断协会（简称 NANDA）第九次会议将护理诊断正式定义为：是有关个人、家庭、社区对现存的或潜在的健康问题及生命过程反应的一种临床判断，是护士为达到预期目标选择护理措施的基础，这些预期目标可以通过护理职能来解决。NANDA 每两年召开一次会议，修订和增补一系列护理诊断（附录 2）。

二、护理诊断的组成

护理诊断由四个部分组成：名称、定义、诊断依据和相关因素。

1. 名称 是运用特定词语对护理对象健康状态或疾病反应进行的概括性描述。常用受损、改变、缺陷、障碍、无效、失调、危险、不足等特定描述语。例如：有皮肤完整性受损的危险、母乳喂养无效、体液不足、床上活动障碍、进食自理缺陷等。

2. 定义 是对护理诊断名称的一种清晰、正确的表达与解释。每个护理诊断都具有其特征性定义，以此与其他诊断相鉴别。例如，"腹泻"定义为机体正常排便习惯发生改变的状态，其特征为排便次数增多，排出未成形粪便或水样粪便的一种状态。

3. 诊断依据 是做出护理诊断时的临床判断标准，其常常是一个或一组相关的症状、体征以及有关的危险因素。明确诊断依据是正确确立护理诊断的前提，依据其在特定诊断中的重要程度可分为主要依据和次要依据。①主要依据是指形成某一特定的诊断时必须具备的症状、体征及有关病历，为诊断成立的必要条件。②次要依据是对诊断的形成起支持作用，为诊断成立的辅助条件。是指在形成某一诊断时，大多数情况下会出现的症状、体征及病史。

举例：诊断名称"皮肤完整性受损"的主要依据是" 骶尾部皮肤溃疡"，次要依据是"疼痛、发热、小便失禁、营养摄入不足"。

4. 相关因素 是指引起护理对象健康状态改变或导致问题产生的原因或危险因素。只有明确护理诊断的相关因素，护理人员才能制订出有针对性的护理目标和护理计划。常见的相关因素有以下方面：①病理生理因素；②治疗因素；③情境因素；④心理因素；⑤年龄因素。

三、护理诊断的分类

1. 现存的护理诊断 是指对护理对象进行评估时发现目前已存在的健康问题或反应的描述。如组织完整性受损、腹泻、完全性尿失禁、疼痛、焦虑、恶心等。

2. 潜在的护理诊断　是指因危险因素存在，护理对象的健康状况或生命过程目前尚未发生问题，但如不加以预防处理，就极有可能发生健康问题反应的描述。如有自伤的危险、有发育异常的危险、有皮肤完整性受损的危险、有摔倒的危险等。

3. 健康的护理诊断　是指对护理对象具有的达到更高健康水平潜能的描述。如母乳喂养有效、遵守治疗方案有效等。

4. 综合的护理诊断　是指由某种特定的情境或事件所引起的一组现存的或潜在的护理诊断。如环境改变应激综合征、强暴创伤综合征等。

四、护理诊断的陈述方式

（一）护理诊断陈述结构三要素

1. 健康问题（problem，P）　即护理诊断的名称，指护理对象现存和潜在的各种健康问题。

2. 原因（etiology，E）　是指引起护理对象健康问题出现的各种直接因素、危险因素和诱发因素等。

3. 症状和体征（symptoms，S）　指与护理对象健康问题有关的症状或体征，也包括实验室、仪器检查结果。

（二）护理诊断陈述方式

1. 三部分陈述　即 PSE 公式陈述法，多用于现存的护理诊断。例如：

（1）皮肤完整性受损（P）：水泡（S）：与局部组织长期受压有关（E）。

（2）营养失调：低于机体需要量（P）：消瘦（S）：与不能摄入足够的食物有关（E）。

2. 二部分陈述　即 PE 公式陈述法，为最常用的护理诊断陈述方式，多用于对危险性护理诊断的陈述。例如：①有体液不足的危险（P）：与腹泻有关（E）。②疼痛（P）：与左胫腓骨骨折有关（E）。

3. 一部分陈述　即 P 公式陈述法，常用于健康的护理诊断。例如：母乳喂养有效（P）。

五、护理诊断与医疗诊断的区别

医疗诊断是对一种疾病或一组症状体征的病理变化的名称描述，是医疗团队进行疾病治疗的依据。护理诊断是对护理对象现存的或潜在的健康问题及生命过程反应的一种临床判断的描述，以指导护理工作的进行。二者的区别见表 7-3-1。

表 7-3-1　护理诊断与医疗诊断的区别

项目	医疗诊断	护理诊断
研究对象	是对个体病理生理改变的一种临床判断	是对护理对象现存的或潜在的健康问题或生命过程反应的一种临床判断
描述内容	描述一种疾病	描述个体对健康问题或生命过程的反应
数量	一般只有一个	可有多个
特点	确诊后不会改变	随健康状况变化而改变

项目	医疗诊断	护理诊断
决策者	医疗人员	护理人员
职能范围	属于医疗职能范围	属于护理职能范围
处理手段	采取医疗手段治愈或缓解	采取护理手段解决或减轻
适用范围	适用于个体的疾病	适用于个人、家庭、社区的健康问题
举例	右股骨粗隆骨折	疼痛、焦虑、躯体移动障碍、有皮肤完整性受损的可能

六、合作性问题

合作性问题是指需要护理人员进行监测并与其他医疗人员共同处理以减少并发症发生的问题。值得注意的是并非所有的并发症均是合作性问题，有些可以通过护理干预来预防和处理的问题则属于护理诊断。

(一) 陈述方式

合作性问题的陈述方式是固定的，即"潜在并发症（potential complication，PC）××××"。例如：潜在并发症：电解质紊乱或PC：电解质紊乱。

(二) 护理诊断与合作性问题的区别

护理诊断需要护理人员采取一定的措施以达到预期目标，是护理人员能够独立解决的问题。合作性问题需要护理人员和医疗人员共同对并发症进行干预和处理，是需要护理人员与医疗人员共同解决的问题，对于合作性问题，护理人员不需要确定预期目标，护理的重点在于监测。两者的区别见表7-3-2。

表7-3-2 护理诊断与合作性问题的区别

项 目	护理诊断	合作性问题
陈述方式	PSE 公式或 PE、SE、P 公式	PC用潜在并发症描述，如潜在并发症：肺部感染
决定者	护理人员	护理人员与医疗人员
护理目标	需要确定护理目标作为护理效果评价的判断标准	一般不需要确定护理目标，因其非护理职责能够解决的问题
护理措施的重点	预防、减轻、消除、促进有关健康问题	重点在于监测并发症的发生和发展，与医疗人员共同干预和处理

知识链接

合作性问题的由来

护理人员在临床护理实践中常面临一些患者的问题，无法全部包括在 NANDA 制定的护理诊断中，而这些问题确实是需要护理人员提供干预措施的。Lynda Juall Carpention 于 1983 年提出了合作性问题的概念。她将护理人员需解决的问题分为两类，一类是护理人员直接通过护理手段可以解决的问题，属于护理诊断；另一类是护理人员需要与其他医务人员共同合作解决的问题，属于合作性问题，护理人员在解决过程中主要承担监测任务。

七、护理诊断书写注意事项

1. 护理诊断描述应准确、简明、规范。
2. 一个护理诊断只针对一个相应的健康问题。
3. 必须使用公认的护理诊断名称。
4. 护理诊断描述的健康问题应是护理职责范围内能解决的。
5. 护理诊断的确立必须有充足的资料为依据。
6. 护理诊断的描述不应使用易引起法律纠纷的词句。
7. 避免与护理目标、措施、相关因素、医疗诊断相混淆。
8. 护理诊断必须明确护理活动的方向，利于护理计划的制订。

任务四 制定护理计划

 知识平台

制定护理计划是护理程序的第三步骤，是护理人员在评估和诊断的基础上，与护理对象合作，以护理诊断为依据，共同制定护理目标和护理措施，以解决、预防、缓解和促进护理诊断中健康问题的过程。护理计划是护理活动中的具体决策过程，可以指导护理活动系统、全面、有序地进行，使护理对象早日恢复健康。护理计划的制定一般包括以下步骤：排列护理诊断顺序、确定护理目标、制定护理措施、书写护理计划。

一、排列护理诊断顺序

护理对象可同时存在多个护理诊断和问题，护理人员需根据其重要性和紧迫性对这些护理诊断和问题进行顺序的排列，指导护理活动按问题的轻、重、缓、急有计划地进行工作。

（一）护理问题的分类

1. 首优问题 是指对护理对象生命威胁最大，需立即采取措施去解决的问题。如清理呼吸道无效、严重体液不足、心输出量减少等。紧急状态下，急、危、重症患者可同时存在多个首优问题。

2. 中优问题 是指虽然不直接威胁护理对象的生命，但会导致其身心损害，严重影响护理对象健康的问题。如腹泻、焦虑、完全性尿失禁、疼痛、躯体移动障碍、有皮肤完整性受损的可能等。

3. 次优问题 是指护理对象在应对发展和生活变化时所遇到的问题。这些问题与此次的发病关系不大或无直接的关系，往往不需要迫切解决或提供较少帮助即可解决，可安排在稍后进行。如家庭应对无效、社交孤立等。

（二）护理诊断的排序原则

1. 优先解决危及护理对象生命，需立即解决的问题。

2. 依据马斯洛需要层次理论排序，先解决低层次的生理需要问题，后解决高层次需要问题。

3. 在与治疗、护理原则无冲突的前提下，优先解决护理对象的主观迫切需求。

4. 优先解决现存的问题，同时不可忽视潜在的问题。

（三）护理诊断排序的注意事项

1. 决定护理诊断排序时，需先分析和判断护理诊断之间是否存在相互关系及关系间的性质，应先解决发生的原因问题，再解决带来的后果问题。

2. 护理诊断的排序不是固定不变的，需根据护理对象病情的变化及时调整护理诊断的排序。

3. 危险性护理诊断和潜在并发症虽然目前没有发生，但不一定都不是应首先考虑的问题，应与其他护理诊断一起按病情需要进行排序。有时这类问题也常常被列为首优问题进行严密监测或立即采取措施解决。

二、确定护理目标

护理目标概念是指在实施护理干预后，护理人员期望护理对象所能达到的健康状态或行为改变目标。护理目标也称预期结果，是选择护理措施的依据，同时也是判断护理效果的评价标准。

（一）护理目标的分类

根据目标实现所需时间的长短将护理目标分为短期目标和长期目标。

1. 短期目标 也称近期目标，是指在较短时间内（一般指 1 周内）护理对象所能达到的目标。例如：患者 2 小时内排出大便、24 小时后患者体温下降至正常值范围等。

2. 长期目标 也称远期目标，是指需要较长时间（数周、数月）才能够达到的目标，例如：患者住院期间不发生感染、一月后患者生活可自理等。

（二）护理目标的陈述

1. 陈述方式 即主语、谓语、行为标准、条件状语、时间状语。

（1）主语 指护理对象或护理对象身体或生理功能的一部分，如患者、孕妇、体温等。有时护理对象在充当护理目标陈述的主语时可被省略。

（2）谓语 指主语将要完成的且能被观察或测量到的行为，必须用行为动词来说明。如行走、学会、减低等。

（3）行为标准 指主语完成该行为动作后需要达到的标准或程度，如能学会功能锻炼的方法、行走 100m 等。

（4）条件状语 指主语完成该行为动作时所必须具备的特定条件，如在护士的指导下、借助助行器行走 20 米等。

（5）时间状语 指主语完成该行为动作所需的时间。如 24 小时后、30 分钟内、出院时等。

例如：	患者	1月后	拄拐	行走	500m
	主语	时间状语	条件状语	谓语	行为标准

（三）陈述护理目标的注意事项

1. 护理目标应以护理对象为中心　其描述的是护理对象在经过护理干预后达到的结果，而非护理活动本身，更不是护理措施和护士行为的描述。

2. 护理目标应有针对性　一个护理诊断可制定多个护理目标，但一个护理目标只能针对一个护理诊断。

3. 护理目标应有可行性　是在护理对象的能力范围之内及护理职责范围之内所能达到的。

4. 护理目标应是可评价、可测量和可观察的　以便于护理效果的评价。目标要有完成的时间限度，以保证护理目标的顺利实现。

5. 护理目标应与医疗工作相协调，即与医嘱的一致性。

三、制订护理措施

护理措施也称护理干预，是护理人员为帮助护理对象实现护理目标所采取的具体方法。护理措施的制定是护理人员在护理诊断描述的相关因素的基础上，结合护理对象的具体情况，运用护理知识、技能及临床经验做出决策的过程。

（一）护理措施的内容

主要内容包括病情观察、基础护理、饮食护理、心理护理、检查及手术前后护理、健康教育、功能锻炼、执行医嘱、安全护理、症状护理等。

（二）护理措施的分类

1. 依赖性护理措施　是指护理人员遵医嘱执行的护理活动。如遵医嘱输液、给药、灌肠、导尿等护理活动。

2. 独立性护理措施　是指护理人员不依赖医嘱，在护理职责范围内，运用护理知识和技能可独立完成的护理活动。如晨晚间护理、健康指导等。

3. 协作性护理措施　是指护理人员与其他医务人员合作共同完成的护理活动。如康复训练等。

（三）制定护理措施的注意事项

1. 护理目标应具有针对性　护理措施的制定必须针对相应的护理目标，一个护理目标的实现一般需要采取几项护理措施。

2. 护理措施应具有科学性　护理措施应在护理科学和其他学科的理论基础上进行制定，每项护理措施都应有科学依据，无科学依据的护理措施禁止用于护理对象。

3. 护理措施应具有可行性　护理措施的制定应结合护理对象的具体情况、护理专业水平以及医院的医疗设备状况，措施应具体、可操作，内容应明确，便于执行和检查。

4. 护理措施应具有安全性　护理措施的制定必须要以保证患者的安全为前提。

5. 护理措施应具有协调性　护理措施的制定要与医师、营养师等其他医务人员的医疗措施相协调和一致，否则会造成护理对象的不信任感。

6. 护理措施应具有参与性　护理措施的制定过程中应鼓励护理对象及家属积极参

与，共同制定，使其乐于接受和配合，达到护理措施的最佳效果。

四、书写护理计划

护理计划是将护理诊断、护理目标、护理措施、护理评价等各种信息按一定格式进行记录而形成的护理文件。护理计划明确了护理对象健康问题的轻、重、缓、急排序及护理工作的重点，是诊断和处理护理对象健康问题的书面依据。护理计划的书写有利于医护人员之间的相互沟通，是观察护理对象健康问题发生和演变过程的记录，是检验护理工作成效和总结临床护理经验的依据。各家医院的护理计划书写格式不尽相同，大多医院将护理计划制成表格形式，内容大致包括日期、护理诊断、护理目标、护理措施、护理评价和护理人员签名等。以本任务导入案例为范例，书写护理计划单，见表7-4-1。

表7-4-1 护理计划单（本案例范例）

科别 消化科　　　　病区 十二　　　　床号 9　　　　姓名 吴某　　　　住院号 8005667

日期	护理诊断	护理目标	护理措施	护理评价	停止日期	签名
2014-12-17	1. 疼痛：与胰腺及其周围组织炎症有关	4日内患者主诉疼痛缓解	1. 加强巡视，观察并记录患者腹痛的部位、性质、程度、发作时间、频率、持续时间及相关疾病的其他临床表现，及时向医生汇报病情 2. 嘱患者绝对卧床休息，促进组织修复和体力恢复；指导协助患者取弯腰、屈膝侧卧位，以减轻疼痛 3. 遵医嘱给予禁饮食和胃肠加压，以减轻腹痛和腹胀。向患者及家属解释禁饮食的意义，患者口渴时可含漱或湿润口唇，并做好口腔护理 4. 腹痛剧烈者，可遵医嘱给予止痛药，但禁用吗啡，以免加重病情			
	2. 有体液不足的危险：与呕吐、禁食有关	住院期间患者保持体液平衡	1. 遵医嘱补充液体和电解质，根据脱水程度、年龄大小和心功能调节输液速度 2. 注意观察呕吐物的量及性质，行胃肠减压者，观察和记录引流液的性质和量 3. 准确记录24小时出入量，作为补液的依据 4. 必要时遵医嘱输血以补充血容量			
	3. 体温过高：与胰腺及其周围组织炎症有关	3日内体温降至正常	1. 保持病室安静，温度为18~20℃，湿度50%~60%，每日通风2次，每次15~30min，注意保暖 2. 每4小时测量体温、脉搏、呼吸并记录，注意观察热型和伴随症状 3. 体温超过38.5℃时给予物理降温，物理降温后半小时测量体温并记录，必要时遵医嘱使用退热剂 4. 遵医嘱进行静脉补液 5. 出汗时及时协助擦汗并更换衣服，以防着凉			
	4. 有受伤的危险：与剧痛所致的烦躁不安有关	住院期间未发生受伤	1. 正确对患者进行各项护理风险评估并记录 2. 做好生活护理，加强巡视，随时了解和满足患者所需 3. 因剧痛引起烦躁不安时应拉起床边护栏以防坠床，周围不要放置危险物品，以保证安全			

续表

日期	护理诊断	护理目标	护理措施	护理评价	停止日期	签名
	5. 恐惧：与腹痛剧烈及病情进展急骤有关	2日内患者主诉恐惧感减少	1. 鼓励患者表达自己的感受，对患者的恐惧表示理解 2. 经常给予可以帮助患者减轻恐惧状态的语言性和非语言性安慰，如握住患者的手等 3. 护理人员说话速度要慢，语调要平静，尽量解答患者提出的问题 4. 指导患者使用放松技术，如缓慢的深呼吸、全身肌肉放松等			
	6. 知识缺乏：缺乏急性胰腺炎相关的知识	4日内患者能复述所讲解的有关知识	1. 评估患者的知识水平和接受能力 2. 选择患者疼痛缓解后适宜的时间进行讲解 3. 向患者讲解饮酒、饮食与胰腺炎的关系以及胰腺炎的诱发因素 4. 向患者讲解急性期一般需要禁食、禁水1～3天，症状缓解后可从低脂、低糖流质开始，逐步恢复正常饮食			

任务五　实施护理措施

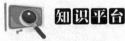
知识平台

护理实施是护理程序的第四步骤，是执行和完成护理计划，实现护理目标的过程。护理实施的过程需要护理人员具备丰富的专业知识、娴熟的操作技能和良好的人际沟通能力，才能保证护理对象得到高质量的护理服务。

一、实施的过程

实施是为达到护理目标，将计划中的护理措施付之行动的过程。从理论上讲，实施一般发生在护理计划完成之后，但在实际护理工作中，如遇抢救急、危、重症患者等特殊情况，则实施常常先于计划制定之前，先采取紧急救护措施，之后再补上完整的护理计划。实施的具体过程如下。

（一）实施前准备

护理人员在执行计划之前，为了保证实施的顺利进行，应思考以下几个问题（解决问题的"5个W"）。

1. 做什么　再次确认已制定的护理计划是否符合护理对象目前的情况，计划中的各项措施是否具有安全性、科学性和可行性。熟悉计划中各项措施的目的、要求和方法，并将准备实施的护理措施进行组织，安排工作顺序，提高工作效率。

2. 谁去做　将护理计划中的各项措施进行分类和分工，明确完成每项措施的具体责任人，是由计划制定者执行，还是指定他人执行，以及是否需要护理对象及家属共同参与护理活动等。

3. 怎么做 实施前，护理人员应分析实施过程中需要运用的知识、技术和技巧等，并评估自身的掌握情况，如有不足及时加强。同时还应预测实施过程可能发生的各种问题并考虑如何应对。

4. 何时做 根据护理对象的具体情况选择执行护理措施的最佳时机。

5. 何地做 实施前，为促进护理计划的顺利进行，确定在什么环境下实施护理措施也是十分必要的。对于涉及护理对象隐私的谈话和操作，应选择较隐蔽的场所以保护其隐私。

（二）实施

实施是护理人员运用观察能力、判断能力、专业知识、操作技能、沟通技巧、合作能力和应变能力等综合能力执行护理措施的过程。

1. 实施的作用 ①解决护理对象的健康问题。②为护理人员积累临床实践经验，提升护理人员自身综合能力。③有利于护理人员和护理对象之间建立良好的治疗性护患关系。④护理措施实施中对护理对象的评估和实施效果评价，为进一步修订护理计划提供了资料。

2. 实施方法 ①直接提供护理，按计划制定的内容直接对护理对象进行照顾。②教育和咨询，对护理对象及其家属进行疾病预防、治疗、护理等知识的教育，提供健康咨询和心理支持，鼓励其积极参与护理活动。

（三）实施后记录

护理人员执行护理措施后，将实施过程及时、准确、完整地进行记录所形成的文书称为护理记录。护理记录是护理实施阶段的重要内容，是护理活动交流的重要形式。护理记录要求真实、准确、及时、重点突出、简明扼要、体现连续性和动态性。

1. 记录的意义 ①可以描述护理对象接受护理照顾的全部过程，是护理人员完成工作和患者接受护理的最好证明。②便于其他医护人员了解该患者的情况。③为护理质量评价提供参考依据。④为今后的护理工作和护理科研提供资料和经验。⑤为处理医疗纠纷提供依据。

2. 记录格式 护理记录的方式很多，可采用文字描述和填表、在相应项目画钩等方式，常见记录格式如下。

（1）PIO格式 是我国比较常用的护理记录方式。P（problem）：即护理对象的健康问题，采用护理诊断进行陈述。I（intervention）：是护理人员针对护理对象健康问题实施的护理措施记录。O（outcome）：指采取护理措施后的结果记录。

（2）SOAPIE格式

S（subject）主观资料：护理对象、家属及相关人员提供的资料，如护理对象对疾病的感觉、态度、需要等。

O（objuect）客观资料：护理人员通过观察、会谈、体检、借助各种医疗仪器辅助检查等获得的资料。

A（analysis）分析：护理人员对收集的主观和客观资料进行分析，依次提出护理诊断。

P（plan）计划：制定解决问题的方案。

I（intervention）干预：按计划实际执行的护理措施。

E（evaluation）评价：护理措施实施后，在预期目标规定的时间，将护理对象的健康状况与预期目标进行比较和评价，并及时做出修改。

二、实施过程中的注意事项

1. 实施过程中应将护理对象作为一个整体进行各方面的综合考虑并尽可能满足其需要。

2. 护理措施必须要保证护理对象的安全，严防并发症的发生。

3. 实施过程中应注重科学性和灵活性，合理组织护理措施，把病情观察和收集资料贯穿于整个过程，根据病情变化及时修订护理计划，灵活实施护理。

4. 明确医嘱执行的意义，对有疑问的医嘱应该在澄清后执行。

5. 实施过程中应注意与护理对象的沟通交流，鼓励护理对象及家属积极、主动参与护理活动，适时给予教育、支持和安慰，提高护理活动的效率。

任务六　评价护理效果

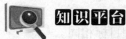

护理评价是按照预期目标所规定的时间，将实施护理措施后护理对象的健康状况与预期目标进行比较并做出评定和修改的过程。评价是护理程序的最后一步，是一种有目的、有计划和不断进行的活动，贯穿于护理活动的全过程。

一、评价目的

1. 了解实施护理措施后护理对象对健康问题的反应。

2. 判断护理效果，了解护理对象的健康问题是否解决，需求是否满足。

3. 调控护理质量，通过评价促进护理服务内容和方法的改进，提高护理质量。

4. 为科学制定护理计划提供依据，为护理科研提供资料。

二、评价方式

1. 及时评价　实施每一项护理措施后，护理人员及时对护理对象的反应和健康状况的变化进行评价，一般由责任护士自我评价。

2. 阶段评价　按一定的时间对护理目标的实现情况进行评价，如护理专家的检查、护士长的定期查房、护理人员的互评等。

3. 终末评价　对护理对象出院、转科时健康状况和护理目标实现情况的总体评价。

三、评价内容

1. 全身状况　通过观察和检查病历等，了解护理对象的身体外观和功能的变化情况，并判断其与护理措施的关系。

2. 症状与体征 通过观察、交谈和护理体检等方法评价影响护理对象健康状况的症状和体征是否缓解或消除。

3. 知识方面 实施健康教育后，通过交谈、笔试等方式评价护理对象对安全用药知识、饮食知识、疾病康复知识、功能锻炼知识等的掌握情况。

4. 操作技能 通过观察护理对象的操作情况，对其接受指导培训后的操作技能掌握情况进行客观评价。如糖尿病患者掌握胰岛素注射法等。

5. 心理情感 通过非正式交谈，观察护理对象的表情、体位、语言、声调等行为的方式，评价其心理感受和情感表现等主观反应。

四、评价过程

1. 建立评价标准 根据护理程序的基本理论和原则，选择能判断护理诊断及护理目标实现的可观察、可测量的指标作为评价标准。

2. 收集资料 护理人员根据评价标准和评价内容，通过访谈、检查等方式收集各类主观资料和客观资料。

3. 评价效果 按照护理目标规定的评价期限，将护理对象目前的健康状况和护理目标进行比较，判断目标是否实现。判断目标实现的程度包括目标完全实现、目标部分实现和目标未实现。

（1）目标完全实现 指护理对象目前的健康状况和反应与护理目标相同。

（2）目标部分实现 护理措施的实施只解决了护理对象的部分问题，其健康状况部分好转。

（3）目标未实现 所有护理目标均未实现，护理对象健康问题无改善，甚至恶化。

例如：护理目标为"患者2周后能独立行走50m"。2周后的评价结果为：

患者能独立行走50m——目标完全实现

患者能独立行走10m——目标部分实现

患者不能独立行走——目标未实现

4. 分析原因 未实现或部分实现的护理目标应进行原因分析。具体分析内容如下：①收集的资料是否准确、全面、真实。②护理诊断确立是否正确。③护理目标的制定是否具体、科学及符合实际。④护理措施是否恰当，执行是否有效。⑤护理对象及家属是否积极配合。⑥是否有新问题发生，护理计划是否随病情变化而及时调整。

5. 重审修订计划 对护理对象的健康状况重新评估之后，护理人员需要针对发现的问题，不断进行护理计划的修订。护理计划的调整一般有以下几种方式。

（1）停止 护理目标完全实现者应停止该诊断及相应的护理措施。

（2）继续 护理目标部分实现者，护理诊断和护理措施正确，则护理计划继续执行。

（3）修订 护理目标未实现和部分实现者，重新修订不适当的诊断、目标或措施。

（4）取消 原有的潜在性问题未发生，经重新评估其危险性已不存在，则可取消相应的诊断、目标、措施等。

（5）增加 对出现的新问题，再次收集资料、确立护理诊断、制定新的护理目标及护理措施，开始新一轮循环的护理活动。

任务七　书写护理病案

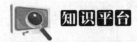

一、护理病案概念

护理病案是护理人员运用护理程序为护理对象提供护理服务以解决健康问题全过程的记录。完整的护理病案是护理程序应用过程中有关护理对象的健康资料、护理诊断、护理目标、护理措施及其效果评价等护理活动的系统记录。

二、护理病案内容

1. 入院护理评估单　入院护理评估单又称护理病案首页，是患者入院后首次对其一般资料、生活状况、自理能力、护理体检及心理社会等方面进行的系统健康评估的记录。

2. 护理计划单　护理计划单是护理人员根据所收集的护理对象的资料为其在住院期间制定的个性化护理计划的全面系统记录。（见本项目任务四制定护理计划，表8-4-3）

3. 住院护理评估单　住院护理评估单是护理人员对护理对象住院期间健康状况动态评估情况的记录。住院护理评估单的格式无统一规定，可根据不同的病种和病情而有所不同（表8-7-1），部分医院已取消。

表 8-7-1　骨科住院患者评估单

病区＿＿＿＿＿　床号＿＿＿＿＿　姓名＿＿＿＿＿　住院号＿＿＿＿＿＿＿＿　诊断＿＿＿＿＿＿＿＿

日期	时间	T	P	R	BP	皮肤黏膜		末梢血运		伤口		入量	出量	其他	签名
		℃	次/分	次/分	mmHg	完好	破损	好	差	干燥	渗血	ml	ml		

4. 护理记录单　护理记录单是护理对象在住院期间健康状况及护理人员实施护理过程的全面记录。常用的有 PIO 记录格式。

5. 出院护理评估单（见项目二十六任务二）　临床健康教育始于入院，贯穿患者住院至出院的全过程，是护理工作的重要组成部分。健康教育的内容主要涉及与促进和恢复患者健康有关的各方面的知识与技能（表8-7-2）。

表 8-7-2　健康教育评价单

宣教项目	宣教对象		宣教方式				宣教时间	护士签名	评价结果				评价时间	护士签名
	患者	家属	讲解	书面	示范	视频			能复述	不能复述	能回示	不能回示		

任务检测

一、选择题

(一) A1 型题

1. 属于患者客观资料的是

　　A. 我的头很疼　　　　B. 咽喉部充血　　　C. 我入睡困难

　　D. 我不想吃饭　　　　E. 我感到恶心

2. 评估时资料的直接来源是

　　A. 亲属　　　　　　　B. 其他医护人员　　C. 个人的医疗文件

　　D. 患者　　　　　　　E. 参考文献

3. 关于收集资料,下列哪项是错误的

　　A. 收集资料要准确、全面

　　B. 收集资料是在患者刚入院时进行

　　C. 收集资料贯穿护理工作全过程

　　D. 收集资料是护理评估的第一步

　　E. 收集资料为做出护理诊断提供依据

4. 患者入院后护士收集资料的过程,不妥的做法是

　　A. 通过患者的主诉获得主观资料

　　B. 通过与患者交谈获得病史资料

　　C. 通过医生病历获得体检资料

　　D. 通过观察患者非语言行为获得客观资料

　　E. 通过阅读实验室报告获得检验结果

5. 在护理诊断陈述的 PES 公式中,"P"表示的含义是

　　A. 健康问题　　　　　B. 病因或相关因素　　C. 症状和体征

　　D. 患者的心理状况　　E. 实验室检查

6. 护理诊断所具有的显著特点是

　　A. 对疾病本质的诊断

    B. 类似医疗诊断

    C. 从生物学角度考虑问题

    D. 通过护理措施能够解决的问题

    E. 患者的病理变化

    F. 首优的护理诊断解决之后再解决中优问题

7. 气体交换受损：与水肿有关，这一护理诊断中的相关因素

    A. 治疗方面的   B. 情景方面的   C. 病理生理方面的

    D. 年龄方面的   E. 心理素质方面的

8. 关于护理诊断下列陈述错误的是

    A. 一项护理诊断可针对多个问题

    B. 护理诊断以收集的资料为诊断依据

    C. 护理诊断必须通过护理措施解决

    D. 护理诊断是描述个体或群体对健康问题的反应

    E. 护理诊断随病情变化而变化

9. 制定护理计划的主要依据是

    A. 护理诊断   B. 医疗诊断   C. 检查报告

    D. 护理查体   E. 既往病史

10. 执行给药医嘱属于

    A. 非护理措施   B. 独立性护理措施

    C. 协作性护理措施   D. 依赖性护理措施

    E. 辅助性护理措施

11. 以下护士制定的护理目标的陈述错误的是

    A. 用药 1h 后，患者自诉疼痛缓解

    B. 24h 内摄入 1000ml 液体

    C. 3 天后能描述心绞痛

    D. 4 天后能说出人工肛门的重要性及学会自我护理人工肛门

    E. 在 1 月内能下地行走（对象为截瘫的患者）

12. 护理评价的方式下列不对的是

    A. 责任护士自我评价   B. 患者评价

    C. 护士长检查评价   D. 护理专家检查评价

    E. 终末评价

（二）A2 型题

13. 患者李某，女性，生活自理能力差，因结肠癌进行结肠造瘘术，责任护士在其护理过程中不对的是

    A. 对患者进行有计划有目的的护理

    B. 对患者实施 24h 连续的护理

    C. 责任护士不在班，将连续的工作进行交班

    D. 指导患者自己进行造口护理，发挥其积极性

E. 指导其家属参与一定的护理活动

14. 张先生，70岁，患"肺源性心脏病"，存在的健康问题中，需优先解决的是
    A. 清理呼吸道无效   B. 皮肤完整性受损
    C. 便秘   D. 语言沟通障碍
    E. 活动无耐力

15. 李先生，60岁，癌症患者，进行化疗后出现口腔溃疡，护士为其进行口腔护理前首先
    A. 准备用物   B. 解释目的
    C. 评估患者   D. 检查漱口溶液
    E. 安置患者体位

16. 王女士，65岁，因冠心病入院，经治疗后目前病情稳定，仍卧床休息，患者曾有便秘史，近3日未解便，感腹胀不适，其护理诊断陈述正确的是
    A. 便秘：腹胀，与卧床活动减少有关
    B. 腹胀：由便秘引起
    C. 便秘：与活动减少有关
    D. 活动减少：导致便秘，腹胀
    E. 腹胀：与活动减少引起便秘有关

17. 张某，女，30岁，乳癌入院，常哭泣，焦虑不安，以下哪项是首选的护理措施
    A. 注射镇静剂   B. 通知主管医生
    C. 通知家属探视   D. 允许家属陪伴
    E. 让其倾诉并给予安慰

18. 患者，女性，70岁，现胃大部切除术后第3天，体温39.2℃。在护理患者的过程中，属于独立性护理措施的是
    A. 遵医嘱发退热药   B. 用温水帮患者擦浴
    C. 通知营养科调整患者饮食   D. 开放静脉通道，静滴抗生素
    E. 检查血常规，看白细胞数量

（三）A3 型题

（19~20题共用题干）

患者，女性，68岁，Ⅱ型糖尿病15年，皮下注射胰岛素控制血糖。入院时大汗淋漓、高热、呼出气体呈烂苹果味。住院治疗1周，血糖控制在正常范围。

19. 患者"呼出气体呈烂苹果味"，收集此资料的方法属于
    A. 视觉观察法   B. 触觉观察法
    C. 听觉观察法   D. 嗅觉观察法
    E. 味觉观察法

20. 患者认为出院后不需监测血糖，此时患者的主要护理问题是
    A. 潜在的血糖升高   B. 感染的危险
    C. 知识缺乏   D. 食欲下降

E. 不合作

二、思考题

1. 简述护理评估中收集资料的方法。

2. 简述护理评价的内容。

3. 根据本项目任务导入案例，书写一份完整的护理病案。

（陈　林）

项目八 | 护士职业素养与科学思维能力

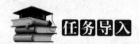**任务导入**

【情景】

　　护生 A 参加一次护理专家讲座，被专家渊博的知识、敏锐的思维、高雅的气质、成功的经历所深深吸引，并深受鼓舞，希望将来自己也能成为一名善于思考、有学识、有涵养的、学者式风范的优秀护士，但就是不知道如何提升自身的学识素养和塑造人格魅力。因此，学习以下两个任务，有利于认知相关知识，达到启示、引导和促进提升的作用。

　　任务一　认知护士职业素养

　　任务二　认知科学思维与护理

学习目标

1. 解释素质、职业素养、慎独、评判性思维、循证护理的概念。
2. 陈述护士基本素质和职业行为规范。
3. 说出评判性思维的特点。
5. 区别评判性思维与创造性思维。
6. 阐述循证护理的基本要素。

任务目标

1. 养成良好的职业行为，树立良好的职业形象意识。
2. 培养良好的职业素养，为服务对象提供优质服务。
3. 能应用评判性思维解决护理实践中问题。
4. 能运用循证护理的方法指导临床护理实践。

任务一　认知护士职业素养

知识平台

一、概念

1. 护士　是指取得护士执业证书后，在临床、社区、家庭等领域为护理对象提供预防、保健、康复、治疗、护理等服务的卫生技术人员。

2. 素质　是指个体在先天基础上，受后天教育和环境的影响，通过个体自身的认识和社会实践，形成比较稳定的基本品质。素质不仅是个体的一种心理特征，也是人所特有的一种实力。素质有先天自然性一面与后天社会性一面，后者可通过不断的培养、教育、自我修养、自我锻炼而获得的一系列知识技能、行为习惯、文化涵养、品质特点的综合。

3. 职业素养　是指个体在从事某一职业工作中，由于职业的特殊性，逐渐形成一定的行为准则和规范。它是在一般素质基础上，结合各专业特性，对个体提出的特殊的要求。

二、护士基本素质

（一）思想道德素质

1. 政治思想素质　具有热爱祖国、热爱人民，全心全意为人民服务的崇高理想品德，具有正确的人生观、价值观，热爱本职工作，把护理事业看作一项伟大而崇高的事业，具有为人类健康服务的奉献精神。

2. 道德素质　护理职业道德是护理社会价值和护士理想价值的具体体现，它与护士的职业劳动紧密结合，形成高尚的护理职业风范。救死扶伤是其工作职责，强烈的责任心和高度的责任感催促着护理人员为护理事业尽心、尽力、尽责。能否认真负责，一丝不苟，谨慎处置，在很大程度上是靠自己的道德修养信念，靠护士的慎独意识。

（二）科学文化素质

1. 基础文化知识　护士必须掌握扎实的基础医学和内科护理学、外科护理学、妇产科护理学、儿科护理学、老年护理等临床医学知识和基础护理、专科护理等护理专业理论知识。

2. 人文科学和社会科学知识　护士必须掌握护理礼仪、护理伦理、护理沟通、护理心理学、外语和计算机、社会学、统计学等人文科学和社会科学知识。

知识链接

护士的人格情操与慎独修养

护士的理想人格情操应是：具有自知、自爱、自尊、自重、自强不息的精神；为追求护理学科的进步而不断学习，刻苦钻研业务；为保障人类健康的社会责任感和爱护生命。

慎独是指人们在独自活动无人监督的情况下，也能够谨慎行事，坚持原则。在护理工作中，护理人员经常处于独当一面，单独执行任务的状况。许多操作从准备实施到评价，都靠自己把握，没有他人监督，因此加强护士的慎独意识培养颇显重要。

（三）职业能力素质

能力是指与顺利完成某种活动有关的心理特征，是个体活动和行为的相应心理过程的概括化的结果。护理人员的能力素质包含以下几个方面。

1. 熟练的实践技能　护理工作是直接为全人类的健康提供服务的，保障生命安全，掌握熟练而规范的操作技术和实践技能显得十分重要。

2. 临床思维能力　具有科学的临床思维是开展整体护理的必要前提和基础，护理临床思维能力是将护士的临床思维与实践相结合的桥梁。在临床护理实践中应用评判性思维可以帮助护士进行有效的护理决策，为患者提供高质量的护理服务。在解决实际问题活动中，运用陈述、推理、分析原因、解释现象等思维对患者的病情变化进行分析、判断，能有效地避免差错事故的发生。

3. 敏锐洞察力　患者的病情、身心状况是复杂多变的，护士具有敏锐的洞察力，才能及时发现患者身心的细微变化，预测及判断疾病的征兆和患者的需要，协助诊断、治疗和提供相应的护理服务。

4. 解决问题能力　在纷繁复杂的护理实践中，会面临各式各样的护理问题，只有依据扎实的专业知识和技术技能，分析具体情况，找出现存问题和潜在问题，当机立断，做出决策，采取相应的护理措施予以解决。

5. 沟通、教育能力　健康教育是现代护理的主要任务之一。通过健康教育，让服务对象和所有人群掌握疾病相关护理知识，提高疾病的照顾能力，通过有效的沟通指导，有利于疾病的康复和促进人群健康。教学是临床护理教师的另一个任务，临床教师具有教育和培养下一代护理队伍人才的责任。

6. 自我调控能力　准确的自我认知是护士完善自我的基础。自制力就是指克服自己的能力。良好自制力的护士能很好地控制、调节自己的情绪；能够处理人际间的各种不协调的因素；能使护士自觉克服与社会道德、职业道德相悖的思想与行为，并把自己的行为，限定在合理的规范内；能通过自我疏导，不断从矛盾和困境中解脱出来。通过自制，保持稳定乐观的情绪，可规避临床护理职业风险，更好地为护理对象提供服务，也使护士的职业生涯走得更好和更远。

7. 科研、创新能力　随着护理事业的不断进步和发展，护士要不断的注重学科的新理论、新知识、新技术、新动态，同时要求护士在临床工作中，能够善于发现问题，综合分析，深入思考，研究解决问题的办法，要树立创新意识，及时更新观念，不断追求新知识，完善知识结构，拓展新的领域，不断推进护理学科的发展。

（四）身体心理素质

1. 身体素质　护士不仅是一个脑力劳动者，也是一个体力劳动者。护理工作上班时间不固定，经常遇到一些突发紧急事件等特性，要求护士应具有健壮的体魄才能予以应付。因此，护士应采取健康的生活方式，积极锻炼身体。

2. 心理素质　心理素质是一个人行为的内在驱动力。护理工作的特殊性要求护士不但要保持乐观、开朗、情绪稳定和宽容豁达的胸怀，而且在工作中应善于应变，灵活敏捷，逐步提高忍耐力、自控力和适应能力。通过适当的方式，来净化内心的强烈情绪，调整好自身心态，逐步提高自我心理素质。

三、护士行为规范

每个人在社会工作中都承担一定的职责，其思想和行为都遵循着具有自身职业特点的准则和规范。护士的言行举止应体现出护士的完美形象。在与患者交往中的言行、举止，如姿势、眼神、微笑等，都必须注意技巧问题。

（一）语言行为规范

1. 语言交流技巧　护士的语言不仅可以给患者带来喜怒哀乐，而且与患者的健康关系密切。因此，临床工作中护士应善于运用语言沟通的技巧与患者进行信息交流，为患者传递健康信息和保健知识。与患者沟通要求语意准确，并且简洁、通俗、易懂，避免使用医学术语。

2. 非语言行为规范　非语言交流是指以人的仪表、服饰、动作表情等非语言信息作为沟通的媒介进行信息的传递。主要有：面部表情、仪表服饰、行为举止、身体接触、人际距离等。（见项目三　任务五　认识沟通理论）

（二）仪表与举止规范

护士端庄稳重的仪容，和蔼可亲的态度，高雅大方、训练有素的举止，会给患者带来良好的第一印象，是建立良好护患关系的开始。

1. 仪表服饰规范（图8-1-1）

（1）仪容修饰　仪容修饰简洁、自然、大方、端庄文雅，职业淡妆；手部不佩戴影响护理操作的饰物，不留长指甲，不涂指甲油。

（2）工作服　护士帽整洁，燕帽距发际4~5cm，短发齐耳，长度不过肩，长发用发网；护士服清洁、平整、无破损，胸牌、护士表佩带整齐，护士裤、鞋袜颜色与衣服相宜。

（3）鞋子　穿白色软底鞋，平底或坡跟均可。

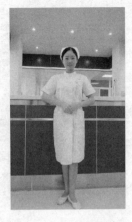

图8-1-1　护士仪表规范

2. 姿态要求（表8-1-2）

表8-1-2　护士姿态要求

姿　态	要　求
站姿 （图8-1-2）	头端正，目光平和，两肩水平，上身挺直收腹，两手在身体两侧自然下垂或两手轻握置于腹部或下腹部，左右手大拇指交叉，其余四指平放，两腿并拢，两脚前后错步成微"丁"字步或"V"字步
坐姿 （图8-1-3）	在站姿的基础上，单手或双手向后把衣裙下端捋平，轻轻坐下，臀部坐面占椅面的1/2~2/3处，上身端正挺直，双膝并拢，小腿略后收或小交叉
走姿 （图8-1-4）	在站姿的基础上，行走时抬头，收腹挺胸，两臂前后摆动（前后摆幅不超过30°），两腿略靠拢，大腿带动小腿，步态轻盈自然
蹲姿 （图8-1-5）	在基本站姿基础上，一脚稍后移，上身挺直，一手将平工作服下蹲，后脚脚跟提起，两膝一高一低，两腿紧靠，用左手或右手操作
持治疗盘 （图8-1-6）	双手手指展开，托住治疗盘，肘关节呈80°，靠近躯干
持病历卡 （图8-1-7）	一手持病历卡，轻放在同侧胸前，另一手自然下垂或轻托病历下方
推治疗车 （图8-1-8）	双手扶车把，双臂均匀用力，重心集中于前臂，平稳、轻捷地朝前推行，要求停放平稳

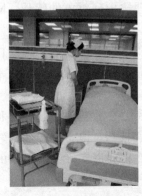

图8-1-2　站姿

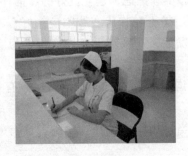

图8-1-3　坐姿

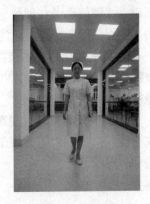

图8-1-4　走姿

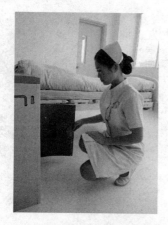

图 8-1-5　蹲姿

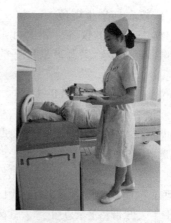

图 8-1-6　持治疗盘

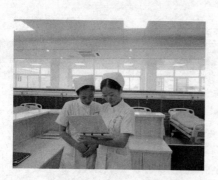

图 8-1-7　持病历卡

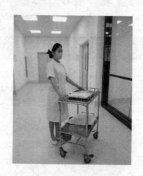

图 8-1-8　推治疗车

四、建立良好的人际关系

护患关系是护理人员与患者为了医疗护理的共同目标而发生的互动现象，是一种专业性的人际关系。良好的护患关系能减少护患纠纷的发生，对帮助患者战胜疾病，加快患者康复都有作用。应从以下几个方面建立良好的护患关系。

1. 建立信任关系　①微笑服务：护士面带微笑，热情接待护理对象，并做好入院宣教，消除患者的陌生感，使患者产生信任感和安全感，为建立良好的护患关系奠定基础。②理解患者：理解是建立良好关系的基础。如果护士理解护理对象的感受，同情、关心会减少护理对象的恐惧和焦虑，建立良好的、信任的护患关系。

2. 具有过硬的技术技能　护士在临床实践中应练好基本功，拥有过硬的护理操作技能，减少操作不当引起并发症，并减轻反复操作带给患者痛苦，以精湛的护理技术赢得患者信任。

3. 加强语言修养，提高沟通水平　护士的语言应具有礼貌性、保护性、解释性和安全性。作为一名优秀护士，要注意语言艺术修养，掌握语言技巧，语音轻柔、语气温和，态度诚恳、谦和，恰当运用倾听技巧，提高沟通有效性，促进良好人际关系的建立。

五、树立良好的职业形象

现代护士形象应具有内在美和外在美的和谐统一。外在美体现在具有端庄稳重的仪容，和蔼可亲的态度，高雅大方、训练有素的举止，给护理对象带来良好的印象，体现新时代的护士风貌。护士更需要内练素质，勤于钻研业务，不断提高自己的业务水平；要树立终生学习的理念，不断进行知识的积累、更新，勇于创新，善于创造性地开展工作。做到内外一致，表里如一，塑造学者风范，树立良好职业形象。

任务二　认知科学思维与护理

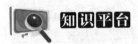

一、概述

（一）概念

1. 思维　是人脑对客观事物本质及内部规律性的概括和间接的放映，是人们认识客观世界的重要手段，属于认知过程的高级阶段。

2. 科学思维　是人类在学习、认识、操作和其他活动中，运用分析、综合、比较、抽象、概括、归纳和演绎等基本思维方法，形成概念并通过推理和判断，从而获得对事物本质和规律的认识。掌握科学思维的方法对提高护士护理水平很有帮助。

3. 创造性思维　是以感知、记忆、思考、联想、理解等能力为基础，在创造性活动中，应用新的方案和程序，开拓人类认识新领域、新成果的高级心理活动。

4. 评判性思维　又称为批判性思维。是指个体在复杂的情景中，能灵活地运用自己已有的知识、经验，对问题及解决方法进行选择，在反思基础上进行分析、推理，做出合理判断和正确取舍的高级思维方法。评判性思维是有目的、自我调节的判断过程。

（二）特点

1. 创造性思维的特点　创造性思维的特点体现在：①思维的新颖性。表现在观点新颖，别出心裁，思维不受传统习惯和先例所束缚，超出常规。②思维的灵活性。思维突破"定向"、"规范"、"系统"、"模式"的束缚。表现在思维灵活，能及时变通。一方面能从多方位、多角度、多侧面去思考问题；另一方面易打破思维定势的影响，思路受阻时能迅速转换。不拘泥于书本所学的、老师所教的，遇到具体问题灵活多变，活学活用。③思维的敏锐性。表现在能迅速地评价并及时地捕捉闪耀的思想。它要求对新异现象有敏锐的感受能力，能迅速地认识其价值，并能牢牢地把握它。④思维的想象性。表现在面临某一种情境时，对问题长时间思考的突然豁然开朗、迎刃而解，体现出一种非逻辑性的特征，其主要表现形式是灵感和顿悟。⑤思维的综合性。创造性思维是多种思维的结晶，它是发散思维和集中思维的统一，逻辑性思维与非逻辑性思维的统一，多有直觉思维出现和思维想象的参与，在诸种思维的协同作用中，发散思维是主要成分。

2. 评判性思维的特点　评判性思维的特点体现在以下方面。①理性和审慎的主动性思考：运用评判性思维的人，在解决问题上，会广泛收集资料，主动地、独立地运用自己的理智能力和知识去分析，做出自己的判断，仔细思考后，才做出结论。②一个质疑的过程：评判性思维首先是对存在的事实提出质疑。通过质疑，独立思考，形成自己的见解。③反思的特点：评判性思维以创新为宗旨，利用评判性思维加以审查，是否符合事实，解释是否合理，分析是否全面，在反思基础上寻求正确的方案。④一个开放过程：评判性思维具有高度的开放性，个体愿意听取与采纳别人的不同观点，也能把自己的观点与他人进行沟通交流。

（三）评判性思维与创造性思维的关系

在认识过程中，批判是创造的重要源泉，而创造又是科学批判精神的内在要求。同一种思维，从它主要是一个反思过程来看，属于批判性思维；从它产生的认识结果具有创新性来看，属于创造性思维。批判性思维能在一定程度上提高创造性思维的准确度，另外创造多半是从批判开始的，并通过批判而使创造更加有效果性。因此，批判性和创造性是既有关联又有区别，他们之间的关系见表8-2-1。

表8-2-1　评判性思维与创造性思维的区别

内容	评判性思维	创造性思维
目的	考察对象的现实情况，选择性做出合理决策	构建新观念、产生新的产品（精神的或物质的）
前提	对象是已知的，方向是清楚的	最初对象往往不明确，方向是不清楚的
侧重点	需要进行归纳演绎，侧重于复合思维	发散思维和思维转换，通过知觉、顿悟、灵感、想象力等发挥作用

二、科学思维在护理工作中的应用

（一）在临床护理实践中应用

1. 有效的临床护理决策　评判性思维帮助护士在临床护理实践过程中进行有效的临床护理决策。临床护理决策是护士必须具有的能力，护士面临护理对象复杂的各种健康状况，经过系统的分析后拟定出若干解决方案，需从中选择一最佳方案。护士必须掌握足够的知识，才能在临床中做出科学的决策，为患者提供优质的护理服务。

2. 评判性思维与护理程序　评判性思维与护理程序两者相互关联和相互依赖。在运用护理程序各阶段（评估、诊断、计划、实施、评价）中都运用了评判性思维技巧。评判性思维在护理程序中的应用见表8-2-2。

表8-2-2　评判性思维在护理程序中的应用

阶段	评判性思维技巧
评估	区分资料是否与健康有关，整理核实资料等过程
诊断	根据临床资料进行推论，形成护理诊断的过程

阶段	评判性思维技巧
计划	排列护理问题的优先顺序，制定预定目标，选择解决患者的问题的方法
实施	在实施过程中，考验臆测的解决问题的方法
评价	根据护理目标评判患者完成情况，分析影响目标未完成的原因，找出新的解决问题的方法

（二）在护理管理中应用

正确的决策是有效管理的重要保障。护理管理者在决策过程中采用评判性思维方式，对各种复杂的现象、事物与人群进行分析，对传统的管理思想、管理方法进行质疑，综合评价后方能做出科学的决策。

（三）在护理科研中应用

在探索和科学研究中对现存各种护理现象、观点、方法、常规等产生质疑，并在此基础上进行调查或进行实验，以新的、充分的证据得出新观点、新方法和新模式，因此，要求护理科研者应具有评判性思维的能力。

三、循证护理

（一）循证护理的概念

循证护理（evidence-based nursing，EBN）又称实证护理。可简单理解为"遵循证据的护理"，即护理人员在计划护理实践中，运用现有最佳科学证据，参照护理对象的价值和愿望，制定出符合护理对象的最佳护理方案的过程。

（二）循证护理的意义

1. 对护理专业 循证护理对专业的意义体现在以下方面。①增强了医护间的协调性：当前循证医学已成为医疗领域发展的主流，循证护理使护士以最科学的方法为护理对象实施治疗、护理方案，增强了医护间的协调性。②改变了护理工作习惯与行为：循证护理将护理研究和护理实践有机地结合起来，支持护理人员寻求进一步的专业权威和自治，也改变了临床护士以经验和直觉为主的习惯和行为。③提高临床护理决策的有效性：循证思想使临床护理决策能够依据科学研究的结果，而不是护士个人的经验，极大提高了临床护理决策的有效性。④促进护理科研成果的应用：循证护理以自我反省、审查、同行认证的方式评价护理研究的结果，因而能有效地促进护理科研成果在护理实践中应用。

2. 对患者 循证护理以科学为依据可增加患者对治疗的依从性。

3. 对社会环境 在社会环境层面，目前更多的护理对象要求深入了解自身病情并参与医疗决策的制订，循证护理实施有助于确保优质的医疗护理质量，促进我国卫生事业的发展。

（三）循证护理的基本要素

1. 可利用的最适宜的护理研究证据 运用流行病学的基本理论、临床研究的方法学和有关质量评价的标准，从研究的设计是否科学性与合理性，研究结果是否存在偏倚，是否有临床应用价值等方面去评价，筛选出最佳的证据，指导护理实践。

2. 护理人员的个人技能和临床经验　护理人员必须具备关怀照护和利他主义精神的人文素养。发现护理对象问题后，将文献中的证据与临床实际问题结合在一起。在运用证据的同时，注意观察其临床效果，不断总结成功的经验和失败的教训。

3. 患者的实际情况、价值观和愿望　患者的接受和配合是成功实施循证护理的重要条件，运用证据的实践活动是否可以被患者以积极的方式体验，因此，在循证护理中应充分考虑患者的实际情况、价值观和愿望等因素。

（四）循证护理的实践程序

循证护理的实践程序包含以下五个基本步骤。

1. 确定需要解决的护理问题　是实践循证护理第一步，包括实践问题和理论问题。实践问题是指由护理实践提出的对护理行为模式的疑问，理论问题是指与实践有关的前瞻性的理论发展，通常这两方面的问题难以截然区分。

2. 检索信息并列出证据　针对第一步提出的护理问题，检索有关护理文献。检索方法首先确定有关"关键词"，再应用电子检索系统和期刊检索系统，检索相关文献，从这些文献中找出与所确定护理问题关系密切的资料，作为分析评价之用。

知识链接

搜索信息来源

一级证据来源： 主要是原始文献，从以下几个地方去检索：医学索引在线；中文医学文献数据库；中国循证医学/Cochrane 中心数据库。

二级证据来源

（1）数据库　Cochrane 图书馆；循证医学评价；临床证据（Clinical Evidence；CE）。

（2）期刊　循证医学杂志（EBM）；循证护理杂志（EBN）；最佳证据。

（3）指南　国立指南库 NGC；指南（Guidelines）。

3. 评价证据　将收集的有关文献严格评价，从证据的真实性、可靠性、临床应用价值及其实用性等方面做出具体的评价，并得出确切的结论以指导护理实践。研究证据的质量等级分 5 级，研究证据的质量等级评价标准（表 8-2-3）。

表 8-2-3　研究证据的质量等级评价标准

等级	评价标准
1 级	强有力的证据，来自于一份以上设计严谨的随机对照试验（RCT）的系统评价
2 级	强有力的证据，来自于一份以上适当样本量、设计合理的 RCT
3 级	证据来自于非随机但设计严谨的试验，某组前后对照试验，有缺点的临床试验或分析性观察性研究
4 级	证据来自于多中心或研究小组设计的非实验性研究，系列病例分析和质量较差的病例对照研究
5 级	专家意见、个例报告

4. 使用最佳证据　将收集的最佳证据用于指导临床决策。设计合适的观察方法并在小范围内实施，试图改变现有的实践模式。

5. 评价运用证据后的效果　根据临床具体情况，可选用本单位评价、外单位评价、自我评价等方法。护理人员有责任将结果及时地在医院内部或国家和地区间交流，也可以出版相关文献循证的方式进行交流与推广。

知识拓展

评判性思维的认知技巧

评判性思维常用的认知技巧包含以下几个方面：

1. 评判性分析　人们在进行思维时，提出一些问题供评判和分析。

2. 推论　从已获得的信息推出的结论。

3. 区分事实与看法　事实是事物的真实情况，能被证实的；看法是信念或判断，信念或判断可符合客观实际，有的可与事实不符。

4. 判断资料的可信性　是指对反映价值或标准的事实或信息的评价。

5. 归纳推理　是由事实概括出一般原理的推理方法。

6. 演绎推理　是由一般原理推理出特殊情况下结论的推理方法。

任务检测

一、选择题

（一）A1 型题

1. 护士素质培养的核心是

　　A. 职业道德　　　B. 专业素质　　　C. 心理素质

　　D. 身体素质　　　E. 姿态仪表

2. 护士经常用到的评判性思维的评价标准可分为几级

　　A. 一级　　　　　B. 二级　　　　　C. 三级

　　D. 四级　　　　　E. 五级

3. 关于循证护理错误的是

　　A. 明确需要解决问题是第一步　　　B. 收集相关证据很重要

　　C. 核心思想是接受现有专业知识　　　D. 应该选择及使用其中最有效的证据

　　E. 循证护理由五个步骤组成

4. 护士采用设计严谨的随机对照试验（RCT）的系统评价方法，属于研究证据的质量等级评标准

　　A. 1 级　　　　　B. 2 级　　　　　C. 3 级

　　D. 4 级压力　　　E. 5 级

（二）A2 型题

5. 患者，32 岁，诊断：糖尿病，护士为其讲解 RI 注射的方法并示范，最终患者学会了正确的实施 RI 注射的方法，此时护士的角色是

　　A. 提供照顾者　　B. 健康教育者　　C. 健康咨询者

　　D. 健康协调者　　E. 健康管理者

6. 某一精神病患者，出院时护士为其联系了该地段精神康复中心继续康复治疗，

此时护士的角色是

A. 提供照顾者　　B. 健康教育者　　C. 健康咨询者

D. 健康协调者　　E. 健康管理者

（三）A3/A4 型题

（7~9 题共用题干）

患者，女性，20 岁，未婚，因腹痛，来医院就诊。

7. 在医生询问病史时，患者因未婚，表现极其不配合，此时护士与患者沟通，在语言沟通中要避免哪种情况

　　A. 应用简洁规范、符合礼仪的语言

　　B. 言语中传递关爱和真诚的情感

　　C. 批评患者不配合对自己疾病不利

　　D. 采取保护性医疗制度

　　E. 将爱心、同情和的感情融化在日常语言中

8. 一位早期妊娠者，哭泣，要求终止妊娠，并要求保密。护士在与患者建立良好的关系时应避免

　　A. 适当表达移情，真诚对待患者　　B. 充分尊重孕妇权利和人格

　　C. 不断提高沟通技巧　　　　　　　D. 面对患者哭泣时要积极制止

　　E. 最大限度调动患者积极性

9. 诊断：早期妊娠，采用药物终止妊娠，护士指导患者用药方法和注意事项。此时护士的角色

　　A. 提供照顾者　　B. 健康咨询者　　C. 健康教育者

　　D. 健康协调者　　E. 健康管理者

二、思考题

1. 护士王某，参加工作 2 年，她认为只要严格按护理操作规程，就能有效地进行临床护理决策。你同意其观点吗？请写出你的评判观点。

2. 论述循证护理实施程序。

（许亚荣）

项目九 职业可持续发展能力

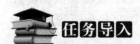 任务导入

【案例】

护生刘某在一所三级甲等医院已实习5个月，当日跟随责任护士汪老师护理分管患者，一新入院患者确诊为2型糖尿病，医嘱予以使用胰岛素泵注射门冬胰岛素强化治疗，到了注射时间，护生刘某自行为患者进行了注射，之后，汪老师严厉批评了刘某，并带领刘某对患者进行了糖尿病及胰岛素泵使用相关知识的健康宣教，取得了良好的宣教效果。经过沟通教育，刘某接受了汪老师的批评，同时刘某很佩服汪老师的健康教育能力和护患沟通能力。

作为护士或护生在工作中有着相关法定职责范围需严格遵守，因此需要掌握相关的护理法律法规知识，为有效的落实整体护理，满足患者对健康知识的需求，必须具有健康教育指导能力。作为独立学科的专业技术人员，从在校开始应进行职业生涯规划以适应自身的专业成长发展道路，以适应社会的发展。

任务一　认知护理工作相关法律法规
任务二　培养健康教育指导能力
任务三　培养职业生涯规划能力

学习目标

1. 解释护理法、医疗事故、健康教育、职业生涯规划的概念。
2. 阐述护理工作中常见的法律问题、医疗事故的预防及处理。
3. 叙述健康教育的程序和方法、护士职业生涯规划的步骤。

任务目标

1. 建立护理工作法律意识，并能将相关知识运用于护理实践中维护患者和护士的权益。
2. 能针对不同的护理对象，采取相应的健康教育方法为服务对象进行健康教育。
3. 能为自己进行护理职业生涯规划和设计。

任务一　认知护理工作相关法律法规

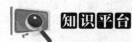 知识平台

一、卫生法律法规

1. 卫生法的概念　卫生法是由国家制定或认可并由国家强制力保证实施的有关医

疗卫生、医疗事故的处理、卫生防疫、药品药械管理、从业资格、突发性公共卫生事件的应急处理等方面的法律规范的总称。其宗旨为保护人体的健康,对人们在与卫生相关活动中形成的各种社会关系进行调整。

2. 卫生法的内容 卫生法包括《中华人民共和国执业医师法》、《护士条例》、《中华人民共和国食品安全法》、《中华人民共和国药品管理法》、《中华人民共和国传染病防治法》、《医疗事故处理条例》、《医疗器械监督管理条例》、《医疗机构管理条例》、《中华人民共和国国境卫生检疫法》、《突发性公共卫生事件应急条例》等,以及一系列与上述法律法规相应的配套规定。

二、护理立法

(一)护理法的概念

护理法是由国家规定或认可的关于护理人员的资格、权利、责任和行为规范的法律法规,是以法律的形式对护理人员在服务实践和教育培训方面所涉及的问题予以限制。护理法的制定受国家宪法的制约,其各项内容具有法律的效应,对护理工作有约束、监督和指导的作用。护理人员应正确认识和及时发现护理工作中现存及潜在的法律问题,规范、调整各种护理活动和行为,依法维护自己和患者的权益。

(二)护理立法的意义

1. 维护护理对象的正当权益 护理法以法律的形式规定了患者的权利、护士的义务和责任,护理人员必须充分尊重护理对象的各种权利,不得以任何借口拒绝护理或抢救患者。对违反护理准则的行为,护理对象有权依据法律条款追究当事人的法律责任,从而最大限度地保护了护理对象的合法权益。

2. 维护护士的权益 通过护理立法使护理人员的职责范围、地位、作用及享有的权利有了法律依据。护理人员在行使自己的法定职责、义务和权利时,可最大限度地受到法律的保护,任何人不得随意侵犯和剥夺。

3. 促进护理教育及学科的发展 通过护理立法,从法律、制度上保证了护理人员接受正规护理教育和继续教育的权利与义务,使其能不断学习,更新知识,在知识和技能上不断获得提高,护理法中关于护理人才培养和护理活动开展的一系列标准的颁布和实施,使护理教育和护理服务逐步走向标准化、专业化、科学化,推动了护理事业的整体发展。

4. 促进护理管理法制化 护理立法从法律角度规范了护理执业活动、护理制度及护理行为,使一切护理相关行为活动均以法律为准绳,做到有法可依,违法必究。通过护理立法将护理管理纳入到法制化、规范化、标准化、现代化的轨道,对保障护理安全和提高护理质量起着积极的作用。

5. 保证护理人员具有良好的护理道德 护理法规定了护理人员从事护理实践中需遵循的护理道德规范,为从业提供了行为准则,护理人员必须无条件地遵守,为保障患者的生命健康权利尽职尽责,提供最佳护理服务,体现了护理法对护理工作的监督、指导作用。

(三)护理立法概况

1. 世界护理立法概况 护理立法始于20世纪初,1919年英国率先颁布了《英国护理法》,之后各国相继颁布了适合本国政治、经济、文化特点的护理法。1947年国际护士委员会出版了一系列关于护理立法的专著,世界卫生组织于1953年发表了第一份关于护理立法的研究报告，国际护士委员会于 1968 年特别成立了护理立法委员会，制定了首个护理立法的纲领性文件《系统制定护理法规的参考指导大纲》，为各国的护理立法提供指导。各国的护理法主要包括总纲、护理服务、护士注册、护理教育四大部分的内容。

2. 中国护理立法概况　我国护理法隶属于卫生法规系统。新中国成立以后，政府和有关部门先后颁发了一系列涉及护理管理方面的法律法规。①1956 年原卫生部首次拟定的《国家卫生技术人员职务职称和职务晋升暂行条例（草案）》，明确了护理人员是卫生技术人员，并将护理人员职称划分为护理人员、护士和护师三个级别。②1981 年原卫生部颁发的《关于在"卫生技术人员职称及晋升条例（试行）"中增设主管护师职称等几个问题的通知》，将护理职称按由高到低的顺序确定为主任护师、副主任护师、主管护师、护师、护士五个级别。③1982 年原卫生部先后颁发了《全国医院工作条例》、《医院工作制度》和《医院工作人员职责》，明确规定了护理工作制度和各类各级护理人员的职责。④1993 年 3 月 26 日原卫生部颁布的《中华人民共和国护士管理办法》，确立了护士执业资格考试和护士执业许可制度，自 1994 年 1 月 1 日起执行。⑤2008 年 1 月 23 日国务院颁发《护士条例》，自 2008 年 5 月 12 日开始实施，成为我国护理教育、护理管理、护理实践的法定指导性纲领。

三、护理工作中常见的法律问题

随着社会的进步和医疗诊治技术的不断更新，人们法制观念和健康意识的不断增强，护理工作中涉及的纠纷和法律问题越来越多，护理人员应熟悉国家的法律法规，明确护理实践中常见的法律问题，自觉遵纪守法，用法律维护护患双方的合法权益。

（一）护士资格问题

1. 护士资格　执业考试和执业注册制度的建立确定了护理工作必须由具备护士资格的人员来承担，通过法律手段保障了护理质量和公众的就医安全。护士资格证的取得必须先通过国务院卫生主管部门组织的护士执业考试，考试合格即获得护士执业资格，经护士执业注册后，成为具有法律意义上的护士，才能从事护士工作。未取得护士执业证书的人员、未按规定办理执业地点变更手续的护士、护士执业注册有效期届满未延续执业注册的护士均不得在医疗卫生机构从事诊疗技术规范规定的护理活动。

2. 护生资格　护理专业学生及已在临床工作但还未通过护士执业注册的护理专业毕业生，从法律角度讲，均不具备护士资格，不得在临床护理活动中独立进行操作，必须在执业护士的严密监督和指导下，才能为患者实施护理。在执业护士的指导下，护生发生差错或事故，给患者造成伤害，除本人要承担一定的责任外，带教护士也要承担相应的法律责任。如果护生未经执业护士的监督与指导擅自进行操作，造成了护理对象的伤害，则由护生本人承担法律责任。因此，护生在进入临床实习前，要明确自己的法律身份，应在带教老师的监督和指导下实施护理，严格遵守各项操作规程。

（二）侵权行为与犯罪

1. 侵权　一般是指对个体或群体的财产及人身权利不应有的侵犯。侵权行为主要涉及侵犯生命健康权、自由权、隐私权、名誉权等，侵权行为可以通过民事方式如赔礼道歉、调节、赔款、赔物等来解决。如护理人员在对患者进行入院评估过程中获知患者未婚先孕的隐私，随意进行谈论，引起患者的不满，则构成了侵权。但在诊疗过程中，因诊治的需要，在特定的时间范围内限制患者的饮食、活动等不属于侵权，护理人员应向患者及家属解释清楚，征得理解和同意。

2. 犯罪 是指一切触犯国家刑法的行为，必然会被起诉而依法受到惩处。犯罪可分为故意犯罪和过失犯罪。①故意犯罪是明知自己的行为会造成危害社会的结果，仍然希望或者放任这种结果的发生而构成犯罪。②过失犯罪是指应当预见自己的行为可能会造成危害社会的结果，但因疏忽大意而没有预见，或者虽有预见但轻视，认为能够避免，导致发生不良结果而构成犯罪。如本应给 A 患者使用的青霉素药物因未进行查对而用在了 B 患者身上，导致患者死亡，则构成了犯罪。

（三）疏忽大意与渎职罪

1. 疏忽大意 是指行为人不专心致志地履行职责，因一时粗心或遗忘而造成客观上的过失行为。疏忽大意是工作责任心不强的表现，在护理活动中，由于未严格执行查对制度和操作规程导致的打错针、发错药、抽错血、意外拔管等均属于疏忽大意。如果过失行为仅损害了护理对象的某些心理满足、生活利益或健康恢复的进程则为侵权。

2. 渎职罪 行为人在履行职责的过程中，如果因失职而致残、致死则构成过失犯罪或渎职罪，要追究法律责任。

（四）护理质量标准

各类护理质量标准、护理操作程序和规范是护士需要共同遵守的护理行为准则，是衡量护理技术质量和服务质量的尺度。护理质量标准主要来源于国家或地方政府制定的护理法规、专业团体制定的规范要求及工作机构有关的制度、政策等。各类护理质量标准使护士在护理实践中有标准可循，知晓哪些该做，该怎样做。

（五）执行医嘱中的法律问题

医嘱是医生根据患者病情需要拟定治疗、检查等计划的书面嘱咐，也是护理人员对患者实施治疗措施的重要依据。根据《护士条例》，护理人员执行医嘱时应注意以下几点。

1. 医嘱具有法律效应，护理人员在执行医嘱时均要认真仔细地查对，核查无误后及时准确地执行。随意篡改医嘱或无故不执行医嘱均属于违法行为。

2. 护理人员如果发现医嘱有明显的错误，有权拒绝执行，并向医生提出质疑或申辩。反之，如果护理人员明知医嘱有错却未提出质疑，仍旧照样执行，若导致不良后果，护理人员将与医生共同承担法律责任。

3. 一般情况下护士不执行口头医嘱。口头医嘱仅适用于抢救等紧急情况，执行时护士必须向主管医生复诵一遍口头医嘱的内容，双方确认无误后方可执行。执行完毕，应督促医生及时补写书面医嘱。

4. 当患者病情发生变化时，应及时与医生沟通，确定医嘱是继续执行、暂停还是进行修改。

5. 当患者或家属对医嘱提出质疑时，护士应立即核查清楚，再决定是否执行，并向患者或家属做出适当的解释。

（六）护理文件书写中的法律问题

法律法规上对护理文件的书写有明确的规定，不及时、准确记录或漏记、错记等均可能导致误诊、误治而引起医疗纠纷。为了避免护理文件中的法律问题，护士在书写过程中应注意以下几点。

1. 护理文件书写的原则为客观、真实、准确、及时、完整。在记录过程中，应逐项逐页填写完整，每项记录前后不留空白以防被添加。因抢救急危重症患者未能及时书写病历的，有关医务人员应当在抢救结束 6h 内据实补记，并加以注明。

2. 遇医疗纠纷或医疗事故处理时，护理文件是举证的法律依据，护理人员应妥善保管，不能丢失、涂改、隐匿、伪造或销毁，否则则为违法行为。

3. 执行完医嘱后，执业护士必须及时在相应护理文件上签名，实习护士在老师的指导下完成某项操作后签名，并由带教老师在其签字后再签上自己的姓名，以示负责。

（七）药品及物品管理中的法律问题

1. 病房药品管理　应按照《药品管理法》要求进行严格管理，特别是麻醉药、精神药品、医疗用毒性药物、放射性药品等实行特殊管理。麻醉药品主要指吗啡、哌替啶类药物，临床上仅限用于术后或晚期癌症镇痛等，此类药品管理应做到专人专柜专锁保管，专本登记，凭专用处方领取，遵医嘱执行并有记录。护理人员若滥用职权将此类药品提供给不法分子倒卖或吸毒者自用，则构成了参与贩毒、吸毒罪，属于严重违法行为。

2. 病房物品管理　一切抢救物品的管理应做到"五定"（定数量品种、定点放置、定专人管理、定期检查维修、定期消毒灭菌），使用后及时补充、维修，随时保持完好备用状态。护理人员应严格进行交接班，熟练掌握抢救物品的使用方法，防止因责任心不强、物品丢失、技术失误而导致玩忽职守罪。

此外，护理人员不得利用职务之便将临床上使用的贵重药品、医疗及办公用品等占为己有，违者若情节严重可被起诉犯盗窃公共财产罪。

四、医疗事故

为了正确处理医疗事故，保护患者和医疗机构及其医务人员的合法权益，维护医疗秩序，保障医疗安全，促进医学科学的发展，2002 年 4 月 4 日中华人民共和国国务院颁布了《医疗事故处理条例》，自 2002 年 9 月 1 日起施行。2009 年 12 月 26 日国家颁布《中华人民共和国侵权责任法》，自 2010 年 7 月 1 日起施行，其中第七章"医疗损害责任"明确了医疗损害赔偿责任，规范了医患双方行为，体现了注重医患关系及关注社会公共利益。

（一）医疗事故的概念

医疗事故是指医疗机构及其医务人员在医疗活动中，违反医疗卫生管理法律、行政法规、部门规章和诊疗护理规范、常规，过失造成患者人身损害的事故。

（二）医疗事故的法律责任

1. 行政责任　医疗机构发生医疗事故的，由医疗卫生行政部门根据医疗事故等级和情节，给予警告；情节严重的，责令限期停业整顿直至由原发证部门吊销执业许可证。对发生医疗事故的医务人员依法给予行政处分或纪律处分，情节严重的吊销其执业证书。

2. 民事责任　根据民法的规定，在医疗活动中发生医疗事故的医疗机构及其医务人员应该承担损害赔偿责任。

3. 刑事责任　医疗事故中负有责任的医务人员若构成犯罪行为，则依照刑法关于医疗事故罪的规定，依法追究刑事责任。

（三）医疗事故分级

根据对患者人身造成的损害程度，《医疗事故处理条例》将医疗事故分为四个等级。

1. 一级医疗事故 造成患者死亡、重度残疾的。

2. 二级医疗事故 造成患者中度残疾、器官组织损伤导致严重功能障碍的。

3. 三级医疗事故 造成患者轻度残疾、器官组织损伤导致一般功能障碍的。

4. 四级医疗事故 造成患者明显人身损害的其他后果的。

五、护理工作中法律问题的防范

由于社会科技发展，人们法律意识增强，护理工作范畴扩大，护理技术含量增加，使护士面临许多潜在的法律问题，因此，护士应增强法律意识，强化法治观念，认知护理工作中特殊的法律问题，依法执护，减少和杜绝护理医疗纠纷的发生，维护服务对象及自身的正当权益。

1. 强化法治观念 不断学习有关法律知识，明确护理工作与法律的关系，知法、懂法、守法、用法，依法从事护理工作，准确履行护士职责。

2. 护理管理 加强执业资格审核，加强法律意识培训，合理配置人力资源，杜绝无证上岗，规范护理行为，提供继续教育、深造机会，拓展职业发展空间。

3. 维护合法权益 尊重服务对象的各种权益，履行知情同意权，尊重和记录服务对象的不接受意见，换位思考，建立良好护患关系，提供高质量身心整体护理，减少法律纠纷的产生。

4. 加强沟通交流 建立工作环境的良好社会人际关系，及时准确进行人际之间的信息交流，通过治疗护理有关情况、资料的信息沟通，澄清模糊不清问题，确保服务对象的安全。

5. 做好护理记录 护理记录是法律的重要依据，应及时准确做好各项护理记录，为举证责任倒置提供客观、详实的依据。

6. 参加职业保险 职业保险是指从业人员通过定期向保险公司缴纳保险费，若在职业保险范围内突发责任事故时，有保险公司承担对损害者的赔偿。职业保险是护士保护自己从业及切身利益的重要措施之一，虽不能消除护士在护理纠纷或事故中的责任，但可在一定程度上帮助护士减轻因事故发生对护士造成的负担。

任务二　培养健康教育指导能力

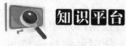

健康是人类的宝贵财富，是人类共同追求的目标，WHO 亦将"人人享有卫生保健"作为重要的全球战略目标，健康教育是实现这一目标的基本措施和途径。通过健康教育可帮助群体和个人掌握卫生保健知识，强化健康观念，改变不良生活习惯，建立健康行为，提高全民的身体素质及生活质量。健康教育是护理工作的重要职责之一，因此护理人员必须通过学习掌握健康教育相关知识，灵活运用于护理实践，达到最佳教育效果，从而更好地维护人类健康。

一、健康教育的概念

健康教育是有组织、有计划、有系统、有评价的教育活动，是通过信息传播和行为干预，帮助群体和个人树立健康观念，学会保持或恢复健康的知识，从而自愿采纳有益于健康的行为和生活方式，达到预防疾病、促进健康和提高生活质量的目的。

二、健康教育的意义

（一）健康教育是提高民众自我保健意识和能力的重要举措

随着社会的发展，疾病谱和死亡谱也随之发生了变化，慢性病逐渐成为健康的主要威胁，不良的生活方式、精神心理、职业及环境等因素是威胁人类健康的主要因素，通过健康教育可以促使民众了解和掌握自我保健知识，增强健康责任感，消除不良行为和生活方式，提高自我保健能力。

（二）健康教育是降低发病率和医疗费用的有效手段

实践证明，通过健康教育的开展可以促使人们改变不良的生活方式和行为，采取有益于健康的生活方式，从而能够有效地降低疾病的发病率和死亡率，减少医疗费用。健康教育因其投入少、效益大的特点，成为节约卫生资源、提高人类健康水平的有效手段。

（三）健康教育是实现初级卫生保健的重要策略

《阿拉木图宣言》中明确指出：初级卫生保健是实现人人享有卫生保健目标的关键和基本途径，而所有卫生问题、预防方法及控制措施中最为重要的部分就是健康教育，是实现初级卫生保健的关键。

（四）健康教育可密切护患关系，有效提高患者满意度

良好的护患关系是为患者实施治疗、护理的必要前提，护患关系对患者及家属的心理状态和疾病的治疗效果也有着直接的影响。护理人员在护理服务过程中，在恰当的时间运用多种形式对患者进行健康教育，不仅可以让患者获得相关的健康知识，同时也拉近了护患之间的距离，使患者对护理人员产生信任感和依赖感，有效提高了患者对护理工作的满意度。

三、健康教育基本原则（表 9-2-1）

表 9-2-1　健康教育基本原则

健康教育原则	描　述
科学性	科学、正确、详实的健康教育内容是确保健康教育实施的首要条件。教育内容必须有科学依据，数据应准确无误，并不断更新教育内容，及时应用新的知识和科学研究成果
可行性	健康教育的开展必须以符合当地的经济、文化及风俗习惯为基础，才能顺利地进行。健康教育的目的是促使人们自觉形成健康行为，而行为或生活方式受生活习惯、工作条件、社会规范、环境状况等因素的影响，因此，进行健康教育时需综合考虑以上因素，才能促进健康教育目的的实现
针对性	健康教育应针对不同群体和个体的特点和学习需求，制订个体化的健康教育计划，采用适当的教育方法，以达到最佳的健康教育效果

健康教育原则	描述
通俗性	健康教育开展过程中，应避免使用过多的医学术语，宜采用通俗易懂的语言和学习者易于接受的教育形式进行，以提高人们的学习兴趣和对知识的掌握，同时还可运用现代科学技术，如幻灯片、影像、照片等，帮助人们更好地理解
启发性	健康教育应采取生动的案例、同类患者的交流等启发教育方式进行，让学习者知道不健康行为的危害，促进其行为的改变，逐步形成自觉的健康行为
规律性	健康教育的开展应结合不同人群的认知、思维和记忆规律，教育内容安排应按照由简到繁、由浅入深、由具体到抽象的规律进行。一次的教学内容不宜安排过多，应建立在上次的学习基础之上，逐渐积累以达到良好的教育效果
合作性	健康教育的成功开展需要依靠政府、卫生服务机构、卫生专业人员、社区、家庭和个人的共同合作，依靠学习者与健康服务者的积极参与，依靠社会、家庭等支持系统的参与和合作
行政性	政府部门的领导和支持在推动全民健康促进活动中占主导地位，健康教育工作应纳入到医疗卫生工作计划之中，配有专门人员负责组织和协调，政府提供专项经费支持，有效推动健康教育的开展

四、健康教育的内容

（一）社区居民教育内容

1. 一般卫生保健知识 如日常生活起居和饮食方面的知识等。

2. 常见病及多发病的防治知识 包括内科、外科、儿科、妇产科、皮肤科等常见病及多发病的一般防治知识，如高血压、糖尿病、冠心病等疾病的预防、治疗等相关知识。

3. 心理卫生保健知识 如自我减压方法、不同患患者群的自我心理保健方法、常见心理治疗方法等。

4. 传染病防治知识 包括传染病的传染源、传播途径、消毒、隔离、治疗、护理及疫情报告等相关知识。

5. 健康咨询 如定期进行健康检查知识、疾病高危人群的观察及预防知识等。

6. 计划生育技术指导。

此外，还包括卫生法规教育、出院患者及家属的康复指导及精神病患者的家庭支持和指导等。

（二）患者及家属教育内容

1. 就诊知识 如门诊看病流程、住院手续办理、医院各项规章制度、医院科室分布等。

2. 辅助检查知识 如各项血液、尿、粪等检查标本采集的方法和注意事项；心电图、B超、X线、CT、磁共振、胃镜、肠镜、膀胱镜、宫腔镜等检查的目的、注意事项及检查中的配合等。

3. 疾病相关防治知识　疾病的病因、临床表现、治疗、护理及康复等知识。

4. 仪器治疗及手术治疗知识　如红外线、放射线等治疗的适应证、禁忌证及注意事项；手术前准备、手术后康复知识等。

5. 合理用药知识　遵医嘱服药的重要性；所用药物的适应证、禁忌证、服用方法、剂量、副作用、注意事项等；中药的煎煮法、服用方法及注意事项等。

此外，还包括卫生保健常识、健康行为指导和行为训练知识等。

五、健康教育的程序

为保证健康教育目标的实现，健康教育必须遵循科学的程序进行。健康教育是一个连续不断的过程，包括评估教育需求、确立教育目标、制定教育计划、实施教育计划及评价教育效果五个步骤。

（一）评估教育需求

评估是健康教育实施的先决条件，也是健康教育者进行自我准备的阶段。评估是指收集学习者的有关资料和信息，并进行整理和分析，对其教育需求做出初步估计的过程。

1. 对学习者能力和需求的评估　评估内容包括学习者的年龄、性别、学习能力、社会文化背景、心理状态、以往学习经历、学习态度、对健康知识及技能的缺乏程度、对健康教育的需求等，教育者应根据学习者不同的学习需求和学习能力进行健康教育活动的安排。

2. 对学习资源的评估　评估内容包括实现教育目标需要的时间、教学场地及环境、参与人员、教育资料和设备、健康教育经费等，应根据不同的教学对象、内容和方法选择最适合的教育资源，以达最佳教育效果。

3. 对教育者的评估　是指教育者对开展教育活动自己所具备的知识、能力、水平和前期准备情况的评估。

（二）确立教育目标

教育目标不仅为实施教育计划提供导向，也为教育效果评价提供依据，是健康教育的重要部分。应根据学习者的学习需求和能力评估结果确立教育目标。

1. 教育目标的分类（表 9-2-2）

表 9-2-2　教育目标分类

教育目标	描述	举例
认知目标	学习者对健康教育知识的理解和接受	造口患者的合理膳食
技能目标	通过学习掌握某项技能操作	造口患者自行更换造口袋
情感目标	健康态度的形成和改变	造口患者对造口事实的接受

2. 确立教育目标的原则

（1）目标应具有针对性和可行性　教育目标的确立应针对学习者健康知识的缺乏程度、学习者对学习的需求和态度、学习者的学习能力等不同情况制定，同时，目标的确立必须是学习者通过学习能达到的，并鼓励学习者共同参与制定。

（2）目标应具体、明确、可测量 教育目标的描述应具体、明确教育对象、需要改变的行为、达到目标的程度及预期时间等，其所描述的行为是可测量的。

（3）目标必须以学习者为中心 确立教育目标时应充分尊重学习者的愿望，与其讨论后共同确定学习目标，充分发挥学习者的参与性，提高教育效果。

（三）制定教育计划

教育计划是为保证健康教育目标的实现而进行的对措施和步骤的部署。护士应按照教育计划的要求和步骤，有效地组织实施教学活动。

1. 明确计划的实施条件 教育计划的制定应根据教育目标，列出实现计划所要采取的途径和方式，所需的各种教育资源，确定目标完成的日期，以及预测实施过程中可能出现的问题和采取的相应解决措施。

2. 确定教学内容及安排 教育计划应有明确的教学内容和活动安排的书面材料，其制定应详细、具体，如教育内容、参与人员、时间、地点及环境、所需的教育资料和设备、教育方法和进度等。

3. 选择最佳教育方案 制定计划时应根据学习者和教育资源情况，提供多种方案，联合参与者和相关部门共同进行讨论和修订，确定最佳方案，提高健康教育效果。

（四）实施教育计划

实施教育计划是健康教育的关键步骤，是将教育计划付诸实践的过程。教育计划的实施情况直接影响着健康教育的质量，而在教学过程中，许多因素可以影响教育效果，因此护士在教学过程中应遵循健康教育的原则，因人、因时、因地制宜地实施计划，选择最佳的教育时间、教育形式和教具，有效进行沟通，同时加强与各部门及组织之间的密切配合，以达到最佳的教育效果。

（五）评价教育效果

教育效果的评价贯穿于健康教育活动的始终，是将健康教育结果与预期目标进行比较的过程。教育者可根据评价结果及时修改和调整教学计划，改进教学方法和手段，以取得最佳的教育效果。评价分为过程评价和结果评价，评价的具体内容：①教育目标是否真正达到。②提供的健康教育是否真正被需要。③教育目标及计划是否切实可行。④教育计划是否需要完善或修订。⑤执行教育计划的效率及效果如何。⑥影响教育效果的因素是否存在。

六、健康教育的方法

健康教育的方法有多种，教育者可根据教育目标和健康教育评估结果选择恰当的教育方法（表9-2-3）。

表 9-2-3　健康教育方法

教育方法	描述	优点	缺点
个别会谈法	针对门诊、住院和出院患者的个人具体健康问题，教育者根据自己的知识经验，通过口头交谈的方式，引导学习者获取知识的方法	1. 简便易行，不需要特殊的设备 2. 针对性强，能及时反馈信息，教育效果好	1. 人力和时间耗费大 2. 教育效果受教育者的语言表达能力和沟通能力的影响较大

教育方法	描述	优点	缺点
专题讲座法	针对某个健康教育内容，由卫生专业技术人员以课堂讲座的形式向学习者系统传递知识的方法，是<u>最常用的一种健康教育方法</u>	1. 容易组织，适用范围广 2. 能将大量的知识在有限的时间内传递给众多的学习者	1. 学习者较多，讲授者无法与听众进行良好的沟通，难以知晓听众对授课内容的反应 2. 教育效果受教育者的语言表达能力的影响较大
示范法	是指教学者利用各种设备和教具，针对某种技术操作进行具体动作的示范，同时进行详细的讲解，使学习者通过模仿和练习，逐步掌握技术操作的一种教育方法	1. 直观性强，利于激发学习者的学习兴趣，获得某项技能 2. 可根据学习者的情况安排示范的进度，可重复示教	1. 受教学条件的限制，如场地、设备、教具等 2. 教育效果受学习者的学习能力和动手能力的影响较大
讨论法	是指在教育者的引导下，学习者以小组或团体的方式围绕某一中心问题进行信息的沟通和经验交流，各抒己见，相互探讨和交流的一种方法	使学习者由被动学习转化为主动学习，利于提高学习兴趣和促进态度及行为的改变	1. 小组的组织和讨论费时较多 2. 教育效果受教育者引导和控制能力的影响较大，可能会出现讨论偏题、有人参与讨论过多，而有人参与讨论过少的现象
展示与视听法	是教学者利用模型、标本、图表、录像、视频、电影等试听材料向人们讲解健康知识与技能的一种教学方法	1. 教学方法生动，直观性强，利于激发学习者的学习兴趣，使其轻松获得健康知识 2. 模型和图片的展示不受时间和地点的限制	视听教学成本高，需要经费和设备等条件的保障
角色扮演法	是通过制造或模拟一定的现实生活场景，由学习者扮演其中的角色，通过行为模仿或替代来影响个体心理过程的一种教学方法	1. 所有人员均可参与学习过程 2. 教学形式生动活泼，利于激发学习者的学习兴趣	教育效果受学习者的参与意识和表演能力的影响较大
实地参观法	是根据教育目标，组织学习者到实际场景中进行现场观察研究，使学习者获得新知识或验证已学过知识的一种教学方法	1. 通过实地参观促进了学习者对教学内容的理解和掌握 2. 利于提高学习者的观察技巧，更多地向他人借鉴学习经验	1. 不易找到与教学内容适合的参观场所而无法实施 2. 易受条件的限制，因参观需要的时间较多，部分学习者可能无法参加

任务三　培养职业生涯规划能力

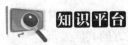 知识平台

一、职业生涯规划相关概念

1. 职业生涯　职业生涯是一个人的职业经历，是个体获得职业能力、培养职业兴

趣、职业选择、就职到退出职业劳动的完整职业发展过程。职业生涯的概念不仅包括过去、现在和未来那些可以实际观察到的职业发展过程，还包括个人对职业生涯发展的见解和期望，往往受学识、爱好、机遇、工作环境等主、客观条件的限制。

2. 职业生涯规划　职业生涯规划也称职业生涯设计，是指个人在主客观条件基础上，结合自身条件和现实环境，确立自己的职业目标，选择职业道路，制定行动策略并付诸实施，以达到目标的过程。

3. 护理职业生涯规划　护理职业生涯规划是护理人员在从事的护理专业领域内，根据其职业目标和发展计划及个体需要，制定相应的教育、培训和工作计划，并按照计划实施具体行动以达既定目标的过程。

二、职业生涯规划理论（表9-3-1）

表 9-3-1　职业生涯规划理论

理论名称	描　述	代表理论
职业选择理论	是指个人在了解不同职业需求的基础上，针对个人的"个性特质"和对职业的兴趣及期望，选择个人所从事的职业	美国"职业辅导之父"帕森斯创立的"职业——人匹配理论"，其理论内涵是个人在明确自身主客观条件的基础上，将主客观条件与社会职业岗位相对照和匹配，最终选择一个与个人相匹配的职业
职业生涯发展理论	每个人的职业生涯发展过程都要经历多个阶段，每个阶段都有其不同的特征和相应的职业素质能力要求	美国管理学和组织行为学专家斯蒂芬提出的"职业生涯发展阶段理论"，他将职业生涯分为职业探索阶段、职业建立阶段、职业稳定发展阶段、职业成熟阶段和职业衰退阶段五个阶段
职业探索决策理论	人的职业生涯发展过程中有许多的不确定因素，需要个人不断进行探索和决策	美国著名职业指导专家施恩提出的"职业锚"理论，他认为每个人在职业生涯发展过程中都会根据个人的能力、天分、需要、态度、价值观等逐渐形成明显的职业自我概念，并随着自我认识的深入而形成一个占主导地位的职业锚

三、职业生涯规划对护理专业成长的重要性

（一）护士职业生涯规划是影响护理人力资源管理的重要因素之一

护士职业生涯规划是影响护理人员专业成长、离职率及对工作满意度的主要原因之一，是护理人力资源管理的重要内容。良好的职业生涯规划不仅能激发护士的工作积极性，最大限度地开发护士的工作潜能，同时还有利于医疗机构吸引和留住护理优秀人才，因此，组织和护理管理者应对护理人员的职业生涯规划进行合理的引导，将护理人员的职业目标和发展计划与护理工作需要结合起来，利于双方的共同发展。

（二）护士职业生涯规划能使护士的专业成长达到自我实现的目标

良好的职业生涯规划能帮助护士根据自己的专业发展定位和计划有序地进行，降低摸索与发生错误的机会，能帮助护士适应多变的生活和工作环境，朝着自己的专业

目标不断努力直至实现。

四、护理职业生涯规划的步骤

护理职业生涯规划步骤包括：自我评估与定位、环境与专业分析、选择发展途径、确定职业发展目标、制定与实施行动策略、评价与调整职业生涯发展规划。

（一）自我评估与定位

自我评估是指个人对职业发展的相关因素进行收集、认识和分析的过程。在进行自我评估与定位之前，护理人员首先应明确护士的职业特点和职业能力要求，并针对这些特点和要求，对个人的人生观、追求的目标、职业价值观、具备的专业知识和技能、兴趣爱好、性格特点等方面进行评估。通过评估和分析明确自己职业发展的优势和劣势，明确自己要从职业中获得什么，形成自己的职业发展定位。

（二）环境与专业分析

在制定护理职业生涯计划时应对护理的专业和环境进行评估和分析，内容包括专业和环境的特点、国家政策、发展趋势和变化、个人在环境中的地位、环境对个人职业发展的利弊因素等，同时还包括所在护理团队的发展目标和方向、护理专业队伍构架、护理人力资源需求及升迁政策等，通过分析、比较内因及外因，找出最适合自己的专业发展途径和发展目标。

（三）选择发展途径

护理人员的职业发展方向不同，其需经历的发展途径也相应不同。护理职业发展途径选择的决策依据为自我评估和环境评估的结果，发展途径的选择必须与评估结果相符合，否则难以达到理想的职业目标，另一方面，当外在条件、组织需求、机遇发生变化时，护理人员应及时调整自己的职业定位。护理职业发展途径主要如下（图9-3-2）。

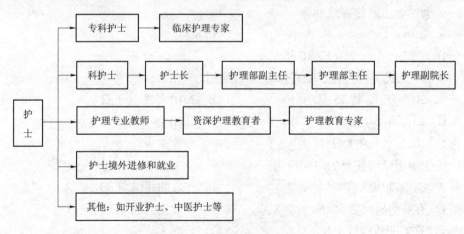

图9-3-2　护理职业主要发展途径

（四）确定职业发展目标

护理人员明确了未来职业发展的方向和途径后，应及早制定职业发展目标。发展目标的确定要在基于实际环境和条件的基础上，结合自身的背景和特点进行。一般来说，一个长期目标很少能在短时间内迅速实现，因此，目标的设定需具体、分阶段、多层次、短期目标和长期目标相结合。

（五）制定并实施行动策略

护理职业目标的实现与否取决于有效的策略和个人积极的具体行为。确定职业发展目标后，应开始拟定行动的策略。有效的策略包括建立良好的组织人际关系、合理平衡职业发展目标与个人生活目标等之间的关系、个人学历提升、岗位轮转等。具体行为包括业余时间的持续学习等个人发展的前瞻性准备、个人的工作表现及业绩等。

（六）评价与调整职业生涯发展规划

在职业目标实现过程中，社会、专业环境及个人情况总是在不断地变化、发展，可能会对目标的达成带来不同程度的影响，这就需要个人针对发生的变化和面临的问题进行分析和总结，及时对职业生涯规划做出必要的调整，选择最有效的方法和途径，实现职业发展目标。

任务检测

一、选择题

（一）A1 型题

1. 2008 年 1 月 31 日由中华人民共和国国务院令第 517 号公布的《护士条例》施行时间
   A. 2008 年 5 月 12 日   B. 2008 年 1 月 12 日
   C. 2009 年 5 月 12 日   D. 2010 年 5 月 12 日
   E. 2010 年 7 月 1 日

2. 护士执业注册的有效期为
   A. 2 年   B. 5 年   C. 8 年
   D. 9 年   E. 10 年

3. 《中华人民共和国侵权责任法》施行时间
   A. 2009 年 12 月 25 日   B. 2010 年 1 月 1 日
   C. 2010 年 5 月 1 日   D. 2010 年 7 月 1 日
   E. 2011 年 7 月 1 日

4. 护士申请延续注册的时间应为
   A. 有效期届满前半年   B. 有效期届满前 30 日
   C. 有效期届满后 30 日   D. 有效期届满后半年
   E. 有效期届满后 1 年

5. 申请注册的护理专业毕业生，应在教学或综合医院完成临床实习，其时限至少为
   A. 6 个月   B. 8 个月   C. 7 个月
   D. 10 个月   E. 12 个月

6. 护士发现医师医嘱可能存在错误，但仍然执行错误医嘱，对患者造成严重后果，

该后果的法律责任承担者是

A. 开写医嘱的医师　　　　　　　B. 执行医嘱的护士

C. 医师和护士共同承担　　　　　D. 医师和护士无需承担责任

E. 以上都不对

7. 《护士条例》的根本宗旨是

A. 维护护士合法权益

B. 促进护理事业发展，保障医疗安全和人体健康

C. 规范护理行为

D. 保持护士队伍稳定

E. 指导护士临床实践

8. 造成患者死亡、重度残疾的属于

A. 一级医疗事故　　　　　　　　B. 二级医疗事故

C. 三级医疗事故　　　　　　　　D. 四级医疗事故

E. 五级医疗事故

9. 因抢救急危患者未能及时书写病历，有关医务人员应予据实补记，并加以注明，但时间不能超过抢救结束后

A. 3h　　　　　　B. 6h　　　　　　C. 9h

D. 10h　　　　　E. 12h

10. 医疗事故赔偿，应当考虑下列因素，确定具体赔偿数额，但不包括

A. 医疗事故等级

B. 医疗过失行为在医疗事故损害中责任程度

C. 医疗事故损害后果与患者原有疾病状况之间的关系

D. 患者家庭的经济状况

E. 依据民法规定

11. 《医疗事故处理条例》施行时间

A. 2002 年 4 月 4 日　　　　　　B. 2002 年 1 月 1 日

C. 2003 年 1 月 1 日　　　　　　D. 2002 年 2 月 20 日

E. 2002 年 9 月 1 日

12. 发生医疗纠纷需进行尸检，尸检时间应在死后

A. 12h 内　　　　　B. 24h 内　　　　　C. 36h 内

D. 48h 内　　　　　E. 72h 内

13. 护理文件书写的原则不包括

A. 客观　　　　　B. 真实　　　　　C. 准确

D. 及时　　　　　E. 详细

14. 下列选项中不是健康教育的意义是

A. 健康教育是提高民众自我保健意识和能力的重要举措

B. 健康教育是降低发病率和医疗费用的有效手段

C. 健康教育是实现初级卫生保健的重要策略

    D. 健康教育是实现高级卫生保健的重要策略

    E. 健康教育可密切护患关系，有效提高患者满意度

15. 健康教育内容必须有科学依据，数据应准确无误，并不断更新教育内容，是遵循了健康教育原则中的

    A. 科学性　　　　B. 可行性　　　　C. 针对性

    D. 通俗性　　　　E. 启发性

16. 下列哪项是健康教育实施的先决条件，也是健康教育者进行自我准备的阶段

    A. 评估教育需求　B. 确立教育目标　C. 确立教育目标的原则

    D. 制定教育计划　E. 实施教育计划

17. 确立健康教育目标的原则描述错误的是

    A. 目标应具有有针对性　　　　　　B. 目标应具体

    C. 目标应明确　　D. 目标应可测量

    E. 目标必须以教育者为中心

18. 最常用的一种健康教育方法是

    A. 个别会谈法　　　　　　　　　　B. 专题讲座法

    C. 示范法　　　　D. 讨论法

    E. 角色扮演法

19. 下列哪项是影响护理人员专业成长、离职率及对工作满意度的主要原因之一

    A. 护理学历发展规划　　　　　　　B. 职称发展规划

    C. 护士职业生涯规划　　　　　　　D. 护理管理职位发展

    E. 专科护士学习

20. 下列选项中不属于职业生涯发展阶段理论中职业生涯阶段是

    A. 职业探索阶段　　　　　　　　　B. 职业建立阶段

    C. 职业稳定发展阶段　　　　　　　D. 职业教育阶段

    E. 职业衰退阶段

二、思考题

1. 护理工作中有哪些常见的法律问题？如何给予防范？

2. 根据自身的特点，为自己制订一份完整的护理生涯规划。

（陈　林）

模块二 基础护理工作任务

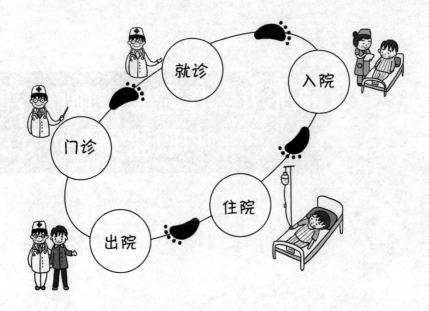

以一个人从"就诊—入院—住院—出院"的基本规律设置单元。每个单元中阐明为服务对象提供基础护理服务的项目和任务。

注重人文素养、职业技能和综合素质能力的培养。

单元五 医院感染预防控制与职业安全防范>>>

项目十　护理职业安全与防范

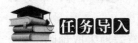

任务导入

【案例】

患者张某，因在工地施工意外坠伤致下肢开放性骨折，被送急诊入院，入院后血液检查该患者HBsAg（乙肝病毒表面抗原）阳性，护士小范配合医生进行伤口处置时，不慎被缝针刺破手套和手指。小范心理压力很大，会不会被感染乙肝？又该如何采取紧急措施处理和相应的系列措施？

针刺伤是医院内常见的职业暴露物理性危险因素之一，是导致血源性疾病传播的重要途径，威胁着医护人员的身心健康，护理人员应明确职业暴露的危险因素，在临床工作中加强防护，确保职业安全。

任务一　护理职业安全防范

任务二　护理职业暴露与防护

学习目标

1. 说出护理职业安全、护理职业防护、护理职业暴露、标准预防的概念。
2. 列举影响护理安全的因素、护理职业暴露的危险因素。
3. 阐述职业暴露的防护。

任务目标

1. 认知护理职业安全与防护的重要性；树立保护患者安全和自我职业安全防护意识和理念。
2. 明确职业暴露危险因素，具有职业暴露防护能力，确保职业安全。

任务一　护理职业安全防范

知识平台

关注患者安全是全世界医疗护理共同面对的问题，也是世界各国医院质量管理的主要焦点。世界卫生组织（WHO）多次呼吁各成员国密切关注患者安全，提出全球共同努力，开展保证患者安全的行动。护理人员在保证患者安全的行动中，可能会暴露于各种各样的危险因素中，给自身造成身心损害。如何在保障患者安全的同时，保护自身的身心健康，已成为每一位护士及医疗护理管理部门必须面对的问题。树立护理职业安全意识，关爱生命健康，保障患者安全，保护自身职业安全，是每个医护人员义不容辞和刻不容缓的责任！

一、概述

（一）概念

1. 安全 是指不受威胁，没有危险、危害、损失。它是指人、物、环境，不受到威胁和破坏的一种良好状态。

2. 护理安全 是指运用技术、教育、管理等对策，从根本上有效地采取预防措施，防范护理实施过程中，服务对象发生法律法规允许范围以外的心理、机体结构或功能上损害、障碍、缺陷或死亡。把不安全隐患消灭在萌芽阶段，确保服务对象的安全，创造一个安全、健康、高效的医疗护理环境。

3. 护理职业安全 是指在护理行业中，在为服务对象提供服务时，既要避免服务对象发生身心损害的同时，也要保护护理人员自身免受有害因素的影响和伤害。包含了保障护理职业服务对象的客体安全和保护从事护理职业的护士的主体安全。

4. 护理职业暴露 是指护理人员在特定的环境中，在为服务对象提供护理服务过程中，经常暴露（置于或显露）于生物、化学、物理及社会心理因素等危险性环境中，从而有可能损害健康或危及生命的危险。

5. 护理职业防护 是指在护理工作中采取多种有效措施，保护护士自身免受职业性损伤因素的侵袭，或将其所受伤害降到最低程度的策略。

（二）护理职业安全防范进展

1. 护理安全

（1）患者安全的国际趋势　当前社会的不断进步和医疗保健事业的发展都对护理服务提出了更高的要求，护理安全是患者的基本需要和保障，也是衡量医院护理服务的重要指标。据文献报道，在美国、加拿大、新西兰、澳大利亚、英国等国，住院患者发生医疗事故的比例在 2.9%～16.6%，其中导致患者死亡占 3%～13.6%，2.6～16.6% 导致患者永久性伤残，而这些事故中的 27%～51% 是应该可以预防的。

1999 年至 2004 年间美国、英国、澳大利亚、新西兰及日本等国家，对于患者安全的问题，陆续规划相关措施与政策，以保障患者的就医安全，已成为近年来欧美国家最重视的议题。关于患者安全问题已成为世界各国医院质量管理主要关注的焦点，患者安全是全世界医院共同面对的问题，受到各个国家与世界卫生组织的广泛关注。

（2）患者安全的国内现状　随着我国社会主义市场经济的发展，医疗风险事件、患者不安全因素不断增加的现象，已引起社会的普遍关注。据不完全统计，我国每年因药物不良反应而住院治疗者在 500 万人次，约 19.2 万人因此死亡，构成严重的不良反应者占 13%。2005 年 1 月原卫生部下发《医院管理评价指南》，首项任务就是要提高医疗质量，保障医疗安全，巩固基础医疗和护理质量，保证医疗服务的安全性和有效性。

2005 年原卫生部"以患者为中心，提高医疗质量为主题"的医院管理年活动的重要工作目标就是尊重患者权利，保障患者安全。随着活动在全国范围内的持续深入开展，使护理安全问题愈来愈受到重视。

知识链接

患者十大安全目标

1. 严格执行查对制度，提高医务人员对患者身份识别的准确性。
2. 严格执行在特殊情况下医务人员之间有效沟通的程序，做到正确、执行医嘱。
3. 严格执行手术安全核查制度和流程，防止手术患者、手术部位及术式错误。
4. 严格执行手卫生规范，落实医院感染控制的基本要求。
5. 提高用药安全。
6. 建立临床实验室"危急值"报告制度。
7. 防范与减少患者跌倒事件发生。
8. 防范与减少患者压疮发生。
9. 主动报告医疗安全（不良）事件。
10. 鼓励患者参与医疗安全。

2. 护理人员职业安全防护

（1）国际趋势　世界卫生组织的一篇综合报道指出，医务人员乙型肝炎的感染率比一般人群高 3~6 倍。美国疾病控制中心资料显示，到 2000 年底，美国已有 57 名医务人员被确诊由于职业暴露而感染了艾滋病病毒，其中 24 名是护士。

1998 年美国召开的首届"护士健康与安全"国际大会，会议突出的口号就是："为了关爱患者，我们应首先关爱自己。"由于医院工作环境和服务对象的特殊性，护士是暴露的最危险群体。但是护士对职业中的危险因素缺乏自我保护意识，因此要提高职业安全防范意识，采取防范措施，减少职业危害，职业安全是世界范围内医务人员，特别是护理人员越来越关注的问题。

（2）国内状况　我国长期以来缺乏对医护人员职业危害的大型研究，直到 2003 年我国暴发流行 SARS 期间，在共累计报告的临床诊断病例 5326 例中，医务人员累计1002 例，占 18.8%，其中护士占 48.8%，经过这场浩劫之后，对生物因素的职业危害问题的研究才引起重视。

随着对医院感染和职业性危害认识的不断提高，越来越多的人重新评估医院环境及职业的特殊性对医务人员现存及潜在的危害。护理工作场所中各种有害的化学、物理、生物等环境因素及在作业过程中产生的其他职业有害因素均成为护理职业危险因素。

二、护理安全防范

安全是人类的基本需要之一，随着现代医学的迅速发展，人们法律意识的不断增强，各种因素导致的医患关系紧张和医疗纠纷事件的增多，使护理安全防范备受社会的广泛关注。

（一）护理安全防范的意义

1. 保障患者的安全，减轻护士的职业压力　护理安全是临床护理的核心目标，是衡量护理质量的重要指标之一。护理安全措施的落实，有利于减少护理差错和不良事件的发生,保障患者安全;同时,减轻不安全事件给护理人员造成的巨大身心压力,从而提高护理质量。

2. 有利创建和谐医疗环境,提升医院的形象和效益 保障护理安全可以避免因为护理失误给患者、家属及社会造成的不良影响;有利于构建和谐的医疗环境,树立医护良好的公众形象,提升医院的形象和效益。

3. 体现医院管理水平,避免社会物质资源的耗费 健全的医疗护理规章制度、护理安全措施的有效落实和保障,能有效地控制护理风险,充分体现医疗管理的综合水平。英国卫生部在 2000 年报告中的数据显示,估计在住院患者中不良事件发生率约为 10%,一年约发生不良事件 85 万件,仅由此延长住院发生的费用一年达 20 亿英镑,由国家卫生部门支付诉讼索赔额每年约 4 亿英镑。可见,护理安全可以减少患者及其家庭的经济负担,减少医疗费用的支出及物资浪费,避免国家和社会物质资源的耗费。

4. 体现护理队伍综合素质,提升职业幸福指数 培养和树立护士的职业安全意识,能有效地提高护士的法律意识、防护意识、培养职业道德、端正工作态度、增强责任感、提高技术水平和沟通能力,消除和减少不安全因素,防止和避免安全事故发生,提高护理工作质量,减少患者不必要的痛苦,提升自身的职业幸福感。

(二)影响护理安全的因素

1. 护理人员因素 首先护士对护理职业安全认识不足,自我保护意识淡薄。其次护士的综合素质水平有待提高,如专业知识、业务素质、技能操作、沟通能力、情绪等,不全面、不规范、不稳定均会给患者身心安全及护士自身安全造成威胁。

2. 护理工作的特殊性 首先是高强度、超工作量、超负荷的护理工作,成为护理安全的重要隐患。其次,是各种新技术的发展,使操作难度大、技术要求更高,加大了护理工作中的技术风险。

3. 管理因素 ①管理者思想因素。管理者思想麻痹,管理不力,要求不严是导致护理安全事件的重要因素之一。②制度因素。安全制度不健全,监控不严格,对护理工作环节中的安全隐患缺乏预见性,未及时主动采取措施或措施不力。③护理人力资源因素。护理人员数量不足、配置不合理、分工不恰当等,工作职责界定不明确,超负荷繁重的工作,等等,均会构成安全隐患。④物质因素。护理物品数量品种不足、仪器设备陈旧、性能不好、不配套等都会影响技术水平的正常发挥,也是影响护理安全的重要因素之一。

4. 环境因素 环境因素主要指患者在住院期间的生活和治疗环境。

(1)**布局及设施隐患** ①地面过滑、潮湿、缺乏相应警示标志、走廊无扶手,可导致患者跌伤、摔伤;②病床旁无床栏或功能损坏造成患者坠床;③热水瓶或杯子放置不当造成烫伤等;④清洁区与污染区的设置不合理,以及防蚊、防蝇、防蟑螂等设施不健全,导致院内感染发生。

(2)**医院物品设备管理隐患** ①药品或物品质量控制不严格;②医疗仪器设备陈旧、性能不完善、不配套;③电烤灯、热水袋、冰袋、放射性治疗、高频治疗等使用不当;④护理使用的防护设备数量不足、质量不好等;⑤医院危险品管理和使用不当,如氧气、煤气、酒精等,也是潜在的安全隐患。

（3）病区治安　病区存在失窃、火灾、各种犯罪活动等治安问题，也是影响安全的重要因素。

5. 患者因素　主要因素有个体本身和社会支持系统。①患者的个体因素。如不配合护理工作、生活方式不健康、精神情绪不稳定等都会加大护理风险。而婴幼儿、老年人、瘫痪者等特殊患者，由于感知功能较差更易引发护理安全问题。②患者的社会支持系统。如患者的家人、亲朋好友、同事，家庭经济状况、单位和社会的关心程度，都会影响患者的情绪及其身心安全。

三、护理安全防范措施

针对影响护理安全的因素，全面提高行业护理安全意识，加强医疗行业全员护理安全重要性的认识，是实现护理安全的重要前提。护理安全意识防范管理应做到"日常化、常规化、规范化、制度化、标准化"。

1. 加强管理者意识和能力培养　树立管理者重视护理安全意识，改变安全管理思想理念，提高护理安全管理能力。

2. 加强安全防范措施实施的"定期性"　定期进行安全教育，增强法制观念，增强服务意识，提高职业道德素养和业务能力，避免护理安全事件的发生。

（1）定期学习和教育　定期进行安全、法制教育，加强思想教育、理论学习和技术培训，树立和强化安全意识，提高安全防护能力。

（2）定期分析和整改措施　①对易发生差错失误的护理缺陷进行分析、讨论，并提出整改措施；②对安全护理防范制度缺陷进行整改，完善和健全护理安全管理制度，做好职业安全监控。

（3）定期新理论、新技术培训　通过各种途径不断加强专业理论的学习，规范操作，强化技能；有侧重地学习心理、人文、社会科学知识；增强与患者的沟通、协调能力，提升专业技术水平和职业道德素养，保障护理安全。

3. 加强资源配置和环境管理　坚持预防为主的原则，加大对护理安全管理的人力、物力、财力投入。加强基础质控、环节质控和终末质控，明确安全管理责任，做到各尽其职，防患未然。

（1）合理配备护理人力资源，改善护士工作强度，防止超负荷工作而引发护理安全事件威胁患者安全。

（2）加强对容易出现差错的人、时间、地点、环节、部门的管理。努力构建轻松愉快的工作环境，缓解护理人员的心理压力。

（3）加强物质资源和设施设备的合理布局和分配，改善、更新或配置医院相关设施和物品设备，杜绝安全隐患。

4. 加强和建立良好护患关系，充分发挥和调动患者的支持系统　针对影响护理安全的患者因素，做好护患沟通和卫生宣教工作，尊重、理解和同情患者，因人施护；运用和讲究语言的艺术性和技巧性，善于沟通和解释，安慰、体贴和关心患者。引导患者家人、亲朋好友和同事对患者的关心，调动和发挥患者单位和社会的支持系统，满足患者的身心需要和安全感。提高患者和家属对行业的信任度，从而杜绝护理纠纷。

任务二　护理职业暴露与防护

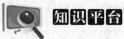 **知识平台**

护理是一个特殊的职业，具有较高的职业风险性。广大护理人员在履行维护和促进人民群众健康的神圣职责的同时，经常暴露于各种危险因素之中，严重威胁着护理人员的身心健康。因此，临床护理人员必须转变观念，提高职业防护意识，积极采取有效的防护措施，减少职业暴露，保障自身安全。

一、护理职业防护的意义

1. 保障职业安全，减少职业损害，维护护士身心健康　加强规范化管理，有效的人力资源分配和合理的实施配置，积极改善工作条件，有效的护理职业防护措施等，可以控制不安全因素，减少职业损伤的发生，最终达到保障职业安全，维护护理人员身心健康之目的。

2. 营造和谐工作氛围，焕发工作热情，提高职业幸福感　创造安全良好的职业环境，减轻繁重的工作量，缓解身心压力，促进健康的人际交流，改善其心理、精神状况，增加职业满意度和认同感，激发工作热情，增强职业适应能力。提高职业成就感和职业幸福指数。

3. 规避职业风险，提高护理质量，提高社会服务满意度　提高护士控制和处理有害因素的能力，去除和减少职业暴露危险因素，保护护士免受职业性损伤因素的侵袭，科学规避护理职业风险，减少护理差错、事故的发生，提高护理服务效果，满足患者的护理服务需求，提高社会服务满意度。

二、职业暴露的危险因素

由于医院工作环境和服务对象的特殊性，使护理人员常暴露于各种现存的或潜在的危险因素中，从而决定了护士是职业暴露的高危群体。在护理工作中造成护士职业性损伤的因素主要包括以下几个方面。

（一）生物性因素

医院是一个特殊的公共场所，聚集了大量不同种类的生物性病原体，主要是微生物和寄生虫等。常见的：①致病菌包括金黄色葡萄球菌、链球菌、肺炎球菌、大肠杆菌、痢疾杆菌等；②病毒包括肝炎病毒、艾滋病病毒、柯萨奇病毒等，其中以乙型肝炎病毒、丙型肝炎病毒和艾滋病病毒最常见、危害最大；③真菌包括皮肤癣真菌、着色真菌等。

危害途径：一是通过空气、飞沫传播。暴露在空气中的手、眼睛、鼻腔、皮肤等部位因不易保护而容易被侵袭，尤其是呼吸道感染的概率较高。二是通过直接接触、血液、体液等传播。护理人员在为患者实施各项护理操作时，不可避免地接触到患者血液、体液、分泌物和排泄物等，增加各种感染的机会。

（二）化学性因素

化学性因素主要有化学消毒灭菌剂、化疗药物、固定剂、医用气体、废气等。可以通过呼吸道、消化道、皮肤接触等对暴露在工作环境中的护理人员造成伤害。

1. 消毒灭菌剂 正确使用消毒灭菌剂，可以杀灭或抑制细菌病毒的生长繁殖，避免交叉感染。常用的化学消毒灭菌剂有甲醛、煤酚皂、环氧乙烷、戊二醛、含氯消毒剂等，长期反复接触则对人体会产生危害。主要通过眼、呼吸道、皮肤吸收，导致眼灼伤、皮疹、慢性呼吸道病症、肺水肿、甚至窒息死亡，严重者导致细胞突变、致畸、致癌、白血病、流产等伤害。

2. 化疗药物 应用抗肿瘤药物虽能治疗和延长许多肿瘤患者的生命，但护士若不做好自身防范，易导致职业性损伤。化疗药物主要通过呼吸道、皮肤及经口摄入，可造成皮疹、过敏、白细胞下降、脱发、影响血小板和红细胞，致孕妇胚胎及胎儿生长发育迟缓、流产、先天畸形，男性生殖能力降低，致癌等毒性作用。

3. 医用气体、废气、汞（水银） ①常用的医用气体主要有氧气、压缩空气、氮气、笑气（一氧化二氮）、二氧化碳等。在储存、运送或使用过程中，操作不当，易引发爆炸事故。②废气主要来源于两方面，一是挥发性化学消毒剂和化疗药物；二是挥发性麻醉气体。短时吸入可引起头痛、注意力不集中，听力、记忆力、理解力、操作能力受到影响。长期暴露废气环境中，可致心理行为改变、慢性遗传学影响、流产、畸胎、生育力降低等。③汞主要存在于体温计和血压计中，易被人们忽视，接触水银后处理不当会对人体神经系统和泌尿系统造成危害。

（三）物理性因素

护理人员在工作场所遭受的物理性危害主要包括噪声、辐射、锐器伤、负重运动性损伤、磁场、电灼伤等。

1. 锐器损伤 锐器伤是医院内常见的职业性损伤，护理人员是锐器伤的高发职业群体。主要是通过玻璃、针、刀、剪等锐利器械所致，是导致血源性疾病传播的重要途径，可感染20多种对健康危害大，且治疗困难的疾病，如乙型肝炎、丙型肝炎、艾滋病等。

2. 温度损伤 冷热疗法中热水袋或冰冻的使用不当，易发生烫伤或冻伤。医疗过程中高频电刀、激光的使用不慎，易导致烧伤。使用氧气、酒精、乙醚、麻醉气体等易燃、易爆气体和化学制剂时，操作不慎即可发生烧伤或炸伤。

3. 辐射损伤 主要包括非电离辐射和电离辐射。非电离辐射有微波、激光、高频电磁场、超声波、紫外线、红外线灯等。对人的眼睛和皮肤有刺激性，可造成眼炎和角膜炎、皮肤水肿、红斑、皮炎、皮肤癌等。电离辐射主要来源于高科技医疗仪器设备的广泛应用，如放射性诊断、放射性治疗、核医学和介入性放射，可造成急慢性皮肤损伤以及骨髓型、肠型、脑型急性放射病，蓄积可致畸、造血功能低下、晶状体混浊，甚至诱发肿瘤。

4. 噪声损伤 主要来自于各种仪器设备工作时发出的声音，如电动吸引器、电钻、心电监测报警声、器械车轮摩擦音等。长期置于噪音环境中，对听觉神经、消化、内分泌、心血管等多个系统产生不良影响。造成心理压力、精神涣散、注意力不集中、血压升高、疲劳、烦躁、头痛和听力下降。

5. 负重运动损伤 因护理工作的特性，护士站立、行走的时间较长，易诱发下肢水肿、静脉曲张。据调查，护理人员腰背痛的发生率是一般人的 2 倍。因常需要移动患者和搬运重物等，易导致颈、肩、腰、背部职业性肌肉、骨骼疾病，如职业性腰背痛、腰椎间盘突出等病症。

（四）心理性因素

由于护理人员超负荷的工作、环境差、责任繁重、患者要求高、工资及福利待遇较低、人际关系复杂、护患冲突等，易导致生物性和物理性损伤、心理压力大、工作疲溃感，影响身心健康。主要表现为头痛、乏力、焦虑、沮丧、厌倦、心慌、过度饮食或厌食、吸烟、饮酒、精神紧张、免疫力低下等症状。

三、职业暴露防护

（一）接触性职业防护

1. 标准预防概念 1996 年，美国 CDC 将普遍预防概念进行了扩展，修订为标准预防（standard precautions）。2009 年 6 月，原卫生部颁布了《医院隔离技术规范》，标准预防定义"是针对医院所有患者和医务人员采取的一组预防感染措施。包括手卫生，根据预期可能的暴露选用手套、隔离衣、口罩、护目镜或防护面屏，以及安全注射。也包括穿戴合适的防护用品处理患者环境中污染的物品与医疗器械。标准预防基于患者的血液、体液、分泌物（不包括汗液）、非完整皮肤和黏膜均可能含有感染性因子的原则"。

2. 常见接触性职业损伤情境 主要发生在护理人员为患者实施各种管道护理、抽血、输血、助产分娩、切口处理、排泄处理、呕吐物、吸痰（分泌物）处理等。特别是有皮肤黏膜不完整、破损时，极易遭受感染。

3. 接触性职业防护措施

（1）加强手部卫生 手部卫生是降低医院感染率的最基本、最简单、行之有效的手段。护理人员应正确掌握洗手的指征、方式，养成勤洗手和消毒手，保持手部卫生。注意养成不用手揉眼的卫生习惯。

（2）加强个人防护 所有患者的血液、体液、分泌物、排泄物均按标准预防的原则来处理。应穿戴好工作服、鞋、帽子，戴口罩、护目镜（图 10-2-1）、面罩（图 10-2-2），穿隔离衣、防护服（图 10-2-3），戴乳胶手套（必要时戴双层手套）等防护措施。

（3）严格消毒隔离 一次性器械使用后，应先消毒后再销毁；污染的器械应分类消毒后再清洗、灭菌；加强患者衣物和用具的清洁消毒；非一次性仪器、物品使用后均应用消毒剂擦拭后清水擦干；医务人员的工作服应先浸泡消毒后再清洗。

（4）加强性的预防措施 定期预防接种，保护自身安全。可预防性注射乙肝疫苗、乙肝免疫球蛋白等。皮肤被 HIV（免疫缺陷病毒）污染针头刺伤或伤口接触血液后，应采用高效抗艾滋病病毒疗法。

（5）使用安全合格产品 严格禁止和杜绝使用"三无产品"，尽量使用安全产品，如一次性自毁式安全注射器，见图 10-2-4。

知识链接

正确流水洗手

1. 第一环节： 双手流水湿一湿，涂抹肥皂或洗手液。

2. 第二环节：开始七步洗手法（口诀）

掌心对掌心，开始第一步；掌心对手背，洗手第二步；

掌心相对应，指缝要记住；手握大拇指，旋转第四步；

指握成空拳，指背第五步；五指相聚集，指尖要关注；

手握住腕部，转转第七步；流水冲洗净，清洁又干净。

3. 第三环节：防止二次污染

一是冲洗水龙头开关；二是选择合适干手方式（纸巾或干手机）。

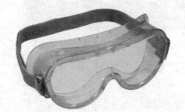

图 10-2-1　护目镜

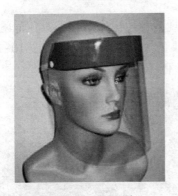

图 10-2-2　面罩

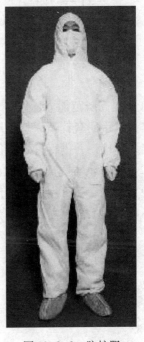

图 10-2-3　防护服

（二）锐器伤职业防护

锐器伤是指在医疗护理过程中，锋利的医疗器械给医务人员造成的一种职业性损伤。

1. 常见锐器职业损伤情境　锐器伤主要由玻璃、针头、手术刀片、剪刀、缝合针等造成。主要发生在使用这些锐器医疗器械过程中，如：①使用注射器加药、注射、穿刺、抽血；②徒手掰安瓿；③抢救或配合手术中传递刀片、剪刀、缝合针等锋利器具；④拔针、回套针帽；⑤处理污染针头或抢救及术后器械。主要表现为针刺伤、划痕伤和切割伤，其中以针刺伤最为常见。

2. 锐器伤职业防护措施　美国疾病控制和预防中心的评定表明，62% ~ 88%的锐器伤害是可以预防的。锐器伤的防护措施从以下几个方面进行。

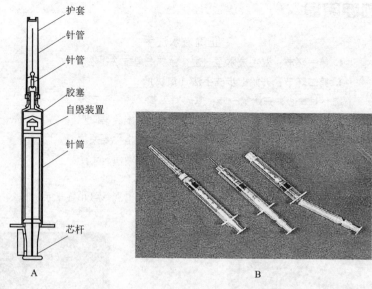

护套
针管
针管
胶塞
自毁装置
针筒
芯杆

A
B

图 10-2-4　一次性自毁式安全注射器

（1）提高防范能力、做好个人防护　进行穿刺操作应戴手套、不可将锐利指向他人、禁止双手回套针帽、禁止用手掰直针头；为不合作患者使用锐器时，应有助手协助；定期体检，并进行有效的预防接种。

（2）严格消毒隔离、养成良好行为习惯　规范各项操作规程，避免危险动作，做到准确、无误。不可用手直接传递锐器；将污染的锐器放入锐器盒（图 10-2-5），锐器盒不可装得太满。需回套针套时应用单手法，图 10-2-6。

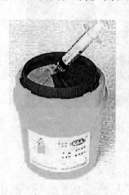

图 10-2-5　锐器盒

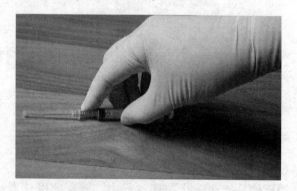

图 10-2-6　单手回套针帽

（3）使用安全性器材、建立锐器损伤报告管理制度　使用安全性能良好的护理器材，如使用真空采血器、无针头静脉通路装置等，可大大提高职业安全性。一旦发生职业损伤，应立即报告有关部门，通过医院评估情况，给予相应的治疗及跟踪观察。

3. 紧急处理方法

（1）立即处理伤口　不慎被锐器损伤时，<u>应迅速脱去手套，由近心端向远心端轻轻挤出损伤处的血液，再用肥皂和流动水冲洗伤口至少 5min，伤口用 75% 乙醇或 0.5%</u>

碘伏或安尔碘消毒，包扎，并尽快寻求专业人员帮助。

（2）及时报告、咨询评估、监测随访　锐器伤后应在48h内上报医院感染管理部门并填写报表，医院有关部门通过暴露级别及危险性评估、检验咨询，必要时采取心理、药物、疫苗等进行相应的干预性预防措施。在伤后72h内做HIV、HBV等基础水平检查，进行血源性传播疾病的定期检查和随访。

（3）必要时接种疫苗　可疑暴露于HBV感染血液、体液时，应尽早注射乙肝疫苗（最迟不超过7天），1个月后再注射1次；可疑暴露于HCV感染血液、体液时，尽快于暴露后作HCV抗体检查；可疑暴露于HIV感染血液、体液时，即刻抽血检测HIV，3个月、6个月后复查，72h（越早越好）内采用二联或三联药物治疗28天，并随访6个月。

（三）化疗药物损害职业防护

美国医疗机构药师协会（ASHP）将包括化疗药物和一些杀灭细胞剂在内的细胞毒药重新定义为危险药品，并认为危险药品是指能产生职业暴露和危害的药品，即具有遗传毒性、致癌性、致畸性生育损害作用，在低剂量下就可以产生严重的器官或其他方面毒性的药物。虽然化疗工作存在一定的危险性，但只要护士从思想上重视，规范操作，加强防护措施，化疗药物的职业暴露是可以防范的。

1. 常见化疗药物职业损伤情境　护士在抽取、配置或实施化疗药物时，①药物外溢，如安瓿瓶破碎、粉剂稀释时粉末溢出、稀释瓶内压力太大致针栓脱出、排气时药液喷洒等；②处理废弃物或患者分泌物、排泄物时，造成工作环境或仪器设备的污染。使护理人员吸入肉眼看不见的含有毒性微粒的气溶胶和气雾或接触到化疗药物，直接或间接导致身心遭受不同程度的损害。

2. 化疗损伤职业防护措施　接触化疗药物时应遵循：一尽量减少与化疗药物的接触；二尽量减少化疗药物污染环境的原则。

（1）制定严格的防护规定，配置安全的防护用品和设备　设置配制中心，使用垂直层流生物安全柜；配备防护用品（一次性口罩、帽子、面罩、隔离衣、防护衣裤、护目镜、聚氯乙烯手套、一次性治疗巾等）；由专业训练人员进行配制，给予定期体检，并定期更换人员；如出现化疗药物的毒副作用症状及体征，应立即调离；避免孕期、哺乳期护理人员接触化疗药物。

（2）严格遵守化疗药物安全操作规程　①配药前洗手、穿隔离衣裤、戴双层防护口罩、戴双层手套。②操作台面覆盖一次性防护垫，减少药物污染。③配置前准备好所有需要的物品，减少人员走动。④掰开安瓿前轻弹顶部，至药物落入安瓿下端，用无菌纱布包绕掰开安瓿颈，防止割破手套。⑤溶解粉剂药物应将溶媒沿安瓿壁慢慢地注入，避免粉末散出。⑥无菌注射盘用无菌聚乙烯薄膜铺盖。⑦应采用密闭式输液法滴注，需在莫菲滴管处加药时，须用无菌棉球围在滴管处，速度勿过快，防止溢出。⑧配好的化疗药物应贴上标签；配药完毕后，用清水擦拭操作柜内部及台面。

（3）正确处理医疗垃圾和排泄物　①配置化疗药物的一次性注射器、输液器、输液袋、敷料、安瓿及空瓶弃于带盖防漏专用垃圾桶内集中封闭处理，由专人做毁形、焚烧处理。②应戴口罩、手套处理患者的排泄物、呕吐物和分泌物，必要时用一次性围裙。应在化验标本上做标记，以便化验之后及时处理。

3. 化疗意外职业损伤的处理 若接触到药物的皮肤区域，尽快用大量清洁流动水冲洗。若溅到眼部，立即用等渗盐水清洗，时间不少于 10min，并请眼科医生进一步处理。

（四）负重运动损伤的职业防护

负重运动损伤指护士在护理实践中，进行搬运患者、移动重物、为患者翻身、整理床单位等，由于用力不当、负荷过重等原因，导致的肌肉、骨骼、关节的损伤。

1. 常见负重运动职业损伤情境 护理工作性质造成长时间站立，体位相对固定，引起颈腰肌肉劳损、下肢水肿、静脉曲张；搬运患者、移动重物时用力方法不当造成肌肉拉伤或扭伤等。

2. 负重运动损伤防护措施

（1）配备和完善仪器设备 应用减轻护理工作强度的辅助设备，如推车、翻身床等，降低负重职业损伤。

（2）遵循人体力学原则 搬运重物时，两脚分开、下蹲扩大支撑面；物品能拉不要推，能推不要提；尽量全身转动，避免用躯干转动；避免重复或静态的不良姿势。

（3）加强自我保健、科学使用保护具 加强锻炼，养成规律的生活习惯，坚持颈部保健或职业性腰背肌肉劳损预防操，每天按摩颈、肩、背部 15～20min；加强自我腰腿部肌肉的锻炼，促使肌肉、韧带维持良好状态；佩戴腰围等保护具保护腰部，防止腰肌和椎间盘损伤；上班可穿弹力裤（袜），平时多做下肢抬高运动，防止下肢静脉曲张。注意休息，合理营养，保持睡眠质量，维持身心健康。

知识链接

职业性腰背肌肉劳损预防操

1. 背部肌肉运动 将右手置于左肩，肘与肩齐，左手将右手肘拉向左肩，至感觉背部肌肉拉紧，保持 10s，左右互换，重复以上动作。

2. 胸部运动 将双手置于背后，伸直及互握，然后向上提举至感觉前胸拉紧，保持 10s。

3. 腰背舒展运动 双脚距离等于肩宽，保持双脚固定，用双手撑腰，上身尽量往后弯，舒展腰部（注意向后弯应因人而异，量力而行），然后保持在最大限度姿态 10s。

4. 臂至腰背两侧肌腱运动 身体直立，双脚距离与肩同宽，一手叉腰，一手上举过头，慢慢向另一边侧身弯腰，直至感到有拉紧的感觉。保持姿势 10s，左右互换，重复以上动作。

（五）压力性职业损伤的防护

压力性职业损伤是指个体处于持续的工作压力环境中所导致的身体、情绪与心理状态衰竭的综合反应。

1. 常见压力性职业损伤情境

（1）工作性质和环境条件所致 工作环境差，仪器设备不齐全，不安全因素多；经常倒班，生物钟紊乱；人力资源匮乏，工作负荷过重；分工不明确；工资福利待遇低；致使护理人员产生工作疲惫感。

（2）角色压力大、适应不良 角色环境人际关系复杂；社会对护士职业认同度低，患者要求不合理、不合作；自我期望值过高；心理调适能力差；肩负多种角色，承受多种压力，易导致角色模糊或出现角色冲突。

（3）职业生涯发展有限 管理者缺乏理解与支持；获得继续教育和专业培训的机会少，继续深造的机会有限；晋升职称难度大，晋升机会少；参与决策机会少，难以实现职业需求。使护理人员对职业缺乏兴趣、缺乏成就感和满足感。

3. 压力性职业损伤防护措施

（1）创建人性化管理，构建和谐工作环境 改善工作条件，合理配置人力资源，科学安排工作，减轻工作强度；主动关爱与沟通，及时帮助角色心理调适；创造各种有利条件，提供发展机会和职场升展空间；挖掘个人潜能，焕发工作热情；创造人性化工作环境，充分调动护士的工作积极性和创造性，将心理性压力职业危害降到最低限度。

（2）提高社会地位，获得职业认同 充分利用各种媒体，对护理工作进行正面宣传，通过宣传力度，加强有效沟通，提高整个社会对护理工作的理解、认同与尊重，激发护士的自豪感、责任感，消除自卑感。加强社会支持，建立有效的合作团队，改善内部人际关系，增加相互支持。

（3）加强心理卫生保健，培养乐观向上精神 养成良好的生活习惯，规律的休息和运动，合理均衡的饮食，加强锻炼，增强体质；加强自我心理卫生保健，培养兴趣和爱好，保持心情舒畅，缓解压力，培养良好心理素质，提高个体应对应激的能力；树立正确的人生观和价值观，保持积极、乐观、向上精神，培养开朗、进取的性格和良好的适应能力。提高自身综合素质，增强防范职业损伤的能力。

知识拓展

一、医务人员手卫生规范

医务人员手卫生规范，是由国家原卫生部制定颁布，是国家卫生行业标准，根据《中华人民共和国传染病防治法》和《医院感染管理办法》制定，规定了医务人员手卫生的管理与基本要求、手卫生设施、洗手与卫生手消毒、外科手消毒、手卫生效果的监测等，自2009年12月1日起施行。

（一）洗手与卫生手消毒原则

1. 当手部有血液或其他体液等肉眼可见的污染时，应用肥皂（皂液）和流动水洗手。

2. 手部没有肉眼可见污染时，宜使用速干手消毒剂消毒双手代替洗手。

（二）洗手或使用速干手消毒剂的情况

出现以下情况，医务人员应根据洗手与卫生手消毒原则选择洗手或使用速干手消毒剂。

1. 直接接触每个患者前后，从同一患者身体的污染部位移动到清洁部位时。

2. 接触患者黏膜、破损皮肤或伤口前后，接触患者的血液、体液、分泌物、排泄物、伤口敷料等之后。

3. 穿脱隔离衣前后，摘手套后。

4. 进行无菌操作、接触清洁、无菌用品之前。

5. 接触患者周围环境及物品后。

6. 处理药物或配餐前。

（三）先洗手再进行手卫生消毒的情况

医务人员在下列情况时应先洗手，然后进行手卫生消毒。

1. 接触患者的血液、体液和分泌物以及被传染性致病微生物污染的物品后。

2. 直接为传染病患者进行检查、治疗、护理或处理传染病患者污物之后。

（四）洗手方法

洗手分为三个环节，第一环节是流水湿润双手或双手涂抹消毒液；第二环节是进行"七步洗手法"；第三环节是防止水龙头开关、干手方式造成的二次污染。

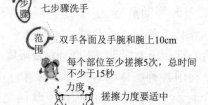

正确洗手的要求

步骤 七步骤洗手

范围 双手各面及手腕和腕上10cm

每个部位至少搓擦5次，总时间不少于15秒

力度 搓擦力度要适中

第一环节　准备工作

开开关　　湿润双手　　涂肥皂或洗手液

第二个环节　七步洗手法

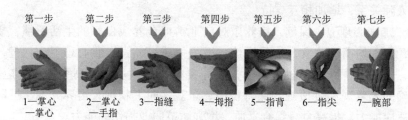

第一步　第二步　第三步　第四步　第五步　第六步　第七步

1—掌心 一掌心　2—掌心 一手指　3—指缝　4—拇指　5—指背　6—指尖　7—腕部

第三个环节　防止二次污染

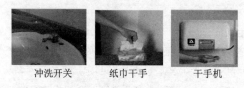

冲洗开关　　纸巾干手　　干手机

图 10-2-7　洗手三个环节

二、艾滋病职业暴露后的处理措施

1. 紧急局部处理

（1）立即用流动水和肥皂液清洗污染的皮肤，用生理盐水冲洗黏膜。

（2）在伤口旁端轻轻挤压，尽可能挤出损伤处的血液，再用肥皂液和流动水冲洗；禁止进行伤口的局部挤压。

（3）受伤部位的伤口冲洗后，用 75% 乙醇或 0.5% 碘伏进行消毒，并包扎伤口；被暴露的黏膜，应当反复用生理盐水冲洗干净。

2. 与医疗卫生机构联系，对暴露的级别和暴露源的病毒载量水平进行评估和确定。

3. 根据暴露级别和暴露源病毒载量水平对发生艾滋病病毒职业暴露的医务人员实施预防性用药方案。

4. 随访和咨询。在暴露后的第 4 周、第 8 周、第 12 周及 6 个月时对艾滋病病毒抗体进行检测，对服用药物的毒性进行监控和处理，观察和记录艾滋病病毒感染的早期症状等。

5. 登记。处理职业暴露的医疗卫生机构对艾滋病病毒职业暴露情况进行登记。

任务检测

一、选择题

（一）A1 型题

1. 影响护理安全的因素<u>不包括</u>

  A. 护理人员因素　　B. 环境因素　　　　C. 管理因素

  D. 患者因素　　　　E. 生物学因素

2. 下列<u>不属于</u>护士职业暴露危险因素

  A. 生物性因素　　　B. 化学性因素　　　C. 物理性因素

  D. 心理性因素　　　E. 人为因素

3. 下列哪项物质易被人们忽视，认为接触后对人体<u>不会造成</u>伤害

  A. 氧气　　　　　　B. 氮气　　　　　　C. 废气

  D. 水银　　　　　　E. 消毒剂

4. 下列<u>不属于</u>锐器职业损伤情境

  A. 配制药物时外溢　　　　　　　B. 手术中传递器械

  C. 处理污染针头　　　　　　　　D. 采集血标本

  E. 为患者拔针

5. 导致乙肝疾病传播的重要途径是

  A. 呼吸道传播　　　B. 消化道传播　　　C. 接触传播

  D. 锐器伤　　　　　E. 昆虫传播

（二）A2 型题

6. 许护士，为 2 床患者郭某进行液体配置时被针头刺伤，以下处理<u>不正确</u>的是

  A. 迅速按常规脱去手套

  B. 由远心端向近心端轻轻挤压针伤处的血液

  C. 用肥皂液和流动水进行冲洗

  D. 伤口用安尔碘消毒并包扎

  E. 及时填写报表

7. 黄护士，为 5 床胃癌患者程某实施化疗，属于职业暴露损伤情景的是

  A. 负重运动职业损伤　　　　　　B. 压力性职业损伤

  C. 吸入肉眼看不见的气雾　　　　D. 长时间站立

  E. 工作负荷过重

8. 林某，疑患艾滋病入院治疗，该疾病的主要传播途径是

  A. 呼吸道传播　　　B. 消化道传播　　　C. 接触传播

  D. 血源性传播　　　E. 昆虫传播

二、思考题

1. 举例说明护理安全的重要性。

2. 列举护理职业暴露的危险因素。

3. 艾滋病患者姜某，因车祸下肢外伤，急诊入院，护士小刘配合医生进行缝合伤口，不慎被缝针刺破手套和手指，此时姜护士：

（1）如何采取紧急措施处理？

（2）是否需要立即向领导汇报和登记？

（3）需要配合专业人士做哪些处理？

（李丽娟）

项目十一 | 医院感染预防与控制

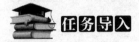 **任务导入**

【案例】

2013年某日接到群众举报，多名患者在某市社保门诊部接受"微创介入溶栓通脉疗法"治疗静脉曲张后，疑似感染丙肝病毒。经调查，先后有120人在该门诊接受治疗，检出感染丙肝病毒99人。该门诊部一个针头多名患者使用，即"医生先是用一次性注射器在患病处抽血，排掉血后把注射器接在盐水瓶的针头上，取盐水涮一下针管，再把这支注射器接在药瓶上，从中抽取药物，注射到病患处。下一位患者也是一样的流程，大家共用这一瓶药，直到全部用完再换新药。"导致交叉感染的主要原因一是操作严重违反"一人一针一管一用一消毒"要求；二是管理混乱。

为了有效预防和控制医院感染，医疗部门应完善医疗质量管理制度，医务人员要树立预防和控制医院感染的意识，严格遵循无菌、隔离原则，熟练掌握清洁、消毒、灭菌、无菌技术、隔离技术等措施，提高医疗质量安全水平。

  任务一　清洁、消毒、灭菌

  任务二　运用无菌技术

  任务三　运用隔离技术

学习目标

1. 说出医院感染、清洁、消毒、灭菌、无菌技术、隔离、清洁区、半污染区、污染区等概念。

2. 叙述化学消毒灭菌原则、无菌技术操作原则、隔离原则。

3. 描述物理消毒灭菌法的种类、适用范围及注意事项；隔离的种类及措施。

4. 阐述各种化学消毒灭菌剂的作用机制、适用范围、用法及注意事项。

任务目标

1. 树立无菌、隔离观念，培养预防和控制医院感染的意识；能正确规范洗手。

2. 严格遵循无菌技术原则、运用无菌知识和技术指导护理工作。

3. 能遵循隔离原则，运用相关知识和技术指导护理实践。

医院感染伴随医院的建立而产生，并随着新的医疗技术的开展、抗菌药物和免疫抑制剂的广泛应用，以及病原菌类型的变化，医院感染的发生率不断增加。医院感染延长了患者额外住院时间，增加了医疗费用，且延误康复，给个人、家庭、医院和社会造成严重的损失。预防和控制医院感染是全球医学界的研究课题之一。

WHO 提出有效控制医院感染的关键措施是：清洁、消毒、灭菌、无菌技术、隔离、合理使用抗生素、消毒与灭菌的效果监测。这些措施与护理工作密切相关，并贯穿于医疗、护理工作的全过程。因此，护理人员必须正确掌握医院感染知识，认真履行控制医院感染的管理办法，在执行各项护理技术中严格遵守预防与控制医院感染的技术规范。

任务一　清洁、消毒、灭菌

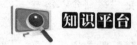

一、概述

（一）医院感染概念

医院感染　是指住院患者、探视者和医院职工在医院内遭受病原体袭击而引起的任何诊断明确的感染或疾病。包括在住院期间发生的感染和在医院内获得而出院后发生的感染；但不包括入院前已开始或入院时已处于潜伏期的感染。广义上讲，任何人在医院活动期间由于遭受病原体侵袭而引起的诊断明确的感染或疾病均称为医院感染。感染的研究对象包括住院患者，医务人员，门、急诊患者，陪护人员，探视人员及其他医院流动人员等。但研究的主要对象是住院患者。

（二）医院感染类型

医院感染通常根据病原体来源可分为内源性感染和外源性感染两种类型。

1. 内源性感染（自身感染）　也称难预防性感染。是指由患者自身携带的病原体引起。寄居在患者体内的正常菌群或条件致病菌，通常是不致病的，但当患者免疫功能低下、寄居部位的改变、宿主的局部改变、菌群失调时，就可引起感染。

2. 外源性感染（交叉感染）　也称可预防性感染。是指病原菌来自于患者体外，通过直接或间接的感染途径，由一个人传播给另一个人而形成的感染。如患者与患者之间、患者与医院工作人员之间的直接感染，或通过水、空气、医疗器械等物品为媒介的间接感染。

（三）医院感染的形成

医院感染的形成必须具备三个条件，即感染源、传播途径和易感宿主，当三者同时存在并相互联系时构成了感染链，感染即可发生。

1. 感染源　是指病原微生物自然生存、繁殖及排出的场所或宿主（人或动物），是导致感染的来源。主要感染源包括：①已感染的患者及病原携带者。已感染的患者是最重要的感染源。从患者体内不断排出的病原微生物，具有耐药性，容易在另一易感宿主体内定植。此外，病原携带者也是主要的感染源。②患者自身。患者身体特定部位如皮肤、泌尿生殖道、胃肠道、上呼吸道及口腔黏膜等寄居的人体正常菌群，或来自环境的微生物，在一定条件下可引起患者自身感染或传播感染。③动物感染源。

各种动物都可能感染病原微生物而成为动物感染源，其中以鼠类的意义最大。鼠类不仅是沙门菌的宿主，而且是鼠疫、流行性出血热等疾病的感染源。④环境储源。医院潮湿的环境是微生物存活并繁殖的场所而成为感染源。

2. 传播途径 是指病原微生物从感染源传到易感宿主的途径和方式。主要传播途径有以下几种。

（1）接触传播 是指病原微生物通过感染源与易感宿主之间直接或间接的接触而发生的传播，是外源性感染的主要传播途径。①直接接触传播：感染源与易感宿主接触未经任何外界因素而将病原菌传给易感宿主所造成的传播。如母婴间疱疹病毒、沙眼衣原体、柯萨奇病毒的传播、HIV病毒的传播等。②间接接触传播：病原菌通过一定的媒介传给易感宿主。医院感染最常见的传播媒介是医护人员的手和医疗器械等。

（2）空气传播 是以空气为媒介，悬浮在空气中的病原微生物微粒随气流流动而造成感染传播。空气传播有三种形式。①飞沫传播：从感染源排出的飞沫液滴较大，在空气中悬浮的时间不长，距离在1m以内时，才可能发生感染。这种传播方式的本质是一种特殊形式的接触传播。②飞沫核传播：从感染源排出的飞沫在降落前表层水分蒸发，形成含有病原菌的飞沫核，能长时间浮游在空气中，长距离传播。③菌尘传播：物体表面上含有病原微生物的液体状物质干燥后形成带菌尘埃，易感宿主吸入或菌尘降落于伤口，引起直接感染；或菌尘降落于物体表面，引起间接传播。

（3）注射、输液、输血传播 即通过污染的药液、血液制品或被已污染的锐器刺伤而传播。导致乙型肝炎、丙型肝炎、HIV、疟疾等感染的发生。

（4）饮水、食物传播 食品、水源被污染后，通过进食或饮水可造成疾病传播，甚至可导致医院感染的暴发流行。食品中常带有各种条件致病菌，可在人体肠道定植，增加感染的机会。

（5）生物媒介传播 动物或昆虫携带着病原微生物，作为病原菌人间传播的中间宿主而导致感染传播。如蚊子传播疟疾、乙型脑炎，鼠类传播流行性出血热等。

3. 易感宿主 是指对感染性疾病缺乏免疫力而容易感染的人。若把易感宿主作为一个总体，则称为易感人群。病原菌传播到宿主后是否引起感染，主要取决于病原菌定植的数量、部位和宿主的防御功能。当宿主的免疫力下降时，则易引起感染。医院是易感人群相对集中的地方，易发生感染和感染流行。

（四）医院感染的主要原因

1. 医务人员对医院内感染的严重性认识不足 医护人员不能严格地执行无菌技术和消毒隔离制度，缺乏对消毒灭菌效果的监测等。

2. 介入性诊治手段增多 如各种导管、内镜、穿刺针的使用，不仅可把外界的微生物导入体内，而且损伤了机体的防御屏障，使病原体容易侵入机体造成感染。

3. 大量新型抗生素的开发和应用不当 由于抗生素的应用不当，如无适应证的预防性用药、术前用药时间过早、术后停药过晚、用药剂量过大或联用药过多等，均易导致耐药菌株增加、菌群失调和二重感染。

4. 易感患者增加 随着医疗技术的进步，慢性疾病、恶性疾病、老年患者所占比例增加，而这些人往往抵抗力低下，容易感染。此外，使用激素或免疫抑制剂者、接受放化疗者、自身免疫功能下降者也是易感者。

5. 医院布局不合理和医院感染管理制度不健全 医院管理制度不健全、不完善，建筑布局不合理、卫生设施不良、医院的设备、器械等物品易受各种病原微生物的污染，成为医院感染的共同来源或成为持续存在的流行菌株。

（五）医院感染的预防和控制

1. 建立医院三级监控体系 在医院感染管理委员会的领导下，建立由专职医生、护士为主体的医院感染管理科及层次分明的三级护理管理体系（一级管理——病区护士长和兼职监控护士；二级管理——专科护士长；三级管理——护理部副主任，为医院感染管理委员会副主任），负责评估医院感染发生的危险性，及时发现并处理问题。

2. 健全各项规章制度，并认真贯彻落实

（1）管理制度与医院感染管理相关的制度 主要有清洁卫生制度；消毒隔离制度；供应室物品消毒灭菌制度；患者入院、住院、出院三个阶段的随时、终末和预防性消毒制度；以及感染管理报告制度等。

（2）监测制度 定期监测医院内空气及各种物体表面的细菌总数、种类及其动态变化。①消毒灭菌效果的监测：如消毒剂、灭菌剂、压力蒸汽灭菌、环氧乙烷气体消毒、紫外线照射消毒；各种消毒灭菌后的内窥镜，进入人体无菌组织、无菌器官或接触破损皮肤、黏膜的医疗用品等。②环境卫生学监测：如空气、物品、医护人员的手。③感染高发科监测：如手术室、供应室、产房、母婴室、新生儿室、器官移植室、血液透析室、ICU、治疗室、换药室等的消毒卫生标准的监测。

（3）消毒质量控制标准 按照国家卫生行政部门所规定的《医院消毒卫生标准》执行，如医护人员手的消毒、术前手的消毒、空气的消毒、物体表面的消毒、各种管道装置的消毒等应符合相关标准。

3. 医院建筑布局合理，设施有利于消毒隔离 医院的建筑布局应符合消毒隔离规范的要求。如门诊部各功能科室的设置应符合患者就诊的流程，让就诊患者呈单向流动，避免患者之间来回交叉接触；门诊和病区中均应设置足够和先进的洗手设备（感应式），便于医务人员和患者随时洗手。

4. 加强人员监测 人员监测主要是控制感染源和易感人群，特别是易感的患者。①仔细检查和明确患者的潜在病灶和带菌状态，并及时给予适当治疗；②对感染危险指数高的患者采取保护性隔离和选择性去污措施，控制内源性感染的发生；③医务人员要定期进行健康检查。

5. 合理使用抗生素 对抗生素的使用应严格掌握指征，根据药敏试验选择敏感抗生素，并采用适当的剂量、给药途径和疗程，尽量避免使用广谱抗生素，一般不宜预防性使用抗生素。

6. 加强医院感染教育，强化医院感染管理职责 全体医务人员应加强医院感染学教育，提高其理论和技术水平，加强预防和控制医院感染的自觉性，在各个环节上把好关，并履行在医院感染管理中的职责。

（六）清洁、消毒和灭菌概念

1. 清洁（cleaning）　是指用物理或化学方法清除物体表面的污垢、尘埃、有机物及部分微生物的过程。其目的是去除和减少微生物而非杀灭微生物。彻底清洁是达到消毒和灭菌的关键。

2. 消毒（disinfection）　是指用物理或化学方法消除或杀灭芽胞以外的所有病原微生物，其目的是使消毒的对象达到无害化。

3. 灭菌（sterilization）　是指用物理或化学的方法杀灭全部微生物，包括致病和非致病微生物以及细菌芽胞。

二、清洁技术

1. 物品清洁法　将物品用清水洗净或用肥皂水、洗洁精等刷洗，除去物品上的所有污秽，最后用清水洗净。常用于医院地面、墙壁、桌椅、病床等的清洁以及物品消毒灭菌前的准备。

特殊污渍的处理方法：碘酊污渍，可用70%乙醇或维生素C溶液擦拭。甲紫污渍，可用70%乙醇或草酸擦拭。高锰酸钾污渍，可用维生素C溶液或0.2%～0.5%过氧乙酸溶液浸泡后洗净。陈旧血渍，可用过氧化氢溶液浸泡后洗净。

2. 手的清洁卫生法　手的清洁即洗手，是最简便、最经济的减少通过手传播疾病的方法。有效的洗手可清除手上99%以上的各种暂住菌，切断通过手传播感染的途径。

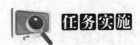任务实施

实训1　卫生洗手法

【目的】清除手上污垢和大部分暂住菌，保护工作人员、患者，避免污染清洁物品，防止交叉感染。

【评估】

1. 护士　评估手受污染的程度、洗手时机。

2. 用物　现有的洗手设备及用物是否符合要求。

3. 环境　环境清洁、宽敞、明亮。

【计划】

1. 护士准备　着装规范、取下手表及其他饰物，卷起衣袖过前臂中段。

2. 用物准备　洗手池、洗手液、小毛巾（或纸巾、干手机）。

3. 环境准备　环境清洁、宽敞、明亮。

【实施】见表11-1-1。

【评价】见表11-1-1。

表 11-1-1　卫生洗手任务实施及评价

	护理工作过程	要点说明
实施	**第一环节** **1. 湿润双手**　打开水龙头开关，调节水流及水温，将双手淋湿，关上水龙头开关 **2. 涂抹洗手液**　将洗手液或肥皂（肥皂液）涂抹于双手及手腕上	☆水龙头最好是感应式，或可用肘、膝控制，或脚踏开关 ☆洗手液或肥皂（肥皂液）涂抹均匀
	第二环节　七步洗手（图 11-1-1） **3. 揉搓双手**　双手相互揉搓，范围包括双手各面及手腕和腕上 10cm，时间不少于 15s。顺序：①掌心—掌心；②掌心—手背；③指缝；④拇指；⑤双手指背；⑥指尖；⑦腕部（图 11-1-1） **4. 冲净双手**	☆搓擦时力度适中，<u>每个部位至少 5 次</u>，如双手有明显污染，应延长洗手时间最好 30s ☆洗净洗手液或肥皂
	第三环节　防止二次污染 **5. 清水冲净水龙头开关** **6. 擦干双手**　关闭水龙头，用毛巾或纸巾擦干双手，或用干手机烘干双手	☆擦手巾保持清洁干燥，每日消毒一次
评价	①**态度**　认真、严谨	
	②**技能**　洗手方法正确，手的各部分均已洗净，工作服未被沾湿，周围环境未污染	
	③**效果**　洗手效果检测符合要求	

【注意事项】

1. 明确评估洗手指征：进行任何诊疗护理操作（包括无菌操作）前后；护理患者前后；戴口罩及取下口罩前；进入和离开病房前；工作人员接触自己的身体及物品前；如厕前后；离开工作区前。

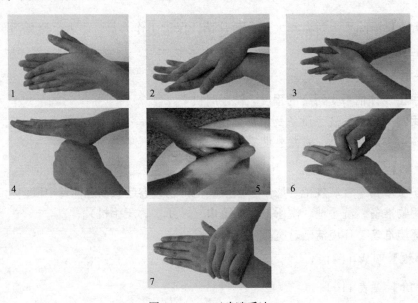

图 11-1-1　正确洗手法

2. 洗手时身体勿靠近水池，以免溅湿工作服。

3. 流水冲洗时，腕部要低于肘部，使污水从腕部流向指尖，并避免水流入衣袖内。

4. 操作中保持水龙头清洁。

5. 如使用肥皂应每日更换一次。

6. 擦手用消毒毛巾时，应做到：一人一巾一次一消毒。

知识链接

世界手部卫生日

2009 年，世界卫生组织决定将每年的 5 月 5 日确定为"世界手部卫生日"，旨在强调在医疗护理过程中提高医护人员手部卫生、减少医源性感染的重要性。世卫组织认为，如果医护人员能够做到适时清洗双手，保持手部卫生，就可使这类感染减少一半。WHO 手部卫生"5"大时 机——"两前三后"：

两前　接触患者之前　实施清洁及无菌操作之前

三后　接触体液之后　接触患者之后　接触患者周围环境之后

三、物理消毒灭菌技术

（一）热力消毒灭菌法

利用热力破坏微生物的蛋白质、核酸、细胞壁和细胞膜，从而导致其死亡。可分干热法和湿热法两种，干热法由空气导热，传导较慢，如燃烧法、干烤法；湿热法由空气和水蒸气导热，传导快，穿透力强，如煮沸法、压力蒸汽灭菌法等。

1. 燃烧法　是一种简单、迅速、彻底的灭菌法。运用燃烧法时应注意远离氧气、乙醇、乙醚、汽油等易燃、易爆物品，以免发生意外。①焚烧常用于无保留价值的污染物品，如污纸、特殊感染（如破伤风、气性坏疽、铜绿假单胞菌）的敷料处理。②烧灼适用于某些金属器械、培养用的试管或烧瓶在开启或关闭瓶口时在火焰上来回转动 2~3 次，贵重器械及锐利刀剪禁用此法灭菌，以免损坏器械或使刀刃变钝。③酒精燃烧常用于搪瓷类物或金属器械品在急用时采用。在金属或搪瓷类物品内导入少量 95% 酒精，转动容器使酒精分布均匀，点燃酒精完全燃烧至熄灭。在燃烧中途不得添加乙醇，以免火焰上蹿而致烧伤或火灾。

2. 干烤灭菌法　使用专用密闭的烤箱进行灭菌，其热力传播与穿透主要靠空气对流与介质的传导，灭菌效果可靠。适用于高温下不损坏、不变质、不蒸发的物品灭菌，如油剂、粉剂、玻璃器皿、金属制品等。干烤灭菌所需的温度和时间应根据灭菌对象及要求而定。消毒：箱温 120~140℃，时间 10~20min；灭菌：箱温 160℃，时间 2h；或箱温 170℃，时间 1h；或箱温 180℃，时间 30min。运用烤箱应注意：①包裹不宜过大，不超 10×10×20cm。②包裹之间应有足够空隙，包裹勿与烤箱底部及四壁接触；放入物量勿超过烤箱高度的 2/3，以利于热的穿透。③若是油剂或粉剂，厚度不超1.3cm。④灭菌后待烤箱温度降至 40℃以下再打开，以防炸裂。

3. 煮沸消毒法　是应用最早的消毒方法之一，简单、经济、方便，是家庭及基层医疗单位常用的消毒法。适用于耐湿、耐高温的物品，如金属、搪瓷、玻璃、橡胶类物品的消毒。

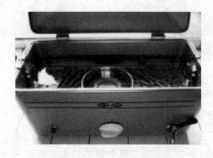

图 11-1-2　煮沸消毒器

（1）使用方法　①将刷洗干净的物品，全部浸没在煮沸消毒器水中（图 11-1-2），水面应至少高于物品最高处 3 cm，物品不宜放置过多，一般不超过消毒容器容量的 3/4。②接上电源（或火炉）加热煮沸，从水沸后开始计时，经 5～10min 即可杀灭细菌繁殖体，15min可杀灭多数芽胞，但破伤风杆菌芽胞需煮沸60min 才可杀灭。③如中途加入物品，则在第二次水沸后重新计时。④将碳酸氢钠加入水中，配成 1%～2% 的浓度，沸点可达 105℃，增强杀菌效果，还可去污防锈。

（2）注意事项　①保证物品各面与水接触：空腔导管必须先在腔内灌水，器械的轴节及容器的盖要打开，大小相同的碗、盆不能重叠；②橡胶类物品用纱布包好，待水沸后放入，消毒后立即取出；③玻璃类物品用纱布包裹，应在冷水或温水时放入；④高原地区由于气压低，沸点也低，应延长消毒时间。一般海拔每增高 300m，需延长消毒时间 2min。

4. 压力蒸气灭菌法　利用高压下的高温饱和蒸汽杀灭所有微生物及其芽胞，是一种临床上应用广泛，灭菌效果最为可靠的首选灭菌方法。

（1）适用范围　常用于耐高温、耐高压、耐潮湿物品的灭菌，如金属、搪瓷、橡胶、玻璃制品、敷料、细菌培养基、溶液及手术器械（手术刀、剪除外）等的灭菌。

（2）方法　根据排放冷空气的方式和程度的不同，压力蒸汽灭菌器分为下排气式高压蒸汽灭菌器和预真空高压蒸汽灭菌器两类。

下排气式高压蒸汽灭菌器：利用重力置换原理，使热蒸汽在灭菌器中从上到下，将冷空气由下排气孔排出，排出的冷空气由饱和蒸汽取代，利用蒸汽释放的潜热使物品达到灭菌。常用的有手提式压力蒸汽灭菌器（图 11-1-3）和卧式压力蒸汽灭菌器（图 11-1-4）两种。①手提式压力蒸汽灭菌器使用步骤：加水（在隔层内加一定量的水）；装物品（将需灭菌物品放入消毒桶内）；加盖、加热（将高压灭菌器盖旋紧，接通电源加热）；排冷空气（当压力表指针指向 5 个大压力时，开放排气阀排尽锅内冷空气，关闭排气阀，继续加热）；维持时间（待压力升至所需数值 103～137kPa，维持时间 20～30min）；断电源、开气阀（关闭电源，开放排气阀，待压力降至"0"时，启盖，取物）。②卧式压力蒸汽灭菌器（图 11-1-4），灭菌原理同手提式压力蒸汽灭菌器，但其由输入蒸汽供给热源，容量较大，可一次性灭菌较多的物品。

预真空压力蒸汽灭菌器：利用机械抽真空的方法，在输入蒸汽前，先抽出灭菌器内的冷空气，形成 2.0～2.67kPa 的负压，再输入蒸汽，在负压作用下，蒸汽能迅速穿透物品。压力可达 205.95kPa，温度高达 132℃ 或以上，维持 5～10min 即可灭菌。

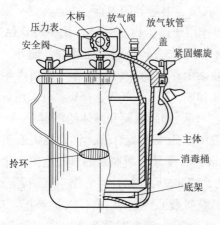

图 11-1-3　手提式压力蒸汽灭菌器

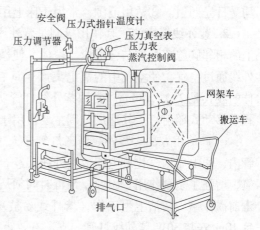

图 11-1-4　卧式压力蒸汽灭菌器

（3）注意事项　①灭菌包不宜过大过紧，体积不应大于 30cm×30cm×25cm。②灭菌器内物品放置总量不应超过灭菌器柜室容积的 80%。各包之间留有空隙，以便于蒸汽流通、渗入包裹中央，排气时蒸汽迅速排出，保持物品干燥。③盛装物品的容器应有孔，若无孔，应将容器盖打开，以利于蒸汽进入。密闭瓶装液体消毒，瓶塞应插入针头，以防压力过高，造成炸裂。④布类物品放在金属、搪瓷类物品之上，以免蒸汽遇冷凝成水珠，使包布受潮，影响灭菌效果。⑤被灭菌物品应待干燥后才能取出备用。⑥注意安全操作，操作人员要经过专门训练，合格后才能上岗。⑦严格遵守操作规程，定期对灭菌设备进行检查、维修。

（4）灭菌效果监测　①物理监测法：是将甩至50℃以下的 150~200℃ 的留点温度计放入待灭菌的包裹内，灭菌后查看其读数是否达到灭菌温度。②化学监测法：是利用化学指示胶带（图 11-1-5）在 121℃、20min 或 135℃、4min 后的颜色或性状的改变来判定灭菌是否合格。指示带（卡）颜色变黑，表示达到灭菌效果。此法比较简便，使用时将其贴在灭菌包外面，是目前临床广泛使用的常规检测手段。也可使用化学指示卡，放在灭菌包的中央部位，根据指示卡颜色或

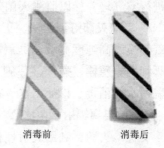

消毒前　　消毒后

图 11-1-5　化学指示胶带

性状的改变来判定灭菌是否合格。指示卡颜色变黑，表示达到灭菌效果。③生物监测法：是利用对热耐受力较强的非致病性嗜热脂肪杆菌芽胞作为指示剂，灭菌后取出含嗜热脂肪杆菌芽胞的菌纸片放入 56~60℃ 温箱中培养 48h 至 7 天，全部菌片均无细菌生长表示灭菌合格。是最可靠的监测法。

（二）光照消毒法（又称辐射消毒）

主要利用紫外线的杀菌作用，使菌体蛋白光解变性而导致细菌死亡。对生长期细菌敏感，对芽胞敏感性差。

1. 日光曝晒法　①作用机制：是利用日光的热、干燥和紫外线的作用而杀菌，但杀菌力弱。②使用方法：将物品放在直射日光下曝晒 6h，每 2h 翻转一次，使物品各面

均受日光照射。③适用范围：常用于床上用品、衣服、书籍等的消毒。

2. 紫外线消毒法 其作用机制是紫外线主要作用于微生物的 DNA，使一条 DNA 链上的相邻胸腺嘧啶被结合形成二聚体，使微生物 DNA 失去转换能力而死亡。此外，紫外线通过空气，使空气中的氧电离产生具有极强杀菌作用的臭氧。紫外线杀菌作用最佳的波长是 250~270nm。常用紫外线灯管功率为 40W、30W、20W、15W。可采用悬吊式或移动式照射灯。其适用范围主要常用于室内空气、物品表面和液体的消毒。

（1）使用方法 紫外线消毒灯管是人工制造的低压汞石英灯管，将汞装入石英灯管内，通电后汞气化放电而成紫外线。经 5~7min 后，受紫外线照射的氧气电离产生臭氧，增强了杀菌作用。因此，消毒时间须从灯亮 5~7min 后开始计时。①空气消毒：消毒前需作室内清洁卫生工作（紫外线易被灰尘微粒吸收），关闭门窗，人员停止走动。每 $10m^2$ 安装 30W 紫外线灯管一支，有效距离不超过 2m，照射时间为 30~60min。②物品消毒：应将物品摊开或挂起以减少遮挡（紫外线穿透力差），有效距离为 25~60cm，每面照射时间为 20~30min。

（2）注意事项 ①保持紫外线灯的清洁，灯管表面定期用无水乙醇棉球擦拭，发现灯管表面有灰尘、油污时随时擦拭。②照射时嘱患者离开房间，或双眼戴墨镜，或用纱布遮盖双眼，暴露的肢体应用被单遮盖；防止发生角膜炎、结膜炎及皮肤红斑。③紫外线消毒的适宜温度是 20~40℃，相对湿度为 40%~60%，过高或过低均可影响消毒效果。④关灯后如需再开启，应间隔 3~4min。⑤应定时检测灯管照射强度（一般每 3~6 个月测定 1 次），如灯管照射强度低于 $70\mu W/cm^2$ 时应更换，或建立时间登记卡，凡使用时间超过 1000h，需更换灯管。⑥照射完毕后应开窗通风，为保证消毒效果应定期进行空气培养，以监测灭菌效果。

3. 臭氧灭菌灯消毒法 灭菌灯内装有臭氧发生管，在电场的作用下，将空气中的氧气转换成高纯度臭氧。臭氧在常温下为强氧化剂，通过强大的氧化作用而杀菌。可杀灭细菌繁殖体、病毒、芽胞、真菌，并可破坏肉毒杆菌毒素。主要用于空气消毒、医院污水的消毒、诊疗用水、物品表面的消毒等。

（三）电离辐射灭菌法

又称冷灭菌，利用放射性核素 ^{60}Co 发射的 γ 射线或电子加速器产生的高能电子束进行辐射灭菌。适用于不耐热的物品灭菌，如橡胶、塑料、高分子聚合物（一次性注射器、输液输血器等）、精密医疗器械、生物医学制品、节育用具及金属等。

（四）微波消毒灭菌

微波是一种频率高、波长短的电磁波，可使物品中的极化分子发生极化，进行高速运动，互相摩擦、碰撞，使温度迅速升高来达到消毒灭菌的效果。微波可杀灭细菌繁殖体、真菌、病毒、细菌芽胞、真菌孢子等各种微生物。常用于食品、餐具的处理，化验单据、票证的消毒，医疗药品、耐热非金属材料及器械的消毒灭菌。不能用于金属物品的消毒。

（五）过滤除菌

空气过滤器除菌是医院空气净化措施中采取的现代化设备。通过三级空气过滤器，利用物理阻留、静电吸附等原理，除掉空气中 0.5~5μm 的尘埃，除去介质中的微生物，达到空气洁净的目的。通过过滤除菌使病室、手术室或无菌药物配制室内的空气达到绝对净化的目的。凡在送风系统上装备高效空气过滤器的房间，称生物洁净室，适用于无菌护理室、无菌手术室、ICU、产房等。空气净化的进展，为重大手术的开展和治疗大面积烧伤患者防止感染，提供了更加有利的条件。

四、化学消毒灭菌技术

化学消毒灭菌原理是利用化学药物：①渗透到菌体内，使菌体蛋白变性、细菌酶丧失活性，从而抑制细菌的生长代谢；②破坏细菌细胞膜的结构，改变其通透性，使细胞膜破裂或溶解，从而达到消毒灭菌目的。化学消毒灭菌剂适用范围：凡不适用热力消毒灭菌的物品，都可采用化学消毒灭菌法，如患者皮肤、黏膜、排泄物及周围环境、光学仪器、金属锐器和某些塑料制品等。

知识链接

纳米皮肤消毒乳剂

纳米皮肤消毒乳剂由军事医学科学院结合生物技术、纳米技术与消毒技术研制而成的一种新型皮肤消毒乳剂。主要成分为醋酸氯已定、纳米氧化锌，是卫生部首颁许可的使用纳米材料的皮肤消毒产品。可在三到五分钟内杀灭已知的各种病毒、细菌、真菌、霉菌、衣原体、立克次体等有害微生物，广谱杀菌特征显著；由于纳米级尺度抗菌材料（乳滴直径为10~30nm）的长效性和缓释性，在人体皮肤具有长达48h以上的抑菌功效。

这种消毒乳剂一是可用于医务人员皮肤特别是手部的消毒；二是可用于防疫、检疫、环卫、海关、边防、银行、邮政、宾馆、饭店、商店、公共交通和文化体育娱乐场馆的部门工作人员以及按摩美容美发等专业人士的手部和皮肤消毒。

（一）化学消毒灭菌剂的使用原则

1. 坚持合理使用的原则，可不用时尽量不用，必须用时则尽量少用。
2. 根据物品的性能及病原体的特性，选择合适的消毒灭菌剂。
3. 严格掌握消毒剂的有效浓度、消毒时间和使用方法。
4. 浸泡前物品必须先洗净、擦干（或晾干）。浸泡时将物品完全浸没在消毒液内，打开轴节或套管，管腔内注满消毒液。
5. 消毒剂要定期更换，浸泡容器应加盖，易挥发的消毒剂应定期检测、调整浓度。
6. 消毒剂中不能放置纱布、棉花等物，因这类物品可吸附消毒剂而降低消毒效力。
7. 在使用消毒物品前应用无菌生理盐水或无菌蒸馏水冲洗，以免消毒剂刺激人体组织。
8. 熟悉消毒剂的毒副作用，工作人员需做好防护工作。

（二）化学消毒灭菌剂的使用方法

1. 浸泡法　是化学消毒灭菌法最常用的方法，将需消毒的物品洗净、擦干后完全浸没在消毒液中。按被消毒物品和消毒液的种类不同，确定消毒溶液的浓度与浸泡时间。适用于耐湿不耐热物品的消毒，如锐利器械、精密仪器等。

2. 擦拭法　用化学消毒液擦拭被污染物体表面或进行皮肤消毒的方法。应选用易溶于水、穿透性强、无显著刺激性的消毒剂，常用于地面、墙壁、家具等的消毒。

3. 喷雾法 用喷雾器将标准浓度化学消毒剂均匀喷洒在空气中，以及物体表面进行消毒的方法。常用于空气、墙壁、地面等物品表面的消毒。

4. 熏蒸法 将消毒剂加热或加入氧化剂使之汽化，在标准浓度和有效时间内达到消毒的目的。常用于室内空气和不耐湿、不耐高温物品的消毒。空气消毒是将消毒剂加热或加入氧化剂进行熏蒸，按规定时间密闭门窗，消毒完毕再开窗通风换气。空气消毒常用的消毒剂及消毒方法见表11-1-2。物品消毒：常用甲醛箱进行（表11-1-3）。

表11-1-2 空气熏蒸消毒法

消毒灭菌剂名称	用量	消毒方法
①2%过氧乙酸	8ml/m³	加热熏蒸，密闭门窗，30~120min
②纯乳酸	0.12ml/m³	加等量水，加热熏蒸，密闭门窗，30~120min；用于手术室、换药室室的消毒
③食醋	5~10ml/m³	加热水1~2倍，加热熏蒸，密闭门窗，30~120min；用于流感、流脑病室的消毒

（三）常用的化学消毒灭菌剂

1. 灭菌剂 杀灭一切微生物（包括细菌芽胞）达到灭菌的消毒剂（表11-1-3）。

表11-1-3 常用的灭菌剂

消毒灭菌剂	作用原理	使用范围及方法	注意事项
戊二醛	与菌体蛋白质反应，使之灭活；能杀灭细菌、真菌、病毒和芽胞	①2%戊二醛溶液加入0.3%碳酸氢钠，成为2%碱性戊二醛，用于浸泡器械、内镜等，消毒需30~60min，灭菌需7~10h ②2%戊二醛喷雾或熏蒸作用1h可达消毒目的	①浸泡金属类物品时，加入0.5%亚硝酸钠防锈 ②内镜连续使用，需间隔消毒10min，每日使用前后各消毒30min，消毒后用冷开水洗净 ③每周过滤1次，每2周更换消毒剂1次 ④消毒后的物品，在使用前用无菌蒸馏水冲洗 ⑤戊二醛一经碱化稳定性降低，应加盖，现配现用
环氧乙烷（又名氧化乙烯）	低温为液态，超过10.8℃为气态。与菌体蛋白质结合，使酶代谢受阻而导致死亡；能杀灭细菌、真菌、病毒、立克次体和芽胞	①精密仪器、化纤、器械的消毒，灭菌剂量为800~1200mg/L，温度为（54±2）℃，相对湿度为60%±10%，时间为2.5~4h ②少量物品可装入丁基橡胶袋中消毒，大量物品可放入环氧乙烷灭菌柜内，可自动调节温度、相对湿度和投药量进行消毒灭菌	①易燃、易爆，且有一定毒性，必须熟悉使用方法，严格遵守安全操作程序 ②放置阴凉通风，无火源及电源开关处，严禁放入电冰箱 ③贮存温度不可超过40℃，以防爆炸 ④灭菌后的物品应清除环氧乙烷残留量后方可使用 ⑤每次消毒时，应进行效果检测及评价

消毒灭菌剂	作用原理	使用范围及方法	注意事项
过氧乙酸（PAA）	能产生新生态氧，将菌体蛋白质氧化，使细菌死亡；能杀灭细菌、真菌、芽胞、病毒	①0.2%溶液用于手消毒，浸泡1~2min ②0.2~0.5%溶液用于物体表面的擦拭，或浸泡30~60min ③0.5%溶液用于餐具消毒，浸泡30~60min ④1%~2%溶液用于空气熏蒸消毒	①对金属有腐蚀性 ②易氧化分解而降低杀菌力，故需加盖及现配现用 ③浓溶液有刺激性及腐蚀性，配制时要戴口罩和橡胶手套 ④存于阴凉避光处，防高温引起爆炸
福尔马林（37%~40%甲醛）	能使菌体蛋白质变性，酶活性消失；能杀灭细菌、真菌、芽胞和病毒	用于对热、湿敏感，易腐蚀的医疗用品的消毒。物品消毒氧化法，备甲醛消毒柜，取甲醛溶液40~60ml/m³加入高锰酸钾20~40g/m³。柜内熏蒸，密封6~12h	①熏蒸穿透力弱，衣物最好挂起消毒 ②温、湿度对消毒效果有明显影响，要求温度在18℃以上，相对湿度为70%~90% ③对人有一定毒性和刺激性，使用时注意防护 ④甲醛有致癌作用，不宜用于室内空气消毒

2. 高效消毒剂　杀灭一切细菌繁殖体、结核杆菌、病毒、真菌及其孢子和绝大多数细菌芽胞的消毒剂（表11-1-4）。

表 11-1-4　常用的高效消毒剂

消毒灭菌剂	作用原理	使用范围及方法	注意事项
过氧化氢	通过强大的氧化作用达到杀灭微生物的效果	浸泡和擦拭法，用3%过氧化氢溶液，时间30min。常用①消毒丙烯酸树脂制成的外科埋置物、不耐热的塑料制品、餐具、服装、隐形眼镜、饮水等；②用于漱口、外科冲洗伤口等	①应存放于阴凉通风处，使用前需测定有效含量 ②稀释液不稳定，需现配现用 ③对有色织物有漂白作用，对金属有腐蚀作用 ④消毒效果受有机物的影响，若有血液、脓液污染物品，则适当延长消毒时间 ⑤溶液有刺激性，注意防止溅入眼内或皮肤黏膜上（一旦溅入需及时用清水冲洗）
含氯消毒剂　常用的有含氯石灰（漂白粉）、漂白粉精、氯胺T、二氯异氰脲酸钠（优氯净）	在水溶液中放出有效氯，破坏细菌酶的活性而致死亡；能杀灭各种致病菌、病毒、芽胞	①0.5%含氯石灰溶液、0.5%~1%的氯胺溶液用于餐具、便器等的消毒，浸泡30min ②1%~3%含氯石灰溶液、0.5%~3%的氯胺溶液喷洒或擦拭地面、墙壁及物品表面 ③排泄物消毒：干粪5份加漂白粉1份搅拌，放置2h；尿液100ml，加入漂白粉1g放置1h	①消毒剂保存在密闭容器内，置于阴凉、干燥、通风处，减少有效氯的丧失 ②配置的溶液性质不稳定，应现配现用 ③有腐蚀及漂白作用，不宜用于金属制品、有色衣物及油漆家具的消毒 ④定期更换消毒液

消毒灭菌剂	作用原理	使用范围及方法	注意事项
消毒灵	同上	①0.5% 溶液用于针筒、针头、输液器、输血器的消毒，浸泡 1 小时 ②1% 溶液用于胃管、肛管、导尿管等消毒，浸泡 1 小时 ③1% 溶液用于体温计消毒，第一次浸泡 5 分钟，第二次浸泡 30min	消毒后物品使用前必须用无菌生理盐水冲洗

3. 中效消毒剂 除细菌芽胞以外的各种病原微生物的消毒剂（表 11-1-5）。

表 11-1-5 中效消毒剂

消毒灭菌剂	效力	作用原理	使用范围及方法	注意事项
聚维酮碘（碘伏）	中效消毒剂	破坏细胞膜的通透性屏障，使蛋白质漏出后与细菌酶蛋白起碘化反应，使之失活；能杀灭细菌、病毒等	①0.5%～1% 有效碘溶液用于手术部位及注射部位的皮肤消毒，擦拭 2 遍 ②0.05%～0.1% 有效碘消毒液用于口腔黏膜及伤口黏膜创面的消毒擦拭 ③0.1% 有效碘溶液用于体温计消毒	①聚维酮碘稀释后稳定性差，宜现用现配 ②置于阴凉、避光处，防潮、密闭保存 ③对 2 价金属制品有腐蚀作用，不作相应金属制品的消毒 ④皮肤消毒后不用乙醇脱碘
达尔美净化剂 PVP-I	中、高效消毒剂	碘与表面活性剂的不定型结合物能杀灭细菌芽胞	①3% 溶液用于体温计消毒，浸泡 30min ②0.5%～1% 用于手术前皮肤消毒和手消毒	①体温计消毒前将唾液擦净，消毒后用冷开水洗净，擦干待用 ②皮肤消毒后留有色素可用水洗净
安尔碘 AED-I	中、高效消毒剂	对细菌、真菌、乙肝病毒等具有广谱、速效、持效杀菌作用	0.2% 有效碘原液，用于注射前皮肤消毒、外科洗手消毒、手术部位皮肤黏膜消毒、外科换药消毒、口腔黏膜消毒	①使用后注意盖紧瓶盖 ②手术部位皮肤消毒时，如使用高频电刀，须待消毒剂干后使用
乙醇	中效消毒剂	使菌体蛋白质脱水凝固变性，干扰了细菌的新陈代谢而导致死亡，但对肝炎病毒及芽胞无效	①75% 溶液作为消毒剂，多用于消毒皮肤，也可用于浸泡锐利金属器械及体温计 ②95% 溶液可用于燃烧灭菌	①易挥发，须加盖保存，定期调整，保持体积浓度不低于 75% ②有刺激性，不宜用于黏膜及创面的消毒 ③易燃，忌明火
苯扎溴铵酊（新洁尔灭酊）	中效消毒剂	同上	0.1%（1000mg/L）溶液用于皮肤、黏膜消毒	取苯扎溴铵 1g + 曙红 0.4g + 95% 乙醇 700ml + 蒸馏水至 1000ml

4. 低效消毒剂 杀灭细菌繁殖体、部分真菌和亲脂性病毒，不能杀灭结核杆菌、

亲水性病毒和芽胞的消毒剂（表11-1-6）。

表11-1-6　低效消毒剂

消毒灭菌剂	作用原理	使用范围及方法	注意事项
苯扎溴铵 （新洁尔灭）	是阳离子表面活性剂，能吸附带阴电的细菌，破坏细胞膜，最终导致菌体自溶死亡，又可使菌体蛋白质变性而沉淀	①0.01%～0.05%溶液用于黏膜消毒 ②0.1%～0.2%溶液用于消毒金属器械，浸泡15～30min（加入0.5%亚硝酸钠以防锈）	①、②同"氯己定" ③对铝制品有破坏作用，故不可用铝制品盛装 ④目前已较少使用
氯已定 （洗必泰）	破坏细菌细胞膜的酶活性，使胞质膜破裂；对细菌繁殖体有较强的杀菌作用，但不能杀灭芽胞、分枝杆菌和病毒	①0.02%溶液用于手的消毒，浸泡3min ②0.05%溶液用于创面消毒 ③0.1%溶液用于物体表面的消毒	①对肥皂、碘、高锰酸钾等阴离子表面活性剂有拮抗作用 ②有吸附作用，会降低药效，所以溶液内不可投入纱布、棉花等

知识链接

化学消毒灭菌剂的效力分级

效力分级	细菌			病毒		真菌
	结核杆菌	繁殖体	芽胞	亲水性	亲脂性	
高效	+	+	+	+	+	+
中效	+	+	－	+	+	+
低效	－	+	－	－	+	±

五、医院清洁、消毒、灭菌工作

医院清洁、消毒、灭菌工作是指根据一定的规范、原则对医院环境、各类用品、患者分泌物及排泄物等按危险性分类进行消毒处理的过程，其目的是尽最大可能地减少医院感染发生。

（一）医院用品的危险性分类

医院用品的危险性是指物品污染后对人体造成危害的程度。通常根据其危害程度与人体接触部位的不同分为三类。

1. 高度危险性物品　这类物品是穿过皮肤、黏膜而进入无菌的组织或器官内部的器械或与破损的组织、皮肤黏膜密切接触的器材和用品，如手术器械、注射器、血液和血液制品、透析器、脏器移植物等。

2. 中度危险性物品　这类物品仅与皮肤、黏膜相接触，而不进入无菌组织内部，如：体温计、鼻镜、耳镜、呼吸机管道、胃肠道内镜、喉镜、压舌板、便器等。

3. 低度危险性物品　这类物品不进入人体组织，不接触黏膜，仅直接或间接地与健康无损的皮肤相接触。如没有足够数量的病原微生物污染，一般无危害，如：血压计袖带、衣物、被服、口罩等。

（二）选择消毒、灭菌方法的原则

1. 严格遵守消毒程序 凡是接触过患者的器械和物品均就应先消毒，再清洗，再按物品污染后危险性的种类，选择合理的消毒、灭菌方法。

2. 根据物品污染后的危害程度选择消毒、灭菌的方法 ①高度危险性物物品，必须选用灭菌法以杀灭一切微生物。②中度危险性物品，一般情况下达到消毒即可，可选择中、高效消毒法。③低度危险物品，一般用低效消毒法或只作一般的清洁处理即可。

3. 根据污染微生物的种类、危险性选择合适的消毒、灭菌的方法 ①对受到致病性芽胞、真菌孢子和抵抗力强、危险程度大的病毒污染的物品，选用灭菌法或高效消毒法。②对受到致病性细菌、真菌、亲水病毒、螺旋体、支原体、衣原体污染的物品，选用中效以上的消毒法。③对受到一般细菌和亲脂病毒污染的物品，可选用中效或低效消毒法。

4. 根据消毒物品的性质选择消毒、灭菌方法 ①耐高温、耐湿物品和器材，应首选压力蒸汽灭菌法。耐高温的玻璃器材、油剂类和干粉可选用干热灭菌法。②怕热、忌湿和贵重物品，可选择甲醛或环氧乙烷气体消毒、灭菌。③金属器械的浸泡灭菌，应选择腐蚀性小的灭菌剂。

（三）医院日常的清洁、消毒、灭菌工作

1. 医院环境的清洁与消毒 医院是患者集中的场所，医院环境最容易被病原微生物污染，从而为疾病的传播提供外部条件。因此，医院环境的清洁与消毒是预防和控制医院感染的基础。医院建筑物周围的环境要清洁应消除积水，消灭蚊蝇孳生地，清除垃圾，特殊污染的局部地面及空间，可采用化学消毒剂喷洒、擦拭、熏蒸等。

2. 医院空气消毒

（1）Ⅰ类环境的空气消毒 采用层流通风法使空气净化。如手术室、层流洁净病房和无菌药物制剂室等。

（2）Ⅱ类环境的空气消毒 采用低臭氧紫外线灯制备的空气消毒器或静电吸附式空气消毒器进行空气消毒。如普通手术室、产房、婴儿室、早产儿室、普通保护性隔离室、供应室无菌区、烧伤病房、重症监护病室等。

（3）Ⅲ类环境的空气消毒 除采用Ⅱ类环境的空气消毒外，还可应用臭氧、紫外线灯、化学消毒剂熏蒸或喷雾、中草药空气消毒剂喷雾等空气消毒方法。如注射室、换药室、供应室清洁区、急诊室、化验室、儿科病室、妇产科检查室及各类普通病房和诊室。

（4）Ⅳ类环境的空气消毒 可采用Ⅱ类和Ⅲ类环境中的空气消毒方法。

3. 皮肤和黏膜的消毒 皮肤和黏膜是人体的防御屏障，其表面附着有一定数量的微生物，其中包括致病菌和条件致病菌。患者的皮肤和黏膜的消毒应根据不同的部位和消毒要求选择合适消毒剂。医务人员的手是传播病原菌最重要的媒介，医务人员应严格按要求洗手和消毒双手。

4. 医疗器械的清洁、消毒、灭菌 医疗器械是导致医院感染最主要的媒介之一，所有医疗器械必须根据医院用品的危险性分类及其消毒灭菌原则进行严格的清洁、消毒或灭菌处理。

5. 被服类的消毒　各种被服应分类清洗，各科患者用过的被服可送被服室经环氧乙烷灭菌后，再送至洗衣房清洗备用。被血液、体液污染的衣物应单独消毒、清洗。消毒可采用含氯消毒剂，消毒时间不少于 30min，消毒一般物品有效氯含量≥250mg/L，消毒污染物品有效氯含量≥500mg/L，煮沸消毒为 20~30min。洗涤剂的洗涤时间为 1h。感染患者的被服应与普通患者的被服分开清洗、消毒，工作人员的工作服和值班室的被服应与患者的被服分开清洗和消毒。传染病污染的衣物应封闭运输，先消毒后清洗。

（四）消毒、灭菌的效果评价

消毒灭菌效果的监测是评价消毒灭菌方法是否合理、效果是否可靠的重要手段。医院常用消毒灭菌效果的监测与评价方法及标准有以下几种。

1. 各类环境空气、物体表面、医务人员手的消毒卫生标准（表 11-1-7）。

表 11-1-7　各类环境空气、物体表面、医务人员手消毒卫生标准

环境类别	适用范围	标准（cfu/cm³）	标准（cfu/cm²）	
		空气	物体表面	医务人员手
Ⅰ类	层流洁净手术室、层流洁净病房	≤10	≤5	≤5
Ⅱ类	普通手术室、产房、婴儿室、早产儿室、普通保护性隔离病室、供应室无菌区、烧伤病房、ICU	≤200	≤5	≤5
Ⅲ类	儿科病室、妇产科检查室、注射室、换药室、供应室清洁区、急诊室、化验室、各类普通病房和诊室	≤500	≤10	≤10
Ⅳ类	传染科病房	—	≤15	≤15

（注：cfu/cm² 指每平方厘米样品中含有的细菌群落总数；cfu/cm³ 指每立方厘米空气中含有的细菌群落总数）

另外，Ⅰ类、Ⅱ类环境中不得检出金黄色葡萄球菌、大肠杆菌及铜绿假单孢菌。Ⅲ类、Ⅳ类不得检出金黄色葡萄球菌、大肠杆菌。母婴同室、早产儿室、婴儿室、新生儿室及儿科病室的物品表面和医务人员的手上，不得检出沙门菌、溶血性链球菌、金黄色葡萄球菌、大肠杆菌。

2. 医疗用品消毒效果监测　进入人体无菌组织、器官，或接触破损皮肤、黏膜的医疗用品必须无菌，不得检出任何微生物；接触黏膜的医疗用品细菌菌落总数应≤20cfu/g 或 100cm²，不得检出致病性微生物；接触皮肤的医疗用品细菌菌落总数应≤200cfu/g 或 100cm²，不得检出致病性微生物。

3. 消毒液的监测　定期测定消毒液中的有效成分，应符合规定的含量；使用中的消毒液含菌量应≤100cfu/ml，不得检出致病性微生物。无菌器械保存液必须无细菌生长。

4. 餐具消毒效果监测　采用灭菌滤纸片在消毒后、使用前对餐具进行检测，如细菌总数≤5cfu/cm²，未检出大肠杆菌，HBsAg 阴性，并且未检出致病菌，则为消毒合格。

5. 紫外线消毒效果的监测

（1）紫外线灯管辐射强度测定仪监测法　将紫外线强度仪置于所测紫外线灯管的正中垂直 1m 处，开灯照射 5min 后判断结果：普通 30W 新灯管辐射强度 $\geq 90\mu W/cm^2$ 为合格，使用中的紫外线灯管辐射强度 $\geq 70\mu W/cm^2$ 为合格。

（2）化学指示卡测定法　在没有紫外线强度仪的情况下，或作日常性监测时，可用紫外线强度与消毒剂量指示卡进行测定，可作为紫外线辐射强度的参考值。

（3）使用时间累计法　无紫外线强度测定仪时，还应建立紫外线灯管使用时间记录卡，凡使用时间累计超过 1000h，则应更换灯管。

（4）生物检测法　还可用标准菌片，在紫外线消毒后计算杀菌率来评价紫外线的消毒效果。定期做空气培养，也可检测紫外线的消毒效果。

6. 污物处理卫生标准　污染物品无论是回收再使用或是废弃的物品，必须进行无害化处理，不得检出致病性微生物。在可疑污染情况下，进行相应指标的检测。

知识拓展

一、医院内肺炎的预防与控制 SOP（标准操作规程）

医院获得性肺炎（HAP），又称医院内肺炎（NP），是我国最常见的医院感染类型，呼吸机相关肺炎（VAP）尤为严重。根据卫生部医院感染控制项目组的相关要求制定预防 HAP/VAP 措施如下。

1. 如无禁忌证，应将床头抬高 30°~45°。

2. 对存在 HAP 高危因素的患者，建议洗必泰漱口或口腔冲洗，每 2~6h 一次。

3. 鼓励手术后患者（尤其胸部和上腹部手术）早期下床活动。

4. 指导患者正确咳嗽，必要时予以翻身、拍背，以利于痰液引流。

5. 严格掌握气管插管或切开适应证，使用呼吸机辅助呼吸的患者应优先考虑无创通气。

6. 对气管插管或切开患者，吸痰时应严格执行无菌操作。吸痰前、后，医务人员必须遵循手卫生规则。

7. 建议使用可吸引的气管导管，定期（每小时）作声门下分泌物引流。

8. 呼吸机螺纹管每周更换 1 次，有明显分泌物污染时则应及时更换；湿化器添加水可使用蒸馏水，每天更换；螺纹管冷凝水应及时作为污水清除，不可直接倾倒在室内地面，不可使冷凝水流向患者气道。

9. 对于人工气道/机械通气患者，每天评估是否可以撤机和拔管，减少插管天数。

10. 正确进行呼吸机及相关配件的消毒：①消毒呼吸机外壳、按钮、面板，使用 75% 乙醇擦拭，每天 1 次；②耐高温的物品如呼吸机螺纹管、雾化器、金属接头、湿化罐等，首选清洗消毒机清洗消毒，干燥封闭保存。不耐高温的物品如某些材质的呼吸机螺纹管、雾化器等，应选择高水平消毒方法，如 2% 戊二醛、氧化电位水、过氧乙酸或含氯消毒剂等浸泡消毒，流动水冲洗、晾干密闭保存。也可选择环氧乙烷灭菌（各医院自行选择其中之一的方法）。③不必对呼吸机的内部进行常规消毒。

11. 不宜常规采用选择性消化道脱污染（SDD）来预防 HAP/VAP。

12. 尽量减少使用或尽早停用预防应激性溃疡的药物，包括 H_2 受体阻滞剂如西米替丁和（或）制酸剂。

13. 对于器官移植、粒细胞减少症等严重免疫功能抑制患者，应进行保护性隔离，包括安置于层流室，医务人员进入病室时须戴口罩、帽子、穿无菌隔离衣等。

14. 有关预防措施对全体医务人员包括护工定期进行教育培训。

二、无菌病房

1. 定义 无菌病房（层流护理室）是指通过层流净化空调系统提供的无菌环境、收治因骨髓移植等而免疫力极度低下患者的场所。室内的所有空气按一定的速度朝同一方向流动时，这一气流我们称之为层流。

2. 工作原理 无菌病房（层流护理室）的工作原理就是使通过高效过滤器（HEPA）过滤后的无尘无菌的空气，水平或者垂直地在室内通过，创造出没有尘埃，没有微生物的洁净空间，以期达到防止感染的目的。

3. 用途 无菌病房（层流护理室）主要用于预防性隔离，如接受化学疗法的白血病患者，恶性肿瘤经各种治疗造成白细胞减少的患者，再生不良性贫血造成的白细胞极端减少的患者，免疫不全的患者，脏器移植前后给予免疫抑制剂的患者，放射线伤害造成的白细胞减少的患者，严重烧伤的患者，呼吸器官疾病患者等。其目的在于预防被感染。据调查，前述患者的直接死因中，由于感染所造成的死亡有越来越大的趋势。在 ICU（集中治疗室）病房中，也有必要设置洁净无菌病房（层流护理室），为感染患者或者被感染患者服务。

任务二 运用无菌技术

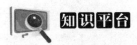 知识平台

一、概念

无菌技术是医院感染的一项基本而重要的操作技术。医护人员必须加强无菌观念，正确熟练地掌握无菌技术，严格遵守操作规程，以保证患者的安全。

1. 无菌技术 是指在医疗、护理操作中，防止一切微生物侵入人体和防止无菌物品、无菌区域被污染的操作技术。

2. 无菌物品 是指经过灭菌处理后未被污染的物品。用于需进入人体内部，包括进入血液、组织、体腔的医用器材，如手术器械、注射用具、一切置入体腔的引流管等，要求绝对无菌。

3. 无菌区域 是指经过灭菌处理后未被污染的区域。

4. 非无菌物品或非无菌区域 是指未经过灭菌处理或经过灭菌处理后被污染的物品或区域。

二、无菌技术操作原则

1. 环境要求 无菌技术操作的环境应清洁、宽敞。操作前 30min 停止清扫地面及更换床单等，减少人群走动，以降低室内空气中的尘埃。

2. 工作人员准备 操作前工作人员要修剪指甲，并洗手，戴帽子和口罩，必要时穿无菌衣、戴无菌手套。

3. 无菌物品妥善保管　①无菌物品与非无菌物品应分开放置，并有明显标志；②无菌物品不可暴露于空气中，必须存放在无菌包或无菌容器内；③无菌包或容器外要注明物品名称、灭菌日期、粘贴化学指示胶带，并按灭菌日期的先后顺序摆放；④无菌包在未被污染的情况下，有效期一般为7天，过期或受潮均应重新灭菌。

4. 操作规范　①操作者的身体应与无菌区域保持一定距离，并面向无菌区；②手臂应保持在腰部或操作台面水平以上，不可跨越无菌区，手不可触及无菌物品；③不可面对无菌区谈笑、咳嗽、打喷嚏；④取用无菌物品必须使用无菌持物钳，无菌物品一经取出，即使未用，也不可放回无菌容器内；⑤如无菌物品疑有污染或已被污染不可使用，应予以更换或重新灭菌。

5. 预防交叉感染　一套无菌物品只供一位患者使用。

三、无菌技术基本操作

无菌技术基本操作方法是保持无菌物品及无菌区域不被污染，防止病原微生物传播给他人的一系列操作方法，包括无菌持物钳的使用、无菌容器的使用、无菌包的使用、铺无菌治疗盘、取用无菌溶液、戴无菌手套等内容。

（一）无菌持物钳的使用

【目的】无菌持物钳用于取用或传递无菌物品。

【评估】

1. 护士　仪表是否符合行为规范，是否明确操作目的。

2. 用物　无菌持物钳及无菌物品放置是否合理、方便取用，无菌包或容器外标签是否清楚、胶带是否变黑、是否在有效期内。

（1）常用的无菌持物钳　有三叉钳、卵圆钳和镊子三种（图11-2-1）。①三叉钳：下端较粗，呈三叉形并以弧形向内弯曲。常用来夹取较大或较重物品，如治疗碗、盆、罐、瓶、骨科器械等。②卵圆钳：下端有两个卵圆形小环，可夹取刀、剪、镊子、多块纱布等。③镊子：分长镊和短镊两种，其尖端细小，轻巧方便，适用于夹取比较轻小物品，如针头、刀片、棉签、棉球、纱布等。

（2）无菌持物钳保存及消毒方法　①湿式保存法：无菌持物钳浸泡在盛有消毒液的大口有盖无菌容器内，消毒液面要浸没持物钳轴节以上2~3cm或镊子长度的1/2，每个容器内只能放置一把无菌持物钳。容器及持物钳每周更换消毒灭菌一次，消毒液应每周更换两次。特殊科室如手术室、门诊注射室、换药室等使用较多的部门则每日更换一次。②干式保存法：将无菌持物钳保存在灭菌后的干燥有盖无菌容器中，4h更换一次。适用于需要集中使用无菌持物钳（镊）的病区，如手术室、ICU等（图11-2-2）。

3. 环境　环境是否整洁、宽敞、明亮，操作台是否清洁、干燥、平坦。

【计划】

1. 护士准备　着装规范，明确操作目的，熟悉无菌持物钳使用的方法，修剪指甲、洗手、戴口罩。

2. 用物准备　三叉钳、卵圆钳和镊子（长镊、短镊）等均符合无菌操作要求。

3. 环境准备　环境清洁、宽敞、明亮，符合无菌操作要求。

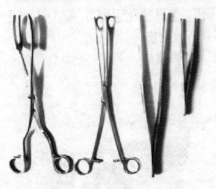

图 11-2-1　持物钳的种类

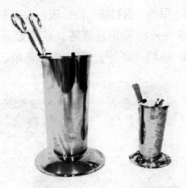

图 11-2-2　无菌持物钳保存

【实施】见表 11-2-1。

【评价】见表 11-2-1。

表 11-2-1　使用无菌持物钳任务实施及评价

	护理工作过程	要点说明
实施	**1. 检查有效期** **2. 取持物钳**　打开容器盖，掌心向下，手持无菌持物镊上1/3，或用拇指和无名指分别套入持物钳的两环中，闭合钳端，垂直取出（图 11-2-3）	☆钳端不可触及容器边缘及液面以上的容器内壁
	3. 使用持物钳　使用时，保持钳端向下，在腰部以上视线范围内活动	☆钳端不可倒转向上，以免消毒液倒流而污染钳端
	4. 放回持物钳　使用后，钳端闭合、向下，垂直放回容器中，打开钳端，盖好容器盖	☆用后立即放回容器中，轴节松开便于与消毒液充分接触，并避免触及容器口周围
评价	**1. 态度**　认真、严谨，无菌观念强	
	2. 技能　操作熟练、规范、正确	
	3. 效果　灭菌效果检测符合要求、无安全事故发生	

【注意事项】

（1）无菌持物钳只能用于夹取无菌物品。不可夹取未经消毒灭菌的物品；也不能夹取油纱布，以免油粘于钳端，影响消毒效果；不可无菌持物钳换药或消毒皮肤。

（2）如需到远处夹取无菌物品，应连同容器一起搬移，就地取出使用，防止持物钳在空气中暴露过久而污染。

（二）无菌容器的使用法

无菌容器是指用于盛放无菌物品并保持无菌状态的容器，如无菌盒、无菌罐、治疗盘、治疗碗及贮槽等。

【目的】保持无菌物品不被污染。

【评估】

1. 护士　仪表是否符合行为规范，是否明确操作目的，了解需要使用的无菌容器种类。

    2. 用物 敷料罐、治疗碗、有盖方盘、贮槽（侧孔、底孔是否有闭合）等（图11-2-4）。无菌容器外标签是否清楚、胶带是否变黑、是否在有效期内。

    3. 环境 环境是否整洁、宽敞、明亮，操作台是否清洁、干燥、平坦。

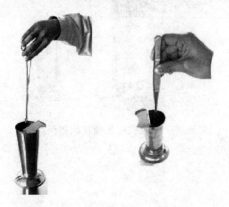
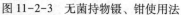
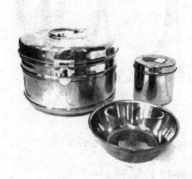

图 11-2-3 无菌持物镊、钳使用法   图 11-2-4 无菌容器

【计划】

    1. 护士准备 着装规范、明确操作目的，熟悉无菌持物钳使用的方法，修剪指甲、洗手、戴口罩。

    2. 用物准备 敷料罐、治疗碗、有盖方盘、贮槽等符合无菌操作要求。

    3. 环境准备 环境清洁、宽敞、明亮，符合无菌操作要求。

【实施】 见表 11-2-2。

【评价】 见表 11-2-2。

表 11-2-2 无菌容器任务实施及评价

	护理工作过程	要点说明
实施	**1. 检查无菌物品名称及有效期** **2. 打开容器** 打开容器盖，拿在手中或内面向上置于稳妥处（图 11-2-5）	☆<u>盖子不得在无菌容器上方翻转，以防灰尘落于容器内造成污染</u>
	3. 取出物品 用无菌持物钳从无菌容器内夹取无菌物品	☆拿盖时，<u>手勿触及盖的边缘及内面，防止污染盖的内面</u>
	4. 盖上容器 取物后立即将盖翻转，使内面向下，<u>由近向远或从一侧向另一侧盖严</u>	☆避免容器内无菌物品在空气中暴露过久
	5. 持无菌容器 <u>手持无菌容器时（如无菌碗）应托住容器底部</u>（图 11-2-6）	☆手指不可触及容器边缘及内面
评价	**1. 态度** 认真、严谨、无菌观念强	
	2. 技能 熟练取用无菌容器内物品	
	3. 效果 ＊无菌容器盖的内面未触及桌面或任何非无菌区域 ＊手指未触及容器边缘及内面 ＊无菌容器正确使用，未被污染	

【注意事项】

1. 使用无菌持物钳取物时，钳及物品不可触及容器边缘。

2. 无菌容器应每周灭菌 1 次。

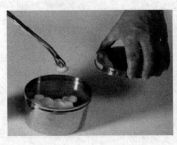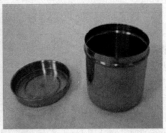

图 11-2-5 打开无菌容器

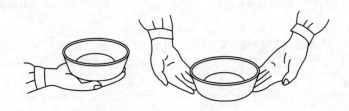

图 11-2-6 托无菌容器

（三）取用无菌溶液法

【目的】 使用无菌溶液时，保持无菌溶液不被污染。

【评估】

1. 护士 是否符合行为规范，是否明确操作目的，了解取用溶液的性质。

2. 用物 无菌溶液名称、浓度、有效日期，检查溶液是否密封完好，瓶盖有无松动，液体有无沉淀、浑浊、絮状物、变色等。

3. 环境 环境是否整洁、宽敞，操作台是否清洁、干燥、平坦。

【计划】

1. 护士准备 着装规范、明确操作目的，熟悉取无菌溶液的方法，剪指甲、洗手、戴口罩。

2. 用物准备 无菌溶液、无菌容器、2% 碘酒、70% 酒精、棉签、弯盘、清洁纱布等（标记、灭菌日期、化学指示胶带符合要求）。根据需要准备启瓶器、笔等。

3. 环境准备 环境清洁、宽敞、明亮，符合无菌操作要求。

【实施】 见表 11-2-3。

【评价】 见表 11-2-3。

表 11-2-3　取无菌溶液任务实施及评价

	护理工作过程	要点说明
实施	**1. 核对、检查**　核对瓶签上的药名、浓度、剂量和有效期；<u>检查瓶体有无裂缝、瓶盖有无松动；对光检查溶液是否澄清透明，有无混浊、沉淀物、絮状物、颗粒、变色等现象</u>	☆若瓶外有灰尘应用湿毛巾擦净 ☆若瓶盖松动、瓶体有裂缝，溶液变色、混浊、有沉淀物、超过有效期等均不能使用
	2. 备好容器　备好无菌治疗碗，放于适宜位置	☆根据溶液量选择容器
	3. 启瓶塞、消毒　用启瓶器<u>在标签侧撬开瓶上铝盖</u>；常规消毒瓶塞、边缘与瓶口接缝处，至瓶颈	☆避免启瓶器与标签对侧瓶口直接接触，防止对侧瓶口<u>污染</u> ☆手指不可触及瓶口及瓶塞内面
	4. 倒取溶液　取无菌纱布一块遮盖瓶塞与瓶口；或一手握持溶液瓶，<u>瓶签朝向掌心（图 11-2-7）</u>，另一手以无菌纱布隔离从标签侧打开瓶塞，倒出少量溶液冲洗瓶口；再由原处倒溶液至无菌容器中	☆<u>倒溶液时，瓶口不能接触无菌容器，以免污染</u> ☆<u>瓶签应握手心，防止倒溶液时瓶签被沾湿</u>
	5. 盖上瓶塞　倒溶液后立即将瓶塞套上	☆倒出溶液后立即塞好瓶塞，以防污染剩余溶液
	6. 记录、签名　在瓶签上注明开瓶日期、时间、用途，并签名	☆记录字迹清晰，将开启的无菌溶液放于治疗室固定处，24h 内有效
评价	**1. 态度**　认真、细致、严谨，无菌观念强	
	2. 技能　操作熟练规范	
	3. 效果　*瓶签未浸湿，瓶口未污染，液体未溅到桌面 　　　　　*取用无菌溶液准确，未被污染	

【注意事项】

1. 任何物品不可伸入无菌溶液瓶内蘸取或直接接触瓶口倒液。

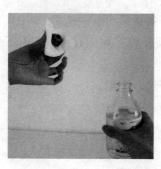

2. 已倒出的溶液不可再倒回瓶内。

3. 已开启的溶液瓶内的溶液在未被污染的情况下有效期为 24h。

（四）无菌包的使用

无菌包是选用质厚、致密、未脱脂的纯棉布制成双层包布，将需灭菌的物品放于包布内包扎后经灭菌处理方可使用。

图 11-2-7　取用无菌溶液

【目的】保持无菌包内的无菌物品不受污染，处于无菌状态供无菌操作使用。

【评估】

1. **护士**　是否符合行为规范，是否明确操作目的。

2. **用物**　包的名称、灭菌日期、灭菌合格标志，无菌包是否潮湿或破损。

3. **环境**　环境是否整洁、宽敞，操作台是否清洁、干燥、平坦。

【计划】

1. 护士准备　着装规范、剪指甲、洗手，明确操作目的，熟悉无菌包的使用方法。

2. 用物准备　无菌包、无菌持物钳、小卡片、笔等。

3. 环境准备　环境清洁、宽敞、明亮，符合无菌操作要求。

【实施】　见表11-2-4。

【评价】　见表11-2-4。

表 11-2-4　无菌包使用任务实施及评价

	护理工作过程	要点说明
实施	**1. 包扎法**（图11-2-8）　**放置物品**　将物品放在包布中央	☆避免开包时污染包布内面
	*__包扎封包__　把包布中间一角盖住物品，然后折盖左右两角（角尖端向外翻折），最后一角折盖后，用系带"十字形"扎紧（图11-2-9）	
	*__标记灭菌__　贴上标签，注明物品名称、灭菌日期，粘贴化学指示胶带，送灭菌处理	☆测知灭菌效果，保证物品在灭菌后的有效期内使用
	2. 开无菌包法 *__检查、核对__　取出无菌包，查看无菌包名称、灭菌日期、化学指示胶带、有无潮湿、破损等	☆如标记模糊或已过期，包布受湿，则须重新灭菌
	*__打开包布__ ▲**方法一**　将无菌包放在清洁、干燥处；解开系带卷好，打开包布外角，系带放在外角下方，再揭开左右两角 ▲**方法二**　将系带卷好夹于托包的一手指缝中，另一手打开包布其余三角，并将四角抓住	☆操作时不可跨越无菌区 ☆投放时，包布的无菌面朝向无菌区域
	3. 取出物品 ▲__取部分物品__：取无菌持物钳，左手打开包布内角，用无菌钳取出所需物品，放在事先备好的无菌区域内 ▲__取全部物品__：稳妥地将包内物品放入无菌区内	☆无菌物品与非无菌物品分别放置
	4. 原折痕包扎　若包内用物未用完，按原折痕包起，用"一字形"扎好包带（图11-2-10） *若包内物品全部取出，将外包布折好后放非无菌区	☆表示此包已打开过，应尽快用完 ☆无菌物品与非无菌物品分别放置
	5. 记录签名　注明开包日期及时间并签名	☆记录字迹清晰、准确
评价	**1. 态度**　*认真、细致、严谨、无菌观念强	
	2. 技能　*操作熟练、规范，操作过程中，手臂未跨越无菌区 *打开和包无菌包时，手未触及包布的内面 *开包日期及时间记录准确	
	3. 效果　*无菌包包扎方法正确，松紧适宜 *打开和包无菌包时，手未触及包布的内面	

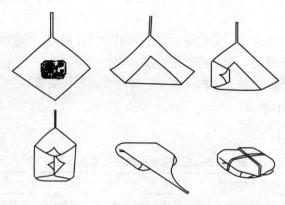

图 11-2-8　无菌包包扎法

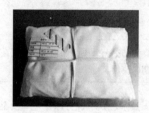

图 11-2-9　"十字形"包扎

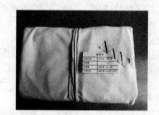

图 11-2-10　"一字形"包扎

【注意事项】

1. 已打开过的无菌包包内物品未污染的情况下有效期为 24h。

2. 包内物品被污染或包布潮湿，应更换或重新灭菌后使用。

（五）铺无菌盘法

无菌盘是用无菌治疗巾铺在清洁干燥的治疗盘内，形成一无菌区，放置无菌物品以供检查、治疗所用。

【目的】铺无菌盘内放置无菌物品，以供检查、治疗用。

【评估】

1. 护士　是否符合行为规范，是否明确操作目的。

2. 用物　无菌包灭菌日期、效果、有无潮湿及破损，治疗盘是否清洁、干燥。[治疗巾的折叠方法：①纵折法，将治疗巾纵折两次，再横折两次，开口边向外（图 11-2-11）。②横折法，将治疗巾先横向对折后再纵向对折，然后再重复 1 次（图 11-2-12）。]

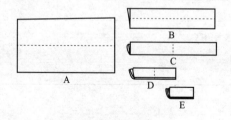

图 11-2-11　纵折法

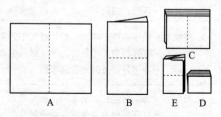

图 11-2-12　横折法

3. 环境 环境是否整洁、宽敞，操作台是否清洁、干燥、平坦。

【计划】

1. 护士准备 着装整洁，熟悉铺无菌盘的方法，剪指甲、洗手，戴口罩。

2. 用物准备 无菌治疗巾包、无菌持物钳、治疗盘、无菌物品包和容器、小卡片、笔等。

3. 环境准备 环境清洁、宽敞、明亮，符合无菌操作要求。

【实施】 见表 11-2-5。

【评价】 见表 11-2-5。

表 11-2-5 铺无菌盘任务实施及评价

	护理工作过程	要点说明
实施	**1. 核对、检查** 取无菌治疗巾包，查看其名称、灭菌效果、灭菌日期	☆若包布有无潮湿、松散及破损等不可使用
	2. 取无菌巾 打开无菌包，用无菌持物钳取出一块无菌巾，放于治疗盘内；将剩余无菌治疗巾按原折痕包好，将带以"一字形"包扎，并注明开包日期、时间	☆治疗盘应清洁、干燥 ☆包内剩余治疗巾 24h 内有效
	3. 铺无菌巾 ▲单层底铺巾法：双手捏住无菌巾一边外面两角，轻轻抖开，将上层向远端呈扇形折叠，开口边向外 ▲双折铺巾法：双手捏住双折的无菌巾两角，铺治疗盘上，将上层向远端呈扇形折叠，开口边向外（图 11-2-13）	☆治疗巾的内面为无菌区，不可触及衣袖及其他有菌物品
	4. 覆盖无菌巾 放入无菌物品后，拉平扇形折叠层，盖于物品上，上、下层边缘对齐。将开口处向上翻折两次，两侧边缘分别向下翻折一次	☆上、下层无菌巾边缘对齐后翻折以保持无菌
	5. 记录签名 用小卡片记录铺盘时间、内容物、责任人签名，并插入无菌盘上层折叠处（图 11-2-14）	☆无菌盘有效期 4h
评价	**1. 态度** ＊认真、细致、严谨，无菌观念强	
	2. 技能 ＊操作熟练规范、准确 ＊无菌物品及无菌区域未被污染	
	3. 效果 ＊无菌巾上物品放置有序方便使用，并保持无菌	

【注意事项】

1. 铺无菌盘的区域必须清洁干燥，无菌巾避免潮湿。

2. 操作中不可跨越无菌区和污染无菌物品。

3. 铺好的无菌盘在未污染的情况下有效期为 4h。

（六）戴无菌手套

临床上某些治疗护理中，需戴无菌手套进行操作，以预防感染的发生。如外科手术、导尿术、各种体内穿术、气管切开术等。

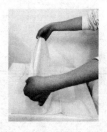
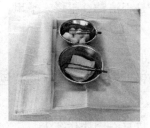

图 11-2-13　铺无菌盘

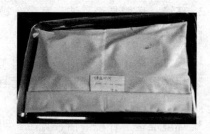

图 11-2-14　无菌治疗盘

【目的】在进行医疗护理操作时，保持无菌物品的无菌状态，确保无菌效果，预防感染。

【评估】

1. **护士**　仪表是否符合行为规范，是否明确操作目的。

2. **用物**　无菌手套包装袋上的手套号码、有效日期、有无漏气。

3. **环境**　操作环境是否整洁、宽敞，操作台是否清洁、干燥、平坦。

【计划】

1. **护士准备**　着装整洁，剪指甲、洗手，戴口罩，熟悉戴无菌手套的方法。

2. **用物准备**　不同规格的无菌手套包（内有无菌手套及滑石粉）、弯盘等。

3. **环境准备**　环境清洁、宽敞、明亮，符合无菌操作要求。

【实施】见表 11-2-6。

【评价】见表 11-2-6。

表 11-2-6　戴无菌手套任务实施及评价

护理工作过程		要点说明
	1. **戴无菌手套** *<u>核对、检查</u>：核对无菌手套号码、有效期、检查手套外包装有无漏气等 *<u>开手套包</u>：取出手套内包装袋，展开；取滑石粉包，在手套袋区域外涂擦双手	☆选择大小合适的手套 ☆防止滑石粉撒落在手套袋及手套上
实施	▲<u>分次取戴法</u>（图 11-2-15）　一手捏住一只手套翻折部分（即手套内面），取出手套，对准五指戴上；用已戴无菌手套的四个手指插入另一只手套的翻折内面（即手套外面），取出手套，同法戴好	☆未戴手套的手不可触及手套的外面（无菌面） ☆已戴手套的手不可触及未戴手套的手或另一手套的内面 ☆戴好手套的双手应保持在腰部以上视线范围内
	▲<u>一次取戴法</u>（图 11-2-16）　两手同时分别捏住两只手套的反折部分，取出手套 *将两只手套五指相对，一手捏住手套翻折部分，另一手对准手套五指戴上；再以戴好手套的手指插入另一只手套的翻折内面，同法戴好	
	2. **调整手套**　将手套的翻折扣套在工作衣袖外面，双手对合交叉调整手套位置，然后手套外面的滑石粉须用无菌生理盐水冲净并擦干	

续表

护理工作过程	要点说明
3. 脱手套　用戴手套的手捏住另一手套腕部外面，翻转脱下，再用脱下手套的手插入另一手套内面，将其往下翻转脱下（图 11-2-17）	☆如手套血迹污染严重，应先浸泡消毒液中☆勿使手套外面（污染面）接触到皮肤 ☆不可强拉手套边缘或手指部分，以免损坏
4. 手套处理　将用过的手套投放医用垃圾袋内，整理用物，洗手，取下口罩	☆按要求分类处理

实施 列于"护理工作过程"列左侧

评价	
1. 态度　＊认真、细致、严谨，无菌观念强	
2. 技能　＊操作熟练规范、准确	
3. 效果　＊操作始终在腰或操作台面以上水平进行 ＊戴、脱手套时未强行拉扯手套边缘，无菌手套未被污染	

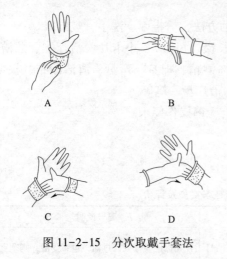

图 11-2-15　分次取戴手套法

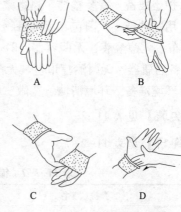

图 11-2-16　一次取戴手套法

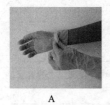
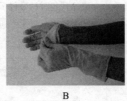
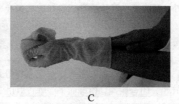
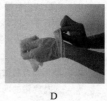

图 11-2-17　脱手套法

【注意事项】

1. 发现手套有破洞，立即更换。

2. 戴好手套的手不可触及非无菌物品。

3. 手套外面已污染部分不可接触皮肤。

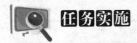任务实施

实训 2　无菌技术操作（铺无菌换药盘）

【目的】防止微生物侵入人体和防止无菌物品、无菌区域被污染。

【评估】

1. 护士　仪表是否符合行为规范，是否明确操作目的，修剪指甲、洗手、戴口罩。

2. 用物　无菌物品放置是否合理、方便取用，无菌包或容器外标签是否清楚、化学指示胶带是否变色、无菌物品是否在有效期内，无菌溶液质量是否完好。

3. 环境　环境是否整洁、宽敞，操作台是否清洁、干燥、平坦。

【计划】

1. 护士准备　着装整洁，熟悉戴无菌手套的方法，剪指甲、洗手，戴口罩。

2. 用物准备　无菌包、无菌持物钳、镊（长镊、短镊）、小卡片、治疗缸、贮槽、无菌纱布、无菌溶液、无菌容器、2% 碘酒、70% 酒精、棉签、弯盘、清洁纱布、根据需要准备启瓶器、无菌治疗巾包、无菌换药碗、治疗盘、笔等。

3. 环境准备　环境清洁、宽敞、明亮，符合无菌操作要求。

【实施】见表 11-2-7。

【评价】见表 11-2-7。

表 11-2-7　铺无菌换药盘任务实施及评价

	护理工作过程	要点说明
实施	**1. 打开无菌治疗巾包**　取无菌治疗巾包，查看名称、灭菌日期、化学指示胶带，检查包布有无破损、潮湿等 ＊在清洁、干燥处、宽敞处，解开系带，卷好放在包布外角边下方 ＊用拇指和示指揭开包布左、右两角	☆如标记模糊或已过期，包布受湿，则须重新灭菌 ☆避免开包时污染包布内面 ☆手不可触及包布内面
	2. 取无菌持物钳　打开容器盖，用右手拇指和无名指分别套入持物钳的两环中，<u>闭合钳端、钳端向下、垂直取出</u>	☆钳端**不可触及容器边缘及液面以上的容器内壁**
	3. 取无菌治疗巾　左手揭开无菌包内角，用无菌持物钳取出无菌治疗巾，放在清洁、干燥的治疗盘内	☆用后无菌持物钳立即放回容器中（<u>钳端闭合、向下，垂直</u>），松开轴节，便于与消毒液充分接触，并避免触及容器口周围
	4. 原折痕包扎无菌包　包内未用完的无菌治疗巾，<u>按原折痕包起</u>，用"一字形"扎好系带 ＊注明开包日期及时间，并签名	☆包内剩余治疗巾 24h 内有效 ☆手不可触及包布的内面
	5. 铺无菌盘　双手捏住无菌巾两角，轻轻抖开，双折铺于清洁治疗盘上，将<u>上层向远端呈扇形折叠，开口边向外</u>	☆治疗巾的内面为无菌区，不可触及衣袖及其他有菌物品 ☆<u>不可跨越无菌区</u>

续表

	护理工作过程	要点说明
实施	**6. 取无菌物品**　检查、打开储槽盖，取持物钳；查看槽内化学指示卡；用无菌持物钳夹起储槽内无菌物品（换药碗、镊子、弯盘）放入铺好的无菌盘内	☆避免容器内无菌物品在空气中暴露过久 ☆手指不可触及容器边缘及内面
	7. 夹取棉球、纱布　打开容器盖，右手掌心向下，持无菌持物镊上1/3；左手打开治疗罐盖子，用无菌持物镊分别夹取棉球、纱布放于换药碗内、无菌盘内	☆拿盖时，手勿触及盖的边缘及内面
	8. 取无菌溶液 核对：瓶签上的药名、浓度、剂量和有效期，检查瓶体有无裂缝、瓶盖有无松动 对光检查：溶液是否澄清透明，有无混浊、沉淀物、絮状物、颗粒、变色等现象 ＊用启瓶器在标签侧撬开瓶上铝盖，常规消毒瓶塞、边缘与瓶口接缝处 ＊取无菌纱布一块遮盖瓶塞与瓶口，一手握持溶液瓶，瓶签朝向掌心，另一手以无菌纱布隔离，从标签侧打开瓶塞，倒出少量溶液冲洗瓶口再由原处倒溶液至无菌治疗碗中 ＊倒溶液后立即将瓶塞盖上，取下纱布；在瓶签上注明开瓶日期、时间、用途，并签名	☆保证溶液质量 ☆瓶签应握手心，防止倒溶液时瓶签被沾湿 ☆24h 内有效
	9. 覆盖无菌巾　无菌巾上、下层边缘对齐。将开口处向上翻折两次，两侧边缘分别向下翻折一次	
	10. 记录签名　用小卡片记录铺盘时间、内容物、责任人签名，并插入无菌盘上层折叠处	☆记录字迹清晰 ☆铺盘后超过 4h 或污染不可使用
评价	①**态度**　认真、严谨，无菌观念强	
	②**技能**　能熟练正确操作	
	③**效果**　无菌区域、无菌物品未被污染	

【注意事项】

1. 无菌持物钳只能用于夹取无菌物品。不可夹取未经消毒灭菌的物品；也不能夹取油纱布，以免油粘于钳端，影响消毒效果；不可用无菌持物钳换药或消毒皮肤。

2. 操作中不可跨越无菌区和污染无菌物品。

3. 铺好的无菌盘在未污染的情况下有效期为 4h。

4. 任何物品不可伸入无菌溶液瓶内蘸取或直接接触瓶口倒液。

5. 已倒出的溶液不可再倒回瓶内，已开启的溶液瓶内的溶液在未被污染的情况下有效期为 24h。

知识拓展

无菌技术发展简史

三位科学家为无菌技术发展做出了重大贡献。

> **1. 列文虎克——微生物的开山祖** 列文虎克：1632~1723 年，荷兰人，是世界上第一个研制出放大 200 多倍显微镜的人，是世界上第一个发现微生物的人。
>
> **2. 巴斯德——微生物学的奠基人** 巴斯德：1822~1895 年，法国人，是微生物学的奠基人。是他第一个把列文虎克显微镜下的微生物与人类疾病联系起来，揭示了人类的大部分疾病是由微生物引起的，发明了著名的巴氏消毒法。
>
> **3. 利斯特——无菌技术的创始人** 利斯特：1827~1912，英国人，外科医生，无菌技术的创始人。创立了李氏消毒法。在巴斯德的一系列成果的启发下，创立了消毒外科，即用石炭酸喷雾消毒手术室，用煮沸消毒法消毒手术用具，用石炭酸溶液浸湿的纱布覆盖伤口，来隔绝伤口与空气的接触，从而大大降低了术后伤口感染和术后死亡率，这使得他所在的爱丁堡医院成为世界术后伤口感染和术后死亡率最低的医院。可见，利斯特为无菌技术指明了道路，奠定了基础。从利斯特开始，无菌技术经过 100 多年的不断完善发展，现已成为有效控制医院感染的关键措施之一。

任务三 运用隔离技术

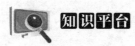 **知识平台**

隔离可以分为传染性隔离和保护性隔离两大类。传染性隔离是将传染病患者、高度易感人群安置在指定的地方，暂时避免与周围人群接触，从而达到控制感染源，切断传播途径，同时保护易感人群免受感染的目的。保护性隔离是指对抵抗力低下或极度易感者置于特定区域中，使其免受感染。

一、隔离基本知识

（一）隔离区域的设置

1. 传染病区与普通病区分开 相邻病区楼房相隔大约 30m，侧面防护距离 10m，以防止空气对流传播，远离食堂、水源和其他公共场所。病区设置多个出入口，以便工作人员与患者分道出入。各区域应有明显标志。

2. 隔离病室外布局 隔离病室外及病床床尾悬挂隔离标志，门口放置消毒液浸湿的脚垫，门外设隔离衣悬挂架（挂衣柜或壁橱）、手刷及消毒洗手设施、毛巾，另备避污纸。

3. 传染患者病室安置 ①以患者为隔离单位（单人隔离）。每个患者应有独立的病室与用具，与其他患者及不同病种患者间进行隔离。凡未确诊、发生混合感染或有烈性传染性及危重患者应住单独隔离室。②以病种为隔离单位（同室隔离）。同一病种患者安排在同一病室内，每间病室不超过 4 人，床间距离应≥1.1m。若病原体不同者，应分室收治。③分为确诊、发生混合感染、有强烈传染性及危重患者，应住单独病室。

（二）隔离区域的划分及隔离要求

1. 清洁区 指未被病原微生物污染的区域，以及病区以外的区域。如治疗室、更衣室、值班室、配餐室、库房等工作人员使用的场所；食堂、药房、营养室等。隔离要求：患者及患者接触过的物品不得进入清洁区；工作人员接触患者或污染物品后需消毒洗手、脱下隔离衣和鞋后方可进入。

2. 半污染区　指有可能被病原微生物污染的区域。包括医护办公室、病区内走廊、检验室、消毒室等。隔离要求：患者或穿了隔离衣的工作人员通过走廊时，不得接触墙壁、家具等物体；各类检验标本应放在指定的存放盘和架上，检验后的标本及容器应严格按要求分别处理。

3. 污染区　指患者直接或间接接触、被病原微生物污染的区域。包括病房、病区外走廊、患者盥洗室、污物处理间等。隔离要求：污染区的物品未经消毒，不得带到他处；工作人员进入污染区，必须穿隔离衣、戴帽子和口罩，必要时换隔离鞋，离开前脱下隔离衣和鞋，并消毒双手。

二、隔离原则

（一）一般消毒隔离

1. 工作人员要求　①进入隔离区，必需戴帽子、口罩、穿隔离衣。②穿隔离衣前，应将所需物品备齐，不易消毒的物品放入塑料袋内避免污染，一切操作必须严格遵守隔离规程并尽可能集中进行。③穿隔离衣后，只能在规定范围内活动；每接触一位患者或污染物品后必须消毒双手。

2. 病室环境的消毒　病室每日进行空气消毒2~3次，可用紫外线照射或消毒液喷雾；每日晨间护理后，用消毒液擦拭床、床旁桌椅。

3. 患者用物及污物的处理　①患者接触过的医疗器械如血压计、体温计等，按规定消毒。②患者的衣物、钱币、书报、票证等经熏蒸消毒后才能由他人带往别处。③患者的呕吐物、排泄物、分泌物及各种引流液经消毒处理后方可排放。④需送出病区处理的物品，置污物袋内（装双袋），袋外有明显的标记。

4. 病区管理　①探陪制度，严格执行陪伴和探视制度，必须陪伴、探视时，应向患者、陪伴及探视者宣传、解释有关隔离知识，使其遵守隔离要求和原则。②了解患者的心理需要，并尽力给予满足，减轻患者因隔离而产生的孤独、恐惧、自卑等心理反应。③患者的传染性分泌物3次培养结果均为阴性或已渡过隔离期，医生开出医嘱后，方可解除隔离。

（二）终末消毒处理

终末消毒处理是指对出院、转科或死亡的患者及其所住病室、用物、医疗器械等进行的消毒处理。

1. 患者的终末消毒处理　患者出院或转科前应洗澡、换上清洁衣服，个人用物经消毒后方可带出；如患者死亡，须用消毒液作尸体护理，并用消毒液浸湿的棉球填塞口、鼻、耳、肛门、阴道等孔道，伤口处更换敷料，然后用一次性尸单包裹尸体。传染病污染物品消毒法（表11-3-1）。

2. 患者单位的终末处理　①患者用过的物品需分类消毒处理（表11-3-1）。②被服放入污物袋，注明隔离用物，先消毒再清洗。③病室消毒时，应摊开被褥，竖起床垫，打开床头桌，关闭门窗，紫外线灯或消毒液熏蒸消毒。④消毒后开门窗通风，用消毒液擦拭家具、地面及墙壁。

表 11-3-1 传染病污染物品消毒法

类别	物品	消毒方法
病室	房间	2%过氧乙酸熏蒸
	地面、墙壁、家具	0.2%~0.5%过氧乙酸，1%~3%含氯石灰（漂白粉）澄清液喷洒或擦拭
医疗用品	玻璃类、搪瓷类、橡胶类	0.5%过氧乙酸溶液浸泡，高压蒸汽灭菌或煮沸消毒
	金属类	环氧乙烷熏蒸，0.2%碱性戊二醛溶液浸泡
	血压计、听诊器、手电筒	环氧乙烷或甲醛熏蒸，0.2%~0.5%过氧乙酸溶液擦拭
	体温计	1%过氧乙酸溶液浸泡，75%乙醇浸泡，碘伏（含0.1%有效碘）
日常用品	食具、茶杯、药杯	煮沸或微波消毒，环氧乙烷熏蒸，0.5%过氧乙酸溶液浸泡
	信件、书报、票证	环氧乙烷熏蒸
被服类	布类、衣物	环氧乙烷熏蒸，高压蒸汽灭菌，煮沸消毒
	枕芯、被褥、毛织品	烈日下晒6h以上或紫外线灯照射60min，环氧乙烷熏蒸，戊二醛熏蒸
其他	排泄物、分泌物	漂白粉或生石灰消毒，痰盛于蜡纸盒内焚烧
	便器、痰盂	3%含氯石粉澄清液或0.5%过氧乙酸溶液浸泡
	剩余食物	煮沸消毒30min后弃掉
	垃圾	焚烧

三、隔离种类与措施

目前，我国大多数医院采用的隔离种类主要是根据美国疾病控制与预防中心（CDC）推荐的分类隔离系统，以切断传播途径作为制订措施的主要依据。

（一）传染病隔离

1. 严密隔离 是为预防高度传染性及致命性强毒力病原菌感染而设计的隔离，以防止经空气和接触等途径的传播。适用于鼠疫、霍乱、传染性非典型肺炎（SARS）、禽流感等烈性传染病。主要隔离措施包括以下一些。

（1）病室安置 患者应住单独隔离病室，室内用具力求简单，且耐消毒，室外挂有明显的标志；随时关闭通向过道的门窗，患者不得离开本隔离室。采用黄色隔离标志。

（2）进出隔离室要求 护士进入隔离病室前必须穿隔离衣，戴口罩、帽子和鞋套、戴手套，传染性非典型肺炎病房应戴防护眼镜或防毒面具，长筒胶靴，隔离衣2~3层。接触患者及污染物品后，或护理另一患者前，应消毒双手。

（3）污物处理 患者的分泌物、排泄物、呕吐物及引流物应严格消毒后排放；污染敷料应在室内立即装袋，全部操作完后，再装入室外的另一袋中（双袋法），标记后焚烧。

（4）病室管理 禁止患者外出、探视与陪护。若探视者必须进入隔离病房时，应经护士许可并采取相应的隔离措施。

2. 呼吸道隔离　是为防止经飞沫短距离传播的传染性疾病而设计的隔离。<u>适用于肺结核、流脑、流感、腮腺炎、麻疹、百日咳等疾病。</u>主要隔离措施包括以下一些。

（1）病室安置　<u>同一病原菌感染的患者可同住一室</u>，有条件者应尽量使隔离病室远离其他病室；随时关闭通向过道的门窗，患者离开病室需戴口罩。采用蓝色隔离标志（结核病采用灰色隔离标志）。

（2）进出隔离室要求　工作人员进入病室必须戴帽子、口罩，并保持口罩干燥，必要时穿隔离衣。

（3）污物处理　患者的口鼻分泌物需经消毒处理后方可排放。被患者污染的敷料应装袋标记（蓝色）后焚烧或做消毒—清洁—消毒处理。

（4）病室管理　通向走廊的门窗关闭，患者离开病室时需戴口罩；探视者需要进入隔离室时，应得到值班人员同意并采取相应的隔离措施。

3. 肠道隔离　防止由患者的排泄物直接或间接污染了食物或水源而引起传播的疾病所进行的隔离。<u>适用于感染性腹泻或胃肠炎如伤寒、细菌性痢疾；由肠道病毒引起的如甲型肝炎、戊型肝炎、脊髓灰质炎等。</u>主要隔离措施包括以下一些。

（1）病室安置　<u>同种病原菌感染的患者可同居一室</u>；不同病种的患者最好分室而居，如需同居一室，应采取床旁隔离，患者间不能相互交换物品。床旁应加隔离标志（采用棕色隔离标志）。

（2）进出隔离室要求　接触不同病种患者需分别穿隔离衣，接触污染物品时需戴手套。

（3）污物处理　患者的食具、便器各自专用，严格消毒处理；排泄物、呕吐物及吃剩的食物均应消毒处理后方可倒掉。

（4）病室管理　室内设有防蝇设备，并保持无蝇、无蟑螂、无鼠；探视者需要进入隔离室时，应得到值班人员同意并采取相应的隔离措施。

4. 接触隔离　为预防高度传染性并经接触传播的感染性疾病而进行的隔离。<u>适用于破伤风、气性坏疽、新生儿脓疱病、狂犬病、铜绿假单胞菌感染等疾病。</u>隔离措施包括以下一些。

（1）病室安置　<u>患者住单独隔离病室</u>，避免接触他人。采用橙色隔离标志。

（2）进出隔离室要求　接触患者时需戴口罩、帽子、手套，穿隔离衣；接触患者及污染的或可能污染的物品后，或护理另一患者前应洗手。工作人员的手或皮肤有破损者应避免接触患者，必要时戴双层手套。

（3）污物处理　污染敷料应装袋标记后焚烧；使用过的衣服、被单等布类及医疗器械均应先灭菌后再进行清洁、消毒、灭菌。

（4）病室管理　探视者需要进入隔离室时，应得到值班人员同意并采取相应的隔离措施。

5. 血液-体液隔离　为预防经直接或间接接触血液或体液传播的疾病所进行的隔离。<u>适用于乙型肝炎、丙型肝炎、艾滋病、梅毒等疾病。</u>主要隔离措施包括以下一些。

（1）病室安置　<u>同种病原菌感染的患者可同室隔离，</u>但在患者自理能力低下或出血不能控制，易造成环境污染的情况下应单独隔离。采用红色隔离标志。

（2）进出隔离室要求　有可能发生血液、体液飞溅时，工作人员需戴具有防渗透性能的口罩及护目镜；血液或体液可能污染工作服时应穿具有防渗透性能的隔离衣；接触血液或体液时应戴手套，防止被注射针头等利器刺伤，操作完毕，脱去手套后立即洗手。若手被血液、体液污染或可能污染时，应立即用消毒液洗手。

（3）污物处理　被血液或体液污染的室内物品应立即用含氯消毒剂清洗消毒；被血液或体液污染的敷料及其他物品应装袋送消毒或焚烧处理；患者用过的针头等锐器应放入耐刺、防渗漏且有标记的容器内，直接送焚烧处理。

（4）病室管理　探视者需要进入隔离室时，应得到值班人员同意并采取相应的隔离措施。

6. 昆虫隔离　为预防以昆虫为媒介而传播的疾病所进行的隔离。如乙型脑炎、流行性出血热、疟疾、回归热、斑疹伤寒、黑热病等。隔离措施包括以下一些。

（1）病室安置　斑疹伤寒、回归热、流行性出血热患者入院时，应经灭虱或杀螨处理并彻底清洁、更衣后方可入住同病种病室。

（2）病室管理　病室应有防蚊、防鼠设施，并定期进行有效的灭蚊、灭鼠处理。

（二）保护性隔离

以保护易感人群而采取的隔离称为保护性隔离，又称反向隔离。适用于抵抗力特别低下或极易感染的患者，如大面积烧伤、早产儿、白血病、器官移植、免疫缺陷等患者。主要隔离措施包括以下一些。

（1）病室安置　设专用隔离病室，患者住单间病室隔离。地面、家具等均应严格消毒。

（2）进出隔离室要求　凡进入病室内者，均应穿戴口罩、帽子、穿灭菌后的隔离衣（外面为清洁面，内面为污染面）、戴无菌手套及消毒拖鞋；未经消毒处理的物品不得带入病室内；接触患者前后及护理下一位患者前，均应洗手并消毒双手。

（3）病室环境的消毒　病室内空气、地面、家具等应进行严格的消毒，病室定时换气，病室内空气应保持正压通风。

（4）病室管理　凡患有呼吸道疾病或咽部带菌者包括工作人员，均应避免接触患者；禁止入室探视。特殊情况必须探视者，应采取相应的隔离措施。

知识链接

　　负压病房是指病房内的气压低于病房外的气压的病房。这是 WHO 在规定抢救非典患者时特别强调的一个重要条件，国内的很多家医院都难以达到这个水平。传染病负压隔离病房一般由病室、缓冲间、卫生间三部分组成。使用一套送风净化装置，二套排风净化装置。送风净化装置和排风净化过滤装置的过滤效率都为 99.99%（粒经$\geq 0.3\mu m$）。

　　病房内的气压低于病房外的气压，外面的新鲜空气可以流进病房，病房内的空气不会泄露出去，而是通过专门的通道及时排放到固定的地方，不会污染环境；同时通过通风换气及合理的气流组织，稀释病房内的病原微生物浓度，并使医护人员处于有利的风向段，保护医护人员工作安全。

四、隔离技术

隔离技术是为了保护患者和工作人员，避免相互传播，减少感染和交叉感染的发生而实施的一系列操作技术。

（一）口罩、帽子的使用（图 11-3-1）

1. 口罩的使用 口罩是保护患者和工作人员，避免交叉感染，防止飞沫污染无菌物品或清洁食物；戴、脱口罩前应洗手；应罩住口鼻部，不可用污染的手接触口罩；取下时应将污染面向内折叠，放入小口袋内，不能挂在胸前；口罩应勤换洗，潮湿后应立即更换；接触严密隔离患者后应每次更换；纱布口罩一般使用 4～8h，一次性口罩使用时间不超过 4h。

2. 帽子的使用 帽子是防止工作人员的头发、头屑散落或头发被污染等。洗手后戴帽子，帽子应将头发全部遮住。

（二）避污纸的使用法

用避污纸垫着拿取物品或做简单操作，保持双手或物品不被污染，以省略消毒程序。使用避污纸时，不可掀页撕取，应从页面抓取（图 11-3-2）。避污纸用后丢入污物桶，定时焚烧。

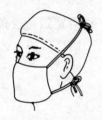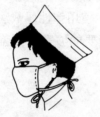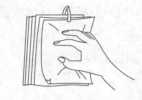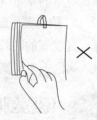

图 11-3-1 口罩、帽子的使用　　　　图 11-3-2 避污纸的使用

（三）手的消毒技术（刷手法）

刷手目的是清除病原微生物，预防感染与交叉感染，避免污染无菌物品和清洁物品。手的消毒方法有流水刷手法、消毒液浸泡刷手法、消毒液擦拭法。

1. 刷手（擦拭）前 首先应湿润、浸泡或涂擦双手。

2. 刷手（擦拭）顺序 前臂、腕部、手掌、手背、手指、指缝、指甲，按顺序刷洗一只手共 30s，同样方法刷洗另一只手；重复刷洗双手 1 次，两次共 2min。

3. 刷手（擦拭）后 流动水冲净泡沫，或清水洗净消毒液，或待涂擦消毒剂自干。

4. 消毒的注意事项 ①按操作对象、性质选择合适的消毒方法，手消毒的范围应超过被污染的范围。②身体应与洗手池保持一定距离，以免隔离衣污染洗手池边缘或消毒盆。③流水冲洗时，腕部应低于肘部，以防止水流入衣袖，避免弄湿工作服。

下列情况应该进行手的消毒：①实施侵入性诊疗操作前；②诊疗、护理免疫力低下的患者和新生儿前；③接触血液、体液、分泌物和排泄物以及被其污染的物品后；④接触被致病性微生物污染的物品后；⑤接触传染病患者或病原携带者后；⑥离开隔离病房和脱隔离衣后。

（四）一次性连体防护服、口罩与护目镜使用（图11-3-3）

1. 一次性连体防护服的使用

（1）穿防护服　先穿下衣，再穿上衣，然后戴好帽子，最后拉好拉链。

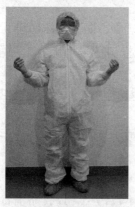

（2）脱防护服　将拉链拉到底，向上提拉帽子，使帽子脱离头部，脱袖子，由上向下边脱边卷，污染面向内直至全部脱下后置于医疗废物袋内。

（3）注意事项　每次当班使用一套，在诊室相对洁净区穿着。

2. 正确佩戴一次性口罩　①口罩有颜色的一面向外，有金属片的一边向上。②系紧固定口罩的绳子，或把口罩的橡皮筋绕在耳朵上，使口罩紧贴面部。③口罩应完全覆盖口鼻和下巴。④把口罩上的压片沿鼻梁两侧按紧，使口罩紧贴面部。⑤佩戴口罩后，避免触摸口罩。若必须触摸口罩，在触摸前、后都要彻底洗手。⑥脱下口罩时，用手

图11-3-3　连体防护服

捏住口罩的系带（避免触摸口罩污染面）丢至医疗废物容器内。

3. 护目镜　眼的防护可选用护目镜或面罩。使用弹性佩戴法，视野宽阔，透亮度好，有较好的防溅性能。若使用护目镜，护目镜要能够完全覆盖整个眼区。护目镜在进入病区前戴，离开病区后摘下消毒。

任务实施

实训3　穿、脱隔离衣

【目的】保护患者和工作人员，防止病原体的传播，防止交叉感染。

【评估】见表11-3-2。

表11-3-2　穿、脱隔离衣任务评估

评　估	
护士	仪表是否符合行为规范，是否明确操作目的；是否了解患者的病情、隔离种类、所采取的隔离措施；患者及家属对所患疾病的防治知识、消毒隔离知识的掌握情况
用物	洗手池及消毒手的设施是否符合要求，隔离衣是否清洁、干燥、完整
环境	环境是否整洁、宽敞

【计划】

1. 护士准备　明确操作目的，了解患者的病情、隔离种类，穿好工作服、工作裤，戴隔离帽、取下手表及其他首饰，卷衣袖过肘关节（夏季）或前臂中段（冬季），剪

指甲、洗手、戴口罩。

2. 用物准备　隔离衣、挂衣架、消毒洗手设备、干手物品、污物袋等。

3. 环境准备　环境清洁、宽敞、明亮。

【实施】见表11-3-3。

【评价】见表11-3-3。

表 11-3-3　穿、脱隔离衣任务实施及评价

	护理工作过程	要点说明
实施	**1. 穿隔离衣**（图11-3-4） ＊**取隔离衣**：手持衣领取下隔离衣，清洁面朝向自己，将衣领两端向外折齐，露出袖口 ＊**穿衣袖**：右手持衣领，左手伸入袖内，右手将衣领向上拉，使左手露出。换左手持衣领，右手伸入袖内，依上法使右手露出，举双手向上抖袖口，露出手腕 ＊**系领口、扎袖口**：两手持衣领，由领子中央顺着边缘向后将领扣（带）扣（系）好，扎好左右袖口 ＊**系腰带**：一手将隔离衣一边（约在腰下5cm处）渐向前拉，捏住衣襟边缘，另一手同法捏住另一侧衣襟边缘。双手在背后将衣襟边缘对齐，向后向下拉紧后襟，向一侧折叠，一手按住折叠处，另一手将腰带拉至背后，压住折叠处，将腰带在背后交叉，回到前面打一活结	☆已使用过的隔离衣的衣领和内面为清洁面 ☆手被污染后，不可接触隔离衣的领子及内面 ☆隔离衣应将工作服包住，两侧边缘须对齐，折叠处不能松散 ☆穿上隔离衣后不得再进入清洁区
	2. 脱隔离衣（图11-3-5） ＊**解松腰带**：解开腰带，在前面打一活结 ＊**解开两袖口，内塞衣袖**：在肘部将部分衣袖塞入工作服袖内，露出双手前臂 ＊**刷手**：按消毒洗手的方法刷洗双手、擦干或烘干 ＊**拉衣袖**：右手伸入左衣袖内，拉袖子过手，用遮盖的左手捏住右侧衣袖外面，将右侧袖子拉过右手 ＊**对齐衣肩**：双手轮换退手、拉衣袖使双手至衣肩，对齐肩缝	☆勿使衣袖外面塞入工作服袖内 ☆隔离衣不能弄湿，也不能污染水池
	3. 折叠、挂衣钩 ▲**挂在半污染区**：将两手在袖内对齐肩缝，一手将隔离衣一边向另一边覆盖；将污染面折向内面，手持衣领，对齐衣边，挂在衣钩上 ▲**挂在污染区**：以左手从衣服内面捏住两肩缝撤出右手，手持衣领；对齐隔离衣两边，污染面朝外，挂在衣钩上	☆挂在半污染区，隔离衣清洁面向外 ☆挂在污染区，则污染面向外
	4. 污衣送洗　若需要换洗的隔离衣脱下后，将污染面向内折卷好，投入污物袋中	☆隔离衣不可污染其他物品
评价	①**态度**　＊认真、严谨，隔离观念强	
	②**技能**　＊操作熟练规范，穿、脱隔离衣的方法正确，隔离衣的折叠和挂放符合要求 ＊手的消毒方法正确，冲洗彻底，隔离衣未被溅湿	
	③**效果**　＊操作过程中，操作者、环境、物品均未被污染	

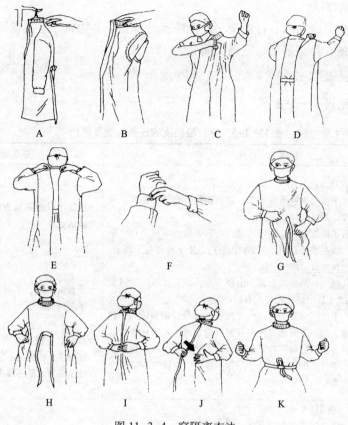

图 11-3-4　穿隔离衣法

【注意事项】

1. 穿隔离衣前，应将操作中所有用物备齐。
2. 隔离衣长短要合适，应全部遮盖工作服，如有破损，应修补后再使用。
3. 在穿脱隔离衣的过程中，隔离衣的污染面不可碰触清洁面以及操作者的面部、

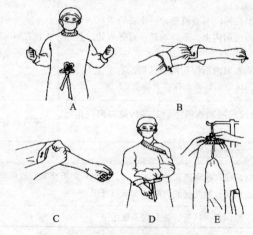

图 11-3-5　脱隔离衣法

帽子及工作服。

4. 穿好隔离衣后，不得进入清洁区；双手应保持在腰部以上，视线范围内，避免接触清洁物品。

5. 隔离衣每日更换一次，如有潮湿、破损或污染，应立即更换。

6. 隔离衣挂在半污染区，不得露出污染面；若挂在污染区，则不得露出清洁面。

知识拓展

一、SARS 病区隔离要求

严重急性呼吸综合征（SARS）是指由一组非典型病原体（肺炎支原体、肺炎衣原体、军团杆菌和病毒）所引起的肺炎。主要通过短距离飞沫传播、接触患者呼吸道分泌物及密切接触传播，人群普遍易感染。其隔离要求包括：

1. 采取严密隔离 按严密隔离要求进行。关闭病室大门，持续开窗通风，保持正压通气，定期空气消毒。

2. 病区区域划分 病区可划分为清洁区、半污染区、污染区和缓冲区，各区地面用不同颜色的醒目标志和空间标识指示。缓冲区为清洁区和半污染区、半污染区和污染区之间专门设立的区域，设双层物流门，主要包括更衣室、洗手设备及通道等。

3. 人员、物品进出病区要求 工作人员在不同区域内必须严格遵守不同区域的要求，不能违反规定；物品按清洁区、半污染区、污染区单行路线走向，不允许逆行。工作人员进出病区的主要流程如下。

（1）进入半污染区 工作人员由清洁通道进入清洁区，换分身工作服、鞋、袜，戴帽子、口罩、手套，穿防护服，穿一次性鞋套，再经缓冲区进入。

（2）进入污染区 戴第二层帽子、口罩，穿隔离衣，戴护目镜、第二层手套，穿第二层高筒鞋套，经缓冲区进入。

（3）离开污染区 脱外层鞋套、手套，脱隔离衣，消毒手，摘护目镜、外层口罩、帽子，再次消毒手。

（4）离开半污染区 消毒手，脱防护服，脱内层手套、口罩、帽子、鞋套。

（5）离开清洁区 消毒手，清洁耳道、鼻腔，漱口，洗澡，更衣室更换各种清洁衣服、鞋，戴口罩，返回指定地点。

4. 按病情轻重安置患者 疑似患者与确诊患者分室收治；重症患者与一般患者分室收治，重症患者应收治在 SARS 重症监护病区。

5. 工作人员集中管理 密切接触患者的工作人员，住宿应相对集中管理，并常规进行流行病学观测。

6. 探视 严禁探视。患者家属送来的物品经消毒处理后由专人负责传递，做好交接。做好患者及家属的心理护理。

二、禽流感防治要求

禽流感是禽流行性感冒的简称。它是一种由甲型流感病毒的一种亚型（也称禽流感病毒）引起的传染性疾病，被国际兽疫局定为甲类传染病。禽流感主要通过与易感禽类、感染禽类的直接接触或与病毒污染物的间接接触而传播给人，如病禽咳嗽和鸣叫时喷射出带有 H_5N_1 型病毒的飞沫在空气中漂浮，人体吸入呼吸道被感染而发生禽流感；进食病禽的肉及其制品、禽蛋，病禽污染的水、食物，使用被病禽污染的食具、饮具，或用被污染的手拿东西吃，都可以使人受到传染而发病。按病原体类型的不同，禽流感可分为高致病性、低致病性和非致病性禽流感三大类。高致病性禽流感最为严重，人感染了禽流感后的主要表现为呼吸道、消化道、生殖系统或神经系统的异常，不易诊治，发病率和死亡率均高。

1. 普通人群预防禽流感措施 ①远离家禽的分泌物，尽量避免触摸活的鸡、鸭等家禽及鸟类，尤其是禽类的排泄物、分泌物。②保持室内空气流通，应每天开窗通风两次，每次至少10min，或使用抽气扇保持空气流通。③多摄入一些富含维生素 C 等有助于提高免疫力的食物和药物，并适当地进行体育锻炼。

2. 与活禽密切接触者预防禽流感措施 ①穿特殊防护服，戴防护口罩。②工作前后彻底消毒、洗手。③及时接种流感疫苗。④多摄入一些富含维生素 C 等有助于提高免疫力的食物。⑤适当进行体育锻炼。一旦疑似禽流感或确诊为禽流感，应立即捕杀有关禽类，采取严密隔离的措施进行隔离，其具体要求参照 SARS 的隔离要求。

三、H_7N_9 分级防护

1. 一般防护 适用于普通门（急）诊、普通病房的医务人员。①严格遵守标准预防的原则。②工作时应穿工作服、戴外科口罩。③认真执行手卫生。

2. 一级防护 适用于发热门（急）诊的医务人员。①严格遵守标准预防的原则。②严格遵守消毒、隔离的各项规章制度。③工作时应穿工作服、隔离衣、戴工作帽和外科口罩，必要时戴乳胶手套。④严格执行手卫生。⑤结束工作时（下班时）进行个人卫生处置，并注意呼吸道与黏膜的防护。

3. 二级防护 适用于进入 H_7N_9 流感留观室、甲型 H_7N_9 流感隔离病房（隔离病区）的医务人员；（接触从患者身上采集的标本、处理其分泌物、排泄物、使用过的物品和死亡患者尸体的工作人员，转运患者的医务人员和司机）。①严格遵守标准预防的原则。②严格遵守消毒、隔离的各项规章制度。③进入隔离病房（隔离病区）的医务人员必须戴医用防护口罩，穿工作服、隔离衣（防护服）、鞋套、戴手套、工作帽。严格按照（清洁区、潜在污染区和污染区的划分）区域管理要求，正确穿戴和脱摘防护用品，并注意呼吸道、口腔、鼻腔黏膜和眼睛的卫生与保护。

任务检测

一、选择题

（一）A1 型题

1. <u>不宜</u>用燃烧灭菌的物品是
   A. 坐浴盆　　　B. 手术刀　　　C. 换药碗
   D. 特殊感染伤口的敷料　　　E. 避污纸

2. 消毒与灭菌的区别主要在于能否杀灭
   A. 病原微生物　　B. 非致病微生物　　C. 繁殖体
   D. 芽胞　　　E. 鞭毛

3. 对绿脓杆菌感染伤口换下的敷料，正确的处理方法是
   A. 清洗后再消毒　　　　　　　B. 清洗后置日光下曝晒

    C. 灭菌后再清洗　　　　　　　　D. 扔入污物桶

    E. 焚烧

4. 煮沸消毒金属器械时，为了增强杀菌作用和去污防锈，可加入

    A. 0.9%氯化钠　　　B. 50%硫酸镁　　　C. 0.5%亚硝酸钠

    D. 1%~2%碳酸氢钠　　　　　　E. 0.1%硫酸铜

5. 灭菌效果最佳的物理灭菌法

    A. 燃烧法　　　　　B. 煮沸消毒法　　　C. 高压蒸汽灭菌法

    D. 日光曝晒法　　　E. 紫外线照射法

6. 使用无菌容器时<u>不正确</u>的方法是

    A. 打开无菌容器盖后，盖内面须朝上

    B. 无菌物品取出后，未用应立即放回

    C. 手持无菌容器时应托住底部

    D. 手不可触及无菌容器的内面

    E. 无菌容器应每周消毒1次

7. 已启盖的无菌溶液可保存

    A. 4h　　　　　　　B. 8h　　　　　　　C. 12h

    D. 24h　　　　　　E. 48h

8. 执行隔离技术，<u>错误的</u>操作步骤是

    A. 取下口罩，将污染面向内折叠　　B. 从指甲至前臂顺序刷手

    C. 隔离衣挂在走廊里清洁面向外　　D. 从页面抓取避污纸

    E. 隔离衣应每日更换消毒

9. 正确使用避污纸的方法是

    A. 戴手套后拿取　　B. 用镊子夹取　　　C. 从页面抓取

    D. 经他人传递　　　E. 掀页撕取

（二）A2 型题

10. 患者，王某，28 岁，因足底外伤，继而发热、惊厥、牙关紧闭呈苦笑面容入
    院，诊断为破伤风。该患者换下的敷料应

    A. 先清洗后消毒　　　　　　　　B. 先灭菌后清洗

    C. 先清洗后曝晒　　　　　　　　D. 先曝晒后清洗

    E. 焚烧

11. 刘先生，诊断为病毒性肝炎，其使用的票证、书信等物品宜采用的消毒方法是

    A. 喷雾法　　　　　　　　　　　B. 压力蒸汽灭菌法

    C. 擦拭法　　　　　　　　　　　D. 浸泡法

    E. 熏蒸法

12. 李某，40 岁，不慎被烧伤。Ⅱ度烧伤面积达 45%。入院后应采用

    A. 严密隔离　　　　B. 接触隔离　　　C. 呼吸道隔离

    D. 消化道隔离　　　E. 保护性隔离

13. 患者刘某胸痛、咳嗽，低烧 20 余天，诊断肺结核而住进传染病区，应执行

A. 呼吸道隔离　　B. 消化道隔离　　C. 接触隔离

D. 昆虫隔离　　E. 保护性隔离

14. 护士小林在为患者侯某行导尿术时发现手套破裂,如果你是小林,你会如何处理

A. 用无菌纱布将破裂处包裹好

B. 用乙醇棉球消毒破裂处

C. 立即修补后再使用

D. 立即更换无菌手套

E. 用无菌治疗巾包裹手指操作

（三）**A3/A4 型题**

(15~17 题共用题干)

患者男性,29 岁,诊断为肺结核。护士为其病室空气消毒。

15. 护士对其病室空气消毒时,正确的方法是

A. 2% 过氧乙酸喷洒　　　　　B. 食醋熏蒸

C. 臭氧灭菌灯消毒　　　　　D. 开窗通风

E. 甲醛熏蒸

16. 患者使用的体温计应每日消毒,正确的方法是

A. 煮沸消毒　　　　　　B. 2% 碘酊擦拭

C. 70% 乙醇浸泡　　　　　D. 0.1% 氯已定浸泡

E. 微波消毒

17. 入院指导时告知患者,病区的清洁区是

A. 医护办公室　　B. 配膳室　　C. 病区走廊

D. 化验室　　E. 患者浴室

(18~20 题共用题干)

患者女性,43 岁,诊断为"细菌性痢疾",收入院。

18. 患者应采取的隔离是

A. 严密隔离　　B. 接触隔离　　C. 呼吸道隔离

D. 肠道隔离　　E. 保护性隔离

19. 护士为其发药时,用避污纸接取药杯。使用避污纸正确的方法是

A. 应从页面抓取　　B. 随意撕取　　C. 污染的手可以掀开撕取

D. 第二页取起　　E. 清洁的手不可以接触避污纸

20. 消毒患者的食具、便盆常用的方法是

A. 高压蒸汽灭菌　　B. 消毒剂擦拭　　C. 紫外线消毒

D. 消毒液浸泡　　E. 消毒液喷洒

(21~23 题共用题干)

患者男性,45 岁。诊断为"破伤风"。

21. 护理患者后,穿过的隔离衣处理正确的是

A. 污染面向外挂于衣橱内　　　　B. 污染面向外挂于病区走廊

C. 污染面向内挂于病区走廊　　D. 污染面向内挂于衣橱内

E. 污染面向内挂于病室内

22. 护理此患者后的敷料处理方法为

A. 焚烧法　　　B. 熏蒸法　　　C. 紫外线消毒

D. 高压蒸汽灭菌　E. 电离辐射灭菌法

23. 患者出院后，其终末消毒<u>错误</u>的是

A. 病室消毒后要开窗通风

B. 病室空气可用紫外线消毒

C. 将被服放入污衣袋，先清洗再消毒

D. 用漂白粉溶液擦拭家具、地面和墙面

E. 病室消毒时，被褥应摊开、床头柜要打开

（24~26题共用题干）

张先生，38岁。因发热、右上腹疼痛、巩膜黄染、食欲减退伴恶心呕吐3日就诊，初步诊断为病毒性肝炎，收入传染病区。

24. 对赵先生使用过的物品，<u>不正确</u>的消毒方法是

A. 体温表用1%过氧乙酸浸泡

B. 信件、书报用熏蒸消毒

C. 排泄物用含氯石灰消毒

D. 餐具、痰杯煮沸消毒

E. 血压计、听诊器微波消毒

25. 护士小张为张先生进行注射，她使用过的隔离衣，清洁处应是

A. 衣的肩部　　　　　　　　B. 衣的内面和衣领

C. 两侧腰部　　　　　　　　D. 腰以下部分

E. 背部

26. 张先生病愈出院，护士小张为其做终末消毒处理，<u>不正确</u>的操作是

A. 嘱患者沐浴后将换下的衣服带回清洗

B. 病室地面用3%含氯石灰液喷洒

C. 床及桌椅用0.2%过氧乙酸溶液擦拭

D. 被服类消毒后送洗衣房清洗

E. 病室用2%过氧乙酸溶液熏蒸

（27~30题共用题干）

女，45岁，子宫切除术后10h未排尿，主诉腹部胀痛，检查下腹膨隆，触之呈囊性，轻压有尿意，诊断为尿潴留，经诱导排尿无效，行导尿术。

27. 护士小王取用导尿包时，<u>不妥</u>的是

A. 检查导尿包灭菌日期，在有效期内

B. 检查导尿包无潮湿、无破损

C. 检查导尿包化学指示胶带已变色

D. 打开导尿包时，未戴手套的手触及到包布内面

　　　E. 避免跨越无菌区

28. 护士小王操作中戴无菌手套时操作错误的是

　　　A. 戴手套前先洗手、戴口罩和工作帽

　　　B. 核对标签上的手套号码和灭菌日期

　　　C. 戴上手套的右手持另一手套的内面戴上左手

　　　D. 戴上手套的双手置腰部水平以上

　　　E. 戴上手套的手可以触及另一手套的外面

29. 护士小王在给患者导尿中发现手套破裂应

　　　A. 用无菌纱布将破裂处包好　　　　B. 用胶布将破裂处粘好

　　　C. 立即更换无菌手套　　　　　　　D. 再加一副手套

　　　E. 用乙醇棉球擦拭手套

30. 护士小王给患者导尿结束，脱无菌手套时操作正确的是

　　　A. 先拉手掌部脱下　　　　　　　　B. 先脱手指部分

　　　C. 拉手套的边缘　　　　　　　　　D. 先拉手背部脱下

　　　E. 脱手套时，将手套口翻转脱下

二、思考题

1. 医院感染的主要原因有哪些？

2. 执行无菌技术操作时，未经消毒的手不可触及的物品及区域有哪些？

3. 张先生，36岁，因持续高热、相对缓脉、腹胀、便秘等拟诊为"伤寒"，请问：其隔离措施有哪些？

（杨　琼　李丽娟）

单元六 门诊护理工作与护送入院护理 >>>

项目十二 | 医院门诊护理、护送入院护理

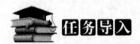

【案例】

  董某，女，25 岁，孕 1 产 0，孕 37^{+3}周，凌晨 3：00 感觉有液体从下身流出，以为小便失禁，于 8：30 在家人陪同下步行到医院就诊。挂号时不知要看哪一科，在门诊护士引导下顺利就诊产科门诊。产科检查：宫缩不规则，宫底高度耻骨联合上 33cm，腹围 99cm，骨盆内诊无异常。子宫颈口未开，颈管 2cm，可见羊水自子宫颈口流出，色清。胎位：Lop，胎心：138 次/分。初步诊断为"胎膜早破"收入院治疗。

  如何引导服务对象进行门诊就诊治疗，做好门诊护理工作和护送患者入院工作，是护士应该掌握的知识和技能。

  任务一　医院门诊护理
  任务二　护送入院护理

学习目标

1. 能说出医院的概念、门诊护理工作内容、急诊护理工作内容。
2. 叙述医院的任务、医院工作特点、入院程序。
3. 阐述如何正确配合抢救工作、各种运送的护理方法。
4. 描述应用人体力学原理提高护理工作质量和效率。

任务目标

1. 能根据患者的病情实施门诊护理和急诊护理工作，能根据患者的病情熟练配合抢救。
2. 能应用节力原则，根据患者病情，选用合适的运送工具，实施安全、有效的运送护理工作。

任务一　医院门诊护理

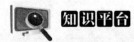

一、医院概念、性质与任务

（一）医院的概念

医院是对群众或特定人群进行防病、治病的场所，具备一定数量的病床设施、相

应的医务人员和必备的设备，通过医务人员的集体协作，达到对住院或门诊、急诊患者实施科学和正确的诊疗、护理为主要目的的卫生事业机构。

（二）医院的基本性质

原卫生部颁布的《全国医疗工作条例》中明确指出："医院是防病治病、保障人民健康的社会主义卫生事业单位，必须贯彻国家的卫生工作方针、政策，遵守政府法令，为社会主义现代化建设服务"。

（三）医院的任务

卫生部颁发的《全国医院工作条例》指出："医院的任务是以医疗为中心，在提高医疗质量的基础上保证教学和科研任务的完成，并不断提高教学质量和科研水平。同时做好预防宣传、指导基层和计划生育的技术工作"。

1. 医疗工作　医疗工作以诊治疾病和护理服务两大业务为主体，是医院的首要任务。医院医疗工作一般分为门诊医疗、住院医疗、急救医疗和康复医疗，门诊医疗、急诊医疗是第一线，住院诊疗是中心。

2. 教学工作　医学教育包括学校学习和临床实践两个阶段，不同专业的卫生技术学生，都必须通过临床实践学习，才能使理论知识与行业实践紧密结合。医院是医学院校学生临床实习的重要场所，是进行临床教学的主要阵地，教学工作是医院的重要任务。同时，医院也是在职医务人员不断接受新知识、新技术、新业务培训的重要场所。

3. 科学研究　医院是开展医学科学研究的重要阵地。医院有义务为科学工作者提供科学研究和临床实践的场地，有义务配合医学院校和政府组织的科研工作。科学研究使得医疗技术不断创新，促进医学科学的发展，提高医疗水平和质量，使得许多疑难的医学问题得到解决。

4. 预防保健和社区卫生服务　随着医学的进步，人们逐渐地认识到预防保健的重要性；随着生活水平的提高，人们对医疗服务水平的要求也越来越高；随着我国进入老龄化社会，人们对社区卫生服务的需求日益增多。因此，预防保健工作和社区卫生服务已成为医院工作的又一重要任务。各级医院要充分利用卫生资源，为社区群众提供预防和卫生保健、健康教育和咨询、疾病普查、为基层医院提供计划生育指导等服务，提高人们的保健意识和防病意识，进而改善生活质量和提高健康水平。

二、医院工作的特点

（一）综合性、整体性强

医院工作的服务对象是全社会所有的人，医院应为服务对象提供医疗、预防、保健、康复、健康教育为一体的综合性的服务。医院的一切工作都要以服务对象为中心来进行，根据服务对象的特点和需求，为其提供生理、心理、社会等全方面的整体护理；整体性还体现在为个人、家庭和社区的全人类的健康提供医疗保健服务。

（二）科学性、技术性强

医务工作者必须具备全面的医学知识、熟练的操作技能和丰富的临床经验，才能为服务对象提供科学的医疗卫生服务。随着医学的进步和现代护理的发展，各种新仪器设备的不断更新和广泛使用，如监护仪、微量泵、内窥镜检查及介入治疗等的应用，充分体现医院工作的科学性和技术性。

知识链接

医疗卫生体系

是指以医疗、预防、保健、医学教育和科研为功能，由不同层次的医疗卫生机构所组成的有机体。分为三类。

1. 卫生行政组织 国家设卫生部；省、自治区、直辖市设卫生厅（局）；市、州、县设卫生局；乡镇或城市街道办事处设卫生专职干部，负责所辖地区的卫生工作。

2. 卫生事业组织 医疗机构、疾病预防控制机构、妇幼保健机构、医学教育机构、医学科学研究机构、卫生监督执行机构、药品监督管理、检验机构。

3. 群众卫生组织 由国家机关和人民团体的代表组成的卫生组织（如爱国卫生运动委员会、血吸虫病或地方病防治委员会等）、由卫生专业人员组成的学术性团体（如中华护理学会、中华医学会等）、由群众卫生积极分子组成的基层群众卫生组织（如红十字会）。

（三）随机性、规范性强

医院各科的病种繁多，无法预测下一位患者所患疾病的种类以及病情复杂程度，患者来就诊的随机性大。特别是一些突发事件和难预测性灾害的发生，如地震、火灾、群体性的踩踏事件等。如何使这些随机性事件得到及时的应对、处理，使伤员得到及时有效的抢救和处理，医院必须建立完善的规章制度和科学的管理机制，按照规程、标准和要求进行各项医疗护理工作。

（四）时间性、连续性强

医院工作的时间性体现在医疗工作的全过程中，时间就是生命，医院在诊治抢救工作中必须分秒必争，以挽救患者生命。另一方面，服务对象的病情是一个连续的、动态的变化过程，需要连续地观察服务对象病情变化。因此，医院工作的特点是长年日夜不间断的、连续的。所以，医院要顺应这个特点科学排班，合理安排工作时间。

（五）社会性、群众性强

医院是一个复杂的开放系统，其服务对象包括个人、家庭和社区，医院工作必须满足全社会的医疗需求。同时，医院工作又受到社会经济、政治条件的限制，需要全社会的支持和理解。

（六）脑力劳动和体力劳动相结合的复合型劳动

医院工作要求医务人员具有扎实的医学专业知识，利用所学的医学知识为患者提供科学的诊疗服务，即所谓的脑力劳动，如手术。在为患者提供诊疗护理的过程中，很多时候需要高强度体力劳动，如长时间的手术、搬运患者等。

三、医院类型、分级与组织结构

（一）医院的类型

根据不同的分类方法，可将医院划分为不同的类型，见表 12-1-1。

表 12-1-1　医院分类

分类方法	医院类型
按收治范围划分	综合性医院、专科医院、康复医院、职业病防治院
按特定任务	医学院校附属医院、军队医院、企业医院
按地区	城市医院（省、市、县、区、街道医院）、农村医院（乡、镇医院）
按产权所属	公立医院、私立医院、股份制医院、中外合资医院
按经营目的	非营利性医院、营利性医院
按卫生部分级管理制度	一级医院、二级医院、三级医院

（二）医院的等级

1989 年，国家原卫生部颁发了《医院分级管理标准》，我国医院开始实施分级管理。医院分级管理就是根据医院的功能、相应的规模、技术建设、管理及服务质量综合水平，将医院分为一定的等级和等次的标准化管理。

根据卫生部《医院分级管理标准》，医院被划分成三级（一、二、三级）十等（每级设甲、乙、丙三等，三级医院增设特等）。

1. 一级医院　是直接向具有一定人口（10 万人口以下）的社区提供医疗卫生服务的基层医院。主要指农村乡镇卫生院和街道社区医院和某些企事业单位的职工医院。提供社区初级保健和基本医疗服务，如社区的常见病、多发病患者管理，并正确转诊疑难重症患者。

2. 二级医院　是直接向多个社区（其半径人口在 10 万以上）提供全面的医疗卫生服务的医院。主要指县医院及地级市的区级医院和相当规模的厂矿、企事业单位的职工医院。提供综合性医疗服务和承担一定的教学、科研任务，接受一级医院的转诊，对一级医院进行业务指导。

3. 三级医院　是具有全面医疗、护理、教学、科研能力的医疗预防技术中心，是国家最高层次的医疗机构。主要指国家、省、市直属的市级大医院及医学院校的附属医院。提供全面连续高水平的医疗护理、预防保健、康复和专科服务；接受下级医院的转诊；对下级医院进行业务指导和培训；承担高等医学教学与科研任务。

（三）医院的组织机构

随着现代社会的发展，医院因规模、任务不同，级别不同，医院的机构设置也不同，医院中的业务组织和临床科室的开设数量，可根据本院专业特色、人才情况而增减。

根据我国医院的组织结构模式，大致可分为三大系统，即诊疗部门、辅助诊疗部门和行政后勤部门（图 12-1-1）。

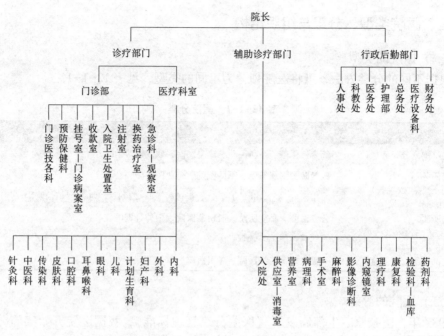

图 12-1-1　医院组织结构图

四、门诊部护理工作

（一）概念

<u>门诊</u>是医院面向社会的窗口，是医院医疗工作的第一线，是直接为公众进行诊断、治疗、护理和预防保健的场所。

（二）门诊的设置和布局

1. 门诊特点　门诊工作具有人员来往多、病种杂、交叉感染的可能性大、季节性和随机性强、看病时间短等特点。

2. 布局目的及原则　根据门诊工作特点，布局以方便患者为目的，突出公共卫生、以人为本、患者至上的服务理念为原则。做到美化、绿化、安静、整洁。

3. 设置和布局

（1）门诊大厅应设立服务台、导诊台，开展以患者为中心的各种导诊服务。

（2）配备多媒体查询设备及电子显示屏，使各种医疗服务项目清晰、透明，及时向患者提供咨询、查询等医疗服务。

（3）各种标志和路标醒目，就诊程序简便、快捷，使患者感到亲切、人文，对医院有信任感，易于得到患者合作。

（4）门诊设有挂号处、收费处、检验科、药房、放射科、综合治疗室与各科诊查室等。诊查室应备诊查床，床前有遮挡设备。室内配备洗手设备，桌面整洁，各种检查用具及各种单据等应放置有序。

（5）各科候诊室应宽敞、整洁、安静、布局装饰应突出专科特色；候诊椅应充足、美观、舒适；为候诊患者提供电视、书报杂志和饮水等服务。

（6）输液室、注射室、导尿等综合治疗室内设有必要的急救设备。

知识链接

导诊台及"微导诊"

1. 导诊台　是医院重要的服务窗口，担负着导诊、健康咨询、便民服务等多元化服务功能。

2. "微导诊"　是近两年出现的一个全国性的微信平台，是医院门诊部与各软件公司合作开发出的医院电子化导诊服务平台。通过扫描医院"微导诊"二维码，患者便可获得医院导诊信息，查询楼层分布、检查流程、结算流程、医保流程、取药流程、来院路线等信息，为患者提供了及时准确的就医引导。部分医院的"微导诊"还具备个人账户充值、预约、代缴挂号费等功能。

（三）门诊的护理工作

1. 预检分诊　即先预检分诊，后挂号就诊。预检分诊工作应由临床经验丰富、医疗护理知识全面的护士担任。预检护士应热情主动接待来医院就诊的患者，在简要询问病情的基础上，做出初步判断，给予合理分诊，指导患者选科挂号，及时就诊。如果发现传染病、疑似传染病患者，应立即分诊到隔离门诊就诊，并做好消毒隔离和疫情报告工作。

2. 安排候诊与就诊　患者挂号后分别到各科候诊室等候就诊。为保证患者候诊、就诊的顺利进行，护士应做好候诊、就诊患者的护理工作。

（1）开诊前准备好各种检查器械及用物，保持良好的候诊和诊疗环境。

（2）分理初诊与复诊病案，收集整理各种化验单、检查报告等。

（3）根据病情为患者测量体温、脉搏、血压等，并记录于门诊病案上。

（4）按先后次序叫号就诊。对病情较重或年老体弱者，可适当调整就诊顺序。随时观察患者病情，遇到高热、剧痛、呼吸困难、出血、休克、胎膜早破等患者，应立即安排提前就诊或送急诊室处理。

（5）必要时护士应协助医生进行诊断和检查工作。

（6）指导患者正确留取各种标本，耐心解答患者和家属提出的有关问题。

3. 健康教育　利用患者候诊时间开展健康教育。健康教育形式可以多样，可采用口头宣传、图片、板报、小册子或电视录像等不同形式。健康教育的内容应通俗易懂、丰富实用、针对性强。

4. 治疗　执行需在门诊部进行的治疗，如注射、输液、换药、导尿、穿刺等，必须严格执行操作规程，确保治疗安全、有效。

5. 消毒隔离　门诊易发生交叉感染，因此要认真做好消毒隔离工作。门诊的一切物品都应定期进行清洁、消毒处理。隔离门诊与普通门诊应分开设立，隔离门诊的标志醒目，如"发热门诊"、"肠道门诊"等。隔离通道应分设专用，指向标志明确，工作人员要严格执行隔离消毒措施，防止疫情扩散。

6. 健康体检及预防接种　经过专业培训的护士可直接参与各类保健门诊的咨询或

诊疗工作，如开展健康体检、预防接种、疾病普查等，以满足人们日益增长的健康和卫生保健的需求。

五、急诊科护理工作

（一）概念

急诊科 是医院诊治急重症患者、抢救生命的重要场所。是抢救生命的第一线，24h 开放。由于急诊工作具有患者发病急、病情重、病情变化快、突发状况多等特点，急诊科护士应具有良好的身心素质、丰富的急救知识和经验、熟练的抢救护理技术。急诊科的管理工作应该达到标准化、制度化和程序化。

（二）急诊科的设置和布局

1. 布局 急诊科布局应以方便急诊患者就诊、最大限度地缩短就诊前的时间和提高救治效率为原则。急诊科应设置在医院最醒目处，要有专用的绿色通道和宽敞的出入口，标志和路标指向明确，夜间有明显的灯光；室内环境安静整洁、空气流通、温湿度适宜、光线明亮。

2. 设置 急诊科一般设有预检处、各科诊疗室、治疗室、扩创室、观察室、抢救室、药房、化验室、X 线室、心电图室、挂号室及收款室等，有条件还设有手术室、监护室等，形成一个相对独立的单位。

（三）急诊的护理工作

1. 预检分诊 应有专人负责接诊到急诊科就诊的患者。预检护士要掌握急诊就诊标准，做到一询问、二检查、三分诊、四登记。并做好"三遇"处理：①遇有危重患者，立即通知值班医生及抢救室护士进行抢救。②遇意外灾害事件，立即报告有关部门组织抢救。③遇有法律纠纷、交通事故、刑事伤害案件等事件，应尽快与医院保卫部门或直接与公安部门联系，并请家属或陪送者留下。

2. 抢救工作

（1）物品准备 要求一切抢救物品和设备做到"五定"，即定数量品种、定点安置、定专人保管、定期消毒灭菌和定期检查维修。护士需熟悉所有抢救物品的性能和使用方法，并能排除一般性故障，使急救物品完好率达 100%，保证抢救工作的顺利进行。

（2）配合抢救 遇有危重患者，护士应立即严格按照操作规程实施抢救，做到争分夺秒。同时，应立即通知医生。①在医生未到之前：护士应根据患者病情做出初步判断，并给予紧急处理，如给氧、吸痰、止血、测血压、配血、建立静脉通道、进行心肺复苏等。②医生到达后：立即汇报处理情况，并配合医生进行抢救，正确执行医嘱，密切观察病情变化，及时为医生提供有关信息和资料。③做好抢救记录：抢救记录要求及时、准确、完整、清晰。必须注明与抢救有关的事件发生的时间，包括患者和医生到达的时间、抢救措施落实时间（如输液、吸氧、给药、心肺复苏起始和结束的时间）。记录医嘱的执行情况和患者病情动态变化。

（3）认真执行查对制度 在抢救过程中，凡口头医嘱必须向医生复诵两遍，双方确认无误后才可执行。抢救完毕后，请医生及时补写医嘱和处方。各种急救药品的空安瓿、输液空瓶和输血空袋等应集中放置，以便进行统计和查对，需经两人核对后方可弃去。

3. 观察室护理工作　急诊科内设有急诊观察室，备有一定数量的观察床。主要收治暂不能确诊的患者或已明确诊断、病情危重但暂时住院困难者，或只需短时间观察后可以返家者。留观时间一般为 3~7 天。护理人员应做好以下工作。①登记、建案：对留观患者进行入室登记，建立观察病历，填写各项记录，书写观察室病情记录。②巡视、观察：主动巡视留观患者，密切观察病情，及时完成各种治疗与护理，做好心理护理。③管理：管理好患者和家属，做好入院、转诊等工作。

 任务实施

情景训练 1　门诊护理

根据本项目案例，孕妇及家属缺乏胎膜早破的相关知识，不知该看那科医生，护士要根据患者病情实施门诊护理工作任务（表 12-1-2）。

表 12-1-2　门诊护理工作过程

工作过程	任务情境		要点说明
	角色	行为及沟通	
接待、预检分诊	护士甲	微笑、热情、主动上前迎接	⊕热情接待 ⊕简要询问病情
		询问孕妇："您好！我是护士甲。您哪儿不舒服？"	
	孕妇	"我今天凌晨 3：00 左右突然下身流出液体，早晨起床流出液越来越多，不知是不是尿液，不知要看哪科医生？"	
	护士甲	"有没有腹痛？现在还有液体流出？"	
	孕妇	"没有！还在流。"	
	护士甲	"有没有感觉用力时流出的量会更多？"	
	孕妇	"有，一用力流出液就越来越多。"	
	护士甲	"别着急，根据您的情况，您应该看产科，目前最关键的问题是：你必须立即平躺下来，把臀部抬高。"	⊕根据主要症状和体征，做出初步判断及时处理，指导就诊 ⊕准备平车及其他用物 ⊕协助患者上平车
		"您稍等一下，我去推一辆平车过来。"	
		对孕妇家属"来，我们扶她躺上去。"	
		"很好！您躺在正中间，臀部稍抬一下，我垫个枕头。"	
	孕妇	"护士，垫个枕头在臀部不大舒服。"	
	护士甲	"这样躺着有利于胎儿的安全，您克服一下。您的就诊卡及病历办好了吗？"	
	家属	"都办好了。"	
	护士甲	对孕妇及家属："那好，我带你们去产科门诊。"	
		推送至产科候诊室，交予候诊室护士乙并交班	

续表

工作过程	任务情境		要点说明
	角色	行为及沟通	
安排候诊、就诊	护士乙	微笑、热情、主动上前迎接	与护士甲交接后
		对孕妇："您好！我是护士乙。我先帮您听一下胎心，测一下体温、脉搏、呼吸和血压。"	首先听胎心，若胎心异常，立即通知医生
	家属	"护士，能不能安排我爱人先看医生？"	
	护士乙	微笑对家属："您别着急，我测完马上就安排您爱人看医生。"	根据病情调整就诊顺序
		护士认真测量胎心及生命征，并记录于门诊病案上	结果记录在门诊病历上
安排就诊	护士乙	"胎儿的心跳及您的体温、脉搏、呼吸和血压都在正常范围，我带你们去医生的诊室。"	解释测量结果
	医生	通过一系列诊查初步诊断为"孕1产0，37^{+3}周妊娠；胎膜早破"拟收入院治疗	护士必要时协助医生进行诊断和检查工作
健康教育	护士乙	在治疗护理过程中，护士可利用候诊时间进行健康指导。如胎膜早破发生后应注意卧床休息，抬高臀部，预防脐带脱垂；保持会阴清洁，预防发生感染	

知识拓展

一、体检中心

体检中心是由国家授权批准的一些由医院或某些机构设立的专门进行体格健康检查的部门。主要工作内容是通过全面的健康体检，早期发现亚健康状态和潜在的疾病。其意义在于随着年龄的增长，人类罹患某些疾病的机会在逐渐增加，这些疾病早期大都没有明显症状，但是到了晚期往往会导致严重的后果。如果能在早期发现并及时进行调整和治疗，对提高疗效、缩短治疗时间、减少医疗费用，提高生命质量有着十分重要的意义。

二、医院急救"绿色"通道

绿色通道是医院为急危重症患者提供快捷高效的服务系统。是指对需要进行急救的患者实行先抢救、先检查和先住院，后补交费、补办手续等而设置的专用通道。其适用在短时间内发病，所患疾病可能在短时间内（<6h）危及生命的患者。平时这条通道是必须保持畅通的，以备紧急情况发生时通行，体现"安全、畅通、规范、高效"的原则。

任务二　护送入院护理

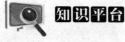 **知识平台**

服务对象通过门诊或急诊就诊后，经医生诊察，确定须住院治疗时，需要办理入院手续。

护理人员应掌握入院护理的一般程序，按入院程序协助患者办理入院手续。并根据其病情采用合适的运送方法护送其入病区。运送过程中，护理人员应根据人体力学原理，正确进行搬运，保证护患双方安全、舒适。

一、入院程序

患者经门诊或急诊就诊，<u>由医生签发住院证后</u>，患者到入院处办理入院手续至进入病区的护理过程。

（一）办理入院手续

1. 医生签发住院证　患者在门诊或急诊经医生初步诊断确定需住院治疗时，由医生签发<u>住院证</u>。

2. 持住院证办理入院手续　患者或家属持住院证到入院处办理入院手续，包括缴纳入院保证金、填写登记表格等。对于病情危重或需急诊手术的患者，则应先收入病房或先手术，后办理入院手续。

3. 通知病区做好准备　入院处办理入院手续后，立即通知病区值班护士根据病情做好接纳新患者的准备。

（二）进行卫生处置

根据医院条件、患者的病情及身体状况在卫生处置室对其进行卫生处置。

1. 卫生处置　如理发、沐浴、更衣、修剪指甲等。<u>危急重症患者或即将分娩者可酌情免做</u>。

2. 灭虱　<u>对有虱虮者，应先进行灭虱处理</u>，再做以上的卫生处置。

3. 患者衣、物处理　患者换下的衣服和暂不用的物品可交家属带回或按手续暂存在住院处。

4. 传染病或疑似患者处置　<u>对传染病患者或疑似传染病患者，应安置在隔离室进行处置</u>。

（三）护送患者入病区

1. 根据病情选用不同的护送方式　住院处护理人员携门诊病案护送患者入病区。可根据患者病情选用步行、轮椅或平车护送。<u>护送途中应注意患者安全、保暖，不中断必要治疗（如给氧或输液等要保持通畅）</u>。

2. 准确识别患者身份　急诊患者送入病房流程中要有识别患者身份的具体措施、交接程序与记录；对患者使用"腕带"以正确辨识患者，保障患者的安全。

3. 与病区护士进行交班　入院处护士将患者送至病区，应向病区值班护士就患者的病情、已采取或需要继续实施的治疗护理措施以及物品等进行交班。

知识链接

患者标识（腕带）

<u>标识腕带是一种系在患者手腕上的特殊标识</u>，它能防止被调换或拆除，确保标识对象的唯一性和正确性（图12-2-1）。

腕带标识上应标明：患者姓名、病区、床号、住院号、性别、年龄等，将标有患者这些重要资料的标识带系在患者手腕上进行24h贴身标识，并确保记载的信息足够清晰和可辨认，才能够有效保证随时对患者进行快速准确的识别，提高对患者识别的准确性。

患者标识腕带是对在医院接受治疗的患者的身份进行准确而可靠的标记，有利于医疗护理工作管理的规范化，有效预防因错误识别患者而引发的医疗事故，从而提高护理工作质量。

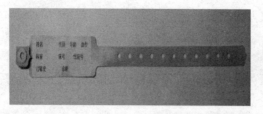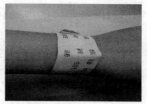

图 12-2-1 条码腕带

二、人体力学原理

人体力学是运用力学原理及有关的定理研究人体在运动的过程中，如何采取正确的姿势保持身体的平衡和减少损伤的一门科学。日常护理工作中离不开站立、行走、持物、推物、搬动和运送患者等许多繁杂动作，因此，在护理工作中正确应用人体力学原理，可以增进患者的安全与舒适，减少护理人员体力的消耗，避免肌肉紧张及损伤，提高工作效率。

（一）节力原则

合理运用杠杆原理、扩大支撑面、降低重心、减少重力线改变、使用大肌群做功、保持平衡和稳定、有节律，达到节时、省力。

（二）基本姿势

1. 工作中的正确姿势 无论站立、行走、持物、推物、搬动患者、下蹲或起立等，均要保持较大支撑面、两脚距离与肩宽，使重心稳定。

2. 两臂持物姿势 上臂下垂，两肘靠近躯干，前臂和所持物体尽量靠近身体，使重力臂缩短、力矩小，达到省力。

3. 低平面操作姿势 ①低位置取物：两脚分开，屈膝下蹲取物比弯腰取物省力，减少腰背肌损伤。②铺床姿势：两脚前后或左右分开，距离与肩同宽，以增加支撑面。屈膝下蹲，降低重心，使重力线在支撑面内，维持身体稳定。上身保持直立，运用臂部肌肉力量，减少弯腰对背部的负荷，减轻疲劳。

4. 提取重物姿势 能用车运送的重物尽量用车推拉，以最小的力做最大的功。必须提取重物时，应将前臂和所持物体尽量靠近身体。

三、人体力学在护理工作中应用

1. 注射、输液环节

（1）拉力 掰安瓿应用拉力，而不是用压力，可以防止捏碎安瓿。

（2）压强原理 压强大小与受力面积成反比。因此，针头针尖应锐利，减少注射时受力面小，增大压强，易于刺入皮肤，减轻患者痛苦。

（3）大气压力 从密闭瓶内抽吸药液时，应先往密封瓶内注入等量空气（空气的量与所要抽取药液的量相等），使瓶内压力大于大气压，便于抽吸。

（4）液体静压原理 输液时，通过一定高度液体产生的液体静压和大气压共同作用，使无菌溶液经管道进入静脉中。

2. 开口器应用 昏迷患者需用开口器时，开口器应从第一磨牙放入，也是根据压强原理而进行的。因为门牙咬合面面积较小，受力面积小，压强大，易受损伤；磨牙咬合面面积较大，受力面积大，压强小，不易损伤。

3. 持治疗盘　两臂按持物姿势要求，五个手指分开托住治疗盘和手臂一起用力，多肌群用力，达到省力。

4. 长镊子夹取物品　用长镊子夹取物品时，属于速度杠杆。可以赢得速度，但是需要耗费较大的力量。

5. 预防压疮（见项目十八任务四压疮护理）。

6. 移动患者和卧位安置（见项目十四入病区后护理）。

7. 搬运患者（见项目十二任务二平车、轮椅运送法）。

四、运送患者技术

凡因病情所限不能自行活动的患者，在入院、出院和住院期间的外出检查治疗或室外活动时，护士可根据病情酌情选用轮椅、平车等工具运送患者。在运送过程中，护士应正确运用人体力学的原理，保证患者安全和减少护患双方的不适。

（一）担架运送法

在急救过程中，担架是运送患者最基本、最常用的工具。主要用于无法使用平车时转运患者，如野外、上下交通工具、上下楼梯等。其优点是运送患者平稳舒适、方便。常见的担架有普通担架、折叠担架、救护车担架、铲式担架、楼梯担架。

（二）平车运送法

1. 挪动法　适用病情许可，能适当配合的患者。

2. 单人运送法　适用于体重较轻，病情允许者。

3. 二人—三人运送法　适用于病情较轻，但体重较重且不能自行活动者。

4. 四人搬运法　适用于颈椎、腰椎骨折，或病情危重的患者。

（三）轮椅运送法

护送不能行走但能坐起的患者出入院、进行各种检查治疗、手术或转运等。

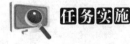 **任务实施**

实训4　平车运送法

【**目的**】护送不能起床的患者出入院、进行各种检查治疗、手术或转运等。

【**评估**】以本项目案例董女士为例，见表12-2-1。

表12-2-1　平车运送法评估及沟通

	评　估	沟　通
护士	仪表是否符合行为规范，是否明确操作目的	
患者	1. 核对解释	• "请问您叫什么名字？"
	2. 患者的病情、体重、病损部位及躯体活动能力，有无约束、导管，合作程度等	• "董女士，您好！您现在的情况不能自己行走，所以我们要用平车送您到病房去。请您配合一下好吗？"
	3. 对平车运送法的了解程度	• "我去准备平车，您稍等。"

评　估	沟　通
环境	平车运送的空间是否宽敞，温度是否适宜

【计划】

1. 护士准备　仪表符合规范，明确操作目的，熟悉平车运送方法，洗手、戴口罩。

2. 用物准备　平车，上置大单和中单包好的平车垫、盖被或毛毯、枕头；按需准备其他用物，如运送骨折患者，平车上应垫木板；患者如有颈椎、腰椎骨折或病情较重，应准备帆布中单或大单。

3. 患者准备　明确平车运送目的及相关注意事项，已解大小便，做好准备。

4. 环境准备　环境宽敞，便于操作。

【实施】以本案例为范例，见表12-2-2。

【评价】见表12-2-2。

表12-2-2　平车运送任务实施与评价

护理工作过程要点		工作过程的知识及应用	
		要点说明	语言沟通
实施	**1. 检查平车**　检查平车是否完好，按需准备盖被、木板、输液架、帆布中单	确保患者安全、舒适	
	2. 核对解释　推平车至床旁，核对床尾卡、腕带、患者，并解释	确认患者身份，确认患者是否准备完毕	·"您好！能告诉我您的床号姓名吗?" ·"我看一下腕带。" ·"董女士，您准备好了吗?"
	3. 安置导管　有导管的患者，应先妥善安置身上的导管	☆避免导管脱落、受压、扭曲和逆流，保持管道通畅	·"我先帮您整理一下导管。"
	4. 搬运患者　根据患者病情及体重，确定搬运方法 ▲挪动法 *准备：移开床旁桌椅，松开盖被，协助患者穿衣 *安置平车：使平车紧靠床边，并将大轮端靠床头，调整平车与病床高度一致，将车闸制动 护士站在平车右侧，抵住平车 *协助上车：嘱患者自行移至床边，协助患者按上身、臀部、下肢顺序移向平车	☆适用病情许可，能适当配合的患者 ☆便于患者挪上平车 ☆如平车一端为大轮，则患者头部应卧于大轮端，减少颠簸和不适 ☆患者上车后，询问患者有无不适，确认无不适后，推送 ☆回床时，先协助患者移动下肢，再移动臀部和上身	·"董女士，我先帮您穿好衣服。" ·"您稍等一下，我把车推过来。" ·"您先挪到床边，再慢慢挪上车，请您按照先上半身、臀部、再下肢的顺序来挪。""您感觉怎么样? 有没有不舒服?""在运送过程中，有什么不舒服请及时告诉我。"

护理工作过程要点	工作过程的知识及应用	
	要点说明	语言沟通
▲单人搬运法 ＊准备：松开盖被，协助患者穿衣 ＊安置平车：将平车推至床尾，使平车头端与床尾成钝角，将闸制动 ＊搬运患者：护士站于床边，两脚前后分开，稍屈膝。一手自患者腋下伸至对侧肩部外侧，另一手伸入患者大腿下 ＊患者：嘱患者双臂交叉依附于护士颈部（图12-2-2） ＊抱起患者：移步转身将患者轻放于平车中央，使患者平卧 ＊竖起平车两侧防护栏	☆适用于体重较轻，病情允许者 ☆缩短搬运距离 ☆两脚分开可以扩大支撑面，屈膝可降低重心，增加稳定度，且便于转身 ☆使患者尽量靠近搬运者，达到省力。确认没有不适后，推送 ☆确保运送过程的安全	患者：李小姐 ● "李小姐，我先帮您穿衣服。" ● "李小姐，现在我要把您抱到平车上，您准备好了吗。" ● "我们分两步进行，我先帮您移到床边，然后再把您抱到车上。" ● "您把双手交叉在我颈后，用力抱住我脖颈，听我喊123我们一起用劲，好吗？""123，开始！""您做得很好！有没有不舒服？" ● "在运送过程中，有什么不适请及时告诉我们。"
▲二人—三人搬运法 ＊准备及安置平车：同单人法 ＊护士：从床头到床尾，按身高从高到低排列，依次站于床边 ＊患者：嘱患者双手交叉置于胸腹部 ＊移动患者：将患者移至床边 ＊搬运患者：①二人搬运（护士甲、乙，图12-2-3）甲：一手托患者头、颈、肩部，另一手托住患者腰部。乙：一手托住患者臀部，另一手托住患者腘窝 ②三人搬运（护士甲、乙、丙，图12-2-4） 甲：一手托住患者头、颈、肩，另一手托住背部 乙：一手托住患者腰部，另一手托住臀部 丙：一手托住患者腘窝处，另一手托住两小腿	☆适用于病情较轻，但体重较重且不能自行活动者 ☆护士依次排列，可减轻患者不适 ☆患者靠近搬运者，可达到省力的目的 ☆各护士手法到位，便于搬运 ☆搬运过程中应注意动作稳、协调 ☆确认没有不适后，推送 ☆确保运送过程的安全	患者：刘先生 ● "刘先生，现在我们要帮您移到平车上，请您配合一下。" ● "来，把双手放在胸腹部。" ● "我们分两步进行，先协助您移至床边，再移到车上。" ● 甲护士："大家手都放到位了吗？好！123…"将患者移向床沿。 ● "来，123…"抱至平车上 ● "刘先生，有没有不舒服？" ● "在运送过程中，有什么不适请及时告诉我们。"
▲四人搬运法 ＊准备：同挪动法 ＊身下垫单：在患者腰、臀下铺帆布中单或大单，将患者双手交叉置于胸腹部 ＊安置平车：同挪动法 ＊搬运患者（护士甲、乙、丙、丁，图12-2-5）	☆适用于颈椎、腰椎骨折，或病情危重的患者 ☆便于操作 ☆固定平车，防止滑动 ☆颅脑损伤，颌面部外伤及昏迷的患者，应将头转向一侧	● 患者：林小姐 ● "林小姐，现在我们要帮您移到平车上，请您配合一下。" ● "来，把双手交叉在胸腹部。"

实施

护理工作过程要点	工作过程的知识及应用	
	要点说明	语言沟通
实施 甲：站于床头，托住患者的头、颈、肩或握于大单头端 乙：站于床尾托住患者两腿或握于大单尾端 丙、丁：两人分别站于病床及平车两侧，紧抓帆布中单的四角或大单 *同步搬移：由其中一人喊口令，四人同时用力抬起，动作轻稳、协调一致将患者轻稳放于平车中央	☆对颈椎损伤的患者，如果搬运不当会引起高位脊髓损伤，发生高位截瘫，甚至导致死亡	● 甲护士："大家手都放到位了吗？中单（或大单）抓好了没有？好！123，开始"
5. 安置患者 将患者安置于舒适的卧位，用盖被包裹患者，边缘向内折叠；患者就位后拉好护栏	☆<u>冬季注意保暖，盖被整齐美观</u> ☆确保患者的安全	● "林小姐，有没有不舒服？"确认无不适后推送
6. 整理 将患者床铺成暂空床，移回床旁椅	☆保持病室整洁、美观	
7. 运送患者（图12-2-6） *询问患者，确定无不适后打开车闸，推患者至指定地点	☆<u>护士应站在患者头侧，便于观察病情；上下坡时，患者头部应置于高处；车速适宜，确保患者安全、舒适；进出门时应先打开门，不可用车撞门，以免震动患者及损坏设施</u>	● "您躺好，我们出发了。" ● "在运送过程中有什么不适请及时告诉我们。"
评价 **1. 态度** 认真、严谨，尊重、关爱、保护患者		
2. 技能 *护患沟通有效，满足患者身心需要 *能根据病情及具体情况采用合适运送方法 *操作熟练，动作轻稳、节力、协调		
3. 效果 *运送过程顺利、安全 *患者积极配合，舒适，无并发症		

【注意事项】

1. <u>搬运前检查平车性能，确保运送顺利安全。</u>

2. 搬运时注意节力，动作轻稳、协调，确保患者安全、舒适、防止并发症发生。

3. <u>搬运过程中，随时观察病情，保持持续性治疗不中断。</u>

4. 颈椎损伤或怀疑颈椎损伤的患者，搬运过程中必须保持患者头部处于中立位，并加以固定，防止脊髓损伤。

5. <u>运送骨折患者，平车上要垫木板，并将骨折部位固定好。</u>

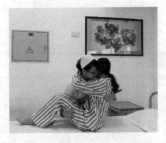

图 12-2-2　单人搬运法

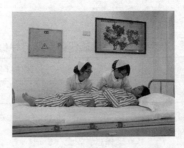

图 12-2-3　二人搬运法

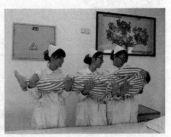

图 12-2-4　三人搬运法

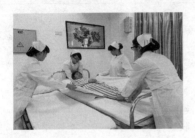

图 12-2-5　四人搬运法

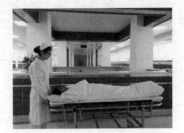

图 12-2-6　平车运送法

实训 5　轮椅运送法

【目的】护送不能行走但能坐起的患者出入院、进行各种检查治疗、手术或转运等。

【评估】见表 12-2-3。

表 12-2-3　轮椅运送法评估及沟通

	评　估	沟　通
护士	仪表符合行为规范，明确操作目的	
患者	1. 核对解释 2. 患者的病情、体重、躯体活动能力与耐力 3. 患者有无坐轮椅的经验及合作程度	• 患者：王女士 • "您好！我是护士小李，请问你是几床，叫什么名字？" 　"我看一下您的腕带。" • "王女士！您今天需要做 B 超检查，我用轮椅送您去 B 超室好吗？" • "您是否需要方便？""我去准备轮椅，请您也做好准备。"
环境	的空间是否宽敞，温度是否适宜	

【计划】

1. **护士准备**　仪表符合规范，明确操作目的，熟悉轮椅运送方法，洗手、戴口罩。
2. **用物准备**　轮椅，根据需要备外衣及毛毯、别针、软枕等。
3. **患者准备**　明确轮椅运送目的及相关注意事项，已解大小便，做好准备。
4. **环境准备**　环境宽敞，便于操作。

【实施】见表 12-2-4。

【评价】见表12-2-4。

表12-2-4 轮椅运送任务实施与评价

护理工作过程要点	工作过程的知识及应用	
	要点说明	语言沟通
1. 检查轮椅 检查轮椅的车轮、椅座、椅背、脚踏板及刹车等性能是否完好,按需准备外衣及毛毯、别针、软枕等	☆确保患者安全、舒适	
2. 核对解释 推轮椅至床旁,核对床尾卡、腕带、患者,并解释	☆确认患者身份,确认患者是否准备完毕	• "您好!能告诉我您的床号姓名吗?""我看一下腕带。" • "董女士,您准备好了吗?"
3. 置轮椅 使椅背与床尾平齐,面向床头,翻起脚踏板,制动车闸 *需用毛毯保暖时,将毛毯单层、两侧对称直铺在轮椅上,毛毯上端应高过患者颈部约15cm左右	☆缩短距离,方便入坐 ☆防止轮椅滑动,确保安全 ☆寒冷季节注意保暖	
4. 助起床 将盖被扇形折叠至床尾 *协助患者坐于床边,并嘱其用手掌撑住床面维持坐姿 *协助患者穿衣、穿鞋	☆便于协助患者 ☆询问患者有无不适 ☆方便患者下床	• "我扶您坐起来,穿下衣服和鞋。" • "感觉怎么样?有没有不舒服?"
5. 上轮椅 ①协助上椅:护士面向患者,双脚分开站稳,双手扶在患者腰部,请患者双手置于护士肩上,协助患者下床(图12-2-7) *嘱患者用其近轮椅侧的手扶住轮椅外侧把手,转身坐入轮椅中 *或由护士环抱患者,协助患者坐入椅中(图12-2-8)。同时,可请另一护士站在椅后,固定轮椅	☆病情允许时,护士可站在轮椅背后,固定轮椅,请患者自行坐入轮椅,防止轮椅倾翻	• "您把双手扶在我肩膀上,我扶您站起来。" • "您做得很好!您用手扶住轮椅外侧把手,再转身坐入轮椅中。"
②协助坐椅:协助患者尽量靠后坐在轮椅上,两手分别扶着两边扶手。嘱患者抬头,不可前倾,自行站起或下轮椅 *放下脚踏板,助其将脚放于脚踏板。如患者下肢浮肿、溃疡或关节疼痛,应在脚踏板上垫软枕,抬高双脚	☆保持舒适、安全 ☆如患者不能保持躯体平衡,应系安全带	• "您要尽量往后坐,靠在椅背上,身体不要前倾,也不能自己站起或下轮椅,两手抓着两边的扶手。" • "把脚放在脚踏板上。"
③包裹毛毯:需使用毛毯时,将毛毯上边向外、向下翻折约10cm围在患者的颈部,用别针固定。同时,用毛毯围着两臂做成两个袖筒,分别用别针在两侧腕部固定。再用毛毯将上身、腰部、下肢和脚包裹(图12-2-9)	☆根据季节需要保暖,避免患者受凉	• "今天外面很冷,我们把毛毯围好,这样子比较暖和。"

实施

续表

护理工作过程要点	工作过程的知识及应用	
	要点说明	语言沟通

	护理工作过程要点	要点说明	语言沟通
实施	**6. 整理床单位**　将患者床铺成暂空床，移回床旁椅	☆保持病室整洁、美观	
	7. 运送患者　询问患者，确定无不适后打开车闸，推送患者抵达目的地 ＊嘱患者抓紧扶手，头、背向后靠。告知在运送途中如感不适，应立即向护理人员反映	☆推送速度适宜；下坡应减速并嘱患者抓紧扶手；过门槛时翘起前轮，避免震动，保证患者安全。护送过程中，应注意观察患者面色、呼吸等情况、询问患者有无不适，并及时处理	● "现在有没有不舒服的感觉?" ● "请您抓好扶手，尽量往后靠。" ● "您坐好，我们出发了。"
	8. 下轮椅 ①固定轮椅：将轮椅推至床尾，使椅背与床尾平齐，面向床头，<u>制动车闸</u>。翻起脚踏板	☆缩短距离，方便患者上床 ☆防止轮椅滑动，确保安全	● "王女士，我扶回床，请把脚抬起来。"
	②协助回床：解开毛毯 ＊护士面向患者双脚分开站稳，双手扶在患者腰部，请患者双手置于护士肩上，协助患者站起，从轮椅转至床边慢慢坐回床沿 ＊或由护士环抱患者，协助患者站起。同时，可请另一护士站在椅后，固定轮椅	☆可利用轮椅扶手、床缘等，协助患者站立。也可请另一护士固定轮椅 ☆确保安全	● "您把双手扶在我肩膀上，我扶您站起来。对，慢慢转身，很好，坐在床边。"
	③协助卧位：协助患者脱鞋及外衣，协助患者躺至舒适卧位，盖好盖被	☆观察患者病情	● "来，您躺好!" "今天整个过程很顺利，谢谢您的配合!"
	9. 整理归位 ＊整理床单位，清理用物；洗手，记录	☆轮椅放回原处	"您好好休息，有需要请按呼叫器，我们会随时来看您的。"
评价	**1. 态度**　＊认真、严谨，尊重、关爱、保护患者		
	2. 技能　＊护患沟通有效，满足患者身心需要 ＊能根据病情及具体情况采用不同运送方法；操作熟练，动作轻稳、节力、协调		
	3. 效果　＊运送过程顺利、安全；患者积极配合，舒适，无并发症		

【注意事项】

1. 使用前，应仔细检查轮椅性能是否完好。

2. 护送过程中，速度要适中，减少震动，以免使患者不适，随时观察患者病情变化。

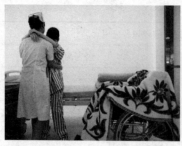
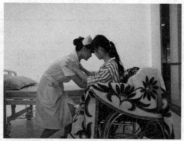
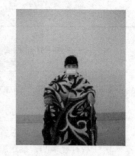

图 12-2-7　协助患者下床　　图 12-2-8　协助患者坐入椅中轮　　图 12-2-9　患者包裹保暖

知识拓展

过床易使用法

"过床易"又称"过床器"，由内板和外套组成，内板由实木胶合板、聚乙烯发泡、高强基布复合而成，外套由尼龙布制成，使用时将内板装入布套内（图 12-2-10）。

1. 工作原理　通过内板与外套之间的摩擦滑动而使外套循环滚动，从而使躺在过床器的患者轻松转移到另外一张床上（或其他设备）。

2. 优点　①过床时颈部及全身被平移，使患者平稳安全的过床，能避免在搬运过程中造成不必要的损伤，并减轻其被搬运时的痛苦。②极大地降低了搬移者的劳动强度，避免肌肉劳损等职业病。

3. 任务过程

【目的】在手术台、推车、病床、CT 台、X 线检查台之间为患者过床、移位。为不能自主翻身的患者翻身。

【评估】见表 12-2-5。

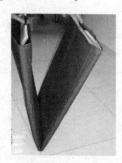
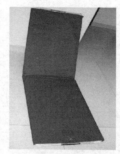
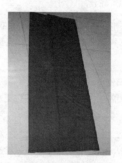

图 12-2-10　过床易

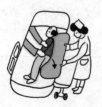
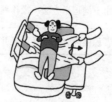
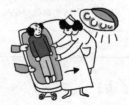

图 12-2-11　过床易助患者移平车上、床上

表 12-2-5 过床易使用法评估及沟通

评　估	沟　通
护士　仪表符合行为规范，明确操作目的	
患者　1. 核对解释 2. 患者的病情、体重、病损部位及躯体活动能力，有无约束及导管，合作程度等 3. 对过床易使用法的了解情况与合作程度	• "请问您叫什么名字？" • "黄大爷，您好！您现在的情况不能移动，我们要用平车送您到病房去。等会我会用过床易协助您移到平车上，请您配合一下好吗？" • "我去准备用物，您稍等。"
环境　空间是否宽敞，温度是否适宜	

【计划】

1. 护士准备　洗手、戴口罩，明确操作目的，熟悉过床易使用方法。

2. 用物准备　平车，过床易。

3. 患者准备　明确过床易使用的注意事项，已解大小便，做好准备。

4. 环境准备　环境宽敞，便于操作。

【实施】见表 12-2-6。

【评价】见表 12-2-6。

表 12-2-6 过床易助患者移平车上

	护理工作过程要点	工作过程的知识及应用	
		要点说明	语言沟通
实施	**1. 检查平车、过床易**　检查平车、过床易是否完好	☆确保患者安全、舒适	
	2. 核对解释　推平车至床旁，核对床尾卡、腕带、患者，并解释	☆确认患者身份，确认患者是否准备完毕	• "您好！能告诉我您的床号姓名吗？""我看一下腕带。" • "黄大爷，您准备好了吗？"
	3. 安置平车　使平车紧靠床边，并将大轮端靠床头，调整平车与病床高度一致，将车闸制动或抵住平车	☆便于患者挪上平车	• "您稍等一下，我把车推过来。"
	4. 协助穿衣　协助患者穿好衣服，将双手交叉置于胸腹部		• "黄大爷，我先帮您穿好衣服。""您把双手交叉置于胸腹部。"

续表

	护理工作过程要点	工作过程的知识及应用：要点说明	工作过程的知识及应用：语言沟通
实施	**5. 助患者过床** ▲单人助患者过床法（图 12-2-11） ＊护士站在患者拟翻向的一侧：两手各扶持患者的肩部和臀部，轻将患者向对侧翻30°左右后，左手扶持住患者，右手将过床易滑入身体背侧 1/3 或 1/2 处，松开左手使患者平卧，操作者以两手用力将过床易慢慢向患者身体下方推，使患者平卧于过床易上 ＊护士再到患者另一侧：从患者身体下方伸入双手拉住过床易边缘，先向操作者方向轻拉过床易使患者移向操作者方向，再向上用力，使患者翻身侧卧，顺势抽出过床易，翻身后保持舒适体位。	☆动作应连贯，用力要适当	●“我扶您侧一点。您身体稍抬一下，我放一下过床易。好了，您躺平。” ●“我把过床易拉出来，您躺着别动。” ●“好了，我们已经到平车上了。”
实施	▲二人助患者过床法（护士甲、乙） ＊甲：站在病床一侧，两手分别扶住患者的肩部和臀部，轻轻将患者侧搬超过 30°左右 ＊乙：将过床易滑入患者身体下方 1/3 或 1/4 处 ＊甲：托住患者肩部和臀部向上 45°左右用力慢慢往下推。 ＊乙：托住患者的肩部和臀部，防止滑得太快，发生意外。当患者完全过床到平车上时，护士乙侧搬患者 ＊甲：将过床易取出	☆用力协调一致 ☆实现安全、平稳、省力的过床	●“我扶您侧一点。您身体稍抬一下，我放一下过床易。” ●“我扶您往我这边侧，我们要帮您移到平车上，您躺好就行。” ●“您稍微侧一下，我把过床易取出来。”
实施	**6. 安置患者**　将患者安置于舒适的卧位	☆确保患者安全舒适	“您感觉怎么样？有没有不舒服？”
评价	**1. 态度**　认真、严谨，尊重、关爱、保护患者		
评价	**2. 技能**　＊护患沟通有效，满足患者身心需要 ＊能熟练使用过床易协助患者过床。操作熟练，动作轻稳、节力、协调		
评价	**3. 效果**　＊运送过程顺利、安全；患者积极配合，舒适，无并发症		

【注意事项】

1. 护理人员要求熟练掌握操作过床易的使用方法，才能发挥过床易的功效。
2. 床和推车之间高度落差不能超过 15cm，床和推车之间的空隙不能超过 10cm。
3. 过床时要把推车的四轮锁住，以免过床时推车移位。
4. 操作时不能用力向前或用力提中单，以免发生意外。

5. 如果床和推车之间有落差（不能超过 15cm），过床时可利用患者身体下方的中单。侧搬患者时拉起中单的两角，放入过床易。过床时，两人同时拉起中单的四角，一侧向前推，另一侧轻拉。

6. 内板可以用湿布清洗，尽量不要用硬刷；外罩可以用 60° 的水清洗，并可用任何一种常用的消毒方法进行消毒。

任务检测

一、选择题

（一）A1 型题

1. 抢救记录不包括
   - A. 用药执行时间
   - B. 人工呼吸执行时间
   - C. 患者家属到达的时间
   - D. 抢救措施落实的时间
   - E. 吸氧执行时间

2. 医院的中心任务是
   - A. 以医疗为中心
   - B. 以保证完成科研任务为中心
   - C. 以保证完成教学任务为中心
   - D. 以卫生保健为中心
   - E. 以做好预防工作为中心

3. 不属于候诊室护士工作范畴的是
   - A. 根据病情测量生命体征并记录
   - B. 收集整理各种检验报告
   - C. 随时观察候诊者病情变化
   - D. 候诊者多时，协助医生诊治
   - E. 按先后顺序安排就诊

4. 一切抢救物品应做到"五定"，其内容不包括
   - A. 定数量品种
   - B. 定点安置、定人保管
   - C. 定期消毒、灭菌
   - D. 定期检查维修
   - E. 定时使用

（二）A2 型题

5. 护士小张和小王需将不能自理的患者刘某由床上移至平车上外出治疗，她们在移动患者时正确的做法是
   - A. 两人弯腰抱住患者后移动
   - B. 两人在同侧托抱起患者，尽量靠近自己的身体后移动
   - C. 两人双腿并拢用力抬起患者逐渐移动
   - D. 两人手臂伸直，托住患者移动
   - E. 两人一人托起头部，一人托起脚部移动

6. 陈先生，50 岁。因遭歹徒抢劫致左上肢及胸部多处外伤，患者大量出血、呼吸急促、意识模糊，由同事送至急诊科抢救。急诊科护士在紧急处理中不妥的一项是
   - A. 询问外伤原因
   - B. 迅速与公安部门联系

    C. 安排观察病床，等待医师   D. 请陪伴者留下

    E. 记录患者到达的时间

7. 患者陈某，男，38 岁，因急性胃穿孔急诊入院，患者剧烈腹痛，表情痛苦。住院处的护理人员接收患者后应

    A. 卫生处置   B. 通知医师，并立即做术前准备

    C. 立即通知病区值班护士   D. 了解病员有何护理问题

    E. 介绍医院的规章制度

（三）A3/A4 型题

（8~9 题共用题干）

患者，林某，因偏瘫长期卧床，近日高热而入院治疗，患者体形偏胖。

8. 迎接患者入院，<u>不妥</u>的

    A. 热情迎接   B. 将其安置指定床位

    C. 向患者作自我介绍   D. 介绍同室病友

    E. 填写病案表格

9. 需两位护士协助其从平车上移到床上，平车放置的正确方法

    A. 将平车与床尾成锐角   B. 将平车与床尾成钝角

    C. 将平车与床头成锐角   D. 将平车与床头成钝角

    E. 将平车紧靠床沿

二、思考题

1. 如果您是一名门诊护士，您该按照什么顺序为患者做那些护理工作？

2. 急诊护士在工作中遇到特殊患者或事件时应该如何处理？

（汪美华）

单元七　病区准备工作和入院初步护理 >>>

项目十三 │ 病区准备工作

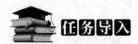
任务导入

【案例】

　　患者，男，67 岁，有高血压病史 10 年，因受凉后咳嗽、咳痰 3 天来医院就诊，门诊医嘱：青霉素 80 万，肌内注射，Bid。用药 3 天后患者病情无好转，且咳铁锈色痰伴头痛、发热、全身无力，门诊医生以"大叶性肺炎"收住呼吸内科。

　　病区应为迎接新患者做好住院准备工作，为患者提供适宜的住院环境和准备床单位。

　　任务一　病区提供适宜环境

　　任务二　准备床单位

学习目标

1. 简述环境对健康的影响因素、病区的环境要求。
2. 叙述铺床法的原则、各种铺床法的目的及注意事项。

任务目标

1. 能消除不安全因素，为患者医疗护理和修养提供一个安全、良好的适宜环境。
2. 运用节力原则，规范熟练完成备用床、暂空床、麻醉床的操作。

任务一　病区提供适宜环境

知识平台

　　医院是社会系统的一个组成部分，随着时代、科技的进步，医务人员利用先进的仪器设备和精湛的医学技术为社会提供更完善的医疗服务，以达到促进健康、预防疾病、恢复健康及减轻痛苦的目的。作为一名护理人员，应掌握有关环境与健康的知识，协助人们充分利用环境中的有利因素，识别、消除和改善环境中的不利因素，创建良好的医疗护理环境，有利于维护健康、促进康复，提高整体人群的健康水平。

一、病区概念

　　病区是医院的重要组成部分，是患者住院接受诊治、护理及休养的场所，也是医护人员全面开展医疗、预防、教学和科研活动的重要基地。

二、病区设置布局和管理

1. 设置 每个病区设有普通病室、治疗室、抢救室（应设置在距离护士站最近处）、危重病室、护士站、医生办公室、医护休息室、库房、配膳室、盥洗室、洗涤间、厕所、示教室、会议室等。有条件的应设置患者学习室、娱乐室、会客室、健身室等。

2. 布局 病区布局合理、方便治疗、护理等工作。如护士站应设在整个病区的中心地带，与抢救室、普通病室邻近，以便观察病情变化和抢救患者。每个病区为一个独立的护理单元，每个病区设 30~40 张病床，每间病室的病床 1~6 张为宜，普通病室两床之间的距离不得少于 1m。病床之间最好有屏风或布帘相隔，一方面方便治疗和护理，另一方面保证患者拥有自己的私人空间，维护患者的隐私权。

3. 管理 病室内医疗基础设施完善、服务设施齐全，配备中心供氧装置、中心吸引装置、呼叫系统、电视、电话以及网络服务，24h 供水，每间病室配有洗手间、浴室、壁柜，充分体现人性化的服务理念。病区的人员配备按卫生部分级医院管理的要求，一般病区病床与病区护理人员比不少于 1：0.4 进行配备，一级护理患者数量较多的病房，护士配置应当适当增加。

三、环境对健康的影响

良好的环境可以促进人的健康和有利于疾病的康复，不良的环境损害人的身心健康。良好的住院环境是保证患者生理、心理舒适的重要因素。

（一）自然环境对健康的影响

1. 自然气候的异常 由于自然灾害，如地震、山崩、洪水、台风、海啸、干旱、沙尘暴等，可引起生态系统的破坏，给人类健康带来威胁。自然气候的异常改变如温度过高或过低容易导致中暑或冻伤。

2. 地形地质的影响 由于地形地质的不同，地壳中各种化学元素成分不同，物质含量的过多或过少都会对人类健康产生不同程度的影响。如环境中缺碘会导致地方性甲状腺肿；环境中氟过量会导致地方性氟骨症；地方性砷中毒、克山病等都与当地地质中物质成分的含量异常有关。

3. 环境污染的影响

（1）大气污染 大气污染对健康的影响，取决于大气中有害物质的种类、性质、浓度、持续时间和个体的敏感性。包括自然污染（火山爆发、森林大火等）和人为污染（人类的生产、生活如工业、煤炭、石油、核燃料等排放大量废气、汽车尾气和尘土，室内空气污染及吸烟污染等）均会引起呼吸道疾病、生理功能障碍和眼、鼻黏膜及组织的刺激和损伤。例如，短时间内大量吸入污染物可引起急性中毒；在低浓度空气污染物的慢性作用下，诱发慢性支气管炎，严重的还可引起肺气肿、气喘和肺源性心脏病。另，人们约有 80% 以上的时间是在室内度过，室内空气质量的优劣直接关系到每个人的健康，见表 13-1-1。

表 13-1-1　室内空气污染及吸烟污染对健康的影响

污染种类	常见污染源	所致结果	影响健康
1. 室内空气污染	食用油烹调释放油烟；各种建筑材料、装饰材料、人造板家具等有害物质的挥发；各种杀虫剂、清洁剂、除臭剂及化妆品等有害的挥发性有机物质；空调的使用	污染物在室内扩散；室内通风换气受限，氧含量偏低	可致鼻、咽、喉刺激，头晕头痛、疲劳、嗜睡、呼吸不畅、皮肤刺激注意力不集中等症状；严重者可诱发并加重哮喘、肺炎、肺气肿等呼吸系统疾病
2. 吸烟污染	烟草内含有尼古丁（又称烟碱）、烟焦油、一氧化碳；吸烟者仅能吸入烟雾的10%，其余烟雾均弥散在空气中	兴奋和抑制神经细胞和中枢神经系统，具有成瘾性；烟焦油与有害物质的联合作用是癌症的一大诱因；危害周围人群（即所谓被动吸烟）	导致癌症、冠状动脉粥样硬化性心脏病（简称冠心病）、慢性气管炎、血管硬化、肺气肿、视觉障碍等疾病

知识链接

世界无烟日

据统计，全球每年有 500 万人死于与吸烟有关的疾病，预计到 2020 年时将达到 1000 万。有资料表明，长期吸烟者的肺癌发病率比不吸烟者高 10 倍至 20 倍，喉癌发病率高 6 至 10 倍，冠心病发病率高 2 至 3 倍，循环系统发病率高 3 倍，气管类发病率高 2 至 8 倍。被动吸烟的危害更大，每天平均 1h 的被动吸烟就足以破坏动脉血管。一些与吸烟者共同生活的女性，患肺癌的概率比常人多出 6 倍。

为了引起国际社会对烟草危害人类健康的重视，世界卫生组织 1987 年 11 月建议将每年的 4 月 7 日定为"世界无烟日"，并于 1988 年开始执行。自 1989 年起，世界无烟日改为每年的 5 月 31 日，并广泛宣传吸烟的危害，动员各国人民在这一天不吸烟、戒烟和禁售香烟。

（2）水污染　水是人们生产和生活中不可缺少的物质，水环境的质量将直接影响人们的身体健康。未经处理或处理不当的工业废水或生活用水排入水源，数量超过水体的自净能力，就会造成水质恶化，这种现象称为水污染。对人体主要危害有：①引起急、慢性中毒。如氰化物在水中含量过高时，人体饮用后表现为细胞内窒息发生急性中毒；低浓度的污染物在体内长期累积后反复作用于人体，造成机体抵抗力逐渐下降，增加慢性疾病的发病率和死亡率。②致畸、致癌、致突变作用。若长期接触或饮用被砷、铬、镍、苯胺等有害物质污染的水，可诱发癌症、致胎儿畸形或行为异常。③导致传染病流行。当水中含有某些病原微生物时，会引起以水为媒介的传染病，如人、畜粪便等生物性污染，可能引起细菌性肠道传染病（伤寒、痢疾、肠炎、霍乱等）发生。水还可以传播各种寄生虫病。

另外，水污染还可以使水质的感官性状恶化，抑制水体微生物生长繁殖，从而影响水体的正常利用和水体的自净能力；此外过多的植物营养物进入水体，导致水体富营养化，水藻大量繁殖产生多种藻类毒素导致肝细胞坏死诱发肝癌。

（3）土壤污染　土壤污染是指土壤中存积的有机废物或含毒废弃物过多，影响或超过土壤的自净能力从而产生了有害的影响。对人体健康造成危害的主要有：①传播传染病。被病原体污染的土壤可传播伤寒、痢疾、病毒性肝炎等传染病。这些传染病的病原体随着病菌携带者的粪便等污染土壤，通过雨水的冲刷和渗透，病原体被带入地下水而引起疾病的流行。②感染寄生虫病。被寄生虫污染的土壤栽培的蔬菜、瓜果，若人类直接接触，生吃便会感染蛔虫病和钩虫病等寄生虫病。③中毒。若土壤被有毒化学物如废渣、农药等污染，会通过各种农作物、地面水或地下水间接作用于人体，引起中毒。

（4）噪声污染　噪声是与环境不协调的声音，如高音喇叭声、人的吵闹声、车辆的发动声等。各种音响和震动均可影响睡眠和休息，使人产生不良情绪，导致心烦意乱，造成紧张，从而降低工作和学习效率；长期在噪声环境中可引起头痛、头晕、失眠、耳鸣、记忆力减退等症状，严重时可造成暂时性或永久性的听力损伤。噪声还会使人的唾液、胃液分泌减少，胃酸降低，从而易患溃疡病。长期接触会出现神经系统、心血管系统、消化系统及内分泌系统的病理改变。

（5）辐射污染　辐射来源分天然和人工两大类。天然辐射源于宇宙射线、矿床和水域中的射线；人工辐射源主要来自广播站、电视塔、卫星通讯站、医用辐射源以及原子能工业的放射性废料等。长期暴露在这些辐射下易造成灼伤，导致皮肤癌以及一些潜在的危害，如机体抵抗力下降、诱发恶性肿瘤；妊娠期可导致胎儿畸形或死胎等。

（6）废料污染　固体废料来源于人类的生产和生活，如塑料物品、包装袋、农用塑料薄膜、医疗垃圾、工业废渣等。①固体废料投入水体后影响和危害水生生物的生存及水资源的利用，排入海洋后造成生物的死亡；②焚烧废料所散发的毒气和臭气，会危害人体健康；③固体废物及其渗出液等所含的有害物质还会影响土壤中微生物的活动，有碍植物根系生长，或在植物体内积蓄，通过食物链影响到人体健康；废料堆积的垃圾场是病原体和虫害的繁殖地，可传播疾病，危害人体健康。

（二）社会环境因素对健康的影响

1. 经济因素　社会经济是满足人类的基本需要以及卫生服务和教育的物质基础，是提高人群健康水平的根本保证，涉及人类的衣、食、住、行及社会、医疗卫生保障等多方面，经济状况的好坏对人体健康的影响起着主导作用。社会经济发展较好的地方人们有条件改善生活居住、劳动和卫生条件，获得充足的食物与均衡的营养，教育水平与卫生保健均得到保证，从而提高了人类的健康水平。但社会经济发展较差的地区由于经济条件的限制，生活只求温饱，且卫生设施不足，缺乏教育等难以满足健康需求。因此，人群健康与经济发展是相互促进的作用。

2. 社会阶层　社会阶层反映人们所处的不同社会环境，它蕴含着许多因素，包括经济收入、文化教育、价值观念、卫生服务资源利用、生活习惯及环境等。随着我国改革开放的不断深入，社会趋于多样化，不同社会群体之间的经济和生活方式差别较大，随之健康状况也有明显的差异。

3. 文化因素　文化是一个社会所特有的物质和精神文明的总和，即特定人群适应社会环境和物质环境的传统模式。文化教育能使"生物人"逐渐转化为"社会人"，可以提高人类的生活能力，提高自我保健能力，从而促进健康。不同的文化背景、民族风俗，形成不同的生活、饮食和卫生习惯，会影响人群的健康状况。

4. 生活方式　生活方式作为一种社会因素影响着健康，主要是指个人及社会的行为模式。在不同的地理环境、文化、政治、思想意识、社会心理等多种因素的影响作用下，会导致人类具有个人先天和习惯的倾向。良好生活行为习惯有利于促进健康，如生活规律、保健锻炼等；不良行为有害身体健康，如吸烟、酗酒等。

5. 劳动条件　劳动工作环境的改善、安全生产措施的落实、劳动保护条件的实施、工作程序的安排、劳动强度大小的调整等各个环节，对人的身心健康均有直接的影响。

6. 人际关系　人际关系是人们在交往中心理上的直接关系或距离，它反映了个人寻求满足其社会需求的心理状态。良好的人际关系能使人保持心境轻松平稳、态度乐观，热爱生活、积极向上，有利于保持健康的心理状态；相反，则干扰人的情绪，使人产生焦虑、不安和抑郁，甚至惊恐、痛苦和愤怒。

7. 医疗卫生服务　医疗卫生服务系统的主要工作是向个人和社区提供范围广泛（预防疾病、医疗、护理和康复）的服务，保护和改善人群的健康。完善的卫生服务体系，能使人们及时得到服务，有效的保持和促进健康。若不能及时甚至不能得到卫生服务，会导致身心健康的损害。

四、医院环境要求

医院是对特定的人群进行防病治病的场所，是专业人员在以治疗为目的的前提下创造的一个适合患者恢复身心健康的环境。因此，医院环境的要求是：保证患者的安全；满足患者舒适的需求；保持病房环境整洁和安静。医院环境是影响患者身体健康和精神状况的重要因素之一，患者的身心舒适和疾病治疗效果，都与医院环境有密切关系。因此为患者提供安静、整洁、舒适、安全的休养环境是护士的重要职责之一。

五、建设适宜休养的环境

（一）提供舒适的物理环境

1. 空间　每个人都需要一个适合其成长、发展及活动的空间。如儿童需要游戏活动和学习的空间；成年人的休息和工作需要一个独处的空间。因此，医院在安排空间时要考虑上述因素，病床之间应设有围帘，必要时用屏风进行遮挡。在病室条件许可情况下，可根据专科特色及患者的不同年龄特点来设置，让患者拥有周围空间的控制力，尽可能满足患者的需要，以减轻患者因住院而产生的"社交隔离感"。

2. 安静　安静是指没有噪声危害的声音环境，安静的医院环境会让患者减轻焦虑，得到充分的休息，促进康复。病区应避免噪声，根据世界卫生组织（WHO）规定，白天病区较理想的声音强度应在 35～45dB。

（1）噪音对人体的影响　噪音对人体危害程度根据音量的大小、频率的高低、持续时间的长短及个人的耐受性而有所不同。噪音强度在 50～60dB 时，能产生相当的干扰，影响患者情绪，使人感到疲倦不安，影响休息与睡眠。个体长时间暴露在90dB以上，可导致耳鸣、血压升高、疲倦、焦躁、易怒、头痛头晕、记忆力减退、失眠等症状。若噪音强度高达或超过120dB，会造成听力丧失或永久性失聪。

（2）采取措施 医院周围环境的噪声非护理人员所能控制，但护理人员在工作中应尽量为患者创造一个安静的环境。工作人员在病区的医疗护理工作中要做到：①"四轻"。a. 说话轻，说话声音不宜太大，应轻柔而清晰，且不可耳语，因为耳语会导致患者产生误解、怀疑甚至恐惧。b. 走路轻，走路时脚步要轻，医疗护理工作时应穿软底鞋，以防走路时发出悦耳的声响。c. 操作轻，操作时动作要轻稳，用物品和器械时避免相互碰撞，尽量避免制造噪声。推车轮轴及门轴应定时滴注润滑油，并定期检查，以减少噪声的产生。病房的呼叫系统与电话铃声将音量调至最小。病室的门桌椅脚均应钉橡胶垫。d. 关门轻，开关门窗时，注意轻开轻关，避免人为制造噪声。②宣传教育。护士要做好患者及家属的宣传工作，共同保持病室安静，创造一个良好的休养环境。③避免"绝对的寂静"。"绝对的寂静"可能会令人产生"寂寞"的感觉。悦耳动听的歌曲对大脑是良性刺激，有条件的病室可在床头增设耳机装置，让患者自行选择收听音乐、曲艺等节目，也可用电视、录像等调节患者的疗养生活，让患者有安全感。

3. 温度 适宜的温度有利于患者的休息、治疗和护理工作的进行。一般室温保持在18~22℃较为适宜。婴儿室、手术室、产房、老年病室，以及检查、治疗时，室温要稍高，以22~24℃为佳。

（1）温度对人体的影响 ①室温过高。会使神经系统受抑制，呼吸、消化功能均受到干扰，机体散热受到影响，使人感到烦躁，不利于体力的恢复。②室温过低。冷的刺激使人肌肉紧张而产生畏缩不安，缺乏动力，在接受治疗和护理时容易导致患者受凉。

（2）采取措施 为了满足患者舒适的需要，病室应备有测量和调节温度的设备，以便随时评估及调节室内的温度。①夏季。炎热时开窗通风、室内放置冰块，有条件的医院可以使用电扇或空调来调节室温，增加身体舒适感。②冬季。严寒时可用空调、暖气、火炉或火墙等取暖；根据天气变化增减患者的盖被及衣服；在执行护理活动时，注意保暖，尽量避免不必要的暴露，以防患者受凉。

4. 湿度 湿度为空气中的含水分的程度，病室湿度一般指相对湿度，即在一定温度的条件下，单位体积空气中所含水蒸气的量与其达到饱和时含量的百分比。适宜湿度：病室的相对湿度以50%~60%为宜。

（1）湿度对人体的影响 ①湿度过高。空气潮湿，使细菌繁殖增加，会提高院内感染的发生率；同时机体水分蒸发作用减弱，抑制出汗，患者易感到胸闷，尿液排出量增加，加重肾脏负担。②湿度过低。空气干燥，人体水分大量散失，引起皮肤干燥、口干舌燥、咽痛等表现，对呼吸道疾病、气管切开患者尤为不利。

（2）采取措施 病室内①备湿度计，便于评估并调节室内湿度。②室内湿度过高，使用空气调节器是调整湿度最好的方法，也可以采用开窗通风换气。③室内湿度过低，可以往地面上洒水（要注意防滑安全），使用加湿器；冬天可在暖气或火炉上安放水壶等蒸发水分。④<u>注意皮肤护理</u>，皮肤潮湿应及时给予清洁或更换衣服；当皮肤干燥时，可用护肤乳液滋润增加湿度，提高患者的舒适感。

5. 通风　通风可使室内外空气交换，保持空气清新，并可变换室内的温度和湿度，刺激皮肤血液循环，增加患者的舒适感。①<u>通风能降低室内空气微生物的密度，是减少呼吸道疾病传播的有效措施</u>。②通风面积大、室内外温差大、室外气流速度快、通风时间长，通风效果好。<u>一般通风 30min 即可达到换置室内空气的目的</u>。③<u>病室不通风</u>，空气污浊时因氧气不足会导致人们烦躁、倦怠、头晕、食欲不振等，阻碍患者的康复。④病室应定时通风换气，有条件者可设置生物净化装置。⑤通风时应<u>避免患者吹对流风</u>，注意保护遮挡患者，<u>以防感冒</u>。

6. 光线　病室采光有自然光源和人工光源。①<u>日光</u>是维持人类健康的要素之一，太阳辐射的各种光线适量照射机体能改善皮肤和组织的营养状况，使人食欲增加，舒适愉快；同时日光中的紫外线有强大的杀菌作用，还可促进人体合成维生素 D，从而促进身体健康。因此病房应常开门窗，协助患者到户外接受阳光照射，增进身心舒适感，但应避免光线直射患者的眼睛和脸部。②<u>人工光源</u>是医院主要用于夜间照明、特殊检查、治疗及护理的需要。<u>监护室、抢救室、治疗室、楼梯间和电梯内的灯光要明亮</u>；普通病室除设置吊灯外，还应有床头灯、地灯或壁灯装置，夜间睡眠时，可打开地灯或壁灯，既能保证巡视工作的进行，又不影响患者睡眠。医护人员应熟悉不同患者对光线的需要，并使其获得最适宜的光线。

7. 装饰　优美的环境会使人产生舒适、愉悦感，病室装饰应简洁整齐、色彩协调、意境优美，不仅可以增进患者身体的舒适感，还可以使患者精神愉快。以往医院多用纯一色白色，因反射光太强，容易导致患者眼睛产生疲劳和不舒服。现代医院根据各科室的不同需求选用不同色彩墙壁、图画、窗帘和被单等布置病房。如儿科病房墙壁可选用柔和暖色，再配一些可爱的卡通图案，有条件的医院还配备了游乐设施，使患儿感到温馨，减少害怕心理。

8. 绿化　绿色植物可美化环境，使人赏心悦目，调节患者的精神生活。可在病室和病区内走廊摆设绿色盆景植物、花卉、壁画等，在病区周围建设草坪花园、栽植树木等，供患者散步、休息和观赏。

（二）创造和维持良好的社会环境

由于医院的陈设、声音、气味等都与其他环境不同，因此每位进入医院的患者都难免会感到陌生和不习惯，甚至产生恐惧心理。为了满足患者在社会环境中的各种心理需求，护士应帮助患者尽快转变角色，适应环境变化，和其建立良好的人际关系，创造和谐的医院社会环境，促进患者的康复。

1. 医院规章制度　为了保证医疗、护理工作的顺利开展及预防院内感染等，医院需制定各种规章制度并予严格执行，如入院须知、探视规则、陪护制度等。医院规则既是对患者的保护也是对患者的一种约束。因此，协助患者熟悉医院规则，可帮助患者尽快适应环境（表 13-1-2）。

表 13-1-2　协助患者熟悉医院规则

措　施	具体方法
①耐心解释，取得理解	*耐心向患者及家属介绍医院规章制度的内容及必要性，使患者尽快地适应医院规则而维持较好的身心状态，自觉遵守执行医院规则
②让患者拥有个人的环境	*对患者居住空间表示尊重，进入病室时应先敲门 *帮助整理患者床单位或衣物时应先取得患者同意等
③满足患者需求、尊重探视人员	*尊重前来探视的患者亲属和朋友，若探视者不受患者欢迎，或探视时间影响医疗护理工作，则要适当加以劝阻或限制
④提供有关信息与健康教育	*进行任何检查、治疗、护理之前或过程中，应给予适当解释和心理支持，允许、鼓励患者参与决策，以减少焦虑和恐惧，增进配合治疗护理的主动性和积极性
⑤尊重患者隐私权	*进行治疗护理时避免不必要的暴露，保护患者的个人隐私
⑥鼓励患者自我照顾	*在病情允许的情况下，创造条件并鼓励患者进行自我照顾，帮助其恢复自信心，促进康复

2. 人际关系　病区医护人员与病员及其亲属之间，医生与护士之间，因工作的需要而构成了一个特殊的社会人际环境。人患病后因破坏了日常生活规律，往往会产生情绪和行为上的改变，感到焦虑、恐惧、孤独、害怕、急躁不安、缺乏信心、依赖性增强，甚至产生隔离感。护士在与患者的接触中，应帮助建立良好的护患关系、患患关系，满足患者的需要，创造和维持良好的人际氛围，帮助患者消除不良的心理反应，尽快适应医院的社会环境。

（1）护患关系　护患关系是在护理工作中护士与患者之间产生和发展的一种工作性、专业性和帮助性的人际关系，是服务者与服务对象的关系，护士在这一关系中处于主导地位，建立良好的护患关系有助于患者身心的康复。通过恰当的交谈、端庄的仪表、积极的情绪、娴熟的技术，严肃认真、一丝不苟的工作态度，去赢得患者的信任，帮助患者正确认识和对待疾病，消除疑虑，不断增进护患关系。通过护患之间友好、健康的沟通，创造和维护一个良好的医院社会环境。

（2）患者与其他人员的关系　在医院的特定环境中，除了护患关系外，患者与病区其他医务人员、家属、工作单位、其他病患之间存在人际关系。和睦的人际关系，有利于形成积极的社会氛围。①病友们在交谈中会涉及相关疾病的知识、医院的生活规律等，起到了义务宣传的作用。帮助病友之间建立良好的感情交流，有利于消除新患者的陌生感和不安情绪。②家属、亲人、好友、单位是患者重要的社会支持系统，他们对患者的理解、支持和关心，可减少患者的寂寞和孤独，加强与家属的沟通，取得支持与合作，解除患者的后顾之忧，共同做好患者的身心护理。同时护士也应注意根据病情轻重不同，尽量分别安置患者，以避免不良刺激。

3. 安全环境　安全需要是继生理需要之后，需优先满足的需要，是人的基本需要。由于患者入院后不熟悉医院环境、不了解自身疾病及某些治疗和护理手段、疾病的折磨，导致缺乏安全感，降低日常生活能力，容易发生意外。护理人员应及时、准确地评估患者不安全的因素，采取各种措施予以预防和消除，尽量为患者提供安全的环境，以满足患者对安全的需要。常见的患者损伤及防护如下。

（1）机械性损伤　跌倒和坠床是病区最常见的机械性损伤。虚弱或失去平衡的患者、感觉功能障碍、老人、幼儿、长期卧床、关节障碍及直立性低血压等患者易发生跌倒；躁动不安、神志不清、偏瘫、年老虚弱、婴幼儿等患者易发生坠床意外。保护措施：①病室地面应保持清洁、干燥，移开暂时不需要的仪器设备，减少障碍物，通道和楼梯等进出口处避免堆放杂物。建议患者穿防滑的鞋子。②年老虚弱、关节障碍、长期卧床患者下床活动时，可用辅助器具或扶助行走，以维持患者身体的平衡稳定性。③患者常用物品应放于容易获取处且床不宜摇高，以防取放物品时失去平衡而跌倒。④病室的走廊、浴室、厕所都应设置扶手，浴室和厕所还应设置呼叫装置，供患者需要时使用。⑤躁动不安、神志不清、婴幼儿患者应使用床档等保护具，防止发生坠床等意外。⑥护理人员应对锐利医疗器械加强管理，以防患者接触发生危险。某些特殊情况（如气管插管且躁动不安）时可使用约束带确保患者安全。

（2）温度性损伤　病室内易燃易爆物品如氧气、液化气、乙醇等所致的烧伤；各种电器如烤灯、高频电刀等所致的灼伤；最常见的是护理人员在为患者实施冷、热疗时，操作不当或疏忽大意造成损伤，如热水袋、热水瓶所致的烫伤，冰袋等所致的冻伤。预防措施：①病区应加强易燃物品的管理，病室内需设有防火设施，护理人员应熟练掌握各类灭火器的使用方法、火灾的逃生技巧和疏散程序；严格执行病区内禁止吸烟的规定。②对医院电路、电器设备应定期检查维修，患者手机、充电器、电剃刀等的使用，要经常进行安全用电的教育，注意电路安全。③对患者进行冷、热疗时，应严格按操作规程进行，注意倾听患者的主述，定时巡视并密切观察局部皮肤的变化，防止冻伤和烫伤现象的发生。

（3）压力性损伤　常见于因长期受压所致的压疮或因高压氧舱治疗不当所致的气压伤等。预防措施：应根据压疮的预防措施进行皮肤护理，防止压疮发生。高压氧舱治疗应注意压力的使用和控制，防止气压伤的发生。

（4）放射性损伤　主要是放射性诊断和治疗过程中处理不当所致，常见有放射性皮炎、皮肤溃疡坏死，严重者可致死亡。预防措施：对接受放射性诊断、治疗的患者，操作时严格掌握照射剂量、时间，尽量避免不必要的身体暴露，叮嘱患者保持放射部位皮肤的清洁干燥，避免用力擦拭、搔抓及肥皂擦洗。

（5）化学性损伤　通常是在应用各种化学性药物时，由于药物剂量过大或浓度过高，用药次数过多，用药配伍不当，甚至用错药而引起人体化学性损伤。预防措施：护理人员应具备用药的基本知识，熟练掌握药物的性能、作用及副反应，掌握药物的剂型、剂量和给药方法，熟悉药物配伍禁忌，注意观察用药后的反应，掌握药物的保管及治疗原则，必须严格执行查对制度，并且向患者和家属讲解有关安全用药的知识，保证患者用药的安全。

（6）生物性损伤　生物性损伤包括微生物及昆虫所造成的伤害。医院是各种病原体聚集的场所，来源广泛，种类繁多。细菌、病毒感染而致院内感染性疾病；蚊、虱、蚤、苍蝇、蟑螂等昆虫的叮咬爬飞不仅影响患者的休息、睡眠与食欲，更严重的是传播传染性疾病，直接威胁患者的健康和生命。<u>预防措施</u>：护理人员需严格执行消毒隔离制度，根据不同的季节，病室可采取使用蚊帐或纱门纱窗、喷洒杀虫剂等防范性措施，隔离或消除生物因素对患者的影响，预防生物性损伤的发生。

（7）医源性损伤　医源性损伤是由于医务人员言语或行为的失误而对患者造成心理或生理上的损害。如医务人员对患者不够尊重，用语不礼貌；侵犯患者的隐私权或缺乏耐心造成患者情绪波动而加重病情；医务人员工作不负责任或技术性问题造成医疗差错事故，给患者身心造成痛苦，甚至致残或危及生命；未严格遵守消毒隔离技术、无菌技术操作，造成院内交叉感染，增加患者痛苦等。<u>预防措施</u>：医院应加强医务人员的职业道德教育和综合素质培养，坚持以患者为中心的人性化服务理念；应建立健全医院的各项规章制度，建立和完善医院感染管理系统和监督系统，防止院内感染发生；严格执行各项操作规程，杜绝差错事故的发生；建立良好的医患关系，营造和谐的医疗护理环境，促进患者的身心健康。

任务二　准备床单位

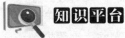 知识平台

一、床单位

病床单位是指医疗机构内提供给患者使用的家具与设备，是患者住院期间用以休息、睡眠、饮食、排泄、活动与治疗、护理与康复的最基本的生活单位。每个床单位应配备<u>固定的床及床上用品设施，包括床垫、床褥、枕芯、棉胎或毛毯、大单、被套、枕套、橡胶单和中单（需要时）、床旁桌、床旁椅及跨床小桌</u>；<u>床旁设施包括墙壁上配有照明灯、呼叫装置、供氧和负压吸引管道等设施</u>（图 13-2-1）。

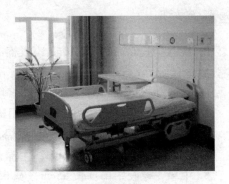

图 13-2-1　床单位

二、床单位设施的标准和要求

（一）病床

床是病室中的主要设备。一般长 200cm、宽 90cm、高 60cm。临床上常用的主要有以下几种。

1. 不锈钢床　为了方便患者更换卧位，床头和床尾可支起或摇起。床脚有小轮，便于移动或固定，两侧配有床栏。

2. 半自动病床　床头或床尾设有可升降的手摇摇柄，以方便患者更换卧位。床两侧有半自动床挡，可按需升降。

3. 电动控制的多功能床（图 13-2-2）　可通过控制电钮控制床的升降、改变患者

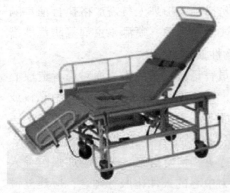

图 13-2-2　多功能床

体位、移动床档。控制钮设在患者可触及的范围内，以便清醒患者根据需要进行调节。多数用于危重患者。

4. 骨科床　多用于骨科患者。其床面为木板床面，以利于骨折端的固定。

5. 其他　临床上还有些专用床，如烧伤患者的翻身床、产科床、婴幼儿床等。

（二）床上用品

1. 床垫　长宽与床的规格相同，长200cm、宽90cm、厚10cm，以棕丝、海绵或棉花等作为垫芯，垫面选择牢固的布料制成。

2. 床褥　长宽与床垫规格相同，一般用棉花作褥芯，棉布作褥面，铺于床垫之上。

知识链接

多功能护理用床

多功能护理用床是专为不能自理的患者、残疾人、瘫痪患者、产妇的特殊需要而设计的护理床，采用了独特的双折面结构，床面系为特殊的软垫结构，使床面组建可随意调整成平、卧式等空间状态。功能有电动背起和背降功能、电动曲腿和腿平功能、上曲腿功能、起背防挤压功能、电动左右侧翻身功能、两档定时自动侧翻身功能、电动便盆升举功能、坐姿防侧滑功能、防止人体下滑功能、无线呼叫、蓄电功能、洗头功能、洗脚功能、急停功能、可吃饭看书上网等日常活动。

---

3. 枕芯　长60cm，宽40cm，以棉布作枕面，内装木棉、人造棉、羽绒、蒲绒或高弹腈纶丝绵等。

4. 棉胎　长230cm，宽160cm，多用棉花胎，也可用羽绒被或人造棉。

5. 大单　长250cm，宽180cm，用棉布制作。

6. 被套　长250cm，宽170cm，用棉布制作，开口于尾端，并钉有布带或尼龙褡扣。

7. 枕套　长65cm，宽45cm，用棉布制作。

8. 中单　橡胶中单：长85cm，宽65cm，两端各加白布40cm。布中单：长170cm，宽85cm，用棉布制作。也可使用一次性成品。

（三）床旁用物

1. 床旁桌　放在患者床头一侧，可放置患者的个人物品或护理用具。

2. 床旁椅　至少配备一张床旁椅，宽大且有靠背，供患者或访客坐用，可防细菌散播。

3. 床上桌　床上桌是一种由附着地面的金属架支托，可以自由推动，高度可以调节；另一种直接驾放在两侧床缘，可以上下活动，不用时放在床尾。患者可在床上桌进食、阅读、写字或从事其他活动。

（四）床头墙壁上的装置（图 13-2-3）

1. 床头灯　可调节亮度，用于患者阅读或医护人员的治疗护理照明。

2. 呼叫装置　由安装在病区护士站的呼叫主机和分别设置在病房床头、病房卫生

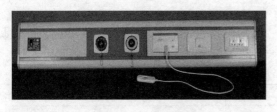

图 13-2-3　床头装置

间的呼叫分机、走廊显示屏组成，一旦病房床头或卫生间有人按呼叫按钮，护士站的主机就发出声光报警信号，同时，走廊显示屏同步显示呼叫床位号，护士便可立刻赶往病房处理紧急情况。讯号灯或红灯，是患者需要帮助时所发出的求援信息，按钮或拉绳必须是患者方便触及、使用之处；使用方法应在患者入院时就介绍。

3. 其他装置　中心供氧、中心负压吸引、插座等，需保证装置功能的完好性。

三、铺床的种类

病床是患者休息和接受治疗、护理的主要场所。为患者提供的病床应符合平整、紧实、舒适、实用、耐用、安全的原则。床单位要保持整洁，床上用物需定期更换。根据患者病情、治疗和护理的需要，通常为患者提供的床单位有备用床、暂空床、麻醉床三种类型。

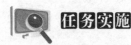任务实施

实训 6　铺备用床

【目的】保持病室整洁、美观，准备接收新入院患者。

【评估】

1. 护士　仪表是否符合规范要求，是否明确操作目的。

2. 设施　①床单位设备是否齐全、完好，病床有无损坏和不安全因素。②带有脚轮病床，应先将轮制动，并调节适宜高度。③床上用品是否符合病床规格要求、适应季节的需要。

3. 环境　周围环境是否适宜进行备用床的操作，有无进行治疗或进餐。

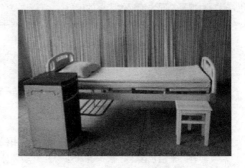

图 13-2-4　备用床

【计划】

1. 护士准备　着装整齐，明确操作目的，取下手表，洗手，戴口罩。

2. 用物准备　床、床垫；床上用品按照铺床顺序从下到上依次为枕芯、枕套、棉胎或毛毯、被套、大单（或床垫罩）、床褥；床旁桌、椅；床刷及湿布套（不滴水为宜）；必要时备消毒小毛巾等。

3. 环境准备　病室内无患者进餐或治疗。

【**实施**】见表 13-2-1。

【**评价**】见表 13-2-1。

表 13-2-1　铺备用床任务实施及评价

护理工作过程	要点说明
1. 携用物至床旁　按铺床顺序置用物于推车上，推至床尾 15cm 处，车制动	☆评估时应先固定床脚轮，调整床至合适高度 ☆防止床移动和方便护理操作
2. 移床旁桌　移开床旁桌约 20cm	☆若有靠背椅，则移至床尾推车后正中
3. 翻扫床垫、铺床褥　纵翻转或横翻转床垫，上缘紧靠床头；铺床褥于床垫上，上缘齐床头	☆为了避免局部长久受压床垫出现凹陷现象 ☆根据情况自床头向床尾清扫床垫
4. 铺大单　将已折好的大单中线对齐床横纵中线铺于床上，分别向床头、床尾、近侧、对侧展开 *铺近侧床头：将床头大单中点对齐中线，左右展平；右手将床头的床垫托起，左手从中线将近侧大单平铺包塞入床垫下 *铺床头角：在距床头约 30cm 处，向上提起大单边缘，使其与床边垂直呈等边三角形（或梯形），以床沿为界将三角形分为两半，上半三角覆盖于床上，下半部分平整地塞于床垫下 ▲斜角法：将上半三角形塞于床垫下，使之成为一斜角（图 13-2-5） ▲直角法：将上半三角形底边直角部分拉出，拉出部分的边缘与地面垂直，将拉出部分塞于垫下，使之成一直角 *铺床尾角：至床尾右手拉住大单边缘，向床尾方向用力拽平，同法铺近侧床尾的床角 *铺中部大单：两手将大单中部边缘拉紧，双手掌心向上将大单平整塞于床垫下 *同法铺好对侧大单：从床尾转至对侧，同法铺好对侧大单	☆正面向上 ☆注意节力，身体保持平衡，动作轻巧、平稳，减少来回走动 ☆铺对侧床尾角时双手用力绷紧大单，使大单及四个角平紧扎实
5. 套被套 ▲"S" 型式 *铺被套：将已折好被套的纵中线对准床纵中线，正面向外，平铺于床上，被头齐床头，开口端朝床尾，从床头向床尾打开，将被套开口端上层打开至 1/3 处 *套棉胎：开口处放上折好的"S"形棉胎，将棉胎上缘拉至被套头，套好两上角，铺平棉胎，系带（图 13-2-6） *形成被筒：棉被上缘与床头平齐，两侧边缘向内折和床沿平齐，铺成被筒，尾端内折与床尾平齐或塞在床垫下（图 13-2-4）	 ☆有利于棉胎放入被套 ☆顺序：先床头，再对侧、近侧、床尾 ☆被角充实，棉胎与被套平齐，避免被头空虚 ☆先床头，再床尾 ☆先近侧，再对侧

续表

护理工作过程	要点说明
实施 ▲卷筒型式 *铺被套：将被套正面向内，平铺于床上，封口端对齐床头，开口端朝床尾 *套棉胎：将棉胎平铺在被套上，上缘与被套封口边齐。将棉胎与被套一并自床头卷至床尾，自开口处翻转、拉平各层、系带	☆卷动盖被时保持中线与床中线一致 ☆同"S"形法折成被筒
6. 套枕套、平放 将枕芯套进枕套内，四角充实、平整。拍松枕芯，系带，<u>枕头横放于床头盖被上</u>	☆四角充实、平整 ☆开口处背门
7. 桌椅归位 将床旁桌、椅放回原处，检查病床单元	☆保持床单位整洁美观
评价 **1. 态度** *认真、端正	
2. 技能 *用物准备齐全，顺序放置正确，减少走动次数 *操作手法正确且熟练，动作轻稳，注意节力	
3. 效果 *<u>大单、被套、枕套：平、整、紧、实、齐、美</u> *符合实用、耐用、舒适、安全的原则 *未影响其他患者的治疗和进餐，病室及患者床单位环境整洁、美观	

【注意事项】

1. 患者进食或做治疗时应停止铺床。

2. 动作轻巧，避免抖动、拍打等动作，以免尘灰飞扬，病原体随空气流动传播。

3. 应用节力原则 能升降的床，应将床调整至适当高度，以免腰部过度弯曲；铺床时护士身体靠近床边，上身保持直立，两膝稍屈，两脚根据活动情况前后、左右分开，有助于扩大支撑面，降低重心，增强身体稳定性；操作时使用肘部力量，动作平稳、连续；铺床时应遵循先床头后床尾，先近侧后远侧的原则，减少走动次数，以节力省时。

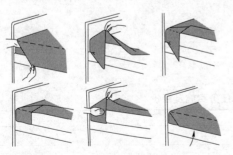

图 13-2-5 铺床头角（斜角法）

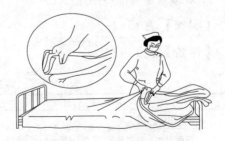

图 13-2-6 套被套（S型）

知识链接

床上用品具体折叠方法

在操作前应将各床上用品按正确的方法折叠，既可节省时间和体力，又保证操作顺利进行。

1. 床褥 将床尾向床头 S 形 3 折后，再纵向对折。

2. **大单** 正面朝内（上），纵向对折2次后，边与中心线对齐，再横折2次。

3. **橡胶中单** 正面朝内，纵向对折2次后，再横折1次。

4. **布中单** 同橡胶中单。

5. **被套** "S"型被套正面向外，折叠法同大单。卷筒型被套反面在外，折叠法同大单。

6. **棉胎** 先近侧内折，对侧在上，纵向3折；"S"型式将纵向折好的棉胎从床头向床尾"S"式折叠，卷筒型式将纵向折好的棉胎从床尾向床头"S"式折叠。

7. **枕套** 枕套反面在外。

实训7 铺暂空床

【目的】

1. 为新入院的患者准备或供暂时离床活动的患者使用。

2. 为保持病区整洁、美观。

【评估】

1. 护士 同备用床。

2. 患者 ①患者的病情、诊断、神志、伤口及引流管情况等。②住院患者的病情是否可以暂时离床。

2. 设施 同备用床。

3. 环境 同备用床。

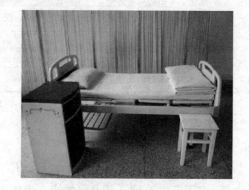

图 13-2-7 暂空床

【计划】

1. 护士准备 熟悉铺暂空床母的操作方法、着装整齐，洗手，戴口罩。

2. 用物准备 同备用床。必要时备橡胶单、中单。

3. 环境准备 同备用床。

【实施】表 13-2-2。

【评价】表 13-2-2。

表 13-2-2 铺暂空床任务实施及评价

	护理工作过程	要点说明
实施	▲改备用床为暂空床	
	1. 折叠盖被 将备用床盖被上端1/4向内折叠，然后扇形三折于床尾；或将盖被上端1/3处，从床头向床尾扇形三折于床尾，与各层平齐	☆方便患者上下床 ☆根据病情需要准备橡胶单及中单的数量
	2. 铺橡胶单、中单 铺近侧：中线和床中线对齐，上缘距床头45~50cm，平整铺在床上 *若铺于床头或床尾，两单的边缘需与床头或床尾平齐，中单应遮盖橡胶单，床缘的下垂部分一起平整地塞于床垫下 *铺对侧：同法铺对侧橡胶单和中单	☆根据患者情况橡胶单、中单 ☆铺床头（如呕吐者、昏迷者、麻醉未清醒者）、床尾（如下肢有伤口渗出者）或床中部（如大小便失禁者） ☆避免皮肤直接接触橡胶单而引起不适

续表

	护理工作过程	要点说明
实施	**3. 整理**　放回枕头，开口端背向门放置，移回床旁椅	
	▲直接铺暂空床： **1. 备齐用物～4. 铺完右侧大单**　同备用床 **5. 铺橡胶单、中单**　同改备用床为暂空床法 ＊铺对侧：同法铺对侧大单、橡胶单和中单 **6. 折叠盖被**　同改备用床为暂空床法 **7. 其余步骤同备用床法**	☆根据病情需要铺橡胶单和中单 ☆自下而上摆放枕芯、枕套、棉胎、被套、中单、橡胶单、大单、床褥 ☆方便患者上下床
评价	同备用床法	

【注意事项】

1. 根据病情需要掌握橡胶单和中单的数量，并选放两单的位置，以保护床褥干净
2. 方便患者上、下床活动。
3. 余同铺备用床法。

实训 8　铺麻醉床

【目的】

1. 便于接收、护理麻醉手术后的患者。
2. 使患者安全、舒适，预防并发症。
3. 避免床上用物被排泄物、血液及呕吐物等污染，并便于更换。

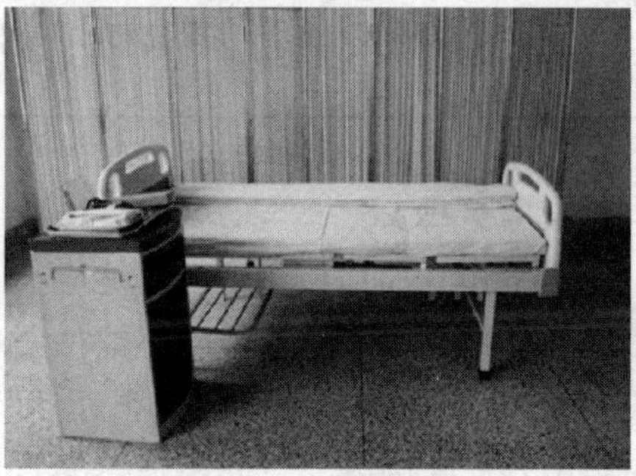

图 13-2-8　麻醉床

【评估】

1. 护士　同备用床。

2. 患者　患者的病情、诊断、手术部位、手术名称和麻醉方式。

2. 设施　①术后所需抢救物品、药品及治疗器械的齐全、性能完好等。②床单位的呼叫系统、供氧装置、负压吸引装置是否完好通畅。③余同备用床。

3. 环境　同备用床。

【计划】

1. 护士准备　衣帽整洁，熟悉麻醉床的操作方法和麻醉护理盘的准备。修剪指甲，洗手、戴口罩。

2. 用物准备

（1）床上用物　同暂空床。备橡胶单和中单，其数量根据病情需要准备。

（2）麻醉护理盘　无菌巾内放置开口器、压舌板、舌钳、牙垫、治疗碗、镊子、输氧导管或鼻塞管、吸痰导管和纱布数块（图 13-2-9）。无菌巾外放血压计、听诊器、护理记录单和笔、弯盘、棉签、胶布、别针等（图 13-2-10）。

（3）根据病室设施及需要备用物品　输液架、吸痰器、氧气筒、胃肠减压器、心电监护仪等；必要时备加布套的热水袋、毛毯等。

3. 环境 病室内无患者进餐或治疗，清洁且通风。

【实施】见表 13-2-3。

【评价】见表 13-2-3。

表 13-2-3 铺麻醉床任务实施及评价

	护理工作过程	要点说明
实施	1. 备齐用物~携至床旁 同暂空床	
	2. 拆除用物、洗手	若是新入院的患者则不用拆除用物
	3. 铺大单、橡胶单、中单 同暂空床	
	4. 套被套、枕套 同备用床	☆方便手术后患者移至床上
	*将盖被三折叠于一侧床边，开口对门、朝向床面	☆便于患者取去枕平卧位，避免躁动撞伤头部
	*将枕头横立于床头，开口背门	
	5. 整理用物 移回床旁桌，将床旁椅放在接收患者的对侧床尾处	☆避免床旁椅妨碍将患者移至病床上
	*麻醉护理盘放置于床旁桌上，输液架置床尾正中或对侧床尾；吸痰器放于近侧床头下方；氧气筒放于对侧床头旁；胃肠减压器置于妥当处；天冷时盖被上加盖毛毯或盖被内放置热水袋	☆便于抢救、治疗和护理
评价	1. 态度~2. 技能 同备用床	
	3. 效果 *患者感觉舒适、安全，无并发症发生	
	*用物准备齐全，性能完好，以备术后患者能及时得到抢救和护理	
	*余同备用床	

【注意事项】

1. 铺麻醉床时应换用清洁的被单，保证术后患者舒适并预防感染。

2. 根据病情、手术部位掌握铺橡胶单和中单的位置和数量，头颈胸部手术可铺在床头，腹部手术铺在床中部，下肢手术可铺在床尾。中单要完全遮盖橡胶单，避免橡胶单与患者皮肤接触，引起不适。靠近床头的橡胶单和中单要压住靠近床尾的两单，以防患者因重力下移而使单子翻折，使患者不舒适。各单应铺平拉紧，防止褶皱。

3. 麻醉未清醒的患者应去枕仰卧，头偏向一边。枕头横立于床头，以防患者因躁动撞伤头部。

4. 其他同铺备用床。

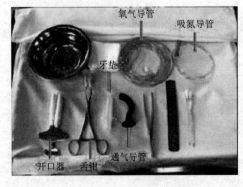

图 13-2-9 麻醉盘内用物

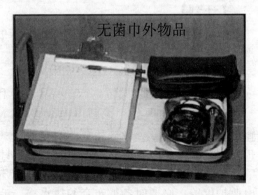

图 13-2-10 麻醉盘外用物

知识拓展

一、被单式铺床法

（一）铺被单式备用床

铺被单式备用床所需的用物按使用顺序有：枕芯、枕套、<u>罩单、毛毯、衬单、大单、床褥</u>。<u>其工作任务过程如下。</u>

1. 评估、计划、备用物——铺大单　方法同被套式备用床。

2. 铺衬单　反面向上，上端反折 25cm 与床头齐，中缝与床中线对齐，展开铺于床上，床尾部分按铺大单法折好床角。

3. 铺平毛毯　铺毛毯于衬单上，上端离床头 15cm，床尾部分铺成直角：在距床尾约 30cm 处向上提起毛毯边缘，使其与床沿垂直，呈一等腰三角形，以床沿为界将三角形分为上下两部分，将上半三角底边直角部分拉出，拉出部分的边缘与地面垂直，将拉出部分塞于床垫下，同法铺好另一角。

4. 铺罩单　正面向上对齐中线，上端与床头齐，将罩单向内反折 15cm 包住毛毯后，再将衬单向上反折包住毛毯和罩单，床尾折成 45° 角垂直于床边；转至对侧，逐层铺好衬单、毛毯、罩单。

5. 套枕套、桌椅归位　方法同被套式备用床。

（二）被单式备用床改暂空床

1. 将两侧床沿衬单与毛毯半塞部分平整拉出。

2. 将革单向内反折 15cm，再将衬单向上反折 25cm 包裹棉胎（或毛毯）或罩单。

3. 最后将罩单、棉胎、衬单一起三折于床尾。

4. 余同被套式。

（三）被单式麻醉床

1. 用物　同被套式，其中被套改为大单两条（作为罩单和衬单使用）。

2. 铺大单、橡胶单及中单　方法同被套式麻醉床。

3. 铺盖被　方法同被单式备用床。

4. 盖被上端铺法　同被单式暂空床。

5. 将盖被床尾端向上反折与床尾齐。

6. 两侧边缘向上反折与床沿齐。

7. 再将盖被纵向扇形三折叠于一侧床边。

8. 开口对门。

9. 余同被套式麻醉床。

二、横向铺大单法

1. 置大单　将已折好的大单，对准床的纵、横中线置于床上。

2. 展大单　依次展平各层大单。

3. 铺床头大单　将上层大单提起，拉向床头；铺好近侧床头角。

4. 铺床尾大单　将床尾大单提起，拉向床尾；铺好近侧床尾角。

5. 余与纵向铺大单法相同。

三、床垫罩铺床法

用床垫罩代替大单铺床，目前已被临床上广泛应用。此法操作简单，即用布按床垫的大小制成床垫罩，对齐中线，从床头向床尾分别拉紧四角，用纽扣或系带固定，罩于床褥及床垫上，省力又省时。

四、拆床法

1. 护士着装整齐，洗手，取下手表，戴口罩。

2. 携污衣袋至病房。

3. 移开旁桌、床边椅至适当处，推治疗车至床尾正中。

4. 拆下枕套，置于床尾下档，枕芯放于椅上。

5. 一手抬起近侧床垫中部，另一手自垫下向床头松单，随即换手向床尾垫下松单。

6. 将近侧棉被松开。

7. 转至对侧，同法松开大单、棉被。

8. 从被套开口处将棉胎一侧纵向向上折叠 1/3，同法折对侧棉胎，手持棉胎前端，呈 "S" 型折叠拉出，放于治疗车上。

9. 取下橡胶单放于治疗车上，将大单、被套、枕套由两端和两侧污面向内卷起放至污物袋内。

10. 枕芯、棉胎放于床上，移回床旁桌、椅。

11. 根据物品归类消毒、清洗处理，洗手。

知识链接

横向铺大单折叠法

1. 将床尾大单边缘与大单中线对齐，取床尾 1/4 处横线。

2. 将床尾 1/4 处横线与大单床头的 1/4 处横线对齐。

3. 大单床头边缘在上，对齐各边、中线，横折。

4. 将已横折的左右两边，同时对准纵中线折叠。

5. 将外侧折叠边向内侧边对齐，折叠。

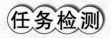

任务检测

一、选择题

（一）A1 型题

1. 某医院护理部要求各病区给住院患者创造适宜的休养环境，下列正确的措施是

    A. 中暑者，室温保持在 4℃左右

    B. 儿科病室，冬季室温保持在 22~24℃

    C. 产后休息室应保暖，不能开窗，以防产妇受凉、感冒

    D. 气管切开者，室内湿度保持在 20%

    E. 破伤风患者，室内光线应充足

2. 属于医源性损伤的是

    A. 患者住院期间发生病情变化   B. 患者住院期间洗澡不慎摔倒

    C. 患者住院期间发生意外事件   D. 蚊虫叮咬感染

　E. 因护士无菌观念不强造成患者感染

3. 根据 WHO 的规定，白天病区较理想的声强度应维持在

　A. 25~30dB　　　B. 30~35dB　　　C. 35~40dB

　D. 40~45dB　　　E. 45~50dB

4. 麻醉护理盘内<u>不需准备</u>的物品是

　A. 张口器　　　　B. 牙垫　　　　C. 导尿管

　D. 输氧导管　　　E. 吸痰导管

5. 护士小王，在为头部手术术后的患者铺麻醉床时，盖被三折于门对侧床边的目的

　A. 使病室整洁　　　　　　　B. 便于接受术后患者

　C. 利用节力原则　　　　　　D. 有利于术后观察病情

　E. 防止患者坠床

（二）**A2 型题**

6. 季先生，66 岁，因呼吸道阻塞行气管切开，其病室环境应特别注意

　A. 调节温湿度　　　B. 保持安静　　　C. 加强通风

　D. 合理采光　　　　E. 适当绿化

7. 患者，女，40 岁，因为胆囊炎刚刚住院，性格内向，不爱说话，作为责任护士，如何指导和帮助患者适应病区这一特殊的社会环境

　A. 引导患者建立良好的护患关系及群体关系

　B. 预防和消除一切不安全因素

　C. 消除导致患者躯体损伤的因素

　D. 避免患者医院内感染

　E. 做到医院园林化、病房家庭化

8. 王某，30 岁，破伤风患者，神志清楚，全身肌肉阵发性痉挛、抽搐，所住病室环境下列哪项<u>不符合</u>病情要求

　A. 室温 18~20℃　　　　　　B. 相对湿度 50%~60%

　C. 门、椅脚钉橡皮垫　　　　D. 保持病室光线充足

　E. 开门关门动作轻

9. 魏先生因颅骨骨折行急诊手术，护士为其准备麻醉床，<u>不符合要求</u>的操作是

　A. 可将备用床改铺为麻醉床　　　B. 于床中部和床尾铺橡胶单及中单

　C. 盖被纵向三折叠于门对侧床边　D. 枕头开口背门并横立于床头

　E. 备麻醉护理盘、输液架等

（三）**A3 型题**

（10~11 题共用题干）

患者女性，48 岁，甲状腺肿大择期手术。入院第 1 天，因地滑不慎在盥洗间滑倒，上臂、前臂和肘部表皮有擦伤。

10. 上述情况属于

　　A. 机械性损伤　　B. 医源性损伤　　C. 化学性损伤

  D. 物理性损伤 E. 生物性损伤

11. 避免上述情况发生的有效措施为

  A. 设呼叫系统   B. 患者下床时，给予搀扶

  C. 尊重、关心患者   D. 洗手间地面铺设防滑材料，设警示牌

  E. 加强职业道德教育

二、思考题

1. 病区如何设置和布局比较合理？良好住院环境应从哪几个方面管理？

2. 良好、舒适的物理环境有哪些要求？应如何满足患者的生理、心理需要？

3. 如何为患者创造和维持良好的社会环境？

4. 铺床法有几种？其目的有什么不同？请比较、区分各方法工作过程及注意事项有何不同？

（徐 涛）

项目十四 入病区后护理

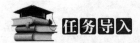
任务导入

【案例】

　　患者，女性，张××，86岁，主因咳嗽、咳痰、发热伴呼吸困难7天就诊呼吸内科门诊，由门诊轮椅送入院。既往有慢性喘息型支气管炎、肺源性心脏病、慢性阻塞性肺气肿、高血压病、糖尿病等病史。诊断：慢性喘息型支气管炎。入院时患者神志清楚、咳嗽无力、呼吸喘促、口唇发绀、不能平卧。生命体征：体温38℃，脉搏98次/分，呼吸30次/分，血压200/100mmHg。

　　入院后护士应给予入病区后的护理，取舒适半卧位；测量、记录生命体征，进行入院护理评估；按医嘱给予内科一级护理，留伴一人；留取各种标本、氧气吸入、抗感染、平喘、营养支持、控制血糖及血压等处理；密切观察病情变化，预防并发症。

　　任务一　入病区后的初步护理
　　任务二　卧位安置与更换
　　任务三　生命征测量
　　任务四　体温单绘制
　　任务五　处理医嘱

学习目标

　　1. 解释卧位，主动卧位、被动卧位、被迫卧位、长期医嘱、临时医嘱、长期备用医嘱、临时备用医嘱的概念。

　　2. 阐述一般患者与急诊患者入病区后的护理、入院护理评估内容、临床常用卧位的适用范围及临床意义。

　　3. 陈述意识障碍程度及临床意义、瞳孔变化临床意义。

　　4. 描述医疗护理文件的书写规范及病历保管要求。

　　5. 说出生命体征正常值及生理变化。

　　6. 叙述协助患者更换卧位的注意事项、医嘱处理的原则及方法。

任务目标

　　1. 能根据患者病情正确给予入病区后的护理。

　　2. 能正确收集患者健康资料，进行入院护理评估，正确书写护理病历。

　　3. 能根据病情为患者正确安置各种卧位及协助其变换卧位。

4. 能正确测量生命体征，正确记录、填写和绘制体温单。

5. 根据医嘱处理原则，能正确处理各种医嘱。

任务一　入病区后的初步护理

 知识平台

入病区后的初步护理是指患者办理入院手续后，病区护士热情迎接患者，与入院办理处护送人员进行患者交接及交接后所进行的入院处置及一系列治疗护理活动。

一、患者入病区后的初步护理

（一）一般患者入病区后的初步护理

1. 准备床单位　病区接住院处通知后，应立即根据患者病情需要安排床位，准备所需用物。一般患者安置在普通病室，危重患者安置在重病室或重症监护室，传染病患者应根据病原体种类安置在相应隔离病室。铺好暂空床，酌情加铺橡胶单和中单；备齐患者所需用物，如热水瓶、生活用品（一次性脸盆、水杯、餐具），必要时备尿壶、便盆等。

2. 迎接新患者　①热情、主动迎接。接诊护士先自我介绍，以亲切的语言、热情的态度主动迎接患者，努力使患者有温暖如家，宾至如归的感觉。②安置床位，介绍病友。将患者安置至指定床位，协助患者上床休息；为患者介绍同室病友等。

3. 通知医生诊查　通知医生诊查患者，必要时协助体检和治疗。

4. 测量生命体征　测量患者体温、脉搏、呼吸、血压，对能站立者测身高、体重，并记录。

5. 入院宣教与指导

（1）介绍主管医护人员，发告知书　向患者及家属介绍经管的医生和责任护士，发放并签署入院告知书。

（2）介绍环境设置及医院制度　向患者及家属介绍病区和病室环境设置、医院的相关规章制度（作息时间、陪护和探视制度、安全管理制度等）。

（3）指导设施使用及标本留取方法　指导床单位及其设施的使用方法（如床头照明灯、呼叫器等），常规标本的留取方法、时间及注意事项，以及各种检查的注意事项。

（4）需要帮助时随时告知护士　耐心听取并认真解答患者或家属的咨询，如有需要帮助可随时告知护士，鼓励患者和家属表达自己的需要和顾虑。

（5）做好安全指导　对现存或潜在压疮、跌倒、坠床等风险的患者，做好相应的安全和护理指导。

6. 入科登记，填写住院病历　随着医院的信息化管理，护士工作站进行患者入科登记，录入生命体征、护理记录等资料。未实现信息化医院，需手工填写入科登记、住院病历的各种表格眉栏，在体温单上绘制和记录患者生命体征、身高和体重，有皮试者记录皮试结果；根据病情需要在护理记录单上记录首次护理记录。

7. 正确执行入院医嘱 处理转抄或打印入院医嘱，遵医嘱执行相关治疗及护理；通知配膳室为患者准备膳食，并将饮食标识张贴于床头卡；按"分级护理"常规实施护理（见本项目任务五处理医嘱中的"分级护理"）。

8. 完成入院评估 按护理程序收集患者健康资料，了解患者的基本情况、身心需要和健康问题，评估患者生活自理能力及潜在风险，为制定护理计划提供依据；填写入院护理评估单（表14-1-7）。

（二）急诊患者入病区后的护理

病区接收的急诊患者多由急诊室或手术室转入，病区护士接到通知后应立即做好以下准备。

1. 准备床单位 立即准备危重病室或抢救室床单位，床上加铺橡胶中单和中单；对急诊手术患者，应准备麻醉床。

2. 通知医生，做好抢救准备 通知相关医生并准备急救器材、药物及设备，如氧气、吸引器等，必要时备急救车，做好抢救准备。

3. 使用标识腕带 在诊疗活动中使用"腕带"作为操作前、给药前、输血前等诊疗活动时辨识患者身份的一种有效手段。尤其是手术、昏迷、神志不清、无自主能力的重症患者。

4. 认真交接或暂留陪送人员 患者入病区后，护士应立即与护送人员进行交接，对神志不清的患者或婴幼儿，或不能正确叙述病情和需求的患者（如语言、听力障碍），应暂留陪送人员，便于询问病史等相关情况，病情危重者应先处置患者后再进行交接。

5. 积极配合抢救 稳妥安置患者入病室后，积极配合医生进行抢救，立即给予紧急处置如吸氧、吸痰、建立静脉通路等，并作好护理记录。

二、完成入院护理评估

（一）概述

1. 入院护理评估 是指护理人员对入院患者进行系统、全面、完整的综合评估。护士通过良好的语言、动作表情、沟通技能等，对新入院患者进行护理体检，依照入院护理评估单依次收集资料并分析整理，找出护理问题，既可以全面收集资料，又能建立起融洽的护患关系，为即将开展的护理工作、缩短护患之间的距离打下良好的基础。入院评估通常要求在入院4h内完成，危重患者先救治，评估可延后至本班内完成。

2. 评估方法 评估贯穿于护理程序全过程，包括客观资料、主观资料的收集评估；以及其他可以用心理测量评定及评定量表对服务对象进行心理社会评估。

（二）入院护理评估内容

入院护理评估内容包括：一般资料、生活状况及自理程度、体格检查、心理社会状况等四部分内容。

1. 一般资料

（1）<u>基本资料</u>　基本资料包括姓名、性别、年龄、职业、民族、籍贯、婚姻、文化程度、宗教信仰、个人爱好、家庭住址、联系方式等。

（2）<u>现在健康状况</u>　现在健康状况包括主诉、入院原因、入院方式、初步医疗诊断等。

（3）<u>既往健康状况</u>　包括既往史、家族史、过敏史等。

2. 生活状况及自理程度评估

（1）<u>饮食与营养评估</u>　①饮食评估：评估一般饮食形态包括用餐时间长短、摄食种类及摄入量、患者的饮食规律等；评估患者食欲有无改变；评估影响因素如患者有无口腔疾患等。②营养评估：根据患者外貌、皮肤、毛发、皮下脂肪、肌肉的发育情况综合判断（详见项目十九，任务一）。

知识链接

护士对分管患者应"十知道"

护士对分管患者的情况掌握要求做到"十知道"，即知道患者的：①床号、姓名；②基本情况（性别、年龄、文化程度、职业、家庭经济情况）；③诊断；④心理状况；⑤饮食情况；⑥治疗经过及用药情况；⑦病情及临床表现；⑧检查和化验的阳性结果；⑨护理问题；⑩护理措施。

（2）<u>睡眠与休息评估</u>　①睡眠评估主要是观察睡眠的深度、时间、有无失眠、是否需用辅助睡眠方法等。②休息评估主要是观察患者能否得到良好的休息、休息后体力是否容易恢复及原因（详见项目二十一，任务三）。

（3）<u>排泄评估</u>　包括①排便的次数、性状、量，有无腹泻、失禁、造瘘口等。②排尿评估包括排尿次数、尿液颜色、性状、量，有无失禁、造瘘口等。（详见项目二十，任务一和任务三）

（4）<u>烟酒嗜好评估</u>　评估有无吸烟或饮酒嗜好、程度、年限或戒除烟酒情况等。

（5）<u>活动评估</u>　①评估活动能力、活动耐力、有无医疗或疾病的限制、是否借助轮椅或义肢等辅助器具。②能否自理、自理程度、步态、体位、姿势，引起活动障碍的原因等。③将进食、洗澡、修饰、穿衣、控制大小便、如厕、床椅转移、平地行走、上下楼梯等<u>日常生活 10 个项目进行评定，将各项得分相加即为总分。根据总分，将自理能力分为重度依赖、中度依赖、轻度依赖和无需依赖四个等级</u>，见表14-1-1、表14-1-2。

表14-1-1　自理能力等级评分及照护程度

自理能力等级	等级划分标准	需要照护程度
重度依赖	总分≤40分	全部需要他人照护
中度依赖	总分41~60分	大部分需他人照护
轻度依赖	总分61~99分	少部分需他人照护
无需依赖	总分100分	无需他人照护

表 14-1-2　Barthel 指数评定量表（BI）

序号	项目	完全独立	需部分帮助	需极大帮助	完全依赖帮助
1	进食	10	5	0	－
2	洗澡	5	0	－	－
3	修饰	5	0	－	－
4	穿衣	10	5	0	－
5	控制大便	10	5	0	－
6	控制小便	10	5	0	－
7	如厕	10	5	0	－
8	床椅转移	15	10	5	0
9	平地行走	15	10	5	0
10	上下楼梯	10	5	0-	

注：根据患者的实际情况，在每个项目对应的得分上划"√"；Barthel 指数总分：____分

（6）认知和感受评估　①评估患者有无疼痛、疼痛的部位和性质、开始时间、持续时间、伴随症状等。②评估患者的视力情况。③评估患者有无触觉异常、异常的部位和性质等。④评估患者的嗅觉是否异常、异常的程度。⑤评估患者的其他认知和感受状况。

3. 体格检查　护理体检是护士运用视、触、叩、听、嗅等方法，对护理对象生命体征及身体各系统进行检查。护士进行护理体检的目的是收集能确定护理诊断、护理计划有关患者身体方面的资料。

（1）全身状况检查

生命体征：生命体征是体温、脉搏、呼吸及血压的总称。受大脑皮质的控制，是机体内在活动的一种客观反映，是衡量机体身心状况的可靠指标。正常人的生命体征在一定范围内相对稳定，当机体患病时，生命体征可发生不同程度的变化，相关评估内容见表 14-1-3。

表 14-1-3　生命体征评估内容

生命征	评估内容
体温	*热型、发热过程与表现及伴随症状等
脉搏	*短时间内了解患者的循环状态和全身情况，从而判断有无心血管系统异常，应注意频率、节律、强弱的变化
呼吸	*应注意呼吸类型、频率、节律、深浅度、声音、形态等方面，有无咳嗽、咳痰、咯血、发绀、呼吸困难及胸痛表现
血压	*可以了解心脏的功能、外周阻力、动脉管壁的弹性及循环血量、血管容量、血液黏度等情况 *血压过高或过低都是严重的病理情况，血压过高可加重心脏负担，常引起心、脑、肾等重要器官损害。血压过低直接影响全身组织器官的血液供应，造成组织缺氧及重要脏器功能障碍，常见于大量失血、休克、急性心力衰竭等

发育与体型：根据身高、胸围、体型、体重、身体概况来判断其发育情况，根据骨骼、肌肉与脂肪分布这些情况来判断其发育状况。①成人发育正常的判断指标：一般为胸围等于身高的一半，坐高等于下肢的长度，两上肢展开的长度约等于身高。

②临床上将正常人体分为三种类型：匀称型/正力型，身体各部分匀称适中；瘦长型/无力型，身体瘦长，颈长肩窄，胸廓扁平，腹上角<90°；矮胖型/超力型，身短粗壮，颈粗肩宽，胸廓宽厚，腹上角>90°。

面容与表情：健康人表情自然，神态安怡。疾病可影响患者的面部表情，表现为痛苦、忧虑、疲惫或烦躁等面容与表情。某些疾病或其某些阶段可出现特征性的面容与表情，对诊断有一定价值（表14-1-4）。

表14-1-4　特征性的面容与表情

特征面容	表　现	常见病症
①急性病容	颜面潮红、呼吸急促、鼻翼扇动、口唇疱疹、表情痛苦	急性传染病或高热患者，如麻疹、大叶性肺炎、疟疾等
②慢性面容	面容憔悴、面色苍白或灰暗、目光暗淡、消瘦无力	慢性消耗性疾病，如恶性肿瘤、肝硬化、肺结核等
③病危面容	面肌消瘦、面色苍白或铅灰、表情淡漠、双目无神、眼眶凹陷	大出血、严重休克、脱水、急性腹膜炎等
④贫血面容	面色苍白、唇舌及结膜色淡，表情疲惫乏力	各类型贫血患者
⑤甲亢面容	面肌消瘦、眼球突出、眼裂增大、眨动较少、呈恐惧表情	甲状腺功能亢进患者
⑥伤寒面容	表情淡漠，反应迟钝，舌红少苔，气短懒言，甚至有意识障碍	多见于伤寒、脑脊髓膜炎、脑炎等疾病
⑦破伤风面容	特殊的"苦笑"面容，表情苦笑，牙关紧闭	破伤风患者
⑧肾炎面容	颜面部水肿明显，双眼浮肿，晨起时较重	肾炎患者

皮肤与黏膜：皮肤及黏膜的颜色、温度、湿度、弹性、出血、皮疹、水肿、皮下结节、囊肿等情况是全身性疾病的一种表现，应注意观察。①皮肤苍白、湿冷：如贫血患者苍白；休克患者湿冷。②皮肤湿冷、末端发绀：见于缺氧患者，其口唇、耳郭、面颊、指端皮肤湿冷、发绀。③皮肤黏膜瘀点、紫癜、瘀斑、血肿：见于造血系统疾病，如出血性疾病、重症感染患者。④巩膜、软腭黏膜、皮肤黄染：见于胆道梗阻及溶血性疾病患者。⑤皮肤弹性减弱：长期消耗性疾病、营养不良、严重脱水患者。⑥皮肤水肿：心源性水肿患者则表现为下肢及身体下垂部位水肿；肾性水肿患者多有晨起眼睑、颜面水肿现象。

（2）神经系统检查　神经系统评估包括脑神经、运动神经、感觉功能、神经反射及自主神经评估等。通过神经系统评估观察患者的意识状态、语言表达能力、定向能力等。

意识状态：意识是大脑功能活动的综合表现，是对环境的知觉状态。正常人意识清晰，反应敏锐而精确，语言流畅准确，思维合理，情感活动正常，定向力（对时间、人物、地点的判断力）正常。①意识障碍，是指个体对外界环境刺激缺乏正常的一种精神状态。任何原因引起大脑高级神经中枢功能损害时，都会引起不同程度的意识障碍。表现为对自身及外界环境的认识及记忆、思维、定向力、知觉、情感等精神活动的不同程度的异常改变。②意识障碍的程度，可分为嗜睡、意识模糊、昏睡、昏迷，也可出现谵妄。谵妄是一种以兴奋性增高为主的高级神经中枢的急性失调状态。意识障碍不同程度的临床表现，见表 14-1-5。

表 14-1-5　意识障碍的程度

意识障碍	障碍程度	临床表现
嗜睡	为最轻度的意识障碍	持续地处于睡眠状态，轻度刺激可唤醒或语言唤醒，醒后能正常、简单而缓慢地回答问题，但反应迟钝，能勉强配合检查。停止刺激后又很快入睡
意识模糊	程度较嗜睡深，正常的外界刺激不能唤醒	强刺激唤醒后，能做出简单的思维活动，表现为定向障碍，思维和语言不连贯，对时间、地点、人物的定向力完全或部分发生障碍，可有错觉、幻觉、躁动不安或精神错乱
昏睡	意识障碍程度加重。接近人事不省的意识状态	处于深睡眠状态，不易唤醒。虽在压迫眶上神经、摇动身体等强烈刺激下可被唤醒，但醒后答话含糊或答非所问，停止刺激即又进入熟睡状态
昏迷	是最严重意识障碍，也是病情危重的信号	浅昏迷：是指意识大部分丧失，无自主活动，对声、光刺激无反应，对疼痛刺激（如压眶上神经）可有痛苦表情及躲避反应。瞳孔对光反射、角膜反射、吞咽反射、眼球运动、咳嗽反射等可存在。呼吸、心搏、血压无明显改变，可有大小便失禁或尿潴留
		深昏迷：是指意识完全丧失，对各种刺激甚至是强刺激均无反应。全身肌肉松弛，肢体呈迟缓状态，深、浅反射均消失，偶有深反射亢进与病理反射出现。血压可有下降，呼吸不规则，大、小便失禁或潴留。机体仅能维持呼吸与循环的最基本功能

语言表达能力：语言表达的清晰程度，如语言表达是否清晰、含糊、表达困难或失语等。

定向能力：对自我、时间、地点、人物等定向是否准确。

瞳孔观察：瞳孔的变化是颅内疾病、药物中毒、昏迷等病情变化的一个重要指征。应注意观察两侧瞳孔的形状、大小、边缘、对称性及对光反射是否存在（表 14-1-6）。

表 14-1-6　瞳孔观察及临床意义

观察内容	观察意义
形状	正常形状：呈圆形，两侧等大等圆，位置居中，边缘整齐，对光反应灵敏 生理情况：婴幼儿、老年人瞳孔较小，青少年瞳孔较大；光亮处瞳孔收缩，昏暗处瞳孔扩大
大小变化	正常瞳孔：直径为 2.5~5mm，在自然光线下，平均为 3~4mm 异常瞳孔：直径小于 2mm 为瞳孔缩小；直径小于 1mm 为针尖样瞳孔；直径大于 5mm 为瞳孔散大瞳孔缩小：见于虹膜炎症；有机磷农药、氯丙嗪、吗啡等中毒 瞳孔散大：见于阿托品药物反应、颅内压增高、颅脑损伤、颠茄类药物中毒及临终表现

续表

观察内容	观察意义
大小对称性	两侧瞳孔大小不等：见于脑外伤、脑肿瘤、脑疝。单侧瞳孔缩小，常提示同侧小脑幕裂孔疝早期；一侧瞳孔散大、固定，常提示同侧颅内病变（如颅内肿瘤、脑肿瘤等）所致小脑幕裂孔疝的发生
瞳孔对光反应	正常情况下瞳孔对光反应灵敏，并于光亮处瞳孔收缩，昏暗处瞳孔扩大。对光反应迟钝：当光照时瞳孔缩小缓慢，撤离光线时瞳孔缓慢恢复，见于中度昏迷。当瞳孔大小不随光线的刺激而变化，称为对光反应消失，常见于深昏迷或危重患者

（3）呼吸系统检查　评估患者的呼吸方式、节律、频率、深度等，有无呼吸困难、咳嗽、咳痰情况及性质、程度等。

（4）循环系统检查　评估患者的心律、心率有无异常情况，有无心源性水肿及水肿的部位、程度、性质等。

（5）消化系统检查　评估排泄物、呕吐物情况，注意观察其性状色、量、味等。评估内容有无恶心、呕吐、嗳气、返酸、腹胀、腹痛、腹泻等胃肠道症状和体征。

呕吐：呕吐可将有害物质吐出，对身体起到保护作用，但剧烈而频繁的呕吐可引起水、电解质紊乱、酸碱平衡失调、营养障碍等。故应注意观察呕吐方式及呕吐物的性状、色、量、味等，做好记录，必要时收集标本送检，协助诊断。①性状：颅内压增高者的呕吐呈喷射状。呕吐物一般为消化液和食物。②颜色：急性大出血呕吐物呈鲜红色；陈旧性出血呈咖啡色；胆汁反流呈黄绿色；滞留在胃内时间较长呕吐物呈暗灰色。③量：成人胃容量一般为300ml，如呕吐物超过胃容量应考虑有无幽门梗阻或其他异常情况。④气味：普通呕吐呈酸味；胃内出血可呈碱味；幽门梗阻食物在胃内停留时间较长呈腐臭味；胆汁反流时呈苦味；肠梗阻时呈粪臭味。

腹部评估：对腹痛者要注意观察腹痛的部位、性质、持续时间等。注意对腹部进行触诊，检查腹部的柔软程度；有无肌紧张、压痛、反跳痛、板状腹；有无腹部包块、部位、性质等。对腹水患者要测量腹围。

（6）生殖系统检查　女性评估月经情况，是否正常，有无月经紊乱、痛经、月经量过多、绝经等。男性评估前列腺、外生殖器等健康情况。

4. 心理社会方面评估　①心理状态评估，包括护理对象的语言与非语言行为、思维过程、认知能力、情绪状态、感知情况、对疾病的认识、人生观、价值观和信念等。②社会文化状态评估，包括年龄、婚否、职业及工作情况、目前享受的医疗保健待遇、经济状况，护理对象在家庭中的地位、家庭成员的态度、社会支持系统状况等。

（三）填写入院护理评估单

以本任务案例为范例，根据评估内容收集资料，填写入院护理评估单（表14-1-7）。

表14-1-7　入院护理评估单（范例）

姓名：　张某　　床号：　2　科别：　呼内　病室：　05　住院号：　20154316

（一）一般资料

姓名：　张某　　性别：　女　年龄：　86　职业：　农民

民族：　汉　籍贯：　福建　婚姻：　已婚　文化程度：　小学　宗教信仰：　无

联系地址：闽台市哈啰县兴旺路 1 号　联系人：赵某　电话：13×××××××44

主管医师：郑民　护士：姜小红　收集资料时间：2015.05.15

入院时间：2015.05.15　入院方式：步行　扶行　轮椅√　平车

入院医疗诊断：慢性喘息型支气管炎

入院原因（主诉和简要病史）：主诉：咳嗽、咳痰、发热伴呼吸困难 7 天，既往有慢性喘息型支气管炎、肺源性心脏病、慢性阻塞性肺气肿、高血压病、糖尿病等病史。入院时患者神志清楚、咳嗽无力、呼吸喘促、口唇发绀、不能平卧。

既往史：慢性喘息型支气管炎、高血压、糖尿病　过敏史：无√　有（药物　食物　其他　　）

家族史：高血压病√，冠心病，糖尿病√，肿瘤＿＿＿，癫痫，精神病，传染病＿＿＿，遗传病

其他：无

（二）生活状况及自理程度

1. 饮食

基本膳食：普食　软食√　半流质　流质　禁食

食欲：正常√　增加　亢进＿＿＿天/周/月　　下降/厌食＿＿＿天/周/月

近期体重变化：无√　增加/下降　kg/　月（原因＿＿＿＿＿＿＿＿＿＿）

其他：无

2. 休息/睡眠

休息后体力是否恢复：是√　否（原因＿＿＿＿＿＿＿＿＿＿）

睡眠：正常　入睡困难√　易醒　早醒　多梦　噩梦　失眠

辅助睡眠：无√　药物　其他方法

其他：＿＿＿

3. 排泄　排便：1　次/天　性状：正常√/便秘/腹泻/便失禁/造瘘

排尿：4　次/天　颜色：浅黄　性状：透明　尿量：1500ml /24h　尿失禁

4. 烟酒嗜好

吸烟：无√　偶尔吸烟　经常吸烟＿＿＿＿＿年＿＿＿支/天　已戒＿＿＿年

饮酒/酗酒：无√　偶尔饮酒　经常饮酒＿＿＿＿＿年＿＿＿＿＿/d　已戒＿＿＿年

5. 活动自理：全部　障碍√（进食　沐浴/卫生　穿着/修饰　如厕√　）

步态：稳　不稳√（原因 高龄、发热、呼吸喘促＿＿＿＿＿＿＿＿＿＿＿）

医疗/疾病限制：医嘱卧床√　持续静滴　石膏固定　牵引　瘫痪

6. 其他

（三）体格检查

T ＿38.0＿ ℃　P ＿＿98＿＿ 次/分钟　R ＿＿30＿＿ 次/分钟　BP ＿＿200/100＿＿ mmHg

身高 ＿＿155＿＿ cm　体重 ＿＿67＿＿ kg

1. 神经系统

意识状态：清醒√　嗜睡　意识模糊　昏睡　浅昏迷　深昏迷语言表达：清楚√

含糊　语言困难　失语定向能力：准确√　障碍（自我　时间　地点　人物　）

2. 皮肤黏膜

皮肤颜色：正常√　潮红　苍白　发绀　黄染

皮肤温度：温√　热　凉

皮肤湿度：正常　干燥　潮湿√　多汗

完整性：完整√　皮疹　出血点　其他

压疮（Ⅰ/Ⅱ/Ⅲ度）（部位/范围＿＿＿＿＿＿＿＿＿＿＿＿＿＿＿＿＿＿＿＿＿）

口腔黏膜：正常√　充血　出血点　糜烂溃疡　疱疹　白斑

其他：

3. 呼吸系统

呼吸方式：自主呼吸√　　　机械呼吸

节律：规则√　　　异常　　　频率　30　次/分钟　　　深浅度：正常　　　深　　　浅√

呼吸困难：无　　轻度√　　　中度　　　重度

咳嗽：无　　有√

痰：无　　容易咳出　　不易咳出√　　　痰（色____量____粘稠度：___）

其他：

4. 循环系统

心率：规则√　　　心律不齐　　　心率　98　次/分钟

水肿：无√　　　有（部位/程度_____）

其他：

5. 消化系统

胃肠症状：恶心　　呕吐（颜色____性质____次数____总量____）

　　　　　嗳气　　反酸　　烧灼感　　腹痛（部位/性质_____）

腹部：软√　　肌紧张　　压痛/反跳痛　　可触及包快（部位/性质_____）

腹水：（腹围_____cm）其他：

6. 生殖系统

月经：正常　　素乱　　痛经　　月经量过多　　绝经√

其他：

7. 认知/感受

疼痛：无√　　有（部位/性质_____）

视力：正常√　　　远/近视　　失明（左/右/双侧）

听力：正常√　　　耳鸣　　重听　　耳聋（左/右/双侧）

触觉：正常√　　　障碍（部位_____）

嗅觉：正常√　　　减弱　　缺失

思维过程：正常√　　　注意力分散　　远/近期记忆力下降　　思维混乱

其他：

（四）心理社会方面

1. 情绪状态：镇静　　易激动　　焦虑√　　恐惧　　悲哀　　无反应

2. 就业状态：固定职业　　丧失劳动力　　失业　　待业　　其他√

3. 沟通：希望与更多人交往√　　语言交流障碍　　不愿与人交往

4. 医疗费用来源：自费√　　劳保　　公费　　医疗保险　　其他

5. 与亲友关系：和睦√　　冷淡　　紧张

6. 遇到困难最愿向谁倾诉：父母　　配偶√　　子女　　其他

三、医疗与护理文件书写要求

医疗和护理文件的书写原则应当客观、真实、准确、及时、完整、简要、清晰。

1. 及时　医疗和护理文件记录必须及时，不可提早或拖延，更不能漏记、错记，以保证记录的时效性，使记录资料维持最新。①住院首次护理记录应在患者入院后 4h 内完成（上、下午入院的患者应分别在上、下午下班以前完成）。②首次病程记录应在患者入院 8h 内完成。③患者入院记录、出院记录、死亡记录应于 24h 内完成。④若因抢救急、危重症患者不能及时记录时，也应在抢救结束后 6h 内据实补记，并注明抢救完成时间及补记时间。

2. 准确、真实 医疗和护理记录需在时间、内容及可靠程度准确、真实、无误。不可主观臆断，尤其对患者的主诉和行为描述应详细、真实、客观。是临床患者病情进展的科学记录，必要时可成为重要的法律依据。①记录者必须是执行者；记录时间应为实际给药、治疗、护理的时间。②准确使用医学术语、通用的中文和外文缩写，采用法定的计量单位。③各种记录应按规定的内容和格式书写，书写工整，字迹清晰，表达准确，语句通顺，标点正确。④记录过程中出现错字，应当用双线划在错字上，并在上面签字，不得采用刮、粘、涂等方法掩盖或去除原来的字迹。

3. 完整 医疗、护理记录应包括患者的所有信息。①医疗和护理文件的眉栏、页码、各项记录必须逐项填写完整，避免遗漏。②记录应连续，不可留有空行或空白；记录者应签上全名，以示负责。③如果患者出现病危、拒绝接受治疗护理、自杀倾向、意外、请假外出、带管出院等特殊情况，应详细记录，并及时汇报和交接班。④医疗和护理文件不得随意拆散、损坏或外借，以免丢失。

4. 简明扼要 记录的内容应简明扼要，语句通顺，重点突出，使用医学术语应确切，并使用公认的缩写，避免笼统，过多修饰，及含糊不清。护理文件可采用表格式，以节约书写时间，更好的为护理对象服务。

5. 清晰 按要求应使用红、蓝钢笔或签字笔书写医疗和护理记录。文字工整，字体清晰，不出格、不跨行、不涂改、不剪贴、不滥用简化字，以保持文件的整洁。

四、医疗和护理文件的管理

医疗机构应当建立医疗与护理文件的管理制度，设置专门部门或专（兼）职人员，具体负责本机构病案的保存与管理工作，严禁任何人伪造、涂改、隐匿、销毁、窃取和抢夺病案等情况发生。

（一）保管要求

1. 各类医疗护理文件应按规定放置，记录或使用后必须放回原处。

2. 必须保持医疗护理文件的清洁、整齐、完整，防止破损、污染、拆散、丢失，收到化验单等检验报告单应及时进行粘贴。

3. 按规定，患者及家属有权复印体温单、医嘱单、护理记录单，并由病区指定专门人员负责携带和保管。但不符合法律规定和未经医护人员同意，不得擅自翻阅各种医疗和护理文件，更不能将其携带出病区。

4. 患者、家属及其他机构相关人员需查阅或复印病案资料时，应根据证明材料及提出申请，由病区指派专门人员在申请人当场的情况下负责复印，并经申请人核对无误后，医疗机构加盖证明印章。

5. 医疗护理文件应妥善保存。住院期间由病房负责保管，出院或死亡后，将其整理好交病案室，并按卫生行政所规定的保存期限保管。

6. 体温单、医嘱单、特别护理记录单作为病历的一部分随病历放置，患者出院后送病案室长期保存。

7. 门（急）诊病历档案的保存时间自患者<u>最后一次就诊之日起不少于 15 年</u>。

8. <u>病区交班报告等由病区保存一年</u>，以备查阅。

9. 患者本人或其代理人、死亡患者近亲属或其代理人、保险机构<u>有权复印或复制</u>患者的门（急）诊病历、体温单、医嘱单、化验单、医学影像检查资料、特殊检查（治疗）同意书、手术同意书、手术及麻醉记录单、病理报告、护理记录、出院记录以及国务院卫生行政部门规定的其他病历资料。

10. 发生医疗事故纠纷时，应于<u>医患双方同时在场</u>的情况下封存或启封死亡病历讨论记录、疑难病例讨论记录、上级医师查房记录、会诊记录、病程记录。各种检验报告单、医嘱单等。封存病历资料可以是复印件，封存的病历由医疗机构负责医疗服务质量监控的部门或专（兼）职人员保管。

（二）排列顺序

病案按规定顺序排列，使其规格化、标准化，可便于管理和查阅。

1. 住院病历应当按照以下顺序排序

（1）体温单（按时间先后倒排）

（2）医嘱单（按时间先后倒排）

（3）入院记录

（4）病程记录

（5）术前讨论记录

（6）手术同意书

（7）麻醉同意书

（8）麻醉术前访视记录

（9）手术安全核查记录

（10）手术清点记录

（11）麻醉记录

（12）手术记录

（13）麻醉术后访视记录

（14）术后病程记录

（15）病重（病危）患者护理记录

（16）出院记录

（17）死亡记录

（18）输血治疗知情同意书

（19）特殊检查（特殊治疗）同意书

（20）会诊记录

（21）病危（重）通知书

（22）病理资料

（23）辅助检查报告单

（24）医学影像检查资料

2. 病案应当按照以下顺序装订保存

（1）住院病案首页

（2）入院记录

（3）病程记录

（4）术前讨论记录

（5）手术同意书

（6）麻醉同意书

（7）麻醉术前访视记录

（8）手术安全核查记录

（9）手术清点记录

（10）麻醉记录

（11）手术记录

（12）麻醉术后访视记录

（13）术后病程记录

（14）出院记录

（15）死亡记录

（16）死亡病例讨论记录

（17）输血治疗知情同意书

（18）特殊检查（特殊治疗）同意书

（19）会诊记录

（20）病危（重）通知书

（21）病理资料

（22）辅助检查报告单

（23）医学影像检查资料

（24）体温单（按时间先后顺排）

（25）医嘱单（按时间先后顺排）

（26）病重（病危）患者护理记录

（三）病历管理的重要性

1. 提供信息　医疗护理文件是医务人员在临床实践中，对患者疾病发生、发展、转归全过程的原始记录文件。①完整的病案记录是诊断、治疗及护理的重要依据。②便于各级医务人员全面、及时、动态地了解患者的情况。③加强医护间的协调与合作，保证诊疗、护理工作的完整性、连贯性，做出正确的判断和处理。

2. 提供教学、科研资料　完整病案资料是医学教学的最好教材，也是开展科研工作的重要资料。如医疗护理记录资料为研究中的个案分析、统计分析，及回顾性研究等具有参考价值。

3. 提供法律依据　医疗护理记录属于合法文件，具有重要的法律作用。在法庭上可作为医疗纠纷、人身伤害、保险赔偿、犯罪刑事案件及遗嘱查验的证明。在调查处理事件过程中，用以证明医院及医护人员有无法律责任，因此，应按要求记录病案，以保证其合法权益。

4. 提供评价依据　病案在一定程度上反映医院的医疗护理质量、医院管理水平、学术及技术水平，体现医护人员的业务素质，是衡量医院工作和管理水平的重要依据。

5. 为制定政策提供依据　医疗、护理记录的完整性，为疾病调查、流行病学研究、传染疾病的管理和防治提供医学统计原始资料，为国家卫生行政管理部门制定政策、法规提供依据。

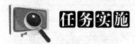
任务实施

情景训练 2　入院后初步护理

【**目的**】协助患者了解和熟悉环境，使患者尽快熟悉和适应医院生活；对患者的病情进行初步评估；做好健康教育，满足患者对疾病知识的需求。

【**评估**】本项目案例：张女士为例。

1. 护士　仪表是否符合行为规范，是否明确操作目的。

2. 环境　环境是否整洁，光线是否适宜。

【**计划**】

1. 护士准备　仪表符合规范，明确入院后初步护理的目的，洗手、戴口罩。

2. 用物准备　准备病床单位，备齐患者所需用物，如热水瓶、康复用品等；做好抢救准备，准备急救器材、设备及药物如氧气、吸引等。

3. 患者准备　做好主动配合准备。

4. 环境准备　光线适宜、空气清洁。

【**实施**】见表 14-1-8（本案例为范例）。

【**评价**】见表 14-1-8。

表 14-1-8　入院后初步护理工作过程

工作过程	任务情景		要点说明
	角色	行为及沟通	
迎接新患者	护士甲	微笑、热情、主动迎接上前："您好！"	热情、主动迎接
	护士乙	"您好！我是护士×××，患者张××到您病区住院治疗，这是住院病历，这是患者张××（指轮椅上患者），这位是患者家属赵××。"	与入院办理处护送护士（人员）甲进行交接
	护士甲	（对患者）"您好！请问您叫什么名字？"	确认患者
	患者	"叫张××。"	
	护士甲	"叫张××！"	患者身份得到证实
	患者	"是的！"	
	护士甲	"您好！我姓姜，叫小红，是您的责任护士，你们以后就叫我小姜吧。您安排在第5病室，第2床。来，我们送她到病床休息。"推送患者到指定床位，搬移患者上床，取舒适半卧位	☆语言亲切、态度热情，使患者有宾至如归的感觉 ☆护送患者到病床休息
	甲、乙护士	认真交接患者病情、病历等	签署交接单
	护士甲	为患者家属介绍同室病友，向同室病友介绍患者及家属	介绍病友
		向患者家属："您好！张阿姨住院期间的护理工作主要由我负责，有什么需要请随时找我，我也会随时来看望的。"	自我介绍，说明将所提供的护理服务及工作职责
通知医生诊查	护士甲	"张阿姨：您的主管医生是×××，科主任×××，护士长×××…""已通知×××医生，马上就来诊查，你们稍等一下。我先帮张阿姨测下生命征。"	☆介绍主管医护人员
	患者及家属	"谢谢！"	
测量生命体征	护士甲	记录测量值	
认真介绍与指导	护士甲	张阿姨，为了您能尽快熟悉病房环境，向你们介绍病房的一些注意事项和规章制度，请你们给予配合和支持。""每天查房时间是早上8点；晚上休息时间××；探视时间××。""在病房里不能抽烟。""这儿是卫生间；这儿是洗漱间。"	发入院须知，结合入院宣教单介绍各项注意事项及规章制度，及安全管理制度，签署安全告知书
		"这是呼叫器，有什么需要的可按下呼叫器，我们随时提供帮助。"指导床单位及其设施的使用方法（如床头照明灯、呼叫器等）	☆指导使用设施 ☆告知有需要随时通知护士
	患者及家属	"好的，谢谢！"	护士回到办公室，建立病历，填写各种卡片
填写病历表格	护士甲	排列住院病历顺序，用蓝黑或碳素墨水钢笔逐页填写住院病历眉栏及各种表格	填写各种表格眉栏
		在体温单40~42℃之间竖写入院时间，绘制首次生命征	填写、绘制体温单
		填写入院登记本、诊断卡（插入患者一览表上）。在计算机系统中核对并录入患者的基本信息	

续表

工作过程	任务情景		要点说明
	角色	行为及沟通	
正确执行入院医嘱	护士甲	执行各项治疗护理措施；按医嘱填写床头卡，并插入病床床尾牌夹内；处理各项医嘱	
完成入院评估	护士	运用视、触、叩、听、嗅等方法对患者的躯体、精神、容貌、举止、言谈等情况进行细致观察，收集资料、分析与整理资料	
		收集一般资料；生活状况及自理程度评估；体格检查；心理社会方面评估；填写入院护理评估单（表14-1-7）	

知识拓展

新入院患者常见心理反应及护理

一、焦虑

1. 原因　一方面要为自己将怎样面对陌生环境、疾病是否能治愈、是否会留后遗症等而担心，这种担心会使患者心烦意乱；患者对检查、治疗的手段缺乏必要了解，害怕检查、治疗给自己的身体带来痛苦。另一方面又为所负的家庭责任、工作职责、经济负担等问题所困扰等，对医疗费用担心，害怕给家人增加负担，都会引起焦虑。

2. 护理　护理人员应了解入院患者心理状况，以及对疾病的认识程度，对患者进行解释性心理治疗，认真介绍环境，帮助熟悉病房环境和医护人员，消除生疏和不安全感。使患者了解所患疾病的基本情况，告诉患者其将要采取的治疗措施、基本过程、患者将会有什么样的感受，帮助他们尽快消除焦虑。鼓励患者与家属及医务人员交流，表达自己的感觉、感受。帮助患者获得家庭和社会的支持，适时鼓励家属陪护。

二、孤独、自责

1. 原因　患者一入院就不能与亲人及同事在一起，易产生被隔离感觉；二是由于生病不能继续照顾子女、不能继续工作、使家庭经济收入减少、开支增加给家人增加负担，从而产生自责感。

2. 护理　尽快将医院的探视制度、陪伴制度告知患者及家属，鼓励亲朋好友常来探视。与同室病友互相介绍，消除陌生和孤独。寻求社会支持系统，与有关部门及家属联系，解除其后顾之忧，安心住院治疗。护士应主动与患者打招呼，多做沟通，并在细节上给予照顾和帮助。

三、择优心理

1. 原因　择优心理主要是希望得到优秀医生和护士的服务。患病后首先希望得到良医好药，才能尽快减轻和解除疾病的痛苦，才能尽快恢复健康。良医，希望资历老、技术水平高、经验丰富、态度又好的医生为自己诊疗治病；希望沉着冷静、端庄大方、服务态度好、具有精湛娴熟护理技术的护理人员为自己服务。好药，希望医生能给予药效好、疗效快、价又廉的好药给予治疗，使其疾病尽快得到康复。

2. 护理　根据入院患者不同年龄、性别、职业、文化、病种、病情、病程等所表现出的不同心理状态，正确引导患者的择优心理，以高质量的医疗、护理服务质量来消除患者的顾虑，满足患者的各种心理需求。

知识链接

新入院患者对健康教育内容需求及顺序

1. 能够及时得到治疗及护理。
2. 认识主管医生及护士。
3. 了解疾病的诊断及治疗方案。
4. 了解手术的方式及时间。
5. 病房的环境介绍。
6. 心理指导。
7. 预后情况及并发症的注意事项。
8. 了解所需费用。
9. 饮食指导及用药常识。
10. 相关检查要点及注意事项。

任务二　卧位安置与更换

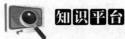 知识平台

一、卧位的概念及意义

1. 卧位的概念　是指患者休息和适应医疗护理需要所采取的卧床姿势。

2. 卧位的意义　正确的卧位能增加患者的舒适感和安全感。对治疗疾病，减轻症状，协助各种检查，预防并发症等均有积极的作用。

二、卧位的性质

1. 卧位的自主性　根据卧位的自主性，通常将卧位分为主动卧位、被动卧位和被迫卧位三种类型。

（1）主动卧位（active lying position）　指患者身体活动自如，能根据自己的意愿和习惯随意改变和采取最舒适的体位和卧床姿势，称主动卧位。见于术前、恢复期患者及轻症患者。

（2）被动卧位（passive lying position）　指患者自身无力变换卧位，躺卧于他人安置的卧位，称被动卧位。常见于极度衰弱、昏迷、瘫痪的患者。

（3）被迫卧位（compelled lying position）　指患者意识清晰，也有变换卧位的能力，但由于疾病的影响或治疗的需要，而被迫采取的卧位，称被迫卧位。如哮喘急性发作或急性心衰的患者，由于呼吸极度困难而被迫采取端坐位。

2. 卧位的平衡性　卧位的平衡性与人体的重量、支撑面成正比，与重心高度成反比。根据卧位的平衡性分为稳定卧位和不稳定卧位两种类型。

（1）稳定卧位　支撑面大，重心低，平衡稳定，患者感到轻松和舒适（图14-2-1）。

（2）不稳定卧位　支撑面小，重心较高，难以平衡。为保持一定卧位，大量肌群

处于紧张状态，容易疲劳，患者感到不舒适（图 14-2-2）。

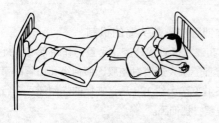

图 14-2-1 稳定卧位

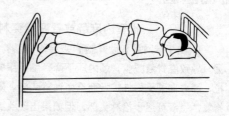

图 14-2-2 不稳定卧位

三、常用卧位

在临床护理工作中护士应根据患者的病情、治疗与护理需要，指导并协助患者调整相应安全、舒适的卧位。

（一）仰卧位

仰卧位也称平卧位，是一种自然的休息卧位，常用于胸部检查。患者仰卧，头下置一枕头，两臂自然放于身体两侧，双腿自然伸直。根据不同病情和治疗需要，有三种类型体位（表 14-2-1）。

表 14-2-1 仰卧位

类型	适用范围	临床意义	安置方法	指导图
1. 去枕仰卧位（图 14-2-3）	昏迷或全身麻醉未清醒的患者	可避免呕吐物误入气管而引起窒息或肺部并发症	协助患者去枕仰卧，头偏向一侧，两臂放于身体两侧，两腿伸直自然放平，将枕头横立于床头	图 14-2-3 去枕仰卧位
	椎管内麻醉或脊髓腔穿刺后的患者	可预防颅内压减低，牵张颅内静脉窦和脑膜等组织而引起的头痛		
2. 中凹卧位（休克卧位）（图 14-2-4）	用于休克患者	抬高头胸部，保持气道通畅，有利于气体交换改善通气，从而改善缺氧症状 抬高下肢，有利于静脉血液回流，增加心排出量而缓解休克症状	用垫枕抬高患者头胸部约 10°～20°，抬高下肢约 20°～30°	图 14-2-4 休克卧位
3. 屈膝仰卧位（图 14-2-5）	用于胸腹部检查、实施导尿术及会阴冲洗的患者	因该卧位可使腹部肌肉放松，便于检查或暴露操作范围 检查或操作时注意保暖及保护患者隐私	患者仰卧，头下垫枕，两臂放于身体两侧，两膝屈曲，并稍向外分开	图 14-2-5 屈膝仰卧位

知识链接

椎管内麻醉或脊髓腔穿刺后去枕仰卧位预防头痛的机制

1. 由于蛛网膜和硬脊髓膜被穿破，脑脊液从穿孔漏入硬脊膜外腔，受重力作用而出现外漏，导致脑脊液减少，颅内压下降，脑组织失去支撑而下沉，造成对脑膜、颅神经和血管的牵拉，颅内血管反射性扩张而产生血管头痛。蛛网膜下腔麻醉大约12h后，破损的蛛网膜可自行修复，患者可逐步抬高头部，但如果出现头痛则应继续去枕仰卧。

2. 硬膜外麻醉由于硬脊膜和蛛网膜未被刺破，虽不会发生脑脊液外漏，但也会发生头痛，原因与麻醉阻滞范围内血管扩张、患者直立时引起相对血容量减少及心脏每搏输出量减少，造成头部供血不足有关。去枕仰卧位大约6h可有效地减少头痛的发生。

（二）侧卧位（表14-2-2　图11-2-6）

表14-2-2　侧卧位

适用范围	临床意义	安置方法	指导图
灌肠、肛门检查，配合胃镜、肠镜检查，臀部肌内注射，预防压疮	1. 侧卧位与仰卧位交替，可避免局部组织长期受压，防止压疮发生 2. 对单侧肺部病变者，根据病情采取患侧卧位或健侧卧位起到物理治疗作用	侧卧，臀部稍后移，两臂屈肘，一手放于胸前，一手放于枕旁，上腿弯曲，下腿伸直（臀部肌内注射上腿伸直，下腿弯曲）。必要时在两膝之间、胸腹部、背部可放置软枕支撑，以扩大支撑面，增加稳定性，使患者感到舒适与安全	 图14-2-6　侧卧位

（三）俯卧位（表14-2-3　图14-2-7）

表14-2-3　俯卧位

适用范围	临床意义	安置方法	指导图
1. 背部检查或配合胰、胆管造影检查 2. 脊椎手术后或腰、背、臀部有伤口，不能平卧或侧卧的患者 3. 胀气所致腹痛	如果为俯卧患者臀部肌内注射时，患者足尖相对，足跟分开，保持肌肉放松。采取俯卧位可使腹腔容积增大，缓解胃肠胀气所致的腹痛	俯卧，头偏向一侧，两臂屈曲放于头的两侧，两腿伸直，胸下、髋部及踝部各放一软枕	 图14-2-7　俯卧位

（四）半坐卧位（表 14-2-4　图 14-2-8）

表 14-2-4　半坐卧位

适用范围	临床意义	安置方法
1. 某些面部及颈部手术后的患者	采取半坐卧位可减少局部出血	▲摇床法　患者仰卧，先摇起床头支架使上半身抬高，与床呈 $30°\sim 50°$，再摇起膝下支架，以防患者下滑。必要时，床尾可置一软枕，垫于患者的足底，增进患者舒适感，防止足底触及床尾栏杆。放平时，先摇平膝下支架，再摇平床头支架
2. 胸腔疾病、胸部创伤、肺部及心脏疾病引起的呼吸困难的患者	一方面，由于重力作用，部分血液滞留于下肢和盆腔，使回心血量减少，从而减轻肺淤血和心脏负担 另一方面，可使膈肌位置下降，扩大胸腔容积，减轻腹腔内脏器对心肺的压力，增加肺活量，有利于气体交换，从而改善呼吸困难	
3. 腹腔、盆腔手术后或有炎症的患者	1. 使腹腔渗出液流入盆腔，使感染局限，利于引流 2. 可松弛腹肌，减轻腹部切口缝合处的张力，缓解疼痛，增进舒适感，有利于切口愈合 3. 因为盆腔腹膜抗感染性较强，而吸收性较弱，故可防止炎症扩散和毒素吸收，减轻中毒反应 4. 防止感染向上蔓延引起膈下脓肿	▲靠背架法　如无摇床，可将患者上半身抬高，在床头垫褥下放一靠背架，患者下肢屈膝，用大单包裹软枕，垫在膝下，大单两端固定于床缘，以防患者下滑，床尾足底垫软枕。放平时，先放平下肢，再放平床头
4. 恢复期体质虚弱的患者	有利于患者向站立过渡，使其有一个适应过程	
指导图	 图 14-2-8　半坐卧位	

知 识 链 接

术后早期采取正确的半坐卧位预防膈下脓肿

　　膈下有丰富的血液循环及淋巴网与腹腔脏器淋巴网吻合，因为膈肌的运动形成上腹腔的负压，有助于腹腔脏器淋巴液的回流，是引起膈下感染的因素。如果仰卧位，渗出液易积聚于此。由于术后患者长期卧床，腹腔脓液引流排出不彻底从而脓液积聚，易导致膈下脓肿。因此腹腔术后患者应早期采取半坐卧位，可防止感染向上蔓延，以利脓液，血液及渗出液的吸收引流。

（五）端坐位（表14-2-5 图14-2-9）

表 14-2-5 端坐位

适用范围	临床意义	安置方法	指导图
急性肺水肿、左心衰竭、心包积液、支气管哮喘发作的患者	由于呼吸极度困难，患者被迫端坐	扶患者坐起，并用床头支架或靠背架将床头抬高 70°～80°，患者身体稍向前倾，床上放一跨床桌，桌上放一软枕，患者可伏桌休息，患者背部放置一软枕。同时，能向后倚靠，膝下支架抬高 15～20° 以防身体下滑，必要时加床档，保证患者安全	图 14-2-9 端坐位

（六）头高足低位（表14-2-6 图14-2-10）

表 14-2-6 头高足低位

适用范围	安置方法	指导图
1. 颈椎骨折的患者作颅骨牵引时，作为反牵引力 2. 降低颅内压，预防脑水肿 3. 颅脑手术后的患者	患者仰卧，床头用支托物垫高 15～30cm 或根据病情而定，枕横立于床尾，以防足部触及床尾栏杆。如使用电动床可调节整个床面向床尾倾斜	图 14-2-10 头高足低位

（七）头低足高位（表14-2-7 图14-2-11）

表 14-2-7 头低足高位

适用范围	安置方法	指导图
1. 肺部分泌物引流，使痰易于咳出 2. 十二指肠引流术，有利于胆汁引流（需配合右侧卧位） 3. 跟骨或胫骨结节牵引时，可利用人体重力作为反牵引力，防止下滑 4. 妊娠时胎膜早破，可防止脐带脱垂	患者仰卧，枕横立于床头，以防碰伤头部。床尾用支托物垫高 15～30cm。这种体位易使患者感到不适，不宜过长时间使用。颅内压增高者禁用	图 14-2-11 头低足高位

（八）膝胸卧位（表14-2-8 图14-2-12）

表14-2-8 膝胸卧位

适用范围	安置方法	指导图
1. 肛门、直肠、乙状结肠镜检查及治疗 2. 纠正子宫后倾或胎位不正，如臀先露 3. 促进产后子宫复原	患者跪卧，两小腿平放于床上，稍分开，大腿和床面垂直，胸贴床面，腹部悬空，臀部抬起，头转向一侧，两臂屈肘，放于头的两侧。如果孕妇采取此卧位矫正胎位时，每次不应超过15min 安置这种卧位时，注意患者保暖，要做好解释工作，以取得合作	图14-2-12 膝胸卧位

（九）截石位（表14-2-9 图14-2-13）

表14-2-9 截石位

适用范围	安置方法	指导图
1. 会阴、肛门部位的检查、治疗或手术。如膀胱镜检查、阴道灌洗、妇科检查等 2. 产妇分娩	患者仰卧于检查台上，两腿分开，放于支腿架上（支腿架上放软垫），臀部齐台边，两手放在身体两侧或胸前 安置这种卧位时，需耐心解释，注意遮挡患者，减少暴露及保暖	图14-2-13 截石位

知识链接

膝胸卧位矫正胎位不正及子宫后倾机制

正常的胎位是枕前位，有利于胎头娩出。如果为臀位时，胎臀先娩出，阴道不能充分扩张，加之胎头无变形机会，易造成后出胎头困难，导致难产。由于臀先露、肩先露等都是异常胎位，导致胎儿在分娩过程中窒息甚至死亡。

孕妇妊娠30周前胎位多能自行转为头位，若妊娠30周后仍为臀位应予矫正，常采取膝胸卧位矫正。方法是：让孕妇排空膀胱，松解裤带取膝胸卧位，每日2次，每次15min，连续1周后复查。这种卧位使胎儿臀退出盆腔，借助胎儿重力的作用，使胎儿头与胎儿背所形成的弧形顺着宫底弧面滑动完成，转为头位。

同时该卧位对于子宫后倾患者，因臀部抬起，腹部悬空，由于重力作用使腹部脏器前倾，对子宫后倾的矫正也起到良好作用。

四、协助患者更换卧位

长期卧床、颅骨牵引、脊椎术后等不能自行翻身的患者，由于疾病或治疗的限制，使患者无法自由翻身更换体位，易导致局部皮肤长期受压，血液循环障碍，发生压疮；同时呼吸道分泌物不易咳出，易发生坠积性肺炎。此外，长期卧床易出现精神萎靡、消化不良、便秘、肌肉萎缩、肾结石及静脉血栓等并发症；因此，护士应根据患者的病情，定时协助患者更换体位，使患者舒适安全和预防并发症的发生。协助患者更换卧位主要有协助患者翻身侧卧和协助患者移向床头法两种类型。

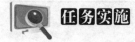 **任务实施**

实训 9　协助患者翻身侧卧

【目的】协助不能起床的患者更换卧位，增进舒适；预防并发症，如压疮、坠积性肺炎等；满足治疗、护理的需要，如背部皮肤护理、肌内注射以及便于更换床单或整理床单位。

【评估】本案例张女士为范例，见表 14-2-10。

表 14-2-10　协助患者翻身侧卧评估及沟通

评 估		沟 通
护士	仪表是否符合行为规范，是否明确操作目的	
患者	1. 核对解释 2. 患者的病情、意识状态、体重及躯体活动能力、皮肤完整性 3. 患者的心理状态及合作程度 4. 患者各种导管及伤口引流情况	• "请问您叫什么名字？" • "您好！根据您的病情，现在需帮助您翻身侧卧。请您配合一下好吗？"
环境	环境是否安静、安全、温度适宜	

【计划】

1. 护士准备　明确操作目的，着装规范，洗手、戴口罩。

2. 用物准备　根据病情备好垫枕。

3. 患者准备　明确协助患者翻身侧卧的目的，做好配合准备。

4. 环境准备 g　环境整洁、安静，光线、温湿度适宜，必要时进行遮挡。

【实施】见表 14-2-11。

【评价】见表 14-2-11。

表 14-2-11　协助患者翻身侧卧任务实施及评价

护理工作过程要点		工作过程的知识及应用	
		要点说明	语言沟通
实施	**1. 核对解释**　携用物至床旁，核对、解释，说明操作目的	核对床号、姓名，确认患者，建立安全感，取得合作	"张阿姨，您好！您准备好了吗？现在我们准备帮助您翻身侧卧，请您配合一下，好吗？"
	2. 固定　固定床脚轮	防止翻身时床滑动	
	3. 安置导管　妥当安置各种导管及输液装置等，必要时将盖被折叠至床尾或床的一侧	防止翻身引起导管脱落或扭曲受压	
	4. 安置患者　患者仰卧，两手放于腹部，两腿屈膝		"将两手放在腹部。"

续表

护理工作过程要点		工作过程的知识及应用	
		要点说明	语言沟通
	5. 协助翻身 ▲一人协助侧卧法（图 14-2-14） ＊移近床缘　将患者肩部、臀部移近护士侧床缘，再将双下肢移向靠近的床缘，协助或嘱患者屈膝（近护士侧腿屈膝，对侧腿伸直） ＊协助翻身　护士一手托肩，一手扶近侧屈膝部，轻轻将患者转向对侧，使患者背向护士；将枕头移于头下	☆根据病情、体重选择翻身方法 ☆适用于体重较轻的患者 ☆应用省力原则，尽量靠近护士，缩短阻力臂，更省力 ☆注意不可拖拉，动作轻稳，以免擦伤皮肤	“先移靠近我这一侧，把近我这侧腿屈膝，对侧脚伸直，然后再翻身。”
	▲二人协助侧卧法（图 14-2-15） ＊移近床缘　两名护士站在床的同一侧 ＊甲护士：托住患者颈肩部和腰部 ＊乙护士：托住患者臀部和腘窝部 ＊两人同时将患者移向近侧 ＊协助翻身 护士：两人分别托扶患者的肩、腰部和臀、膝部；轻轻将患者转向对侧，使患者背向护士；将枕头移于头下	☆适用于体重较重或病情较重的患者 ☆动作应协调一致 ☆患者的头部应予托持 ☆近护士一侧腿屈膝，对侧腿伸直 ☆观察患者病情是否变化 ☆扩大支撑面，确保患者卧位稳定、安全	“我们分两步进行，先协助将患者移至床边缘，再翻身侧卧。” ● 甲护士：“手都放到位了吗?” ● “好！1，2，3…”将患者转向对侧 ● 若是清醒患者应询问是否不适感：“您好，有没有感觉不舒服?”
实施	▲二人协助轴式翻身法 ＊移动患者　两名护士站在床的同侧，将大单铺于患者身下 ＊甲护士：抓紧靠近患者肩、腰背处的大单 ＊乙护士：抓紧髋部、大腿处的大单 ＊将患者移至近侧，并放置床档 ＊安置体位　护士绕至对侧，将患者近侧手臂放在头侧，远侧手臂放于胸前，两膝间放一软枕 ＊协助翻身　护士双脚前后分开 ＊甲护士：双手抓紧患者肩、腰背处的远侧大单 ＊乙护士：双手抓紧髋部、大腿处的远侧大单 ＊将患者整个身体以圆滚轴式翻转至侧卧，使患者面向护士，将枕头移于头下	☆适用于脊椎受损或脊椎手术后患者 ☆翻转时勿让患者身体屈曲，以免脊柱错位 ☆由一名护士发口令，两人动作协调一致 ☆维持躯干的正常生理弯曲，观察患者病情是否有变化	● 甲护士（对乙护士）：“手放到位了吗？我们动作要协调，来，1，2，3……”
	▲三人协助轴线翻身法 移动患者：由三名护士完成 护士甲：固定患者头部，纵轴向上略加牵引，使头、颈部随躯干一起慢慢移动 护士乙：双手分别置于患者肩、背部 护士丙：双手分别置于患者腰部、臀部，使患者头、颈、腰、髋保持在同一水平线上，移至近侧 ＊转向侧卧：将患者翻转至侧卧位，翻转角度不超过 60° ＊放置垫枕：将垫枕放于患者背部支撑身体，另一软枕置于两膝间	☆适用于颈椎损伤的患者 ☆保持患者脊椎平直 ☆由一名护士发口令，三人动作协调一致 ☆保持双膝处于功能位置	● 甲护士（对乙、丙护士）：“手放到位了吗？我们动作要协调，来，1，2，3……”

续表

护理工作过程要点	工作过程的知识及应用	
	要点说明	语言沟通
实施 **6. 安置肢体** 检查并安置患者肢体于功能位，各种管道保持通畅		"您感觉还好吗？有没有不适感？"
7. 稳定体位 按侧卧位要求，在患者的背部、胸前及两膝间放置垫枕，扩大支撑面，稳定卧位	使患者安全、舒适，必要时使用护栏	
8. 整理记录 观察背部皮肤并进行护理，整理床单元，洗手，记录翻身时间和皮肤状况，做好交接班	翻身间隔时间视病情及局部受压情况而定	
评价 **1. 态度** ＊认真、严谨，尊重、关爱、保护患者，注意保暖		
2. 技能 ＊护患（家属）沟通有效，满足患者身心需要 ＊能根据病情及具体情况采用不同协助方法；操作熟练，动作轻稳、节力、协调		
3. 效果 ＊翻身后患者身体各部位处于良好的功能位置，感觉安全、舒适 ＊各引流管通畅，患者病情及治疗未受到影响		

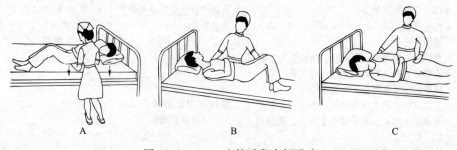

图 14-2-14　一人协助翻身侧卧法

【注意事项】

1. 护士应<u>注意节力原则</u>，如<u>尽量让患者靠近护士</u>，使重力线通过支持面来保持平衡，缩短重力臂而省力。

2. <u>动作轻稳，协调一致，不可拖、拉、推以免擦伤皮肤</u>。应将患者身体抬起再行翻身。应用轴线翻身法翻身时，<u>要维持躯干的正常生理弯曲，以防加重脊柱骨折、脊髓损伤和关节脱位</u>。翻身后，需用软枕垫好肢体，以维持舒适而安全的体位。

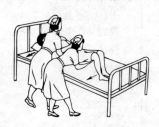

图 14-2-15　双人协助
翻身侧卧法

3. 为身上置有多种导管及输液装置的患者翻身时，应先妥当安置导管，翻身后检查各导管是否通畅，<u>防止扭曲、受压、移位或脱落</u>。

4. <u>翻身时注意保暖并防止坠床</u>。翻身间隔时间根据病情及皮肤受压部位情况而定，确定翻身间隔时间，以防压疮发生。如发现皮肤发红或破损应及时处理，酌情增加翻身次数，并记录于翻身卡上，同时做好交接班。

5. 为手术后患者翻身时，应先检查敷料是否脱落或潮湿，如脱落或被分泌物浸湿，应先换药并妥善固定后再翻身，翻身后注意伤口不可受压。

6. 颅脑手术后患者，一般只能卧于健侧或取平卧位，头部翻动过剧可引起脑疝，压迫脑干，导致突然死亡。

7. 颈椎和颅骨牵引的患者，翻身时不可放松牵引，并使头、颈、躯干保持在同一水平位翻动；翻身后注意牵引方向、位置及牵引力是否正确。

8. 石膏固定或伤口较大的患者，注意观察局部肢体血运情况，翻身后应将患处放于适当位置，防止受压。

【健康指导】

1. 向患者及家属说明正确更换卧位对预防并发症的重要性，鼓励患者自行翻身或家属协助翻身。

2. 更换卧位前根据其目的的不同向患者及家属介绍更换卧位的方法及注意事项。

3. 教会患者及家属更换卧位或配合更换的正确方法，确保患者安全舒适。

实训 10 协助患者移向床头

【目的】协助滑向床尾而不能自行移动的患者移向床头，恢复安全而舒适的卧位。

【评估】本项目案例：张女士为例（表 14-2-12）。

表 14-2-12 协助患者移向床头评估及沟通

评 估		沟 通
护士	仪表是否符合行为规范，是否明确操作目的	
患者	1. 核对解释	• "请问您叫什么名字？"
	2. 患者的年龄、病情、意识状态、体重及躯体活动能力、皮肤完整性	• "您好！您现在身体已下移到床尾，是不是有些不舒服？"
	3. 身体下移情况	• 张阿姨："是不舒服，可我移动不了。"
	4. 患者的心理状态及合作程度	• "不着急，等下我来帮您移动，您配合一下我们就好了。"
环境	环境是否整洁、安静、安全、温度适宜、光线充足	

【评价】

1. 护士准备 明确操作目的，视患者情况决定护士人数，着装规范、洗手、戴口罩。

2. 用物准备 根据病情备好软枕。

3. 患者准备 患者及家属了解移向床头的目的及过程，取得理解和配合。

4. 环境准备 环境整洁、安静，光线、温湿度适宜，必要时进行遮挡，注意保暖。

【实施】见表 14-2-13。

【评价】见表 14-2-13。

表 14-2-13　协助患者移向床头任务实施及评价

护理工作过程要点		工作过程的知识及应用	
		要点说明	语言沟通
实施	**1. 核对解释** 携用物至床旁，核对、解释，说明操作要点及配合事项	确认患者，建立安全感，取得合作	• 核对床号、姓名 • "张阿姨，您好！您准备好了吗？现在我们准备帮助您移向床头，请您配合一下，好吗？"
	2. 安置准备 根据病情放平床头支架，将枕横立于床头 ＊将各种导管及输液装置安置妥当 ＊必要时将盖被折至床尾或一侧	☆速度缓慢、适度，不可过快 ☆避免导管脱落 ☆枕横立于床头，避免撞伤患者	"张阿姨，现在先把床头支架放平下来。"边操作便询问："您感觉怎么样？有没有不舒服？"
	3. 安置患者 仰卧屈膝，双手抓住两侧床缘（或双人法时可搭在两侧护士肩部）		"来，您将两手放在床缘，抵住床沿。"
	4. 移动患者 根据病情、体重选择一人或二人方法 ▲一人协助移向床头法（图 14-2-16） ＊护士　两腿适当分开，一手托住患者肩背部，一手托住膝部 ＊移向床头　抬起患者的同时，患者脚蹬床面，挺身上移，移向床头	☆适用于生活能部分自理的患者 ☆护士与患者同时用力，尽量减少患者与床之间的摩擦，避免组织损伤	"我喊 123 时，您手抵床沿、脚蹬床面，挺身上移。同时我托您上移，您明白吗？""来，123…"
	▲二人协助向床头法 ＊同侧法　护士站同侧（图 14-2-17A） ＊甲：一手托住患者颈肩；另一手托住腰部 ＊乙：一手托住臀部；另一手托住腘窝部 ＊动作协调一致，同时抬起患者，移向床头	☆<u>适用于重症不能自理的患者或体重较重患者</u> ☆动作轻稳、协调一致 ☆不可拖拉推，以防损伤皮肤 ☆患者的头部应予以支持 ☆观察患者病情是否变化	• 向患者说明同上 • 甲（或乙）护士："手都放到位了吗？好！123…"将患者移向床头 • 询问是否不适感："您好，有没有感觉不舒服？"
	＊<u>两侧法</u>　护士分别站两侧（图 14-2-17B） ＊甲、乙：双手对向并排，<u>交叉托住患者颈肩部和臀部</u>		
	5. 整理归位 放回枕头，安置舒适卧位，整理床单位	☆根据患者病情需要支起靠背架	"现在感觉舒适吗？"
	6. 整理记录　整理床单元，洗手	☆使患者安全、舒适，必要时使用护栏	
评价	**1. 态度**　＊认真、严谨，尊重、关爱、保护患者		
	2. 技能　＊护患沟通有效，满足患者身心需要 ＊能根据病情及具体情况采用不同方法 ＊操作熟练，动作轻稳、协调、节力		
	3. 效果　＊卧位安置合理，患者感觉安全、舒适 ＊各引流管通畅，患者病情及治疗未受到影响		

【注意事项】

1. 应运用人体力学原理，操作轻稳、节力、安全，两人的动作应协调统一。

2. 移动患者时不可拖、拉、推，以减少患者与床之间的摩擦力，避免皮肤及关节损伤。

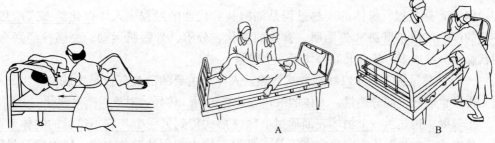

图 14-2-16　一人协助移向床头法　　　图 14-2-17　二人协助移向床头同侧法

任务三　生命征测量

 知识平台

生命体征是体温（T）、脉搏（P）、呼吸（R）、血压（BP）的总称，生命体征受大脑皮质控制，是机体内在活动的一种客观反映，是衡量机体身心状况的可靠指标。正常人体生命体征在一定范围内相对稳定，变化很小，而在病理情况下，其变化极为敏感。生命体征是最基本、最重要的资料，正确掌握其观察和护理是临床护理工作的重要内容之一。

一、体温的观察与测量

机体温度分为体核温度和体表温度。体温（body temperature）也称体核温度，是指身体内部胸腔、腹腔和中枢神经的温度，其特点是相对稳定且较皮肤温度高；皮肤温度也称体表温度，可受环境温度和衣着情况的影响且低于体核温度。

（一）正常体温及生理变化

1. 体温的形成　体温是由人体三大营养物质糖、脂肪、蛋白质氧化分解释放的能量，迅速转化为热能，以维持体温，并不断散发到体外。其总能量的50%以上转为热能，其余不足50%的能量储存于三磷酸腺苷（ATP）内，供机体利用，最终仍转化为热能散发到体外。

2. 体温的调节　体温的调节包括自主性（生理性）体温调节和行为性体温调节两种方式。

（1）生理性体温调节　是在下丘脑体温调节中枢控制下，机体受内、外环境温度刺激，通过一系列生理反应，调节机体的产热和散热，使体温保持相对恒定的体温调节方式。如通过血管的舒缩、骨骼肌及汗腺的活动，使体温和调定点相一致。

（2）行为性体温调节　是以生理性体温调节为基础的人类有意识的行为活动，通过机体在不同环境中的姿势和个人行为来进行体温的调节。如天热时我们可减少衣服，打开门窗，使用空气调节器等。

3. 产热与散热

（1）产热过程　机体的产热过程是细胞新陈代谢的过程。人体以化学方式产热，主要的产热部位是肝脏和骨骼肌。食物的氧化、分解、骨骼肌运动、交感神经兴奋、甲状腺素分泌增多、体温升高等均可产生热量。

（2）散热过程　人体以物理方式散热。人体最主要的散热部位是皮肤，呼吸、排尿、排粪也能散发部分热量。人体的散热方式有辐射、传导、对流、蒸发四种。

①辐射：指热由一个物体表面通过电磁波形式传到另一个与它不接触的物体表面的一种方式。它是人体在安静状态下处于低温环境中主要的散热方式。辐射散热量同皮肤与外界环境的温差及机体有效辐射面积等有关。

②传导：传导是指机体的热量直接传给同它接触的温度较低的物体的一种散热方式。传导散热量与物体接触面积、温差大小及导热性能有关。由于水有较好的导热性能，临床上常采用冰袋、冰帽、冰（凉）水湿敷为高热患者进行物理降温，就是利用传导散热的原理。

③对流：对流是传导散热的一种特殊形式，是指通过气体或液体的流动来交换热量的一种散热方式，受气体或液体流动速度、温差大小的影响，它们之间呈正比关系。

④蒸发：水分由液态转变为气态，同时带走大量热量的一种散热方式。蒸发散热方式有不显汗和发汗两种形式。蒸发散热的量受环境温度和湿度的影响。临床上对高热患者采用酒精拭浴方法，通过酒精的蒸发，起到降温作用。

当外界环境温度低于人体皮肤温度时，机体大部分热量可通过辐射、传导、对流等方式散热，当环境温度等于或高于体温时，蒸发是人体唯一的散热方式。

4. 正常体温及生理变化

（1）正常体温　由于体核温度不易测试，临床上常以口腔、直肠、腋窝等处的温度来代表体温，在三种测量方法中，直肠温度最接近于人体深部温度，而日常工作中，采用口腔、腋下温度测量更为常见、方便。正常体温范围见表14-3-1。温度可用摄氏温度（℃）和华氏温度（℉）来表示。二者之间的换算公式为：$℃=(℉-32)×5/9$　$℉=℃×9/5+32$

表 14-3-1　成人正常体温范围及平均值

部位	正常范围（℃）	平均温度（℃）
口温	36.3~37.2	37.0
肛温	36.5~37.7	37.5
腋温	36.0~37.0	36.5

（2）生理性变化　可随昼夜、年龄、性别、活动、药物等出现生理性变化，但其

变化的范围很小，常在正常范围内。

①昼夜：正常成人体温在 24h 内呈周期性波动，这种昼夜周期性波动称为昼夜节律，与机体内在的生物节律有关。一般清晨 2~6 时体温最低，午后 2~8 时体温较高，一般不超过 0.5~1.0℃。

②年龄：由于机体的基础代谢水平不同，各年龄段的体温也不同。儿童、青少年的体温高于成年人，新生儿由于体温调节功能尚未发育完善，体温调节能力差，体温容易受外界环境的影响而变化，因此对新生儿应加强护理，做好防寒保暖措施。老年人由于代谢率低，活动量少，体温又略低于青、壮年。

③性别：成年女性的体温平均比男性高 0.3℃，可能与女性皮下脂肪较厚，散热减少有关。女性因体内孕激素水平呈周期性变化，基础体温会随月经周期呈规律性变化，即排卵前体温较低，排卵日最低，排卵后体温上升。孕激素具有升高体温的作用，因此临床上可通过连续测量基础体温了解月经周期中有无排卵和确定排卵日。

④肌肉活动：剧烈肌肉活动可使骨骼肌紧张并强烈收缩，产热增加，导致体温升高。所以测量体温时应该在安静状态下进行，小儿测温时则应防止哭闹。

⑤药物：麻醉药物可抑制体温调节中枢或影响传入路径的活动并能扩张血管，增加散热，降低机体对寒冷环境的适应能力。因此手术患者术中、术后应注意保暖。

⑥其他：情绪波动、进食、环境温度的变化等都会对体温产生影响。

（二）体温测量的部位

体温的测量部位通常有腋下、口腔和直肠。成人一般取用腋下（图 14-3-1）和口腔测温（图 14-3-2），小儿则测肛温或耳温（图 14-3-3）。

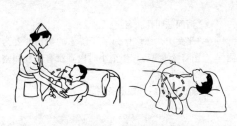

图 14-3-1　腋温测量法

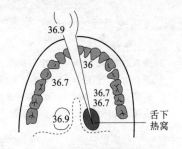

图 14-3-2　口温测量法

（三）水银体温计的构造、消毒和检测

1. 水银体温计构造　又称玻璃体温计，是最常用的的体温计，是一根带有刻度的玻璃管，末端装有水银，连接着真空的毛细管。水银槽和毛细管间有一凹陷处，在温度下降时水银柱不会随着下降，以便读数。根据测量部位的不同，体温计可分为口表、肛表和腋表（图 14-3-4）。口

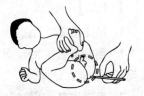

图 14-3-3　肛温测量法

表和腋表的水银槽较细长，有助于测量时扩大接触面；肛表的水银槽较粗短，防止插入肛门时折断或损伤黏膜。口表和肛表玻璃管呈三棱柱状，腋表的玻璃管呈扁平状。体温计的刻度为 35~42℃，每大格分为 10 小格，每小格为 0.1℃，在 0.5℃和 1℃的刻度处则以红色表示。

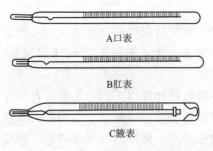

A 口表

B 肛表

C 腋表

图 14-3-4 玻璃汞柱式体温计

2. 水银体温计的消毒 为防止交叉感染，对测量体温后的体温计应进行消毒。常用消毒液有 75% 乙醇、1% 过氧乙酸、1% 消毒灵（含氯消毒液）。口表、腋表、肛表应分别消毒、清洗和存放。消毒方法为：将使用后的体温计放入消毒液中浸泡 5min 后取出，用清水冲洗后，将体温计的水银柱甩至 35℃ 以下，再放入另一盛有消毒液的容器中浸泡 30min 后取出，冷开水冲洗、擦干，放入干燥容器中备用。消毒液每日更换，盛放的容器应每周消毒一次。如是肛表则先用卫生纸将其表面擦拭干净，再按以上方式消毒。

3. 水银体温计的检查 将体温计的水银柱甩到 35℃ 以下，同时放入已测好水温的 36~40℃ 的温水中，3min 后取出读数。如果误差在 0.2℃ 以上、玻璃管有裂痕、水银柱自行下降，则不能使用。

（四）体温测量的方法

【目的】 判断体温有无异常；动态监测体温变化，分析热型，观察伴随症状；协助诊断，为预防、治疗、护理和康复提供依据。

【评估】 本项目案例：张女士为例，见表 14-3-2。

表 14-3-2 体温测量评估及沟通

	评 估	沟 通
护士	仪表是否符合行为规范，是否明确操作目的	
患者	1. 核对解释 2. 患者的病情、诊断、治疗、年龄、意识情况 3. 患者活动、情绪状况；排除影响测量的因素：测前应安静休息 20~30min，避免剧烈运动、进食、洗澡、冷热饮、冷热敷、坐浴等活动	• "请问您叫什么名字？" • "张女士，您好！为了了解您的病情，要为您测量体温，您半个小时内有没有进食和剧烈运动呢？" • 确认没有后开始准备测量
环境	室内温度是否适宜	

【计划】

1. 护士准备 明确操作目的，着装规范、洗手、戴口罩。

2. 用物准备 治疗盘内备：弯盘 2 个（其一内垫纱布放体温计、另一放测温后的体温计）、表、记录本、笔；如测量肛温，另备润滑油、卫生纸、棉签。

3. 患者准备 明确体温测量的目的、方法、注意事项及配合要点。

4. 环境准备 室温适宜、光线充足、环境安静。

【实施】 见表 14-3-3。

【评价】 见表 14-3-3。

表 14-3-3　体温测量任务实施及评价

护理工作过程要点		工作过程的知识及应用	
		要点说明	语言沟通
实施	**1. 检查体温计**　检查体温计刻度及有无破损；体温计水银柱甩至 35℃以下	☆甩体温计时用腕部的的力量，不能触及他物，以防撞碎	
	2. 核对解释　核对床尾卡、患者姓名，并解释	☆确认患者及患者是否准备完毕	• "张女士，您准备好了吗？现在我们开始测量体温，好吗？"
	3. 测体温 ▲腋温：协助患者取合适体位，松开衣服，露出腋下；将体温计体温计的水银端置于腋窝深处紧贴皮肤 *患者曲臂过胸，夹紧体温计，开始计时	☆有出汗者擦干腋下 ☆腋下有创伤、手术、炎症、腋下出汗较多、肩关节受伤或极度消瘦的患者不宜测腋温 ☆不能合作者，应协助完成 ☆测量时间为 10min	• "现在请您躺好，右手放于胸前，把体温计夹紧了。"
	▲口温：嘱患者张口，将口温计的水银端放于舌下热窝处	☆舌下热窝位于舌系带两侧（图 11-3-2）舌动脉，是口腔中温度最高的地方 ☆测温时间为 3min	• "现在给您测量口温，请您张开嘴。" • "请您闭合嘴巴，不要用牙咬体温计，用鼻子呼吸，不要讲话，很快就好。"
	▲肛温： *嘱患者取屈膝仰卧位、侧卧位或俯卧位，露出肛门 *润滑肛温计前端，插入肛门 3～4cm（婴幼儿只需将水银柱插入即可）	☆腹泻、直肠或肛门疾病、手术及心肌梗死的患者不宜测肛温 ☆婴幼儿、危重患者测肛温时护理人员应守护在旁，避免擦伤或损伤肛门及直肠黏膜 ☆测温时间为 3min	• "现在请您侧卧，给您测肛温，测量过程中会有点不舒服，您可以做深呼吸。"
	4. 读数、记录 *测温达到规定时间，取出体温计，用纱布由清洁至污染的方向擦拭干净腋表上的汗液（口表上的唾液、肛表上的污渍及润滑油） *读数、将体温数值记录在记录本上	☆读数时右手持体温计，可防止读数颠倒，确保结果准确	• "测温时间到了，现在我们把体温计拿出来，看看体温是多少？"
	5. 整理归位　协助患者取舒适体位 *整理床单位、解释测量结果 **6. 清理用物**　清洁、消毒体温计、分类整理用物 **7. 绘制体温单**　将所测得的体温绘制在体温单上（具体见任务四）		• "张女士，您的体温在正常值范围内。" • "谢谢您的合作，您好好休息。"
评价	**1. 态度**　*认真、严谨、尊重、关爱、保护患者		
	2. 技能　*操作熟练，手法正确，条理清楚，测量部位及数据准确 *有效进行沟通及解释 *体温单绘制正确		
	3. 效果　*操作顺利，患者主动配合，安全舒适		

知识链接

婴幼儿测量体温的部位

婴幼儿除了肛门、腋窝可以作为测量体温的部位外，还可以在以下部位测量体温：

1. 颌下 测颌下颈温。是将体温计置于颈部皮肤皱褶处，10min 后取出。此法适用于 1 岁以内较胖患儿。

2. 背部肩胛间 测背部肩胛间温。患儿去枕仰卧位，将体温计水银端经一侧（左或右）颈下插入脊柱与肩胛之间斜方肌部位，插入长度为 4.5～6.5cm，测量时间为 10min。可作为暖箱中新生儿常规测温。

3. 腹股沟 测腹股沟温。被测试者侧卧，小腿弯曲 135°，大腿与腹壁间≤90°，将体温表水银端放于腹股沟中点处，紧贴皮肤，测量时间 10min。

4. 耳膜 测耳温。使用电子耳温计，开启电源键，1 岁以内的幼儿，测量时一手轻轻将外耳往耳朵后方拉，1 岁以上及成人耳朵需往上及往耳朵后方拉，以便耳道拉直；另一手持耳温计将探头轻轻插入耳道，使耳温计能尽量对准耳道底部鼓膜部位。按动测量键，当电子蜂鸣器发出蜂鸣音 1s 后，即可退出耳道，读取显示屏所显示的耳温值。测量时要装探头盖。

【注意事项】

1. 测量口温时，若患者不慎咬破口温计，应立即清除玻璃碎屑，再口服蛋清或牛奶以延缓汞的吸收，如果病情允许，可嘱患者服用粗纤维食物，以加快汞的排出。

2. 发现体温与病情不符时，应重新测量。

3. 严格做好体温计的消毒，以防交叉感染。

4. 婴幼儿、精神异常、昏迷、口腔疾患、口鼻手术、张口呼吸禁忌口温测量，腋下有创伤、手术、炎症，腋下出汗较多者，肩关节受伤或消瘦夹不紧体温计者禁忌腋温测量。直肠或肛门手术、腹泻，禁忌肛温测量。心肌梗死患者不宜测肛温，以免刺激肛门引起迷走神经反射，导致心动过缓。

5. 婴幼儿、危重患者、躁动患者，应设专人守护，防止意外。

6. 避免影响测量的各种因素，如运动、进食、冷热饮、冷热敷、洗澡、坐浴、灌肠等。

【健康指导】

1. 告知患者监测体温的重要性，指导患者及其家属学会自我监测体温的方法，能进行动态观察。

2. 提供体温过高、体温过低的护理指导，提高自我保健意识和能力。

3. 介绍体温的正常值及测量过程中的注意事项。

（五）异常体温的观察与护理（见项目十五）

二、脉搏的观察与测量

（一）正常脉搏及生理变化

1. 脉搏（pulse） 是指在每个心动周期中，由于心脏的收缩和舒张，动脉内的压力和容积也发生周期性的波动，导致动脉管壁产生有节律的搏动，称为动脉脉搏

（arterial pulse），简称脉搏。

2. 脉搏的形成　心脏收缩时左心室将血射入主动脉，动脉管壁随之扩张；心脏舒张时动脉管壁弹性回缩。这种动脉管壁随着心脏舒缩而出现的周期性的起伏搏动形成动脉脉搏。

3. 正常脉搏及生理变化

（1）脉率　是指每分钟脉搏搏动的次数（频率）。正常成人在安静状态下脉率为 60～100 次/分。正常情况下脉率与心率一致，脉率是心率的指示，当脉率微弱难以测定时，应测心率。脉率受诸多因素影响而引起变化。①年龄：一般新生儿、婴幼儿脉率较快，脉率随年龄增长脉率逐渐减低，到老年时轻度增快。②性别：女性脉率比男性每分钟大约快 5 次/分（表 14-3-4）。③体型：体表面积越大脉率越慢，所以身材细高者比矮壮者脉率慢。④活动、情绪：运动、兴奋、恐惧、愤怒、焦虑使脉率增快；休息、睡眠、抑郁使脉率减慢。⑤饮食、药物：进食、使用兴奋剂、浓茶或咖啡能使脉率增快；禁食、使用镇静剂，洋地黄类药物能使脉率减慢。

表 14-3-4　各伞龄段脉率平均值

年龄	正常范围（次/分）		平均脉率（次/分）	
出生～1 个月	100～170		120	
1～12 个月	80～160		120	
1～3 岁	80～120		100	
3～6 岁	75～115		100	
6～12 岁	70～110		90	
	男	女	男	女
12～14 岁	65～105	70～110	85	90
14～16 岁	60～100	65～105	80	85
16～18 岁	55～95	60～100	70	80
18～65 岁	60～100		72	
65 岁以上	70～100		75	

（2）脉律　是指脉搏的节律性，反映左心室的收缩情况。正常脉律跳动均匀、规则，间隔时间相等。但正常儿童、青年和部分成年人，脉律可出现吸气时增快，呼气时减慢，在心电图上可表现为窦性心律不齐，一般无临床意义。

（3）脉搏的强弱　它是触诊时血液流经血管的一种感觉，正常情况下每搏强弱相等。它取决于动脉充盈度和周围血管阻力，既与心搏量和脉压大小有关，也与动脉壁的弹性有关。

（4）动脉壁的情况　触诊时可感觉到的动脉壁性质。正常动脉管壁光滑、柔软、富有弹性。

（二）异常脉搏的观察和护理

1. 异常脉搏的观察

（1）脉率异常

①速脉：又称心动过速，指成人脉率超过 100 次/分。常见于发热、血容量不足、甲状腺功能亢进、心力衰竭等，它是机体的一种代偿机制，以增加心排量、满足机体新陈代谢的需要。一般体温每升高 1℃，成人脉率约增快 10 次/分，儿童增快 15 次/分。

②缓脉：又称心动过缓，指成人脉率少于 60 次/分。常见于甲状腺功能减退、房室传导阻滞、颅内压增高等。

（2）节律异常

①脉搏短绌：又称绌脉，指在同一单位时间内脉率少于心率。由于心肌收缩力强弱不等，有些心排出量少的搏动可产生心音，但不会引起周围血管的搏动，造成脉率少于心率。其特点是听诊时心律完全不规则、心率快慢不一、心音强弱不等。常见于心房纤颤的患者。绌脉越多，心律失常越严重，病情好转，绌脉可以消失。

②间歇脉：又称早搏，指在一系列正常规律的脉搏中，出现一次提前而较弱的脉搏，其后有一较正常延长的间歇（即代偿间歇）。如每隔一个（或两个）正常搏动后出现一次期前收缩，则称为二联律（或三联律）。常见于各种器质性心脏病，如心肌病、心肌梗死、洋地黄中毒等，正常人在过度疲劳、精神兴奋、体位改变时偶尔也会出现间歇脉。发生机制是心脏异位起搏点过早地发生冲动而引起的心脏搏动提早出现。

（3）强弱异常

①洪脉：当心输出量增多，周围动脉阻力较小，动脉充盈度和脉压较大时，则脉搏强而大。常见于高热、主动脉瓣关闭不全、甲状腺功能亢进等患者。

②细脉：又称丝脉，当心输出量减少，周围动脉阻力较大，动脉充盈度降低时，脉搏弱而小，扪之如细丝。常见于心功能不全、大出血、休克、主动脉瓣狭窄等患者。

③交替脉：指节律正常，而强弱交替出现的脉搏。主要由于心室收缩强弱交替出现而引起，为心肌损害的一种表现，常见于高血压心脏病、冠状动脉粥样硬化性心脏病等。

④水冲脉：脉搏骤起骤降，急促而有力。主要由于收缩压偏高，舒张压偏低使脉压增大所致。常见于甲状腺功能亢进、主动脉瓣关闭不全的患者。触诊时，如将患者手臂抬高过头并紧握其手腕掌面，可感到急促有力的冲击。

⑤奇脉：吸气时脉搏明显减弱或消失，称为奇脉。是心脏填塞的重要指征之一，主要是由吸气时左心室的排血量减少引起的。常见于心包积液、缩窄性心包炎。

⑥重搏脉：正常脉搏波在其下降支中有一支重复上升的脉搏波（降中波），但比脉搏波的上升低，不能触及，某些病理情况下，此波增高可触及。发生机制可能与血管紧张度降低有关。常见于伤寒、一些长期热性病和肥厚性梗阻性心肌病。

（4）动脉壁异常　动脉壁变硬、失去弹性呈条索、迂曲状，触诊时有紧张条索感、如按琴弦。常见于动脉硬化的患者。

2. 异常脉搏的护理

（1）加强观察 观察脉搏的脉率、节律、强弱等，观察用药的疗效及不良反应；如有起搏器者应做好相应的护理。

（2）休息与活动 适当增加卧床休息的时间，减少活动，以减少心肌耗氧量。必要时遵医嘱给予氧疗。

（3）急救准备 备好抗心律失常药物及除颤器。

（4）健康教育 指导患者保持情绪稳定，戒烟限酒，进食清淡易消化的饮食，避免用力排便。学会自我监测脉搏及观察药物的不良反应，学会简单的急救技巧。

（5）心理护理 稳定情绪，消除紧张、恐惧情绪。

（三）脉搏测量的部位

脉搏测量的部位主要选浅表、靠近骨骼的大动脉，常用的部位有：桡动脉、肱动脉、颈动脉、颞动脉、股动脉、腘动脉、胫骨后动脉、足背动脉（图14-3-5）。临床最常选用的动脉是桡动脉。

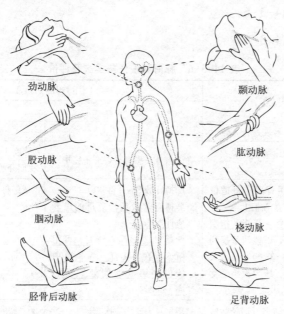

颈动脉　颞动脉　股动脉　肱动脉　腘动脉　桡动脉　胫骨后动脉　足背动脉

图 14-3-5　常用的诊脉部位

（四）脉搏测量的方法

【目的】

1. 判断脉搏有无异常。

2. 动态监测脉搏变化，间接了解患者心脏情况。

3. 协助诊断，为预防、治疗、护理和康复提供依据。

【评估】本项目案例：张女士为例，见表14-3-5。

表 14-3-5　脉搏测量评估及沟通

评　估		沟　通
护士	仪表是否符合行为规范，是否明确操作目的	
患者	1. 核对解释 2. 患者的病情、诊断、年龄、治疗情况、心理状态、合作程度 3. 患者活动、情绪状况，排除影响脉搏的因素：测前应安静休息 20~30min，避免剧烈运动、情绪激动、紧张、恐惧、哭闹等	• "请问您叫什么名字?" • "张女士，您好！为了了解您病情，需要测量脉搏，您半个小时内有没有剧烈运动呢?" • 确认没有后开始准备测量。
环境	室内温度是否适宜	

【计划】

1. **护士准备**　明确操作目的，着装规范、洗手、戴口罩。
2. **用物准备**　秒表、记录本、笔；必要时备听诊器。
3. **患者准备**　明确脉搏测量的目的、方法、注意事项及配合要点。
4. **环境准备**　室温适宜、光线充足、环境安静。

【实施】见表 14-3-6。

【评价】见表 14-3-6。

表 14-3-6　脉搏测量任务实施及评价

护理工作过程要点		工作过程的知识及应用	
		要点要点	语言沟通
实施	1. **检查秒表**　检查秒表是否完好		
	2. **核对解释**　核对床尾卡、患者姓名，并解释	确认患者及患者是否准备完毕	"张女士，您准备好了吗，现在我们开始测量脉搏，好吗。"
	3. **测脉搏**　患者手臂置于舒适位置，腕部伸直，掌心朝上 *护士将示指、中指、环指的指端轻按桡动脉表面，以能清楚触摸到脉搏为宜（图 14-3-6），压力太大阻断脉搏搏动，压力太小感觉不到脉搏搏动	☆脉搏计数 30s，再乘以 2 ☆脉搏异常及病情危重的患者应计数 1min ☆脉搏细弱触摸不清时，可用听诊器在心尖部（左锁骨中线内侧第 5 肋间处）听心率 1min	"请您将手伸出来，腕部伸直。"
	4. **记录**　解释测量结果，记录脉搏数值	脉搏记录方式为__次/分	• "您的脉搏在正常值范围内。"
	5. **整理归位**　协助患者取舒适体位，整理床单位		• "谢谢您的合作，您好好休息。"
	6. **绘制体温单**　洗手，将所测得的脉搏绘制在体温单上（具体见任务四）		
评价	1. **态度**　*认真、严谨、尊重、关爱、保护患者		
	2. **技能**　*操作熟练，手法正确，条理清楚，测量部位及数据准确 *有效进行沟通及解释 *体温单绘制正确		
	3. **效果**　*操作顺利，患者知晓脉搏正常值及测量时的注意事项，主动配合		

【注意事项】

1. 测量脉搏前若有剧烈运动、紧张、恐惧、哭闹等情况者，<u>应休息 20～30min 后</u>再测量。

2. <u>测量脉搏时禁用拇指</u>，以免拇指小动脉搏动较强，易和患者的脉搏相混淆。

3. 脉搏短绌的患者，应由 2 名护士同时测量，一人听心率，一人测脉率。由测心率的护士发出"开始"和"停止"的口令，测量时间为 1min，记录方式为心率/脉率，如：95/70 次/分（图 14-3-7）。

4. 为偏瘫患者测脉搏时，<u>应选健侧肢体</u>。

5. <u>异常脉搏应测量 1min；脉搏细弱难以触诊时，应测心尖搏动 1min。</u>

【健康指导】

1. 告知患者和患者家属监测脉搏的重要性。

2. 指导患者及其家属学会自我监测脉搏，并能判断异常的脉搏，学会自我护理。

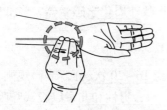

图 14-3-6　桡动脉测量法

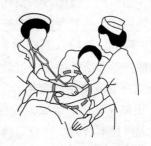

图 14-3-7　脉搏短绌测量法

三、呼吸的测量与观察

（一）正常呼吸及生理变化

1. 呼吸概念　机体在新陈代谢过程中，需要不断地从外界环境中摄取氧气，并把自身产生的二氧化碳排出体外，<u>机体与环境之间所进行的气体交换过程称为呼吸</u>（respiration）。呼吸是维持机体新陈代谢和生命活动所必需的<u>基本生理过程之一</u>，一旦呼吸停止，生命也将终结。

2. 呼吸运动的调节

（1）中枢性神经调节　<u>呼吸中枢是指中枢神经系统内产生呼吸节律和调节呼吸运动的神经细胞群</u>，它们分布于脊髓、延髓、脑桥、间脑、大脑皮质等。在呼吸运动的调节过程中，各级中枢发挥各自不同的作用，并相互协调和制约。延髓和脑桥是产生基本呼吸节律性的部位，大脑皮质可随意控制呼吸运动，调节脑干中枢的活动。

（2）反射性调节

①肺牵张反射：<u>由肺的扩张或缩小引起的吸气抑制或兴奋的反射称为肺牵张反射。</u>它属于负反馈调节机制，其生理意义是使吸气不致过长、过深，促使吸气转为呼气，以维持正常的呼吸节律。

②呼吸肌本体感受性反射：呼吸肌在受到牵张刺激时，可反射性引起受牵拉的同一

肌肉收缩，此为本体感受性反射。当呼吸道阻力增加时，通过呼吸肌本体感受性反射，可使呼吸肌的收缩力加强，导致呼吸运动增强，以维持肺通气，如慢性阻塞性肺病患者。

③防御性呼吸反射：包括咳嗽反射、喷嚏反射和屏气反射。喉、气管、支气管黏膜上皮的感受器受到机械或化学刺激时，可产生咳嗽反射，鼻腔黏膜受到刺激时可产生喷嚏反射。它们可排除呼吸道的刺激物和异物，对机体产生保护作用。而突然吸入冷空气或有害气体等理化刺激时，常导致发生屏气反射而引起呼吸暂停，已达到避免吸入呼吸道和异物的目的。

（3）化学性调节　动脉血氧分压（PaO_2）、二氧化碳分压（$PaCO_2$）和氢离子浓度（$[H^+]$）的改变对呼吸运动的影响，称为化学性调节。①$PaCO_2$是调节呼吸中最重要的生理性化学因素。$PaCO_2$对呼吸的调节是通过中枢及外周化学感受器两条途径实现。$PaCO_2$下降，出现呼吸运动减弱或暂停；$PaCO_2$升高，可刺激外周和中枢的化学感受器，反射性的使呼吸加深加快，若$PaCO_2$超过一定水平，则有抑制和麻醉效应，包括呼吸中枢，如出现呼吸困难、头痛头晕、甚至昏迷等二氧化碳麻醉。②$[H^+]$也是通过中枢及外周化学感受器对呼吸进行调节，$[H^+]$升高，导致呼吸加深加快，肺通气增加；$[H^+]$降低，呼吸收到抑制。③PaO_2主要通过刺激外周化学感受器，降低时引起呼吸加深加快，肺通气增加，过低则抑制。

3. 正常呼吸及其生理变化

（1）正常呼吸　正常成人安静状态下呼吸频率为16~20次/分，节律规则，呼吸运动均匀无声且不费力。呼吸与脉搏的比例一般为1:4，男性和儿童以腹式呼吸为主，女性以胸式呼吸为主。

（2）生理变化

①年龄：年龄越小，呼吸频率越快，如新生儿呼吸约为44次/分。

②性别：同年龄的女性呼吸稍快于男性。

③活动：剧烈运动时呼吸加深加快，休息和睡眠时呼吸减慢。

④情绪：强烈的情绪变化，如紧张、愤怒、恐惧、害怕、悲伤等都可引起呼吸加快或屏气。

⑤血压：血压大幅度变动时，可以反射性地影响呼吸，血压升高，呼吸减慢减弱；血压降低，呼吸加快加强。

⑥其他：如环境温度升高，可使呼吸加深加快。

（二）呼吸的测量

【目的】判断呼吸有无异常；动态监测呼吸的变化，了解患者呼吸功能情况；为疾病的诊断、治疗、护理、康复、预防提供依据。

【评估】本项目案例：张女士为例，见表14-3-7。

表14-3-7　呼吸测量评估及沟通

评　估	沟　通
护士　　仪表是否符合行为规范，是否明确操作目的	

评 估	沟 通

患者   1. 核对解释
  2. 患者的病情、诊断、年龄、治疗情况、合作程度
  3. 患者活动、情绪状况；排除影响测量的因素：测前应安静休息 20～30min，避免剧烈运动、情绪激动等
	• "请问您叫什么名字?"
	• "张女士，您好！为了了解您病情，需要测量呼吸，您半个小时内有没有剧烈运动呢?"
	• 确认没有后开始准备测量

环境 室内温度是否适宜	

【计划】

1. 护士准备 明确操作目的，着装规范、洗手、戴口罩。

2. 用物准备 秒表、记录本、笔；必要时备棉花。

3. 患者准备 明确呼吸测量的目的、方法、注意事项，做好配合准备。

4. 环境准备 室温适宜、光线充足、环境安静。

【实施】 见表 14-3-8。

【评价】 见表 14-3-8。

表 14-3-8 呼吸测量任务实施及评价

护理工作过程要点		工作过程的知识及应用	
		要点说明	语言沟通
实施	**1. 检查秒表** 检查秒表是否完好		
	2. 核对解释 核对床头卡、患者姓名	确认患者及患者是否准备完毕	
	3. 安置体位 协助患者取舒适体位	精神放松、避免引起患者紧张	
	4. 测呼吸 测完脉搏后，护士仍保持诊脉手势，观察患者胸部或腹部的起伏（女性以胸式呼吸为主；男性和儿童以腹式呼吸为主）	☆呼吸计数 30s，再乘以 2 ☆呼吸异常的患者或婴幼儿应计数 1min ☆一起一伏为一次呼吸	
	5. 记录 解释测量结果，记录呼吸数值	呼吸记录方式为＿次/分	• "您的呼吸都在正常值范围内。"
	6. 整理归位 协助患者取舒适体位，整理床单位		• "谢谢您的合作，您好好休息。"
	7. 绘制体温单 洗手，将所测得的呼吸绘制在体温单上（具体见任务四）		
评价	**1. 态度** ＊认真、严谨，尊重、关爱、保护患者		
	2. 技能 ＊操作熟练，手法正确，条理清楚，测量部位及数据准确 ＊有效进行沟通及解释 ＊体温单绘制正确		
	3. 效果 ＊操作顺利，患者主动配合，安全舒适		

【注意事项】

1. 测量脉搏前若有剧烈运动、紧张、恐惧、哭闹等情况者，应休息 20～30min 后再测量。

2. 呼吸受意识控制，测量呼吸前不必解释或告知患者，测呼吸时应保持测量脉搏的姿势，转移患者注意力，以免紧张，保证测量结果的准确性（图 14-3-8）。

3. 病情危重气息微弱的患者测量呼吸时，可用少许棉花，置于患者鼻孔前，观察棉花被吹动的次数，计数 1min（图 14-3-9）。

【健康指导】

1. 告知患者及患者家属监测呼吸的重要性。

2. 指导患者及其家属学会自我监测呼吸的方法，能识别异常呼吸，学会自我护理。

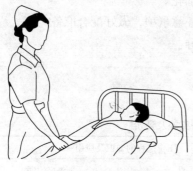

图 14-3-8　测量呼吸

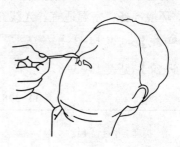

图 14-3-9　危重患者呼吸测量

（三）异常呼吸的观察及护理（详见项目十六）

四、血压的观察与测量

（一）正常血压及生理变化

1. 概念　血压（blood pressure，BP）是血管内流动着的血液对单位面积血管壁产生的侧压力（压强）。一般所说的血压是指动脉血压，在一个心动周期中动脉血压呈规律性波动。当心室收缩时，动脉压上升到的最高值，称为收缩压；当心室舒张末期，动脉血压下降达到最低值，称为舒张压。收缩压和舒张压的差值称为脉压差。在一个心动周期中，动脉血压的平均值称为平均动脉压，约等于舒张压加 1/3 脉压。

2. 血压的形成　心血管系统内足够量的血液充盈是形成血压的前提，心脏射血与外周阻力及大动脉的弹性是形成血压的因素。在外周阻力存在的情况下，心脏收缩时所释放的能量，一部分用于推动血液在血管中流动；另一部分形成对血管壁的侧压，使血管壁扩张，形成收缩压，在心脏收缩期，动脉管壁回缩，继续推动血液向前流动，维持一定的舒张压高度。

3. 影响血压的因素

（1）每博排出量　在心率和外周阻力不变的情况下，动脉血压和每博排出量成正比，每博排出量增大时，射入动脉的血量增多，收缩压明显升高。因此，收缩压的高低主要反映每博排出量的多少。

（2）心率　当每博排出量和外周阻力不变，心率增快时，心脏舒张期内从外周的回流的血量减少，心脏舒张末期主动脉内存留的血量增多，舒张压明显升高。因此，心率主要影响舒张压。

（3）外周阻力　在心输出量不变而外周阻力增大时，血液向外周流动的速度减慢，心脏舒张末期存留在主动脉中血量增多，舒张压明显升高。在心脏收缩期，由于动脉血压升高，血流速度加快，收缩压的升高不如舒张压明显，脉压减小。因此，舒张压的高低主要反映外周阻力的大小。

（4）主动脉和大动脉管壁的弹性　大动脉管壁的弹性对血压起缓冲作用。动脉管壁硬化时，血管的顺应性降低，收缩压升高，舒张压降低，脉压增大。

（5）循环血量与血管容量　当循环血量不变，血管容积增大；或血管容积不变，循环血量减少时，循环系统的平均充盈压均会下降，使动脉血压下降。

4. 正常血压　测量血压，一般以肱动脉血压为标准。正常成人安静状态下的血压范围为：收缩压 90~139mmHg；舒张压 60~89mmHg；脉压差 30~40mmHg。儿童血压的计算公式为：收缩压＝80+年龄×2；舒张压＝收缩压×2/3。

血压的单位习惯上用水银柱的高度即毫米汞柱（mmHg）来表示血压，也可使用千帕（kPa）。两者之间的换算公式为：1mmHg＝0.133kPa；1kPa＝7.5mmHg。

5. 血压的生理变化

（1）年龄　随着年龄的增长，收缩压和舒张压均有增高的趋势，但收缩压的升高比舒张压的升高更为显著，见表 14-3-9。

表 14-3-9　各年龄组血压平均值

年龄	血压平均值（mmHg）	年龄	血压平均值（mmHg）
1 个月	84/54	14~17 岁	120/70
1 岁	95/65	成年人	120/80
6 岁	105/65	老年人	140~160/80~90
10~13 岁	110/65		

（2）性别　青春期前男女血压差异较小，女性在更年期前，血压低于男性，更年期后，血压升高，男女差别较小。

（3）昼夜和睡眠　通常凌晨 2~3 时血压最低，然后逐渐升高，6~10 时血压达最高峰，至傍晚血压达全天次高峰，睡觉时又会降低。睡眠不佳或过度劳累时，血压可略有升高。

（4）环境温度寒冷环境，由于末梢血管收缩，血压可略有升高；高温环境，由于皮肤血管扩张，血压可略下降。

（5）体型　一般高大、肥胖者血压较高。

（6）体位　体位不同，血压可略有变化。立位血压高于坐位，坐位血压高于卧位，这与重力引起的代偿机制有关。因此对于长期卧床、使用某些降压药物、贫血的患者，若由卧位变为立位时，可出现头晕、心慌、站立不稳甚至晕厥等体位性低血压的表现。

（7）身体不同部位　正常情况下，一般右上肢血压比左上肢血压高 10~20mmHg，因为右侧肱动脉来自主动脉弓的第一大分支无名动脉，而左侧肱动脉来自主动脉的第三大分支左锁骨下动脉。一般首选测量右上肢血压。下肢血压比上肢血压高 20～40mmHg，其原因与股动脉的管径较肱动脉粗，血流量大有关。

（8）其他　剧烈运动、情绪激动、紧张、恐惧、兴奋、吸烟等均可使血压升高，饮酒、摄盐过多、药物对血压也有影响。

（二）异常血压的观察及护理

1. 异常血压的评估

（1）高血压　高血压指 18 岁以上成年人收缩压≥140mmHg 和（或）舒张压≥90mmHg。中国高血压分级标准（2010 版），对高血压进行分级，见表 14-3-10。

表 14-3-10　中国高血压分级标准（2010 版）

分级	收缩压（mmHg）		舒张压（mmHg）
正常血压	<120	和	<80
正常高值	120～139	和（或）	80～89
高血压	≥140	和（或）	≥90
1 级高血压（轻度）	140～159	和（或）	90～99
2 级高血压（中度）	160～179	和（或）	100～109
3 级高血压（重度）	≥180	和（或）	≥110
单纯收缩期高血压	≥140	和	<90

（2）低血压　血压低于 90/60mmHg 称为低血压。常见于大量失血、休克、急性心力衰竭等。

（3）脉压异常　①脉压增大：常见于主动脉硬化、主动脉瓣关闭不全、动静脉瘘、甲状腺功能亢进等。②脉压减小：常见于心包积液、缩窄性心包炎、末梢循环衰竭等。

2. 异常血压的护理

（1）监测血压　对需密切观察血压者，应每日测血压 2～3 次，应做到"四定"，即定时间、定部位、定体位、定血压计。合理用药，同时注意观察药物治疗效果和不良反应，及有无并发症的发生。

（2）合理饮食　选择易消化、低脂、低胆固醇、低盐、高维生素、富含纤维素的食物，减少钠盐摄入，逐步降至 WHO 推荐每人每日食盐 6g 要求，控制烟、酒、浓茶、咖啡等的摄入。

（3）环境适宜　提供温、湿度适宜、通风良好、安静、舒适的环境。

（4）休息与活动　积极参加力所能及的体力劳动和适当的体育运动，如体操、慢跑等，以改善血液循环，增强心血管功能，但应注意劳逸结合，避免劳累。对于严重高血压患者，应卧床休息，加强观察与护理。

（5）控制情绪　精神紧张、情绪激动、烦躁、焦虑等都是诱发高血压的因素，因此应深入了解高血压患者存在的思想顾虑，进行心理疏导，消除患者不良的心理状态，保持情绪稳定。指导患者应加强自我修养，随时调整情绪，保持心情舒畅。

（6）生活规律　良好的生活习惯是保持健康、维持正常血压的重要条件。如保证足够的睡眠、养成定时排便的习惯、注意保暖，避免冷热刺激等。

（7）健康教育　教会患者测量和判断异常血压的方法，养成规律的生活、健康的饮食习惯，戒烟限酒。

（三）血压的测量

血压测量可分为<u>直接测量和间接测量两种方法</u>。<u>直接测量法</u>是将溶有抗凝剂的导管经皮置入动脉，导管与压力传感器连接，显示实时的血压数据，可连续监测动脉血压的动态变化。测得的数值精确、可靠，但该方法属于<u>创伤性检查</u>，临床仅用于危重患者、特大手术及严重休克患者的血压监测。<u>间接测量法</u>是应用血压计间接测量血压，是根据<u>血液通过狭窄的血管时形成涡流发出响声</u>而设计的，<u>也是目前临床上广泛应用的方法</u>。

1. 血压计的种类　血压计可分为<u>水银血压计</u>（有立式和台式两种，立式可随意调节高度）、<u>无液血压计</u>和<u>电子血压计</u>三种（图14-3-10）。

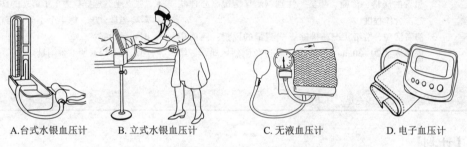

A.台式水银血压计　　B.立式水银血压计　　C.无液血压计　　D.电子血压计

图14-3-10　常用血压计种类

2. 血压计的构造　血压计由三部分组成。

（1）加压气球及空气压力调节活门　加压气球可向气囊充气，压力活门可调节压力大小。

（2）袖带　由内层长方形扁平的橡胶气囊和外层的布套组成。选用大小合适的气囊袖带，气囊至少包裹80%上臂。一般成人袖带橡胶气囊长22~26cm，宽12~14cm，外层布套长约48cm；<u>小儿袖带宽度是上臂直径的1/2~2/3</u>。橡胶气囊上连有2根橡胶管，一根接加压气球，另一根和压力表相接。

（3）测压计

①水银血压计：又称汞柱式血压计，由玻璃管、标尺和水银槽三部分组成，玻璃管固定在盒盖的内壁上，管面标有双刻度为0~300mmHg和0~40kPa，每小格为2mmHg和0.5kPa，玻璃管上端和大气相通，下端和水银槽相通，水银槽设有一个调节开关，使用时，打开开关，槽内水银可进入玻璃管，用毕，关紧开关，可防止水银外溢。<u>水银血压计的优点是测得的数值准确可靠</u>，但较笨重、不易携带且玻璃管部分易破裂。

②无液血压计：也称弹簧式或表式血压计，外形呈圆盘状，表面标有刻度，中央有一指针，可指示血压数值。<u>其优点为体积小，便于携带</u>，但精确度相对较差。

③电子血压计：袖带内置一<u>电子换能器</u>，采用自动取样、数字运算和自动放气形式，由液晶显示板直接显示舒张压、收缩压和脉搏三个参数。其优点为操作简单，可不用听诊器，省略掉放气步骤，可排除听觉不灵敏、噪音等干扰因素造成的误差；能

直接显示和贮存数据，可排除人为测量误差，但准确性较差。

3. 血压的测量。

【目的】

1. 判断血压有无异常。

2. 动态测量血压变化，间接了解循环系统的功能状况。

3. 协助诊断，为预防、治疗、护理、康复提供依据。

【评估】 本项目案例：张女士为例，见表 14-3-11。

表 14-3-11　血压测量评估及沟通

	评　估	沟　通
护士	仪表是否符合行为规范，是否明确操作目的	
患者	1. 核对解释	• "请问您叫什么名字?"
	2. 患者的病情、诊断、年龄、性别、治疗情况、心理状态、合作程度	• "张女士，您好！为了了解您的病情，需要测量血压，您半个小时内有没有剧烈运动呢?"
	3. 患者活动、情绪状况；排除影响测量的因素：测前应安静休息 20~30min，体位舒适、避免剧烈运动、情绪激动等	• 确认没有后开始准备测量
环境	室温适宜、光线充足、环境安静	

【计划】

1. 护士准备　明确操作目的，着装规范、洗手、戴口罩。

2. 用物准备　治疗盘内备：血压计、听诊器、记录本、笔。

3. 患者准备　明确血压测量的目的、方法、注意事项，做好配合准备。

4. 环境准备　室温适宜、光线充足、环境安静。

【实施】 见表 14-3-12。

【评价】 见表 14-3-12。

表 14-3-12　血压测量任务实施及评价

护理工作过程要点		工作过程的知识及应用	
		要点说明	语言沟通
实施	**1. 检查血压计**　检查血压计水银柱是否在 0 刻度，袖带是否合适	血压计应定期检查及校对，确保准确性	"张女士，您准备好了吗，现在我们开始测量血压，好吗。"
	2. 核对解释　核对床头卡、患者姓名，并解释	确认患者及患者是否准备完毕	
	3. 测血压 ▲上肢血压测量（图 14-3-11） *取体位：取坐位或仰卧位。被测上肢的肱动脉与心脏同一水平，坐位时肱动脉平第 4 肋软骨，仰卧位时平腋中线	☆肱动脉高于心脏水平，测得血压值偏低 ☆肱动脉低于心脏水平，测得血压值偏高	"现在给您测一下血压，请您躺好。"

续表

护理工作过程要点	工作过程的知识及应用	
	要点说明	语言沟通
* 缠袖带 * 将要检查的上肢衣袖卷至肩部 * 伸直肘部，掌心朝上 * 放平血压计，驱尽袖带内空气 * 将袖带平整无折地缠在上臂中部，袖带下线距肘窝 2~3cm * 松紧度以能插入一指为宜	☆必要时脱袖，以免衣袖过紧影响血流，影响血压测量值的准确性 ☆袖带缠得太松，充气后呈气球状，有效面积变窄，使血压测量值偏高；袖带缠得太紧，未注气已受压，使血压测量值偏低	"请您把右手伸出来，掌心朝上，我帮您把袖子卷上去一些。"
* 充气 * 打开水银槽开关，戴好听诊器 * 在肘窝内摸到肱动脉搏动点，将听诊器胸件紧贴该处，用手固定听诊器胸件 * 关紧橡皮球阀门，充气至肱动脉搏动音消失，汞柱再上升 20~30mmHg **▲下肢血压测量** * 取体位：取仰卧位、俯卧位或侧卧位，使腘动脉与心脏同一水平 * 缠袖带：袖带缠于大腿下部，袖带下缘距腘窝 3~5cm；松紧度以能插入一指为宜 * 充气：在腘窝内摸到腘动脉搏动点，将听诊器胸件紧贴该处，用手固定听诊器胸件 * 余同上肢测量法	☆胸件勿塞入袖带内以免局部受压较大和听诊时出现干扰声 ☆肱动脉搏动消失表示袖带内压力大于心脏收缩压，血流被阻断 ☆充气不可过快、过猛以免水银溢出和患者不适 ☆充气不足或过度都会影响测量结果 ☆一般不采用屈膝仰卧位 ☆必要时脱一侧裤子，暴露大腿，以免过紧影响血流，影响血压测量值的准确性 ☆袖带应比用于上肢的袖带宽 2cm	
4. 放气 放松皮球阀门，缓缓放气，使汞柱缓慢下降，放气速度以每秒 4mmHg 为宜	放气太慢，使静脉充气，舒张压值偏高；放气太快，未能听清搏动音变化，以致猜测血压值	
5. 读数 双眼平视汞柱所指刻度 * 听到第一声搏动音时，汞柱所指刻度为收缩压 * 搏动音突然变弱或消失时，汞柱所指刻度为舒张压	☆眼睛视线保持与水银柱凹面同一水平。视线低于水银柱凹面读数偏高，反之，偏低 ☆第一声搏动音出现表示袖带内压力将至心脏收缩压相等，血流能通过受阻的动脉	

（左侧跨多行单元格：实施）

续表

护理工作过程要点	工作过程的知识及应用	
	要点说明	语言沟通
实施 **6. 收血压计** 测量好，排尽袖带内空气，整理袖带，放入盒内 *将血压计向右倾斜45°，关闭水银槽的开关，关上盒盖，平稳放置	☆WHO 规定以动脉搏动的消失音作为舒张压。当变音与消失音之间有差异时，应同时记录变音与消失音 ☆发现血压异常或听不清时，应重新测量。重测时，应先将袖带内空气驱尽，让患者休息 2～3min，再测量	
7. 记录 按收缩压/舒张压（mmHg）格式记录。当变音与消失音之间有差异时，应记录：收缩压/变音/消失音 mmHg，如 120/70/60mmHg **8. 整理归位** 解释测量结果 协助患者取舒适体位，整理床单位	如测量下肢血压，记录时应注明 避免玻璃管破裂，水银溢出	• "您的血压在正常值范围内。""谢谢您的合作，您好好休息。"
9. 绘制体温单 洗手，将所测得的血压填写在体温单上（具体见任务四）		

评价		
1. 态度	*认真、严谨，尊重、关爱、保护患者	
2. 技能	*操作熟练，手法正确，条理清楚，测量部位及数据准确 *有效进行沟通及解释；体温单填写正确	
3. 效果	*操作顺利，患者主动配合，安全舒适	

【注意事项】

1. 要定期检测、校对血压计　测量前，检查血压计：玻璃管无裂损，刻度清晰，加压气球和橡胶管无老化、不漏气，袖带宽窄合适，水银充足、无断裂；检查听诊器：橡胶管无老化、衔接紧密，听诊器传导正常。

2. 测血压需排除影响血压的因素　①袖带过宽使大段血管受压，搏动音在到达袖带下缘之前已消失，测得的血压值偏低；袖带过窄测得的血压值偏高。②袖带过紧使血管在未充气前已受压，测得血压值偏低；袖带过松使橡胶袋在充气时呈球状，有效测量面积变窄，导致测得血压值偏高。③肱动脉位置高于心脏水平，测得血压值偏低；肱动脉位置低于心脏水平，测得血压值偏高。④视线高于汞柱，使血压读数偏低；视线低于汞柱，使血压读数偏高。⑤放气过快，测得的血压值偏低；放气过慢，测得的血压值偏高。

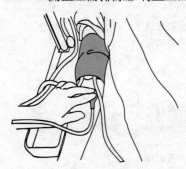

图 14-3-11　听诊器放置部位
（肱动脉搏动最明显处）

3. 测量血压时应排除外界因素　如血压计、测量者、受检者、外界环境等对血压测量结果的影响，以保证血压测量的准确性。

4. 对需密切观察血压者应做到"四定" 即定时间、定部位、定体位、定血压计，有助于测定的准确性和对照的可比性。

5. 发现血压听不清或异常，应重测。重测时，待水银柱降至"0"点，稍等片刻后再测量。必要时，作双侧对照。

6. 中国高血压防治指南（2010 版）对血压测量的要求：应相隔 1~2min 重复测量，取 2 次读数的平均值记录。如果收缩压或舒张压的 2 次读数相差 5mmHg 以上，应再次测量，取 3 次读数的平均值记录。首诊时要测量两上臂血压，以后通常测量较高读数一侧的上臂血压。

【健康指导】

1. 指导患者及其家属学会正确使用血压计及正确测量血压。

2. 指导患者及家属正确判断血压结果，帮助患者创造在家中自测血压的条件，以便能动态监测血压变化，采用健康的生活方式，提高自我保健意识和能力。

3. 向患者及家属解释血压的正常值及测量过程中的注意事项。

任务实施

实训 11　生命体征测量

【目的】通过测量生命体征，了解机体重要脏器功能活动情况，了解疾病的发生、发展和转归。为预防、诊断、治疗、护理和康复提供依据。

【评估】本项目案例张女士为例，见表 14-3-13。

表 14-3-13　生命体征测量评估及沟通

	评　估	沟　通
护士	仪表是否符合行为规范，是否明确操作目的	
患者	1. 核对解释 2. 患者的病情、诊断、年龄、性别、治疗情况、心理状态、合作程度 3. 患者活动、情绪状况，理解配合的能力；排除影响测量的因素	• "请问您叫什么名字？" • "张女士，您好！为了了解您的病情，需要为您测量体温、脉搏、呼吸及血压，您半个小时内有没有剧烈运动呢？" • "等下请您配合一下，好吗？" "是否需要上洗手间方便？" "请您准备好，我这就去准备用物，马上进行测量，请您稍等。"
设施	体温计、听诊器、血压计、秒表是否完好	
环境	室温适宜、光线充足、环境安静	

【计划】

1. 护士准备　明确操作目的，着装规范、洗手、戴口罩。

2. 用物准备　治疗盘、弯盘 2 个（其一内垫纱布放体温计）、秒表、纱布、血压计、听诊器、记录本、笔；如测量肛温，另备润滑油、卫生纸、棉签。

3. 患者准备　做好配合准备，测量前30min避免进食冷热饮、冷热敷、洗澡、运动、灌肠、坐浴等影响生命体征的相关因素。

4. 环境准备　室温适宜、光线充足、环境安静。

【实施】见表14-3-14。

【评价】见表14-3-14。

表14-3-14　生命体征测量任务实施及评价

护理工作过程要点		工作过程的知识及应用	
		要点说明	语言沟通
实施	**1. 检查用物性能**　检查体温计、血压计、听诊器和秒表是否完好		
	2. 核对解释　核对床头卡、患者姓名，并解释		“您好！请问您叫什么名字？”
	3. 测体温 ▲腋温：协助患者取合适体位，将体温计的水银端置于腋窝深处，患者夹紧体温计，开始计时	☆手臂夹紧，曲肘过胸 ☆时间10min	“张女士，现在要为您测体温了。” “请您将这个水银端放在腋窝夹紧。手臂曲起过胸。”“很好！就这样。”
	▲口温：嘱患者张口，将口温计的水银端放于舌下热窝处，开始计时	☆用唇含住体温计 ☆时间3min	“不能用牙齿咬。”
	▲肛温：嘱患者取合适体位，露出肛门；润滑肛温计，插入肛门3~4cm，开始计时	☆若是小儿，应有人守护 ☆时间3min	“放松，深呼吸，插体温计时会有点难受，请您忍受一下。”
	4. 测脉搏　将患者另一手臂置于舒适位置，腕部伸直，掌心朝上 *护士将示指、中指、环指的指端轻按桡动脉表面	☆以能清楚摸到脉搏为宜 ☆脉搏计数30s，再乘以2	
	5. 测呼吸　测完脉搏后，护士仍保持诊脉手势，观察患者胸部或腹部的起伏	☆呼吸计数30s，再乘以2	
	6. 记录脉搏、呼吸的数值　将脉搏、呼吸的数值记录在记录本上		
	7. 测血压 ▲上肢：患者取坐位或仰卧位；上肢衣袖卷至肩部 肘部伸直，掌心朝上，缠好袖带	☆充气速度均匀，不可过速，用力不可过大	
	▲下肢：患者取仰卧位、俯卧位或侧卧位，袖带缠于大腿下部		
	*读数：缓缓放气，使汞柱缓慢下降，听到搏动声所指刻度，即为血压值	每秒均匀下降两格	

续表

护理工作过程要点	工作过程的知识及应用	
	要点说明	语言沟通
实施 8. **记录血压数值**　血压数值记录在记录本上，整理收好血压计	解释测量结果	"您好，您的血压是××mmHg 体温×××℃，脉搏××次/分，呼吸××次/分。"
9. **读取并记录体温数值**　测量体温达到规定时间，将体温计取出读数、记录		
10. **整理归位**　协助患者取舒适体位；整理床单位		
11. **清理用物**　清洁、消毒体温计、听诊器、血压计		
12. **绘制体温单**　洗手，将所测得的生命体征数值绘制在体温单上（具体见任务四）	分类整理用物	
评价 1. **态度**　*认真、严谨，尊重、关爱、保护患者		
2. **技能**　*操作熟练，手法正确，条理清楚，测量部位及数据准确　*有效进行沟通及解释		
3. **效果**　*操作顺利，患者主动配合，安全舒适		

知识拓展

其他几种体温计的种类与构造

1. 电子体温计　由电子感温系统和显示器组成，用电子感温探头测温，测得的温度直接由数字显示，具有读数直观、测温准确、灵敏度高的特点。有医院用的电子体温计和个人用的电子体温计两种（图 14-3-12）。医院用的电子体温计测温时可在探头外套一次性使用外套，使用后外套按一次性用物处理，防止交叉感染。个人用的电子体温计形状如钢笔，便于携带。

2. 可弃式体温计　为单次使用体温计，其构造为一含有对热敏感的化学指示点薄片，适用于测量口温、腋温，当温度上升时，纸板上的化学感温剂会随着机体的温度变色，显示所测的温度（图 14-3-13）。

3. 感温胶片　对体温敏感的胶片，可置于前额或腹部，根据胶片颜色的干部可知晓体温的变化，不能显示具体的体温数值，只能用于判断体温是否在正常范围。适用于小儿。

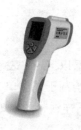 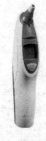 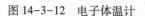

A. 额温计　　　B. 耳温计

图 14-3-12　电子体温计

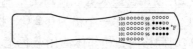

图 14-3-13　可弃式体温计

任务四 体温单绘制

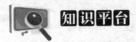 **知识平台**

一、体温单记录的内容

体温单为表格式，以护士填写为主。内容包括患者姓名、科室、床号、住院病历号（或病案号）、日期、住院日数、手术日数、体温、脉搏、呼吸、血压、大便次数、出入液量、身高、体重、药物过敏、住院周数等。住院病历体温单排在病历最前面，以便于查阅（见体温单）。

二、体温单上各项目的记录方法

（一）眉栏

1. 填写内容 用蓝黑墨水笔填写患者姓名、科别、床号、住院号、入院日期、住院日数等。

2. 填写"日期" 第一页的第一日应写年、月、日，中间用点隔开（如2015.02.04），其余六日只填写日数。从第二页开始，每页的第一日均要写月、日；如在六日中遇到新的年度或月份的开始，则应填写年、月、日或月、日。

3. "住院日数" 用阿拉伯数字，从患者入院当天为第一日开始填写，直至出院。转科患者的住院日数不间断。

4. "手术日数"栏 用红墨水笔填写，以手术后次日为第一日，用阿拉伯数字依次填写到第十四日为止。如十四日内再次手术，第一次手术日数为分母，第二次手术日数为分子，均填写至第十四日。

（二）40~42℃之间填写要求

1. 填写内容 用红墨水笔在40~42℃横线之间相应时间栏内纵行填写入院、转入、分娩、死亡时间，时间采用24小时制，精确到分钟。

2. 填写要求 ①入院、转入、分娩、死亡应填写时间，如"入院十时二十分""转入二十时三十分"。转入时间由转入科室写。②出院、手术不写具体时间。③手术不写具体手术名称。

（三）体温、脉搏、呼吸的绘制

1. 体温曲线的绘制

（1）使用蓝墨水笔或蓝铅笔绘制，口温以"●"表示，腋温以"×"表示，肛温以"○"表示，每一小格为0.2℃，将实际测量的度数，用蓝笔绘制于体温单35~42℃的相应时间格内，相邻体温用蓝色笔相连，相同两次体温间可不连线，绘制时要求符号大小一致，连线平直。

（2）高热患者物理降温后测得的体温，绘制在降温处理前体温的同一时间栏内，以红色圆圈"○"表示，并以红虚线与物理降温前的体温相连，下次测得的体温与降温前的温度用蓝线相连。若降温后的体温不变，则在降温前所绘制的体温上方以红色"＝"表示。

（3）如体温与前次数值差异较大（如体温突然升高）或与病情不符，应再次测量，核实后在体温符号上方用蓝色笔以"V"（verify）表示；如复测的体温与第一次测得的体温不同，则应记录复测的体温，并以"V"表示。

（4）当体温＜35℃时，为体温不升，在相应时间栏的35℃横线处以蓝色实心圆圈"●"表示，并向下绘箭头"↓"，长度不超过两小格，前后体温与"●"相连。

（5）患者常规测温时间外出、拒测体温或请假等未能测量体温时，前后两次体温应断开不连。

（6）需每两小时测一次体温时，应记录在 q2h 体温专用单上。

2. 脉搏、心率曲线的绘制

（1）脉率以红点"●"表示，心率以红圈"○"表示，相邻的脉率或心率用红色笔相连，相同两次脉率或心率间可不连线，要求符号大小一致，连线平直。

（2）当体温和脉搏重叠时，先绘制体温符号，再用红色笔在其外划一圆圈。如系肛温，则先以蓝圈表示体温，其内以红点表示脉搏。

（3）脉搏和心率重叠时，先划上红点，再用红色笔在其外划一圆圈。

（4）脉搏短绌时，需同时绘制脉率和心率，脉率与心率分别用红线相连，并在脉率与心率间用红线相连。

（5）每一小时格为 4 次/分，将实际测量的脉率或心率，用红笔绘制于体温单相应时间格内，相邻脉率或心率以红线相连，相同两次脉率或心率间可不连线。

3. 呼吸曲线的绘制

（1）呼吸用蓝笔以阿拉伯数字记录，相邻两次呼吸次数应上下错开。

（2）呼吸也可用蓝笔绘制，以蓝色实心圆圈"●"表示，相邻的呼吸间用蓝色笔相连，在相同两次呼吸间可不连线，要求符号大小一致，连线平直。一般患者入院头三天，应按常规测量呼吸频率。住院期间根据病情或按医嘱测量呼吸频率，并绘制呼吸曲线。

（3）呼吸与脉搏重叠时，先划呼吸符号，再用红笔在外划红圈"○"。

（4）使用呼吸机的患者应在体温单上标注 MR（1），往后用阿拉伯数字累计表示上机天数直至撤机，一般14点以前顶格填写，14点以后使用呼吸机从14点那个填写MR。若第二次上机则在相应格内填写 MR（2），第三次上机填写 MR（3），其余上机天数累计同上。

4. 体温单的填写绘制方法具有区域间的差异。

（四）底栏填写

底栏的内容包括大便次数、尿量、出入量、血压、身高、体重、皮试结果等，用蓝笔填写。

知识链接

体温单填写绘制的不同方法

1. "手术日数"的填写 用红墨水笔填写"手术后日数",第一次手术写"手术(1)";以手术的次日为术后第一日,用阿拉伯数字依次填写到第十四日为止。如十四日内再次手术,手术当日写"手术(2)",再次手术的次日开始以分数形式记录手术后日数,第一次手术后日数为分母,第二次手术后日数为分子,均填写至手术后十四日止。

2. 40～42℃之间填写要求 40～42℃之间之间用于记录患者入院、分娩、转入、出院、死亡的时间。在相应时间栏内用蓝墨水笔纵向填写,其中入院、分娩、转入、死亡均应注明时间,使用 24 小时制,出院则无需注明时间。

3. 体温曲线的绘制 用蓝笔绘制,口温以"●"表示,腋温以"⊗"表示,肛温以"⊙"表示。常规测温时间不在的患者,应在相应时间栏 35℃横线以下用蓝笔向下纵写"不在",如患者拒测体温的,则写"拒测",前后体温不相连。

4. 呼吸曲线的绘制 呼吸用黑笔绘制,以黑圈"○"表示,相邻的呼吸间用黑色笔相连。

1. 大便次数 每隔 24h 记录一次大便次数,记录时间为前 1 日 14∶00 至今日 14∶00。记录方法为未解大便以"0"表示,大便失禁以"※"表示,人工肛门以"☆"表示,灌肠以"E"表示,灌肠后排便以 E 作为分母,以排便次数作为分子。如:"1/E"表示灌肠后排便一次;"1 1/E"表示灌肠前自行排便一次,灌肠后又排便一次。

2. 尿量 ①根据医嘱记录尿量。以毫升为单位,记录前一日 07∶00 至今日 07∶00 的总尿量,每日记录一次。②导尿(持续导尿)后的尿量以"C"表示,如"2000/C"表示导尿的尿量为 2000ml。小便失禁以"※"表示。

3. 出入量 ①将护理记录单上统计的 24h 入水量、排出量,记录在体温单上前一日相应的格子内。②患者凌晨入院即需统计出入量的,将入院时至晨 7 时的出入量以分子形式记录,后 24h 出入量以分母形式记录。如出入量栏记录"200/2500"表示,从入院至晨 7 时出量为 200ml,后 24h 出量为 2500ml。

4. 血压 以 mmHg 为单位,新入院患者应测量血压并记录,住院期间根据患者病情及医嘱测量、记录;记录方式:收缩压/舒张压。如每日测量 1～2 次血压的,结果记录于血压栏内,如每日需测量多次血压的,则应将结果记录在危重患者护理记录单上。

5. 体重 以 kg 为单位,新入院患者应测量体重,平车送入院,则记录"平车";住院期间根据患者病情及医嘱测量、记录。

6. 皮试 根据需要将皮试结果记录于相应时间的皮试栏内,如结果为阴性用蓝墨水笔记录括号及阴性符号,即"(-)"。如结果为阳性则用蓝墨水笔记括号,用红色笔记阳性符号,即"(+)"。

7. 身高 以 cm 为单位,一般新入院患者当日应测量身高并记录。

8. 页码 用蓝笔逐页填写。

随着现代科学技术的飞速发展,医院信息化的普及,部分医院陆续开始使用电子体温单。电子体温单采用信息录入、储存、查询、打印等一些列电子信息自动化程序,只要录入的信息准确无误,则绘制准确规范,页面清晰完整、美观;也避免了手绘体温单出现的画图不准确、字迹潦草、涂改、错填、信息不符、续页时间序号错误等问题。

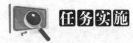 任务实施

实训 12　体温单的填写、绘制

【目的】填写、绘制新入院患者的体温单。

【评估】

1. 护士　仪表是否符合行为规范，是否明确操作目的。

2. 环境　是否环境宽敞、光线充足。

【计划】

1. 护士准备　明确操作目的，着装规范、洗手、戴口罩。

2. 用物准备　蓝（黑）墨水笔、红、蓝铅笔、体温单、小尺。

3. 环境准备　环境宽敞，便于操作。

【实施】见表 14-4-1。

【评价】见表 14-4-1。

表 14-4-1　体温单填写与绘制任务实施及评价

	护理工作过程要点	要点说明
实施	**1. 填写眉栏**　用蓝墨水笔将患者姓名、科别、病区、床号、住院号填写在体温单的相应位置 ＊在日期第一栏填写入院当天的日期，以年 . 月 . 日的方式填写，其余六日依次填写日数；住院日数分别填写 1 至 7	如六日中遇到新的年度或月份则要填写年或月
	2. 填写入院时间　用红墨水笔将入院时间纵向填写在 42~40℃相应时间栏内	用二十四小时制，每个空格填写一个字
	3. 绘制体温、脉搏、呼吸 ＊用蓝笔将患者腋温绘制在相应数值、相应时间栏内，以"×"表示 ＊用红笔将患者脉搏绘制在相应数值、相应时间栏内，以"●"表示 ＊用蓝笔将患者呼吸绘制在相应数值、相应时间栏内，以"●"表示	☆如是高热患者，进行物理降温的，则将物理降温后的体温用红圈"○"表示，并用红色虚线与降温前温度相连 ☆心率以红圈"○"，脉搏短绌的患者则要同时绘制脉率与心率，脉率与心率分别用红线相连，并在脉率与心率间用红线相连
	4. 底栏填写 ＊用蓝墨水笔将患者血压值填写在血压栏内 ＊用蓝墨水笔将患者体重填写在体重栏内 ＊用蓝墨水笔将患者身高填写在身高栏内 ＊在页码处用蓝墨水笔填上"1"	☆每日测 3 次以上血压的，则将血压填写在护理记录单上 ☆平车送入院，则记录"平车"
评价	**1. 态度**　＊认真、严谨	
	2. 技能　＊熟练完成各数值填写和绘制	
	3. 效果　＊体温单的填写绘制正确	

体 温 单

姓名：　　　科别：　　　　　　　　　　床号：　　　　　　　住院号：

日　　期	2014-12-30	31	2015-01-01	02	03	04	05
住院日数	1	2	3	4	5	6	7
术后日数		手术(1)	1	2	3	4	5
时间（时）	2 6 10 2 6 10	2 6 10 2 6 10	2 6 10 2 6 10	2 6 10 2 6 10	2 6 10 2 6 10	2 6 10 2 6 10	2 6 10 2 6 10

呼吸	脉搏	体温							
70	160	41	入院七时三十分	转入六时十分				死亡十四时二十分	出院
60	140	40							
50	120	39							
40	100	38							
30	80	37							
20	60	36							
10	40	35	M R(1)	(2)	(3)	拒测 不在		M R(1)	

| | 疼痛强度 | 10 8 6 4 2 0 | | | | | | | |

	大便(次)	1	※	0	0	1/E	1	
排出量	尿量(ml)	300/2500	400/C					
	其他排出物							
	总出量							

入水量(ml)							
血压(mmHg)	110/65	107/70 110/80	110/75 105/70	90/60 95/70	100/68 98/65	100/65	
体重(kg)	60						
身高(cm)	163						
药物过敏	青(+) 普(-)						

注：此表为福建地区用表　　　　　第 1 页

任务五　处理医嘱

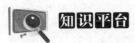

一、医嘱的概念

医嘱是指医师在医疗活动中下达的医学指令。医嘱单分为长期医嘱单和临时医嘱单。

医嘱内容及起始、停止时间应当由医师书写。医嘱内容应当准确、清楚，每项医嘱应当只包含一个内容，并注明下达时间，应当具体到分钟。医嘱不得涂改，需要取消时，应当使用红色墨水标注"取消"字样并签名。

一般情况下，医师不得下达口头医嘱。因抢救急危患者需要下达口头医嘱时，护士应当复诵一遍，双方确认无误后方可执行，事后医师应及时据实补记医嘱。

二、医嘱的种类

（一）长期医嘱

自医生开写医嘱起，至医嘱停止，有效时间在 24h 以上的医嘱。医生注明停止时间后医嘱失效。如护理级别、饮食种类、药物治疗等。

（二）临时医嘱

有效时间在 24h 以内，应在短时间内执行，有的需要立即执行（st），一般只执行一次。如手术、检查、会诊等。另外，出院、转科、死亡等也列入临时医嘱。

（三）备用医嘱

1. 长期备用医嘱（prn）　有效时间在 24h 以上，病情需要时才执行，医生注明停止日期后才失效。如哌替啶 50mg im q6h prn。

2. 临时备用医嘱（sos）　有效时间在 12h 以内，病情需要时才执行，只执行一次，过期未执行则失效。如哌替啶 50mg im sos。需一日内连续用药数次者，可按临时医嘱处理。

三、医嘱的内容和相关表格

（一）医嘱的内容

长期医嘱单内容包括患者姓名、科别、住院病历号（或病案号）、页码、起始日期和时间、长期医嘱内容、停止日期和时间、医师签名、执行时间、执行护士签名。临时医嘱单内容包括医嘱时间、临时医嘱内容、医师签名、执行时间、执行护士签名等。

（二）医嘱相关表格

1. 医嘱单　是医生填写医嘱的表格，包括长期医嘱单（表 14-5-3）和临时医嘱单（表 14-5-4）。存于病历中，医嘱单是患者接受治疗护理的重要依据，也是护士执行医嘱进行查对的依据。

2. 医嘱执行单 也称治疗通知单，护士将医嘱转抄到医嘱执行单上，便于实施治疗和护理，也便于查对，执行后需在上面书写执行时间和签全名。

3. 各种执行卡 包括注射单、治疗单、饮食单、输液单、服药单等，护士将医嘱转抄到各种执行卡上，便于护理和治疗的实施。

四、医嘱的处理

（一）医嘱处理的原则

1. 先急后缓 同时处理多项医嘱时，应先判断所需执行医嘱的轻重缓急，及时、合理的安排执行的顺序。

2. 先处理临时医嘱再处理长期医嘱 需即刻执行的临时医嘱，应立即执行。

3. 执行者需在医嘱单上签全名。

（二）医嘱处理的方法

1. 新开医嘱的处理

（1）长期医嘱 由医生写在长期医嘱单上，注明日期、时间并签全名。护士将长期医嘱单内的医嘱分别转抄至医嘱执行单和各种执行卡上或打印，并在医嘱单上注明执行时间并签全名。定期执行的长期医嘱应在执行卡上注明具体的执行时间。

（2）临时医嘱 由医生写在临时医嘱单上，并注明日期、时间并签全名。护士转抄到医嘱执行单和各种执行卡上或打印，注明执行时间，签全名。会诊、手术、检查等各种申请单应及时送到相应科室或发送预约申请。

（3）备用医嘱

①长期备用医嘱：由医生写在长期医嘱栏内，必须注明执行时间。护士每次执行后，在临时医嘱栏内记录执行时间并签全名，供下一班参考。

②临时备用医嘱：由医生开在临时医嘱单上，12h 内有效。临时备用医嘱执行后，按临时医嘱处理。如在 12h 内未执行的，则由护士用红笔在该项医嘱栏内写"未用"二字，并签全名。

2. 停止医嘱的处理 停止医嘱由医生在长期医嘱单上相应医嘱后写上停止日期和时间并签全名，护士把相应医嘱执行单和执行卡上的有关项目注销，并在医嘱单上注明停止日期和时间，签全名。

3. 重整医嘱 当长期医嘱超过 3 页或调整项目较多时要重整医嘱。在原医嘱最后一行下面划一红线，在红线下用红笔写"重整医嘱"，再将以上有效的长期医嘱按原日期、时间排列顺序抄于红线下。抄录完毕核对无误后签上全名。

4. 手术、分娩、转科医嘱的处理 当患者手术、分娩、转科后，在原医嘱最后一行下面划一红线，在红线下用红笔写"术后医嘱"、"分娩后医嘱"、"转入医嘱"，然后再开新医嘱，红线以上的医嘱自行停止。

5. 出院、转院医嘱的处理 出院、转院的医嘱按停止医嘱的方法处理。

（三）注意事项

1. 医嘱必须经医生签名后方为有效。

2. 对有疑问的医嘱，必须核对清楚后方可执行。

3. 医嘱需每班、每日核对，每周总查对，查对后签全名。

4. 凡需下一班执行的医嘱，必须做好交接班，并记录。

（＊注：信息化医院使用电脑处理医嘱，可减少差错，减轻护士书写的工作量。）

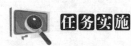 任务实施

医嘱的处理

【**目的**】转抄医嘱单上各项医疗、护理措施，便于各项措施的实施。

【**评估**】

1. **护士** 仪表是否符合行为规范，是否明确操作目的。

2. **环境** 是否环境宽敞、光线充足。

【**评价**】

1. **护士准备** 着装规范、洗手，明确操作目的。

2. **用物准备** 蓝、黑墨水笔、各种执行卡、医嘱单。

3. **环境准备** 环境宽敞，便于操作。

【**实施**】见表 14-5-1。

【**评价**】见表 14-5-1。

表 14-5-1 医嘱处理任务实施及评价

	护理工作过程要点	要点说明
实施	▲临时医嘱的处理 ＊<u>填写诊断卡</u> 将患者的姓名、年龄、床号及诊断填写于一览表的诊断卡上 ＊<u>填写床尾卡</u> 将患者姓名、年龄、床号、住院号填写于床头卡上 ＊疾病健康教育 将疾病健康教育转抄到医嘱执行单上 ＊各项检查检验单 ①血液检查单的付单写上病区、床号、姓名、住院号黏贴于标本试管上；②尿常规、粪常规检查单的付单写上病区、床号、姓名、住院号黏贴于标本容器外；③其他检查单归类放置	☆通知责任护士 ☆如有需要立即执行的，通知责任护士
	▲长期医嘱的处理 ＊<u>饮食</u>：将患者的饮食转抄到饮食卡上，并将饮食种类通知膳食科 ＊<u>护理级别</u>：将护理级别的标志黏贴于一览表的诊断卡和床头卡上 ＊疾病护理常规：将疾病护理常规转抄到医嘱执行单上 ＊药疗：①口服药医嘱转抄于口服药卡上；②输液医嘱转抄于治疗通知单上；③注射医嘱转抄于注射卡上；④并请另一名护士核对医嘱单并签名 **9. 核对**	☆如有需要立即执行的，通知责任护士 ☆如使用电脑处理医嘱的，则直接打印到执行单上

续表

护理工作过程要点		要点说明
评价	1. 态度	*认真、严谨
	2. 技能	*能熟练处理各种医嘱
	3. 效果	*正确处理医嘱，患者及时得到治疗、护理

五、分级护理

患者入院后应根据患者病情严重程度确定病情等级；根据患者 Barthel 指数总分（表 14-1-2）确定自理能力的等级。依据病情等级和（或）自理能力等级，确定患者护理分级。护理级别分为四个等级：特级护理、一级护理、二级护理和三级护理。临床医护人员应根据患者的病情和自理能力的变化动态调整患者护理级别。护理级别的分级依据及护理要点见表 14-5-2。

表 14-5-2 护理级别的分级依据及护理要点

护理级别	分级依据	护理要点
特级护理	符合以下情况之一，可确定为特级护理 （1）维持生命，实施抢救性治疗的重症监护患者 （2）病情危重，随时可能发生病情变化需要进行监护、抢救的患者 （3）各种复杂或大手术后、严重创伤或大面积烧伤的患者	（1）严密观察患者病情变化，监测生命体征 （2）根据医嘱，正确实施治疗、给药措施 （3）根据医嘱，准确测量出入量 （4）根据病情及自理能力等级，正确实施基础护理和专科护理 （5）保持患者的舒适和功能体位 （6）实施床旁交接班
一级护理	符合以下情况之一，可确定为一级护理 （1）病情趋向稳定的重症患者 （2）病情不稳定或随时可能发生变化的患者 （3）手术后或者治疗期间需要严格卧床的患者 （4）自理能力重度依赖的患者	（1）每小时巡视患者，观察患者病情变化 （2）根据患者病情，测量生命体征 （3）根据医嘱，正确实施治疗，给药措施 （4）根据病情及自理能力等级，正确实施基础护理和专科护理 （5）提供护理相关的健康指导
二级护理	符合以下情况之一，可确定为二级护理 （1）病情趋向稳定或未明确诊断前，仍需观察，且自理能力轻度依赖的患者 （2）病情稳定仍需卧床，且自理能力轻度依赖的患者 （3）病情稳定或处于康复期，且自理能力中度依赖的患者	（1）每2h巡视患者，观察患者病情变化 （2）根据患者病情，测量生命体征 （3）根据医嘱，正确实施治疗、给药措施 （4）根据病情及自理能力等级，正确实施基础护理和专科护理 （5）提供护理相关的健康指导
三级护理	病情稳定或处于康复期，且自理能力轻度依赖或无需依赖的患者，可确定为三级护理	（1）每3h巡视患者，观察患者病情变化 （2）根据患者病情，测量生命体征 （3）根据医嘱，正确实施治疗、给药措施 （4）提供护理相关的健康指导

注：以上表格参考 2013 年国家卫计委发布的中华人民共和国卫生行业标准 WS/T 431-2013《护理分级》

临床工作中，为了更直观地了解患者的护理级别，及时观察患者的病情，实施护理和安全措施。对于不同护理级别的患者，在护理站患者一览表的诊断卡和床尾卡上，用不同的颜色标志来区分。特级和一级护理为红色，二级护理为绿色，三级护理为黄色。

表14-5-3 长期医嘱单

姓名 _____ 科别 _____ 床号 _____ 住院号 _____

起用日期			医生签名	护士签名	长期医嘱	停止日期			医生签名	护士签名
月	日	时				月	日	时		
12	30	08：00	郑民	姜小红	内科护理常规					
12	30	08：00	郑民	姜小红	一级护理					
12	30	08：00	郑民	姜小红	留伴一人					
12	30	08：00	郑民	姜小红	低盐饮食					
12	30	08：00	郑民	姜小红	测血压 bid					
12	30	08：00	郑民	姜小红	生理盐水 100ml					
12	30	08：00	郑民	姜小红	头孢地嗪 1g/ivgtt bid					
12	30	08：00	郑民	姜小红	生理盐水 100ml					
12	30	08：00	郑民	姜小红	多索茶碱针 0.3g/ivgtt qd					
12	30	08：00	郑民	姜小红	沙丁胺醇溶液剂 0.5ml					
12	30	08：00	郑民	姜小红	布地奈德混悬液 2mg/雾化吸入 tid					
12	30	08：00	郑民	姜小红	低流量氧气吸入					

第1页

表 14-5-4 短期医嘱单

姓名 _____ 科别 _____ 床号 _____ 住院号 _____

日 期			执 行	短期医嘱	医生 签名	护士 签名
月	日	时	时 刻			
12	30	08:00	08:10	疾病健康教育	郑 民	姜小红
12	30	08:00	08:10	血常规	郑 民	姜小红
12	30	08:00	08:10	尿常规	郑 民	姜小红
12	30	08:00	08:10	粪常规	郑 民	姜小红
12	30	08:00	08:10	肝功能	郑 民	姜小红
12	30	08:00	08:10	心电图	郑 民	姜小红
12	30	08:00	08:10	彩超（肝胆胰脾、双肾）	郑 民	姜小红
12	30	08:00	08:10	痰培养	郑 民	姜小红

第 1 页

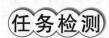

任务检测

一、选择题

（一）A1 型题

1. 脑出血并发脑疝时，瞳孔的变化是

    A. 双侧瞳孔变小　　　　　　　　B. 双侧瞳孔变大

    C. 双侧瞳孔散大固定　　　　　　D. 双侧瞳孔不等大

    E. 双侧瞳孔无变化

2. 下列有关医疗与护理文件管理要求的描述正确的一项是

    A. 未经护士同意，患者不得随意翻阅

    B. 医疗与护理文件按规定放置，用后必须放回原处

    C. 患者出院后，特别护理记录单送病案室保存 2 年

    D. 患者不得复印医嘱单

    E. 发生医疗事故纠纷时，封存的病历资料不可以复印

3. 二人搬运患者的正确方法是

    A. 甲托背部，乙托臀部

    B. 甲托头部，乙托臀部

    C. 甲托头、背部，乙托臀、膝部

    D. 甲托头、颈、肩、腰部，乙托臀、膝部

    E. 甲托头、肩部，乙托臀、膝部

4. 适合测量口腔温度的是

    A. 幼儿   B. 躁狂者   C. 呼吸困难者

    D. 极度消瘦者   E. 口鼻手术者

5. 脉压增大常见于

    A. 主动脉瓣关闭不全   B. 缩窄性心包炎

    C. 心包积液   D. 肺心病

    E. 心肌炎

6. 测血压时，应该注意

    A. 测量时血压计"0"点与心脏、肱动脉在同一水平

    B. 固定袖带时应紧贴肘窝，松紧能放入一指为宜

    C. 听诊器胸件应塞在袖带内便于固定

    D. 测量前嘱患者先休息 10~20min

    E. 放气速度应慢，约 2mmHg/s

7. 临时备用医嘱的有效期为

    A. 6h   B. 12h   C. 24h

    D. 36h   E. 48h

8. 自医生开写医嘱起，至医嘱停止，有效时间在 24h 以上，医生注明停止时间后失效的医嘱是

    A. 长期医嘱   B. 临时医嘱   C. 长期备用医嘱

    D. 临时备用医嘱   E. 执行医嘱

（二）**A2 型题**

9. 患者，女性，35 岁，因慢性贫血入院，护士收集资料时选用的方法错误的是

    A. 查阅实验室检查的结果   B. 护士与王某进行交谈

    C. 对患者进行身体评估   D. 与患者的家属沟通

    E. 护士的主观直觉

10. 患者，男性，27 岁，因交通事故急诊入院，入院时患者病情危重，呈昏迷状态。入院后，病室护士首先应

    A. 通知医生，积极配合抢救   B. 询问病史，评估发病过程

    C. 填写有关表格和各种卡片   D. 通知营养室，准备膳食

    E. 介绍同病室病友

11. 患者，女性，68 岁，患慢性肺心病 6 年，今日咳嗽咳痰加重，发绀明显，给予半坐位的目的是

    A. 使患者回心血量增加   B. 使肺部感染局限化

    C. 使膈肌下降，呼吸通畅   D. 减轻咽部刺激及咳嗽

    E. 促进排痰，减轻发绀

12. 患者，女性，60 岁。因肺炎入院，体温 39.5℃，在退热过程中护士应注意监测患者情况，提示可能发生虚脱的症状是

    A. 皮肤苍白，寒战，出汗   B. 头晕，恶心，无汗

    C. 脉搏、呼吸渐慢，无汗　　　　　　D. 脉速，四肢湿冷，出汗

    E. 脉速，面部潮红，无汗

13. 医嘱"安定 5mg, sos"，护士正确执行该医嘱的方法是

    A. 可执行多次　　　　　　　　　　　B. 需立即执行

    C. 过期尚未执行即失效　　　　　　　D. 24h 以内都视为有效

    E. 在医生未注明失效时间可随时执行

（三）A3/A4 型题

（14~15 题共用题干）

患者，男性，43 岁。因腹痛伴发热、恶心、呕吐，以"急诊胃肠炎"收住院。入院时患者呈急性面容，精神萎靡，查体：体温 38.1℃，粪便呈水样。

14. 属于主观资料的是

    A. 水样粪便　　　　B. 呕吐　　　　C. 体温 38.1℃

    D. 腹痛　　　　　　E. 急性面容

15. 对该患者首先应解决的护理问题是

    A. 精神萎靡　　　　　　　　　　　　B. 疼痛

    C. 焦虑　　　　　　　　　　　　　　D. 发热：体温 38.1℃

    E. 体液不足

（16~18 题共用题干）

周女士，45 岁。因"风心病、房颤"入院，主诉心悸、头晕、胸闷、四肢乏力，护士为其诊脉时发现脉搏细速、不规则，同一时间单位内心率大于脉率，听诊心率快慢不一，心律完全不规则，心音强弱不等。

16. 此脉搏称为

    A. 缓脉　　　　　　B. 间歇脉　　　　C. 绌脉

    D. 洪脉　　　　　　E. 丝脉

17. 此脉搏属于

    A. 频率异常　　　　B. 次数异常　　　　C. 节律异常

    D. 强弱异常　　　　E. 动脉壁异常

18. 正确测量脉搏的方法是

    A. 先测脉率，再测心率

    B. 护士测脉率，医生测心率

    C. 一人同时测脉率和心率

    D. 一人同时听心率，一人测脉率，同时测一分钟

    E. 一人测脉率，一人计时

二、思考题

1. 入院护理评估包括哪些内容？并正确书写入院护理评估单。

2. 协助患者更换卧位时应注意哪些问题？

3. 患者测量口温时不慎咬破口温计，应如何处理？

4. 阐述医嘱的种类及不同之处，并举例说明。

5. 病历分析：

姓名：林梅，科别：普外科，病区：13 区，床号：45 床，住院号：230789，2015 年 3 月 28 号下午 3 时 45 分入院，入院测生命体征，T：36.5℃，P：82 次/分，R：22 次/分，Bp：100/70mmHg，患者体重 52Kg，身高 163cm，请根据以上资料，填写、绘制体温单。

（谢丽琴）

项目十五 │ 异常体温护理及冷热疗运用

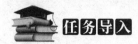 任务导入

【案例】

　　陈某，男，50岁，发热一周，体温持续在39~40℃，拟诊：发热待查。于上午8时入院。测体温40.3℃，脉搏110次/分，呼吸28次/分，血压135/90mmHg，患者神志清楚，面色潮红，口唇干裂，消瘦，卧床不起，食欲差，焦虑烦躁。上午8:20给予退热剂后，体温降至38.9℃，大量出汗，主诉口干，下午2:00体温升至39.8℃。

　　根据患者病情应给予优先解决体温异常护理。需要完成的护理任务：

任务一　异常体温护理及乙醇拭浴

任务二　冷疗和热疗的应用

学习目标

1. 陈述体温过高、冷疗法、热疗法的概念。
2. 描述发热过程及临床表现、常见几种热型。
3. 阐述体温过高、过低的程度判断及异常体温的护理。
4. 叙述冷、热疗法的作用和影响因素。
5. 列出冷、热疗法的适应证和禁忌证。

任务目标

1. 根据患者的临床表现，正确判断异常体温，并采取相应的护理措施。
2. 正确评估患者发热情况，正确实施物理降温技术。
3. 根据患者实际情况，正确应用各种冷、热疗法为患者实施护理措施。
4. 养成良好职业形象和态度，能有效沟通，操作规范，尊重、关爱患者，确保安全。

任务一　异常体温护理及乙醇拭浴

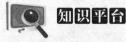 知识平台

一、体温过高

（一）发热概念

体温过高（hyperthermia）　是由于致热原作用于体温调节中枢或体温调节中枢功

能障碍等原因导致体温超出正常范围，又称发热（fever，pyrexia）。

发热是临床常见的症状，根据致热原的性质和来源的不同，分为感染性和非感染性两大类。感染性发热较多见，主要由各种病原体感染引起，如细菌、病毒、真菌、螺旋体、支原体、寄生虫等感染引起的各种急、慢性传染病和感染性疾病。非感染性发热由病原体以外的各种物质引起，主要包括无菌性坏死物质的吸收所引起的吸收热，变态反应性发热，体温调节中枢功能紊乱引起的中枢性发热等。一般而言，当腋下温度超过37℃或口腔温度超过37.3℃，一昼夜体温波动在1℃以上可称为发热。

（二）发热程度

以口腔温度为标准，发热程度可划分为：

1. 低热　37.3~38.0℃（99.1~100.4℉）

2. 中等热　38.1~39.0℃（100.6~102.2℉）

3. 高热　39.1~41.0℃（102.4~105.8℉）

4. 超高热　>41℃以上（105.8℉以上）

人体能耐受的最高温度为40.6~41.4℃（105.1~106.5℉），体温高达43℃（109.4℉）则很少有人能存活。直肠温度持续超过41℃，可引起永久性脑损伤。高热持续42℃以上2~4h可导致休克及严重并发症。

（三）发热过程及临床表现

一般发热分为三个阶段（图15-1-1）。

1. 体温上升期　特点为产热大于散热。主要表现为乏力、畏寒、皮肤苍白、干燥无汗、有时伴有寒战。体温上升有两种方式：骤升和渐升。骤升是指体温突然升高，在数小时内升至高峰，多见于肺炎球菌性肺炎、疟疾等。渐升是指体温逐渐上升，数日内达到高峰，多无明显寒战，常见于伤寒等。

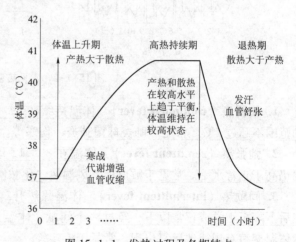

图15-1-1　发热过程及各期特点

2. 高热持续期　特点为产热和散热在较高水平上趋于平衡，体温维持在较高状态。主要表现为颜面潮红、皮肤灼热、口唇干燥、呼吸和脉搏加快（体温每增高1℃，脉搏增加10~15次/分）、头痛、头晕、食欲不振、全身不适、软弱无力，尿量减少；严重者可出现谵妄、昏迷。此期持续数小时、数天甚至数周。

3. 退热期　特点为散热大于产热，散热增加而产热趋于正常，体温恢复至正常水平。主要表现为大量出汗和皮肤温度降低。退热方式有骤退和渐退两种。骤退为体温急剧下降，在数小时内降至正常，多见于肺炎球菌性肺炎、疟疾等。体温下降时，由于大量出汗，大量体液丧失，老年体弱患者和心血管患者易出现血压下降、脉搏细速、四肢厥冷等循环衰竭的症状。应严密观察配合医生给予及时处理。渐退是指体温在数天内降至正常，多见于伤寒、风湿热等。

（四）常见热型

患者在不同时间测得的体温数值分别记录在体温单上，将各体温数值连接起来所呈现的体温曲线，该曲线的形态称为热型（fever type）。某些疾病的热型具有特征性，观察热型有助于诊断。常见的热型有稽留热、弛张热、间歇热和不规则热四种，见图 15-1-2。

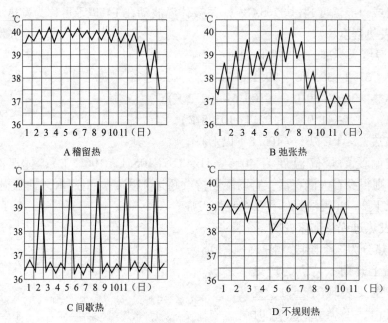

图 15-1-2　常见热型

1. 稽留热（continued fever）　体温持续在 39~40℃ 左右，达数日或数周，24h 波动范围不超过 1℃。常见于肺炎球菌肺炎、伤寒等。

2. 弛张热（remittent fever）　体温在 39℃ 以上，24h 内温差达 1℃ 以上，最低体温仍高于正常水平。常见于败血症、风湿热、化脓性疾病等。

3. 间歇热（intermittent fever）　体温骤然升高到 39℃ 以上，持续数小时或更长，然后下降至正常或正常以下，经过一个间歇，体温又升高，并反复发作，即高热与正常体温交替有规律地反复出现。常见于疟疾等。

4. 不规则热（irregular fever）　体温在 24h 中变化不规则，持续时间不定。常见于流行性感冒、肿瘤性发热等。

（五）高热护理

1. 病情观察　定时测量体温，一般每日测量 4 次，高热患者每隔 4h 测量 1 次，待体温恢复正常 3 天后，改为每日测量 2 次。同时密切观察患者面色、脉搏、呼吸和血压及伴随症状，如有异常应及时与医生联系。

2. 降低体温　可采用物理降温法或药物降温法。物理降温有局部和全身冷疗两种方法。体温超过 39℃，选用局部冷疗，可用冰袋冷敷头部；体温超过 39.5℃，选用全身冷疗，可用乙醇拭浴（或温水拭浴）及大动脉处冷敷。药物降温是通过降低体温调节中枢的兴奋性及血管扩张、出汗等方式促进散热而达到降温目的。实施降温措施30min 后应测量体温，并做好记录和交班。

3. 饮食护理 补充水分和营养。鼓励患者多饮水，每日 2500～3000ml，以补充高热时消耗的水分，并促进毒素和代谢产物的排出，帮助散热；鼓励患者进食高热量、高蛋白、高维生素、易消化的流质或半流质食物，少量多餐，以补充高热的消耗，提高机体抵抗力。不能进食者遵医嘱给予静脉输液或鼻饲，以补充营养物质。

4. 卧床休息 高热者应绝对卧床休息，并提供空气流通、温湿度适宜、安静的休养环境；低热者可酌情减少活动，适当休息，以减少能量的消耗。

5. 保暖 体温上升期，患者出现寒战时，应及时调节室温，注意保暖，必要时可饮热饮料。

6. 预防并发症 ①发热患者机体抵抗力降低，唾液分泌减少，口腔黏膜干燥，极易发生口腔溃疡和炎症，护士应在清晨、餐后及睡前协助患者漱口，或用生理盐水棉球清洁口腔，同时观察舌苔、舌质，口唇干裂者可涂润唇油保护，使患者舒适，防止口腔感染。②高热患者在退热时往往大量出汗，应及时擦干汗液，更换衣被，保持皮肤的清洁干燥，防止受凉。③长期高热卧床者，应预防压疮和坠积性肺炎等并发症的发生。④高热患者易躁动不安、谵妄，应注意防止坠床、舌咬伤，必要时用床挡或约束带约束患者。

7. 心理护理 观察发热各阶段患者心理状态，对体温变化及伴随症状等给予合理解释，尽量满足患者的需要，以缓解其紧张情绪。

8. 健康教育 根据病情制定相应的健康教育计划，进行相关的知识教育。如正确测量体温的方法，物理降温的方法等。

二、体温过低

（一）体温过低概念

体温在 35.0℃以下称为体温过低，亦称体温不升。多见于早产儿、重度营养不良及极度衰竭的患者。此外，长时间暴露在低温环境中使机体散热过多过快；颅脑外伤、脊髓受损、药物中毒等导致的体温调节中枢功能受损也是造成体温过低的常见原因。体温过低是一种危险的信号，常提示疾病的严重程度和愈后不良。

（二）临床分度及表现

1. 临床分度（以口腔温度为例）

（1）轻度　32.1～35℃（89.8～95.0℉）

（2）中度　30～32℃（86.0～89.6℉）

（3）重度　<30℃（86.0℉）

（4）致死温度　23～25℃（73.4～77.0℉）

2. 临床表现 体温过低的患者常表现为体温不升、皮肤苍白、四肢冰冷、轻度颤抖、心跳呼吸减慢、血压降低、反应迟钝、嗜睡甚至昏迷。

（三）护理要点

1. 病情观察 密切观察生命体征和病情变化，每小时测量体温一次，直至体温回复至正常且稳定；注意呼吸、脉搏、血压的变化。治疗性体温过低，<u>应防止冻伤</u>。

2. 注意保暖 采取适当保暖措施，首先提高室温，<u>以 22~24℃ 为宜；新生儿可置暖箱中</u>；其次可采取局部<u>热敷、保暖</u>，如在腋窝、腘窝、颈部等大血管处放置热水袋，增加盖被，给予温热饮料，放置电热毯等，以提高机体温度。

3. 去除病因 采取积极的治疗措施，去除引起体温过低的原因，使体温逐渐恢复正常。

4. 配合抢救 随时做好抢救准备工作，确保患者生命安全。

三、乙醇拭浴

乙醇是一种挥发性液体，拭浴时在皮肤上迅速蒸发、吸收和带走机体大量的热；乙醇还可以刺激皮肤血管扩张，进一步增加散热能力。

乙醇拭浴（alcohol sponge bath）是利用乙醇易挥发及具有刺激血管扩张的作用，通过蒸发和传导作用增加机体的散热，达到降低体温之目的。用于高热患者的降温。

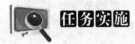 **任务实施**

实训 13　完成乙醇拭浴任务

【目的】全身用冷，为高热患者降温。

【评估】以本项目案例为范例，见表 15-1-1。

表 15-1-1　乙醇拭浴任务评估及沟通

	评　估	沟　通
护士	是否仪表着装规范、修剪指甲，是否明确操作目的	
患者	1. 核对解释 2. 了解患者的年龄、病情、体温、治疗情况、意识状况、活动能力、合作程度及有无乙醇过敏等	• "先生您好！请问您叫什么名字？" "陈先生，您对乙醇过敏吗？" "没有过敏是吧？" • "您的体温高达到 39.8℃，需要进行乙醇拭浴降温处理。" "请您不要紧张，乙醇拭浴就是用沾有乙醇的毛巾拍拭您的皮肤，可以达到降低体温的作用，这样您就会舒适些，一会我来为您做乙醇拭浴，请您配合一下好吗？" • "陈先生，因为操作需要一段时间，需要我协助您上卫生间吗？" "我这就去准备物品，请您稍等。"
环境	室内无对流风，调节合适的室内温湿度；用屏风遮挡	

【计划】

1. 护士准备 明确乙醇拭浴操作目的，着装规范，修剪指甲，洗手、戴口罩。

2. 用物准备　25%~35%乙醇200~300ml（温度32~34℃），小毛巾2块、大浴巾、热水袋（图15-1-3）、冰袋（图15-1-4）、酌情备衣物、大单、便器及屏风。

3. 患者准备　"大小便"已解，做好主动配合准备。

4. 环境准备　关闭门窗，必要时用屏风遮挡。

【实施】见表15-1-2。

【评价】见表15-1-2。

表15-1-2　乙醇拭浴降温任务实施及评价

	护理工作过程要点	工作过程的知识及应用	
		要点说明	语言沟通
	1. 核对解释　携用物至床旁，核对患者腕带及床尾卡信息，向患者解释	☆核对床号、姓名，确认患者及患者是否准备完毕	"陈先生，您好！您能告诉我一下您的床号、姓名吗？""您准备好了吗？现在要为您做乙醇拭浴了，在拭浴过程中有什么不适请及时告诉我，好吗？"
	2. 遮挡、置袋　床帘或屏风遮挡，松被尾、脱衣、松腰带 **3. 置冰袋、热水袋**	☆便于拍拭 ☆冰袋置于头部以助降温，防止拭浴时表皮血管收缩，引起头部充血 ☆热水袋置于足底，促进足底末梢血管扩张，减轻头部充血，利于散热并使患者感觉舒适	●"现在我帮您把衣服脱下来，请您配合一下把腰带松开。" ●"陈先生，现在我先把冰袋放在您的头部，这样可以防止头部充血引起的头痛，热水袋放在您的足底，会感觉舒服些。"
实施	**4. 拍拭全身** *垫大毛巾：将大浴巾垫于拍拭部位下 *缠小毛巾（图18-4-2）：小毛巾拧至半干并包裹于手掌 ①双上肢：侧颈→肩→上臂外侧→前臂外侧→手背；侧胸→腋窝→上臂内侧→肘窝→前臂内侧→手心 *同法拍拭对侧手臂 ②背部：协助患者侧卧，颈下肩部→背部→腰部→臀部 *穿好上衣，脱去裤子，遮盖会阴 ③双下肢：髋部→下肢外侧→足背；腹股沟→下肢内侧→内踝；臀下→下肢后侧→腘窝→足跟 *同法拍拭对侧。协助患者穿好裤子	☆以离心方向拍拭，用浴巾擦干 ☆腋窝、肘窝、手心处稍用力拍拭，并延长拍拭时间，以促进散热 ☆每侧肢体各拍拭3min ☆拍拭过程注意保暖、保护隐私 ☆禁忌拍拭后项、胸前区、腹部和足底等处，以免引起不良反应 ☆腹股沟、腘窝处稍用力拍拭，并延长拍拭时间，以促进散热 ☆每侧肢体各拍拭3min	"现在我开始给您拭浴了，拭浴过程中有什么不舒服的，请您及时告诉我。" "陈先生，现在准备拭浴背部，先帮您翻身左侧卧，请您配合，好吗？来，把双手交叉在胸腹部，把右腿曲起，翻身……" "陈先生，现在准备拍拭下肢。"

护理工作过程要点	工作过程的知识及应用	
	要点说明	语言沟通
实施 **4. 观察病情** 拭浴过程中，随时观察患者情况，倾听患者主诉	☆出现寒战、面色苍白、脉搏及呼吸异常时应立即停止，并及时与医生联系	"陈先生感觉怎么样？有没有不舒服？"
5. 整理记录 撤去热水袋，保留冰袋 ＊询问感受，协助取舒适卧位 ＊整理床单位和用物，洗手，记录 ＊半小时后测量体温，记录	☆全过程<u>不超过 20min</u>，以防受凉 ☆记录拭浴时间、效果及患者反应 ☆30min 后测量体温，如体温降<u>至 39℃ 以下取下冰袋</u>，交代注意事项	"您有什么不舒服的吗？没有的话，我半小时以后再来给您测下体温，您现在可以好好休息了，感谢您的配合。"
评价 **1. 态度** 认真、严谨，尊重关爱患者、保护隐私		
2. 技能 ＊护患沟通有效，满足患者身心需要 ＊能根据病情变化采取相应措施，操作熟练，符合规范要求		
3. 效果 ＊患者感觉舒适，无并发症 ＊床单位整洁		

【注意事项】

1. <u>禁忌拍拭胸前区、腹部、后颈部、足底</u>，以免引起不良反应。

2. 腋窝、肘窝、手心、腹股沟、腘窝处稍用力拍拭，并延长拍拭时间，以促进散热，每侧肢体各拍拭 3min，全过程<u>不超过 20min</u>，以防患者受凉。

3. 密切观察患者的反应，拭浴过程中如出现面色苍白、寒战、呼吸异常时，应立即停止拭浴并通知医生。拭浴 30min 后测量体温，如体温降至 39℃ 以下取下冰袋。

4. 血液病患者、新生儿及乙醇过敏者禁忌乙醇拭浴降温。

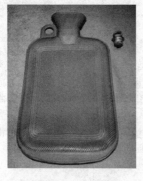

图 15-1-3　热水袋

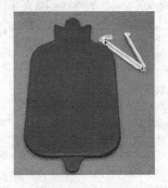

图 15-1-4　冰袋

【健康指导】

1. 告知患者乙醇拭浴的方法和注意事项，指导配合的方法，取得合作。

2. 告知患者在乙醇拭浴过程中如感不适，应立即向护理人员反映，以便及时处理。

知识链接

瞬时冰袋

瞬时冰袋（图 15-1-5）无需冷藏或冷冻，制冷迅速。该冰袋内为生物制剂，里面还有一个盛纯水的内袋，使用时用手挤压使内袋破损，水和生物制剂相溶，发生吸热反应，2s 内迅速完成制冷，最低温度达 -9℃；常温一小时后达 8℃，此冰袋制冷持续时间较长，反应前后的物质不会对环境及人体造成任何污染或副作用，而且为一次性物品，可避免交叉感染。

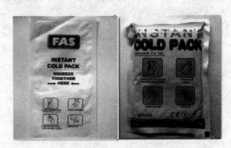

图 15-1-5　瞬时冰袋

任务二　冷疗和热疗的应用

 知识平台

冷热疗法是临床上常用的物理治疗方法。人体皮肤内分布着大量的神经末梢，可以感受着各种不同的刺激。冷热刺激作用于皮肤表面时，神经末梢发出冲动，通过传入神经纤维传到大脑皮层，对冲动进行识别并通过传出神经纤维发出指令，使皮肤和内脏器官的血管收缩或扩张，改变机体各系统的体液循环和代谢活动，使机体免受损伤或促使患者舒适及达到治疗的目的。虽然冷热疗法可产生相应的生理效应，但受诸多因素的影响。因此，护理人员应掌握正确的使用方法，防止不良反应发生，确保安全，达到治疗目的。

一、冷、热疗法概念

冷、热疗法是利用低于或高于人体温度的物质作用于人体表面，通过神经传导引起皮肤和内脏器官血管的收缩或舒张，改变机体各系统体液循环和新陈代谢，达到治疗目的的方法。

二、冷、热疗法原理和效应

（一）生理效应

1. 热疗法产生的生理效应　①热疗可增加机体的基础代谢率，使体温升高；②扩张局部血管，使血流量增加，血液循环速度加快；③增加微血管的通透性；④增加白细胞的数量和活动度；⑤增强肌肉组织和结缔组织的伸展性、柔韧性；⑥降低关节腔滑液的黏稠度；⑦加快神经传导速度。

2. 冷疗法产生的生理效应 与热疗法产生的生理效应正好相反。

冷、热疗法都是从皮肤表面实施的，但却可以引起局部和全身的生理效应，见表15-2-1。

表 15-2-1　冷、热疗法的生理效应

生理效应	冷疗法	热疗法
细胞代谢	减少	增加
需氧量	减少	增加
血管	收缩	扩张
毛细血管通透性	减少	增加
血液黏稠度	增加	降低
血液流动	减慢	增快
淋巴流动	减慢	增快
结缔组织伸展性	减弱	增强
神经传导速度	减慢	增快
体温	下降	上升

（二）继发效应

持续用冷或用热超过一定时间，所产生的与生理效应相反作用的现象称为继发效应。如持续用冷 1h 后，即可出现 10~15min 的小动脉扩张；而持续用热 1h 后，扩张的小动脉则会发生收缩。这是机体为了避免组织受损而产生的防御作用，因此，护理人员在为患者用冷或用热 30min 后，应停止用冷或用热，防止继发效应的发生。

三、影响冷、热疗法的因素

1. 方法 冷热疗法方式的不同，其效果也不同。水是良好导体，其传导能力和渗透力均比空气强，因此湿冷、湿热的效果优于干冷、干热。在临床应用中可根据患者的病情选择适当的方法，使用湿热法时水温需比干热法低，防止烫伤；使用湿冷时水温应比干冷法高，防止冻伤。

2. 面积 冷热疗法的效果与作用面积成正比关系，应用面积越大，对身体血流量、温度等影响越大，产生的效应越强。但需注意面积越大，患者的耐受性也越差，且可能引起全身反应。

3. 时间 冷热疗需要一定的时间才能产生效应，在一定的时间内，冷热效应随着时间的延长逐渐增强，冷热疗时间一般为 20~30min，如持续时间过长，会发生继发效应，从而抵消其治疗效应，甚至产生不良反应。

4. 温度 冷热疗的温度与体表温度相差愈大，反应愈强。反之则反应愈小。其次，室温高低也可影响冷热疗效应，如室温过低，则散热快，热效应减低，冷效应增强；室温过高，散热被抑制，则吸热快，热效应增强，冷效应降低。

5. 部位　冷热疗部位不同，产生的效应也不同。身体各部位皮肤的厚薄不同，则对冷热刺激的耐受力不同。如<u>手脚的皮肤较厚，对冷热的耐受力强；躯体的皮肤较薄，对冷热刺激的敏感性强，则冷热效应较好</u>。此外，<u>皮下冷感受器比热感受器多 8~10倍</u>，故浅层皮肤对冷刺激更为敏感。

6. 个体差异　不同的机体、精神状态、年龄、性别以及神经系统对冷热的调节功能及耐受力都有所不同，如婴幼儿的体温调节中枢发育不完善，而<u>老年人、昏迷、瘫痪以及循环不良的患者对冷热反应比较迟钝或消失</u>，故对这些患者应用冷热疗法时要更加小心谨慎，以防冻伤或烫伤。

四、冷、热疗法的作用和禁忌证

（一）冷、热疗的作用、原理和适用范围（表15-2-2）

表15-2-2　冷、热疗法的作用、原理和临床适用范围

内容方法	冷疗法	热疗法
作用	①减轻局部充血或出血	①减轻深部组织充血
	②减轻疼痛	②减轻疼痛
	③控制炎症扩散	③促进炎症的消散或局限
	④降低体温	④保暖与舒适
作用原理	①冷可使毛细血管收缩，血流减少，从而减轻局部充血和出血；同时，冷疗还可使血流速度减慢，血液黏稠度增加，有利于血液凝固而控制出血	①热可使局部血管扩张，改善血循环，增强新陈代谢和白细胞的吞噬功能。同时，因白细胞释放蛋白溶解酶溶解坏死组织，有助于坏死组织的清除与组织修复
	②冷可抑制细胞活动，使神经末梢敏感性降低而减轻疼痛。由于充血压迫神经末梢而致疼痛者，也可因冷使血管收缩解除压迫而止痛	②温热的刺激能降低痛觉神经的兴奋性，改善血循环，减轻炎性水肿及组织缺氧，加速致痛物质（组织胺等）的排出和炎性渗出物的吸收，解除对局部神经末梢的刺激和压迫，以减轻疼痛。同时温热能使肌肉、肌腱、韧带等组织松弛，解除因肌肉痉挛、强直而引起的疼痛
	③冷可使皮肤血管收缩，减少局部血流，使细胞代谢降低，同时也降低了细菌的活力，抑制炎症的扩散	③温热可使皮肤血管扩张，体表血流增加，由于全身循环血量的重新分布，相对减轻了深部组织的充血
	④冷直接作用于皮肤，通过传导与蒸发的物理作用，降低体温	④温热可使局部血管扩张，促进血液循环，维持体温的相对恒定，使患者舒适
临床应用	①扁桃体摘除术后、牙科术后、鼻衄、头部外伤及扭伤、挫伤早期	①炎症早期或炎症后期
	②牙痛、急性损伤初期	②腰肌劳损、胃肠痉挛、肾绞痛等
	③炎症早期	③软组织损伤后期
	④高热，中暑患者	④危重、年老体弱及末梢循环不良的患者及早产儿

（二）冷、热疗法的禁忌证

1. 冷疗法的禁忌证

（1）慢性炎症或深部化脓病灶　用冷可使局部毛细血管收缩，血流量减少，妨碍炎症吸收，影响疾病康复。

（2）局部血液循环不良　用冷可加重血液循环障碍，导致组织缺血缺氧变性坏死。如大面积受损、休克、微循环障碍的患者。

（3）冷过敏者　冷过敏者冷疗后会出现皮疹、关节疼痛、肌肉痉挛等现象。

（4）某些特殊疾病的患者　出血热、麻疹、高血压和体质虚弱的患者忌用冷疗，以防周围血管收缩，血压升高。

（5）禁忌用冷的部位　①枕后、耳郭、阴囊处，以防冻伤。②心前区，以防引起反射性心率减慢、心房、心室纤颤及传导阻滞。③腹部，以防引起腹泻、腹痛。④足底，以防引起发射性末梢血管收缩影响散热或反射性冠状动脉收缩。

2. 热疗法的禁忌

（1）急腹症未明确诊断前　热疗虽可减轻疼痛，但容易掩盖病情真相，影响疾病的诊断与治疗。

（2）面部危险三角区感染时　面部"危险三角区"血管丰富又无静脉瓣，且与颅内海绵窦相通，应用热疗可使血管扩张，导致细菌和毒素进入血液循环，促进炎症扩散，造成颅内感染和败血症。

（3）各种脏器出血、出血性疾病　热疗可使局部血管扩张，增加脏器的血流量和血管的通透性，加重出血。血液凝固障碍的患者，用热会增加出血的倾向。

（4）软组织损伤早期（48h 内）　热疗使血管扩张，通透性增高，加重皮下出血、肿胀和疼痛。

（5）其他　其他方面还表现在：①心、肝、肾功能不全者，大面积热疗使皮肤血管扩张，减少对内脏器官的血液供应，加重病情。②皮肤湿疹，用热可加重皮肤受损。③急性炎症，用热后可使局部温度升高，使细菌繁殖和分泌物增多以加重病情。如细菌性结膜炎、中耳炎等。④金属移植物部位，金属是热的良好导体，用热易造成烫伤。如患者体内有心脏起搏器、冠状动脉支架、动脉瘤夹、人工心脏瓣膜和外科移植物等。⑤恶性肿瘤，用热可使癌细胞加速新陈代谢而加重病情，同时加快肿瘤扩散转移。⑥麻痹、意识不清、感觉功能障碍者，用热可能会造成烫伤，此类患者应在严密监测下应用热疗。⑦孕妇，热疗可影响胎儿的生长。⑧睾丸，用热会抑制精子发育并破坏精子。

五、冷疗技术

根据用冷面积及方式，冷疗法可分为局部冷疗法和全身冷疗法。局部冷疗法包括使用冰袋、冰囊、冰帽、冰槽、冷湿敷法及化学制冷袋等；全身冷疗法包括乙醇拭浴、温水拭浴等。

（一）冰袋（囊）的使用

【目的】降低体温、局部消肿、减少出血、消炎镇痛。

【评估】见表15-2-3。

表15-2-3　冰袋（囊）的使用评估及沟通

评　估	沟　通
护士　1. 仪表着装规范、修剪指甲 　　　2. 明确操作使用目的	
患者　1. 核对解释 　　　2. 了解患者的年龄、病情、体温、治疗情况、意识状况、活动能力、合作程度 　　　3. 局部皮肤情况、血循环状况，有无感觉障碍、冷过敏等	• "先生您好！请问您叫什么名字？" • "您的体温达到39.4℃，我一会儿会给您使用冰袋，为您进行物理降温，请您配合一下，可以吗？" • "陈先生，因为操作需要一段时间，需要我协助您上卫生间吗？" • "我这就去准备物品，请您稍等。"
环境　1. 室内无对流风直吹患者 　　　2. 调节合适的室内温湿度；用屏风遮挡	

【计划】

1. 护士准备　明确操作目的，着装规范，修剪指甲，洗手、戴口罩。

2. 用物准备　冰袋（冰囊）及布套、帆布袋、冰、木槌、盆及冷水（图15-2-1）、勺、毛巾。

3. 患者准备　了解用冷目的、方法和注意事项，"大小便"已完毕，做好主动配合准备。

4. 环境准备　关闭门窗，必要时用屏风遮挡。

【实施】见表15-2-4。

【评价】见表15-2-4。

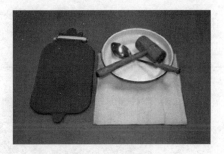

图15-2-1　冰袋（囊）用物

表15-2-4　冰袋、冰囊的使用实施及评价

护理工作过程要点	工作过程的知识及应用	
	要点说明	语言沟通
实施	**1. 备物、装冰水**（图15-2-2） ＊检查冰袋（囊）无破损；冰块放入帆布袋内，木槌敲成碎冰快，放入盆中，冷水冲去棱角 ＊将冰块装入冰袋至1/2~2/3满，排气，扎紧袋口，擦干冰袋（囊）外壁的水迹 ＊倒提冰袋（囊），检查无漏水后装入布套内备用	☆以免冰块棱角损坏冰袋及增加患者的不适感 ☆排气后可是冰袋外壁紧贴皮肤 ☆严格检查有无漏水现象，避免发生冻伤 ☆避免冰袋与患者皮肤直接接触	
	2. 核对解释　核对床位卡、患者，并解释	核对床号、姓名，确认患者及患者是否准备完毕	"陈先生，您好！您准备好了没有？"

护理工作过程要点	工作过程的知识及应用	
	要点说明	语言沟通
实施 　3. **放置冰袋**　将冰袋（囊）放置患者所需部位　 ＊询问患者感觉　 ＊用冷30min后，撤去冰袋（囊）	☆高热患者可将冰袋放置于患者前额、头顶和体表大血管处 ☆冰囊（图15-2-3）一般放置颈部、腋下、腹股沟等大血管流经处，扁桃体摘除术后可将冰囊置于颈前前额下（图15-2-4） ☆注意观察用冷部位的皮肤情况 ☆防止产生用冷继发效应	•"现在我准备把冰袋（冰囊）放在您前额，会感到冰冷，请您忍耐和配合一下，好吗？" •"您感到有什么不舒服的吗？没有的话，半小时以后再来测下体温，若体温下降39℃以下，就可撤去冰袋，您现在好好休息一下。"
4. **整理、记录**　协助取舒适卧位；整理床单位，洗手，记录	记录用冷的部位、时间、效果和反应	"有什么需要请按呼叫铃，我会马上过来帮助您。"
5. **保存冰袋**　将冰袋倒空，倒挂晾干，吹气旋紧塞子；布套洗净后晾干备用	以防冰袋的两层橡胶粘连	
评价 　1. **态度**　认真、严谨、尊重、关爱、保护患者 2. **技能**　＊护患沟通有效，满足患者身心需要；冰袋（囊）运用正确，操作熟练 3. **效果**　＊患者感觉舒适，无并发症 　　　　　＊床单位整洁		

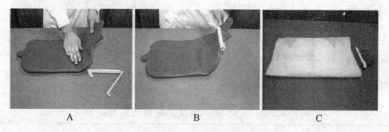

A　　　　　　　　B　　　　　　　　C

图15-2-2　冰袋排气、装布袋

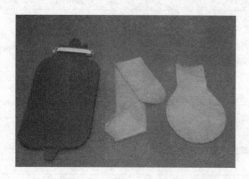

图15-2-3　冰袋、冰项袋、冰囊

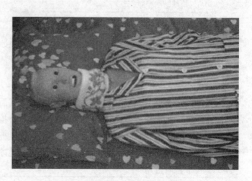

图15-2-4　颈部冷敷法

【注意事项】

1. 密切观察用冷局部皮肤的变化，每 10min 查看一次局部皮肤颜色，以免冻伤发生。

2. 用冷时间最长不超过 30min，如需持续用冷，需休息 60min 后再使用，使局部组织能够得到及时的复原。

3. 严格执行交接班制度。使用过程中应检查冰块融化情况，及时更换或添加。

【健康指导】

1. 介绍冰袋（囊）使用的正确方法及注意事项，指导配合的方法，取得患者合作。

2. 告知在使用冰袋（囊）过程中如感觉不适，应立即向护理人员反映，以便及时处理。

（二）冰帽（或冰槽）的使用

【目的】 头部降温，降低脑组织耗氧量，减轻脑细胞的损害，防治脑水肿，有效控制颅内压。

【评估】（同冰袋法）

【计划】

1. 护士准备 （同冰袋法）

2. 用物准备 冰帽、帆布袋、冰、木槌、盆及冷水、勺、海绵垫 3 块、不脱脂棉球 2 个、凡士林纱布 2 块、水桶、肛表、治疗碗。

3. 患者准备 （同冰袋法）

4. 环境准备 （同冰袋法）

【实施】 见表 15-2-5。

【评价】 见表 15-2-5。

表 15-2-5　冰帽使用法实施及评价

护理工作过程要点		工作过程的知识及应用	
		要点说明	语言沟通
实施	**1. 检查、准备冰帽**	同冰袋（囊）法	
	2. 核对解释	同冰袋（囊）法	
	3. 保护患者 双耳塞不脱脂棉；后颈部和双耳廓垫海绵 ＊双眼盖凡士林油纱（图 15-2-5）	☆防止水流入耳内 ☆防止冻伤 ☆保护角膜	"海绵垫是用来防止冻伤，凡士林油纱布是保护眼睛的，请您不要紧张。"
	4. 放置冰帽（图 15-2-6） ＊将冰帽引水管置于水桶中，注意水流情况 ＊注意观察患者体温、局部情况及全身反应；询问患者感觉，记录 ＊用冷 30min 后，撤去冰帽	☆<u>维持肛温在 33℃左右，不宜低于 30℃，以防心室纤颤等并发症发生</u> ☆每 30min 测体温一次 ☆记录用冷时间、效果、反应	"现在我把冰帽给您戴上了，一开始可能会有点冰，过一会适应了您就会觉得舒服些。" "若有不适感觉，请及时告诉我。"
	5. 整理、记录 同冰袋（囊）法		
评价	同冰袋（囊）法		

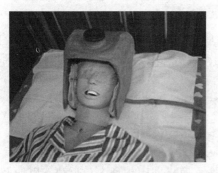
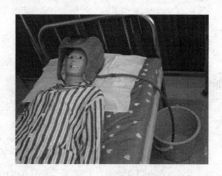

图 15-2-5　凡士林纱布的使用　　　　　图 15-2-6　冰帽放置方法

【注意事项】

1. 密切观察患者病情、体温及心率变化，防止发生心房、心室纤维性颤动或房室传导阻滞等。<u>每 30min 测量生命体征一次，肛温不能低于 30℃</u>。

2. 观察头部皮肤变化，每 10min 查看一次局部皮肤颜色，尤其注意患者耳郭部位有无发紫、麻木及冻伤发生。

3. 用冷时间不可超过 30min，如需再使用，应休息 1h，让局部组织复原后再重复使用，以防发生不良反应。

【健康指导】

1. 介绍冰帽使用的正确方法及注意事项，指导配合的方法，取得合作。

2. 告知患者在使用冰帽过程中如感不适，应立即向护理人员反映，以便及时处理。

（三）冷湿敷

【目的】　主要是降温、消炎、止血，用于早期扭伤、挫伤的消肿与镇痛。

【评估】（同冰袋法）

【计划】

1. 护士准备　（同冰袋法）

2. 用物准备　小水盆（内盛冰水）、弯盘、纱布、敷布 2 块、长钳子 2 把、凡士林、棉签、小橡胶单、治疗巾、毛巾，必要时备屏风，如有伤口应准备换药用物。

3. 患者准备　（同冰袋法）

4. 环境准备　（同冰袋法）

【实施】表 15-2-6。

【评价】表 15-2-6。

表 15-2-6　冷湿敷方法实施及评价

护理工作过程要点	工作过程的知识及应用	
	要点说明	语言沟通
1. 核对解释（同冰袋法）	（同冰袋法）	（同冰袋法）
2. 患处准备　暴露冷敷部位，垫橡胶单和治疗巾 ＊冷敷部位涂凡士林、盖纱布	☆注意保暖，防止弄湿床单位 ☆凡士林能减缓冷传导，防止冻伤，保持冷疗效果	"陈先生，我现在给您冷敷部位先涂一层凡士林，这样可以保护您的皮肤。"
实施 **3. 冷敷患处**　将敷布浸入冰水中，双手各持一把长钳子，将敷布拧至不滴水（图 15-2-7） ＊将敷布折叠后敷在患处，盖棉垫与毛巾，每 3～5min 更换一次敷布 ＊时间 15～20min，不超过 30min	☆以保证冷敷效果 ☆防止发生继发效应 ☆冷湿敷过程中注意局部皮肤变化和患者感觉	"您感觉怎么样？有任何不适，请及时告诉我。"
4. 整理记录　冷敷结束后揭开纱布，擦去凡士林 ＊整理床单位、用物、洗手、记录	记录冷湿敷时间、效果、反应	"您现在好好休息，有什么不适或需要请按呼叫铃，我会马上过来帮助您。"
评价	（同冰袋法）	

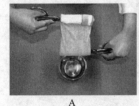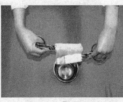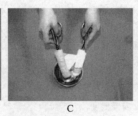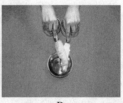

A　　　　　　　B　　　　　　　C　　　　　　　D

图 15-2-7　拧敷布方法

【注意事项】

1. 注意观察局部皮肤变化，每 10min 查看一次局部皮肤颜色。

2. 使用过程中检查湿敷情况，及时更换敷布。如湿敷部位为开放性伤口，须按无菌技术操作处理伤口。

【健康指导】

1. 告知冷湿敷的注意事项，指导配合的方法，取得合作。

2. 告知患者在使用冷湿敷过程中如感不适，应立即向护理人员反映，以便及时处理。

（四）全身用冷技术

全身冷疗法　是利用乙醇或温水接触身体皮肤，通过乙醇或温水的蒸发和传导作用来增加机体的散热，达到降温目的。

（1）乙醇拭浴（详见表 15-1-2）。

（2）温水拭浴　温水拭浴是用低于患者皮肤温度的温水（一般为 32～34℃）进行

拭浴，可以很快将皮肤温度通过水传导散发。皮肤接受冷刺激后，初期可使毛细血管收缩，继而扩张，拭浴时加用按摩手法刺激血管被动扩张，可加快热的散发，适用于高热患者降温。

温水拭浴除在脸盆内盛 2/3 满的 32~34℃温水外，其余用物、操作方法、注意事项同乙醇拭浴法。

六、热疗技术

根据用热方式的不同，热疗法可分为干热疗法和湿热疗法。干热疗法包括热水袋的使用、烤灯的应用等；湿热疗法包括热湿敷法、热水坐浴法、局部浸泡法等。

（一）热水袋使用法

【目的】保暖、解痉、镇痛、消炎。

【评估】表15-2-7。

表15-2-7　热水袋使用评估及沟通

	评　估	沟　通
护士	1. 是否仪表着装规范、修剪指甲 2. 是否明确热敷目的	
患者	1. 核对解释 2. 了解患者的年龄、病情、体温、治疗情况、意识状况、活动能力、合作程度 3. 了解患者局部皮肤状况、血液循环情况，对热的耐受程度，有无感觉障碍	"陈先生，您好！一会儿我会在您的足部放置一个热水袋，这样会让您感到暖和，更舒适些，请您配合一下好吗？"
环境	1. 室内无对流风直吹患者 2. 调节合适的室内温湿度	

【计划】

1. 护士准备　明确操作目的，着装规范，修剪指甲，洗手、戴口罩。

2. 用物准备　热水袋及布套，水温计，量杯，擦布，热水壶和冷水壶（图15-2-8）。

3. 患者准备　了解用热目的、方法和注意事项，"大小便"已解完毕，做好主动配合准备。

4. 环境准备　关闭门窗，必要时用屏风遮挡。

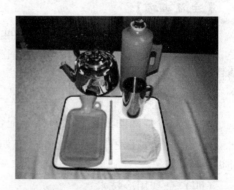

图15-2-8　热水袋用物

【实施】表15-2-8。

表 15-2-8　热水袋使用任务实施及评价

护理工作过程要点	工作过程的知识及应用	
	要点说明	语言沟通
实施 **1. 准备热水袋**　检查热水袋无破损 ＊调节水温至 60~70℃（图 15-2-9） ＊热水袋装水（图 15-2-10），一边灌一边提高热水袋，使水不会溢出 ＊灌至热水袋容积的 1/2 或 2/3 即可，慢慢放平热水袋，排出空气，（图 15-2-11） ＊拧紧塞子，擦干，倒提热水袋并轻挤一下，检查无漏水，装入布套中（图 15-2-12，图 15-2-13）	☆<u>昏迷、局部知觉麻痹、麻醉未清醒、小儿、老年等患者，水温应不超过 50℃ 为宜</u> ☆如敷<u>在炎症部位，只灌 1/3满</u>，以免压力过大引起疼痛 ☆排尽空气，以免影响热传导 ☆严格检查有无漏水现象，避免烫伤患者 ☆避免热水袋与患者皮肤直接接触	
2. 核对解释　核对床位卡、患者，并解释	核对床号、姓名，确认患者及患者是否准备完毕	"陈先生，您好！您准备好了没有？现在我准备把热水袋放在您足底了，请您配合一下。"
3. 放置热水袋　将热水袋放置患者所需部位 ＊询问患者感觉 ＊用热 30min 后，撤去热水袋	☆注意观察用热部位的皮肤情况 ☆如感觉太烫，热水袋外面可加用毛巾包裹 ☆防止产生热的继发效应	• "感觉怎么样？温度还可以吗？" • "有什么不舒服的感觉吗？如果觉得太热，请及时告诉我。"
4. 整理记录　询问感受，协助取舒适卧位；整理床单位，洗手，记录	记录热水袋的部位、时间、效果、反应	"您好好休息，有什么需要请按呼叫铃，我会马上过来帮助您。"
5. 保存热水袋　热水袋倒挂晾干，吹气旋紧塞子；布套洗净后晾干备用	以防热水袋的两层橡胶粘连	
评价 **1. 态度**　认真、严谨、尊重、关爱患者、保护隐私		
2. 技能　＊护患沟通有效，满足患者身心需要 ＊操作熟练，动作轻稳、规范		
3. 效果　＊患者感觉舒适，无烫伤、继发效应等并发症 ＊床单位整洁		

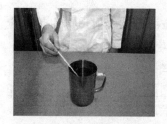

图 15-2-9　测量水温

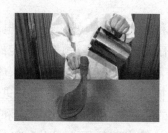

图 15-2-10　灌入热水

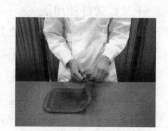

图 15-2-11　排出气体

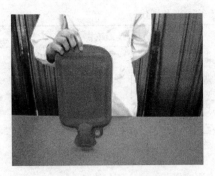

图 15-2-12　检查漏水

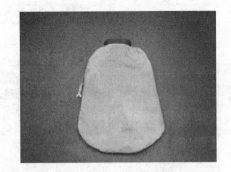

图 15-2-13　套上布套

知识链接

热水袋的妙用

1. 敷背止咳　热水袋敷背部、肺部能驱寒止咳。热敷背部可使上呼吸道、气管、肺等部位的血管扩张、血液循环加速，以增强新陈代谢和白细胞的吞噬能力，并有止咳作用。对伤风感冒早期出现的咳嗽尤其灵验。

2. 催眠　睡觉时把热水袋放在后颈部，可起到催眠作用。

3. 其他　乳腺炎初期把热水袋放在局部疼痛处，每天 2 次，每次 20min，可活血化瘀；长期臀部肌内注射局部硬结、疼痛红肿，用热水袋热敷患处，能促使药液吸收，预防或消除硬结。

【注意事项】

1. 忌用冰袋代替热水袋使用，以免袋口漏水烫伤患者。

2. 婴幼儿、老年人、昏迷、肢体麻痹的患者使用热水袋时，温度应在 50℃ 以内，以防烫伤。

3. 经常观察患者皮肤颜色，如发现皮肤潮红、疼痛，应立即停止使用，并在局部涂上凡士林以保护皮肤。

4. 若要持续使用热水袋时，应每 30min 检查水温一次，及时更换热水，并严格执行交接班制度。

【健康指导】

1. 告知患者热水袋使用的正确方法及注意事项，指导配合的方法，取得合作。

2. 告知在使用热水袋过程中如感不适，应立即向护理人员反映，以便及时处理。

（二）烤灯使用法

烤灯的种类很多，主要是利用红外线、可见光线、电磁波等的辐射热产生热效应而起治疗作用，临床上常用的有红外线灯、鹅颈灯及特定的电磁波治疗器等。

1. 红外线灯　红外线灯是利用红外线辐射作用于人体组织，促进局部血液循环，改善局部组织营养，从而达到抗感染、镇痛、解痉，促进创面干燥结痂，保护肉芽和上皮再生，促进伤口愈合的目的。一般用于软组织损伤和术后伤口感染等。使用时根据治疗部位选择灯头，如手、足等小部位用 250W 为宜，胸腹、腰背部等可用 500 ～ 1000W 的大灯头。

2. 鹅颈灯　是利用<u>红外线、可见光线和热空气三者结合的辐射热作用而产生热疗</u>作用。常用的灯功率为 40~60W，操作方法同红外线灯照射法。

【目的】消炎、消肿、解痉、镇痛；促进创面干燥结痂，保护肉芽和上皮再生，促进伤口愈合。

【评估】注意观察患者的伤口、局部皮肤情况。（余同热水袋使用）

【计划】

1. 护士准备　（同热水袋使用）

2. 用物准备　红外线灯或鹅颈灯，必要时备有色眼镜（或湿纱布）。

3. 患者准备　了解理疗的目的、方法和注意事项，"大小便"已解完毕，体位舒适，做好主动配合准备。

4. 环境准备　（同热水袋使用）

【实施】见表 15-2-9。

【评价】见表 15-2-9。

表 15-2-9　烤灯使用任务实施及评价

护理工作过程要点		工作过程的知识及应用	
		要点说明	语言沟通
实施	**1. 准备烤灯**　检查烤灯的性能，将烤灯携至床旁	确认烤灯功能正常	
	2. 核对解释　携用物至床旁，核对床位卡、患者，并解释	☆核对床号、姓名，确认患者及患者是否准备完毕 ☆取得合作	"陈先生，您好！您准备好了没有？我现在要为您进行局部照射了，请您配合一下。"
	3. 取体位　协助患者取舒适体位，暴露治疗部位	必要时用床帘或屏风	
	4. 放置烤灯，调整距离　将烤灯头移至治疗部位上方或侧方；灯距 30~50cm，接通电源，打开开关 *以患者感觉温热为宜，照射时间 20~30min	☆防止眼睛受红外线伤害 ☆照射面部、颈部、前胸部时，应戴有色眼镜或用湿纱布遮盖双眼	• "感觉怎么样？温度还可以吗？" • "有什么不舒服的感觉吗？如果觉得太热，请及时告诉我。"
	5. 整理记录　询问感受，密切观察患者感受，协助取舒适卧位 *整理床单位，洗手，记录	☆以皮肤出现均匀红斑为合适剂量 ☆嘱患者 15min 内不要外出，防止感冒 ☆记录照射部位、时间、效果，局部反应及患者反应	"您现在好好休息，15min 内不要出去，以防着凉感冒，如果有什么需要请按呼叫铃，我会马上过来帮助您。"
评价	**1. 态度**　认真、严谨，尊重关爱患者、保护隐私		
	2. 技能　*护患沟通有效，满足患者身心需要 *能根据病情变化采取相应措施；操作熟练，规范		
	3. 效果　*患者感觉温暖、舒适，局部皮肤无烫伤，达到烤灯使用的目的 *床单位整洁		

【注意事项】

1. 治疗中应注意观察病情，如患者发热、心悸、头晕等不适或照射部位皮肤出现紫红色应立即停止照射，并在发红处涂凡士林保护皮肤。

2. 烤灯距离治疗部位约 30～50cm，每次照射时间 20～30min。

3. 照射面部、颈部、前胸部时，应戴有色眼镜或用湿纱布遮盖双眼。

4. 治疗完毕，嘱患者在室内休息 15min 后方可外出，防止感冒。

【健康指导】

1. 告知患者烤灯使用的正确方法及注意事项，指导配合的方法，取得合作。

2. 告知在使用烤灯过程中如感不适，应立即向护理人员反映，以便及时处理。

（三）热湿敷

【目的】 用于消炎、消肿、痉挛和镇痛。

【评估】（同烤灯使用法）

【计划】

1. 护士准备 （同烤灯使用法）

2. 用物准备

（1）治疗盘内　弯盘、纱布、敷布 2 块、长钳子 2 把、凡士林、棉签、小橡胶单、治疗巾、毛巾。

（2）治疗盘外　热水瓶或烧水壶、小水盆（内盛热水 50～60℃），必要时备大毛巾、热水袋、换药用物、屏风。

3. 患者准备 　了解热湿敷的目的、方法和注意事项，"大小便"已解完毕，调整舒适体位，做好主动配合准备。

4. 环境准备 （同烤灯使用法）

【实施】 表 15-2-10。

【评价】 表 15-2-10。

表 15-2-10　热湿敷任务实施及评价

	护理工作过程要点	工作过程的知识及应用	
		要点说明	语言沟通
实施	**1. 核对解释**　携用物至床旁，核对床卡、患者，解释	☆核对床号、姓名，确认患者及患者是否准备完毕 ☆取得合作	"陈先生，您好！您准备好了没有？现在我开始为您做热湿敷，在热湿敷过程中有什么不适请及时告诉我们。"
	2. 患处准备 ＊暴露患处，橡胶垫单和治疗巾 ＊热敷部位涂凡士林、盖一层纱布	☆注意保暖 ☆防止弄湿床单位 ☆凡士林可减缓热传导，防止烫伤患者，并使热疗效果持久	"请您配合我们把手臂暴露出来好吗？我先给您涂层凡士林，目的是保护您的皮肤。"

续表

护理工作过程要点		工作过程的知识及应用	
		要点说明	语言沟通
实施	**3. 热敷患处** 将敷布浸入热水中，拧至不滴水，护士用手腕掌侧皮肤试温 ＊将敷布折叠敷在患处，盖棉垫与毛巾 ＊每3~5min更换一次敷布，总时间15~20min，不超过30min ＊注意观察局部皮肤变化和患者感觉，如感烫热，可揭开敷布一角散热	☆试温应无烫感 ☆有伤口者，应严格无菌技术操作 ☆以维持热敷温度 ☆防止发生继发效应 ☆治疗部位不忌受压者，可在敷布上加用热水袋，再盖上棉垫以维持热敷温度	"您觉得温度还可以吗？如果一会您觉得越来越烫或有其他的不适，请及时告诉我。"
	4. 整理、记录 热敷结束揭去纱布，擦去凡士林；取舒适体位 ＊整理床单位，洗手、记录	记录热湿敷时间、效果、反应	"您现在好好休息，有什么不适或需要请按呼叫铃，我会马上来帮助您。"
评价	**1. 态度** 认真、严谨，尊重关爱患者、保护隐私		
	2. 技能 ＊护患沟通有效，患者主动配合，满足患者身心需要 ＊能根据病情变化采取相应措施；操作熟练，规范		
	3. 效果 ＊患者感觉温暖、舒适，局部皮肤无烫伤、无不良反应 ＊床单位整洁		

【注意事项】

1. 热敷过程中注意观察局部皮肤变化，面部热湿敷后15min方能外出，以免感冒。

2. 热敷后，检查患者局部治疗情况，若有伤口，按无菌换药技术进行。

3. 操作时随时与患者交流，了解其感受及需要并及时处理。

【健康指导】

1. 确认患者后，告知患者热湿敷的注意事项，指导配合的方法，取得合作。

2. 告知患者在热湿敷过程中如感不适，应立即向护理人员反映，以便及时处理，防止发生烫伤。

（四）热水坐浴法

【目的】 消炎、消肿、止痛。用于肛门手术前后、直肠瘘管及会阴伤口炎症等。

【评估】（同热湿敷）

【计划】

1. 护士准备 （同热湿敷）

2. 用物准备 坐浴椅（图15-2-14）、消毒坐浴盆（图15-2-15）、坐浴溶液遵医嘱（常用1：5000高锰酸钾溶液）、水温计、浴巾、无菌纱布、屏风，必要时备换药用物。

3. 患者准备 了解热水坐浴的目的、方法、注意事项和治疗作用，"大小便"已解，调整舒适体位，做好主动配合准备。

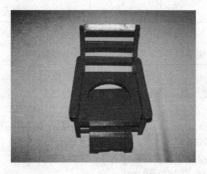

图 15-2-14　坐浴椅

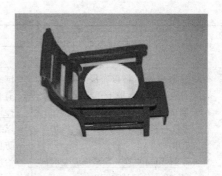

图 15-2-15　坐浴盆

4. 环境准备　（同热湿敷）

【**实施**】表 15-2-11。

【**评价**】表 15-2-11。

表 15-2-11　热水坐浴任务实施及评价

	护理工作过程要点	工作过程的知识及应用	
		要点说明	语言沟通
实施	**1. 核对解释**　携用物至床旁，核对床卡、患者，并解释	核对床号、姓名，确认患者及患者是否准备完毕	"×××，您好！您准备好了没有？现在我们开始准备坐浴了，请您配合一下。"
	2. 调节水温　将坐浴溶液倒入盆内至 1/2 满，水温调至 40~45℃	如有开放性伤口，应严格无菌技术操作	
	3. 协助坐浴　协助患者脱裤至膝部 *先用纱布蘸试，使臀部皮肤适应水温后再坐入盆中 *腿部用大毛巾遮盖 *随时调节水温 *询问患者感觉，记录 *<u>坐浴时间一般为 15~20min</u>	☆防止受凉 ☆添加热水时嘱患者偏离浴盆，防止烫伤	●"×××，现在我们帮您把裤子脱到膝盖，请您配合一下。" ●"水温感觉怎么样？会烫吗？" ●"请您将臀部抬高，暂离浴盆一下，我加下热水就好。" ●"您感觉怎么样？如果有不适，请及时告诉我。"
	4. 整理、记录　坐浴毕，擦干臀部，协助穿好裤子并取舒适卧位 *整理用物、床单位，洗手，记录	☆<u>有伤口者，按外科换药法处理伤口</u> ☆记录坐浴时间、效果、反应	"您现在好好休息，有什么需要或不适请按呼叫铃，我会马上过来帮助您。"
评价	**1. 态度**　认真、严谨，尊重关爱患者、保护隐私		
	2. 技能　*护患沟通有效，患者配合良好，满足患者身心需要 　　　　　*能根据病情变化采取相应措施；动作轻稳，操作熟练、规范		
	3. 效果　*患者感觉温暖、舒适，无并发症 　　　　　*床单位整洁		

【注意事项】

1. 坐浴过程中应注意患者安全，随时观察患者面色和脉搏，如诉乏力、头晕等应立即停止坐浴，扶其上床休息，并观察病情变化。

2. 女患者盆腔急性炎症、阴道出血、月经期、妊娠后期和产后 2 周内均不宜坐浴，以免引起感染。

3. 会阴和肛门部位有伤口者，应备无菌浴盆和溶液，坐浴后按换药法处理伤口。

【健康指导】

1. 告知热水坐浴的方法和注意事项，指导配合的方法，取得合作。

2. 告知患者在坐浴过程中如感不适，应立即向护理人员反映，以便及时处理。

（五）局部浸泡法

【目的】 用于消炎、镇痛、消肿，清洁、消毒创口等；用于四肢部位感染，促进伤口愈合。

【评估】（同坐浴法）

【计划】

1. 护士准备 （同坐浴法）

2. 用物准备 浸泡盆（大小按浸泡部位选用），内盛 43～46℃ 热水或药液（根据医嘱）1/2 满，水温计，纱布 2 块，弯盘内放镊子 1 把，纱布数块，必要时备屏风。

3. 患者准备 了解温水浸泡的目的、方法、注意事项和治疗作用，"大小便"已解，调整舒适体位，做好主动配合准备。

4. 环境准备 （同坐浴法）

【实施】 见表 15-2-12。

【评价】 见表 15-2-12。

表 15-2-12　局部浸泡法实施及评价

护理工作过程要点		工作过程的知识及应用	
		要点说明	语言沟通
实施	**1. 核对解释** 携用物至床旁，核对床卡、患者，并解释	☆核对床号、姓名，确认患者及患者是否准备完毕 ☆取得合作	●"×××，您好！您小腿的伤口有点感染了，现在我们准备为您清洁并浸泡一下创面，这样有利伤口愈合，请您配合一下。" ●"在浸泡过程中有什么不适请及时告诉我们。"
	2. 调节水温 将盆内热水调至 1/2 满，水温调至 43～46℃，倒入药液	温度可根据患者对热的耐受性调节，但应防止烫伤	

续表

护理工作过程要点		工作过程的知识及应用	
		要点说明	语言沟通
实施	**3. 协助浸泡** 协助患者将浸泡肢体慢慢放入盆中的浸泡液中 *用镊子夹纱布反复清洗创面，使之清洁 *随时调节水温，询问患者感觉，时间 30min *浸泡完毕，用纱布擦干肢体	☆防止烫伤 ☆镊子的尖端勿接触创面 ☆添加热水时嘱患者将浸泡肢体偏离浸泡盆，防止烫伤 ☆有伤口者行外科换药	● "您先用脚指试下水温，好吗？可以的话，您慢慢地把小腿放进盆里。" ● "感觉怎么样？觉得疼吗，有任何不舒服请及时告诉我。" ● "请您配合我把脚抬高，暂离浴盆一下，我加下热水就好。"
	4. 整理、记录 协助取舒适卧位，整理用物，洗手，记录	☆记录浸泡时间、效果、反应	"您现在好好休息，有什么需要或不适请按呼叫铃，我会马上过来帮助您。"
评价	（同坐浴法）		

【注意事项】

1. 浸泡过程中应随时检查热水的温度及患者局部皮肤颜色，及时调节水温，让患者感觉舒适且无烫伤发生。

2. 及时听取患者对热的反应，检查患者治疗局部的炎症和疼痛情况。必要时行换药治疗。

【健康指导】

1. 告知局部浸泡法的方法、治疗作用及注意事项，指导配合的方法，取得合作。

2. 告知患者在浸泡过程中如感不适，应立即向护理人员反映，以便及时处理。

知识拓展

一、其他冷疗法

1. 半导体降温帽 半导体降温帽采用半导体电温差制冷技术，造成帽内局部低温环境，患者戴上此种帽后，可使头部温度降低，从而降低脑代谢率，提高脑细胞对缺氧的耐受性，减慢或制止脑细胞损害的发展，使皮层细胞得到保护和修复。适用于脑水肿、脑缺氧、脑外伤等患者。该帽由冰帽和整流电源两部分组成，使用时由流通水散热，帽内温度由整流电源输出电流调节，具有控温恒定、降温速度快，降温时间持久，操作简便、安全等特点。

2. 冰毯机 医用冰毯全身降温仪（简称冰毯）是利用半导体制冷原理，将水箱内蒸馏水冷却。然后通过主机工作与冰毯内的水进行循环交换，促使与毯面接触皮肤进行散热，达到降温目的。冰毯机全身降温法分单纯降温法及亚低温治疗法两种，前者适用于高热及其他降温效果不佳的患者，后者适用于重型颅脑损伤患者。使用前正确连接电源、导水管及肛温传感器，待肛温正确显示后，设置机器温度的上下限，冰毯机将根据肛温的变化自动切换"制冷"开关，将肛温控制在设定的范围内。使用时在毯面上铺单层吸水性强的床单，协助患者脱去上衣，将冰毯铺于患者背部，不要触及颈部，以免因副交感神经兴奋而引起心跳过缓。清醒患者足部置热水袋，减轻脑组织充血，促进散热，增加舒适感。使用过程中，应密切监测患者体温、心率、呼吸、血压变化，<u>每半小时测量一次。</u>如发生寒战、面色苍白和呼吸、脉搏、血压变化时应立即停止使用。使用后及时放出水箱内的水，以免形成水垢或变质，影响机器性能。

二、其他热疗法

1. 电热垫　电热垫一般用于局部保暖。具有温度调节功能，使用时，先置开关于高位使电热垫快速升温，然后将开关置于低位，使电热垫保持较低温度取暖，避免烫伤。<u>使用过程中禁止折叠、褶皱或与其他发热器具（如暖手炉等）并用，避免意外事故发生。</u>感觉异常者、婴幼儿等慎用。

2. 化学加热袋　化学加热袋是大小不等的密封塑料袋，内盛两种化学物质，使用时，将化学物质充分混合，使袋内的两种化学物质发生反应而产热。化学加热袋最高温度可达76℃，<u>平均温度为56℃，可持续使用2h左右。</u>化学加热袋使用时要加布套或用毛巾包裹。因为化学加热袋内两种化学物质反应初期热温不足，以后逐渐加热，<u>最高温度可达70℃以上，要注意防止烫伤，必要时可用双层布包裹使用。对老年人、小儿、昏迷、感觉麻痹的患者，不宜使用化学加热袋。</u>

任务检测

一、选择题

（一）A1 型题

1. 应用低温疗法时，当体温降至30℃以下，可能发生以下哪种并发症
    A. 心房纤颤　　　B. 房室传导阻滞　　C. 心室纤颤
    D. 期前收缩　　　E. 心动过速

2. 下列哪一项符合发热患者体温上升期的特点
    A. 产热和散热趋于平衡　　　　　　B. 产热和散热在较高水平上趋于平衡
    C. 散热大于产热　　　　　　　　　D. 产热多于散热
    E. 散热增加而产热趋于正常

3. 护理体温不升的患者时下列哪种方法最直接有效
    A. 增加盖被　　　B. 静脉补充热量　　C. 大血管处给予热水袋
    D. 饮热饮料　　　E. 设法提高室温

4. 以口腔温度为例，下列哪一体温范围属于中度发热
    A. 38℃以下　　　B. 38~39℃　　　C. 37.5℃
    D. 39~40℃　　　E. 40℃以上

5. 高热患者在退热期出现以下哪一症状时，提示患者可能发生虚脱
    A. 头晕、恶心、无汗　　　　　　　B. 皮肤苍白、寒战、出汗
    C. 脉细速、四肢湿冷、出汗　　　　D. 脉搏、呼吸减慢、无汗
    E. 脉速、面部潮红、无汗

（二）A2 型题

6. 唐先生，29岁。近3日有时体温达40℃，有时体温为36.5℃左右。为明确病因

入院待查。该患者体温属于以下哪种热型

    A. 弛张热　　　　　B. 稽留热　　　　　C. 间歇热

    D. 不规则热　　　　E. 波浪热

7. 艾女士，26 岁，因发热入院治疗，每日体温波动在 37.8~40℃之间。该患者的体温为下列哪种热型

    A. 间歇热　　　　　B. 弛张热　　　　　C. 波浪热

    D. 稽留热　　　　　E. 不规则热

8. 刘先生，50 岁，农民，田间劳动时突感腹痛难忍，拒按，立即就诊。下列哪种处理方法是<u>不妥的</u>

    A. 立即通知医生　　B. 了解病史　　　　C. 观察生命体征

    D. 安慰患者　　　　E. 腹部置热水袋止痛

9. 李女士，76 岁，晨间醒后出现头痛、眩晕、肢体麻木，诊断为"脑梗死"。此时<u>不可</u>采用下列哪项护理措施

    A. 保持环境安静　　　　　　　　B. 避免搬动

    C. 禁止灌肠　　　　　　　　　　D. 头部置冰袋或者冰帽

    E. 血压监护，防止降压过快过低

10. 刘先生，27 岁，鼻唇沟处有一疖，红肿热痛，到医院就诊，护士嘱其禁止局部用热疗，其原因是下列哪项

    A. 防止加重局部疼痛　　　　　　B. 防止引起颅内感染

    C. 防止加重局部功能障碍　　　　D. 防止出血

    E. 防止掩盖病情

11. 李小姐下楼时不慎扭伤踝关节。1h 后来院就诊，此时可以采取以下何种措施

    A. 热敷　　　　　　B. 冷敷　　　　　　C. 冷、热敷交替

    D. 热水足浴　　　　E. 按摩推拿

（三）A3/A4 型题

（12~14 题共用题干）

何女士，38 岁，产后高热，面部潮红，呼吸急促，脉搏快速，医嘱用冰袋降温。

12. 冰袋放置部位<u>不妥</u>的是

    A. 前额　　　　　　B. 头顶部　　　　　C. 腋下

    D. 腹股沟　　　　　E. 足底

13. 因为此部位用冷后可反射性引起

    A. 血管扩张　　　　　　　　　　B. 皮下出血

    C. 心律不齐　　　　　　　　　　D. 一过性冠状动脉收缩

    E. 冻伤

14. 当体温降至多少摄氏度以下，即可取下冰袋

    A. 35℃　　　　　　B. 36℃　　　　　　C. 37℃

    D. 38℃　　　　　　E. 39℃

二、思考题

1. 赵女士，80 岁，因感冒发烧体温达 39.8℃，给予口服退热药、冰袋冷敷头部、

乙醇拭浴等处理。1h 后体温降至 36.9℃，伴随大量出汗、脉搏细速、四肢厥冷等表现。请问患者体温减退时为何出现上述表现？应如何处理？

2. 张女士，30 岁，行痔疮手术治疗。术后用 1∶5000 高锰酸钾坐浴，每日 2 次。患者术后进行热坐浴时应注意哪些问题？

3. 患儿，3 岁，流感发热，体温 39.8℃，神志清楚。此时最适合采取何种物理降温措施？操作中应注意哪些问题？

（曹娅燕）

项目十六 | 异常呼吸护理及急救技术

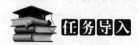 任务导入

【案例】

陈某，男性，76 岁。一周前因脑梗死入院，今晨体温突然高达 38.8℃，患者体质虚弱，烦躁不安，呼吸费力，咳嗽，痰多不易咳出，有痰鸣音，听诊肺部有湿啰音。实验室检查白细胞：17.96×10^9/L，中性粒细胞比例：96.01%；痰菌检查和痰培养呈阳性；肺部 X 线：双肺下部不规则小片状密度增高影，边缘模糊密度不均匀。需要完成的护理任务：

任务一　异常呼吸护理及吸痰技术

任务二　氧疗技术

学习目标

1. 解释呼吸困难、吸痰法、氧气吸入的概念。
2. 说出缺氧类型、缺氧程度判断和氧疗适应证。
3. 描述吸痰和氧疗的注意事项。
4. 阐述异常呼吸的观察和呼吸功能训练的护理方法。

任务目标

1. 评估患者病情，应用排痰法正确有效促进排痰。
2. 运用呼吸功能训练方法指导患者进行功能锻炼。
3. 能根据患者病情正确实施吸痰技术和氧疗技术。
4. 具有良好职业素质，能有效沟通，操作熟练规范，尊重关心患者。

任务一　异常呼吸护理及吸痰技术

 知识平台

一、异常呼吸的观察

（一）频率异常

1. 呼吸过速　成人在安静状态下呼吸频率超过 24 次/分，称为呼吸过速。常见于发热、甲状腺功能亢进、贫血、缺氧等患者。因血液中二氧化碳积聚，可刺激呼吸中枢，使呼吸加快。一般体温每升高 1℃，呼吸频率增加 4 次/分。

2. 呼吸过慢　成人在安静状态下呼吸频率低于 12 次/分，称为呼吸过缓。常见于呼吸中枢受抑制的疾病，如巴比妥类药物中毒、颅内压增高、麻醉剂过量等患者。

（二）节律异常

1. 潮式呼吸　又称陈-施呼吸（Cheyne-Stokes respiration），是一种周期性的呼吸异常。其特点是呼吸由浅慢逐渐变为深快，达高潮后，再由深快变为浅慢，经过一段时间的呼吸暂停（5~30s）后，又开始重复以上的周期性呼吸，周而复始，如潮水涨落，故称潮式呼吸。多见于中枢神经系统疾病，如巴比妥类药物中毒、颅内压增高、脑膜炎、酸中毒等患者。

潮式呼吸的周期长约 30s 至 2min，其产生机制是由于呼吸中枢的兴奋性降低或严重缺氧时，血液正常浓度的二氧化碳不能通过化学感受器引起呼吸中枢兴奋，使呼吸逐渐减弱以至暂停。当呼吸暂停时，血液中的二氧化碳积聚，增高到一定程度后，通过颈动脉窦和主动脉体的化学感受器反射性地刺激呼吸中枢，再次引起呼吸。随着呼吸的进行，二氧化碳的排出，呼吸中枢又失去有效的兴奋，呼吸又再次减弱以致暂停，从而形成周期性呼吸异常。

2. 间断呼吸　又称毕奥呼吸（Biot's respiration），是一种周期性的呼吸异常。其特点是呼吸和呼吸暂停交替出现。即有规律地呼吸几次后，突然停止呼吸，间隔一个短时间后又开始呼吸，如此反复交替，有的可为不规则的深度及节律改变。间断呼吸是呼吸中枢兴奋性显著降低的表现，其产生机制同潮式呼吸，但比潮式呼吸更为严重，多在呼吸停止前出现。常见于颅内病变或呼吸中枢衰竭的患者。

（三）深浅度异常

1. 深度呼吸　又称库斯莫呼吸（Kussmaul's respiration）。是一种深长而规则的呼吸，可伴有鼾音。其发生机制为机体内产酸过多，二氧化碳潴留，［H^+］升高刺激化学感受器引起，呼吸深大，以便排出体内较多的二氧化碳调节血中的酸碱平衡。常见于糖尿病酮症酸中毒、尿毒症等引起的代谢性酸中毒的患者。

2. 浅快呼吸　是一种浅表而不规则的呼吸，有时呈叹息样。常见于呼吸肌麻痹、肺胸膜疾病、严重腹胀、腹水者，也可见于濒死的患者。

（四）声音异常

1. 蝉鸣样呼吸　即吸气时产生一种极高的似蝉鸣样音响，多因声带附近受压或细小支气管堵塞，导致空气吸入困难所致。常见于喉头水肿、痉挛，喉头异物等。

2. 鼾声呼吸　即吸气时发出一种粗大的鼾声。多由于气管或支气管内有较多的分泌物蓄积所致。多见于深昏迷患者，也可见于睡眠呼吸暂停综合征的患者。

（五）呼吸困难

呼吸困难是指呼吸频率、节律、深浅度的异常。主要由于气体交换不足，机体缺氧所致。表现为患者主观上感到空气不足，客观上可见呼吸费力，张口抬肩，鼻翼扇动，辅助呼吸肌参与呼吸运动，呼吸频率、节律及深浅度有所改变，可出现发绀。根据临床表现可分为以下三种情况。

1. 吸气性呼吸困难　患者表现为吸气费力，吸气时间明显长于呼气时间，辅助呼吸肌收缩增强，出现三凹征（胸骨上窝、锁骨上窝、肋间隙凹陷）。由于上呼吸道部分梗阻，气体进入肺部不畅，吸气时呼吸肌收缩，肺内负压增高所致。<u>常见于喉头水肿、气管喉头异物等</u>。

2. 呼气性呼吸困难　患者表现为<u>呼气费力，呼气时间明显长于吸气时间</u>。由于<u>下呼吸道部分梗阻</u>，气体呼出不畅所致。<u>常见于支气管哮喘、阻塞性肺气肿等</u>。

3. 混合性呼吸困难　患者表现为<u>吸气和呼气均费力，呼吸频率增加</u>。由于广泛性肺部病变使呼吸面积减少，影响换气功能所致。<u>常见于肺部感染和肺水肿、广泛性肺纤维化、胸膜炎、气胸、心功能不全等</u>。

（六）形态异常

1. 胸式呼吸减弱，腹式呼吸增强　正常女性以胸式呼吸为主。由于肺、胸膜或胸壁的疾病，如肺炎、胸膜炎、肋骨骨折、肋骨神经痛等产生剧烈的疼痛，均可使胸式呼吸减弱，腹式呼吸增强。

2. 腹式呼吸减弱，胸式呼吸增强　正常男性及儿童以腹式呼吸为主。由于腹膜炎、大量腹水、肝脾极度肿大，腹腔内巨大肿瘤等，使膈肌下降受限，造成腹式呼吸减弱，胸式呼吸增强。

正常呼吸和异常呼吸的形态和特点见表 16-1-1。

表 16-1-1　正常呼吸和异常呼吸的形态和特点

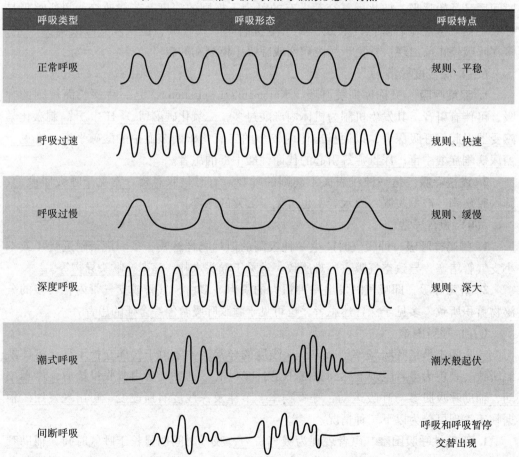

呼吸类型	呼吸形态	呼吸特点
正常呼吸		规则、平稳
呼吸过速		规则、快速
呼吸过慢		规则、缓慢
深度呼吸		规则、深大
潮式呼吸		潮水般起伏
间断呼吸		呼吸和呼吸暂停交替出现

二、异常呼吸的护理

1. 保持呼吸道通畅　及时清除呼吸道分泌物，指导患者有效咳嗽，可采用叩击、震颤拍背；体位引流；湿化、雾化痰液等方法，协助患者排痰，必要时给予吸痰。

2. 吸氧　酌情给予氧气吸入，必要时可用呼吸机辅助呼吸，以提高动脉血氧含量，促进气体交换，改善呼吸困难。

3. 密切观察病情变化　密切观察呼吸频率、节律及深浅度的变化，有无呼吸困难及其他伴随症状。遵医嘱给药，注意观察疗效及不良反应。

4. 调节室内温湿度　改善病室环境，保持空气清新，禁止吸烟。

5. 休息、调整体位　卧床休息，减少耗氧量。根据病情安置合适的体位，以缓解呼吸困难。

6. 心理护理　紧张恐惧的情绪可加重缺氧。因此，应有针对性地做好患者的心理护理，消除其恐惧与不安，稳定情绪，主动配合治疗及护理。

7. 健康教育　①指导患者及家属认识呼吸监测的重要性；②指导患者有效咳嗽：取坐位或半坐位，放松双肩，上身前倾，用双手固定胸腹部或手术伤口处，嘱患者深吸气后用力咳嗽 1~2 次，以咳出痰液，咳嗽间歇让患者休息。③养成良好的生活方式，戒烟限酒；④注意饮食，补充水分，选择营养丰富的食物，少量多餐，不宜过饱及避免进食产气食物，以免膈肌上抬，影响呼吸。

三、吸痰技术

（一）概念

吸痰技术是利用负压吸引的原理，经口、鼻或人工气道将呼吸道分泌物吸除，以保持呼吸道通畅，预防吸入性肺炎、肺不张、窒息等并发症的一种方法。吸痰技术是一项重要的急救护理技术，护理人员必须掌握吸痰技术技能，以确保抢救和治疗护理的有效性。

（二）目的与适用范围

1. 目的　吸出呼吸道分泌物或误吸的呕吐物，保持呼吸道通畅；预防吸入性肺炎、肺不张、窒息等并发症。

2. 适用范围　临床上主要用于无力咳嗽排痰的患者，如新生儿、危重患者、年老体弱、气管切开、昏迷、咳嗽无力、反射迟钝、会厌功能不全、误吸呕吐物及麻醉未清醒等患者。

（三）吸痰方法

目前临床上最常用的是中心负压吸引装置吸痰和电动吸引器吸痰。但在紧急情况下，也可用大号注射器吸痰和人工口对口吸痰。

1. 中心负压吸引装置吸痰法　目前各大医院均设有中心负压吸引装置（图 16-1-1），吸引管道连接到病室床单位，使用时接上吸痰导管，开启开关，调节负压，检查吸引性能正常后即可吸痰，十分方便。

2. 注射器吸痰法　注射器吸痰法是用 50ml 或 100ml 注射器连接吸痰管抽吸，以保持呼吸道通畅的一种方法。注射器负压吸引力小，平时很少采用，仅适用于家庭、婴幼儿或无吸引装置的紧急情况。

3. 吸球吸痰法 吸球吸痰法是将吸球尖端插进婴儿口腔或鼻腔，利用吸球负压将分泌物吸出的一种方法。主要用于新生儿娩出时清理口腔、鼻腔的羊水及黏液，尤适用于窒息时的紧急抢救。也可用于婴儿、幼儿鼻塞时吸出鼻腔黏液，咽喉炎时吸出咽喉部痰液。

4. 电动吸引器吸痰法 电动吸引器（图 16-1-2）主要由马达、偏心轮、气体过滤器、压力表及安全瓶和储液瓶组成。安全瓶和储液瓶是两个容量为 1000ml 的容器，瓶盖上有 2 根玻璃管，并有橡胶管相互连接。其原理：接通电源后，利用负压原理将痰吸出。

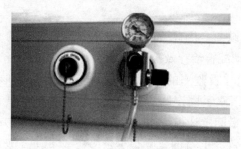

图 16-1-1　中心负压吸引装置

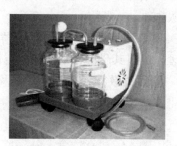

图 16-1-2　电动吸引器

知识链接

手动、便携式吸痰器

一、手动吸痰器

手动吸痰器（图 16-1-3）由吸痰管、负压泵、手柄、储液瓶组成。使用时先将吸痰管，储液瓶与主体手柄连接好，然后将吸痰管插入患者口腔相应部位，以较快频率挤压手柄拉杆即可吸出痰液。应注意储液瓶口朝上，瓶中液体达容积的 2/3 时，应立即倒出或更换储液瓶。

二、便携式吸引器

便携式吸痰器（图 16-1-4）由真空泵、真空表、负压调节阀、空气过滤器、贮液瓶组成。采用独特的负压系统，操作简便，不耗能，无噪音；一人一机使用，可避免交叉感染。主要用于医生巡诊、家庭护理和野外救护。

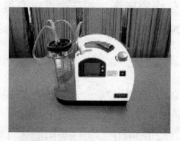

图 16-1-3　手动吸痰器

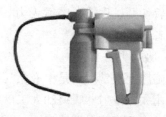

图 16-1-4　便携式吸痰器

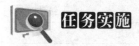 **任务实施**

实训 14 电动吸引器吸痰法

【目的】见目的与适用范围。

【评估】见表 16-1-1。

表 16-1-1 电动吸引器吸痰任务评估及沟通

	评 估	沟 通
护士	仪表是否符合行为规范，是否明确操作目的	
患者	患者的年龄、病情、意识、呼吸、痰量、口腔、鼻腔情况、痰液黏稠度及心理状态和合作程度	• "您好，能告诉我一下您的名字吗？" • "陈先生，您好！您现在痰液很多，影响了您的呼吸，现在我要帮助您把痰吸出来，请您配合一下好吗？" • "我这就去做准备工作，请您也做好准备。"
环境	整洁、安静、安全	

【计划】

1. 护士准备 明确吸痰目的，着装规范、洗手、戴口罩。

2. 用物准备 检查电动吸引器及电插板性能；吸痰盘内置：治疗碗 2 个、无菌生理盐水、一次性吸痰管数条、一次性手套、纱布、弯盘；试管（内盛消毒液，置于床栏处）。必要时备压舌板、开口器、舌钳。

3. 患者准备 了解吸痰目的、方法、注意事项，做好配合准备。调高氧流量吸氧，增加氧气储备量。

4. 环境准备 光线适宜、清洁、安静、温湿度适宜。

【实施】见表 16-1-2。

【评价】见表 16-1-2。

表 16-1-2 电动吸引器吸痰任务实施及评价

	护理工作过程要点	工作过程的知识及应用	
		要点说明	语言沟通
实施	**1. 携用物至床旁，核对解释** *核对床卡、腕带、患者，并解释	☆确认患者及患者是否准备完毕	• 核对床号、姓名 • "陈先生，您好！您准备好了没有？现在我开始为您吸除痰液了。"
	2. 准备吸引装置 接通电源，打开开关，再次核查吸引装置性能，调节吸引负压	<u>一般成人的吸痰负压为 40.0～53.3kPa，小儿应<40kPa</u>	

续表

护理工作过程要点		工作过程的知识及应用	
		要点说明	语言沟通
实施	**3. 患者准备** 检查口腔、鼻腔，协助患者头转向操作者	☆有假牙者取下活动义齿；昏迷患者可用压舌板或张口器帮助张口	• "陈先生，头稍为转向这边。"
	4. 试吸 倒生理盐水，打开吸痰管包装，暴露末端，右手戴上手套，保持不污染 右手取出吸痰管，连接吸引器，试吸吸痰管	☆选择粗细适宜的吸痰管 ☆试吸吸痰管、负压是否通畅，同时润滑导管前端	
	5. 抽吸痰液 ▲<u>经鼻或口腔吸痰</u> *<u>插管：不接通负压</u>，右手持吸痰管前端，插入鼻咽部（或口咽部） *<u>吸分泌物：接通负压</u>，吸取口腔（或鼻腔）内分泌物，吸痰管退出后，用生理盐水抽吸冲洗 *<u>换管：更换吸痰管，不接通负压</u>，在患者吸气时顺势插入气管一定深度（约15cm），接通负压 *<u>吸痰：将吸痰管左右旋转，向上提拉，时间不超过15s</u>，吸痰管退出后，<u>抽吸生理盐水</u>，根据患者情况确定是否需要重复吸引 *观察：密切观察病情及痰液性状 ▲<u>经气管内插管或气管切开套管吸痰</u> *将吸痰管经气管套管插入气管，接通负压，吸痰 *<u>若分泌物黏稠，可向气管内注入2~5ml湿化液</u>，再行吸痰	☆用左手拇指反折吸痰管连接玻璃接管处，插入时禁止有负压，以免吸附黏膜，引起损伤 ☆放松折叠处（或脚踏开关）产生负压 ☆吸引过口鼻咽部的吸痰管禁止进入气道 ☆如患者咳嗽剧烈，应休息片刻 ☆动作要轻柔，导管不可固定在一处不停地吸引，以免损伤黏膜 *若需再次吸引，需休息片刻（约3min）	• "陈先生，现在要开始吸痰了，在吸的过程中，若有什么不适，请及时告诉。" • "您感觉怎么样？我们休息一下再吸，好吗？"
	6. 吸痰毕 冲洗、卸除吸痰管，玻璃接管插入盛有消毒液的试管中，手套及吸痰管按一次性物品处理		
	7. 安置患者 拭净脸部分泌物，取舒适体位，整理床单位	待生命体征平稳后将氧流量调回原先的氧流量	• "您现在好好休息，有什么不适或需要请按呼叫铃，我会马上过来帮助您。"
	8. 整理、记录 处理贮液瓶，整理用物，洗手，记录	☆吸痰用物根据操作性质每班更换或每日更换一次	
评价	**1. 态度** 认真、严谨、尊重、关爱、保护患者		
	2. 技能 *护患沟通有效，体贴关心患者 *能根据病情变化采取相应措施；操作熟练规范，遵守无菌操作原则		
	3. 效果 *患者呼吸道通畅，缺氧症状改善，无呼吸道黏膜损伤 *患者能有效配合，吸痰后感觉舒适 *床单位整洁		

【注意事项】

1. 密切观察病情及痰液性状，观察吸痰前、中、后患者的面色和呼吸情况，口鼻黏膜有无损伤，以及吸出物的色、质、量，当发现患者喉头有痰鸣音或排痰不畅时，应立即抽吸，并做好口腔护理。

2. 痰液黏稠不易吸出时，可配合拍背、滴少量生理盐水及化痰药物、雾化吸入等方法松动、稀释痰液。

3. 负压引力不宜过大，一般成人吸痰负压为 40.0~53.3kPa，小儿应<40kPa；每次吸痰时间<15s，以防造成缺氧。如需再吸，需休息 3min 后再吸。

4. 吸痰前后可增加氧气的吸入，以免造成缺氧。患者发生缺氧症状时应停止吸痰，休息后再吸。

5. 为婴幼儿吸痰时，吸痰管要细，动作要轻柔，负压不可过大，以免损伤呼吸道黏膜。

6. 储液瓶内的液体应及时倾倒，并做好清洁消毒处理。

【健康指导】

1. 告知吸痰法的注意事项，指导配合的方法，取得合作。

2. 告知患者在吸痰过程中如感不适，应立即向护理人员反映，以便及时处理。

3. 指导呼吸功能训练、有效咳嗽、拍背、翻身、引流（高血压、心力衰竭、高龄、极度衰弱等禁用）等方法，促进有效排痰，改善呼吸症状。

知识拓展

一、促进有效排痰的方法

1. 指导有效咳嗽 咳嗽是一种防御性呼吸反射，可清除呼吸道分泌物、异物，以保持呼吸道通畅。而有效咳嗽是将气管内的痰液咳出，适用于神志清醒尚能咳嗽的患者。其主要措施为：患者取坐位或半坐位，双脚着地或屈膝，身体稍前倾，利用双手或枕头支托患者的胸、腹部（尤其对于有伤口的患者，护理人员应将双手压在伤口的两侧，以降低伤口张力，减轻疼痛），患者深吸气后屏气 3~5s，然后胸腹肌用力收缩，做爆破性咳嗽，将痰咳出。

2. 胸部叩击 用手叩击胸背部，借助振动，使分泌物脱落而排出体外的方法。

（1）叩击的手法 将手固定成背隆掌空状，即手背隆起，手掌中空，手指紧靠弯曲，利用手腕力量，从外向内，自下而上，有节奏地轻轻叩打，借助振动使分泌物松脱。

（2）叩击的注意事项 患者取坐位或侧卧位；不可在裸露的皮肤上叩打，可用单层薄布保护皮肤；叩打应在肺野进行，避开心脏、乳房，勿在骨隆突处进行，如胸骨、肩胛骨、脊柱等部位；叩打的部位及范围取决于病情；叩击力度要适中，以患者感到不疼痛为宜；叩击时间以 15~20min 为宜，最好在雾化吸入后或进餐前进行；护理人员应边叩打边鼓励患者咳嗽。

3. 体位引流 将患者置于特殊的体位，借重力使肺部及深部支气管的痰液引流至较大的支气管而咳出体外的方法。适用于支气管扩张、肺脓肿等大量脓痰者，对高血压、心力衰竭、高龄、极度衰弱等患者禁忌使用。实施要点如下：

（1）体位 患肺处于高位，引流的支气管开口向下，便于分泌物顺体位引流而出，临床上应根据不同的病变部位采取相应的体位进行引流。

（2）时间和次数 每日 2~4 次，每次 15~30min，宜在空腹时进行。

（3）患者配合　嘱患者间歇深呼吸并用力咳痰，护理人员轻叩相应部位，以提高引流效果。

（4）痰液黏稠不易引流　可给予雾化吸入等，以利于痰液排出。

（5）监测　密切观察患者的反应，如出现头晕、面色苍白、出冷汗、血压下降等应停止引流；注意观察引流液的色、质、量，并记录。如引流液大量涌出，应防止窒息。如引流液每日小于 30ml，可停止引流。

4. 湿化气道　（见项目二十二，任务三）

二、指导呼吸功能训练

1. 深呼吸　深呼吸就是胸腹式呼吸联合进行，以吸入更多的空气，排出更多的肺内残气及其他代谢产物，提高或改善脏器功能的一种方法。具体做法是：①深吸气时，先使腹部膨胀，然后使胸部膨胀，达到极限后，屏气数秒钟，逐渐呼出气体。②呼气时，先收缩胸部，再收缩腹部，尽量排出肺内气体。如此反复进行，每次 3~5min。

2. 腹式呼吸　腹式呼吸是以膈肌运动为主的一种呼吸方法。患者取站立位、平卧位或半卧位，两手分别放于前胸部和上腹部。用鼻缓慢吸气时，膈肌最大程度下降，腹肌松弛，腹部凸出，手感到腹部向上抬起。呼气时用嘴呼出，腹肌收缩，膈肌松弛，膈肌随腹腔内压增加而上抬，推动肺部气体排出，手感到腹部下降。如此反复进行，以增强膈肌、腹肌肌力和耐力。

3. 缩唇呼吸　缩唇呼吸是通过缩唇形成的微弱阻力来延长呼气时间，增加气道压力，延缓气道塌陷。具体做法是患者闭嘴经鼻吸气，然后通过缩唇（吹口哨样）缓慢呼气，同时收缩腹部。吸气与呼气时间比为 1：2 或 1：3。呼气流量以能使距口唇 15~20cm 处，与口唇等高点水平的蜡烛火焰随气流倾斜又不至于熄灭为宜。

任务二　氧疗技术

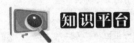
知识平台

一、氧气吸入法概念

氧气吸入法是通过给患者吸入氧气以提高动脉血氧含量及血氧饱和度，纠正各种原因造成的缺氧状态，解除人体暂时缺氧，维持机体的正常代谢和生命活动，是临床常用的抢救和治疗技术之一。

二、缺氧的种类

缺氧分为低张性缺氧、血液性缺氧、循环性缺氧、组织性缺氧四种类型，其中氧气治疗对低张性缺氧的疗效最好。各类型缺氧及缺氧原因、缺氧临床表现、常见病因等，见表 16-2-1。

表 16-2-1　缺氧的分类、原因、临床表现及常见病因

缺氧种类	缺氧原因	动脉血氧分压（PaO_2）	动脉血氧饱和度（SaO_2）	动-静脉氧分压差	常见病因
低张性缺氧	①吸入气体中氧分压过低；②外呼吸功能障碍，包括通气功能和换气功能障碍；③静脉血分流入动脉	降低	降低	降低或正常	慢性阻塞性肺疾病、先天性心脏病、高山病等
血液性缺氧	血红蛋白数量减少或性质改变，造成血氧含量降低或血红蛋白结合的氧不易释放而引起的缺氧	正常	正常	降低	一氧化碳中毒、贫血、高铁血红蛋白症等
循环性缺氧	①全身血液循环衰竭；②局部血液循环衰竭；引起组织器官血流灌注量不足所致	正常	正常	升高	心力衰竭、休克、动脉狭窄或栓塞等
组织性缺氧	由于组织中毒、细胞缺损、呼吸酶合成障碍，导致组织细胞不能充分利用氧而致的用氧障碍性缺氧	正常	正常	降低或升高	氰化物、砷化物、硫化物等引起的中毒、大剂量放射线照射等

三、缺氧程度的判断

患者的临床表现和血气分析检验结果是判断缺氧程度的重要依据，动脉血气分压（PaO_2）正常值为 $10.6\sim13.3kPa$，当患者的血氧分压 PaO_2 低于 $6.6kPa$ 时，应给予吸氧。缺氧程度根据其临床主要表现和血气分析可分为轻度、中度和中度三类，见表 16-2-2。

表 16-2-2　缺氧程度的判断

缺氧程度	主要临床表现			血气分析	
	发绀	呼吸困难	神志	动脉血氧分压（PaO_2）	动脉血氧饱和度（SaO_2）
轻度	轻度	不明显	清楚	$>6.6\sim9.3kPa$	>6.6
中度	明显	明显	正常或烦躁不安	$4.6\sim6.6kPa$	>9.3
重度	显著	严重、三凹征	半昏迷或昏迷	$<4.6kPa$	>12.0

四、氧疗种类及适应证

动脉血氧分压（PaO_2）和二氧化碳分压（$PaCO_2$）是评价通气状态的主要指标，是决定以何种方式给氧的重要依据。临床上根据吸入氧浓度将氧疗分为低浓度、中等浓度、高浓度三类（表 16-2-3）。

表 16-2-3　氧疗的种类

氧疗种类	吸氧浓度	临床适应证
低浓度氧疗	<30%	适用于低氧血症伴二氧化碳潴留的患者，如慢性阻塞性肺疾病（COPD）、慢性呼吸衰竭的患者
中浓度氧疗	30%~50%	适用于有明显通气/灌流比例失调或显著弥散障碍的患者，特别是血红蛋白浓度很低或心输出量不足者，如肺水肿、心肌梗死、休克等
高浓度氧疗	>50%	适用于单纯缺氧而无二氧化碳潴留的患者，如成人呼吸窘迫综合征、心肺复苏后的生命支持阶段

五、供氧装置

（一）中心管道供氧装置

氧气由医院的供氧中心站供给，设管道通至各病区、门诊和急诊室。供氧中心站设有总开关进行管理，各用氧单位的装置连接流量表即可使用（图 16-2-1）。装氧气流量表：①取下墙壁氧气接头上的活塞，用湿棉签擦拭气源接头内的灰尘；②流量表接上湿化瓶（内盛蒸馏水 1/3~1/2）；③关闭氧气流量调节阀；④将氧气吸入器插入气源接头，听到"咔嚓"声响，说明接头已锁住。卸表：左手拇指和示指向后按压锁套，右手夹住氧气吸入器向后拉动，使气源接头解锁，气源接头自动关闭，盖好墙壁氧气活塞。

（二）氧气枕供氧装置

氧气枕为一长方形橡胶枕（图 16-2-2），枕的一角有橡胶管，上有调节器以调节流量。氧气枕充入氧气，接上湿化瓶即可使用。初次使用的氧气枕内有粉尘，充气前应反复用清水灌洗或揉捏，直至洗出的水洁净为止，以防吸入性肺炎及窒息的发生。

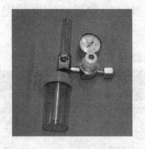

图 16-2-1　流量表和湿化瓶

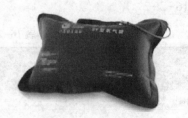

图 16-2-2　氧气枕

（三）氧气筒供氧装置

1. 氧气筒　是圆柱形无缝钢筒（图 16-2-3），筒内可耐高压达 14.7MPa，容纳氧气约 6000L。

（1）总开关　在筒的顶部，可控制氧气的放出。总开关逆时针方向旋转为开，顺时针方向为关，开 1/4 周即可放出足够的氧气。

（2）气门　在氧气筒颈部的侧面，有一气门可与氧气表相连，是氧气自筒中输出的途径。

2. 氧气表 由压力表、减压器、流量表、湿化瓶、安全阀组成（图16-2-4）。

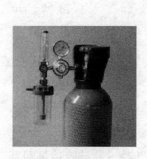

图 16-2-3 氧气筒

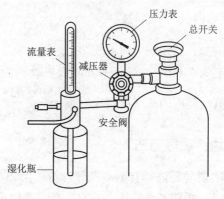

图 16-2-4 氧气表

（1）压力表 通过表上的指针测知筒内氧气的压力，以 Mpa（kg/cm^2）表示。压力越大，则说明筒内氧气贮存量越多。

（2）减压器 是一种弹簧自动减压装置，将来自氧气筒内的压力减低至 0.2 ~ 0.3MPa，使流量平稳，保证安全，便于使用。

（3）流量表 用于测量每分钟的氧气流出量，以 L/min 表示。流量表内装有浮标，当氧气通过流量表时，即可将浮标吹起，浮标上端平面所指刻度即为每分钟氧气的流出量。

（4）湿化瓶 湿润氧气，避免呼吸道黏膜被干燥的气体所刺激。瓶内装入 1/3 ~ 1/2 蒸馏水（冷开水），将通气管浸入水中，出气管与鼻导管相连。肺水肿患者吸氧时可将蒸馏水换成 20% ~ 30% 的乙醇，因乙醇可降低肺泡内泡沫表面张力，使泡沫破裂消散，改善肺部的气体交换，迅速缓解缺氧症状。湿化瓶应每天换水一次。

（5）安全阀 用于防止意外发生。当氧气流量过大、压力过高时，安全阀内部活塞即自行上推，使过多的氧气由四周小孔流出，以保证安全。

六、氧成分、氧浓度及氧流量换算

1. 给氧成分及浓度 掌握给氧浓度对纠正缺氧起着重要的作用。根据条件和患者的需要，一般常用 99% 氧气或 5% 二氧化碳和纯氧混合的气体。在空气中氧气占 20.93%，二氧化碳占 0.03%，其余 79.04% 为氮气、氢气和微量的惰性气体。常压下吸入 40% ~ 60% 的氧是安全的，低于 25% 的氧浓度和空气中氧含量相似，无治疗价值；高于 60% 的氧浓度，持续吸入时间超过 24h，则可能发生氧中毒。

2. 氧浓度和氧流量的换算法 吸氧浓度% = 21+4×氧流量（L/min），根据上述公式推算，氧浓度和氧流量的关系见表16-2-4。

表 16-2-4 氧流量与氧浓度对照表

氧流量（L/min）	1	2	3	4	5	6	7	8	9
氧浓度（%）	25	29	33	37	41	45	49	53	57

3. 氧气筒内的氧气可供应时数 可按下列公式计算

$$氧气筒内氧气可供时数 = \frac{氧气筒容积(L)\times[压力表所指压力-应保留的压力\,5\,](kg/cm^2)}{氧流量(L/min)\times60(min)\times1个大气压(kg/cm^2)}$$

例如：已知氧气筒容积 20L，压力表所指压力为 95kg/cm²，应保留 5kg/cm²，设患者早上 8 点开始持续以 2L/min 流量吸氧，试问筒内氧气可供应至何时？

$$氧气筒内的氧气可供应时数 = \frac{20\times(95-5)}{2\times60\times1} = 15（h）；氧气可用至夜间 11 点整。$$

七、氧疗方法

1. 鼻导管法 有单侧鼻导管给氧法和双侧鼻导管给氧法。

（1）单侧鼻导管法 将鼻导管（图 16-2-5）插入患者一侧鼻腔达鼻咽部（插入长度为鼻尖至耳垂的 2/3 长）给氧的方法。此法节省氧气，但刺激鼻腔黏膜，长时间应用患者感觉不适。

（2）双侧鼻导管法 将特制的双侧鼻导管（图 16-2-6）连接于氧气管道上，调节氧流量，把双侧鼻导管插入双侧鼻腔内，深约 1cm，将导管环绕患者耳部向下放置（图 16-2-7）。此法操作简单，插入鼻腔的导管较短，患者无不适感，适用于小儿或长期用氧的患者。

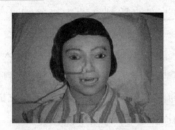

图 16-2-5 单侧鼻导管

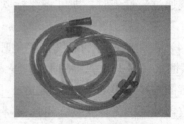

图 16-2-6 双侧鼻导管

2. 鼻塞法 将鼻塞连接在供氧装置的胶管上，检查是否通畅，调好流量，轻轻塞于鼻孔，固定。鼻塞大小以恰能塞住鼻孔为宜。此法可避免鼻导管对鼻黏膜的刺激，患者较为舒适。适用于长时间用氧的患者，但张口呼吸或鼻腔堵塞者效果较差。

3. 面罩法 将面罩（图 16-2-8）连接在供氧装置上，调节氧流量 6L/min，再将面罩直接置于患者口鼻部，用松紧带固定。此法适用于烦躁不安、病情较重或鼻导管给氧效果不佳者。

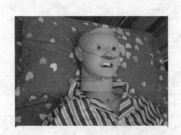

图 16-2-7 双侧鼻导管使用方法

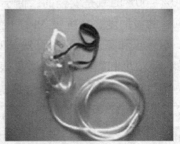

图 16-2-8 氧气面罩

知识链接

新型面罩

1. 储氧面罩　（图16-2-9）该面罩能提供有效的无创供氧条件，主要用于未建立人工气道的低氧血症患者。使用时注意面罩不能紧贴患者脸颊，应根据患者脸部尺寸调整面罩松紧，加紧鼻夹。储气囊必须保持充满状态，防止气囊打折，确保单向活瓣工作正常。注意动态监测血气，预防二氧化碳潴留。

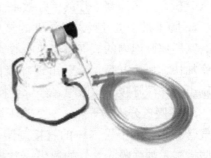

图16-2-9　储氧面罩

2. Venturi面罩　又称文丘里面罩（图16-2-10），根据文丘里（Venturi）原理，氧以喷射状进入面罩，而空气从面罩侧面开口处进入。其特点是给氧浓度固定，不受潮气量及张口呼吸影响，适用于低氧血症者。

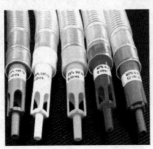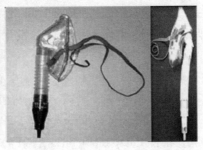

图16-2-10　Venturi面罩

4. 氧气枕法　在抢救危重患者时，由于氧气筒准备不及时或转移患者途中，可用氧气枕代替氧气装置。使用前先将枕内充满氧气，接上湿化瓶、鼻导管或面罩，调节流量即可给氧。此法适用于家庭氧疗、危重患者的抢救或转运途中。

5. 头罩法　头罩法是将氧气接于头罩氧气进孔处（图16-2-11），将患者头置于头罩内，头罩与患者颈部之间要保持适当的间隙，防止呼出的二氧化碳再次吸入。此法舒适、有效、安全，适用于新生儿、婴幼儿供氧。

6. 氧气帐法　将氧气连接于氧气帐进孔处，将患者的头胸部置于氧气帐内给氧。无氧气帐时，可用塑料薄膜制成帐篷，其大小约为病床的一半。此法设备复杂，造价高，一般仅用于烧伤患者和新生儿抢救。

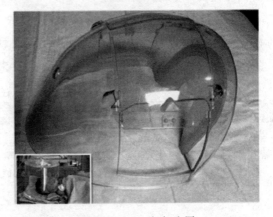

图16-2-11　氧气头罩

八、氧疗的副作用及预防

1. 氧中毒　高于60%的氧浓度，持续时间超过24h以上，就有发生氧中毒的可能。

其特点是肺实质的改变，如肺泡壁增厚、出血。表现为胸骨后灼热感、干咳、恶心呕吐、烦躁不安、进行性呼吸困难等。预防关键是避免长时间的高浓度氧疗，定期监测血气分析，动态观察氧疗的治疗效果。

2. 肺不张　患者吸入高浓度的氧后，肺泡内氮气被大量置换，一旦有支气管阻塞时，其所属肺泡内的氧气被迅速吸收，导致吸入性肺不张。主要表现为烦躁、呼吸和心率加快、血压升高，甚至出现呼吸困难、发绀、昏迷。预防措施是控制吸氧浓度，鼓励患者作深呼吸，多咳嗽，经常更换体位，防止分泌物阻塞。

3. 呼吸道分泌物干燥　氧气为干燥气体，如持续吸入未经湿化且浓度较高的氧气，支气管黏膜会因干燥气体的直接刺激而产生损害，使分泌物黏稠、结痂、不易咳出。预防措施是加强吸入氧气的湿化，定期做雾化吸入。

4. 眼晶状体后纤维组织增生　仅见于新生儿，尤其是早产儿，由于视网膜血管收缩，引起晶状体后纤维组织增生，导致不可逆的不同程度的视力损害甚至失明。预防措施是氧疗时控制吸入氧的浓度和持续时间。

5. 呼吸抑制　多发生于慢性缺氧伴二氧化碳潴留的患者吸入高浓度的氧气之后。因此类患者二氧化碳分压长期处于高水平，呼吸中枢失去了对二氧化碳的敏感性，其呼吸主要靠缺氧刺激颈动脉窦和主动脉体化学感受器，沿神经上传至呼吸中枢，反射性地引起呼吸。若高浓度给氧，则缺氧反射性刺激呼吸的作用消失，导致呼吸抑制，进一步加重二氧化碳潴留，可发生二氧化碳麻醉，甚至呼吸停止。预防措施是低流量、低浓度持续给氧，维持 PaO_2 在 60mmHg（8kPa）即可。

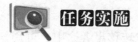 **任务实施**

实训 15　氧气吸入疗法

【目的】通过给患者吸入高于空气中氧浓度的氧气，提高动脉氧分压、氧饱和度和氧含量，以达到纠正各种原因造成的组织缺氧之目的。

【评估】本项目案例为范例，见表 16-2-5。

表 16-2-5　氧气吸入任务评估及沟通

	评　估	沟　通
护士	是否仪表着装规范、明确目的	
患者	患者的年龄、病情、意识、肢端皮肤颜色，缺氧程度、血气分析结果、鼻腔情况及心理状态、活动能力等情况	• "请问您叫什么名字？" • "陈先生，您好！您现在是不是有些呼吸困难啊？一会儿我给您吸氧气，这样您会更舒服些，请您配合一下好吗？" • "我这就去做准备工作，请您也做好准备。"
设备	氧气筒及氧气压力装置性能是否完好、筒内是否有氧气	
环境	是否整洁、安静、温湿度适宜，远离火源	

【计划】设备氧气筒及配套设备性能是否完好

1. 护士准备　明确操作目的，着装规范，洗手、戴口罩。

2. 用物准备　中心氧气管道/氧气筒、氧气表装置。

（1）治疗盘　鼻导管（双侧鼻导管、鼻塞导管）、玻璃接管、橡胶管、胶布、棉签、纱布、小药杯（内盛冷开水）、弯盘、橡皮筋、别针、扳手、用氧记录单、笔、松节油、乙醇。

（2）装氧气表　①在治疗室内检查氧气筒是否挂有"空"或"满"的标志，选择有氧气的氧气筒进行装表；②去氧气筒帽，打开总开关放出少量气体清洁气门，随即关紧；③接氧气表旋紧，使之直立于氧气筒旁；③开总开关，检查有无漏气；④接湿化瓶（内盛蒸馏水 1/3 ~ 1/2）、输氧橡胶管，开小开关（流量开关），检查氧气流出通畅、各连接部位无漏气，关小开关（流量开关）备用，推至病房。

3. 患者准备　了解吸氧目的、方法及注意事项，做好主动配合准备。

4. 环境准备　光线适宜、空气清洁、消除火源。

【实施】见表 16-2-6。

【评价】见表 16-2-6。

表 16-2-6　氧气吸入任务实施及评价

护理工作过程要点	工作过程的知识及应用	
	要点说明	语言沟通
1. 携用物至床旁、核对解释 ＊核对床位卡、患者、腕带，并解释	☆确认患者及患者是否准备完毕	• 核对床号、姓名 • "陈先生，您好！您准备好了没有？现在我准备为您给氧。"
实施　**2. 正确给氧**　检查、清洁鼻腔，接鼻导管 ＊调节流量：开流量开关，根据病情调节流量 ＊将鼻导管前端置于冷开水中检查导管是否通畅并润滑 ＊插管：双侧鼻导管插入至鼻孔内 1cm 处 ＊固定：将导管环绕患者耳部向下放置，调节松紧度 ＊洗手、记录：记录用氧时间、流量及患者反应 ＊协助取舒适体位，指导安全用氧 ＊密切观察缺氧改善情况	☆检查鼻腔有无异常及分泌物堵塞 ☆通常轻度缺氧用 1 ~ 2L/min，中度缺氧 2 ~ 4L/min，重度缺氧 4~6L/min ☆减轻对鼻黏膜的刺激 ☆若是单侧鼻塞法，则将鼻塞头塞入鼻孔内 ☆若是单侧鼻导管法，则测量插入长度（鼻尖到耳垂长度的 2/3），用胶布固定于鼻翼及脸颊 ☆告知患者勿自行拔管或调节氧流量	• "插管的时候会有一点不舒服，很快就好，请您克服一下，好吗？" • "现在已经帮您把氧气连接上了，在用氧的过程中，如果您感到鼻咽部干燥不适或胸闷憋气时，请及时告诉我们，氧流量已经调节好，请您和您的家属不要随意调节好吗？" "不能抽烟，注意安全，防烟火、防油、防震。"

护理工作过程要点	工作过程的知识及应用	
	要点说明	语言沟通
实施 3. **停止用氧** 携用物至床旁，核对解释，取下鼻导管，擦净鼻部 *关开关：<u>关流量开关，关总开关，开流量开关排尽余气，关流量开关</u> *询问患者感觉，整理床单位 *洗手，记录停止用氧时间	*停氧治疗盘 *若是单侧鼻导管法，<u>取下鼻导管</u>，去除胶布，用松节油去除胶布痕迹 ☆防止操作不当引起肺损伤	●"陈先生，您好，看下您的手指（其他末梢）您现在缺氧状况改善了，可以停止用氧了，现在我来为您拔除鼻导管，请您配合。" ●"感谢您的配合，您现在好好休息，有什么不适或需要请按呼叫铃，我会马上过来帮助您。"
4. **整理用物、感谢配合** *卸表：将氧气筒推至治疗室，卸表，盖上氧气帽，将氧气筒推放在固定位置 *分类清理用物，洗手，记录		
评价 1. **态度** 认真、严谨、尊重、关爱、保护患者		
2. **技能** *护患沟通交流有效，患者满意 *患者卧位舒适，床单位整洁；操作熟练，规范，用氧安全		
3. **效果** *患者缺氧症状缓解，无不适反应 *患者感觉舒适，无并发症		

【注意事项】

1. 注意用氧安全 氧气是易燃易爆气体，应做好"四防"，即防震、防火、防油、防热。氧气筒内的氧气是以 14.7MPa 灌入的，筒内压力很高，因此在搬运时避免倾倒、撞击，防止震动爆炸。氧气筒应放于阴凉处，周围严禁烟火和易燃品，<u>至少距火炉 5m、暖气 1m</u>，以防燃烧爆炸。<u>氧气表及螺旋口上勿涂油，也不可用带油的手拧螺旋，避免引起燃烧爆炸。</u>

2. 注意先后顺序 使用氧气时，<u>应先调节流量后再插管；停用氧气时应先拔出鼻导管，再关闭氧气开关；中途改变流量时，先将氧气和鼻导管分离，调节好流量后再将氧气和鼻导管相连。</u>以免关错开关，大量氧气突然冲入呼吸道而损伤肺组织。

3. 密切观察缺氧症状 在用氧过程中可根据患者脉搏、血压、精神状态、皮肤颜色及湿度、呼吸方式等有无改善来衡量氧疗效果，同时还可以测量动脉血气判断疗效，从而选择适当的用氧浓度。

4. 及时更换 持续鼻导管用氧者，<u>每日更换鼻导管 2 次</u>，双侧鼻孔交替插管，并及时清除鼻腔分泌物，防止鼻导管阻塞。<u>使用面罩者每 4~8h 更换一次。湿化瓶应每日更换灭菌蒸馏水一次并每周消毒一次</u>；当患者停止吸氧后，应把湿化瓶清洗、消毒、晾干备用。

5. 氧气不可用尽 <u>当氧气筒压力表上指针降至 0.5MPa（5kg/cm^2）时，即不可再用，以防灰尘进入筒内，于再次充气时引起爆炸。</u>

6. 悬挂标志 对未用完或已用尽的氧气筒分别悬挂"满"或"空"的标志,以免急用时搬错而影响抢救速度。

【健康指导】

1. 向患者及家属讲解用氧的重要性。告知氧气吸入法的注意事项,指导配合的方法,取得合作。

2. 告知患者在吸氧过程中如感不适,应立即向护理人员反映,以便及时处理。

知识拓展

高压氧疗

指在超过 101.325kPa(标准大气压)环境下吸纯氧,称高压氧疗。应用高压氧治疗所需的特殊设备称加压舱。高压氧治疗可以提高血氧分压及氧含量,增加氧储备量,增加组织内氧有效弥散距离。适用于一氧化碳中毒、气性坏疽、减压病和气栓等。

任务检测

一、选择题

(一) A1 型题

1. 以下哪种呼吸会出现呼吸和呼吸暂停交替

    A. 陈-施呼吸   B. 间断呼吸   C. 库斯莫呼吸

    D. 浅慢呼吸   E. 鼾声呼吸

2. 代谢性酸中毒患者呼吸异常的表现

    A. 吸气呼吸困难   B. 呼气呼吸困难

    C. 呼吸间断   D. 呼吸深大而规则

    E. 呼吸浅表而不规则

3. 痰液阻塞呼吸道不会引起下列哪种病情改变

    A. 窒息   B. 肺不张   C. 肺血管栓塞

    D. 呼吸困难   E. 发绀

4. 吸痰操作中,下列哪种做法不妥

    A. 患者头转向操作者   B. 必要时检查口腔黏膜

    C. 小儿吸痰时,导管要细   D. 导管应上下移动,左右旋转

    E. 吸痰导管每次应更换

5. 在为重危患者吸痰时,下列哪种做法是错误的

    A. 吸痰动作要轻而稳   B. 一次吸痰时间不能超过 15s

    C. 吸痰管应随时吸水冲洗   D. 吸痰不顺利则可延长吸引时间

    E. 导管要左右旋转,向上提出

6. 为肺水肿患者进行吸氧,用 20% ~30%乙醇湿化的目的是

    A. 使痰稀薄,易咳出   B. 减低肺泡内泡沫表面张力

C. 使患者呼吸道湿润　　　　　　　　D. 消毒吸入的氧气

E. 降低肺泡表面张力

7. 行单侧鼻导管给氧时，导管插入的长度为

A. 鼻尖至耳垂　　　　　　　　　　　B. 鼻尖至耳垂的 1/3

C. 鼻尖至耳垂的 1/2　　　　　　　　D. 鼻尖至耳垂的 2/3

E. 鼻尖至耳垂的 2/5

8. 吸痰时，若痰液黏稠，下列措施错误的是

A. 叩拍胸背部　　　　　　　　　　　B. 使用超声雾化吸入

C. 滴入生理盐水　　　　　　　　　　D. 滴入化痰药物

E. 增加吸引器负压

（二）A2 型题

9. 向某，男性，72 岁，慢性阻塞性肺气肿。因气急、呼吸困难、发绀而给予氧气治疗。吸氧后症状好转，停用氧时护士应先完成下列哪项操作

A. 关流量表　　　B. 取下湿化瓶　　　C. 关总开关

D. 拔出鼻导管　　　E. 分离导管的玻璃接管

10. 唐某，男性，60 岁，患急性肺水肿。需给予 45% 的氧浓度进行氧疗，氧流量应调节为

A. 1L/min　　　B. 6L/min　　　C. 3L/min

D. 4.5L/min　　　E. 4L/min

（三）A3/A4 型题

(11~13 题共用题干)

张某，男性，67 岁，肺心病，痰量多致呼吸困难，无力咳出，需行吸痰治疗。

11. 护士使用电动吸引器吸痰时负压调节的范围

A. 40.0~53.3kPa　　　　　　　　　B. >53.3kPa

C. <40.0kPa　　　　　　　　　　　D. 33.3kPa

E. 33.3~40.0kPa

12. 为避免造成缺氧，每次吸痰时间不超过

A. 15s　　　B. 20s　　　C. 25s

D. 30s　　　E. 60s

13. 吸痰时，护士发现患者痰液黏稠不易吸出，下列哪种方法不可采用

A. 叩拍胸背　　　B. 超声雾化吸入　　　C. 缓缓滴入生理盐水

D. 给予化痰药物　　　E. 加长吸痰时间，直至吸出

二、思考题

1. 患者，男，66 岁，急性肺水肿，在给患者吸氧时，湿化瓶内应准备何种液体？为什么？

2. 患者，女，50 岁，缺氧伴二氧化碳滞留，应如何给氧？为什么？

（曹娅燕）

项目十七 | 标本采集技术

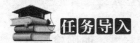

任务导入

【案例】

患者王某，男性，69 岁，小学文化。以"发现颈部肿物 1 个月，伴有吞咽粗硬食物时梗阻感"为主诉就诊，经胃镜检查确诊为食管胸下段鳞癌。于 2014 年 12 月 11 日入院接受手术治疗，入院后需做血、尿、粪三大常规检查，手术前还需查血糖、生化全套、出凝血时间等项目。患者因未曾住院过，不知道如何配合留取标本，需要护士帮助。需要完成的护理任务：

任务一　血液标本采集

任务二　尿液标本采集

任务三　粪便标本采集

任务四　痰标本采集

任务五　咽拭子培养标本采集

学习目标

1. 阐述标本采集的原则。

2. 说出各种标本采集的目的及注意事项。

3. 列出尿标本常用防腐剂的使用方法。

任务目标

1. 能遵照医嘱，遵循标本采集原则正确实施各种标本的采集。

2. 能根据不同标本采集要求对患者和家属实施健康指导。

3. 保持良好职业形象和态度，关爱患者。

 知识平台

一、标本采集的意义和原则

（一）标本的概念

标本是指提取患者少量的血液、体液（胸水、腹水）、分泌物（痰、阴道分泌物）、排泄物（尿、粪）、呕吐物和脱落细胞（食管、阴道）等进行检验的材料。

（二）标本采集的意义

标本检验的结果在一定程度上可反映机体的正常生理功能和病理变化，配合其他临床检查，对明确疾病诊断、观察病情和制订防治措施起着重要的作用。然而检验结果的正确与否与标本是否正确采集关系密切，因此，护士应明确各项标本检验的临床意义，掌握正确的采集标本的方法，确保检验结果的准确性。

（三）标本采集的原则

1. 遵医嘱 标本采集应遵照医嘱执行。医生在了解患者基本情况后，选择检验项目，填写检验申请单，在申请单上签全名，要求字迹清楚，目的明确。

2. 采集前充分准备

（1）护士准备 采集前应评估患者的病情、心理反应和合作程度，明确检验项目的目的，采集方法、采集标本量和注意事项。

（2）用物准备 根据检验目的选择适当容器，将检验单附联贴在容器外，注明患者床号、姓名、性别、科室、病室、住院号，检验目的和送检日期。

（3）患者及家属准备 应向患者及家属耐心解释、告知检验目的及采集方法和注意事项，如：检查餐后 2h 血糖要求患者就餐后 2h 抽血检查；肝功能测定须要求患者空腹采血；做隐血试验检查必须排除食物对检验结果的影响等，取得患者及家属的信任和合作，做好相应的准备。

3. 严格做好查对工作 严格查对是保证标本采集准确无误的重要环节之一。采集前、中、后应认真查对医嘱、申请单上详细内容，预防差错事故发生。

4. 正确采集 掌握标本正确的采集方法、采集量和采集时间。如：①检查阿米巴原虫，因阿米巴原虫在低温环境下失去活力后难以查到。在采集前需将便器加热至接近人体的体温。排便后标本连同便器立即送检，保持阿米巴原虫的活动状态，防止阿米巴原虫死亡。②培养标本采集时间应在使用抗生素之前，如已使用，应停药 3 天后再采集，并在化验单上注明。采集时严格执行无菌技术操作，采集标本须放入无菌培养瓶内，不可混入防腐剂、消毒剂及其他药物。标本容器无裂缝、培养液应足量、无浑浊、无变质。

5. 保证送检标本的质量 标本采集后应及时送检，不应放置过久，以免污染或变质，从而影响检验结果。

二、常用标本采集技术

临床在对患者进行诊断和治疗过程中，往往需要借助对患者的血液、体液、分泌物、排泄物及组织细胞等标本进行检验，以获得疾病诊断和治疗的辅助依据。因此，临床常用标本的采集有血标本、尿标本、粪标本、痰标本等。

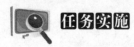

任务一　血液标本采集

临床常见血液标本采集技术有静脉血标本、动脉血标本和毛细血管采集。毛细血管采集，常用于婴幼儿采血技术。

【目的】

1. 静脉血标本分类与目的

（1）全血标本 目的是检验红细胞沉降率（血沉）、血常规或测定血液中某些物质的含量，如肌酐、尿素氮、尿酸、血氨、血糖等。

（2）血清标本 目的是用作测定血清酶、脂类、电解质和肝功能等。

（3）血培养标本 查找血液中的病原菌，如结核杆菌等。

2. 动脉血标本采集 常用于血液气体分析。

【评估】 见表17-1-1。

表 17-1-1 血液标本采集评估及沟通

	评 估	沟 通
护士	仪表是否符合行为规范，是否明确操作目的	
患者	▲静脉血标本采集（本案例） 1. 核对解释	• "大爷，您好！我是您的责任护士小×，需要给您抽血化验，（护士核对化验单）可以告诉我您的床号和姓名吗？""让我看下您的手腕带。"
	2. 对静脉血标本采集的目的的认识程度	• "您以前有抽过血吗？"
	3. 患者是否按要求进行采血前准备，例如是否空腹等	• "昨天护士已告诉您，今天早上需空腹抽血化验，请问您早上有吃吗？"
	4. 患者局部皮肤和血管情况	• "今天您想哪只手抽血呢？让我看看你的血管，请稍握拳。（边压血管边问）这儿疼吗？这条血管挺好的，就打这吧。"
	5. 患者的心理反应及合作程度	• "不用紧张，我会尽量轻一点操作。"
	▲动脉血标本采集	• "让我看看你注射部位皮肤情况。"（若是股动脉，注意保护隐私）（余同静脉血标本采集）
环境	病室安静整洁、光线适中，是否符合无菌操作环境（采集股动脉，还应评估是否有遮挡设备）	

【计划】

1. 护士准备 明确操作目的，熟悉血标本采集的方法和原则。着装规范，修剪指甲，洗手、戴口罩，戴手套。

2. 用物准备

（1）静脉血标本采集 治疗车上层：治疗盘内置皮肤消毒液、棉签、止血带、小枕垫、一次性垫巾、洗手用物、无菌手套；真空采血针，根据采血项目选择真空采血管（核对检验单在容器外贴上标签，标签上注明患者信息，见表17-1-2、图17-1-1）；化验单，按需备酒精灯和火柴；治疗车下层：医用垃圾处理用物。

（2）动脉血标本采集 血标本采集治疗盘；小沙袋、无菌纱布、无菌软塞；动脉血气针（图17-1-2，核对检验单，按要求在动脉血气针外贴好标签）或备2ml或5ml一次性注射器（贴好标签），肝素钠 2ml。

（3）临床常见检验项目、真空管应用及采血量　各种真空管头盖的颜色均为国际通用标准，试管上的标签有刻度线、取血量、有效期、内含添加剂等说明，见表 17-1-2。

表 17-1-2　常见血标本检验项目、真空采血器的区别及应用范围

真空管头盖颜色	检验项目	标本	抗凝剂	采血量（ml）
紫色	全血图（WBC、RBC、HGB、PCT等）	全血	EDTA-K$_2$	1.0~1.5
紫色	血型鉴定和交叉配血试验	全血	EDTA-K$_2$	2.0~5.0
黑色	血沉试验 ESR	全血	10^9 mmol/L 枸橼酸钠 0.4ml	1.6~2.4
无（动脉采血针）	血气分析（PaO$_2$、PaCO$_2$、pH 等）	全血	肝素钠	1.0
绿色	生化（血糖、血酮、乳酸、电解质、肝功能、肾功能、心肌酶学）	血清	无	2.0~4.0
绿色	生化（血氨、血黏度等）	血清	无	5.0
红色	肿瘤标志物	血清	无	3.0
橘红色	血清生化、免疫检测、分子生物	血清	无	3.0~5.0
红色	甲状腺功能测定	血清	无	4.0
红色	乙肝标志物（三对）	血清	无	3.0
灰色	血糖试验、糖耐量试验	血浆	氟化钠-草酸	2.0~3.0
浅蓝色	凝血试验	血浆	枸橼酸钠	1.8~3.6

3. 患者准备　患者理解采集静脉血标本的目的，做好配合准备。如：生化检验血标本需在早晨空腹采集。

4. 环境准备　环境符合静脉穿刺的基本要求，光线适中。采集股动脉环境准备遮隔，以维护患者自尊。

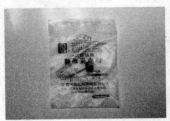
真空采血针

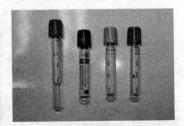
真空采血管

图 17-1-1　真空采血针与采血管

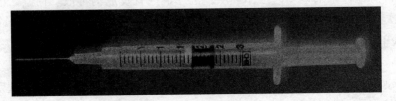

图 17-1-2　动脉血气针

【实施】见表 17-1-3。

1. 静脉血标本采集任务（以本项目案例为范例） 见表 17-1-3。

2. 动脉血标本采集任务（以股动脉穿刺为范例） 见表 17-1-3。

【评价】见表 17-1-3。

表 17-1-3　血标本采集任务实施及评价

	护理工作过程要点	工作过程的知识及应用	
		要点说明	语言沟通
实施	**1. 核对解释**　携用物至床旁，核对、解释	核对患者床号、姓名、手腕带，防止差错事故；取得配合	"大爷，您好！现在我为您抽血了，再看一下腕带。"
	2. 取体位、戴手套、选静脉　协助患者取合适体位，戴手套，选择合适的静脉	☆选不易滑动、易于固定、直的、粗的、充盈的浅表静脉，另应避开关节和皮瓣	• "我再看一下血管，请稍握拳，（边压血管边问）这儿疼吗？"
	3. 垫枕、扎止血带、消毒　垫上小垫枕（上盖一次性垫巾），据穿刺点上方 6cm 处扎止血带，消毒（两遍）	☆使静脉充盈，便于穿刺、抽血 ☆以注射点为中心由内向外螺旋式涂擦，中间不能留有空隙，直径 5cm，待干	• "手抬一下（垫小垫枕），扎止血带，会有点紧。" • "请您稍握拳，给您消毒皮肤，有点凉，针刺时稍有点疼，不用太紧张，我会尽量轻一点操作。"
	4. 核对采血 （1）静脉血标本采集　再次核对 ▲真空采血器采血：右手持真空采血针，左手固定皮肤，静脉穿刺，见回血再进少许后，将真空采血针另一端针头刺入真空采血管（图 17-1-3），血液自动留取至所需血量，取下真空采血管，如需继续采集，置换另一真空采血管 ＊当最后一支采血管即将完毕时（血流变慢），嘱患者松拳，松开止血带，以干棉签按压穿刺点，迅速拔出针头	☆真空试管采血时，不可先将真空试管与采血针头相连 ☆针尖斜面向上，与皮肤 15°~30°，由静脉上方或侧方进入静脉，落空感，见回血 ☆使采血针内血液被采血管剩余负压吸入管内	• "在操作过程中有什么不适请及时告诉我。" • "大爷，好了，请松拳，您配合得很好，请按压 3~5min，避免针眼部出血或皮下瘀血。"

护理工作过程要点	工作过程的知识及应用	
	要点说明	语言沟通
▲注射器采血：右手持注射器，左手固定皮肤，静脉穿刺（方法同真空采血针），见回血再进少许后抽吸所需血液量 *注入容器顺序如下。 a 血培养标本：若注密封瓶，应先除去铝盖中心部分，消毒瓶盖，更换针头后将血液注入瓶内，轻轻摇匀 b 血标本：取下针头，将血液顺管壁缓缓注入盛有抗凝剂的试管内，立即轻轻转动试管，使血液和抗凝剂混匀 c 血清标本：取下针头，将血液顺管壁缓缓注入干燥试管内	☆按压至无出血为止 ☆同时抽取几个项目标本时，按一定顺序将血液注入容器内 ☆血培养标本应在使用抗生素前采集，如已使用应在检验单上注明 ☆勿注入泡沫，不可摇动，以防红细胞破裂造成溶血	
实施		
（2）动脉血标本采集　再次核对解释 *拉床帘（或屏风）遮挡患者 *协助患者取合适体位，选择合适的动脉（一般选股动脉或桡动脉），以动脉搏动最明显处作为穿刺点 *消毒皮肤，检查动脉血气针外包装，拆开封口备用 *戴无菌手套	☆保护隐私，维护自尊 ☆股动脉采集，取仰卧，下腿稍屈膝外展，垫沙袋于腹股沟下 ☆股动脉穿刺点位于髂前上棘与耻骨结节连线中点 ☆桡动脉穿刺点位于前臂掌侧腕关节上 2cm ☆保持左手手套无菌状态	● "×××，请您躺平，请松开裤头，裤子拉下一些，很好，腿屈膝稍向外分开。屁股抬一下，给您垫沙袋，嗯，好了。"
▲动脉血气针采血　再次核对 *取动脉血气针：检查，将活塞拉至所需血量的刻度 *固定：左手食指和中指摸到动脉搏动最明显处，将其固定于两指之间 *穿刺：右手持血气针，在两指间垂直刺入或与动脉走向呈 40° 刺入动脉，见有鲜红色回血，固定血气针，血气针自动抽取所需血量	☆血气针筒自动形成吸引等量液体的负压 ☆采血过程中边观察边解释	● "再次确认一下您的床号、姓名。" ● "针刺皮肤时稍有疼痛，稍克服一下。" ● "现在感觉怎样……有点疼，是吗？……快好了，再坚持一下。"
▲普通注射器采血　取注射器，检查，抽吸肝素 0.5ml 湿润注射器内壁后，弃去余液，固定动脉搏动点（食指和中指之间） *穿刺见鲜红色回血，左手回抽活塞，抽取所需血量	☆以防止血液凝固 ☆血气分析采血量一般为 1.0ml	

续表

护理工作过程要点		工作过程的知识及应用	
		要点说明	语言沟通
实施	*拔针、按压：采血完毕，迅速拔出针头，按压止血 *拔出针头，立即刺入软塞以隔绝空气，用手搓动注射器以使血液与抗凝剂混匀，避免凝血	☆用无菌纱布块按压穿刺点5~10min，必要时用沙袋压迫止血 ☆直至无出血为止 ☆针头斜面埋入橡皮中即可 ☆注射器内不可留有空气，以免影响检验结果	•"抽好了，像我这样压迫5~10min，防止皮下血肿。"
	5. 核对、感谢、整理、记录 *再次核对，脱手套；协助患者取舒适卧位，整理床单位 *清理用物、洗手、记录	☆特殊标本注明采集时间	•"请再次复述一下您的床号、姓名。" •"感谢您的配合。"
	6. 及时送检　将标本连同检验单及时送检	☆以免影响检验结果	
评价	1. 态度　*态度严谨，关爱患者，保护隐私		
	2. 技能　*护患沟通有效，满足患者身心需要 *严格执行查对制度，做到"五准确" *无菌观念强，操作熟练，穿刺一次成功		
	3. 效果　*血标本采集过程安全顺利，患者无并发症 *患者积极配合，合作良好		

【注意事项】

1. 如需空腹采血，应提前通知患者禁食，以免影响检验结果。

2. 采集血培养标本时，应严格执行无菌技术操作，防止被污染。另外抽血前应检查培养基是否符合要求，瓶塞是否干燥，培养液不宜太少。采血量应准确，一般血培养抽血 5ml，亚急性心内膜炎，采集 10~15ml，提高细菌培养阳性率。

3. 若患者同时抽取几项检验血标本，应先注入血培养瓶，再注入抗凝瓶，最后注入干燥试管。

4. 为了保证检验结果的准确性，严禁在输液、输血的针头处或同侧肢体抽取血标本。

【健康指导】

1. 根据送检标本的项目要求指导患者做好各项准备，以保证检验结果的准确性。

2. 注意与患者良好沟通，如动脉采血拔针后指导患者或家属按压注射部位皮肤 5~10min，

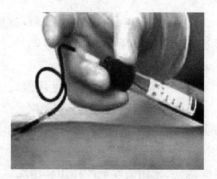

图 17-1-3　真空采血器采血

避免皮下血肿等并发症。

任务二　尿液标本采集

临床常见尿标本包括：常规标本、12h 或 24h 尿标本、尿培养标本 3 种，多数患者需在护士的指导下采集尿标本。部分标本还需护士帮助留取，如：尿培养标本需护士实施无菌导尿术留取，因此护士必须掌握尿液标本的采集目的、要求及注意事项。

【目的】

1. 常规标本　检查尿液的色泽、透明度、测定比重、检测尿蛋白和尿糖、细胞和管型等。

2. 12h 或 24h 尿标本　用于各种定量检查，如尿生化检查：如钠、钾、氯、17-羟类固醇、17-酮类固醇、肌酸、肌酐、尿糖定量或尿浓缩查结核杆菌等。

3. 尿培养标本　查找尿液中的病原体。

【评估】见表 17-2-1。

表 17-2-1　尿液标本采集任务评估及沟通

	评　估	沟　通
护士	仪表是否符合行为规范，是否明确操作目的	
患者	1. 核对解释 2. 病情、意识状态和排尿情况 3. 心理状态、对尿标本采集的认识程度和合作程度	• "请问您叫什么名字？" • "大爷，您好！为了明确诊断和治疗，需要留取尿标本检查做检查。请您配合一下好吗？" • "我这就去准备用物，请您也做好准备。"
环境	是否符合尿标本采集的环境要求	

【计划】

1. 护士准备　明确尿标本采集的方法、目的、原则和注意事项，着装规范，洗手，戴口罩。

2. 用物准备　核对检验单，根据检验项目，选择适当容器，按要求在容器外贴好标签（尿液采集于干净带盖容器中，不可使用未经洗涤的装药物或试剂的器皿）、手套。

（1）尿常规标本　一次性尿常规标本容器，必要时备便器或尿壶。

（2）尿培养标本　无菌标本试管，无菌手套，无菌棉签，消毒液，长柄试管夹，打火机，酒精灯，便器，屏风，必要时备导尿包。

（3）12h 或 24h 尿标本　集尿瓶（容量 3000~5000ml），防腐剂（根据采集标本项目准备）。常用防腐剂的作用和用法见表 17-2-2。

表 17-2-2　常用防腐剂的作用及用法

名称	作 用	用 法	举 例
甲苯	在尿液表面形成一薄膜,防止细菌污染,以保持尿液中的化学成分不变	第一次尿液倒入后,每 100ml 尿液中加 0.5%~1%甲苯 10ml	24h 尿蛋白定量、尿糖定量、钾、钠、氯、肌酐、肌酸定量
甲醛	固定尿中有机成分,抑制细菌生长	每 30ml 尿液加 40%甲醛液 1 滴	爱迪计数(12h 尿细胞计数)等
浓盐酸	尿液保持在酸性环境中,防止尿中激素被氧化、防腐	24h 尿中共加 5~10ml	常用于内分泌系统的检验,如 17-酮类固醇、17-羟类固醇、肾上腺素、儿茶酚胺和尿钙等

3. 患者准备　患者能理解采集尿标本的目的、方法和配合要点。

4. 环境准备　病室安静、整洁、安全、酌情关闭门窗或遮挡患者。

【实施】见表 17-2-3。

【评价】见表 17-2-3。

表 17-2-3　尿标本采集任务实施及评价

护理工作过程要点		工作过程的知识及应用	
		要点说明	语言沟通
	1. 核对解释　携用物至床旁,核对、解释,取得配合	☆核对床尾卡、患者、手腕带,防止差错事故 ☆解释留取尿标本的目的、方法及配合注意事项,以取得合作	"大爷,您好!医生嘱咐手术前需留尿做检查,现在我来告诉您如何留取,保证检查结果更准确,如有什么不明白的地方请随时问我。"
实施	**2. 采集标本** ▲常规尿标本:能自理的患者,给予标本容器,嘱患者将晨起第一次尿留于标本容器内,<u>除测定尿比重需留取 100ml 以外,其余检验留取 30~50ml 即可</u> *行动不便的患者,协助在床上使用便器或尿壶,收集尿液于标本容器 *昏迷或尿潴留患者可通过导尿术留取标本,于集尿袋下方引流孔处打开橡胶塞收集尿液	☆尿液采集于干净带盖容器中,不可使用未经洗涤的装药物或试剂的器皿 ☆门诊急诊患者也可随机留尿,结果易受多种因素影响 ☆戴手套	"这是留尿的容器,您早晨起床后第一次尿拉在这个容器内。因为早晨尿液浓度较高,也未受食物影响,所得检验结果较准确。"

护理工作过程要点	工作过程的知识及应用	
	要点说明	语言沟通
▲<u>12h 或 24h 尿标本</u>：留取 12h 尿标本，嘱患者于 7pm 排空膀胱后开始留取尿液，至次晨 7am 留取最后一次尿液	☆请患者将尿液先排在便器或尿壶内，然后再倒入集尿瓶内	• "×××，您明天早上 7 点第一次把尿液排掉，之后所有的尿液，至后天早晨 7 点（24h）最后一次尿液都拉在这个容器内。"
*若留取 24h 尿标本，嘱患者于 <u>7am 排空膀胱后，开始留取尿液，至次晨 7am 留取最后一次尿液</u>	☆留取最后一次尿液后，将 12h 或 24h 的全部尿液盛于集尿瓶内，测总量	• "这是防腐剂，防止尿液变质，您第一次把小便排在这容器后，把这些防腐剂倒入，听明白吗？如有不明白，可随时问护士。"
▲<u>尿培养标本</u> （1）中段尿留取法　屏风遮挡，协助患者取适宜的卧位，放好便器，<u>消毒外阴部（不铺洞巾）</u>	☆按导尿术的方法清洁 ☆前段尿起到冲洗尿道的作用	• "×××，您好！这个卧位，感觉怎样？" • "现在我为您消毒外阴，消毒液有点冷，可能有点刺激皮肤，请不用担心。"
*嘱患者<u>排尿，弃去前段尿</u>，用试管夹夹住试管于酒精灯上消毒试管口后，接取中段尿 5~10ml *再次消毒试管口和盖子，快速盖紧试管，熄灭酒精灯 *清洁外阴，协助患者穿好裤子，整理床单位，清理用物 （2）导尿术留取法　按照无菌导尿术，留取尿标本	☆离去标本时勿触及容器口	• "请放松，按平时那样排尿不要中断，先排出一部分，我会留好尿标本的。"
3. 核对、感谢、整理、记录　再次核对，协助患者取舒适卧位，整理床单位 *清理用物、洗手、记录		• "请再次复述一下您的床号、姓名。" • "您配合得很好，谢谢！"
4. 及时送检　将标本连同检验单及时送检	☆以免影响检验结果	
1. 态度　*认真严谨，尊重、关爱患者，保护隐私		
2. 技能　*护患沟通有效，满足患者身心需要 *严格执行查对制度，动作轻稳 *无菌观念强，操作熟练		
3. 效果　*尿标本采集过程顺利，患者无并发症 *患者积极配合，合作良好		

（左侧纵向标注：实施、评价）

【注意事项】

1. 不可将粪便混入尿中，女患者遇到月经期不宜留取尿标本，以免影响检验结果。

2. 会阴部分泌物过多时，应先清洁或冲洗后再收集。

3. 尿培养标本的留取，应严格执行无菌技术操作，防止标本污染，影响检验结果。

4. 留取 12h 或 24h 尿标本，集尿瓶应放在阴凉处，并根据检验项目要求在瓶内加适当的防腐剂。

【健康指导】

1. 根据采集标本的项目告知患者及家属尿标本采集的目的、方法和注意事项，指导如何配合，取得合作。

2. 向患者及家属教会留取尿标本的方法，以保证检验结果的准确性。

3. 告知在留取尿标本过程中如感不适，应立即向护理人员反映，以便及时处理，防止意外发生。

任务三　粪便标本采集

正常粪便主要成分由已消化和未消化的食物残渣、消化道分泌物、大量细菌、无机盐和水分等组成。临床上常通过检查粪便来判断消化道有无炎症、出血和寄生虫感染，并根据粪便的性状和组成了解消化功能。临床常见粪标本包括：常规标本、培养标本、隐血标本、寄生虫或虫卵标本。

【目的】

1. 常规标本　用于检查粪便的性状、颜色、混合物、细胞、寄生虫等。

2. 培养标本　用于检查粪便中的致病菌。

3. 隐血标本　用于检查粪便内肉眼不能察见的微量血液。

4. 寄生虫或虫卵标本　用于检查粪便中的寄生虫、幼虫以及虫卵计数检查。

【评估】见表 17-3-1。

表 17-3-1　粪标本采集任务评估及沟通

	评　估	沟　通
护士	仪表是否符合行为规范，是否明确操作目的	
患者	1. 核对解释 2. 病情、诊断、意识状态和治疗情况 3. 排便情况和自理能力；心理状态、认识程度和合作程度	• "请问您叫什么名字？" • "大爷，您好！为了明确诊断和治疗，需要留取粪标本检查粪常规等。请您配合一下好吗？" • "请先排尿，便于收集粪标本。我这就去准备用物，请您稍等。"
环境	是否符合粪标本采集的环境要求	

【计划】

1. 护士准备　明确粪标本采集的方法、目的、原则和注意事项，着装规范，洗手，戴口罩。

2. 用物准备 核对检验单，手套；根据检验项目，选择适当容器，按要求在容器外贴好标签。

（1）常规标本检便盒（内附棉签或检便匙），清洁便器。

（2）培养标本 无菌培养瓶，无菌棉签，消毒便器。

（3）隐血标本检便盒（内附棉签或检便匙），清洁便器。

（4）寄生虫或虫卵标本检便盒（内附棉签或检便匙），透明胶带及载玻片（查找蛲虫），清洁便器。

3. 患者准备 能理解粪标本采集的目的、方法，嘱患者排空膀胱，做好配合工作。

4. 环境准备 病室安静、整洁、安全，酌情关闭门窗或遮挡患者。

【实施】见表17-3-2。

【评价】见表17-3-2。

表 17-3-2 粪标本采集任务实施及评价

护理工作过程要点		工作过程的知识及应用	
		要点说明	语言沟通
实施	**1. 核对解释** 携用物至床旁，核对、解释，取得配合	☆核对床尾卡、患者、手腕带，防止差错事故 ☆解释留取粪标本的目的、方法及配合注意事项，以取得合作	• "大爷，您好！医生嘱咐手术前需留咐粪便做检查，现在我来告诉您如何留取，保证检查结果更准确，如有什么不明白的地方可随时问我。"
	2. 采集标本 ▲常规粪标本：嘱患者排便于清洁便器内 *用检便匙或竹签取中央部分或黏液脓血部分约5g（约蚕豆大小），置于检便盒内送检 *如为腹泻患者应取黏液部分；如为水样便应取15~30ml放入容器内	☆粪标本应采集于干净带盖容器中 ☆门诊急诊患者也可随机留粪 ☆戴手套	
	▲粪培养标本：患者排便于消毒便器内 *用无菌棉签取中央部分粪便或黏液脓血部分2~5g置于培养瓶内，塞紧瓶塞送检	☆如患者无便意时，可用长无菌棉签蘸0.9%氯化钠溶液，由肛门插入6~7cm，顺一个方向轻轻旋转后退出，将棉签置于培养瓶内，盖紧瓶塞	"我来帮您留取，您只要配合我就行。"

续表

护理工作过程要点	工作过程的知识及应用	
	要点说明	语言沟通
实施 ▲寄生虫及虫卵标本 *检查寄生虫卵：取不同部位带血及黏液粪便 5~10g 放入检便盒内送检 *检查蛲虫：睡前或晨起将透明胶带贴在肛门周围处。取下并将已粘有虫卵的透明胶带面贴在载玻片上或将透明胶带对合，立即送检 *检查阿米巴原虫：将大便排入预先加热的便器（近人体的体温），连同便器立即送检	☆如患者服用过驱虫药或作血吸虫孵化检查，应该留取全部粪便 ☆蛲虫常在午夜或清晨爬到肛门处产卵，有时需要连续数天采集 ☆因阿米巴原虫在低温环境下失去活力而难以查到	
▲隐血标本：嘱患者在检查前三天内禁食肉类、肝类、血类、叶绿素类饮食及含铁剂药物，避免出现假阳性，于第 4 天留取 5g 粪便，置于蜡纸盒内，及时送验	预防食物对检查结果的影响，出现假阳性反应	
3. 核对、感谢、整理、记录 再次核对，协助患者取舒适卧位，整理床单位 *清理用物、洗手、记录		• "请再次复述一下您的床号、姓名。" • "您配合得很好，谢谢！"
6. 及时送检 将标本连同检验单及时送检	☆以免影响检验结果	
评价 **1. 态度** *认真严谨，尊重、关爱患者，保护隐私		
2. 技能 *护患沟通有效，满足患者身心需要 *严格执行查对制度，动作轻稳；无菌观念强，操作熟练		
3. 效果 *粪标本采集过程顺利，患者无并发症 *患者积极配合，合作良好		

【注意事项】

1. 采集标本时，应<u>避免尿液混入，女患者遇到月经期禁止留取</u>，以免影响检验结果。

2. <u>检查阿米巴原虫</u>，应床边留取新排出的粪便，从脓血和稀软部分取材，<u>注意保温并及时送实验室进行检查</u>。在采集标本前几天，不应给患者服用钡剂、油质或含金属的泻剂，以免影响检验师的观察。

3. 检查血吸虫卵时应取黏液、脓、血部分，如需孵化毛蚴应留取不少于 30g 的粪便，并尽快送检，必要时留取整份粪便送检。

【健康指导】

1. 向患者指导留取粪便标本的方法及注意事项和配合要点，以保证检验结果的准确性。

2. 应指导患者采集新鲜的自然排出的粪便。选取粪便的脓、血、黏液等异常部分进行检查，如无异常发现时，从粪便表面、深处及粪端多处取材。

任务四　痰标本采集

常见痰标本采集包括：常规标本、24h 标本和培养标本。

【目的】

1. 常规标本　痰液的一般性状和痰中的细菌、虫卵或癌细胞。

2. 24h 标本　24h 的痰量及性状，协助诊断。

3. 培养标本　痰液中的致病菌，并做药敏试验，为临床医师选药提供依据。

【评估】见表 17-4-1。

表 17-4-1　痰标本采集任务评估及沟通

	评　估	沟　通
护士	仪表是否符合行为规范，是否明确操作目的	
患者	1. 核对解释 2. 患者病情、临床诊断、治疗情况 3. 患者对痰液标本采集技术知识的掌握情况 4. 患者心理反应、理解能力及合作情况	• "请问您叫什么名字？" • "×××，您好！为了明确诊断和治疗，需要留取痰标本做检查。现在我教您怎么做，请您配合一下好吗？" • "我这就去准备用物，请您稍等。"
环境	是否符合粪标本采集的环境要求	

【计划】

1. 护士准备　明确痰标本采集任务，着装规范、洗手、戴口罩、戴手套。

2. 用物准备　核对检验单，根据检验项目，选择容器（按要求在容器外贴好标签），手套。患者无法咳嗽或不合作者另备集痰器、吸痰用物（吸引器、吸痰管）、生理盐水。①常规标本：痰盒。②24h 标本：广口、无色、透明、有盖、容积约 500ml 清洁玻璃容器。③培养标本：无菌培养瓶、漱口溶液。

3. 患者准备　能理解采集痰标本的目的、方法和配合要点。

4. 环境准备　病室安静、整洁、安全。

【实施】见表 17-4-2。

【评价】见表 17-4-2。

表 17-4-2　痰标本采集任务实施及评价

护理工作过程要点	工作过程的知识及应用	
	要点说明	语言沟通
1. 采集标本 ▲**常规标本**　晨起,先清水漱口,深吸气后用力咳出痰液到痰盒内,加盖 *无法咳痰或不合作者:取体位,叩击胸背部数次,将集痰器(图17-4-1);分别连接电动吸引器和吸痰管,按吸痰法将痰液吸入2~5ml于集痰器内,加盖	☆痰量不少于3ml ☆清除口腔内的食物残渣及部分杂菌	●"×××,您好!明天晨起,先清水漱口,深吸气后用力咳出痰液到痰盒内,加盖。""您明白吗?" ●"×××,是不是痰咳不出来?我先帮您拍背,再帮您把痰吸出。"
▲**培养标本** *能自行留痰者:嘱患者晨起后先用漱口液漱口,再用清水漱口,深呼吸数次后用力咳出气管深处的痰液置于无菌集痰器内 *无法咳痰或不合作者:按吸痰法收集	☆保持口腔清洁,避免干扰试验结果 ☆痰液黏稠不易咳出者,可先雾化吸入生理盐水溶液	●"×××,您好!明天晨起,先用这个漱口液漱口,再用清水漱口,然后深呼吸数次后用力咳出气管深处的痰液置于无菌集痰器内。"
▲**24h标本**:嘱患者晨起漱口后7:00第一口痰起至次晨漱口后7:00第一口痰止,将24h痰液全部吐在广口集痰器内	☆广口集痰器内应先加少量的清水 ☆注意不能将口水、鼻涕、唾液混入痰液中	●"×××,这个集痰器是给您明天早晨收集痰用的。""明晨起漱口后7:00第一口痰起后天晨漱口后7:00第一口痰止,将24h痰液全部吐在这个广口集痰器内。""您明白了,很好!"
2. 送检标本　将标本连同检验单立即送检	以免影响检验结果	
3. 终末处理　按院感要求分类清理用物、脱手套、洗手	防止交叉感染	
1. 态度　认真、严谨,尊重、关爱、保护患者		
2. 技能　护患沟通有效,操作方法正确,动作轻巧,稳重		
3. 效果　患者配合良好,采集标本符合要求		

(左侧纵向合并单元格:实施 / 评价)

【注意事项】

1. 不可将唾液、漱口水、鼻涕等混入痰液内。

2. 痰中检查癌细胞,应立即送检或用 10%甲醛溶液或 95%乙醇溶液固定痰液后送检。

3. 留取患者痰液培养时,应在使用抗生素之前,如已使用抗生素,应在停药 48h

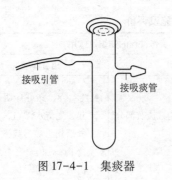

接吸引管　　　　接吸痰管

图 17-4-1　集痰器

后留取。

【健康指导】

1. 向患者指导留取痰标本的方法及注意事项和配合方法，以保证检验结果的准确性。

2. 教会患者有效咳嗽、咳痰方法，正确留取痰标本。

任务五　咽拭子培养标本采集

【目的】咽拭子培养标本采集目的从咽部和扁桃体取分泌物做细菌培养或病毒分离，协助诊断、治疗和护理。

【评估】见表 17-5-1。

表 17-5-1　咽拭子培养标本采集任务评估及沟通

	评　估	沟　通
护士	仪表是否符合行为规范，是否明确操作目的	
患者	1. 核对解释 2. 患者病情、临床诊断、治疗情况 3. 患者对咽拭子培养标本采集技术知识的掌握情况 4. 患者心理反应、理解能力及合作情况 5. 患者进食时间	• "请问您叫什么名字?" • "×××，您好！为了明确诊断和治疗，需要咽拭子培养标本。现在教您怎么做，请您配合一下好吗?" • "我这就去准备用物，请您稍等。"
环境	是否符合粪标本采集的环境要求	

【计划】

1. 护士准备　着装规范、洗手、戴口罩。

2. 用物准备　无菌咽拭子培养管（容器外贴好标签）、酒精灯、打火机、压舌板、手电筒。

3. 患者准备　能理解采集咽拭子培养标本的目的、方法和配合要点。

4. 环境准备　病室安静、整洁、光线适中。

【实施】见表 17-5-2。

【评价】见表 17-5-2。

表 17-5-2　咽拭子培养标本采集任务实施及评价

护理工作过程要点		工作过程的知识及应用	
		要点说明	语言沟通
实施	**1. 核对解释**　携用物到床旁，核对解释，取得合作	确保安全，取得配合	
	2. 采集标本　点燃酒精灯 *嘱患者张开嘴巴，发"啊"音，护士用培养管内的消毒长棉签擦拭两侧腭弓和咽、扁桃体上的分泌物 *将培养管口在酒精灯火焰上消毒，将棉签插入试管，塞紧棉塞	☆暴露咽喉部，必要时用压舌板压舌 ☆动作轻柔、迅速，以免刺激患者咽部引起呕吐或不适	● "×××，您好！现在要帮您采集标本，不用紧张，您听我的指导，配合好，很快就好。" ● "请您张开嘴巴，发'啊'音，对，就这样，我用这根棉签轻轻地在您咽喉部擦拭，速度很快的，别担心，好了。"
	3. 送检标本　将标本连同检验单立即送检	以免影响检验结果	"谢谢，您配合得很好！"
	4. 终末处理　按院感要求分类清理用物、脱手套洗手	防止交叉感染	
评价	同痰标本采集技术		

【注意事项】

1. 注意棉签不要触及其他部位，防止污染标本。棉签应插入培养基，立即送检。

2. 在进食后 2h 内避免留取标本，以防呕吐。

3. 标本用作真菌培养时，需在口腔溃疡面采集分泌物。

【健康指导】

1. 告知患者咽拭子培养标本采集的目的、方法和注意事项，指导配合方法。

2. 告知在操作过程中如感不适，可举手向护士示意，以便及时处理，防止意外发生。

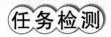

任务检测

一、选择题

（一）A1 型题

1. 生化检验的血标本采集时间是

　　A. 餐前 1h　　　　B. 餐后 2h　　　　C. 清晨空腹

　　D. 临睡前　　　　E. 傍晚

2. 患者若同时抽取几个项目的血液标本时首先应注入

　　A. 血培养瓶　　　B. 干燥试管　　　C. 普通抗凝管

　　D. 液状石蜡瓶　　E. 枸橼酸钠管

3. 尿标本中加防腐剂甲苯，是用于

    A. 尿蛋白定量   B. 钾离子   C. 尿浓缩查结核杆菌

    D. 尿爱迪计数   E. 尿 17-羟类固醇检查

4. 留取中段尿检查

    A. 糖   B. 蛋白   C. 酮体

    D. 白细胞   E. 细菌

5. 阿米巴痢疾患者留取粪便标本的容器是

    A. 检便盒   B. 玻璃瓶   C. 蜡纸盒

    D. 加温容器   E. 无菌容器

（二）A2 型题

6. 患者女性，45 岁，诊断亚急性细菌性心内膜炎，医嘱：血培养检查，护士采集血量

    A. 3ml   B. 4ml   C. 5ml

    D. 8ml   E. 10ml

7. 患者男性，55 岁。初步诊断为"糖尿病"，需做尿糖定量检查，护士指导患者往尿标本中加入的防腐剂是

    A. 浓盐酸   B. 甲苯   C. 甲醛

    D. 草酸   E. 乙醇

8. 患儿，10 岁，主诉腹痛，医嘱：粪便常规查寄生虫卵，指导患儿家属正确采集方法是

    A. 取边缘部位的粪便   B. 取中间部位的粪便

    C. 随机取适量粪便   D. 取不同部位的粪便

    E. 留取全部粪便

9. 患者，女性，45 岁，长期使用抗生素，导致口腔溃疡，医嘱：采集咽拭子培养标本做真菌培养，正确的采集方法是

    A. 采集患者 12h 痰液   B. 采集患者 24h 痰液用

    C. 用无菌长棉签擦拭腭弓分泌物   D. 用无菌长棉签快速擦拭扁桃体分泌物

    E. 用无菌长棉签在口腔溃疡面上取分泌物

（三）A3/A4 型题

(10~11 题共用题干)

患者男性，58 岁，无明显诱因出现心前区疼痛，服硝酸甘油不能缓解，急诊入院，医嘱要求检查 CPK（血清磷酸肌酸激酶）。

10. 适宜的采血时间为

    A. 即刻   B. 睡前   C. 晚饭前

    D. 服药后 2h   E. 次日晨起空腹

11. 采集血标本时，正确的措施是

    A. 取血 1ml   B. 采血后避免震荡，防止溶血

    C. 采血后更换针头再注入试管内   D. 可在静脉留置针处取血

E. 快速将血液注入试管内

二、思考题

1. 标本采集应遵循哪些原则？

2. 采集血标本的注意事项有哪些？

3. 列出尿标本采集时常用防腐剂有哪些及使用方法。

4. 查阿米巴原虫如何留取粪便标本？

5. 如何指导患者留取 24h 痰标本。

（许亚荣　李丽娟）

单元八　住院期间护理
工作 >>>

项目十八　清洁卫生护理

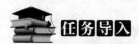

任务导入

【案例】

　　患者，李某，女，72岁，有高血压史22年，因情绪激动导致中风，左侧肢体失去自理能力。检查：生命征稳定；口唇干裂、口臭、左侧颊部有一约0.1cm×0.1cm大小的溃疡、基底潮红，有活动义齿2枚；骶尾部皮肤出现一约2cm×1.5cm的创面，组织发黑、恶臭，脓性分泌物多，去除表面坏死组织，可见暗红色肌肉。

　　需要护士首先满足患者基本生理需要，晨晚间应给予清洁卫生、整理床或更换床单等护理。并针对患者的口腔、皮肤、压疮等症状体征给予相应的处理。需完成的护理任务：

　　任务一　晨间护理

　　任务二　口腔护理

　　任务三　头发护理

　　任务四　皮肤清洁卫生与压疮护理

　　任务五　晚间护理

学习目标

　　1. 解释压疮的概念。

　　2. 叙述口腔护理常用溶液及作用。

　　3. 阐述卧有患者床更换床单法、口腔护理、床上擦浴、皮肤护理及晨晚间护理的目的及注意事项。

　　4. 说出压疮发生的原因、好发部位、高发人群及预防措施。

　　5. 列出压疮的临床分期及各期的护理要点。

任务目标

　　1. 能正确评估患者病情，运用护理程序实施清洁护理，满足患者身心需要。

　　2. 能正确实施卧有患者床整理、更换床单法、口腔护理、床上洗发及擦浴法。

　　3. 能正确识别患者压疮的分期并给予相应的护理。

　　4. 养成良好的职业形象和态度，能有效沟通，健康指导，尊重关爱患者，确保患者安全。

任务一 晨间护理

 知识平台

晨间护理是基础护理工作的一项重要内容,是清晨交班工作结束后的第一项工作,一般于诊疗工作前完成。护士通过晨间护理可以密切观察及了解患者病情,提供必要的清洁护理,满足患者身心需要,使患者以愉快放松的心情迎接新的一天,同时,通过护患沟通,进一步增进护患关系。

一、晨间护理的概念

晨间护理是指护士根据人们的生活习惯,为生活不能自理的患者,如危重、昏迷、瘫痪、高热、大手术后及年老体弱患者,于晨间进行的生活护理措施。恢复期患者的晨间护理,护士可以指导或协助患者完成。

二、晨间护理的目的

1. 保持患者清洁舒适,预防压疮、肺炎等并发症。
2. 使病床和病室保持整洁、舒适、美观。
3. 正确评估患者病情及床单位整洁情况,分别采取相应的整理法和更单法满足患者生理需要。
4. 进行心理护理及卫生宣教,增进护患交流,满足患者的心理需要。

三、晨间护理内容

晨间护理内容主要包含协助漱洗、预防压疮、观察病情、心理护理、健康教育、整理床单位或更换床上用物等活动。

1. 亲切问候、开窗通风换气 护士入病室时,亲切问候患者;根据室温酌情开窗通风、交换新鲜空气;了解患者晚间睡眠情况,注意观察病情。

2. 病情较轻、基本能自理的患者 鼓励患者自行洗漱,包括漱口、刷牙、梳头、洗脸等生活护理工作。

3. 病情较重、自理能力缺如或丧失的患者

(1)排便护理 使用便器协助患者排便,如有需要留取标本,更换引流瓶,必要时关闭门窗,遮挡患者,保护患者隐私。

(2)漱洗护理 将床上支架放平,协助患者进行口腔护理、洗脸、洗手、梳头等生活护理,对于自理能力丧失的患者应帮助其完成。

(3)压疮护理、排痰护理 评估患者皮肤受压情况,协助患者翻身,酌情用湿热毛巾擦洗背部,并用50%乙醇或润滑剂按摩受压部位。必要时协助与指导患者正确咳嗽与促进有效排痰。

4. 整理床单位 根据患者需要或床单位卫生清洁程度,可选择湿式扫床整理床单位或更换床单、被罩、枕套及衣裤等。

5. 整理病室、心理护理、健康教育　根据室温适当开窗通风，保持病室整洁及空气清新。并根据了解情况进行心理护理，开展健康教育。

知识链接

排痰机使用方法

多频体外振动排痰机是根据临床定向体位引流的治疗原理，在人体表面产生特定方向周期变化的治疗力，该定向治疗力穿透性强，可穿透皮肤，肌层和体液等。利用治疗力产生的叩击、震颤促使呼吸道黏膜表面黏液和代谢物松弛、液化，并定向挤推、震颤帮助已液化的黏液按照选择的方向排出体外。

临床适用于预防和协助治疗呼吸系统感染。使用前应了解患者病情，严格掌握适应证和禁忌证，根据患者情况及治疗部位选择合适的叩击头。一般治疗应在餐前 1～2h 或餐后 2h 进行，每次治疗时间 10～15min，2～3 次/日。此种方法较之于传统的人工叩背排痰，不仅省时、省力，而且治疗力持续稳定，患者舒适，排痰效果好。

四、卧有患者床的整理和更换

长期卧床患者因疾病限制及其自理能力缺陷等因素，造成治疗、护理、饮食及排泄均在床上进行，床单等床上物品的清洁易受到影响，为保持病床单位的整洁、美观，使患者舒适及安全是护士应尽的职责。因此，根据病情需要为卧床患者进行床的整理和更换床单等护理，以满足患者的身心需要。

 任务实施

实训 16　卧有患者床更换床单法

【目的】

1. 保持病室整洁、美观，使病床平整、舒适。
2. 评估患者的病情，预防压疮、坠积性肺炎等并发症。

【评估】 本项目案例：范例，见表 18-1-1。

表 18-1-1　卧有患者床更换床单任务评估及沟通

	评　估	沟　通
护士	仪表是否符合行为规范，是否明确操作目的	
患者	1. 核对解释 2. 评估患者病情、活动能力、局部皮肤受压情况、合作程度 3. 患者与病床的清洁程度 4. 患者的身心需求，嘱排好"大、小便"	• "您好，我是您的责任护士张××，能告诉我您的床号和姓名吗？" • "李奶奶，您昨晚睡得好吗？您的床单、中单脏了，被套、衣服也该换洗了，一会儿我帮您换成干净的，躺着就会舒服多了。还请您配合一下好吗？"

评　估	沟　通
患者	• "我们操作时间会有点长，您需要上厕所吗？" • "请您稍休息一会儿，我去准备用物。"
环境	温湿度是否适宜，是否有患者进餐或治疗
设备	评估护理车性能是否完好

【计划】

1. 护士准备　着装整洁，仪表大方，明确操作目的，熟悉卧有患者更换床单法，洗手、戴口罩。

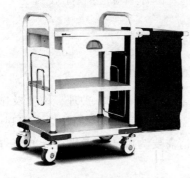

图 18-1-1　晨间护理车

2. 用物准备　晨间护理车（图18-1-1）。①上层：更换用物，自上而下为大单、中单、被套、枕套，必要时备清洁衣裤。②中层：床刷及套或扫床巾（湿润）、必要时备皮肤护理盘（50%乙醇、爽身粉）。③下层：便盆及便盆巾（必要时）。必要时准备屏风。

3. 患者准备　病情稳定，了解晨间护理的目的、方法及配合要点，已解"大、小便"，取得理解并做好配合准备。

4. 环境准备　光线适宜、空气清洁，无患者进餐或治疗、护理。必要时按季节调节室内温度，关闭门窗、屏风遮挡。

【实施】见表18-1-2。

【评价】见表18-1-2。

表 18-1-2　卧有患者床更换床单任务实施及评价

护理工作过程要点		工作过程的知识及应用	
		要点说明	语言沟通
实施	**1. 解释核对**　携用物至床旁，向患者解释操作的目的及注意事项，严格执行查对制度	☆严格执行查对制度，解除患者紧张情绪，指导患者合作	"您好，李奶奶，您准备好了没有？现在准备帮助您把这些脏的床单、被套等换掉，我动作会很轻稳，请您配合一下好吗？"
	2. 移桌椅、置体位　病情允许者，可放平床头和床尾支架，移开床旁桌椅（位置参照铺备用床法）	☆置患者于舒适体位，便于操作 ☆放平速度宜缓，不宜过快，以免引起患者不适	"李奶奶，我现在给您把床放平了，这样睡会舒适一些。您看这样可以吗？"

护理工作过程要点	工作过程的知识及应用	
	要点说明	语言沟通
3. 松被尾、移枕　松开床尾盖被，移枕头至对侧	☆注意保暖，避免受凉	"为了方便操作，来，我把枕头移一下。"
4. 翻身观察、松单　协助患者翻身卧于对侧，背向护士，观察背部皮肤情况，根据情况用<u>50%乙醇按摩背部受压部位</u>（图18-1-2）；依季节扑爽身粉 *自床头至床尾松开近侧污单	☆意识不清者，应拉起对侧床栏，以防坠床 ☆预防压疮发生 ☆规范翻身侧卧动作，节力轻稳	"请您睡到对侧，我帮您看看背部有没有被压出红晕。" "很好，请注意保持好！"
实施 **5. 更换床单** ▲侧卧更单法 ①<u>卷撤近侧污单</u>：自床头至床尾松开近侧污单，用中单擦净橡胶单，中单污面向内翻卷入患者身下，扫净橡胶单，搭于患者身上；将大单污面向内卷于患者身下，从床头至床尾扫净褥垫上渣屑；刷子置对侧床尾垫下	☆<u>适用于长久卧床而病情允许翻身侧卧的患者</u> ☆避免污染清洁中单和大单 ☆湿式清扫，减少灰尘飞扬 ☆注意要扫过中线	"李奶奶，您侧身躺着有没有不舒服？如果有什么不舒服，请马上告诉我，好吗？"
②<u>铺大单</u>：打开大单，中线对齐，展开近侧大单 *对侧一半大单清洁面向内翻卷入患者身下（压入污大单下），依次铺好大单床头、床尾及中部	☆注意大单平整、紧实 ☆避免被污染 ☆操作过程中，随时观察患者情况	"李奶奶，这边已经换好，现在您慢慢躺到我这边，一会儿我帮您整理对侧。"
③<u>铺中单、橡胶单</u>：将橡胶中单放下，铺中单，中线对齐，展开近侧中单；对侧一半清洁面向内卷入患者身下（压入污中单下），近测中单连同橡胶中单一并塞入垫下		
④<u>更换卧位，铺对侧</u>：移枕于近测，助患者平卧；护士转向对侧，助患者翻身侧卧于铺好床单的一侧，背向护士	☆注意观察患者，询问有否不适 ☆注意动作规范、用力适宜	

护理工作过程要点	工作过程的知识及应用	
	要点说明	语言沟通
⑤松开各单，撤污单：污面向内卷取出已用过的中单，扫净橡胶中单，搭在患者身上，将污大单自床头卷至床尾，与污中单一并放入护理车下层或污物袋内		
⑥扫褥、铺单：扫净床褥，依次拉出并铺好大单、橡胶中单和中单	☆湿式清扫，减少灰尘飞扬	
⑦安置仰卧：助患者仰卧于床中央，移枕于患者头下		"大单、中单已铺好，您可以躺在床中间了，来，我帮助您。"
实施　▲平卧更单法 ①取枕拆套：托起患者头部，取出枕头，拆下枕套放入污物袋内，枕芯放在床尾椅上 ②抬身卷床头污单：托起患者头部，将床头大单、橡胶中单、中单一并横向从床头卷至患者肩下 ③铺床头大单：将清洁大单横卷成筒状铺在床头，中线对齐铺好床头 ④抬身撤污单、拉清洁大单：抬起患者上半身，将污大单、橡胶单、中单和中单一起从患者肩下卷至臀下，同时将清洁大单拉平至臀部 ＊放平患者，抬起臀部，迅速撤去污大单、橡胶单、中单，清洁大单拉至床尾 ＊橡胶中单置于床尾椅上，其余污物放入污物袋内	☆适用于病情不允许翻身侧卧的患者如下肢牵引的患者 ☆两人操作时应注意配合协调 ☆用物准备：大单横卷成筒状，以便于操作 ☆注意扫过中线，各单拉平，铺紧 ☆取舒适体位 ☆抬起患者时，高度合适，动作平稳，以防引起患者不适 ☆骨科患者可利用牵引架拉手牵上的拉手引抬起上身	● "李奶奶，请您把头抬一下，我把脏单子撤下来，给您铺上干净的。如果您有什么不舒适，请您马上告诉我，好吗？"
⑤依次铺各单：同铺患者床一样铺好大单、铺中单、橡胶单		● "大单、中单已铺好，您可以躺在床中间了，来，我帮助您。"

续表

护理工作过程要点	工作过程的知识及应用	
	要点说明	语言沟通
6. 更换被套 ①折棉胎：松开被筒，解开系带，将棉胎在污被套内竖折三折，再"S"形折于床尾（被套内） ②铺被套、套棉胎：铺清洁被套于污被套上，打开尾端被口；取"S"棉胎放入清洁被套开口内，套好被套	☆或取出"S"棉胎置床尾椅上 ☆注意保护棉胎，不能触及污物面 ☆更换过程中应避免患者受凉	
7. 撤污被套　将盖被上缘压在患者肩下；从床头至床尾撤出污被套放入污物袋	能配合者，嘱患者用双手拉住被头	
8. 套被折筒　拉平盖被，系带，两边齐床沿形成被筒，被尾齐床向内折或塞入床垫下	若塞入床垫下，应注意不要太紧，以防足下垂	
9. 更换枕套　取枕更换枕套（平卧法：取枕芯，换清洁枕套），置患者头下枕好		"李奶奶，现在我要更换枕套，请您把头稍微抬高些好吗?"
10. 整理、询问　助患者取舒适体位，必要时支起床头支架 ＊桌椅归位，清理用物，开窗通风 ＊询问患者身心感受，感谢患者合作		●"李奶奶，现在已经换好了，你是否感觉舒适多了，你需要多翻身，变换体位，预防发生褥疮。非常感谢您的配合!" ●"那您好好休息，如果有什么需要，可按呼叫器，我也会随时来看您的。"
11. 物品归类清理、洗手，记录		

（左侧竖排"实施"）

评价	
1. 态度	＊着装规范、仪态大方、尊重患者、语言柔和恰当、态度和蔼可亲
2. 技能	＊操作娴熟，若两人配合应协调 ＊操作中注意保暖，防止受凉和坠床；动作轻稳节力，避免拖、拉、拽等 ＊护患沟通有效，满足患者身心需要
3. 效果	＊床单元整洁、美观、舒适耐用；铺好的各层单中线对齐，平、整、紧、实、美 ＊患者感到舒适、安全、无并发症

【按摩手法】

1. 全背按摩　协助患者俯卧或侧卧，露出背部。先用温水进行擦洗，再以两手或一手蘸少许50%乙醇或润滑剂按摩。由骶尾部开始，以手掌的大、小鱼际肌沿脊柱旁向上按摩至肩部后环形向下至尾骨止，如此反复有节奏的按摩数次，再用拇指指腹由骶尾骨开始，沿脊柱按摩至第 7 颈椎处（图 18-1-2）。

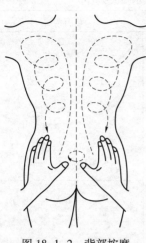

图 18-1-2　背部按摩

2. 局部按摩　用手掌的大小鱼际肌蘸少许 50% 乙醇或润滑剂，紧贴患者皮肤，作压力均匀的向心方向按摩，压力由轻到重，再由重到轻，每次 3~5min。

3. 揉捏法　用大拇指及其余四指一连串抓起或捏起大块肌肉，采取有节律地捏起或压缩动作，先揉捏患者的一侧背部及上臂，由臀部往上至肩部。

4. 叩击法　用两手掌小指侧，轻轻叩敲臀部、背部及肩部。

【注意事项】

1. 动作轻稳敏捷，注意节力原理，两人配合时，动作应注意协调一致。

2. 操作中不宜过多翻动、暴露患者，以防疲劳及受凉，保护患者隐私。

3. 为防止交叉感染，采用一床一套（巾）湿扫，用后消毒。

4. 操作中应注意观察患者皮肤情况有无异常；翻身时应注意保护患者身上各种管道完好、通畅，防止导管扭曲、受压或脱落。

5. 必要时使用床档，以防止变换体位时患者坠床，保护患者安全。

6. 操作中注意与患者交流，随时观察患者反应，发现病情变化，立即停止操作，采取相应措施。

【健康指导】

1. 告知患者操作目的及配合方法，嘱患者如有不适立即告知护士，以便及时处理。

2. 向患者强调皮肤护理的重要性，注意增加翻身次数，如被服被血渍、排泄物、呕吐物污染应及时更换，及时整理床单位，以防并发症发生。

实训 17　卧有患者床整理法

【目的】（同卧有患者床更换床单法）

【评估】除患者与病床的清洁程度之外，其余同卧有患者床更换床单法。

【计划】

1. 护士准备　着装整洁，仪表大方。洗手、戴口罩，明确操作目的，熟悉卧有患者床整理法。

2. 用物准备　①清扫用物：床刷及一次性外套或微湿的扫床巾；②酌情需用物品：酌情带清洁衣裤、皮肤护理用物、屏风。

3. 患者准备　同卧有患者床更换床单法。

4. 环境准备　同卧有患者床更换床单法。

【实施】见表 18-1-3。

【评价】见表 18-1-3。

表 18-1-3　卧有患者床整理任务实施及评价

护理工作过程要点		工作过程的知识及应用	
		要点说明	语言沟通
实施	1~4 步骤同卧有患者床更换床单法		
	5. 整理床 ①扫床：松开近侧各层床单 ＊扫单、搭身：用床刷依次扫净中单、橡胶中单后，搭在患者身上 ＊扫大单：自床头至床尾扫净大单上的渣屑，过中线；刷子置对侧床尾垫下 ②逐层铺单　将近侧已铺好的大单、橡胶中单及中单依次拉平整铺好 ③侧卧近侧　助患者侧卧于铺好的一侧 ④扫铺对侧　同法整理对侧 其余步骤同卧有患者床更换床单法	☆湿式清扫，减少灰尘飞扬 ☆注意要扫过中线扫净枕下及患者身下的碎屑 ☆操作过程中，随时观察患者面色、脉搏、呼吸等情况 ☆冬季注意保暖 ☆保护隐私	• "李奶奶，您侧身躺着有没有不舒服？如果有什么不舒服，请马上告诉我，好吗？" • "这边已铺好，我帮您侧卧到这边，一会儿要整理对侧。"
评价	同卧有患者床更换床单法		

【注意事项】同卧有患者床更换床单法。

【健康指导】同卧有患者床更换床单法。

任务二　口腔护理

知识平台

清洁卫生是人类最基本的生理需要之一，通过清洁可以清除身体表面的微生物及其污垢，促进血液循环，防止微生物繁殖，防止发生感染和并发症。健康人具有保持身体清洁的能力和习惯，对于患者来说，由于疾病的影响，自我照顾能力降低，对自身清洁的需要往往无法满足，因此，护理人员应根据患者的健康及清洁状况，为患者提供清洁卫生护理工作，满足患者在住院期间的身心需要，促进患者康复。

一、口腔护理的意义

口腔（图 18-2-1）由颊、硬腭、软腭和舌组成，覆盖黏膜，含有牙齿和唾液腺等组织，口腔是消化管的起始部分，担负着呼吸、咀嚼吞咽、语言表情等重要生理功能。正常人的口腔内存有大量的致病性和非致病性微生物，口腔的温度和食物的残渣都适于细菌的生长和大量繁殖，容易产生口臭，引起口腔炎症，影响食欲及消化功能。当身体处于健康状态时，机体抵抗力强，每天饮水、进食、刷牙和漱口等活动，对微生物具有一定的清除作用，通常不会出现口腔健康问题。

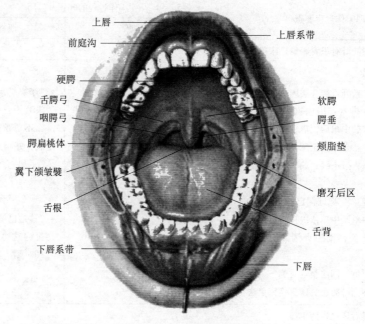

图 18-2-1　口腔解剖结构

当个体患病时，由于饮水、进食，刷牙、漱口等活动减少，唾液分泌减少，清除及杀菌作用降低，微生物大量繁殖，加上患者此时机体抵抗力降低，常可引起口腔炎症、溃疡，甚至继发腮腺炎、中耳炎等并发症；同时，还可引起口臭、龋齿，从而影响患者的自我形象，影响食欲及消化功能，产生一定的社交心理障碍。因此，保持口腔清洁十分重要，可使患者感到舒适，帮助患者维持良好的自我形象，增强自信。

知识链接

唾液的功能

口腔内的唾液腺主要有三对：腮腺、下颌下腺、舌下腺，所分泌的唾液中含有黏蛋白、免疫球蛋白、α唾液淀粉酶、溶菌酶及有机离子等。唾液具有以下生理功能：①唾液能溶解食物引起味觉，其中唾液淀粉酶能分解淀粉为麦芽糖。②唾液的分泌和吞咽，可清除口腔中的细菌和食物颗粒。③唾液中的溶菌酶和免疫球蛋白，还具有杀菌和杀病毒作用。④湿润口腔利于吞咽与说话。当机体抵抗力下降时，容易发生口腔炎症、溃疡，甚至会通过腮腺管开口继发腮腺炎，或通过咽鼓管蔓延至中耳引起中耳炎。

二、口腔护理

（一）口腔评估（表18-2-1）

表18-2-1　口腔护理评估表

部位 \ 分值	1	2	3
唇	滑润，质软，无裂口	干燥，有少量痂皮，有裂口，有出血倾向	干燥，有大量痂皮，有裂口，有分泌物，易出血
黏膜	湿润，完整	干燥，完整	干燥，黏膜擦破或有溃疡面
牙龈	无出血及萎缩	轻微萎缩，出血	有萎缩，容易出血、肿胀
牙/义齿	无龋齿，义齿合适	无龋齿，义齿不合适	有许多空洞，有裂缝，义齿不合适，齿间流脓液
牙垢/牙石	无牙垢或有少许牙石	有少量至中量牙垢或中量牙石	大量牙垢或牙石
舌	湿润，少量舌苔	干燥，有中量舌苔	干燥，有大量舌苔或覆盖黄色舌苔
腭	湿润，无或有少量碎屑	干燥，有少量或中量碎屑	干燥，有大量碎屑
唾液	中量，透明	少量或过多量	半透明或黏稠
气味	无味或有味	有难闻气味	有刺鼻气味
损伤	无	唇有损伤	口腔内有损伤
自理能力	全部自理	需部分帮助	需全部帮助
健康知识	大部分知识来自于实践，刷牙有效，使用牙线清洁牙齿	有些错误观念，刷牙有效，未使用牙线清洁牙齿	有许多错误观念，很少清洁口腔，刷牙无效，未使用牙线清洁牙齿

注：分值从12~36分，分值越高，越需要加强口腔的清洁护理。

（二）特殊口腔护理

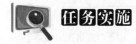 任务实施

实训18　特殊口腔护理

【目的】

1. 维持口腔正常功能　去除口臭、防止口垢，增进食欲，保持口腔正常功能。

2. 预防并发症　保持口腔清洁、湿润，使患者舒适，预防口腔感染等并发症的发生。

3. 通过观察，为诊断及护理提供信息　观察口腔黏膜、舌苔的变化及有无特殊的口腔气味，提供病情的动态信息。

【适应证】根据患者状况的不同，临床上对于<u>高热、昏迷、危重、禁食、鼻饲、口腔疾病、大手术后、血液病、大剂量化疗和放疗及生活不能自理的患者</u>，应给予特殊口腔护理。

【评估】本案例为范例，见表 18-2-2。

表 18-2-2　特殊口腔护理任务评估与沟通

	评　估	沟　通
护士	仪表是否符合行为规范，是否明确操作目的	
患者	1. 核对解释 2. 评估患者全身情况及自理能力 3. 评估患者口腔情况 4. 患者的口腔卫生保健知识	• "您好，我是您的责任护士张××，能告诉我您的床号和姓名吗?" • "李奶奶，现在感觉还好吗? 来，您张开嘴，我帮您看一下…" • "口唇干裂，口腔有溃疡、有些气味，为了保持您口腔的清洁，治疗口腔感染，等会由我来为您进行口腔护理，您就会感觉好多的。" • "一会儿请您配合一下好吗? 那您先休息一下，我去准备口腔护理的用物。"
环境	环境是否整洁，光线是否适宜	

【计划】

1. 护士准备　着装整洁、规范，仪表大方；明确操作目的和方法，洗手、戴口罩。

2. 用物准备

（1）治疗盘内备　治疗巾 1 条、漱口杯（内盛漱口水）、吸水管、棉签、手电筒、外用药、漱口溶液（表 18-2-3）。

表 18-2-3　常用漱口溶液及作用

名　称	作　用
①生理盐水	清洁口腔，预防感染
②朵贝尔溶液（复方硼砂溶液）	抑菌，除臭；用于轻度口腔感染
③0.02%呋喃西林溶液	清洁口腔，广谱抗菌
④1%~3%双氧水（过氧化氢溶液）	抗菌、除臭（遇有机物时，放出新生氧），用于口腔出血、感染
⑤1%~4%碳酸氢钠溶液	碱性溶液，用于真菌感染
⑥2%~3%硼酸溶液	酸性防腐剂，有抑制细菌的作用
⑦0.1%醋酸溶液	适用于铜绿假单胞菌感染
⑧0.08%甲硝唑溶液	适用于厌氧菌感染
⑨中药漱口液	清热、解毒、消肿、止血、抗菌

（2）口腔护理包　治疗碗（内盛棉球不少于 16 个）、弯血管钳 1 把、镊子 1 把、弯盘 1 个、压舌板，需要时备张口器。

（3）外用药　按患者病情需要准备，常用的有口腔薄膜、液状石蜡、冰硼散、锡类散、西瓜霜、金霉素甘油、制霉菌素甘油等。

3. 患者准备　患者及家属了解口腔护理的目的、方法及配合要点，取得理解和配合。已解大、小便，做好配合准备。

4. 环境准备 环境整洁、安静，光线、温湿度适宜，必要时进行遮挡。

【实施】 以本项目案例为范例，见表18-2-4。

【评价】 见表18-2-4。

表18-2-4 特殊口腔护理任务实施及评价

护理工作过程要点		工作过程的知识及应用	
		要点说明	语言沟通
实施	**1. 核对解释** 携用物入病房、核对、解释 *说明本次操作要点及配合事项	☆确认患者，建立安全感，取得合作	"您好，李奶奶，您准备好了没有？现在准备帮助您清洁口腔好吗？我动作会很轻稳，请您配合好吗？"
	2. 安置体位 协助患者侧卧或仰卧，头偏向护士一侧；铺治疗巾于枕上，患者颌下及胸前	☆防止误吸，便于操作 ☆防止漱口液浸湿床单位	"来，请您把头偏向我这一侧。"
	3. 开包整理 核对检查口腔护理包，开包；置弯盘于口角旁 *整理包内用物，倒漱口溶液于治疗碗内，湿润棉球	☆核对口腔护理包的有效期 ☆便于顺利操作 ☆核对棉球数量	
	4. 观察口腔 用棉签湿润上下唇及口角 *嘱患者张口，护士右手持手电筒，左手持压舌板，观察口腔，有活动义齿应取下	☆取下活动义齿应浸于清水中 ☆昏迷及牙齿紧闭无法自行张口的患者，可用张口器 ☆观察口腔有无出血、溃疡、特殊气味	"李奶奶，请您张开口，我再看一下您的口腔情况。"
	5. 协助漱口 协助患者用漱口液漱口	☆昏迷患者禁忌漱口	"李奶奶，现在请您漱口，来，吸口水。"
	6. 擦洗口腔（图18-2-2） ①牙齿外侧：以弯止血钳夹取拧干后的漱口液棉球，嘱患者咬合上下齿，用压舌板轻轻撑开左侧颊部，放入左侧颊部内侧 *沿着牙缝由白齿向门齿纵向擦洗牙齿外侧面（同法擦洗右侧牙齿的外侧面）	☆每擦洗一个部位，更换一个棉球 ☆每次只能夹取一个棉球 ☆拧干（保持清洁镊子或钳在上方），以不滴水为宜	"李奶奶，请您张开口，我现在为您擦洗口腔了，请您配合我一下，如果在擦洗的过程中您有什么不舒适的话，请您点头示意我好吗？"
	②牙齿内侧面及颊部：嘱患者张口，擦洗左侧 *依次擦洗：牙齿的左上内侧面、左上咬合面、左下内侧面、左下咬合面，均由磨牙擦向门齿 *内侧面：纵向擦洗 *颊部："Z"字弧形擦洗左侧 *同法擦洗右侧	☆昏迷患者擦洗内侧及颊部时，将张口器置于另一侧白齿处协助张口，再擦洗，棉球不宜过湿，以免引起窒息 ☆擦洗时动作要轻柔 ☆夹取棉球，止血钳夹半个棉球为宜，以防钳末端棉球太少，或钳端外露，擦洗时损伤黏膜及牙龈	

护理工作过程要点	工作过程的知识及应用	
	要点说明	语言沟通
③舌及腭："Z"字形擦洗硬腭、舌面；由内向外弧形擦洗舌下	☆擦拭时勿触及咽部，以免引起恶心呕吐	
7. 再次漱口　协助意识清醒患者再次漱口，漱口液吐于口角弯盘　*用治疗巾为患者清洁口唇	☆昏迷患者禁忌漱口　☆清洗完毕，清点棉球数目，避免棉球遗落在口腔内	"李奶奶，口腔清洗干净了，再漱漱口，来，吸口水。"
8. 观察、涂药　再次观察口腔是否干净，如口腔黏膜有溃疡、真菌感染等，酌情涂药于患处　*口唇干裂者可涂液状石蜡或唇膏	☆必要时协助戴上义齿	"李奶奶，您口腔左侧有一个溃疡，我给您上点药好吗？"
9. 取舒适体位　压舌板放入弯盘，取下弯盘，撤去治疗巾　*询问患者需要，协助患者取舒适卧位		"现在您感觉舒服些吗？"
10. 整理、感谢　整理床单元，感谢患者合作	☆保持病室整洁美观　☆健康教育，增强护患沟通	"您配合得很好，谢谢，要多喝水，注意饮食，增强抵抗力。"
11. 清理、洗手、记录　将用物携回处置室，分类整理用物；洗手，记录	☆按规范要求分类处理物品　☆记录口腔异常情况及护理效果	"您现在可以好好休息，若有什么需要，可按呼叫器，我也会随时来看您的。"

左侧"实施"纵向标注跨行 9~11 行。

1. 态度	*着装规范、仪态大方、尊重患者、语言柔和恰当、态度和蔼可亲
2. 技能	*操作娴熟，动作轻柔熟练 *操作中注意患者安全，防止呛咳窒息 *护患沟通有效，满足患者身心需要
3. 效果	*患者口腔卫生状况得到改善，感觉舒适，无并发症 *患者及家属熟知口腔清洁相关知识 *患者及家属对护理效果满意

左侧"评价"纵向标注跨三行。

【注意事项】

1. 口腔护理一般 2~3 次/日，如病情需要，应酌情增加次数。

2. 操作前后应清点棉球数量，防止棉球遗留在口腔内。

3. 擦洗时动作宜轻柔，避免因用力过度引起损伤口腔黏膜及牙龈，特别是对凝血功能障碍的患者，以防出血。

4. 昏迷患者应：①禁忌漱口；②张口器从臼齿处放入，牙齿紧闭者不可暴力助其张口；③用血管钳夹紧棉球，每次一个，擦洗时棉球不可过湿，以防吸入呼吸道引起窒息。

5. 对长期使用抗生素的患者，应注意观察其口腔内有无真菌感染。

6. 传染病患者的用物需按隔离消毒原则处理。

7. 有活动义齿应先取下，用牙刷刷洗义齿各面，用冷水冲洗干净，待患者漱口后再戴上。暂时不用的义齿，可浸于冷水杯中备用，每日更换一次清水。不可用热水或乙醇泡义齿，以免义齿变色、变形和老化。

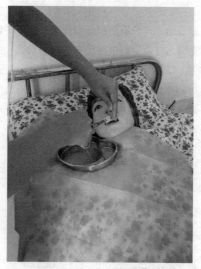

图 18-2-2　特殊口腔护理

【健康指导】

1. 向患者及家属介绍口腔护理的重要性，指导患者养成良好的口腔卫生习惯，了解口腔卫生保健的相关知识，防止口腔并发症的发生。

2. 操作前中后，都需要告知患者操作的目的、方法和相应的配合事项，取得理解和合作。

3. 指导患者护理义齿，防止义齿发生变色、变形和老化，使其美观耐用。

知识拓展

一、日常口腔卫生保健

1. 养成良好口腔卫生习惯　指导患者晨起、晚睡前刷牙，餐后及时漱口，口腔过于干燥时，鼓励患者多饮水。提倡"三个三"：每日三餐，餐后 3min 进行刷牙，每次刷牙时间为 3min。睡前不应进食对牙齿有刺激性或腐蚀性食物，减少含糖多食品的摄入，同时要注意定期检查牙齿及口腔情况，以减少龋齿的发生。

2. 清洁用具的选择

（1）牙刷　应尽量选用头形较小、容易接触牙齿各面，质地较软、表面平滑的尼龙毛刷，也可选用波浪形刷毛设计的牙刷，起到保护按摩牙龈的作用，已经磨损的牙刷，不仅清洁效果不好，而且容易导致牙齿的磨损和牙龈的损伤。同时牙刷应彻底洗净，防止细菌的滋生，牙刷每隔三个月应更换一次。

（2）牙膏　应选择无腐蚀性牙膏，以防损伤牙齿，可以选择药物牙膏或者含氟牙膏，药物牙膏一般能抑制细菌的生长，起到预防龋齿和治疗牙齿过敏的作用，而含氟牙膏则具有抗菌和保护牙齿的作用。有些牙膏还含有水果香型，能起到清新口气的作用。患者可根据其需要选用，但牙膏不宜常用一种，应轮换使用。

（3）牙线　选用尼龙线、丝线、涤纶线作为材料。

3. 正确刷牙和剔牙方法

（1）正确刷牙方法（图 18-2-3）　刷牙一般在早晨起床后、午睡后或晚上临睡前进行，每次时间以 3min 为宜。刷牙时应注意牙齿的内、外、咬合面都应刷洗干净。①牙齿外侧面，用环形震颤法，将牙刷的毛面轻放于牙齿及牙龈沟上，并与牙齿成 45°，以快速环形震颤来回刷动，每次只刷 2~3 颗牙，刷完一个部位后再刷相邻部位。②牙齿内侧面，用上、下竖刷法，要将牙刷竖起，用牙刷前部接触牙齿，做上下颤动刷洗。③牙齿咬合面，用平行来回刷牙法，牙刷的毛面与牙面平行来回反复刷洗。舌面：由里向外刷洗，漱口，使口腔完全清洁。

（2）牙线剔牙法（图18-2-4）　　剔牙应在餐后及时进行，取牙线40cm，先在中间预留约14~17cm，将两端分别缠入双手示指或中指上，以拉锯式动作嵌入牙间隙，上下移动，将食物残渣剔出，每个牙缝反复数次直至牙面清洁或将嵌塞食物清除，之后漱口。切忌猛力下压牙线或使用牙签剔牙，防止损伤牙龈。

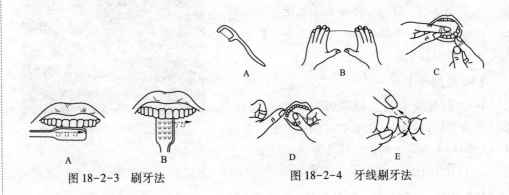

图18-2-3　刷牙法　　　　　　　　图18-2-4　牙线剔牙法

二、义齿清洁护理

当牙齿出现缺如时，可选择合理佩戴义齿，维持牙齿的正常功能并维护面部外观形象。义齿与真牙一样也会积聚一些食物碎屑及牙垢，同样也要定时清洁护理，护士应指导患者做好义齿的清洁护理工作。

1. 餐后护理　每次餐后及时取下义齿，浸泡于义齿清洁剂中，冷水冲洗干净后，可用小的软毛刷轻轻刷洗义齿各面，患者漱口后戴上（昏迷患者的义齿待清醒后方可戴上）。

2. 昼配夜卸　白天应佩戴义齿，以增进咀嚼功能，保持良好的口腔外形；晚上将义齿取下，使牙床得到保养。不能自理的患者，护士应协助其进行义齿护理，洗手后带一次性手套，先取出患者上颚部分义齿，再取下颚部分的义齿，义齿取出后进行常规清洁护理，然后妥善保管。

3. 取下保管　取下的义齿刷洗干净后放于冷开水杯中，每天换水一次；由于义齿大多是树脂或塑料等材料制作的，所以义齿不可以用乙醇或热水浸泡、刷洗，以免变色、变形和老化。

三、牙龈保健按摩法

按摩牙龈可以促进牙龈角化、促进局部血液循环、改善组织代谢，从而提高牙龈的抵抗力，减少牙龈萎缩，防止牙周病、牙齿松动，促进口腔健康。

1. 首先用四个指尖（拇指除外）轻敲口唇部四周，做小圆形的旋转按摩，先顺时针敲10次，后逆时针敲10次，用力大小以自己感觉舒适为宜。

2. 其次洗净右手，用示指蘸盐后放在牙龈黏膜上，从左到右，先上后下，来回移动按摩，或做小圆形的旋转按摩，再向牙冠方向施加力量，并向咬合面滑动。反复此动作数次，每天3次，按摩后漱口。

任务三 头发护理

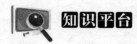

一、头发护理的意义

1. 健康的头发能增强自信 头发护理是日常护理的一项重要内容，健康的头发有光泽、浓度适宜、清洁无头屑。保持头发清洁整齐能增强自信心，是每个人从外表维护自我形象的重要内容之一。

2. 头发不洁易导致脱发和皮肤病 头面部是人体皮脂腺分布最多的部位，皮脂、汗液伴灰尘常黏附于头发、头皮上，形成污垢。如果没有及时清洁卫生，会散发难闻气味，不但影响自身形象，还可引起脱发、细菌感染或寄生虫的滋生。

3. 头发护理能促进血液循环和预防感染 通过头发护理，能促进头部血液循环，增进上皮细胞的营养，改善头发的生长状况，预防感染发生。

因此，对于病情较重，自我完成头发护理受限的患者，护士应给予或协助患者进行床上梳头、洗头，促进头部血液循环，除去污垢，使患者感到舒适，增强患者自信心。

二、床上梳头

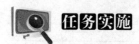

【目的】

1. 可以按摩头皮，促进头皮的血液循环，防止感染发生。

2. 除去头发污秽，使患者整洁、舒适、美观，维护患者自尊、自信，建立良好的护患关系。

【评估】 表18-3-1。

表18-3-1 床上梳头任务评估及沟通

	评 估	沟 通
护士	仪表是否符合行为规范，是否明确操作目的	
患者	1. 核对解释 2. 患者全身情况及自理能力、头部卫生及皮肤状况 3. 患者的头发护理知识 4. 头发质量状况	• "您好，我是您的责任护士张××，能告诉我您的床号和姓名吗？" • "李奶奶，现在感觉还好吗？一会儿我帮您梳下头发，会更有精神的，一会儿请您配合一下好吗？" • "您需要上洗手间吗？那您先休息一下，我去准备梳头的用物。"
环境	安静、温湿度适宜、光线明亮	

【计划】

1. 护士准备 着装整洁，仪表大方。明确操作目的，熟悉床上梳头的方法，洗手、戴口罩。

2. 用物准备 治疗盘内备梳子、纸袋 1 个、治疗巾。必要时备发夹、橡皮筋、镜子、30% 乙醇。

3. 患者准备 患者及家属了解头发护理的目的、方法及配合要点，做好配合准备。

4. 环境准备 病室整洁、安静，光线、温湿度适宜。

【实施】 以本案例为范例，见表 18-3-2。

【评价】 见表 18-3-2。

表 18-3-2　床上梳头任务实施及评价

护理工作过程要点		工作过程的知识及应用	
		要点说明	语言沟通
实施	**1. 核对解释** 携用物入病房、核对、解释 * 说明本次操作要点及配合事项	☆确认患者，建立安全感，取得合作	"李奶奶，您好！您准备好了没有？现在准备帮助您梳头发，请您配合一下，好吗？"
	2. 安置体位 如病情允许，可协助患者坐起或取半坐卧位，将治疗巾围在患者颈部 * 如患者不能坐起，可选择平卧位，铺治疗巾于枕头上	☆避免断发及头屑落于患者身上及枕上	
	3. 梳理头发 将患者头偏向对侧，头发从中间分成两股，左手握住一股头发，右手持梳子由发梢逐段梳至发根 * 如遇有头发打结时，可用 30% 乙醇湿润后，再小心梳顺。同法梳理另一侧 * 长发可酌情编成发辫或扎成束，发型尽量符合患者的要求	☆梳好近侧，再梳对侧 ☆避免强行牵拉头发，引起患者疼痛 ☆编辫或扎成发束不宜太紧，防疼痛或阻碍血液循环 ☆增进患者自身良好形象感，增强自信心	• "李奶奶，请您把头转向对侧，您喜欢什么发型？" "好的，我先帮您梳近侧的头发。" • "李奶奶，头发梳好了，您感觉怎么样？有没有不舒服？来，照下镜子，您看，精神多了。"
	4. 撤治疗巾 将脱落的头发缠绕成团，包于纸袋内，取下治疗巾，置推车下层		"不用谢，您配合得很好，谢谢您！"
	5. 整理用物 安置患者，整理床单位，清理用物	☆保持病室整洁美观 ☆健康教育，增强护患沟通	"您现在可以好好休息，若有什么需要，可按呼叫器，我也会随时来看您的。"
	6. 清理、洗手 将用物携回处置室，分类清理用物，洗手	☆按规范要求分类处理用后物品	

护理工作过程要点		工作过程的知识及应用	
		要点说明	语言沟通
评价	**1. 态度** 着装规范、仪态大方、尊重患者、语言柔和恰当、态度和蔼可亲		
	2. 技能 *操作娴熟，动作轻柔熟练 *护患沟通有效，满足患者身心需要		
	3. 效果 *患者感觉舒适，心情愉快		

【注意事项】

1. 梳发时避免强行梳拉，以免造成患者不适或疼痛。
2. 梳发过程中随时观察患者的反应，做好心理护理。
3. 尊重患者的个人习惯，尽可能满足患者的喜好。

【健康指导】

1. 告知患者梳发的意义，梳发能促进头部血液循环、改善头发的生长状态。
2. 头梳尽量使用圆钝齿梳子，宜选用木梳、角梳，不宜使用铁齿梳；发质较多或卷发者，宜选用齿间较宽的梳子。
3. 指导长发患者扎发辫不宜过紧，每天至少将发辫松开一次，如晚上休息时。

实训19 床上洗头

【目的】

1. 除去头发污秽，使患者整洁、舒适、美观。
2. 维护患者自尊、自信，建立良好的护患关系。
3. 可按摩头皮，促进头皮的血液循环，防止感染发生。利于头发的生长和代谢。
4. 预防和灭虱、虮，防止疾病传播。

【评估】表18-3-3。

表18-3-3 床上洗头认为评估及沟通

评 估		沟 通
护士	仪表是否符合行为规范，是否明确操作目的	
患者	1. 核对解释 2. 患者全身情况及自理能力、头部卫生及皮肤状况 3. 患者的头发护理知识 4. 头发质量状况	• "您好，我是您的责任护士张××，能告诉我您的床号和姓名吗？" • "李奶奶，今天感觉好些吗？" • "好的，我帮您看一下。头发有些脏了，还有点头屑和污垢，您目前病情比较稳定，等一下我帮您洗下头，就会好多了，一会儿请您配合一下好吗？" • "一会儿操作时间会长一些，您需要上洗手间吗？那您先休息一下，我这就去做洗头的准备。"
环境	安静、温湿度适宜、光线明亮	

【计划】

1. 护士准备 着装整洁，仪表大方。明确操作目的，熟悉床上洗头的方法，洗手、戴口罩。

2. 用物准备

（1）治疗车上层 治疗盘内置小橡胶单、毛巾、浴巾、纱布或眼罩、别针、不脱脂棉球2个、洗发液、梳子、镜子、纸袋、护肤品（患者自备）。治疗盘外备橡胶U型垫或自制U型垫卷、量杯。

（2）治疗车下层 水壶（内盛43~45℃热水）、污水盆（桶）。必要时备电吹风。

3. 患者准备 患者及家属了解头发护理的目的、方法及配合要点，已解大、小便，做好配合准备。

4. 环境准备 病室整洁、安静，光线、温湿度适宜。

【实施】本项目案例为范例，见表18-3-4。

【评价】见表18-3-4。

表18-3-4 床上洗头任务实施及评价

护理工作过程要点		工作过程的知识及应用	
		要点说明	语言沟通
实施	**1. 核对解释** 携用物入病房，核对、解释 ＊说明本次操作要点及配合事项	☆确认患者，建立安全感，取得合作	“李奶奶，您好！您准备好了没有？现在准备帮助您洗头发，请您配合一下，好吗？”
	2. 移开桌椅 放平床头，移开床旁桌、椅；用物放于方便取用之处	☆根据季节调节室温在22~26℃，必要时关门窗，防止患者受凉 ☆放平速度宜缓，不宜过快，以免引起患者不适	“李奶奶，这个速度会不会太快？有没有不舒服？”
	3. 安置体位 松被尾，协助患者取仰卧位，上身斜向床边，枕头置于肩下	☆使患者体位舒适，便于操作	“李奶奶，请您把上半身移靠近床沿，脚放斜对角，对，就这样。”
	4. 垫单及巾 将橡胶单及大毛巾铺于枕头上 ＊松开患者领口，向内反折，将毛巾围于颈部，用别针固定	☆避免床单、枕头及患者被污湿	“现在我要垫上单和巾，我帮您把头稍微抬高一点，好，您做得很好。”

护理工作过程要点	工作过程的知识及应用	
	要点说明	语言沟通
5. 放置垫槽 ▲U 型垫法：将 U 型垫置于患者后颈下，颈部枕于 U 型垫的突起处，头部放于水槽中，水槽的出口处接一大橡胶单，橡胶单下部接污水盆 ▲扣杯法：床头放脸盆一只，盆底放一块毛巾，倒扣一只搪瓷杯，杯上垫一块折叠的毛巾，毛巾上裹一层薄膜（图 18-3-2） ＊使患者头部枕于毛巾上，脸盆内置一橡胶管，下接污水桶 ▲洗头车法　将洗头车推至床头，患者屈膝仰卧，头枕于洗头车的头托上，或将接水盘置于患者头下（图 18-3-3）	☆如无 U 型垫，可自制 U 型垫卷替代（图 18-3-1） ☆操作流程及说明同 U 型垫洗发 ☆操作流程及说明同 U 型垫洗发	"来，把头放进水槽里，枕在上面，您这样躺着舒服吗?"
6. 保护眼耳　用棉球塞两耳，嘱患者闭上眼睛，纱布（或眼罩）遮盖患者双眼	防止污水溅入眼、耳内	"李奶奶，我帮您保护一下眼睛和耳朵，可能会有点不适应，坚持一下，很快就洗好的。"
7. 洗头　松开头发、梳理顺畅；调试水温，询问患者感觉，充分湿润头发 ＊均匀涂抹洗发液，用指腹由发际向头顶部至枕后反复揉搓头发，按摩头皮 ＊用热水冲洗头发至洗净为止	☆先在护士手背试温，再让患者感受，防止温度不适 ☆不可用指甲抓挠，搓揉力度适中，以免抓伤头皮 ☆操作中注意与患者交流，随时观察患者反应，如患者病情发生变化应马上停止操作。	• "李奶奶，洗发前的准备工作都做好了，下面开始洗头了，您感觉水温合适吗?" • "洗头过程中如果有不舒适请及时告诉我，哪个部位需要多揉搓一下您也可以告诉我，我会帮助您的。"
8. 包头、撤物　解下颈部毛巾包住头发，一手托住头部，一手撤去 U 型垫 ＊将枕头移至头部，取下眼部的纱布及耳内棉球，用热毛巾擦净患者面部，酌情使用护肤品		"李奶奶，头发已经洗好了，也吹干了，现在感觉舒服多了吧。"

左侧栏标注：实施

护理工作过程要点	工作过程的知识及应用	
	要点说明	语言沟通

	护理工作过程要点	要点说明	语言沟通
实施	**9. 擦干、梳理** 用包头的毛巾揉搓头发，再用浴巾擦干或电吹风吹干头发 *梳去脱落的头发置于纸袋中，梳理成患者喜欢的发型，使患者整洁舒适	发型根据患者喜好而定	• "您喜欢什么发型?""好，我帮您梳好。" • "来，照下镜子，您看，精神多了。""不用谢，您配合得很好，谢谢您!"
	10. 安置卧位 撤去用物，协助患者卧于床正中，询问患者感受		"您现在可以好好休息，若有什么需要，可按呼叫器，我也会随时来看您的。"
	11. 整理记录 整理床铺，还原床旁桌椅 *分类清理用物，洗手，记录	☆保持病室整洁、美观，促使患者舒适 ☆按规范要求分类处理用后物品	
评价	**1. 态度** 着装规范、仪态大方、尊重患者、语言柔和恰当、态度和蔼可亲		
	2. 技能 *操作娴熟，动作轻柔熟练 *操作中注意患者安全，防止污水溅入眼、耳内 *护患沟通有效，满足患者身心需要		
	3. 效果 *患者外观整洁，感觉舒适，心情愉快，对护理效果满意		

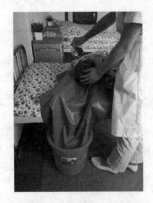

图 18-3-1　自制 U 型垫洗发

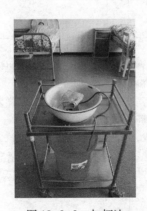

图 18-3-2　扣杯法

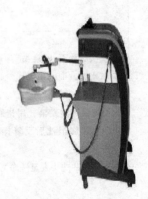

图 18-3-3　洗头车

【注意事项】

1. 应保持与患者的沟通，及时了解其感受，注意观察病情变化，如发现面色、脉搏、呼吸有异常时应立即停止操作，并酌情处理。

2. 注意调节室温、水温，注意保暖，及时擦干头发，避免患者着凉。

3. 应注意防止污水流入患者眼及耳内刺激黏膜，并避免沾湿衣服及床单。

4. 洗发<u>时间不宜过长</u>，以免引起头部充血、疲劳，造成患者不适。

5. <u>遵循节力原则</u>保持良好姿势，避免疲劳。

知识链接

头皮按摩的方法

　　按摩头皮可促进头皮血液循环，保证头发的健康生长。头部按摩可结合洗发进行，也可单独进行。如能结合穴位或药物护发素进行则效果更为理想。主要是用手指对头皮进行揉（摩）、搓（擦）、推（捏）、叩（打）等，使头皮肌肉放松，血液循环流畅，生理功能得以充分发挥。基本方法是：五指分开，手呈弓形，指腹放于头皮上，手掌离开头皮，稍用力向下按，轻轻揉动，每次手指停留在一个部位揉动数次后再换另一个部位。按摩顺序是从前额到头顶，再从颞部至枕部，反复揉搓至头皮发热，每天 1~2 次。

三、灭头虱、虮护理

　　虱子是一种吸血昆虫，主要寄生在人体的身体（体虱）、头部（头虱）和阴部（阴虱）。在叮咬、吸血对人体造成皮肤瘙痒、不适的同时，更是会传播<u>流行性斑疹伤寒、回归热等疾病</u>。虱子体形很小，呈卵圆形，浅灰色。其卵（虮）呈黄白色，紧紧地粘在头发上，不易去掉。卵经过 5~10 天，孵化为幼虫，长成幼虫数小时后，即能吸血。幼虫共脱皮 3 次，变成为虱，两周后可产卵，繁殖很快。它们可通过接触衣服、床单、梳子、刷子等进行传播，一旦发现患者有虱应立即消灭虱、虮。

【目的】消灭头虱和虮，使患者舒适并预防疾病的感染与传播。

【评估】表 18-3-5。

表 18-3-5　灭虱护理任务评估及沟通

	评估	沟通
护士	仪表是否符合行为规范，是否明确操作目的	
患者	1. 核对解释 2. 患者全身情况及自理能力、头发上虱、虮的分布情况 3. 对卫生知识的了解及配合程度	"您好，我是您的责任护士张××，请告诉我您的床号和姓名好吗？" "由于您头发有虱虮，一会儿我帮您灭虱虮，就会好多了，请您配合一下好吗？" "这个操作时间会长一些，您现在可先排空大小便，我这就去准备用物。一会儿见。"
环境	安静、温湿度适宜、光线明亮	

【计划】

1. 护士准备　着装整洁，仪表大方。明确操作目的，熟悉灭虱的方法，洗手、戴口罩，<u>穿隔离衣、戴手套</u>。

2. 用物准备

（1）治疗盘　洗头用物、治疗巾（2~3 条）、篦子（齿内嵌少许棉花）、治疗碗内盛灭虱药液、血管钳、纱布数块、塑料帽、手套、布口袋、隔离衣、纸袋、清洁衣裤、清洁被服、必要时备剪刀。

（2）常用灭虱药液　①30%含酸百部酊剂，即百部30g，加50%乙醇100ml（或65度白酒100ml），再加入纯乙酸1ml盖严，48h后即可使用；②30%百部含酸煎剂，即百部30g，加水500ml煎煮30min，用双层纱布过滤，留取药渣，保留挤出药液，留取的药渣再加水500ml，煎煮30min，过滤，留取挤出药液，将两次药液混合再煎至100ml，待冷却后，加入纯乙酸1ml（或食醋30ml）即可使用。

3. 患者准备　患者及家属了解灭头虱和虮的目的、方法及配合要点，取得理解和配合。患者若为男性或儿童，应动员剃去头发，女性患者应将头发剪短后再行灭虱。剪下的头发可以用纸包好销毁，以便彻底灭虱，预防传染病的传播；患者已排空大、小便，做好配合准备。

4. 环境准备　环境整洁、温湿度适宜、必要时关门窗，调节室温。

【**实施**】见表18-3-6。

【**评价**】见表18-3-6。

表18-3-6　灭虱护理任务实施及评价

护理工作过程要点		工作过程的知识及应用	
		要点说明	语言沟通
实施	**1. 核对解释**　护士戴口罩、穿隔离衣、手套，携用物入病房 *核对、解释，说明本次操作要点及配合事项	☆确认患者，建立安全感，取得合作 ☆说明灭头虱及虮的目的、操作要点及配合事项	• 核对床号、姓名 • "×××，您好！您准备好了吗？我现在准备帮助您灭头虱，请您配合一下。好吗？"
	2. 安置体位　安置患者取合适卧位，保护衣被	☆使患者体位舒适，便于操作	
	3. 除灭虱虮、擦拭药物　将头发分成若干小股，用纱布蘸灭虱药液，按顺序擦遍头发 *反复用手揉搓，使之浸透全部头发，10min后戴上帽子，严密包裹头发	☆注意保护面部及眼部 ☆注意观察是否有药物反应情况	• "请闭上眼睛，坚持一下，很快就好。" • "包裹着的头部，请不要用手挖、抓。有什么不舒服，请及时告诉我。"
	4. 蓖除虱虮、清洗头发　24h后取下帽子，用篦子篦去死虱和虮，洗净头发		"来，帮您洗头，去除残药和死虱、虮。"
	5. 更换衣裤　灭虱完毕，为患者更换衣裤、被服，将污衣裤及被服放入布袋内	☆防止虮、虱传播	"您换下的衣服需要统一处理。"
			•

续表

护理工作过程要点	工作过程的知识及应用	
	要点说明	语言沟通
实施 **6. 整理归位**　清理用物，除去篦子上的棉花，用纸包好焚烧；梳子和篦子消毒后用刷子刷净备用 ＊整理床单位	☆保持整洁、美观、舒适	"感谢您配合得很好，使操作做得很顺利。谢谢您！"
7. 记录　将用物携回处置室，分类清理用物；洗手，记录灭虱时间及效果	☆按院感要求分类清理用物	
评价 **1. 态度**　着装规范、仪态大方、尊重患者、语言柔和恰当、态度和蔼可亲		
2. 技能　＊操作娴熟，动作轻柔熟练 ＊护患沟通有效，满足患者身心需要		
3. 效果　＊彻底消灭头虱和虮，无虱、虮传播 ＊患者无局部或全身反应，感觉舒适		

【注意事项】

1. 防止灭虱药液沾污面部及眼睛。

2. 注意观察患者局部及全身有无药物反应情况。

3. 注意自身防护，所有用物须消毒后再清洗，防止虱、虮传播。严格执行消毒隔离制度，以防感染发生。

【健康指导】

1. 指导患者要保持良好的卫生习惯。

2. 定期洗发，做好头发的清洁、保养；全身皮肤的卫生、保健，防止头虱虮的传播。

知识拓展

头发健康与保养

拥有一头浓密、乌黑而润泽的秀发是人们都期盼和追求的，可使人容光焕发，风采倍增，还可增强人的自信心，有利于人与人之间的交往，而健康美丽的头发离不开平时的保养和护理。每个人的头发情况各不相同，护士应根据患者的发质和状态，针对性地予以指导。

1. 养成头发卫生习惯　应定期进行头发清洁，洗发次数应根据头发的性质及季节灵活掌握，一般每周洗发1~2次。选择合适洗发、护发用品，多功能洗发香波具有去油去污、去屑止痒、营养头发等作用，不需要再用护发用品，洗发剂和护发素应根据个人发质（中性、油性等）特点选用。洗发后最好自然晾干，如用电吹风吹干则温度不宜过高；束发不要过紧，烫发与染发次数不宜过多。冬季应对头发保暖，夏天防止日光曝晒，经常按摩头皮。

2. 指导正确梳发 梳子选用胶木、木质和牛角的较好，不宜用铁齿梳、塑料梳（易产生静电，对头发有伤害），梳齿不要太锐利，以钝圆为宜。梳发时应动作轻柔，一般从发根梳向发梢。长发要从发梢逐段梳理至发根，梳顺为止，每日梳发2~3次。

3. 注意全身养护 健康的体魄，良好的心态是头发健美的基础，也是头发养护的必要条件，要拥有健康的秀发，必须从日常生活做起。饮食：要注意营养均衡，适当增加粗粮、黑芝麻、核桃仁、黑米、红豆等具有美发、护发功能的食物。睡眠：保证充足的睡眠，注意劳逸结合，生活有规律，保持心情舒畅，保障身体健康，为头发提供充足的营养。

任务四 皮肤清洁卫生与压疮护理

一、皮肤功能及保护意义

1. 皮肤是由表皮、真皮和皮下组织组成，是人体最大的组织器官。皮肤的面积为 $1.5~2.0m^2$，重量占人体体重的 $5\%~15\%$，厚度为 $0.5~4mm$。它具有保护机体，调节体温，吸收、分泌、排泄及感觉等功能。

2. 完整的皮肤具有天然的屏障作用，可避免微生物的入侵。

3. 皮肤的新陈代谢迅速，其排泄的废物如皮脂、汗液及脱落的表皮碎屑与外界微生物及尘埃结合成污垢，黏附于皮肤表面，可刺激皮肤，降低皮肤的抵抗力，破坏其屏障作用，成为微生物入侵的门户，造成各种感染及其他并发症。

因此，护士应加强对卧床患者的皮肤护理，维护患者自我形象，增进身心健康。

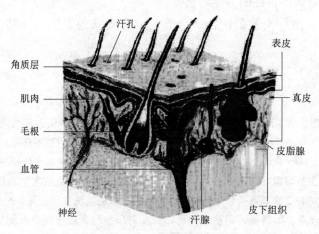

图 18-4-1 皮肤的结构和功能

二、皮肤清洁卫生

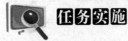 任务实施

(一) 协助患者淋浴和盆浴

【目的】

1. 去除皮肤污垢，保持皮肤清洁，使患者舒适，满足患者需要。
2. 促进皮肤血液循环，增强其排泄功能，预防皮肤感染及压疮等并发症。
3. 放松紧张的肌肉，保持良好的精神状态。
4. 观察全身皮肤有无异常，为临床诊断提供依据。

【评估】表18-4-1。

表18-4-1　协助患者淋浴和盆浴的评估及沟通

	评　估	沟　通
护士	仪表是否符合行为规范，是否明确操作目的	
患者	1. 核对解释 2. 患者皮肤颜色与温度、感觉与弹性、完整性与清洁度；有无皮肤疾患 3. 患者病情、意识状况、自理能力、合作程度，有无关节活动受限等 4. 根据患者病情，选择沐浴的方式和时间	"您好，我是您的责任护士张××，能告诉我您的床号和姓名吗?" "根据您目前的情况，可以洗个澡舒服一点，现在刚好餐后1h，我马上帮您做准备。" "您可先去排空大小便。我去帮您准备沐浴的用品。"
环境	安静、温湿度适宜、光线明亮	

【计划】

1. **护士准备**　着装整洁，仪表大方。明确操作目的，洗手、戴口罩。
2. **用物准备**　毛巾两条、浴巾、浴皂或浴液、清洁衣裤、防滑拖鞋。
3. **患者准备**　患者及家属了解淋浴和盆浴的目的、方法及配合要点，已排大、小便，做好配合准备。
4. **环境准备**　病室整洁、安静，光线、温湿度适宜。

【实施】见表18-4-2。

【评价】见表18-4-2。

表18-4-2　协助患者淋浴和盆浴任务实施及评价

护理工作过程要点		工作过程的知识及应用	
		要点说明	语言沟通
实施	**1. 核对解释**　携用物入病房，核对、解释，说明本次操作要点及配合事项	☆确认患者，建立安全感，取得合作	"××，您好! 您准备好了没有? 现在可以沐浴，我先帮您调下水温和室温。好吗?"

护理工作过程要点	工作过程的知识及应用	
	要点说明	语言沟通
2. 调节、检查 关闭门窗，调节浴室温度 24℃±2℃，水温 40～45℃为宜 *检查浴室安全情况：浴室内有呼叫铃、扶手、浴盆及地面有防滑设施 *必要时备椅子	☆平均室温 24℃ ☆防止受凉或烫伤 ☆防止发生意外	"如您感到虚弱无力、眩晕等不适，应立即按铃呼叫，这儿还有椅子可以坐着休息。"
3. 送入浴室、交代事项 送患者入浴室，向患者交代有关事项 *交代信号铃的使用，浴室不锁门 *贵重物品妥善保存；确定沐浴的方式和时间	☆确保安全 ☆以寻求帮助，便于及时帮助患者 ☆根据病情确定	"请您不要锁门，我已在门外挂'正在使用'的示意牌，您尽可以放心的洗。"
4. 协助洗浴 ▲盆浴：需要协助的患者，护士应进入浴室，帮助患者脱衣、沐浴及更衣 *护士应扶持患者腋下进出浴盆，防止滑倒 ▲淋浴：淋浴时护士应守护在旁或在可呼唤到的地方，以观察患者反应及提供帮助	☆注意患者洗浴时间，时间过长应予询问 ☆若遇患者发生晕厥等意外，应立即到位进行救护	
5. 观察记录 观察患者一般情况，协助患者回病室休息 *整理，清理用物，必要时做好记录		"您现在可以好好休息，若有什么需要，可按呼叫器，我也会随时来看您的。"

注：左侧纵向标注"实施"

评价	**1. 态度** 着装规范、仪态大方、关爱患者、协助周到，保护隐私
	2. 技能 护患沟通有效，满足患者身心需要
	3. 效果 患者感到舒适，心情愉快，未发生意外情况

【注意事项】

1. 沐浴室禁止锁门，可在门外挂"正在使用"的牌子，若患者发生意外，应迅速救治处理。

2. 沐浴应在进餐 1h 后进行，以免影响消化功能。

3. 沐浴中防止患者受凉、晕厥、烫伤、滑倒等意外情况发生，并教会患者使用信号铃。

4. 浴盆中的水位不可超过心脏水平，以免引起胸闷，浸泡不超过 20min，防止浸泡过久导致疲倦。

5. 妊娠 7 个月以上的孕妇禁用盆浴；衰弱、创伤和患心脏病需要卧床休息的患者不宜淋浴或盆浴。

6. 传染病患者根据病种、病情，按隔离消毒原则进行。

【健康指导】

1. 向患者及家属讲解保持皮肤清洁卫生，有利健康和皮肤护理的意义，指导皮肤护理的方法和注意事项。

2. 指导患者及家属经常观察局部受压皮肤情况，预防压疮等并发症。

3. 指导患者及家属可以根据个人喜好和自身皮肤性质，恰当选择皮肤清洁剂和皮肤保护用品。

（二）床上擦浴

床上擦浴是为了维持卧床或自理能力缺陷患者的身体清洁、舒适和预防并发症发生，协助患者进行床上擦浴的方法。

实训 20　床上擦浴

【目的】

1~4.（同淋浴和盆浴法）

5. 协助患者进行肢体康复运动，防止关节僵硬和肌肉挛缩等并发症的发生。

【评估】（同淋浴和盆浴法）

【计划】

1. 护士准备　着装整洁，仪表大方。洗手、戴口罩，明确操作目的，熟悉床上擦浴的方法。

2. 用物准备

（1）治疗车上层　治疗盘内：置中毛巾 2 条（脸部上身 1 条、下身 1 条）、小毛巾（会阴部）1 条、浴巾 1 条，浴皂或浴液、梳子、小剪刀、50% 乙醇、爽身粉、清洁衣裤和被服。

（2）治疗车下层　备脸盆、足盆各 1 只，水桶 2 只（1 桶盛 50~52℃热水，1 桶盛接污水）。另备便盆及便盆巾，屏风。

3. 患者准备　患者及家属了解床上擦浴的目的、方法及配合要点，已排大、小便，做好配合准备。

4. 环境准备　病室整洁、安静，光线适宜，关好门窗，调节室温 24±2℃。

【实施】以本案例为范例，见表18-4-4。

【评价】见表18-4-4。

表 18-4-4　床上擦浴任务实施及评价

护理工作过程要点	工作过程的知识及应用	
	要点说明	语言沟通
实施 **1. 核对解释**　携用物入病房，核对、解释操作目的及步骤，以取得合作	☆确认患者，建立安全感，取得合作 ☆关好门窗，调节室温 24±2℃	"李奶奶，您好！您准备好了没有？现在准备擦浴，请您配合一下。好吗？"
2. 移患者、置用物　松开床尾盖被，将患者身体移向床缘，靠近护士 *用物放于方便取用之处	☆放平床头及床尾支架 ☆可根据季节和患者生活习惯确定水温	"我先帮您移靠近床沿些，这样比较好操作。"　"来，先移上身，好，很好。"　"再来移下身，好，很好。"
3. 清洗面、颈　将微湿的热毛巾包在右手上成手套式擦拭（图 18-4-2） *依次擦洗眼部：由内眦擦向外眦，同法擦洗另一侧（勿用肥皂洗眼部周围） *洗脸、鼻、颈部：手套式持巾，依"3"字形擦洗一侧额部、面颊部、鼻翼、人中、耳后、下颌直至颈部 *同法擦洗另一侧	☆用患者洗脸巾擦洗脸 ☆注意洗净耳后、耳郭 ☆然后拧干毛巾再擦洗一遍	"李奶奶，我先帮您洗脸。"
4. 脱衣、铺巾　为患者脱去上衣：先脱近侧，后脱对侧，污衣放于护理车下层 *暴露一侧上肢，将浴巾一半铺于一侧上肢下方，另一半覆盖上肢上	☆如肢体有外伤，先脱健侧，后脱患侧 ☆避免弄湿床铺 ☆要及时换水，洗净毛巾	"现在准备洗上身，来，把衣服脱下，先洗上肢。"
5. 洗上肢、泡洗双手　按顺序擦洗（肩→臂外侧；腋窝→臂内侧） *同法擦洗另一侧上肢 *将患者双手浸泡于盆内热水中，洗净，擦干	☆注意清洁腋窝与指缝处 ☆如皮肤污垢较多：先热水湿润皮肤，再浴皂或浴液毛巾擦洗，然后用湿毛巾拭净浴液，最后用浴巾擦干（即一湿、二皂、三净、四干）	●"先洗这一侧，一会儿再洗对侧。" ●"来，把双手也泡洗一下。"
6. 洗胸腹部　将浴巾铺于患者胸腹部，一手略掀起浴巾，一手依次擦洗胸部及腹部	☆擦洗乳房时环形擦洗，注意洗净乳房下皱褶处 ☆腹部以脐为中心，顺结肠走向擦洗，注意洗净脐部	●"接下来要洗胸腹部，请您配合一下。" ●"洗的过程中若有什么不适，请您告诉我。"

续表

护理工作过程要点	工作过程的知识及应用	
	要点说明	语言沟通
7. 洗后颈、背　协助患者侧卧，背向护士，浴巾铺于患者背侧下 ＊依次擦洗后颈部、背部和臀部 ＊擦洗后根据情况用 50%乙醇按摩背部受压部位；依季节扑爽身粉	☆<u>尽量减少暴露，注意保暖</u> ☆<u>注意观察病情</u> ☆<u>防止压疮发生</u> ☆<u>全身及局部按摩</u>	• "李奶奶，前面洗好了，现在要洗背部了。要翻身侧向对侧，请您配合一下。" • "来，把双手放腹部，右脚屈起来，翻身，很好。"
8. 穿衣、助其平卧　协助患者穿上清洁上衣，协助平卧	穿衣：<u>先穿近侧，后穿对侧。如有外伤先穿患肢，后穿健肢</u>	"李奶奶，上身洗好了，穿好衣服，准备洗下肢。我帮助您平卧，便于擦洗。"
9. 脱裤、洗下肢　换水、毛巾及盆 ＊为患者脱裤，折叠后遮盖会阴部 ＊将浴巾一半铺于一侧腿下方，另一半覆盖腿上；依次擦洗：<u>髋部、大腿、小腿，并以浴巾轻拍或拭干</u> ＊同法擦洗另一侧下肢	☆能肢体活动请自己遮盖会阴部 ☆顺序：①髋部→大腿、小腿外侧→外踝；②腹股沟→大腿、小腿内侧→内踝；③大腿根部→大腿、小腿下侧→足跟 ☆注意洗净腹股沟 ☆注意观察病情	• "您协助我把裤子脱下，准备洗下肢。" • "请您将这折叠裤子遮盖会阴部。"
10. 泡双足（图 18-4-3）　协助患者两腿屈膝，铺浴巾于床尾，足盆放浴巾之上 ＊患者两脚分别轻放于盆内热水中浸泡、洗净，两脚分别放置两侧浴巾上 ＊移去足盆，浴巾擦干两脚，撤去浴巾	☆注意洗净趾间	"准备泡脚了，来，把双脚放入盆中。很好。"
11. 洗会阴　换盆、水及毛巾后清洁会阴；协助或指导患者清洗会阴部，女患者由耻骨联合向肛门方向清洗	☆注意女患者擦洗方向	"现在换了盆、毛巾及水，准备洗会阴，请您配合一下。"
12. 换清洁裤　取出污裤子，放于治疗车下层或污物袋内；为患者换上清洁裤子	☆先穿对侧，后穿近侧	"李奶奶，全身都洗好了，现在帮您穿上裤子。""您有没有不舒服？"

(实施)

护理工作过程要点	工作过程的知识及应用	
	要点说明	语言沟通
实施 **13. 整理、观察** 酌情用 50% 乙醇按摩足跟、内外踝等骨隆突部位 ＊根据患者需要，给患者梳发、修剪指（趾）甲 ＊整理床单位，酌情更换床单，安置患者；观察患者一般情况	☆预防压疮发生 ☆树自身形象，增强自信心	●"头发要不要把它扎束起来？""好，我帮您梳。" ●"您觉得怎么样？有没有不舒服？" ●"那您好好休息，有什么需要再联系我。"
14. 洗手、记录 整理用物，开窗通风 ＊按医院感染要求，分类清理用物 ＊洗手，必要时做好记录	☆记录执行时间及护理效果	
评价 **1. 态度** ＊关爱患者、保护自尊、注意保暖		
2. 技能 ＊操作熟练，方法正确，动作轻柔，用力适当 ＊护患沟通有效，协助周到，满足患者身心需要		
3. 效果 ＊皮肤清洁，患者舒适，个人形象好 ＊无皮肤损伤等并发症		

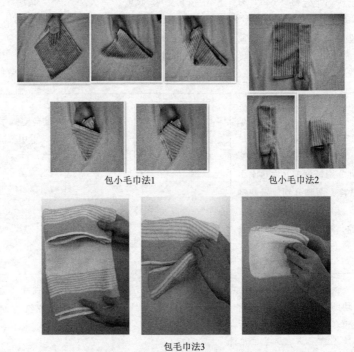

包小毛巾法1　　　　　　包小毛巾法2

包毛巾法3

图 18-4-2　手套式毛巾形成过程

【注意事项】

1. 熟练掌握擦洗方法，及时更换温水，注意脐部、腋窝、腹股沟等皮肤皱褶处应擦净。

2. 操作时动作宜轻柔、敏捷，尽量减少翻动次数和暴露，防止着凉。注意观察并关心体贴患者，注意遮挡，以保护患者自尊。

3. 遵循节力原则，站立时，两脚稍分开，降低身体重心。端水盆时水盆尽量靠近身体，以减少体力消耗。

【健康教育】同淋浴法和盆浴法。

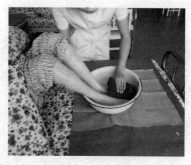

图 18-4-3　泡双足

三、压疮的预防与护理

压疮是卧床患者和老年患者的常见并发症，在临床上以难以愈合的慢性伤口为主要特征。压疮又称压力性溃疡，也叫褥疮，其本身不是原发疾病，而是由于未得到及时的护理而引发的并发症。一旦发生压疮，不仅会增加患者痛苦，延长康复时间，严重时还可继发感染引起败血症，甚至危及生命。因此，预防压疮是护理工作的一项重要任务，护士必须加强对卧床患者的护理，预防和杜绝压疮的发生。

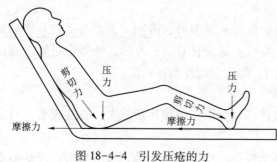

图 18-4-4　引发压疮的力

（一）压疮概念

压疮，又称压力性溃疡，是指身体局部组织长期受压，血液循环障碍，发生持续缺血、缺氧、营养不良而导致的组织溃烂坏死。

（二）压疮发生的原因

1. 力学因素　引起压疮发生的力学因素主要是垂直压力、摩擦力和剪切力引起，通常是 2~3 种力联合作用所致，见图 18-4-4、表 18-4-5。

表 18-4-5　压疮发生的力学因素及作用

	垂直压力	摩擦力	剪切力
产生因素	重力所致，是造成压疮的最主要因素	活动摩擦产生	由摩擦力和压力相加而成
作用	①局部组织承受持续性压力是引起压疮的最主要因素②单位面积承受的压力越大，组织发生压疮所需用的时间越短。若外界施于局部的压强超过终末毛细血管压的 2 倍，且持续 1~2h，即可阻断毛细血管对组织的灌流导致组织缺氧，若持续 2h 以上，即会造成组织不可逆的损害，形成压疮	①患者卧床或坐轮椅时，皮肤受到床单和衣服表面的逆行阻力摩擦，易损伤皮肤角质层②擦伤皮肤受到汗液、尿液、粪便等的浸渍时，更易发生压疮	①由两层组织相邻表面间的滑行，产生进行性的相对移位所引起的②与体位有密切的关系，如当患者取半坐卧位时身体向下滑，皮肤及表层组织由于摩擦力的缘故无法移动，使两层组织产生相对性移位，产生剪切力，使局部皮肤血液循环障碍而发生压疮

	垂直压力	摩擦力	剪切力
常见情况	①长期卧床、不能自主更换体位的患者 ②长时间坐轮椅的患者 ③受限制的患者	①常见有床单、衣服皱褶不平的摩擦，床上碎屑、使用便器不当 ②助翻身时拖、拉、推患者，半卧位姿势不正确等	以半坐卧位多见

2. 局部理化因素刺激 皮肤经常受潮湿、排泄物、床上碎屑等理化因素等刺激。由于患者的汗液、大小便、各种渗出液、引流液中化学物质刺激，使皮肤潮湿、变软，皮肤酸碱度改变，致使表皮角质层的抵抗力下降，皮肤组织易破损，容易继发感染。

3. 机体营养不良或水肿 ①全身营养不良或水肿的患者，皮肤组织较薄，皮肤弹性下降，降低组织对压力的承受能力，一旦受压，缺血缺氧更为严重，易导致皮肤破损。②营养摄入不足，则蛋白质合成减少，皮下脂肪减少，肌肉萎缩，受压处缺乏肌肉和脂肪组织的保护，引起血液循环障碍，因而易发生压疮。③常见于长期发热、年老体弱、水肿、瘫痪、昏迷及恶病质等患者。

4. 医疗措施使用不当 使用石膏绷带固定和牵引时，限制了患者身体或肢体的运动，特别是夹板内衬垫放置不当、石膏内不平整或有渣屑、矫形器械固定过紧或肢体有水肿时，容易使局部组织血液循环障碍，导致组织缺血坏死。

（三）压疮高危人群

1. 神经系统疾病患者 瘫痪患者肢体活动受限；精神疾病患者、昏迷患者，自发性活动减弱或丧失。

2. 老年患者 皮肤松弛，干燥，缺乏弹性；皮下脂肪萎缩、皮肤变薄，皮肤易损性增加。

3. 肥胖患者 过重体重造成受压部位组织承受压力增加，易导致压疮。

4. 瘦弱患者 骨隆突处皮下脂肪层薄，缓冲作用减弱，易发压疮。

5. 水肿患者 水肿组织自身抵抗力降低，受压部位更易发生压疮。

6. 大小便失禁患者 皮肤经常受到污物、潮湿的刺激。

7. 医疗措施限制活动患者 牵引、石膏固定、手术患者。

8. 服用镇静剂患者 自发性活动减少，局部组织受压过久。

9. 发热患者 机体新陈代谢增高，组织细胞需氧量增加，若合并组织受压，组织缺氧则更加严重，同时，患者汗液增多，刺激皮肤，故发生压疮概率增高。

10. 疼痛患者 由于疼痛强迫自己长久处于某一种体位，使局部组织受压过久而致压疮。

（四）压疮高危因素评估

高危因素评估 可通过 Braden 压疮危险因素评估表对患者发生压疮的危险性进行评估，评分≤9 分为极高危，需每天评估；10~12 分为高危，需隔日评估；13~14 分为中度高危，需每周评估二次；15~18 分为低度高危，需每周评估一次。分值越低，发生压疮的危险性越高（表 18-4-6）。

表 18-4-6 Braden 压疮危险因素评估表

分值 项目	1	2	3	4
感觉	完全受限	非常受限	轻度受限	未受损害
潮湿	持久潮湿	非常潮湿	偶尔潮湿	很少潮湿
活动	卧床不起	局限于椅	偶尔步行	经常步行
移动	完全不能	严重受限	轻度受限	不受限
营养	非常差	可能不足	适当	良好
摩擦力和剪切力	有问题	有潜在问题	无明显问题	—

（五）压疮好发部位

压疮多发生于经常受压和无肌肉包裹或肌层较薄、缺乏脂肪组织保护的骨骼隆突处。根据患者卧位不同，受压点不同，好发部位亦不同（图 18-4-5）。

1. 仰卧位 易发于<u>枕骨粗隆、肩胛部、肘部、脊椎体隆突处</u>，骶尾部、足跟部。

2. 侧卧位 易发于<u>耳郭、肩峰部、肋骨、肘部、髋部、膝关节的内外侧、内外踝</u>等处。

3. 俯卧位 易发于<u>耳郭、面颊部、肩部、肋缘突出部、女性乳房、男性生殖器、髂前上棘、膝前部、足尖</u>等处。

4. 坐位 易发于<u>肩胛骨、坐骨结节、足跟</u>等处。

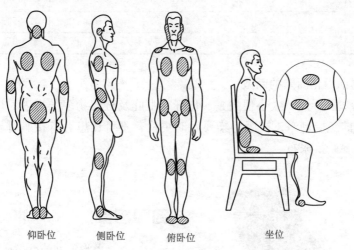

仰卧位　　侧卧位　　俯卧位　　　　坐位

图 18-4-5　不同体位压疮好发部位

（六）压疮的预防

预防压疮的关键在于去除病因，对危重和长期卧床等易发人群应经常观察受压局部皮肤情况。做到"七勤"：即<u>勤观察、勤翻身、勤擦洗、勤按摩、勤整理、勤更换、勤交班</u>。严格交接班，即严格床边交接，主要交接局部皮肤情况及护理措施落实情况。

1. 避免局部组织长期受压

（1）鼓励和协助患者经常更换卧位　一般每2h协助患者翻身一次，翻身时应尽量将患者身体抬起，避免拖、拉、推等动作，以防擦伤皮肤，翻身间隔的时间可根据病情及局部受压情况而及时调整，必要时每1h翻身一次，另外还可以使用电动翻转床帮助患者变换卧位。建立床头翻身记录卡（表18-4-7），翻身后及时记录，严格交接班。对长期卧床的患者，应每日进行主动或被动的全范围关节运动练习，以维持关节的活动性和肌肉张力，促进肢体的血液循环，减少压疮发生。

（2）保护骨隆突处，支持身体空隙处　安置体位妥当后，可在身体空隙处，垫软枕或海绵垫。有条件时，可使用海绵垫褥、防褥疮充气床垫（图18-4-6）、水褥、羊皮垫等，使支撑体重的面积增大，从而降低骨突处皮肤所承受的压强。还可使用电动翻转床、电动压力轮替床垫等用来分散患者的体重，但这些措施不能替代定时翻身。对易受压的部位如足部，必要时可用支被架抬高被毯，以避免局部受压。

（3）正确使用石膏绷带及夹板固定　对使用石膏绷带、夹板、牵引的患者，衬垫应平整、松软适度，位置合适，尤其要注意骨骼突起部位的衬垫。应仔细观察局部皮肤及肢端的皮肤颜色、温度、运动及感觉情况。认真听取患者的主诉，一旦发现石膏绷带凹凸不平或过紧，应立即报告医生，及时处理。

表18-4-7　某某医院翻身记录卡

姓名：		床号：	
日期/时间	卧位	皮肤情况及备注	执行者

2. 避免局部理化因素的刺激

（1）保持皮肤干燥　大小便失禁、出汗、呕吐及分泌物多的患者，应及时擦洗干净，以保护皮肤免受刺激，被服污染要及时更换，不可让患者直接躺卧于橡胶单或塑料布上，小儿要勤换尿布。

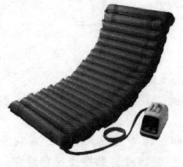

图18-4-6　喷气气垫

知识链接

条形波动喷气型床垫

条形波动喷气型床垫透气性强、防水性良好、弹性佳、各条可单独替换。可24h连续充气，床垫表面波动起伏，具有通气换气，转移身体受力点的优点。

（2）**保持床铺、被褥清洁干燥、平整无碎屑**　及时整理床铺，使之平整无碎屑；对被污床单、被套应及时更换。

（3）**正确使用便器**　不可使用破损的便器，使用便盆时，应协助患者抬高臀部，不可硬塞、硬拉，必要时在便器边缘垫以软纸、布垫，防止擦伤皮肤。

3. 促进局部血液循环　对易发生压疮的患者，要经常检查受压皮肤的情况，用温水擦浴并行局部按摩或红外线照射。

（1）**手法按摩**（见实训16　卧有患者床更换床单法）。

（2）**电动按摩器按摩**　电动按摩器是依靠电磁作用，引导按摩器头振动，以代替各种手法按摩。使用时手持按摩器，根据不同部位选择合适的按摩头，紧贴患者皮肤进行按摩。

（3）**红外线灯照射**　（图18-4-7）对于长时间卧床的婴幼儿，臀部易受压或因大小便排泄刺激而导致发生红臀，可采用臀部烤灯法，以达到促进血液循环、消炎、干燥作用，有利于组织的再生和修复。

4. 改善营养状况　营养不良既是导致压疮的内因之一，也是直接影响压疮愈合的因素。良好的膳食是改善患者营养状况，促进创面愈合的重要条件。因此对于易出现压疮的患者应做到：①在病情允许的情况下，应给予高蛋白、高维生素膳食，以增强机体抵抗力和组织修复能力。②适当补充矿物质，如口服硫酸锌，促进慢性溃疡的愈合。③水肿患者应限制水和盐的摄入，脱水患者应及时补充水和电解质。④不能正常进食的患者，应考虑胃肠外营养。

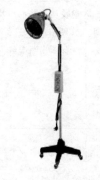

图18-4-7　红外线灯

5. 健康教育　向患者及家属介绍压疮发生、发展及对机体产生的危害，以及各项防御措施对预防压疮的重要意义。指导患者定时翻身，教会家属协助翻身和检查易发生压疮部位的皮肤情况，并能做出判断。指导患者及家属应保持患者身体及床褥的清洁卫生，利用简便可行的方法，如垫软枕等以减轻皮肤受压程度，引导患者和家属积极参与护理计划制定和配合实施护理活动。

（六）压疮的分期表现及治疗护理

1. 压疮的分期和临床表现　压疮的发生是一个渐进的过程，根据压疮的发展过程和严重程度，可分四期，即瘀血红润期、炎性浸润期、浅度溃疡期、坏死溃疡期，每一期的临床表现具有各自的特征性（表18-4-8）。

2. 压疮的治疗及护理　压疮发生后，应在积极治疗原发病的同时，实施全身治疗，增加营养摄入，增强机体抵抗力，并加强局部治疗和护理，见表18-4-8。

表 18-4-8　压疮的各期临床特征、治疗及护理

压疮分期	临床表现	治疗及护理
第一期 淤血红润期	①为压疮的初期。局部皮肤受压或潮湿刺激后，出现暂时性血液循环障碍，表现：为红、肿、热、麻木或有触痛 ②解除压力 30min 后，皮肤颜色不能恢复正常 ③此期皮肤的完整性未受到破坏，为可逆性改变，若能及时去除原因，可阻止压疮的发展	护理原则：是去除致病因，积极采取各种措施，防止压疮继续发展 ＊如增加翻身次数，避免局部组织受压过久 ＊避免潮湿、摩擦的刺激 ＊保持局部清洁、干燥 ＊促进局部血液循环 ＊改善全身营养状况
第二期 炎性浸润期	①红肿部位如继续受压，血液循环仍得不到改善，静脉回流受阻，局部静脉淤血 ②受压皮肤而可呈紫红色，皮下产生硬结，表皮水泡形成，极易破溃，显露出潮湿红润的创面，患者有疼痛感	护理原则：保护皮肤，避免感染 ＊除继续加强上述措施外，对未破的小水泡可用无菌纱布包扎，并减少摩擦，防止破裂感染，使其自行吸收 ＊大水泡应先消毒局部皮肤，再用无菌注射器抽出水泡内液体（不可剪去表皮），然后涂以消毒液，并用无菌敷料包扎 ＊另外配合使用红外线或紫外线照射治疗，可起到消炎、干燥，促进血液循环的作用 ＊如水泡已破溃，应消毒创面及其周围皮肤，再用无菌敷料包扎
第三期 溃疡期	①静脉血液回流严重障碍，局部淤血致血栓形成，组织缺血，缺氧 ②轻者即浅度溃疡期，主要表现为：表皮水泡逐渐扩大、破溃，真皮创面有黄色渗出物，感染后脓液流出，浅层组织坏死，溃疡形成，疼痛加重 ③重者即坏死溃疡期，主要表现为：坏死组织侵入真皮下层，脓性分泌物增多，坏死组织发黑，有臭味 ④感染向周围及深部组织扩展，可深达骨骼，甚至可引起败血症，危及患者生命	护理原则：解除压迫，清洁创面，去腐生新，促其愈合 ＊根据伤口情况，然后按外科无菌换药方法给予相应处理。可用无菌生理盐水或 3% 的过氧化氢等溶液冲洗创面，去除坏死组织，再外敷抗生素（根据创面细菌培养及药物敏感试验结果选用药物），并用无菌凡士林纱布及敷料包扎，1~2 天更换一次 ＊同时也可辅以物理方法，如局部氧疗；红外线或紫外线灯照射疮面，每日 1~2 次，每次 10~15min ＊还可用保湿、营养敷料如鸡蛋内膜、纤维蛋白膜、骨胶原膜、透明膜、水凝胶、水胶体等贴于疮面治疗，为疮面的愈合创造一个适宜的环境，便于新生的上皮细胞覆盖在伤口上，逐渐使疮面愈合 ＊对大面积、深达骨骼的压疮，如上述治疗不理想，可采用外科治疗，如手术修刮引流，清除坏死组织、植皮修补缺损组织等，加速压疮愈合，缩短病程，减轻痛苦，提高治愈率

知识拓展

治疗压疮的其他方法

1. 纯氧治疗　采用空气隔绝后局部持续吹氧法。方法是用塑料袋罩住疮面并固定四周，通过一小孔向袋内吹氧，氧流量为 3~5L/min，每日 2 次，每次 15min。治疗完毕，用无菌纱布覆盖或暴露疮面均可。对分泌物较多的疮面，可在湿化瓶内加 75% 乙醇，使氧气通过湿化瓶时带出一部分乙醇，抑制细菌生长，减少分泌物，起到加速疮面愈合的作用。

2. 胰岛素加维生素 C 湿敷　胰岛素溶液 8U 开始起用，均匀喷洒于创面，如创面较大且深，以每次 4U 递增，逐渐加量，并加用维生素 C 含量 0.5~1.0g 敷于创面，外用封闭敷料封闭，初次使用和每次加用胰岛素的最初 2 天，需在敷用后 30min 监测血糖，并食入含糖食物，对糖尿病患者需根据血糖结果采取措施，以确保安全有效。

3. 皮瓣移植　对大面积深度压疮或久治不愈者，使用手术清除坏死组织后，进行带血管蒂的肌皮瓣或筋膜皮瓣转移修复压疮伤口，缩短了伤口愈合时间，治疗效果满意。

近年来，高压氧疗、高频电疗、直流电药物离子导入、氦-氖激光照射等治疗手段也用于压疮治疗。

任务五　晚间护理

 知识平台

晚间护理是基础护理工作的一项重要内容，通过晚间护理可以为患者提供良好的夜间睡眠条件，使患者能安然、舒适入睡，同时能了解患者的病情变化，鼓励其战胜疾病的信心。

一、晚间护理目的

1. 保持病室内安静、病床整洁，创造良好的睡眠条件，使患者安然、舒适入睡。
2. 注意观察病情变化，加强护患沟通，了解患者心理需求，满足身心需要，预防并发症发生。

二、晚间护理内容

1. 协助患者排便　使用便器协助患者排便。

2. 协助患者清洁卫生　协助患者进行刷牙、漱口，重症患者给予口腔护理；帮助患者洗脸、洗手、梳头；用热水泡脚，清洗会阴部。

3. 检查皮肤受压情况　擦洗，并用 50% 乙醇按摩背部及骨隆突处，协助患者翻身，安置舒适卧位。

4. 整理床铺　按需要更换床单、被罩、枕套及衣裤，必要时添加毛毯或盖被。

5. 创造良好的睡眠环境　酌情开、关门窗，调节室温和光线（关大灯，开地灯），保持病室光线暗淡柔和，安静、舒适，减少噪声。

6. 指导患者养成良好的睡眠习惯　如：按时就寝；晚餐不宜过饱；睡前不能过多

饮水；不喝浓茶与咖啡等，避免过度兴奋，影响入睡。

7. 加强巡视 了解患者睡眠情况，注意观察病情，酌情处理。

三、便盆使用法

当患者不能如厕，需在床上排便、排尿时，应提供便器。使用前应擦干便盆外面，携于床旁备用。

1. 平卧位放便盆法 嘱患者取仰卧位，双脚蹬床以抬高臀部，护士一手托（扶）住患者的腰骶部，另一手将便盆阔边向患者头部置于患者臀下（图18-5-1）。

2. 侧卧位放便盆法 对不能抬高臀部的患者，先协助其侧卧，护士将便盆置于患者臀下，一手紧按便盆，另一手协助患者恢复平卧位（图18-5-2）。

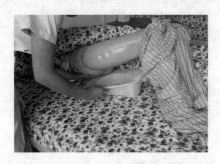

图18-5-1 平卧位放便盆法

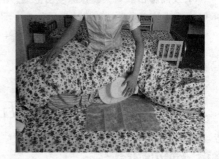

图18-5-2 侧卧位放便盆法

任务检测

一、选择题

（一）A1 型题

1. 为昏迷患者进行口腔护理时，不需备的用物是
   - A. 棉球
   - B. 吸管
   - C. 漱口液
   - D. 开口器
   - E. 压舌板

2. 有假牙的患者，口腔护理时，取下假牙暂时不用，应放在
   - A. 热水中
   - B. 冷开水中
   - C. 酒精中
   - D. 清洗消毒液中
   - E. 朵贝尔漱口液中

3. 以下哪种患者不需行特殊口腔护理
   - A. 高热患者
   - B. 昏迷患者
   - C. 下肢外伤神志清醒者
   - D. 危重患者
   - E. 禁食患者

4. 除了下列哪项以外，均会导致褥疮的发生
   - A. 局部组织受压
   - B. 皮肤经常受潮湿、摩擦刺激
   - C. 肌肉软弱萎缩
   - D. 使用石膏绷带衬垫不当
   - E. 全身营养缺乏

5. 以下**不属于**皮肤护理目的的的是

  A. 预防压疮等并发症   B. 清洁皮肤，改善皮肤血液循环

  C. 维持皮肤正常功能   D. 减轻皮肤的天然屏障作用

  E. 增强患者的舒适感

6. 压疮产生最主要的原因是

  A. 机体营养不良   B. 局部组织持续受压

  C. 皮肤弹性差   D. 潮湿或排泄物的刺激

  E. 矫形器械衬垫不当

7. 哪项**不符合**褥疮炎性浸润期的临床表现

  A. 局部可出现小水泡   B. 浅层组织有脓液流出

  C. 受压表面呈紫红色   D. 局部表皮松解剥脱

  E. 皮下产生硬结

8. 协助患者更换卧位的间隔时间应根据

  A. 患者的要求，最长不超过 1h   B. 皮肤疾患的程度

  C. 护士工作时间的安排来决定   D. 患者的病情及局部受压情况

  E. 家属的意见，随时进行

（二）A2 型题

9. 患者，女，16 岁，患白血病，长期用抗生素，护士评估口腔的过程中，应特别注意观察口腔黏膜。

  A. 有无溃疡   B. 有无口臭   C. 口唇是否干裂

  D. 有无真菌感染   E. 牙龈是否肿胀出血

10. 王女士，39 岁，患血小板减少性紫癜，检查口腔时发现口腔黏膜有散在瘀血点，左侧下牙龈有瘀血斑，为此患者进行口腔护理，应特别注意

  A. 蘸水不可过湿以防呛咳   B. 棉球应每次一个

  C. 所有用品均应无菌   D. 擦拭时勿触及咽部以免恶心

  E. 动作轻稳，勿损伤黏膜

11. 患者李某，男，72 岁，卧床多日，臀部红、肿硬化起小水泡及上皮剥落，有时有渗液，患者诉疼痛，你判断是

  A. 瘀血红润期   B. 炎症浸润期   C. 溃疡期

  D. 局部皮肤感染   E. 压疮前期

12. 患者林先生，男，45 岁，因外伤致截瘫两月，患者一般状况差，骶尾部有一创面，面积 2.5cm×5cm，创面较深，有脓液流出。创面周围有黑色坏死组织，你认为如何处理

  A. 用 50% 酒精按摩创面及周围皮肤

  B. 用生理盐水冲洗并敷盖新鲜蛋膜

  C. 用 0.1% 氯己定（洗必泰）溶液冲洗

  D. 剪去坏死组织，用 3% 过氧化氢冲洗，抗感染治疗

  E. 涂厚层滑石粉后用无菌纱布包扎

13. 患者，男性，21 岁，因脊柱手术后卧床多日造成头发打结成团，自感形象受损，护士为患者进行头发护理时，应最好先用什么湿润头发

   A. 润发油　　　B. 2%碳酸氢钠　　C. 45℃温水

   D. 30%乙醇　　E. 百部酊

14. 患儿，女，8 岁，山上放牛时不慎跌落，多处软组织挫伤入院，治疗时发现有头虱、头虮，则入院卫生处置的重点是

   A. 剃发、淋浴　B. 乙醇拭发　　　C. 更换衣物

   D. 床上洗发　　E. 用百部酊灭虱、灭虮

二、思考题

1. 结合本项目案例，请解决以下问题：

（1）列举护士在为患者进行晨间护理时应注意什么？

（2）请思考一下晚间护理对患者的意义。

（3）该患者出现了什么并发症？导致该患者出现此并发症的原因是什么？如何预防此并发症的发生？

（4）针对目前该患者的症状，应给予哪些护理措施？

2. 患者，男，45 岁，肺性脑病，昏迷，评估患者口腔有强烈刺鼻气味，为该患者做口腔护理应注意什么？

（向　泉　李丽娟）

项目十九 | 饮食护理

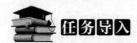

【案例】

　　张某，女，58岁，8个月前无意中发现右下颌肿大，无痛，未引起重视，一个月来肿物增大较快，引起面部严重畸形，来门诊就诊，门诊以"下颌骨肿瘤"收入院。查体：身高160cm，体重40kg，入院时患者皮肤苍白、干燥，毛发干枯，指甲无光泽，皮下脂肪薄。入院后诊断为"下颌骨多房性良性肿瘤"，入院第三天行"右下颌骨截除，即自体髂骨植骨术"。

　　为了使患者能摄取足够的营养，促进其术后恢复，护士需要具备饮食与营养的基本知识，完成以下护理任务：

　　任务一　饮食护理

　　任务二　鼻饲饮食护理

学习目标

1. 解释治疗饮食、试验饮食、要素饮食、管饲饮食、鼻饲法的概念。
2. 说出各种饮食的使用范围、各营养素的功能和食物来源。
3. 阐述要素饮食的适应证、禁忌证、并发证及注意事项。
4. 叙述鼻饲法的目的、适应证、禁忌证及注意事项。

任务目标

1. 能正确评估患者的饮食与营养状况，指导并实施一般患者的饮食护理及要素饮食护理。
2. 能为患者及家属进行饮食健康指导。
3. 能为患者实施鼻饲护理。
4. 职业形象、态度良好，能有效沟通，护理工作顺利。

任务一　饮食护理

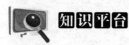

　　饮食是人类的最基本需求之一。合理的饮食可以保证机体正常生长发育、维持整个生命的过程，也可以促进组织修复、提高机体的免疫力。不良的饮食会导致营养失

衡，机体免疫力下降，甚至导致疾病的发生。因此，护理人员应掌握饮食与营养知识、饮食护理技术，正确评估患者的营养需求，制定科学的饮食护理计划，采取切实有效的措施，促进患者早日康复。

一、人体的营养需求

为了维持机体生命和健康，保证人体的正常生长发育、活动及预防疾病、促进健康，人们必须从食物中获取一定的热能和营养素。

（一）热能

热能　是人体进行各种生命活动所需消耗的能量。人体热能的主要来源是糖类，其次是脂肪和蛋白质，因此这三种物质也称"产热营养素"。它们产热的热能分别为：糖类 16.7kJ/g、脂肪 37.6kJ/g、蛋白质 16.7kJ/g。

国际通用的热能单位是焦耳（J），营养学上通常以千焦耳（KJ）或兆焦耳（MJ）作为热能的单位。而欧美一些国家仍然使用卡（cal）和千卡（kcal）作为热能单位。它们之间的换算关系为：1cal＝4.184J；1J＝0.239cal

人体对热能的需要量与年龄、性别、体重、生长速度、活动程度、劳动强度以及环境等因素有关。根据 2008 年中国营养学会的正式推荐标准，我国成年中等体力劳动热能供给量男子为 11.29MJ/d，女子为 9.62MJ/d。

（二）营养素

营养素　是指食物中能为人体消化、吸收和利用的成分。人体所需的营养素有六大类：蛋白质、脂肪、糖类、矿物质、微量元素、维生素和水。其中维生素分为脂溶性维生素和水溶性维生素，脂溶性维生素有：维生素 A、维生素 D、维生素 E、维生素 K，水溶性维生素有：维生素 B_1、维生素 B_2、维生素 B_6、维生素 B_{12}、维生素 C 及叶酸。各种营养素的功能、来源及需要量见表 19-1-1。

表 19-1-1　各种营养素的功能、来源及需要量

营养素	生理功能	来源	每日需要量
蛋白质	供给热能；构成、更新及修复人体细胞、组织；构成人体内酶、激素、抗体、血红蛋白、尿纤维蛋白等，以调节生理功能；维持血浆渗透压	肉鱼禽蛋类、乳类及豆类	男性：80g 女性：70g 占总热能的 10%~14%
脂肪	供给热能，储存能量；参与构成机体组织；供给必需脂肪酸；促进脂溶性维生素的吸收；维持体温，保护脏器；增加饱腹感	食用油、肉类、黄油及奶油等	25g 占总热能的 20%~30%
碳水化合物	供给热能；参与构成机体组织；保肝解毒；抗生酮作用	谷类、薯类、根茎类、豆类、食糖、水果等	占总热能的 60%~70%
钙	构成骨骼与牙齿的主要成分；调节心脏和神经的正常活动；维持肌肉紧张度；参与凝血过程；激活多种酶；降低毛细血管和细胞膜的通透性	乳类、海带、小虾米皮、芝麻酱、豆类、绿色蔬菜、骨粉、蛋壳粉	800mg

续表

营养素	生理功能	来源	每日需要量
磷	构成骨骼、牙齿、软组织的重要成分；促进物质活化；参与多种酶、辅酶的合成；调节能量释放；调节酸碱平衡	广泛存在于动、植物食品中	700mg
铁	组成血红蛋白与肌红蛋白，参与氧的运输；构成某些呼吸酶的重要成分，参与组织的呼吸、促进生物氧化还原反应	动物肝脏、血、肉鱼禽蛋类、豆类、绿色蔬菜等	男性：15mg女性：20mg
锌	促进机体发育和组织再生；参与构成多种酶；促进食欲；促进维生素 A 的代谢；促进性器官与性机能的正常发育；参与免疫过程	动物食品、海产品、奶、蛋、坚果类等	男性：15mg女性：11.5mg
碘	参与甲状腺素的合成，调节甲状腺功能	海产品、海盐	150μg
维生素 A	维持正常夜视功能和上皮生长；增强机体免疫力；促进生长发育	动物肝脏、鱼肝油、奶制品、禽蛋类、有色蔬菜及水果等	男性：800μg RE女性：700μg RE（视黄醇当量）
维生素 D	调节钙磷代谢；促进钙磷吸收；维持二者平衡	海鱼及动物肝脏、蛋黄、奶油；体内转化	5μg
维生素 E	抗氧化作用，保持红细胞完整性，改善微循环；参与 DNA、辅酶 Q 的合成	植物油、谷类、坚果类、绿叶蔬菜等	14mg
维生素 K	参与凝血因子合成，促进血液凝固	肠内细菌合成；绿色蔬菜、动物肝脏、蛋黄	20~100μg
维生素 B_1	构成辅酶 TPP；参与糖代谢过程；影响某些氨基酸与脂肪的代谢；调节神经系统功能	动物内脏（肝、心、肾）、肉类、豆类、花生、末过分精细加工的谷类	男性：1.4mg女性：1.3mg
维生素 B_2	构成体内多种辅酶，参与人体内多种生物氧化过程；促进生长；保持皮肤和粘膜完整性	动物内脏、禽蛋类、螃蟹、鳝鱼、奶类、豆类、花生、绿色蔬菜等	男性：1.4mg女性：1.2mg
维生素 B_6	构成多种辅酶，参与物质代谢	畜禽肉及动物内脏、鱼类等	1.2mg
维生素 B_{12}	形成辅酶，提高叶酸代谢，促进红细胞发育和成熟	禽类、肉类、鱼类、蛋类、贝壳类等	2.4μg
叶酸	参与体内各种代谢，促进红细胞生成以及 RNA、DNA 和蛋白质的合成；促进红细胞发育与成熟	动物内脏、蛋、牛肉、绿色蔬菜、土豆等	400μg DEF（膳食叶酸当量）
维生素 C	保护细胞膜，防治坏血病；治疗贫血，促进铁吸收；促进胶原、神经递质、抗体合成；参与胆固醇代谢	新鲜蔬菜和水果	100 mg

续表

营养素	生理功能	来源	每日需要量
水	构成人体组织；调节体温；溶解、运送营养素和代谢产物；维持消化、吸收功能；润滑作用；直接参与体内氧化还原反应	饮用水、食物中水、体内代谢水等	2~3L

注：表中营养素供给量采用 2008 中国营养学会正式发布的"中国居民膳食营养素参考摄入量 Chinese DRIs（Dietary Reference Intakes）"中成人中等劳动强度的标准

（三）膳食纤维

膳食纤维　是指能抗人体小肠消化吸收，而在大肠能部分或全部发酵的可食用的植物性成分、碳水化合物及与其相类似的物质总和。主要包括纤维素、半纤维素、果胶、树胶、多糖、寡糖、木质素等成分。一直以来，人们只认为蛋白质、脂肪、糖、矿物质、维生素、水是人类赖以生存的六大营养素，而忽视了膳食纤维的重要性。近年来，膳食纤维在人们饮食与健康中所起到的重要作用日益被揭示出来，因此，人们把它称为"第七营养素"。膳食纤维在饮食营养中的作用主要表现为：

1. 促进肠蠕动，预防大肠癌　膳食纤维体积大，可促进肠蠕动，减少食物在肠道内的停留时间，减少有害物质和有害代谢产物与肠壁接触的机会，可预防大肠癌。

2. 降低血脂，预防冠心病　膳食纤维中的果胶可与胆固醇结合，木质素可与胆酸结合，促使其直接从粪便中排出。

3. 避免进食过量　膳食纤维有助于延迟胃的排空，使人产生饱腹感，从而促使人们减少对其他食物的摄入，避免过量进食。但过多的摄食膳食纤维会导致腹部不适，如增加肠蠕动和增加产气量，影响其他营养素如蛋白质的消化和钙、铁的吸收。

4. 改善肠道环境　膳食纤维可以影响肠道内细菌代谢，维持肠道菌群的动态平衡。

二、医院饮食

医院饮食分为三大类，即基本饮食、治疗饮食、试验饮食，以满足不同患者诊断、治疗和促进健康的需要。

1. 基本饮食　基本饮食包括普通饮食、软质饮食、半流质饮食、流质饮食 4 种，各类饮食的适用范围、饮食原则和用法见表 19-1-2。

表 19-1-2　基本饮食

类别	适用范围	饮食原则	用法	食物
普通饮食	病情较轻或疾病恢复期，无发热、无消化道疾患，无饮食限制的患者	易消化、无刺激性食物营养均衡、美味可口限制油煎、坚硬、易胀气食物及强烈调味品	每日进餐 3 次蛋白质 70~90g/d总热量 9.5~11MJ/d	各餐分配早 25%~30%午 40%晚 30%~35%
软质饮食	老、幼患者，术后恢复期、咀嚼不便、消化不良、低热等患者	含足够的营养素以软、烂、无刺激性为主，易咀嚼消化	每日进餐 3~4 次蛋白质约 60~80g/d总热量 8.5~9.5MJ/d	面条、软饭，切碎、煮烂的菜和肉等

类别	适用范围	饮食原则	用法	食物
半流质饮食	口腔疾患、咀嚼不便、消化不良、发热、体弱及术后等患者	营养丰富，无刺激，易于咀嚼及吞咽；膳食纤维含量少，呈半流质状	每日进餐 5~6 次 蛋白质 50~70g/d 总热量 6.5~8.5MJ/d	粥、面条、馄饨、蒸鸡蛋、肉末、豆腐等
流质饮食	病情危重、高热，各种大手术后，吞咽困难、口腔疾患，急性消化道疾病的患者	食物呈流体状，易吞咽、易消化 因所含热量和营养素有限，只能短期使用，常辅以肠外营养以补充热量和营养	每日进餐 6~7 次 每 2~3h 一次 每次约 200~300ml 蛋白质 40~50g/d 总热量约 3.5~5.0MJ/d	乳类、豆浆、米汤、稀藕粉、肉汁、菜汁、果汁等

2. 治疗饮食　治疗饮食是指在基本饮食的基础上，根据病情的需要，适当调整热量和营养素，以达到辅助治疗目的的一类饮食。共有"三高、四低、一无、一少"九种饮食，其适用范围和饮食原则与方法见表 **19-1-3**。

表 19-1-3　治疗饮食

饮食种类	适用范围	饮食原则和用法
高热量饮食	用于热能消耗较高的患者，如甲状腺功能亢进、高热、大面积烧伤、产妇、需要增加体重的患者等	在基本饮食的基础上加餐 2 次 可进食牛奶、豆浆、鸡蛋、藕粉、蛋糕、巧克力及甜食等 总热能约为 12.5MJ/d（3000kcal/d）
高蛋白饮食	用于高代谢性疾病，如结核、恶性肿瘤、甲状腺功能亢进、营养不良、贫血、大面积烧伤、肾病综合征、低蛋白血症及大手术前后的患者、孕妇、哺乳期妇女等	在基本饮食的基础上增加富含蛋白质的食物，如肉类、鱼类、蛋类、乳类、豆类等 蛋白质供给量为 1.5~2.0g/（kg·d），总量不超过 120g/d 总热量为 10.5~12.5MJ/d（2500~3000kcal/d）
高膳食纤维饮食	用于便秘、肥胖、高脂血症、糖尿病等患者及大肠癌的预防	含纤维素多的食物，如各种粗粮、韭菜、芹菜、大豆等
低蛋白饮食	用于限制蛋白质摄入的患者如急性肾炎、尿毒症、肝性脑病等	限制蛋白质摄入，一般成人饮食中的蛋白质不超过 40g/d，视病情可酌情减少至 20~30g/d 应多补充蔬菜和含糖高的食物维持正常热量 肾功能不全的患者应摄入动物性蛋白，忌用豆制品 而肝性脑病患者应以植物蛋白为主
低脂肪饮食	用于肝、胆、胰疾病、高脂血症、动脉粥样硬化、冠心病、肥胖症及腹泻等患者	食物清淡、少油，尤其要限制动物脂肪的摄入，禁食肥肉、蛋黄、脑等 高脂血症及动脉硬化患者不必限制植物油（椰子油除外） 成人脂肪量≤50g/d，肝胆胰疾患的患者<40g/d
低胆固醇饮食	用于高胆固醇血症、动脉粥样硬化、冠心病、高血压、胆石症等患者	胆固醇的摄入量<300mg/d 禁用或少用含胆固醇高的食物，如动物内脏、脑、鱼子、蛋黄、肥肉和动物油等

饮食种类	适用范围	饮食原则和用法
低盐饮食	用于心脏病、急慢性肾炎、肝硬化腹水、重度高血压但水肿较轻者或各种原因所致水钠潴留的患者	成人每日摄入食盐<2g（含钠0.8g）或酱油10ml/d，但不包括食物内自然存在的氯化钠 禁食腌制品，如咸菜、咸肉、皮蛋、火腿、香肠、虾米等
无盐低钠饮食	适用范围同低盐饮食，但水肿较重者	无盐饮食：除食物内自然含钠量外，烹调时不放食盐 低钠饮食：除无盐外，还需控制食物中自然存在的含钠量的摄入，应<0.5g/d 二者均禁用腌制食物 对需无盐和低钠者，还应禁用含钠多的食物和药物，如油条、挂面、汽水等食物和碳酸氢钠等药物 烹调时可采用增加糖、醋、无盐酱油、少钠酱油等调味
少渣或无渣饮食	用于伤寒、痢疾、腹泻、肠炎、食管胃底静脉曲张、咽喉部及消化道手术后等患者	选用膳食纤维素少的食物，如蛋类、嫩豆腐等 不用强刺激性调味品和坚硬的食物，肠道疾患少用油

3. 试验饮食 试验饮食是指在特定的时间内，通过对饮食内容的调整，达到协助疾病诊断和确保实验室检查结果正确性的一类饮食。主要包括：隐血试验饮食、胆囊造影试验饮食、吸碘试验饮食（甲状腺[131]I检查）、肌酐实验饮食、尿浓缩功能试验饮食（干饮食）。具体试验目的和方法见表19-1-4。

表19-1-4 试验饮食

饮食种类	目的	方法
隐血试验饮食	用于配合大便隐血试验，以协助诊断有无消化道出血	试验前3天禁食肉类、动物血、肝脏、含铁剂药物及绿色蔬菜等，以免产生假阳性反应 可食用牛奶、豆制品、白菜、冬瓜、土豆、白萝卜、山药等 第4天留取粪便作隐血试验检查
胆囊造影试验饮食	用于需要造影检查有无胆囊、胆管及肝胆管疾病的患者	①检查前1日午餐进高脂肪饮食，以刺激胆囊收缩、排空胆汁，有助于造影剂进入胆囊；晚餐进无脂肪、低蛋白、高糖、清淡的饮食，以减少胆汁分泌；晚餐后服造影剂，服后禁食、禁水、禁烟至次日上午 ②检查当日，禁食早餐，第1次摄X线片，如胆囊显影良好，让患者进食高脂肪餐（可用油煎荷包蛋2只，脂肪量不低于50g），待30min后，进行第2次摄片，观察胆囊的收缩情况
吸碘试验饮食	用于甲状腺功能检查，以协助放射性核素[131]I检查，明确诊断	检查或治疗前7~60天，禁食含碘高的食物及药物 ①需禁食60天的食物包括：海带、紫菜、海蜇、淡菜、苔菜等 ②需禁食14天的食物包括：海蜒、毛蚶、干贝、蛏子等 ③需禁食7天的食物包括：带鱼、鲳鱼、黄鱼、目鱼、虾等 禁用碘做局部消毒

续表

饮食种类	目　的	方　法
肌酐试验饮食	用于协助检查、测定肾小球滤过功能	试验期为3天；①试验期间禁食肉类、鱼类、禽类，忌饮茶和咖啡，全日主食在300g以内；②限制蛋白质摄入（蛋白质＜40g/d），以排除外源性肌酐的影响；③不限蔬菜、水果、植物油，热量不足可添加藕粉或含糖点心等；④第3天测尿肌酐清除率及血肌酐含量
尿浓缩功能试验饮食（干饮食）	用于检查肾小管的浓缩功能	试验期1天；控制全天饮食中的水分，总量在500~600ml①可进食含水分少的食物，如米饭、馒头、面包、炒鸡蛋、土豆、豆腐干等；②烹调时尽量不加水或少加水；③避免食用过甜、过咸或含水量高的食物；④蛋白总量为1g/（kg·d）

三、营养状况的评估

营养评估是人体健康评估中的重要组成部分。及时评估患者的饮食、营养状况，制定科学营养计划，进行合理的饮食护理，对于改善患者的营养状况、促进康复具有重要的指导意义。

（一）影响因素的评估

1. 生理因素

（1）年龄　不同的年龄对营养的需求不同，而且食物的喜好和饮食自理能力也不同：①婴幼儿期、青春期、孕期、哺乳期对营养的需求增加，老年人新陈代谢减慢，对营养的需求相对减少，但对钙的需求增加；②在食物的喜好方面，婴幼儿咀嚼、消化功能尚未完善，而老年人咀嚼、消化功能减退，均应给予柔软、易消化的食物；③在饮食自理能力方面，婴幼儿、老年人自理能力偏低。

（2）活动　各种活动是能量代谢的主要因素，不同的职业，活动量不同，对营养的需求也不同，活动量大的人对营养的需求高于活动量小的人。

（3）身高和体重　一般体格高大、强壮的人需要更多的营养素。

（4）特殊生理状况　妊娠期和哺乳期的女性对营养素的需求量明显增加，并有饮食习惯的改变。

妊娠期女性摄入营养素的比例应均衡，同时需要增加蛋白质、铁、碘、叶酸等的摄入量，在孕期的后三个月尤其要增加钙的摄入量。哺乳期女性在每日饮食的基础上需再增加500kcal热量，蛋白质的需要量要增加65g/d，同时应注意补充B族维生素及维生素C。

2. 心理因素　轻松、愉快的心理状态，能促进食欲，利于食物的消化吸收；而焦虑、恐惧、抑郁、烦躁、痛苦、悲哀及过度兴奋等不良的情绪，可引起交感神经兴奋，抑制消化功能，使患者食欲减退，进食减少。

3. 社会文化因素　包括①饮食习惯：一般自幼养成，常受到家庭、种族、文化背景、地理位置、宗教信仰、经济状况等的影响。②营养知识：对营养知识的掌握和理解会影响人们对食物的选择。当营养知识缺乏时，食物的搭配不合理，可导致不同程度的营养障碍。③经济状况：经济状况直接影响购买力，影响人们对食物的选择，从而影响营养状况。

4. 病理因素

（1）疾病　各种疾病均会影响患者的食欲、食物的摄入及营养的吸收：①危重患者因自理能力下降导致食物摄入困难；②口腔黏膜、牙齿病变可造成咀嚼困难，影响食物摄入；③胃肠道疾病可影响食物的消化、吸收；④创伤、发热、恶性肿瘤等代谢率增高的疾病需要更多营养素；⑤有些疾病可引起机体营养素流失，所需营养也应增加，如肾炎患者。

（2）治疗因素　在治疗过程中，有些药物可刺激食欲，如抗组胺药赛庚啶；而有些药物可降低食欲，引起恶心、呕吐，从而影响食物的摄入及营养的吸收，如非肠溶性红霉素可降低食欲。

（二）饮食评估

饮食评估包括：①一般饮食型态，包括每日进餐时间、用餐方法及用餐时间长短、摄入食物的种类及量、饮食规律等。有无食物过敏史、特殊喜好，是否使用补品及其种类、剂量、服用时间等。②食欲，食欲有无增减，原因何在。③影响进食的因素，评估患者有无口腔疾病、咀嚼不便及吞咽功能减弱。

（三）身体状况评估

1. 体格检查　通过评估体重、外貌、皮肤、毛发、指甲、口唇及肌肉和骨骼等来初步判断护理对象的营养状况（表19-1-5）。

19-1-5　不同等级营养状况的身体征象

项目	营养良好	营养问题
体重	体重正常	肥胖或低于正常体重
外貌	精神状态佳、有活力、发育良好	消瘦、发育不良、缺乏兴趣、倦怠、疲劳
皮肤	皮肤光滑、弹性良好	缺乏光泽、苍白、干燥、粗糙且弹性差
毛发	浓密、有光泽、不易脱落	缺乏自然光泽，干燥稀疏且易脱落
指甲	粉色、坚实	粗糙、无光泽、反甲、易断裂
口唇	柔润、无裂口	肿胀、口角裂、口角炎症
肌肉和骨骼	肌肉结实、肌张力正常、皮下脂肪丰满且有弹性、骨骼无畸形	肌肉松弛无力、皮下脂肪薄，肋间隙、锁骨上窝凹陷，肩胛骨和髂骨嶙峋突出

2. 人体测量　是指运用一定的测量器具及方法测得能反映人体营养状况的数据，将测得的数值与正常值进行比较，以帮助识别患者是否存在营养问题。测量的项目包括身高、体重、皮褶厚度和上臂围（表19-1-6）。

表 19-1-6 人体测量评估内容

评估项目	意义	评估内容
身高、体重	身高和体重综合反映了蛋白质、热能及钙、磷等无机盐的摄入、利用及储备情况，同时也反映了机体肌肉、内脏的发育和潜在能力	标准体重按以下公式计算： 男性：标准体重（kg）=［身高（cm）－100］×0.9 女性：标准体重（kg）=［身高（cm）－100］×0.85 实际体重占标准体重的百分数计算公式： $\dfrac{实测体重-标准体重}{标准体重}\times100\%$ 体重正常：实测体重处于标准体重的±10% 体重过重：实测体重大于标准体重的10%～20%；大于20%为肥胖 体重过轻：实测体重小于标准体重的10%～20%；小于20%为明显消瘦
皮褶厚度	又称皮下脂肪的厚度，反映身体脂肪含量，可用于判断肥胖或消瘦	WHO推荐的测量部位为： ①肱三头肌部：即左上臂背侧中点上2cm处，其正常参考值为：男12.5mm，女16.5mm（所测数据较同年龄的正常值少35%～40%为重度消瘦，少25%～34%为中度消瘦，少24%以下为轻度消瘦） ②肩胛下部：即左肩胛下角下方2cm处 ③腹部：即距脐左侧1cm处
上臂围	可以反映肌蛋白贮存和消耗程度	测量位置为上臂中点位置的周长，我国男性上臂围平均为27.5cm 营养正常：测量值>标准值90% 轻度营养不良：测量值为标准值的80%～90% 重度营养不良：测量值为标准值的60%～80% 严重营养不良：测量值<标准值60%

（四）生化评估

生化评估即测定人体内各种营养素水平，是评价人体营养状况的客观指标。常用的检查项目包括血清蛋白质水平、肌酐、尿素氮及淋巴计数。血清蛋白质水平可反映身体内脏器官蛋白质存储量。

肌酐、尿素氮和可反映体内蛋白质代谢和氮平衡状况；而当人体缺乏某些营养素时，淋巴细胞计数会发生变化，当蛋白质缺乏时，淋巴细胞总数会相应减少。

四、患者的一般饮食护理

（一）病区的饮食管理

1. 入院饮食医嘱 临床医师根据患者的具体病情及营养状况，确定患者饮食的种类及数量并开出饮食医嘱。护士依据饮食医嘱填写住院饮食通知单，通知营养室，同时将饮食内容填写在病区的饮食单上，并在患者的床尾或床头卡上填写饮食标记。

2. 更改或停止饮食医嘱 因病情需要更改饮食时，如流质饮食改为半流质饮食，手术前需要禁食或病愈出院需要停止饮食等，由医生开出更改医嘱。护士按医嘱填写饮食更改通知单或饮食停止通知单，通知营养室并协助执行，同时更改或停止病区的饮食单、患者的床尾或床头卡上的饮食标记。

（二）患者的一般饮食护理

针对患者疾病的特点，结合患者营养状况的评估，护士可为患者制定科学、合理的营养计划，并根据计划对患者采取相应的饮食护理。一般饮食护理工作过程由进食前护理、进食护理及进食后护理三个环节进行，具体内容和要点见表19-1-7。

 任务实施

表 19-1-7　一般饮食护理任务实施

护理工作过程		护理工作及要点
1. 进食前护理	(1) 饮食指导	*护士应根据患者所需的饮食种类进行解释和指导 *说明使用此类饮食的意义，明确适合患者的食物以及患者禁用的食物和进餐的次数等 *耐心解答患者在饮食方面的问题，使患者适应饮食习惯的改变并遵循饮食护理计划
	(2) 环境准备	*暂停非紧急的治疗护理工作 *提供舒适的进餐环境，清理床旁桌椅及床上不需要的用物，开窗通风，移走便器、清除污物 *同病室如有危重或呻吟的患者，用屏风遮挡 *病情允许，可鼓励同室患者共同进餐，条件允许可到病区餐厅与其他患者共同进餐
	(3) 患者准备	*去除易造成患者食欲减退的因素 *督促并协助患者排大小便、洗手及清洁口腔 *协助患者采取舒适的进食姿势：如病情允许，可协助患者下床进食；不能下床者，协助取坐位或半坐位，放好跨床桌，并擦拭干净；俯卧或平卧患者将其头转向一侧，并给予适当支托，避免食物呛入气管
2. 进食护理	(1) 及时准确分发食物	*护士洗净双手，衣帽整洁 *核对患者及饮食单，并根据饮食单上不同的饮食要求，协助配餐员及时将热饭菜准确无误地发放给每位患者 *对禁食、限量及延迟进食者，应告知患者原因，以取得配合，同时在床尾卡上标记，做好交接班 *对于需要增加饮水量者，应向患者解释大量饮水的重要性 *对限制饮水量者，应向患者及家属说明限水的目的、限水量，以取得合作，患者床边应有限水标记
	(2) 鼓励并协助患者进餐	*患者进食期间，护士应巡视观察患者进餐情况 *检查治疗饮食和试验饮食的实施情况，探视者带来的食物，需符合患者治疗原则方可食用 *鼓励患者自行进食，不能自行进食的患者，护士应给予喂食，喂食时应根据患者的进食习惯，注意进食的次序、量，应速度适中、温度适宜，以防烫伤 *<u>双目失明或双眼被遮盖的患者，除遵守上述喂食要求外，还应在喂食前告之食物名称，</u>增加患者进食的兴趣，促进消化液分泌。如患者要求自己进食，可按时钟平面图放置食物，告知方位及食物名称（图19-1-1），利于患者取用食物

续表

护理工作过程		护理工作及要点
2. 进食护理	（3）特殊问题处理	＊**恶心**：嘱其做深呼吸，并暂停进食 ＊**呕吐**：①应及时给予帮助，提供容器盛装呕吐物；②将患者头偏向一侧，防止呕吐物误吸入气管；③尽快清除呕吐物，及时更换被污染的被服；④帮助患者漱口或给予口腔护理；⑤开窗通风，去除室内呕吐后的气味；⑥征求患者意见，询问是否愿意继续进食，对不愿继续进食者，可帮助其保存好剩下的食物，待其愿意进食时给予满足；⑦观察呕吐物的性质、颜色、量和气味等并做好记录 ＊**呛咳**：帮助患者拍背；若异物进入喉部，应及时在腹部剑突下、肚脐上用手向上推挤数次，使异物排除，防止发生窒息
3. 进食后护理	（1）整理用物	＊清理餐具，督促协助患者洗手、漱口或进行口腔护理，整理床单位。保持餐后的清洁和舒适
	（2）做好记录和交接班	＊根据病情需要做好护理记录，如饮食种类、量、患者进食时和进食后的反应等，以评价患者的进食是否满足营养需求 ＊对禁食或延迟进食的患者做好交接班

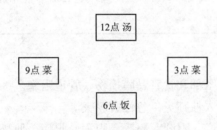

图 19-1-1　放置食物平面图

五、要素饮食

要素饮食　又称要素膳、化学膳、元素膳，由人工配制，含有全部人体生理需要的各种营养成分，不需消化或很少消化即可吸收的无渣饮食。包含游离氨基酸、单糖、必需脂肪酸、维生素、无机盐和微量元素。

（一）适应证与禁忌证

1. 适应证　①超高代谢患者，如严重烧伤及创伤、严重化脓性感染、多发性骨折等。②外科手术前后需营养支持的患者。③肿瘤或其他消耗性疾病引起的营养不良的患者。④肠炎及其他腹泻、消化道瘘、急性胰腺炎等患者。⑤其他：如脑外伤、免疫功能低下的患者。

2. 禁忌证　消化道出血、三个月内的婴儿应禁用；糖尿病患者、胃切除术后患者应慎用。

（二）应用方法

根据患者病情的需要，要素饮食可通过口服、**鼻饲**、滴注（胃造瘘、空肠造瘘）等方法供给患者，**管喂滴注有分次注入、间歇滴注和连续滴注三种方式**。要素饮食根据需要可配制成 5%、10%、15%、20% 或 25% 的液体，具体用法见表 19-1-8。

表 19-1-8　要素饮食的使用方法

投给方式	使用方法
口服	口服剂量可由每次 50ml，逐渐增至 100ml，每日进食 6~10 次
	适用于病情较轻且能经口进食的患者
	因口味欠佳，口服患者不易耐受，故临床较少使用
分次注入	将要素饮食用注射器通过鼻胃管注入，每日 4~6 次，每次 250~400ml
	主要用于经鼻胃管或造瘘管行胃内喂养者
	优点：操作方便、费用低廉
	缺点：较容易引起恶心、呕吐、腹胀、腹泻等胃肠道症状
间歇滴注	将要素饮食放入有盖吊瓶内，经输注管慢慢输入，每日 4~6 次，每次 400~500ml，每次输注持续时间约 30~60min
	优点：多数患者可耐受
连续滴注	装置与间歇滴注相同，在 12~24h 内持续滴注
	浓度宜从 5% 开始逐渐调至 20%~25%
	速度由 40~60ml/h 开始渐增至 120ml/h，最高可达 150ml/h 或用输液泵保持恒定滴速
	多用于空肠喂养的危重患者

（三）并发症

1. 机械性并发症　鼻咽部和食管黏膜损伤、管道阻塞。

2. 感染性并发症　吸入性肺炎，急性腹膜炎。

3. 胃肠道并发症　恶心、呕吐、腹胀、腹泻、腹痛、便秘等。

4. 代谢性并发症　高血糖或水电解质代谢紊乱。

（四）注意事项

（1）要素饮食的营养成分、浓度、用量、滴入速度，应根据患者的具体病情，由临床医师、责任护士和营养师共同商定。

（2）原则是由低、少、慢开始，逐步增加，待患者耐受后，再稳定要素饮食的量、速度、温度。停用时需逐渐减量，不可骤停，以免引起低血糖反应。

（3）要素饮食需新鲜配制，严格执行无菌操作，所有配制用物均严格灭菌后使用。已配制好的溶液应放在冰箱内保存，于 24h 内用完。

（4）应用要素饮食期间需定期记录体重，并观察尿量、大便次数及性状，检查血糖、尿糖、血尿素氮、电解质、肝功能等指标，做好营养评估。

（5）要素饮食不能用高温蒸煮，但可适当加温，其口服温度一般为 37℃ 左右，鼻饲及经造瘘口注入时的温度宜为 38~40℃。

（6）滴注过程中应经常巡视患者，如出现恶心、呕吐、腹胀等症状时应及时查明原因调整速度、温度及量，反应严重者可暂停滴入。

（7）长期使用者应补充维生素和矿物质。

（8）要注意评估适应证、禁忌证。

知识拓展

饮食、营养与健康和疾病的关系

一、饮食、营养与健康的关系

1. 合理的日常膳食　2008 年年初，原卫生部新修订的《中国居民膳食指南（第三版）》（以下简称《指南》）正式发布，它为我国居民提供了一个最基本、科学的健康饮食的指引。《指南》的核心内容有下列 10 条：①食物多样，谷类为主，粗细搭配；②多吃蔬菜水果和薯类；③每天吃奶类、大豆或其制品；④常吃适量的鱼、禽、蛋和瘦肉；⑤减少烹调油用量，吃清淡少盐膳食；⑥食不过量，天天运动，保持健康体重；⑦三餐分配要合理，零食要适当；⑧每天足量饮水，合理选择饮料；⑨如饮酒，应限量；⑩吃新鲜卫生的食物。

中国营养学会根据中国居民膳食的特点，提出了中国居民的"平衡膳食宝塔"，将《指南》的核心直观地展现出来（图 19-1-2）。

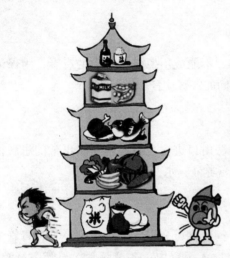

油 25～30g
盐 6g

奶类及奶制品 300g
大豆类及坚果 30～50g

畜禽肉类 50～75g
鱼虾类 50～100g
蛋类 25～50g

蔬菜类 300～500g
水果类 200～400g

谷类薯类及杂豆 250～400g
水 1200ml

图 19-1-2　平衡膳食宝塔

2. 合理膳食与健康　合理的膳食是人体维持健康的重要基础，具体表现为以下几个方面。

（1）促进生长发育　合理的膳食与营养对身体和精神发育都起着决定性的作用，是维持机体生命活动的重要物质基础。

（2）构成机体组织　各种营养素是构成机体组织的物质基础。如蛋白质是构成人体细胞的重要成分；糖脂、磷脂是构成细胞膜的重要成分；糖类参与构成神经组织；维生素参与合成酶及辅酶；钙、磷等是构成骨骼的主要成分等。

（3）供给热能　人体的各种生命活动都需要消耗热能。热能来源于产热营养素糖、脂肪和蛋白质。

（4）调节人体功能　人体活动是在神经系统、内分泌系统及各种酶的共同调节下完成的，各种营养素是构成上述调节系统的物质基础。

二、饮食、营养与疾病的关系

人体患病时，会有不同程度的代谢变化和营养不良，因而合理的膳食与营养是治疗疾病、促进康复的重要措施。主要作用为：

---

　　1. 补充额外损失和消耗的营养素　当机体处于疾病应激状态时，营养素或热能的消耗会增加，某些特定营养素也会额外损失，针对性的饮食治疗可以有效改善这一状态。及时、合理地调整营养素摄入量可增加机体抗病能力，促进疾病痊愈和创伤组织修复。

　　2. 辅助治疗和诊断疾病　根据疾病治疗和诊断的需要，调整某些营养素的摄入量，可以减轻脏器负荷，控制疾病的发展。通过提供特殊饮食如要素食品、胃肠外营养等，还可有效地供给足够的、科学的营养，为治疗和疾病恢复创造有利的条件，此外通过试验饮食也可以辅助临床诊断。

任务二　鼻饲饮食护理

知识平台

　　对于病情危重、消化功能障碍、不能或不愿经口进食的患者，为保证其摄取足够的营养素，根据不同的情况采用不同的特殊饮食护理。

一、管饲饮食概念

　　管饲饮食　是指对于不能或无法由口进食，但胃肠功能正常的患者，经胃肠道插入导管，给患者提供必需的食物、营养液、水及药物的方法。

二、管饲饮食种类

　　根据导管插入的途径不同，管饲饮食可分以下几种类型：①鼻胃管，导管经鼻腔插入至胃内；②口胃管，导管经口插入至胃内；③鼻肠管，导管由鼻腔插入至小肠；④胃造瘘管，导管经胃造瘘口插入至胃内；⑤空肠造瘘管，导管经空肠造瘘口插至空肠内。临床上以鼻胃管最常用。

三、鼻饲法

　　1. 概念　鼻饲法是将胃管经一侧鼻腔插入胃内，从管内注入流质食物、水分及药物的方法。

　　2. 适应证　鼻饲的适应证有：①不能经口进食者，如昏迷、口腔疾病、口腔术后的患者；②不能张口的患者，如破伤风患者；③其他，如早产儿、病情危重、拒绝进食、食管狭窄、食管气管瘘的患者。

　　3. 禁忌证　上消化道出血，食管、胃底静脉曲张，鼻腔、食管手术后的患者。

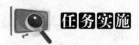任务实施

实训 21 鼻饲饮食

【目的】供给不能或不愿经口进食的患者食物、水分和药物，以保证患者的营养和治疗需要。

【评估】本项目案例为范例，见表 19-2-1。

表 19-2-1 鼻饲饮食任务评估及沟通

评 估		沟 通
护士	仪表是否符合行为规范，是否明确操作目的	
患者	1. 核对解释 2. 患者的年龄、病情及治疗情况是否适应鼻饲法，是否有插管的禁忌证 3. 患者鼻腔状况，有无鼻腔肿胀、炎症、息肉、阻塞及鼻中隔偏曲等 4. 患者心理状态，既往有无鼻饲的经历，对插管的感受、理解及配合程度	• "阿姨，您好！能告诉我您的床号和姓名吗?" • "我看一下您的手腕带。" • "张阿姨，您现在还不能经口进食，为了保证您的营养供给，医生给您开了鼻饲饮食，就是从鼻腔插一根胃管到胃内，食物就从这根管给您喂进去。" • "阿姨，不用紧张，待会插管时您配合我的指示就可以啦，插管时我动作会尽量轻的。" • "我先看看您的鼻腔情况。嗯，鼻腔情况良好。" • "您现在先休息一下，我去准备一下用物。"
环境	是否光线充足，安静、整洁	

【计划】

1. 护士准备 仪表规范明确操作目的，熟悉鼻饲法的适应证、禁忌证及操作要点，洗手、戴口罩。

2. 用物准备

（1）插管用物 治疗盘内备鼻饲包（包内用物：治疗碗 1 个、压舌板 1 支、止血钳或镊子 1 把、弯盘 1 个、30～50ml 注射器 1 副、纱布 2 块、胃管 1 条、石蜡棉球 1 个）、治疗巾 1 块、棉签、胶布、橡胶圈、别针、弯盘、听诊器、适量温开水、流质饮食 200ml（38～40℃）、一次性手套。

（2）拔管用物 治疗盘内备治疗巾 1 块、治疗碗 1 个、纱布 2 块、弯盘 1 个、松节油、棉签、一次性手套等，根据患者需要可备漱口液。

3. 患者准备 意识清楚的患者了解鼻饲的目的、注意事项，可主动合作。

4. 环境准备 病室安静、整洁，光线充足。

【实施】见表 19-2-2。

【评价】见表 19-2-2。

表 19-2-2　鼻饲饮食任务实施及评价

护理工作过程要点		工作过程的知识及应用	
		要点说明	语言沟通
实施	**1. 插管** （1）核对解释　携用物至患者床旁，核对患者姓名、床号 ＊向患者及家属解释目的和需配合事项 ＊准备 2 条胶布于治疗盘上，戴听诊器	☆确认患者，认真执行查对制度，避免差错事故的发生 ☆缓解患者紧张、恐惧，取得合作	●"您好，您能再次告诉我您的床号和姓名吗?" ●"我再看一下您的手腕带。" ●"张阿姨，您好! 现在要给您插胃管了，请您配合一下。"
	（2）安置体位清洁鼻腔　取半坐位或坐位；无法坐起者取右侧卧位 ＊昏迷患者取去枕平卧位，头向后仰（图 19-2-1A） ＊有活动义齿者取下义齿 ＊铺治疗巾于枕、颌下及胸前盖被处 ＊确定剑突位置并在治疗巾上做标志	☆坐位有利于吞咽，减轻患者呕吐反射 ☆右侧卧位有利于胃管插入 ☆头向后仰可避免胃管误入气管 ☆取下义齿，防止脱落、误咽	●"请您坐起来，很好，就这样靠着。" ●"等下插管过程中我叫您做吞咽动作的时候，您就做吞面条的动作，好吗?"
	（3）清洁鼻腔　湿棉签清洁两侧鼻腔		●"现在给您清洁鼻腔。"
	（4）润管定位　检查并打开鼻饲包，整理，倒温水，戴手套 ＊检查胃管是否通畅，关闭胃管末端 ＊润滑胃管前端 10~15cm ＊弯盘（内置胃管、止血钳）放于口角旁	☆防止胃内容物多时反流及空气进入造成腹胀 ☆减少插入时的摩擦阻力	●"现在确定一下您的剑突位置。"
	（5）量管插管　一手持纱布托住胃管，一手持止血钳夹住胃管前端，测量胃管插入的长度（图 19-2-2），沿选定侧鼻孔轻轻插入（图 19-2-3） ＊当胃管插至咽喉部（10~15cm 处），根据患者具体情况进行插管	☆插入长度一般为前额发际至剑突处或从鼻尖到耳垂再到剑突的距离 ☆一般成人插入长度约 45~55cm，婴幼儿 14~18cm	●"要插管了，等下您听我口令配合我，会插得更顺利些。"
	▲清醒患者：嘱患者做吞咽动作，顺势将胃管向前推进，至预定长度	☆护士插管动作和患者吞咽动作协调一致	●"您现在做吞咽动作。" ●"好，再吞一次，很好，很快就插好了。"

护理工作过程要点	工作过程的知识及应用	
	要点说明	语言沟通
▲昏迷患者： ＊左手将患者头托起，使下颌靠近胸骨柄（图19-2-1B），下颌靠近胸骨柄可增大咽喉通道的弧度，便于胃管沿后壁滑行，避免误入气管，顺利通过食管口 ＊缓缓插入胃管至预定长度	☆如插入不畅时应检查口腔，观察胃管是否盘在口中，或将胃管抽出少许，再行插入 ☆如插管中患者出现恶心、呕吐，可暂停插管，嘱患者做深呼吸或吞咽动作 ☆如出现呛咳、呼吸困难、发绀等现象，表示误入气管，应立即拔出胃管，休息片刻后重新插管	
（6）确认胃管位置（三种方法） ①在胃管末端连接无菌注射器抽吸，可抽出胃液 ②置听诊器于患者胃部，用无菌注射器快速经胃管向胃内注入10ml空气，听到气过水声 ③将胃管末端置于盛水的治疗碗中，无气泡逸出，如有大量均匀气泡，证明误入气管	☆确保安全	
实施 （7）固定胃管　确定胃管在胃内后，用胶布固定胃管于鼻翼及面颊部	☆防止胃管移位或滑出	●"现在已经插好胃管了，有什么不舒服吗？那就开始喂食了。"
（8）灌注食物 ＊连接注射器于胃管末端 ＊先注入少量温开水 ＊再缓慢注入流质食物或药物 ＊鼻饲完毕后，再次注入少量温开水	☆温开水可润滑管腔，防止鼻饲液黏附于管壁 ☆每次注鼻饲液应排净空气 ☆注入流质食物后应反折胃管末端，避免灌入空气，引起腹胀 ☆冲净胃管避免食物积存于管腔中变质，造成胃肠炎或堵塞管腔	●"张阿姨，如果有不适，请您告诉我。"
（9）安置胃管　将胃管末端关闭，用纱布包好，用胶布进行固定 ＊用别针固定患者肩部衣服、衣领处 ＊嘱患者维持原卧位20~30min	☆防止食物反流和胃管脱落 ☆交代患者注意保护胃管 ☆维持原卧位有促进消化、吸收，防止呕吐	●"张阿姨，胃管固定在枕边，您翻身时要小心些，不要把管拉出来。"
（10）整理用物、床单位　清理用物，脱手套，整理床单位 ＊洗净鼻饲用的注射器，放于治疗盘内，用纱布盖好备用	☆鼻饲用物应每日更换消毒	●"您好好休息，两个小时后我再来给您喂食。"

护理工作过程要点	工作过程的知识及应用	
	要点说明	语言沟通
(11) 洗手、记录　分类清理用物；洗手，记录	☆按医院感染要求分类清理，记录鼻饲时间、鼻饲液种类、量、患者反应	
2. 患者可经口进食给予拔管 (1) 拔管 ①拔管前准备：铺治疗巾于颌下及胸前盖被处；置弯盘于患者颌下，胃管末端放入弯盘内，轻轻揭去固定的胶布		●"张阿姨，您现在可以经口进食了，所以要把这根管给您拔掉。"
实施　②拔出胃管：戴手套；左手用纱布包裹近鼻孔处的胃管，嘱患者深呼吸，在患者呼气时拔管；一手边拔边将胃管盘绕在手上，另一手边用纱布擦胃管（图 19-2-4） *全部拔出后将手套翻转包裹胃管及纱布放入弯盘中，移出患者视线	☆昏迷患者拔到咽喉处快速拔出，以免管内液体滴入气管 ☆避免污染床单位，减少患者的视觉刺激 ☆拔管动作应与患者呼气动作相协调一致	●"您做深呼吸，很好"
③清洁局部：用治疗巾清洁患者口鼻、面部；用松节油擦去胶布痕迹，协助患者漱口	☆使患者清洁舒适	●"您配合得很好，谢谢您！"
(2) 整理　协助患者取舒适卧位，整理床单位；询问患者感觉，感谢合作		●"您好好休息，如有什么需要，可按呼叫器。"
(3) 清理、记录　将用物携回处置室，分类清理用物；洗手，记录	☆按医院感染要求分类清理 ☆记录拔管时间和患者反应	
评价　**1. 态度**　*亲切、温和、尊重、关心患者		
2. 技能　*护患沟通有效，患者能配合护士顺利、安全进行插管、喂食、拔管		
3. 效果　*通过鼻饲患者能获得基本的营养、水和所需的药物 *患者感觉良好，无黏膜损伤或其他并发症		

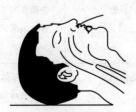
A 插胃管时头向后仰

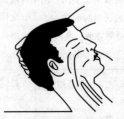
B 抬高头部增大咽喉部通道弧度

图 19-2-1　昏迷患者插管方法

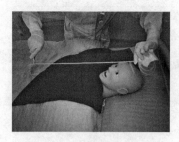
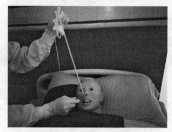
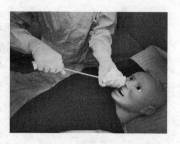

图 19-2-2　测量胃管长度　　　图 19-2-3　插管方法　　　图 19-2-4　拔管方法

【注意事项】

1. 插胃管会给患者带来很大的心理压力和不适，插管前应该进行有效沟通，取得患者及家属的理解和配合。

2. 插管时动作应轻稳，以防损伤鼻腔及食管黏膜，尤其是通过食管 3 个狭窄部位（环状软骨水平处，平气管分叉处，食管通过膈肌处）时。

3. 插管后必须证实胃管在胃内，方可喂食。若是给药时，应将药片研碎，溶解后再注入。

4. 每次灌注流质饮食前都应确定胃管在胃内及胃管是否通畅，防止鼻饲液误入气管造成呛咳甚至吸入性肺炎。

5. 每次鼻饲量不应超过 200ml，间隔时间不少于 2h。鼻饲液温度应保持在 38~40℃左右；新鲜果汁和奶液应分别注入，防止产生凝块。

6. 长期鼻饲的患者，应每日进行口腔护理 2 次，普通胃管应每周更换一次，硅胶胃管应每月更换一次。于晚间末次喂食后拔出胃管，第二天早晨再由另一侧鼻孔插入。

【健康指导】

1. 指导患者及家属如何喂食，喂食的量、间隔的时间及鼻饲液的适宜温度，告知在带管过程中的注意事项，避免胃管脱出。

2. 介绍饮食与健康和疾病的关系，合理搭配饮食，摄取食物营养，提高自身免疫力和抵抗力，促进疾病康复。

知识拓展

完全胃肠外营养

完全胃肠外营养（简称 TPN）是指通过中心静脉或周围静脉以浓缩的形式输入患者所需的热量和营养素的营养支持方法。可按患者需要提供氨基酸、脂肪、各种维生素、电解质和微量元素。可用于各种原因引起的不能从胃肠道摄入营养、胃肠道需要充分休息、消化吸收障碍以及存在超高代谢等患者，保证热量及营养素的摄入，从而维持机体新陈代谢，促进患者康复。

一、适应证与禁忌证

1. 适应证　①重度营养不良，不能经胃肠道摄食，如慢性消耗性疾病。②因疾病或治疗限制不能经胃肠道摄食或摄入不足者，如重症胰腺炎等。③胃肠道功能障碍，如肠梗阻、贲门癌、肠外瘘等。④高分解代谢状态，如严重感染、烧伤或大手术等。

2. 禁忌证 严重呼吸、循环衰竭的患者；严重水电解质紊乱、酸碱失衡的患者。

二、应用方法及营养液的配制

1. 方法 常用周围静脉、颈外静脉、锁骨下静脉输入营养液的方式。如为高渗营养液，则宜选用中心静脉。

2. 营养液配制 需按严格的配置程序，尽量现配现用，若配好后暂不输注可放置于4℃冷藏箱内，保存时间不超过24h。

三、并发症

1. 机械性并发症 在置管时可因体位不当、穿刺方向不正确引起气胸、皮下气肿、血肿、神经损伤、血胸或液胸、空气栓塞、甚至死亡。

2. 感染性并发症 置管时无菌操作不严格、营养液污染、长期置管都可能引起穿刺部位感染、导管性脓毒症、肠源性感染等。

3. 代谢性并发症 营养液输注浓度、速度、量不当，可引起糖代谢紊乱、肝功能损害、肠黏膜萎缩、胆汁淤积等。

四、注意事项

1. 配制营养液及静脉穿刺过程中应严格执行无菌操作。

2. 输液导管及输液袋每12~24h更换一次；敷料应每24h应更换一次。

3. 输液过程中加强巡视，注意输液是否通畅，输液速度开始时缓慢，再逐渐增加滴速，不可过快，以免发生高血糖。不可突然停止使用，应遵医嘱逐渐减量直到停止。

4. 输液过程中应防止液体中断或导管拔出，以防发生空气栓塞。

5. 静脉营养管严禁输入其他液体、药物及血液，也不可在此处采集血标本或测中心静脉压。

6. 使用前及使用过程中要对患者进行严密的实验室监测，根据患者代谢的动态变化调整营养液。

7. 密切观察患者的临床表现，注意有无并发症的发生。若发现异常情况应及时与医师联系，配合处理。

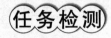

任务检测

一、选择题

（一）A1型题

1. 为提高昏迷患者鼻饲插管的成功率，在插管前患者应采取的体位是
   A. 使患者头向后仰 　　　　　B. 使患者头向前仰
   C. 使患者头偏向一侧再插 　　D. 使患者颈向前仰
   E. 使患者下颌向前仰

2. 进行胆囊造影检查时，何种情况下进食高脂肪餐
   A. 检查前一日晚餐及当日摄片显影良好后午餐
   B. 检查前一日午餐及当日摄片显影良好后就餐
   C. 检查前一日午餐及当日摄片显影良好后晚餐
   D. 检查前一日晚餐及当日摄片后即食

　　E. 检查前一日午餐及当日摄片后即食

3. 甲状腺吸碘试验检查前 60 天应禁食

　　A. 河鱼　　　　　B. 白菜　　　　　C. 土豆

　　D. 紫菜　　　　　E. 菠菜

4. 给危重患者喂食，下列哪项不妥

　　A. 应耐心喂食　　　　　　　　B. 速度、温度适宜

　　C. 呛咳时将头放平　　　　　　D. 昏迷者可采用鼻饲法

　　E. 出现恶心应鼓励其做深呼吸

（二）**A2 型题**

5. 护理人员为患者李某插胃管，插管过程中，患者表示感觉恶心难以忍受，此时应该

　　A. 立即拔出胃管，待恢复后重插

　　B. 暂停片刻，嘱患者做深呼吸，恢复后继续插

　　C. 让病人忍耐，继续插

　　D. 拔管从另一侧鼻孔插入

　　E. 托起患者头部继续缓慢插入

6. 患者刘某，女，55 岁，身高为 160cm，体重为 70kg，该患者体重为

　　A. 正常　　　　　B. 过重　　　　　C. 消瘦

　　D. 肥胖　　　　　E. 无法计算

（三）**A3／A4 型题**

(7~8 题共用题干)

患者张某，72 岁，因肝性脑病昏迷，患有冠心病。为保证患者的热能和营养素供给，护士给予鼻饲以补充营养和水分。

7. 护士插入胃管后检查证实胃管是否在胃内，方法不正确的是

　　A. 注入少量空气，同时听胃部有气过水声

　　B. 抽吸出液体用石蕊试纸测试呈红色

　　C. 注入少量温开水，同时听胃部有水泡声

　　D. 胃管末端放入水杯内无气体溢出

　　E. 抽吸出胃液

8. 为该患者进行饮食护理，下列措施中错误的是

　　A. 鼻饲液成分以高蛋白低胆固醇为主　B. 注意适量补充植物蛋白

　　C. 每次灌食前检查胃管是否在胃内　　D. 胃管每周更换 1 次

　　E. 每日行 2 次口腔护理

二、思考题

1. 何谓鼻饲法？其适应证和禁忌证有哪些？

2. 插胃管时，为了提高成功率清醒患者应如何配合？昏迷患者应如何操作？

（李燕燕）

项目二十 | 排泄护理

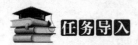

任务导入

【案例】

王某，女，29岁，孕37周，"胎膜早破"急诊入院，待产24h，无自发宫缩，遵医嘱静脉滴注催产素，4h后宫口扩张不足2cm。因胎心音异常，遵医嘱在硬膜外麻醉下行剖宫产术，术前给予留置导尿。术后母子平安，48h后遵医嘱停止留置导尿，产妇害怕伤口疼痛未自行排尿，出现尿潴留，诱导排尿未成功，实施一次性导尿。6天后家属报告医生，产妇已8天未排大便，了解原因，产妇自孕中后期经常性便秘，产后卧床缺少活动。

因产妇缺乏预防尿潴留和便秘的相关知识，护士需要行尿潴留和便秘的护理，同时进行相关知识卫生宣教工作。需完成的护理任务：

任务一　排便护理
任务二　灌肠技术及肛管排气
任务三　排尿护理
任务四　无菌导尿术及膀胱冲洗技术

学习目标

1. 解释便秘、腹泻、粪便嵌塞、灌肠术、肛管排气、多尿、少尿、尿闭、真性尿失禁、假性尿失禁、充溢性尿失禁、导尿术的概念。
2. 列出影响排便、排尿的因素。
3. 描述粪便、尿液评估的内容。
4. 叙述灌肠术、导尿术的目的和注意事项。

任务目标

1. 能准确判断异常排便、排尿活动，并采取相应的护理措施。
2. 能根据患者病情熟练规范实施简易通便技术、各种灌肠术和肛管排气技术。
3. 能根据患者病情熟练规范实施男女患者一次性导尿术、留置导尿术和膀胱冲洗术。
4. 具有良好的职业综合素质，能有效沟通，健康指导，尊重关爱和确保患者安全。

排泄是机体新陈代谢过程中产生的终产物排出体外的生理过程。机体主要靠呼吸、排便、排尿和排汗来维持内环境的相对稳定，进而维持正常生命活动。维持正常排泄是人体基本生理需要之一。当疾病或外伤等侵害机体时，可能导致机体排泄功能出现异常，需要医护人员给予密切观察、提供指导和帮助，以满足患者排泄的生理需要。

任务一 排便护理

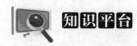 知识平台

一、大肠的解剖与生理功能

（一）大肠的解剖与功能

大肠起自回肠末端止于肛门，全长 1.5m，是消化系统的最后一部分。大肠又分为盲肠、结肠、直肠和肛管四个部分。肛管为肛门内外括约肌所包绕。肛门内括约肌为平滑肌，只能协助排便而无明显括约肛门的作用。肛门外括约肌属于骨骼肌，它环绕肛管的周围，有随意括约肛门，控制排便的作用。大肠在分泌黏液滑润肠腔，协助排出粪便的同时，还可吸收水、电解质及部分维生素。

（二）排便反射

排便是一种反射活动。粪便进入直肠时，刺激直肠壁内的感受器，冲动沿盆神经和腹下神经中的传入纤维传至脊髓腰骶部的初级排便中枢。同时传入冲动还上传至大脑皮层，引起便意。如条件许可，冲动通过盆神经的传出纤维（副交感纤维）传出，引起降结肠、乙状结肠和直肠收缩、肛门内括约肌舒张，与此同时，阴部神经的传出冲动减少，肛门外括约肌舒张，粪便则排出体外。此外，支配腹肌和膈肌的神经兴奋，腹肌和膈肌收缩，腹内压增加，促进排便。如条件不许可，大脑皮层发出冲动，下行抑制脊髓腰骶部初级中枢的活动，抑制冲动沿腹下神经传出纤维（交感纤维）传出，使肛门括约肌紧张性增加，乙状结肠舒张，排便反射则被抑制。

如果排便反射经常被抑制，就逐渐使直肠对粪便的压力刺激失去正常的敏感性。粪便在大肠中停留过久，会因过多的水分被吸收而变得干硬，结果不易排出，这是产生便秘的最普通的原因之一。排便的另一种异常现象，当直肠黏膜由于炎症而敏感性增高时，肠内只有少量粪便、黏液就可以引起便意和排便反射，在排便后总有未尽的感觉，临床上称这种现象为"里急后重"，常见于痢疾或急性肠炎时。

二、排便的评估

排便是人体基本生理需要，通过对粪便和排便的活动等进行评估可为临床协助诊断、治疗、预防疾病和制定护理措施提供依据。

（一）粪便的评估

1. 正常粪便的评估 一般成人每日排便 1~3 次，平均每次量 150~200g。正常粪便柔软成形，因含胆色素而呈黄褐色，纯母乳喂养婴儿的粪便呈黄色或金黄色。每日排便量、大便颜色以及气味等也因摄入的食物、药物的数量、种类及消化器官功能的不同而发生变化。如：食绿色的蔬菜，粪便可呈暗绿色；服用炭粉、铋剂等药物，粪便呈黑色等。

2. 异常粪便的评估

（1）次数　成人每日排便超过 3 次或每周少于 3 次，应视为排便异常。

（2）性状　粪便性质和形状的改变。①栗子样便：粪便干结坚硬呈圆球状或栗子状。多见于便秘患者，因粪便在肠内停留过久，水分被过度吸收所致。②细条状或扁条状粪便：因直肠狭窄，粪便经过时被压成细条或扁条状，可见于痔疮、直肠息肉等。③糊状或水样便：因肠蠕动亢进或分泌增多所致。见于各种感染性或非感染性腹泻，尤其是急性胃肠炎时。④黏液便：若肉眼可见的黏液说明肠道有病变，如：小肠炎症时粪便中可见大量黏液。

（3）颜色　①柏油样便呈暗褐色或黑色，见于上消化道出血。因红细胞中血红蛋白铁，在细菌作用下与硫化物结合成硫化铁，而使大便呈暗褐色或黑色。出血量在 5ml 以上，隐血试验呈阳性，出血量在 50~75ml，粪便即可呈暗褐色或黑色，隐血试验呈强阳性反应。②暗红色便见于下消化道出血患者，如：溃疡性结肠炎、局限性肠炎、结肠或直肠癌。③陶土色便见于胆道梗阻患者，由于胆汁分泌减少或缺如，以致粪胆素相应减少所致。行钡餐造影术后，可因排出硫酸钡而呈黄白色。④果酱样便见于阿米巴痢疾或肠套叠。⑤粪便表面有鲜血或便后有鲜血滴出见于直肠息肉、肛裂或痔疮出血的患者。⑥白色"米泔水"样便：见于霍乱、副霍乱粪便。主要为霍乱毒素作用于肠道杯状细胞，使大量黏液微粒出现于粪便中，形成米泔水样便。

（4）气味　消化不良粪便呈酸臭味；直肠溃疡、直肠癌呈腐败臭味；上消化道出血呈腥臭味。

（5）混合物　粪便中混有大量黏液常见于肠道炎症；粪便中伴有脓血，常见于直肠癌、痢疾；肠道寄生虫感染粪便中可见蛔虫、蛲虫等。

（二）影响正常排便的因素

1. 年龄　2~3 岁以下的婴幼儿，神经、肌肉系统发育不全，因而不能控制排便；老年人因腹壁肌肉张力下降，胃肠蠕动减慢，盆底肌、肛门括约肌松弛等易出现排便功能异常。

2. 活动　活动可刺激肠道蠕动，维持肌肉的张力，有助于维持正常的排便功能。长期卧床、缺乏活动的患者可因肌肉张力减退而导致排便困难。因此临床对卧床的患者指导床上适当运动可预防便秘。

3. 饮食与饮水　均衡饮食和足量饮水是维持正常排便的重要因素，如果每日摄入足够的膳食纤维或摄入足够的液体量，有助于粪便的排出。

4. 生活习惯　许多人在日常生活中有自己固定的排便时间、习惯的姿势以及排便时从事某些活动如阅读等。当这些生活习惯由于环境的改变（入院）无法维持时，就可能影响正常排便。

5. 心理因素　心理因素是影响排便的重要因素，精神抑郁可引起肠蠕动减慢而导致便秘；而情绪的过度紧张、焦虑等可能导致迷走神经兴奋性增强，使肠蠕动增强而引起腹泻。另外有人自我诊断为便秘，并且滥用泻剂、灌肠剂和栓剂以确保每日排便，成为药物依赖性便秘，为感知性便秘。

6. 社会文化因素 大多数的社会文化都认为排便是属于个人隐私。当周围环境不利于排便的隐蔽性或个体需要他人协助解决排便问题时，就可能因压抑排便的需要而造成便秘等问题。

7. 疾病 消化系统的疾病、身体其他系统的疾病如：脊髓损伤、脑卒中以及疾病导致的疼痛等都会影响正常排便功能。

8. 医疗措施 某些治疗和检查会影响个体的排便活动。有些药物能直接影响排便，如缓泻药可刺激肠蠕动，减少肠道水分吸收，促使排便；而有些药物的副作用则可能干扰排便，如长时间服用抗生素可抑制肠道正常菌群而导致腹泻，服用吗啡等镇痛剂以及抗精神病药物可引起便秘等。腹部、肛门部手术则会因肠肌的暂时麻痹或伤口疼痛不敢活动而造成排便困难；胃肠 X 线检查常需灌肠或服用钡剂，也可影响排便。

知识链接

肠道菌群

肠道菌群指在胃肠道内寄居的种类繁多的微生物群。

正常情况下，各菌群间按一定的比例组合，互相制约，互相依存，在质和量上形成一种生态平衡。正常菌群有许多重要的生理功能：软化粪便，利于排泄；避免病原菌的侵害，预防腹泻；有助维生素 B_1、维生素 B_2、维生素 B_6、维生素 K 等的合成；迅速排出有害物质；提高免疫力等。对于正常菌群对抗癌症和预防衰老等其他多项作用也有研究报道。

长期应用广谱抗生素，可引起菌群失调，患者出现严重腹泻或迁延难愈的慢性腹泻等各种肠道感染症状。合理使用抗生素是预防其发生的关键因素。

美国等多个国家的部分医院正在研究和使用粪便移植法治疗艰难梭菌感染患者。

三、排便异常的护理

（一）腹泻的护理

1. 概念 腹泻是各种原因引起肠蠕动增快，导致排便次数增多，粪便稀薄不成形或呈水样便。

2. 原因 常见原因包括饮食不当，食物中毒，胃肠道疾病、消化系统发育不全、紧张焦虑；某些内分泌疾病，如甲亢等；长期使用抗生素导致的菌群失调。

3. 症状体征 腹泻是机体的一种保护性反应。主要变现为粪便形态改变，松散稀薄或水样便，排便次数增多，常伴有肠痉挛、腹痛、恶心、呕吐、肛门疼痛、全身无力，有里急后重感等。

4. 护理措施

（1）去除病因 停止进食被污染的食物，遵医嘱给予药物治疗，如为肠道感染可给予抗生素治疗。疑为传染性疾病，立即按肠道隔离患者处理。如：伤寒、霍乱等。

（2）卧床休息 减少体力消耗，减少肠蠕动，注意腹部保暖，解除肠痉挛，减轻腹痛。

（3）饮食护理 宜清淡的流质或半流质饮食，鼓励患者多饮水，严重腹泻者禁食。

（4）皮肤的护理 腹泻患者肛门、会阴、臀部经常受到排泄物的刺激，因此，应加强相关护理。每次便后用软纸轻擦肛门，温水清洗、并在肛门周围涂油膏保护。

（5）**防止水电解质紊乱** 给予口服补液盐或静脉输液，根据医嘱应用止泻剂。必要时协助患者留取标本送检。

（6）**密切观察病情** 腹泻严重者，应记录排便的性质、次数等，病情危重者，注意生命体征变化。

（7）**心理护理** 主动关心患者，协助作好清洁护理，促进身心舒适，使之消除焦虑不安的情绪。

（8）**健康教育** 给予腹泻护理相关知识教育，指导患者及家属合理饮食，口服补液盐，预防脱水和电解质紊乱，养成良好的饮食和卫生习惯。

（二）排便失禁的护理

1. 概念 大便失禁是指肛门括约肌不受意识控制而不自主的排便。

2. 原因 多见于严重腹泻、神经肌肉系统的病变或损伤等，也见于情绪失调、精神障碍等心理疾病。

3. 护理措施

（1）**心理护理** 大便失禁的患者心理紧张而窘迫，感觉丧失自尊。护理人员应尊重理解患者，给予心理安慰与疏导，帮助树立信心。

（2）**皮肤护理** 床上铺橡胶单和中单或使用一次性尿垫，每次便后用温水洗净肛门周围及臀部皮肤，并注意观察骶尾部皮肤变化，大便失禁的患者由于床褥等部位容易潮湿等，所以应重点预防压疮的发生。

（3）**环境清洁** 保持室内空气清新，定时开窗通风，除去不良气味；保持床褥、衣服清洁，及时更换污湿的衣裤、被单。

4. 健康教育 ①在病情允许的情况下，鼓励患者摄入足够的液体。②帮助患者重建正常排便控制能力，逐步恢复肛门括约肌的控制能力。方法：取坐位、立位或卧位，试做排尿（排便）动作，先慢慢收紧盆底肌肉，再缓缓放松，每次10s左右，连续10遍，每日5~10次，以患者不感到疲乏为宜。③定时给予便器，促使患者按规律自己排便，如无规律，可每2~3h让患者使用一次便盆；教会患者进行肛门括约肌的收缩运动，每次20~30min，每日数次。

（三）便秘的护理

1. 概念 便秘是指正常的排便形态改变，排便次数减少，无规律性，伴排便困难，粪便常干结如栗子状。

2. 原因 多因肠道器质性疾病、长期卧床、肠蠕动减慢、精神因素、饮食不当、饮水不足、排便习惯改变、长期滥用泻药、腹肌张力不足等引起。

3. 症状体征 腹痛、腹胀、消化不良、食欲不佳、乏力、舌苔厚，触诊腹部紧张，有时能触及包块，直肠指诊时能触及粪块。有时排便会有左腹部或下腹部痉挛性疼痛与下坠感。

4. 护理措施

（1）**心理护理** 根据患者情况，给予解释和指导，保持充足的休息和睡眠，减轻压力，放松心情，消除其焦虑、紧张心理。

（2）提供适当的排便环境　如：避开治疗、护理和进餐时间。给患者适当遮挡，以消除紧张，保持精神放松。

（3）选取适当的排便姿势　卧床使用便器者病情允许，可取坐位或抬高床头，以借重力作用，增加腹内压力，促进排便。对需绝对卧床或某些术后需卧床患者，术前应有计划训练其在床上使用便器。

（4）口服缓泻药和简易通便术　遵医嘱口服缓泻药物（番泻叶、果导片等）或施行简易通便术。简易通便适用于体弱老人和久病卧床便秘者。常用的方法有：①<u>开塞露通便法</u>，开塞露由 50% 甘油或小量山梨醇制成，装在塑料容器内。用量成人 20ml，小儿 10ml。操作者使用时戴好手套，将封口端剪去，先挤出少许液体润滑开口处，然后轻轻插入肛门，将药液全部挤入，嘱患者忍耐 5~10min，以刺激肠蠕动，软化粪便，达到通便目的。②<u>甘油栓通便法</u>，甘油栓是由甘油明胶制成，为无色透明或半透明栓剂，呈圆锥形，具有润滑作用，利用机械刺激和润滑作用而达到通便目的。使用时将甘油栓取出，操作者戴手套，捏住栓剂较粗的一端，将尖端插入肛门内 6~7cm，用纱布抵住肛门口轻揉数分钟，嘱患者保留 5~10min 后排便。③<u>肥皂栓通便法</u>，由于肥皂的化学性和机械性刺激作用引起自动排便。操作者使用时戴手套将普通肥皂削成底部直径 1cm，长 3~4cm 圆锥形，蘸热水后插入肛门（方法同甘油栓通便法）。如有肛门黏膜溃疡、肛裂及肛门剧烈疼痛者，及小儿不宜使用肥皂栓通便。

（5）健康教育　①<u>饮食与饮水指导</u>，每日保持摄取足够的食物量并多食富含膳食纤维和维生素的食物。鼓励患者多饮水，每日饮水量在 1500ml 以上。②<u>活动指导</u>，鼓励患者参加力所能及的体力活动。病情许可时，可指导患者做加强腹肌和骨盆底部肌肉的运动，以增加肠蠕动和肌张力，促进排便。③<u>帮助患者建立正常的排便习惯</u>，指导患者选择一适合其自身的时间，每天固定时间排便，一般以早餐后为宜。不随意使用缓泻剂及灌肠等方法。④<u>教会患者腹部环形按摩</u>，操作者用手稍用力按压腹部，自右下腹盲肠部开始，依结肠蠕动方向，经升结肠、横结肠、降结肠、乙状结肠作环形按摩，或在乙状结肠部由近心端向远心端作环形按摩，每次 5~10min，每日 2 次。

（6）经上述几点处理无效时，遵医嘱给予灌肠。

知识链接

孕产妇便秘的常见原因

便秘在女性孕期和产后多发。常见原因有以下几种：<u>孕期黄体酮分泌增加，使胃肠道平滑肌松弛</u>，肠蠕动减缓，食物残渣久滞肠道，使水分过度吸收造成大便干结；<u>腹壁和骨盆底的肌肉收缩力量不足，排便力量不足</u>；妊娠后期，日益增大的胎儿和子宫，<u>压迫直肠也会引起便秘</u>；分娩晚期，会阴和骨盆或多或少的损伤，通过神经反射，抑止排便动作。由于产褥期胃肠功能减弱，肠蠕动慢，肠内容物在肠内停留时间过长；经过妊娠腹部过度膨胀，使腹部肌肉和盆底组织松弛，排便力量减弱；产后人体虚弱排便力量减弱；饮食结构不合理，蔬菜、水果吃得少；是产后饮食过于讲究所谓高营养，缺乏纤维素，食物残渣减少；下床活动不便，活动减少，产妇不习惯在床上用便盆排便。

（四）粪便嵌塞的护理

1. 概念 粪便嵌塞是指粪便持久滞留堆积在直肠内，水分被吸收导致粪便坚硬不能排出。多见于慢性便秘的患者。

2. 原因 主要是便秘未得到及时解除，滞留粪便水分被吸收，使粪便变硬、积聚、堆集、镶嵌，最终导致又大又硬的粪块嵌塞。

3. 症状体征 患者常有直肠肛门疼痛、排便冲动和腹部胀痛等症状，有的患者出现少量粪水从肛门渗出，却不能排出大便，常伴食欲不佳。

4. 护理措施

（1）润肠通便 早期或症状轻者可使用栓剂、口服缓泻剂来润肠通便。必要时，先行油类保留灌肠，2~3h 后再做清洁灌肠。

（2）人工取便 在清洁灌肠无效后，可行人工取便。实施程序：患者摆好体位（左侧卧位），实施者戴上手套，将涂有润滑剂的示指轻轻插入患者直肠内，触到硬物时机械地破碎硬块，一块一块地取出。注意事项：动作轻柔，避免损伤直肠黏膜。如患者出现心悸、头昏等不适，应立即停止操作。勿使用器械，以免损伤肠黏膜或引起肛周水肿。人工取便易刺激迷走神经，故对心脏病、脊椎受损者慎用。

（3）健康教育 向患者及家属讲解有关排便的知识，协助患者建立合理的膳食结构，维持正常的排便习惯，防止便秘的发生。

任务二　灌肠技术及肛管排气

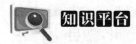
知识平台

一、灌肠术概念

灌肠术 是将一定量的溶液通过肛管由肛门经直肠灌入结肠，以帮助患者排便、排气、清洁肠道或供给药物，达到协助诊断疾病和治疗目的的技术。

二、灌肠术分类

根据灌入液体保留时间长短和灌肠目的不同分为保留灌肠和不保留灌肠。不保留灌肠根据灌入液体的量又分大量不保留灌肠、小量不保留灌肠。反复实施大量不保留灌肠以达到清洁肠道目的的灌肠称为清洁灌肠。

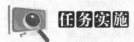**任务实施**

（一）大量不保留灌肠

实训 22　大量不保留灌肠

【目的】

1. 解除便秘和肠胀气。

2. 清洁肠道，为手术、检查、分娩做准备。

3. 稀释、清除肠道内有毒物质，减轻中毒。

4. 为高热患者降温。

【评估】本项目案例为范例，见表 20-2-1。

表 20-2-1　大量不保留灌肠任务评估及沟通

评 估	沟 通
护士　仪表是否符合行为规范，是否明确操作目的	
患者　1. 核对解释	●"您好！请问您叫什么名字？"
2. 患者的年龄、病情、意识状态	●"王女士，因为您已近 8 天无排便了，医生嘱咐给您
3. 患者排便及肛门周围皮肤情况	灌肠。您以前灌过肠吗？"
4. 患者的心理反应、合作程度	●"不用紧张，操作时我动作会尽量轻一些。""让我
5. 患者对灌肠知识的掌握情况	来看一下您肛周皮肤情况。"
6. 患者是否排空膀胱	●"现在我去准备用物，您请先去方便一下。"
环境　环境是否整洁，有无适当遮挡，光线是否适宜	

【计划】

1. 护士准备　仪表符合行为规范，明确操作目的，洗手、戴口罩。

2. 用物准备

（1）治疗盘内　一次性灌肠袋 1 个、大量杯内装灌肠液、水温计、卫生纸数张、棉签、弯盘；润滑剂、一次性手套；便盆及便盆巾；医用垃圾桶、输液架等。

（2）配置灌肠液　常用灌肠液有 0.1%～0.2% 肥皂液、生理盐水；成人每次用量 500～1000ml，小儿为 200～500ml。溶液温度为 39～41℃，降温时用 28～32℃，中暑用 4℃的 0.9% 生理盐水。

3. 患者准备　明确灌肠的目的、方法及相关注意事项，已排空膀胱，做好主动配合准备。

4. 环境准备　温度、光线适宜，空气清洁，物品清洁、排放整齐，酌情关闭门窗，屏风遮挡。

【实施】本项目案例为范例，见表 20-2-2。

【评价】见表 20-2-2。

表 20-2-2　大量不保留灌肠任务实施及评价

护理工作过程要点	工作过程的知识及应用	
	要点说明	语言沟通
1. 核对解释　携用物至床旁，核对并解释	☆避免差错事故发生 ☆确认患者及患者是否准备完毕 ☆做好解释工作，取得配合 ☆本案例选择：温度 39～41℃，0.1%肥皂液 800ml	• "您好，请问您叫什么名字？" • "王女士，您好！要开始灌肠了，您准备好了吗？" • "操作过程中我会告诉您如何进行配合。"
2. 安置体位　协助患者取左侧卧位，双腿屈曲；臀部移至床边，将裤子脱至膝部；（不能自我控制排便的患者可取仰卧位、臀下垫便盆）盖好被子，露出臀部 ＊垫一次性橡胶单；置弯盘及卫生纸	☆该姿势使乙状结肠和降结肠处于低位，方便液体灌入 ☆维护自尊、减少暴露、防止受凉 ☆保护被褥不被潮湿、污染	• "请您侧卧，背向我，双腿屈曲；臀部移向床边，……嗯，很好。" • "请您把裤子脱到膝部。" • "王女士，请您把臀部抬一下，我放一下橡胶单。"
3. 润管、排气　检查并取出灌肠袋；倒灌肠液、挂灌肠袋于输液架上；液面距离肛门约 40～60cm ＊戴手套；润滑肛管；排气；夹紧	☆利用重力作用，若压力过大，液体流入太快，不易保留 ☆加强防护；方便插管	
4. 插管、灌液　左手持纸分开臀部，暴露肛门；嘱患者深呼吸；右手持肛管轻轻插入 7～10cm，松夹，使灌肠液缓缓流入（图 20-2-1）	☆动作轻柔 ☆如插入受阻、可退出少许或旋转后缓缓插入 ☆小儿插入 4～7cm	"王女士，请您做深呼吸，放松。""如果操作过程中您有什么不适请及时告诉我，好吗？"
5. 观察与处理　如液面下降过慢或停止，肛管堵塞，移动或挤捏肛管 ＊如有便意，嘱其张口深呼吸，并降低灌肠袋高度或暂停片刻 ＊观察病情，如患者脉速，面色苍白，冷汗，腹痛，应停止灌肠，通知医生	☆挤捏肛管，可使堵塞管孔的粪块脱落 ☆转移注意力，减轻腹压 ☆患者出现肠道痉挛或出血，应停止灌肠	• "王女士，请您大口喘气。" • "您现在感觉怎样？"
6. 拔管　灌肠液即将流尽时，夹管；右手用卫生纸包裹肛管缓缓拔出；左手持卫生纸轻揉按压肛门	☆避免空气进入肠道、灌肠液、粪便随管流出	
7. 安置患者　取出橡胶单，帮患者穿好裤子；协助患者取舒适体位；嘱咐患者保留 5～10min 后再排便（不能下床者给予便盆） ＊感谢合作	☆以利于粪便软化	• "来，请您臀部抬高，我撤一下橡胶单。请您尽量忍5～10min 再去排便。" • "感谢您的配合，呼叫器放您枕旁，有需要请随时呼叫我。"

（左侧标注：实施）

续表

护理工作过程要点	工作过程的知识及应用	
	要点说明	语言沟通
实施	**8. 整理、记录** 整理床单位、开窗、撤屏风 ＊用物归类处理，洗手、记录	☆保持病室整洁 ☆按医疗垃圾分类处理用物 ☆在当天体温单的大便栏内记录	
评价	**1. 态度** 认真、严谨，尊重、关爱、保护患者隐私		
	2. 技能 ＊护患沟通有效，满足患者身心需要 ＊操作中能维护患者的自尊；操作熟练，动作轻稳、准确		
	3. 效果 ＊灌肠过程顺利、安全 ＊患者积极配合，舒适，无并发症		

【注意事项】

1. 妊娠、急腹症、严重心血管疾病、消化道出血等患者禁忌灌肠。

2. 根据病情，准确应用灌肠液：为伤寒患者灌肠时，溶液不得超过 500ml，压力要低（液面距肛门不得超过 30cm）；肝昏迷患者禁用肥皂水灌肠，以减少氨的产生和吸收；充血性心力衰竭和水钠潴留患者禁用生理盐水灌肠。

3. 灌肠过程中密切观察患者反应，若出现面色苍白、出冷汗、剧烈腹痛、脉速、心慌气急、应立即停止灌肠，通知医生进行处理。

4. 降温灌肠应保留 30min 后再排出，排便后隔半小时再测量体温并记录。

5. 保护患者自尊，减少暴露，防止受凉。

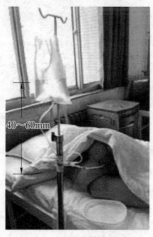
A. 一次性灌肠袋法

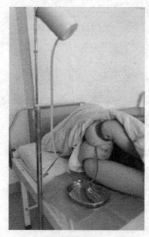
B. 灌肠筒法

图 20-2-1 大量不保留灌肠

【健康指导】

1. 指导患者建立良好的排便习惯及如何预防便秘相关知识。

2. 对患者讲解有关灌肠操作中需患者配合的事项。

3. 指导患者灌肠过程中如有便意，嘱其张口深呼吸。

（二）小量不保留灌肠、清洁灌肠和保留灌肠

1. 各种灌肠术的目的、适用范围与溶液要求　见表 20-2-3。

表 20-2-3　各种灌肠术的实施目的、适用范围及溶液准备

类型	目的及适用范围	溶液准备	
		溶液温度	溶液配制及量
大量不保留灌肠	见实训 21	见实训 21	见实训 21
清洁灌肠	*彻底清洁肠道，为直肠、结肠检查和腹盆腔手术作准备 *彻底清除肠道内有毒物质	同大量不保留灌肠 39~41℃	*第一次使用 0.1%~0.2% 肥皂液，以后使用生理盐水，反复多次直至排出液体清洁无粪质为止
小量不保留灌肠	*软化粪便，解除便秘 *排除肠道积气，减轻肠胀气 *适用于腹部或盆腔术后肠胀气患者、年老体弱、小儿、危重患者、孕妇等	温度 38℃	*总量小于 200ml *"1、2、3"溶液：50% 硫酸镁 30ml、甘油 60ml、温开水 90ml *油剂：甘油和水各 50~60ml；各种植物油 120~180ml
保留灌肠	*将药物灌入直肠或结肠，达到镇静、催眠和治疗肠道感染的作用 *适用于失眠、躁动和肠道感染患者	温度 38℃	*药量不超过 200ml *2% 小檗碱或 0.5%~1% 新霉素及其他抗生素（用于肠道抗感染） *10% 水合氯醛（用于镇静催眠）

2. 各种灌肠术实施过程的不同点比较　见表 20-2-4。

表 20-2-4　各种灌肠术实施过程要点比较

类型	患者准备和体位	插管长度（cm）	压力（cm）	保留时间（min）	说明与注意事项
大量不保留灌肠	*提前排尿 *左侧卧位	7~10	40~60	5~10	见实训 21
清洁灌肠	*提前排尿 *左侧卧位	7~10	小于 40	10~20	①反复多次至清洁无粪质；②每次液量不超过 500ml；③禁忌用温水灌肠；每次灌肠后让患者休息片刻

续表

类型	患者准备和体位	插管长度（cm）	压力（cm）	保留时间（min）	说明与注意事项
小量不保留灌肠	＊提前排尿 ＊左侧卧位	7～10	小于30	10～20	可采用注洗器灌肠 ①如采用注洗器灌肠，灌肠前及每次抽吸灌肠液时均要排好气并夹紧肛管末端，防止引起腹胀 ②选用灌肠袋、灌肠筒灌肠时，压力宜低，速度宜慢
保留灌肠	＊最好选在临睡前保留 ＊提前排便、排尿 ＊臀部垫高约10cm；根据病情取体位，如：慢性菌痢左侧卧位（病变在乙状结肠和直肠）；阿米巴痢疾右侧卧位（病变在回盲部，以提高疗效）	15～20	小于30	≧60	也可采用注洗器灌肠 ①根据病情确定患者卧位和插入深度 ②肛管宜细，插入宜深，压力宜低，速度宜慢，最后注入5～10ml温开水，抬高末端使药液全部流入 ③肛门、直肠、结肠手术及大便失禁的患者，不宜保留灌肠

（三）口服高渗溶液清洁肠道

因清洁灌肠操作麻烦，患者痛苦较大，现临床为直肠、结肠检查和手术前进行肠道准备时，若非紧急手术和检查，多采用口服高渗溶液替代清洁灌肠法。

1. 甘露醇法　患者术前3天进半流质饮食，术前1天进流质饮食，术前1天下午2时~4时口服甘露醇溶液1500ml（20%甘露醇500ml+5%葡萄糖1000ml混匀），一般服后10~20min即反复自行排便。

2. 硫酸镁法　患者术前3天进半流质饮食，每天晚上口服50%硫酸镁10～30ml。术前1天进流质饮食，术前1天下午2时～4时，口服25%硫酸镁200ml（50%硫酸镁100ml+5%葡萄糖盐水100ml），然后再口服温开水1000ml。一般服后15～30min，即可反复自行排便，2~3h内可排便2~5次。

三、肛管排气

肠胀气　指肠道内积聚过量气体而不能自行排出。临床主要表现为腹胀、腹部膨隆、痉挛性疼痛、呃逆，当肠胀气压迫膈肌和胸腔时，甚至可出现急性呼吸困难。体检腹部叩诊呈鼓音。

（一）肠胀气的原因

1. 生理原因　饮食或交谈等过程中吞入气体过多；食用产气食物过多，如：豆类、糖类、油炸类食物以及可乐等碳酸饮料等。

2. 病理原因　各种疾病引起消化不良，造成细菌对食物过度发酵致大肠产气增多；胃酸过多时，胃酸和胰液中和产生二氧化碳，致产气增多；肠道手术、肠道梗阻、便秘等多种原因致肠蠕动减少，气体不能有效排除。

3. 心理因素 过度紧张常致吞咽空气过多；抑郁情绪可引起自主神经功能紊乱，从而引起腹胀等不适。

（二）肠胀气的护理

1. 心理护理 向患者解释出现肠胀气的原因、治疗及护理方法，以缓解患者紧张情绪。

2. 治疗疾病 积极治疗各种肠道疾患等原发病症。

3. 促进排气 ①适当活动，卧床患者经常更换卧位，病情允许则鼓励、协助患者下床活动。②腹部环形按摩或热敷。③遵医嘱执行各种措施，遵医嘱药物治疗；针灸技师实施针刺疗法；灌肠等。

4. 健康教育 指导患者保持适当活动；养成细嚼慢咽的好习惯；注意饮食结构合理，进食易消化的食物，减少食用产气食物或饮料等。

5. 肛管排气 经上述各种方法处理效果不佳时，可采取肛管排气法。

（三）肛管排气

肛管排气是将肛管由肛门插入直肠，排除肠腔内积气的方法。

（1）准备用物 治疗盘内备肛管，玻璃接管，橡胶管，玻璃瓶（内盛3/4水），瓶口系带（图20-2-2），润滑油，棉签，弯盘，卫生纸，胶布条（1cm×15cm），屏风。

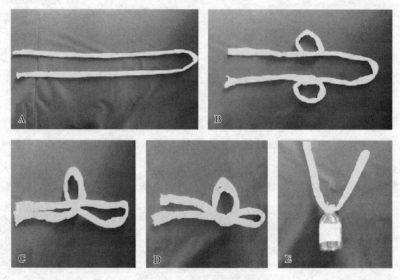

图20-2-2 玻璃瓶口系带法

（2）携用物至患者床旁，核对、解释操作目的，取得配合，屏风遮挡，助患者仰卧或左侧卧位。

（3）将瓶系于床边，橡胶管一端插入水中，玻璃接管于肛管连接，润滑肛管前端，插入直肠15~18cm，以胶布交叉固定于臀部，橡胶管须留出足够长度，供患者翻身。

（4）观察排气情况，如排气不畅，可帮助患者转换体位、按摩腹部，以助气体排出。

（5）保留肛管一般不超过20min，拔管后，清洁肛门，整理用物，洗手、记录。

（6）注意事项

①肛管保留时间不能超过20min，因为长时间留置肛管，会降低肛门括约肌的反

应，甚至导致肛门括约肌永久性松弛，因此应严格控制置管时间。必要时可间隔 2~3h，再重复插管排气。

②观察患者排气情况，如排气不畅，轻轻转动肛管或帮助转换体位、按摩腹部，以助气体排出。

③操作中应注意遮挡，维护患者自尊。

任务三　排尿护理

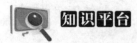 知识平台

一、泌尿系统的解剖与生理功能

（一）泌尿系统的解剖与特点

泌尿系统由肾脏、输尿管、膀胱和尿道组成。尿道是从膀胱通向体外的管道。男性尿道兼有排尿和排精功能，尿道细长，约 18~20cm，有三个狭窄即尿道内口、膜部和尿道外口；两个弯曲即耻骨下弯和耻骨前弯，其中耻骨下弯固定不变，而耻骨前弯可随阴茎的位置不同而变化，将阴茎向上提起，耻骨前弯可消失。女性尿道短、直、粗，长约 4~5cm。女性尿道富于扩张性且尿道外口与阴道口、肛门相邻。由于尿道的解剖特点，女性更易发生泌尿系上行性感染。

（二）排尿反射

当膀胱内压力增加到一定量（成人约 400~500ml、儿童约 50~200ml）时，膀胱壁的牵张感受器受压力的刺激而兴奋，冲动沿盆神经传入脊髓的排尿反射中枢 S2-S4 骶髓；同时冲动也通过脊髓上传到达脑干和大脑皮层的排尿反射高级中枢，产生排尿感觉。如果环境适当，排尿反射进行，冲动沿盆神经传出，引起逼尿肌收缩，内括约肌松弛，尿液进入后尿道，刺激尿道感受器，使冲动再次沿盆神经传至脊髓排尿中枢，以加强排尿并反射性抑制阴部神经，使膀胱外括约肌松弛，尿道外括约肌开放，于是尿液被强大的膀胱内压驱出。在排尿时，腹肌、膈肌、尿道海绵体肌的收缩均有助于尿液的排出。如果环境不适宜，外括约肌仍收缩，排尿反射将受到抑制。

二、排尿的评估

（一）尿液的评估

1. 正常尿液的评估

（1）次数和尿量　成人日间排尿 3~5 次，夜间 0~1 次，每次尿量约 200~400ml，24h 尿量约 1000~2000ml。

（2）颜色　正常新鲜尿液由于尿胆原和尿色素呈淡黄色。尿液的颜色可受某些食物或药物的影响，如：进食大量胡萝卜或服用维生素 B_2，尿色呈鲜黄色；服用酚酞后呈粉红色。

（3）透明度　正常新鲜尿液澄清、透明，放置后可出现微量絮状沉淀物。

（4）酸碱度　正常人尿液呈弱酸性，pH4.5~7.5，平均值为6。饮食的种类可影响尿液的酸碱性。

（5）比重　正常成人尿比重为1.015~1.025。

（6）气味　新鲜尿液有特殊气味，来源于尿内的挥发性酸；当尿液静置一段时间后，会因尿素分解产生氨，而有氨臭味。

2. 异常尿液的评估

（1）尿量和次数

①多尿：24h尿量超过2500ml称为多尿。常见于尿崩症患者，由于脑垂体后叶抗利尿激素分泌不足，使肾小管重吸收发生障碍；糖尿病患者，由于血糖浓度超过肾糖阈，大量葡萄糖从肾脏排出，引起渗透压升高。

②少尿：24h尿量少于400ml或每小时尿量少于17ml称为少尿。常见于休克、心脏、肾脏、肝脏功能衰竭的患者。

③无尿或尿闭：24h尿量少于100ml或12h内无尿称为无尿或尿闭。常见于严重休克、急性肾功能衰竭或心功能衰竭的患者。

④膀胱刺激征：主要表现为尿频、尿急、尿痛。尿频指单位时间内排尿次数增多；尿急指一有尿意即要排尿，不能控制；尿痛指排尿时膀胱区及尿道疼痛。常见于泌尿系感染等。

（2）颜色

①血尿：指尿液中含有一定量的红细胞。肉眼血尿呈淡红色（洗肉水色），提示每升尿液含血量超过1ml。血尿颜色的深浅与尿液中所含红细胞量多少有关。血尿伴膀胱刺激症常见泌尿系感染；血尿伴绞痛常见输尿管结石；无症状血尿则需高度警惕泌尿系统肿瘤。

②血红蛋白尿：呈浓茶色或酱油色，主要是大量红细胞在血管内破坏，形成血红蛋白尿。常见于溶血、恶性疟疾等患者。

③胆红素尿：呈深黄色，尿液内含有大量胆红素所致。常见于阻塞性黄疸和肝细胞性黄疸。

④乳糜尿：呈白色乳样尿液，因尿液中含有淋巴液，有时混有少量血液。常见于丝虫病或其他原因引起的肾周围淋巴管阻塞。

（3）透明度　患者尿液中有脓细胞、红细胞和大量上皮细胞、管型时新鲜尿既为浑浊状。常见于泌尿系统感染等患者。

（4）酸碱度　酸中毒患者的尿液可呈强酸性，严重呕吐患者的尿液可呈碱性。

（5）比重　患者尿比重经常为1.010左右，提示肾浓缩功能下降，肾功能严重障碍。

（6）气味　患者泌尿道感染时，新鲜尿液有氨臭味；糖尿病酮症酸中毒时，尿液呈烂苹果味。

（二）影响正常排尿的因素

1. 液体和饮食的摄入　液体的摄入量直接影响到尿量，摄入得多，尿量就多。摄入液体的种类也影响排尿，如：饮入咖啡、茶、酒类饮料，有利尿作用，使尿量增多；

饮用含盐饮料则会造成水钠滞留在体内，使尿量减少。

2. 心理因素　心理因素是影响排尿重要因素，如：当处于焦虑或紧张的应激情境中，可能出现尿频、尿急，甚至尿潴留。另外，排尿也会受到暗示的影响，任何听、视或躯体感觉的刺激，均能引起排尿反射的增强或抑制。如有些人听到流水声或吹口哨声时就会有尿意。

3. 排尿习惯改变　多数人会建立排尿时间习惯，如：早晨起床、饭前及睡觉前排尿等。个体的排尿有习惯姿势，当姿势改变后，会影响排尿，如平时习惯蹲位排尿，因术后改变卧床会影响排尿。

4. 环境气候影响　夏季炎热，身体大量出汗，体内水分相对减少，血浆晶体渗透压升高，可引起抗利尿激素分泌增多，促进肾脏的重吸收功能，导致尿液浓缩和尿量减少；冬季寒冷，身体外周血管收缩，循环血量增加，反射性地抑制抗利尿激素的分泌，而使尿量增加。

5. 疾病因素　神经系统受损可使排尿反射的神经传导、控制排尿的意识障碍，导致尿失禁；肾脏疾病可使尿液生成障碍，导致尿少或无尿；泌尿系统结石、肿瘤、狭窄等可造成排尿功能障碍，出现尿潴留。

6. 治疗因素　外科手术过程中患者可因失血或补液不足而处于缺水状态，使尿量减少；麻醉剂、术后疼痛可导致尿潴留；利尿剂可使尿量增加。

7. 年龄与性别　如：妇女在妊娠时，因胎儿压迫膀胱使排尿次数增多；老年人因膀胱肌肉张力减弱，出现尿频；小儿因大脑发育不完善，对初级排尿中枢控制能力较弱，排尿次数较成人多，且易发生夜间遗尿现象，3岁后才能自我控制。

三、排尿异常的护理

正常情况下，排尿受意识控制，无痛苦，无障碍，可自主随意进行。但某些生理性、心理性、病理性、医疗性的因素会导致排尿异常，异常排尿主要有尿潴留和尿失禁两种形式。

（一）尿失禁的护理

1. 概念　尿失禁是指尿液不能控制而自行排出，称为尿失禁。因膀胱括约肌损伤或神经功能障碍，使膀胱括约肌失去作用引起。根据原因，尿失禁分为真性尿失禁、假性尿失禁和压力性尿失禁三种类型。

2. 尿失禁类型及原因　见表20-3-1。

表20-3-1　常见尿失禁的类型及常见原因

类型	定义	常见病症	原因
真性尿失禁（完全性尿失禁）	膀胱完全失去储存尿液的能力，尿液不断排出，膀胱始终处于空虚状态	尿道括约肌损伤；昏迷患者；手术、分娩所致的膀胱括约肌损伤或支配括约肌的神经损伤；病变所致膀胱括约肌功能不良，膀胱与阴道之间有瘘道	参与排尿反射的神经系统功能障碍，使排尿反射活动失去大脑皮层的控制，膀胱逼尿肌出现无抑制性收缩

续表

类型	定义	常见病症	原因
假性尿失禁 （充溢性尿失禁）	膀胱内贮存有一定量尿液，当膀胱充盈达到一定压力时，即可不自主溢出少量尿液	慢性尿潴留、前列腺增生、尿道狭窄	脊髓初级排尿中枢活动受抑制，膀胱充满尿液，内压增高，迫使少量尿液流出
压力性尿失禁	当腹压升高（如 咳嗽、打喷嚏或运动）时，少量尿液不自主地排出	中老年女性、妊娠晚期妇女，多胎妊娠常见	腹压增加；膀胱括约肌张力减低、骨盆底部肌肉及韧带松弛

3. 护理措施

（1）心理护理 无论是哪一种原因引起的尿失禁，都会给患者造成很大的心理压力，如精神苦闷、丧失自尊等。他们期望得到他人的帮助和理解，同时尿失禁也给生活带来许多不便。医护人员应尊重理解患者，给予安慰、开导和鼓励，使其树立恢复健康的信心，积极配合治疗和护理。

（2）皮肤护理 保持床单位和局部皮肤清洁、干燥，经常进行会阴冲洗，勤换衣裤、床单、衬垫等，防止压疮的发生。

（3）外部引流 必要时应用外部引流装置。男患者用阴茎套或接尿壶接取尿液，女患者用能紧贴外阴的乳胶制品连接集尿袋，接取尿液，但此法不宜长时间使用，每天定时取下，清洗会阴部，保持局部干燥、清洁。

（4）健康教育 向患者及家属做好解释工作，取得其配合；指导和帮助患者重建正常的排尿功能。

①解除思想顾虑，保证液体摄入量：在病情允许下，指导白天摄入2000~3000ml/d，入睡前限制饮水量，以减少夜间尿量，有利睡眠。向患者解释多饮水是为了保证机体生理需要，还能够促进排尿反射，并可预防泌尿道感染。解除患者因惧怕增加排尿次数而减少摄入液体量的顾虑，保证液体摄入量。

②膀胱功能训练：安排排尿时间表，定时使用便器，建立规律的排尿习惯。初始时白天每隔1~2h使用便器一次，夜间每隔4h使用便器一次。以后间隔时间逐渐延长，以促进排尿功能的恢复。使用便器时，用手按压膀胱，协助排尿，注意用力要适度。

③骨盆底肌训练：协助患者有意识地控制或引起排尿，指导患者进行骨盆底部肌肉的锻炼，以增强控制排尿的能力。具体方法：患者取立、坐或卧位，试作排尿动作，先慢慢收紧盆底肌肉（憋尿），再缓缓放松（排尿），每次10s左右，连续10遍，每日进行5~10次。每次收缩时，应持续用力，由一数到四，然后再放松。不论您是坐在办公桌前、开车、读书或是看电视都可进行，持续2~3个月才会发生效用。

（二）尿潴留的护理

1. 概念 尿潴留是指大量尿液储存在膀胱内而不能自主排出。

2. 原因 引起尿潴留的原因：①梗阻性尿潴留，膀胱颈部以下的梗阻，如前列腺肥大或肿瘤。②非梗阻性尿潴留，如麻醉剂或抗精神病药物的影响；伤口疼痛不敢用力排尿；习惯改变如不习惯卧床排尿；焦虑、窘迫等原因。常见于腹部、会阴部术后或精神障碍患者在服用抗精神病药物过程中。

3. 症状体征　当尿潴留时，膀胱容积可增至 3000～4000ml，膀胱高度膨胀，可至脐部。患者主诉下腹胀痛，排尿困难。体检可见耻骨上膨隆，扪及囊样包块，叩诊呈实音，有压痛。

4. 护理措施

（1）心理护理　安慰患者，消除其焦虑和紧张情绪。

（2）提供排尿环境　关闭门窗，屏风遮挡，请无关人员回避。适当调整治疗和护理时间，使患者安心排尿。

（3）调整体位和姿势　酌情协助患者取适当体位，如扶患者坐起或抬高上身，尽可能使患者以习惯姿势排尿。对需绝对卧床休息或某些手术患者，应事先有计划的术前训练床上排尿，以免因不适应排尿姿势的改变导致尿潴留。

（4）诱导、按摩、针灸或艾灸　①诱导排尿，是利用条件反射，如听流水声，或用温水冲洗会阴，以诱导排尿；②按摩、热敷下腹部，可解除肌肉紧张，促进排尿；③药物、针灸或艾灸，按医嘱肌内注射卡巴胆碱，或针灸、艾灸中极、曲骨、三阴交等穴位以刺激排尿。

（7）健康教育　指导患者养成及时、定时排尿习惯，教会患者自我放松等方法。

（8）经上述处理无效时，再根据医嘱给予实施导尿术。

知识链接

> **产后尿潴留的常见原因**
>
> 　产后 6～8h 膀胱储存尿液而不能排出者，称为产后尿潴留。是产科常见并发症之一，常导致阴道出血量增多，影响子宫收缩，给产妇增加痛苦，也是造成产后泌尿系统感染的重要因素之一。常见原因有：①腹壁因妊娠长久扩张而松弛，腹压下降，无力排尿。②产程较长，膀胱和尿道受胎先露压迫过久，导致膀胱、尿道黏膜充血水肿，张力变低引起。③产妇不习惯床上排尿。④产后会阴侧切或会阴撕裂造成外阴创伤性疼痛，反射性引起膀胱括约肌痉挛。⑤产妇因外阴创伤惧怕疼痛而不敢用力排尿，导致尿潴留。⑥产前或产程中应用大剂量的解痉镇静药，如妊娠高血压综合征应用硫酸镁、莨菪类等药物，降低膀胱张力等引起。

任务四　无菌导尿术及膀胱冲洗技术

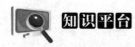

一、导尿术概念

导尿术是指在严格无菌操作下，用无菌导尿管经尿道插入膀胱引流出尿液的方法。在导尿过程中因操作不当极易造成膀胱、尿道黏膜的损伤，另外，患者抵抗力降低，若细菌侵入，容易导致泌尿系统的感染。

二、导尿术的分类

根据导尿管是否暂时留置在体内，分为一次性导尿术和留置导尿术。根据患者性别分为男患者导尿术和女患者导尿术。根据用物不同，分为一次性导尿包导尿和非一次性导尿包导尿。

 任务实施

（一）一次性导尿术

实训 23　一次性导尿术

【目的】

1. 协助临床诊断，如留取无菌尿标本，作细菌培养；测量膀胱容量、压力及残余尿量；进行膀胱和尿道的造影等。

2. 治疗膀胱和尿道的疾病，如对膀胱肿瘤患者进行化疗等。

3. 为尿潴留患者放出尿液，减轻痛苦。

【评估】 本项目案例，王女士为范例，见表 20-4-1。

表 20-4-1　一次性导尿任务评估及沟通

评　估	沟　通
护士　是否着装规范、明确目的	
患者　1. 核对解释	• "请问您叫什么名字？"
2. 病情、排尿情况、治疗情况	• "王女士，您好！刚才经诱导您未能排尿，为了减轻您
3. 患者对留置导尿知识的掌握情况	的痛苦，医生嘱咐，给您导尿。"
4. 尿道口解剖位置、会阴部皮肤黏膜情况	• "您以前导尿过吗？"
5. 心理反应、合作程度	• "让我来检查一下您会阴部皮肤情况。""请您不用紧
6. 清洗会阴	张，我操作时动作会尽量轻柔的。"
	• "请您先去清洗一下会阴，需要我帮助么？好，那我先
	去准备用物。"
环境　环境是否整洁，有无适当遮挡，光线是否适宜	

【计划】

1. 护士准备　着装规范，明确一次性导尿术操作目的，洗手、戴口罩。

2. 用物准备　导尿盘：一次性导尿包、一次性治疗巾。

3. 患者准备　了解导尿术的目的、注意事项及配合方法，并清洗好会阴。

4. 环境准备　安静、舒适、安全，关门窗、注意保暖、酌情屏风遮挡。

【实施】 本案例为范例，见表 20-4-2。

【评价】 见表 20-4-2。

表 20-4-2　一次性导尿术任务实施及评价

护理工作过程要点	工作过程的知识及应用	
	要点说明	语言沟通
1. 核对解释　推平车至床旁，核对床尾卡、解释	☆确认患者及患者是否准备完毕 ☆做好解释工作，取得合作	• "您好，您能再告诉我您叫什么名字吗?" • "王女士，您好! 会阴清洗好了吗?""我们现在就开始导尿吧。"
2. 安置体位　患者取屈膝仰卧位;协助脱去对侧裤腿，盖在近侧 *对侧用盖被盖好，垫一次性治疗巾	☆暴露会阴部，方便操作 ☆保护被褥不被污染	• "来，先脱去对侧的裤腿，好，双腿屈曲略外展，双手放于腹部。" • "把臀部抬一下，垫一下治疗巾。"
3. 检查开包，置导尿包　检查导尿包名称、有效期、是否漏气，是否破损，打开导尿包外包装，取出第一个托盘	☆确保安全 ☆托盘放置于靠近病人会阴部	
4. 初步消毒　倒消毒液棉球于弯盘内，左手戴好手套 *初次消毒: 阴阜、两侧大阴唇（先对侧后近侧）、分开大阴唇消毒小阴唇（先对侧后近侧）、尿道口至肛门口 *脱下手套放弯盘并移至床尾	☆<u>擦洗顺序: 自上而下、由外向内</u> ☆<u>螺旋式消毒尿道口至肛门口</u> ☆<u>每个棉球只用一次</u>	• "王女士，我现在给您消毒，消毒液有点凉。""克服一下，很快就好。" • "从现在开始两腿尽量少动，避免污染，好吗?"
5. 展开导尿包　将导尿包放在患者两腿之间打开	☆避免污染和跨越无菌区	
6. 戴手套、铺洞巾　戴无菌手套，铺洞巾，使洞巾和治疗巾形成一无菌区	☆利于操作	
7. 插管前准备　检查导尿管是否通畅，并润滑导尿管前端备用 *倒消毒液棉球于弯盘，将弯盘移至洞巾口旁	☆手套不能碰到尿管前端，以免手套上的滑石粉对尿道口刺激	
8. 再次消毒　左手拇指、示指分开并固定小阴唇 *消毒尿道口、两侧小阴唇、尿道口	☆消毒原则: <u>由上至下、由内向外，每个棉球只用一次</u>	

续表

护理工作过程要点		工作过程的知识及应用	
		要点说明	语言沟通
实施	**9. 插管、固定** 嘱患者张口呼吸；对准尿道口，轻轻插入尿道 4~6cm，见尿液，再插入 1~2cm；左手固定导管	☆动作轻柔、避免损伤尿道黏膜	"王女士，插管时可能有点酸胀感，请您放松，深吸气。"
	10. 引流尿液、观察 若需作尿培养时，用无菌标本瓶接取中段尿 5ml；盖好标本瓶盖，放置合适处	☆首次放尿不超过 1000ml，避免虚脱和血尿；注意观察患者病情 ☆标本及时送检	"王女士，现在感觉怎么样？" "若有不舒服，请及时告诉我。"
	11. 拔管、撤物 导尿毕，拔管，擦外阴，撤洞巾，撤治疗巾，脱手套，盖被	☆放在治疗车下层	●"来，请您臀部抬高，我撤一下治疗巾。"
	12. 整理、感谢 协助穿裤，取舒适体位；整理床单位，感谢；开窗通风、撤屏风	☆保持病室整洁、空气清新	●"感谢您的配合，呼叫器放您枕旁，有需要请随时呼叫我。"
	13. 记录 清理用物；洗手、记录	☆按医疗垃圾分类处理	
评价	**1. 态度** 认真、严谨，尊重关爱患者，保护隐私、维护患者的自尊		
	2. 技能 ＊严格操作规程，无菌观念强 ＊护患沟通有效，满足患者身心需要 ＊操作熟练，动作轻稳、准确		
	3. 效果 ＊导尿过程顺利、安全 ＊患者积极配合，舒适，无并发症		

【注意事项】

1. 严格执行无菌技术操作，预防泌尿系统感染。

2. 操作前做好解释和沟通，操作中应注意遮挡患者，以保护患者的隐私和自尊。

3. 导尿管选择应粗细适宜，在插入、拔出导尿管时，动作要轻柔，勿用力过大，以免损伤尿道黏膜。

4. 为女患者导尿时，如导尿管误插入阴道，应立即拔出，重新更换无菌导尿管后再插入。

5. 对膀胱高度膨胀且极度虚弱的患者，第一次放尿量不可超过 1000ml。因为大量放尿，可使腹腔内压急剧降低，大量血液滞留于腹腔血管内，导致血压下降，出现虚脱，亦可因膀胱内压突然降低，导致膀胱黏膜急剧充血而引起血尿。

6. 为避免损伤和导致泌尿系统的感染，必须掌握男性和女性尿道的解剖特点。

【健康教育】

1. 介绍导尿的目的、意义和疾病相关知识。

2. 指导患者放松、配合方法及如何避免污染的方法。

（二）留置导尿术

留置导尿术是指导尿后将导尿管留置在膀胱内以引流尿液的方法。

实训 24　留置导尿术

【目的】

1. 观察病情变化，如抢救危重、休克患者时能准确记录尿量、测量尿比重。

2. 盆腔内器官手术前留置导尿管，引流出尿液，以保持膀胱空虚，可避免术中误伤。

3. 某些患泌尿系统疾病的患者，手术后留置导尿管，便于引流及冲洗，还可减轻手术切口的张力，促进伤口的愈合。

4. 尿失禁患者进行膀胱功能的训练；对于截瘫、昏迷、会阴部有伤口的患者，留置导尿管可引流尿液，以保持会阴部清洁、干燥，预防压疮。

【评估】 本项目案例为范例，见表 20-4-3。

表 20-4-3　留置导尿术任务评估及沟通

	评　估	沟　通
护士	仪表着装是否规范、明确工作任务目的	
患者	1. 核对解释 2. 病情、排尿情况、治疗情况 3. 患者对留置导尿知识的掌握情况 4. 尿道口解剖位置、会阴部皮肤黏膜情况 5. 心理反应、合作程度 6. 术前备皮 7. 清洗会阴	• "请问您叫什么名字？" • "王女士，您好！为了避免手术中误伤膀胱，遵医嘱手术前要给您留置导尿管，需要将导尿管从尿道口插入膀胱并暂时留在里面。""您以前导尿过吗？" • "请您不用紧张，我操作时动作会尽量轻柔的。""先让我来检查一下您会阴部皮肤情况。" • "为了避免手术切口感染，医生嘱咐要为您去除阴毛。" • "请您先去清洗一下会阴，需要我帮助么？好，那我先去准备用物。"
环境	环境是否整洁，有无适当遮挡，光线是否适宜	

【计划】

1. 护士准备 明确操作目的，着装规范、洗手、戴口罩。

2. 用物准备 导尿盘：一次性导尿包、一次性治疗巾。

3. 患者准备 了解导尿术的目的、过程、注意事项和配合方法，并清洗好会阴、已接受备皮。

4. 环境准备 安静、舒适、安全，关门窗、注意保暖，酌情屏风遮挡。

【实施】 见表 20-4-4。

【评价】 见表 20-4-4。

表 20-4-4　留置导尿术任务实施及评价

	护理工作过程要点	工作过程的知识及应用	
		要点说明	语言沟通
实施	1~6. 同一次性导尿术		
	7. 插管前准备　注射器连接尿管，检查气囊导尿管是否漏气，检查集尿袋是否漏气，连接导尿管，润滑导尿管前端备用 ＊倒消毒液棉球于弯盘，将弯盘移至洞巾口旁		
	8. 再次消毒　左手拇指、示指分开并固定小阴唇 ＊消毒尿道口、两侧小阴唇、尿道口	☆消毒原则：由上至下、由内向外，每个棉球只用一次	
	9. 插管　嘱患者张口呼吸；对准尿道口，轻轻插入尿道 4~6cm，见尿液，再插入 5~7cm	☆转移注意力，减轻腹肌和尿道括约肌的紧张 ☆动作轻柔、避免损伤尿道黏膜	•“王女士，插管时可能有点酸胀感，请您放松，深吸气。”
	10. 固定尿管　往气囊注生理盐水 5~10ml（图 20-4-1） ＊轻轻退、拉导尿管有阻力感，再往回送少许，将引流袋穿过洞巾孔和大腿下方	☆根据导尿管的注明容积注入生理盐水，避免尿管滑脱 ☆避免气囊压迫尿道内口造成损伤	•“王女士，我要固定导尿管，请您暂时坚持下，不要咳嗽、打喷嚏。”
	11. 固定集尿袋、撤物　集尿袋妥善固定床沿（见图 20-4-2），橡胶圈和别针固定集尿袋引流管在床单上 ＊撤洞巾，脱手套，撤治疗巾，放在治疗车下层，盖被	☆按医疗垃圾分类处理要求初步处理用物 ☆集尿袋低于膀胱高度，防止尿液逆流引起泌尿系统感染	•“现在已将导尿管固定，翻身时要小心，以免导管脱落或受压、扭曲而影响引流。”
	12~13. 同一次性导尿		
评价	同一次性导尿		

【注意事项】

1. 保持引流通畅　避免导尿管脱落、受压、扭曲、堵塞等。

2. 训练膀胱反射功能　可采用间歇性夹管方式夹闭导尿管，每 3~4h 开放 1 次，使膀胱定时充盈和排空，促进膀胱功能的恢复。

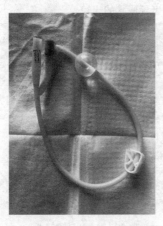

图 20-4-1 气囊导尿管

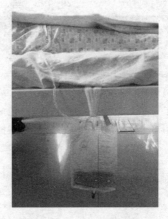

图 20-4-2 集尿袋固定法

3. 防止并发症

（1）防止黏膜损伤 插管动作要轻柔，双腔气囊导尿管固定时要注意膨胀的气囊不能卡在尿道内口，以免气囊压迫膀胱壁，造成黏膜的损伤。

（2）防止逆行性感染

①保持尿道口清洁：每日消毒尿道口 1~2 次。女患者用消毒液棉球擦拭外阴及尿道口，男患者用消毒液棉球擦拭尿道口、龟头及包皮。

②定期更换集尿袋、导尿管、记录：每日及时排空集尿袋，定时更换集尿袋，并记录尿量。每周更换导尿管 1 次，硅胶导尿管可酌情延长更换周期。

③鼓励多饮水、勤更换卧位、密切观察：如病情允许，摄入水分 2000ml/每日以上，以达到自然冲洗膀胱的目的。注意倾听患者的主诉并观察尿液情况，发现尿液混浊、沉淀、有结晶时，应及时处理，每日进行膀胱冲洗 1~2 次，每周尿常规检查 1 次。

④妥善安置集尿袋：离床活动时，集尿袋不得超过膀胱高度并避免挤压，防止尿液反流，导致感染的发生。

【健康教育】

1. 向患者及其家属解释留置导尿的目的和护理方法，并鼓励其主动参与护理。

2. 向患者说明摄取足够的水分和进行适当的活动对预防泌尿道感染的重要性，在病情许可的情况下，每天尿量应维持在 2000ml 以上，产生自然冲洗尿路的作用，以减少尿路感染的机会，同时也可以预防尿结石的形成。

3. 介绍相关疾病知识。

（三）比较男、女性患者导尿术的不同点

1. 男患者、女患者留置导尿与一次性导尿的比较 见表 20-4-5。

2. 一次性导尿包和非一次性导尿包的配置 见图 20-4-3、图 20-4-4。

表 20-4-5　男、女性患者导尿术的比较

操作程序	留置导尿术		一次性导尿术	
	女患者（图20-4-5）	男患者（图20-4-6）	女患者	男患者
用物准备	气囊导尿管	气囊导尿管	一次性导尿管	一次性导尿管
初次消毒方法	消毒阴阜、大阴唇，另一手分开大阴唇，消毒小阴唇、尿道口、肛门口，每个棉球限用一次	消毒阴阜、阴茎、阴囊，左手持布包住阴茎，后推包皮，向外向后旋转擦拭尿道口、龟头及冠状沟，每个棉球限用一次	同女留置导尿术	同男留置导尿术
再次消毒	尿道口、小阴唇、尿道口	再次消毒尿道口、龟头及冠状沟	同女留置导尿术	同男留置导尿术
插管方法	左手分开、固定小阴唇，右手持钳轻插导尿管	左手纱布包住阴茎，提起使之与腹壁成60°导尿管轻插入尿道	同女留置导尿术	同男留置导尿术
插管长度	插入 4~6cm，见尿液再插入 5~7cm	插入 20~22cm，见尿液再插入 5~7cm	插入 4~6cm，见尿液再插入 1~2cm	插入 20~22cm，见尿液再插入 1~2cm
固定方法	向气囊注入等量生理盐水	向气囊注入等量生理盐水	左手固定导尿管	无需固定
操作后处理	尿管留置	尿管留置	拔出尿管、尿标本及时送检	拔出尿管、尿标本及时送检

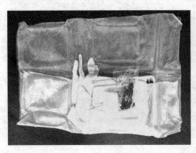
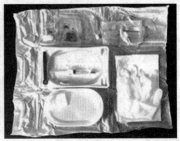

图 20-4-3　一次性导尿包用物

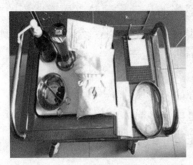
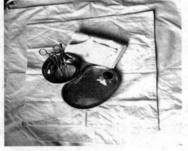

图 20-4-4　非一次性导尿包用物

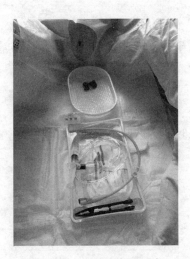

图 20-4-5　女患者导尿术

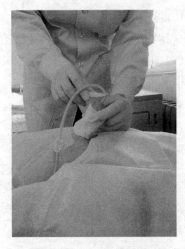

图 20-4-6　男患者导尿术

三、膀胱冲洗术

膀胱冲洗术　是将药液输注膀胱内，再利用虹吸原理将灌入的液体经尿管引流出来的方法。

【目的】

1. 清洁膀胱、预防感染　保持其尿液引流通畅，预防感染。

2. 治疗某些膀胱疾病　向膀胱内灌注药物，达到治疗某些疾病如膀胱炎、膀胱肿瘤的目的。

【评估】见表 20-4-6。

表 20-4-6　膀胱冲洗任务评估与沟通

评　　估	沟　　通
护士　是否仪表着装规范、明确工作任务目的	
患者　1. 核对解释 　　　2. <u>全身评估</u>　病情、意识状态、生命体征、自理能力等 　　　3. <u>尿液评估</u>　患者排出尿液的量和性状 　　　4. 患者的心理反应和合作程度 　　　5. 患者学会腹部放松方法	● "请问您叫什么名字？" ● "×××，您好！为了预防泌尿道感染，医生为您开了膀胱冲洗术。" ● "不用紧张，就是往这条留置导尿管灌入冲洗液，在引流出来，反复几次，这样有利于您疾病的康复。" "再冲洗过程中，做深呼吸，需要放松腹部。" "您稍等一下，我先去准备用物。"
环境　环境是否整洁，有无适当遮挡，光线是否适宜	

【计划】

1. 护士准备　着装规范，明确操作目的，洗手、戴口罩。

2. 用物准备

（1）治疗盘　备治疗碗 1 个、膀胱冲洗装置一套（应用"Y"形管或选用三腔气囊导尿管）、镊子1把、70%乙醇棉球数个、止血钳一把、弯盘、冲洗溶液。

（2）常用冲洗溶液　临床常用冲洗溶液有生理盐水、0.02%呋喃西林溶液、3%硼酸溶液及0.1%新霉素溶液等，温度为38~40℃。前列腺肥大摘除术后患者，用4℃左右的生理盐水灌洗。

3. 患者准备　了解膀胱冲洗的目的、过程、注意事项及配合方法。

4. 环境准备　安静、舒适、安全，注意保暖、酌情屏风遮挡。

【实施】见表20-4-7

【评价】见表20-4-7。

表20-4-7　膀胱冲洗任务实施及评价

	护理工作过程要点	要点说明
	1. 核对解释　携用物至床旁、核对解释、取得合作	严格查对，预防差错发生
	2. 留置导尿　按留置导尿管术插管并固定；排空膀胱	使冲洗液顺利滴入膀胱，并与膀胱充分接触，维持冲洗液浓度
实施	**3. 冲洗膀胱** *准备装置　开启冲洗液瓶铝盖中心部分，消毒瓶塞，打开膀胱冲洗装置，将冲洗导管针头插入瓶塞，倒挂冲洗液瓶于输液架上（冲洗液瓶内液面距床面约60cm），排气后用血管钳夹闭导管 *消毒接管　分开导尿管与集尿袋引流管接头连接处，消毒导尿管口和引流管接头，将导尿管、引流管、冲洗导管分别与"Y"形管的三个分管相连接 *放液冲洗　夹闭引流管，开放冲洗管，使溶液滴入膀胱，调节滴速，一般为60~80滴/min。待患者有尿意或滴入溶液200~300ml后，夹闭冲洗管，放开引流管，将冲洗液全部引流出来后，再夹闭引流管	☆高度产生一定的压力，使液体能够顺利滴入膀胱 ☆严格无菌操作，防止污染接口 ☆"Y"形管须低于耻骨联合，以便引流彻底 ☆液体滴速不宜过快，以防患者尿意强烈，膀胱收缩，迫使冲洗液从导尿管侧溢出尿道外
	4. 观察反应　观察患者反应、冲洗液的性状、患者的面色、血压	每天冲洗3~4次，每次冲洗量500~1000ml
	5. 连接、固定导管　冲洗完毕，取下冲洗管，消毒导尿管口和引流管接头并连接，清洁外阴部，固定好导尿管	如系注入药物，须在膀胱内保留30min后再引流出体外；或根据治疗需要，注药毕拔除导尿管
	6. 安置、询问　协助患者取舒适卧位	
	7. 整理、感谢　整理床单位，感谢合作，开窗、撤屏风	
	8. 清理、记录　清理用物，洗手、脱口罩、记录	☆冲洗液名称、冲洗量、引流量、引流液性质，冲洗过程中患者的反应等 ☆按医疗垃圾处理要求分类清理
评价	同留置导尿术	

【注意事项】

（1）注意观察患者的反应　①若患者出现腹痛、腹胀、膀胱剧烈收缩，应暂停冲洗。②若引流出的液体量少于灌入的液体量，应考虑是否有血块或脓液堵塞，可以增加冲洗次数或更换尿管。

（2）注意观察患者血压和冲洗液的颜色和性状，出现出血或血压下降，及时报告医生处理。

【健康指导】

1. 向患者和家属解释膀胱冲洗的目的和配合方法。

2. 如系滴入治疗用药，指导患者药液须在膀胱内保留 30min 后再引流出体外。

3. 指导患者每天摄入水 1500~2000ml，以便自然冲洗膀胱，预防膀胱感染。

知识拓展

尿路感染与导尿的关系

尿路感染是指病原体在尿路中生长繁殖，并侵犯泌尿道黏膜或组织而引起的炎症，尿路感染是最常见的医院内感染之一。导尿和留置导尿是造成尿路感染的最常见原因之一。美国疾病管制中心 1981 年建立预防导尿管相关尿路感染指引，其中要求留置导尿过程中每日消毒两次尿道口，但对更换集尿袋和导尿管的时间未予强制规定。国内外大量的研究报道均指出密集定期更换集尿袋、导尿管对降低感染无帮助；但当患者有尿路感染征兆时应在使用抗生素前先更换导尿管。

导尿管相关的尿路感染的发生与导尿的无菌操作、导尿管的口径、导尿管留置时间的长短等因素密切有关。各种降低存留导尿管相关尿路感染的管制措施与建议，对短期留置导尿管的患者有不错的效果，但对留置导尿管的患者效果很有限，因此导尿管的使用绝非必要应尽量减少使用，而留置导尿管的患者除非病情需要应尽早拔除。放置导尿管应严格执行无菌技术，定期实施患者会阴的清洁；对于短期留置导尿管的患者，应维持密闭性引流系统；长期留置导尿管的患者则建议根据具体病情等更换导尿管；无明确指征者不进行膀胱冲洗。

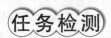

任务检测

一、选择题

（一）A1 型题

1. 排便性质异常的描述，哪项是错误的

    A. 上消化道出血为柏油色

    B. 胆道完全阻塞时，粪便呈果酱色

    C. 消化不良者，大便呈酸臭味

    D. 排便后有鲜血滴出者，多为痔疮出血或肛裂

    E. 黏液脓血便常见于痢疾

2. 灌肠时，灌肠液流入受阻，首先采取的措施是

A. 转动肛管　　　B. 提高灌肠筒　　　C. 停止灌洗

D. 嘱病员放松腹肌　　　　　　　　E. 更换粗肛管

3. 小量不保留灌肠所用 1、2、3 液的成分是

   A. 50% 硫酸镁 30ml、甘油 60ml、温开水 90ml

   B. 甘油 30ml、50% 硫酸镁 60ml、温开水 90ml

   C. 温开水 30ml、50% 硫酸镁 60ml、甘油 90ml

   D. 50% 硫酸镁 90ml、甘油 60ml、温开水 30ml

   E. 50% 硫酸镁 30ml、甘油 90ml、温开水 60ml

4. 保留灌肠的方法哪项是错误的

   A. 灌肠前先让病员排尿排便

   B. 臀部垫高 10cm

   C. 肛管插入直肠 10~15cm

   D. 灌肠压力 40cm

   E. 灌速宜慢

5. 正常尿比重为

   A. 1.001~1.002　　B. 1.022~1.030　　C. 1.015~1.025

   D. 1.030~1.035　　E. 1.040~1.060

6. 多尿是指每昼夜尿量超过

   A. 2000ml　　　B. 1800ml　　　C. 1600ml

   D. 1500ml　　　E. 2500ml

7. 下列疾病患者排出的尿液为烂苹果味的是

   A. 前列腺炎　　　B. 尿道炎　　　C. 膀胱炎

   D. 糖尿病酸中毒　　　　E. 急性肾炎

（二）**A2 型题**

8. 郑先生，65 岁，自述 12h 未排尿，下腹部膨隆，疼痛，叩诊呈浊音，以下护理方法错误的是

   A. 口服利尿剂　　　　　　　B. 轻轻按摩下腹部

   C. 让患者听流水声　　　　　D. 针刺中极、三阴交

   E. 导尿术

9. 患者王某，男，67 岁，肝昏迷，临床表现为意识错乱，行为失常，为控制症状，采用酸性溶液灌肠，禁用肥皂水灌肠的原因是

   A. 引起电解质平衡失调　　　B. 对肠黏膜刺激性大

   C. 易发生腹胀　　　　　　　D. 减少氨的产生和吸收

   E. 导致腹泻

10. 产妇李某，剖宫术前导尿的目的是

   A. 测量膀胱容量　　　　　　B. 记录尿量，观察肾功能

   C. 避免术中误伤膀胱　　　　D. 减轻患者痛苦

   E. 鉴别尿闭

（三）A3/A4 型题

（11~13 题共用题干）

患者李某，男性，60 岁。胃癌晚期，恶病质，膀胱高度膨胀，现据医嘱予以导尿。

11. 男性患者导尿时，提起阴茎使之与腹部成 60°的目的是

    A. 使耻骨前弯消失 　　　　　　B. 使耻骨下弯消失

    C. 扩张尿道内口 　　　　　　　D. 扩张尿道外口

    E. 扩张尿道膜部

12. 第一次放尿量不应超过

    A. 500ml 　　　　　B. 800ml 　　　　　C. 1000ml

    D. 1500ml 　　　　E. 2000ml

13. 大量放尿会导致该患者出现

    A. 血尿 　　　　　B. 尿闭 　　　　　C. 尿痛

    D. 尿频 　　　　　E. 尿崩

二、思考题

1. 患者王某，男，27 岁。在高温环境中作业 3.5h，主诉头晕，乏力，出汗减少。检查：面色潮红，体温 41℃，脉搏 110 次/分，呼吸 24 次/分，诊断为中暑。医嘱：大量不保留灌肠。请问，为该患者灌肠的目的是什么？应准备什么样的溶液？操作过程中应注意什么问题？

2. 患者吴某，女，45 岁，行胃大部切除术后，12h 未排尿，主诉下腹胀痛，排不出尿。请为该患者提出护理诊断，护理目标，给患者提供哪些护理？

（安　昕）

项目二十一 安全舒适措施

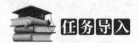

任务导入

【案例】

　　罗某，男，46岁，以"头痛3天"为主诉入院，入院诊断为"头痛原因待查"。入院查体：体温：37.2℃，脉搏86次/分，呼吸20次/分，血压120/70mmHg，四肢肌张力正常，入院后完善各项检查，予一级护理。治疗上予以降颅压、改善微循环等对症处理后病情好转。近日夜间睡眠差，仍有头痛，出现躁动，偶有幻觉。

　　为使患者在住院期间安全舒适、获得良好的休息，需要完成的护理任务：

　　任务一　保护具的应用

　　任务二　控制疼痛

　　任务三　增进睡眠

　　任务四　促进活动

学习目标

1. 解释保护具、疼痛、休息、睡眠、肌肉等长练习和肌肉等张练习的概念。
2. 叙述保护具的使用目的、适用范围及注意事项。
3. 叙述疼痛的特征及影响因素。
4. 说出睡眠的影响因素。
5. 阐述活动受限的原因及对机体的影响。
6. 叙述协助患者活动的方法。

任务目标

1. 能根据就诊对象的具体情况正确规范使用保护具。
2. 能运用疼痛的评估工具评估患者疼痛的程度，为患者实施疼痛护理指导。
3. 能根据患者睡眠情况，科学指导患者改善睡眠。
4. 能正确评估患者的活动能力并指导患者或家属进行肌肉和关节功能训练。
5. 养成良好职业形象和态度，能与服务对象和家属良好沟通。

任务一　保护具的应用

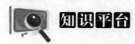 知识平台

一、保护具的概念

保护具　是用来限制患者身体或机体某部位的活动，以达到维护患者安全与治疗效果的器具。

二、保护具的使用目的

一是防止小儿、高热、谵妄、躁动、昏迷及危重患者因意识不清、虚弱或其他原因而发生坠床、撞伤、抓伤等意外，维护患者安全；二是确保治疗、护理工作的顺利进行。

三、保护具的适用范围

1. 儿科患者　小儿认知及自我保护能力未发育完善，尤其是 6 岁以下的儿童，易发生坠床、撞伤、抓伤等意外或不配合治疗等行为。

2. 易发生坠床的患者　术后麻醉未清醒者、意识不清、躁动不安、失明、痉挛及老年患者。

3. 施行了某些手术的患者　眼科手术如白内障摘除术等的患者。

4. 精神病患者　如躁狂症、自我伤害等患者。

5. 长期卧床、极度消瘦、虚弱及其他易发生压疮者。

四、常用的保护具及使用方法

临床常用的保护具有床档、约束带、和支被架等主要三种类型。床档又分为多功能床档、半自动床档和木杆床档；约束带分为宽绷带、肩部约束带、膝部约束带和尼龙搭扣约束带。根据患者不同的症状和病情需要，选用不同的保护具，常用的保护具功能及使用方法见表 21-1-1。

表 21-1-1　常用保护具功能及使用方法

保护具种类		特点及使用方法	功能
床档	①多功能床档	*不用时可插于床尾，用时可插入两侧床沿 *必要时还可垫于患者背部做胸外心脏按压（图 21-1-1）	主要用于保护患者，预防坠床
	②半自动床档	*固定于床的两侧，可按需升降（图 21-1-2）	
	③木杆床档	*使用时可将床档固定于床的两侧，床档中间为活动门，操作时打开，操作完可关闭（图 21-1-3） *该类型床档使用较不方便，目前临床使用较少	

续表

保护具种类		特点及使用方法	功能
约束带	①宽绷带	* 主要用于固定手腕或踝部 * 先用棉垫包裹局部,再将宽绷带打成双套结(图 21-1-4),套在棉垫外,稍拉紧绷带并系于床沿 * 松紧度以肢体不脱出,又不影响血液循环为宜	用于躁动或精神科患者,限制身体或肢体活动
	②肩部约束带	* 主要用于固定肩部,以限制患者坐起 * 约束带用布制成,长 120cm,宽 8cm,制作成袖筒,袖筒上有细带(图 21-1-5) * 使用时将袖筒套于肩部,腋窝处垫棉垫,两袖筒上的细带在胸前打结,两条带子系于床头 * 必要时也可用大单斜折成长条制成	
	③膝部约束带	* 主要用于固定膝部,以限制患者下肢活动 * 约束带用布制成,长 250cm,宽 10cm,中部有两条两头带(图 21-1-6) * 使用时两头带固定膝关节,宽带系于两侧床沿 * 必要时也可用大单斜折成长条制成	
	④尼龙搭扣约束带	* 可用于固定手腕、上臂、踝部、膝部等 * 使用时局部垫好棉垫,粘合尼龙搭扣,将袋子系于床沿即可(图 21-1-7)	
支被架		* 使用时应注意要先将支被架罩于所需部位,再盖好盖被(图 21-1-8)	用于肢体瘫痪和极度虚弱的患者,可避免盖被压迫肢体导致不舒适或足下垂等;临床也常用于烧伤患者暴露疗法时用以保暖

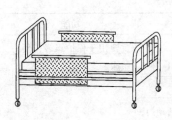

图 21-1-1 多功能床档

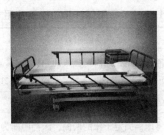

图 21-1-2 半自动床档

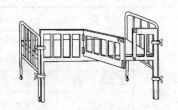

图 21-1-3 木杆床档

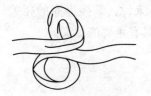

图 21-1-4 双套结

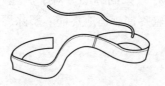

图 21-1-5 肩部约束带

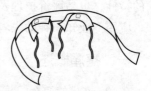

图 21-1-6 膝部约束带

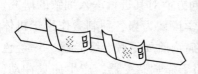

图 21-1-7 尼龙搭扣约束带

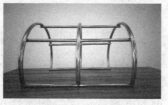

图 21-1-8 支被架

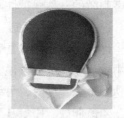

图 21-1-9 手套式约束带

知识链接

手套式约束带

手套式约束带使用方便，为临床广泛应用。其手掌部为棉制手套，手腕部衬有棉垫，外部为两条带子（图 21-1-9）。使用时将患者的手套在手套内，将两条带子打上活结，固定于床边。其优点是可更有效限制患者双手的活动度，可防止约束带滑脱所发生的各种意外拔管及避免身体受到伤害；因带子打活结，患者躁动时不会拉紧影响手腕部的血液循环。

【注意事项】

1. 严格掌握保护具应用的指针，维护患者自尊 使用前应向患者及家属介绍保护具使用的必要性，说明操作目的和注意事项，取得理解，消除其心理顾虑。如非必须使用，则尽可能不用。

2. 制动性保护具只适合短期使用 使用约束带时应定时松解，一般 2h 松解一次；使用时应注意患者的卧位，肢体应处于功能位，并协助其经常更换体位。

3. 使用时松紧适宜，加强观察 使用约束带时局部必须垫棉垫，松紧适宜，并经常观察局部皮肤情况，一般 15~30min 观察一次，必要时进行局部按摩，改善血液循环。

4. 及时记录 使用保护具应记录使用的原因，所采取的保护措施，保护具使用的时间，局部皮肤及肢体情况以及停止使用的时间。

任务二 控制疼痛

 知识平台

疼痛是一种主观的感受，是临床常见的症状之一，也是不舒适最常见、最严重的表现形式。疼痛与疾病的发生、发展、转归有着密切的联系，是临床上诊断、鉴别疾病的指针，也是评价护理及治疗效果的标准。对于护理人员来说，掌握疼痛的相关知识，应用专业知识帮助患者减轻疼痛、适应疼痛、解除疼痛具有重要的意义。

一、疼痛概述

（一）疼痛的概念

疼痛　是伴随现有的或潜在的组织损伤而产生的令人不快的主观感受，是机体对有害刺激的一种保护性防御反应。

（二）疼痛的机制

疼痛的机制非常复杂，许多学者从不同领域、不同方面对其进行深入细致的研究，其中致痛物质释放学说为最权威的几个学说之一。该学说认为当各种刺激作用于机体并达到一定程度时，可引起机体组织受损并释放出致痛物质如组胺、缓激肽、5-羟色胺、乙酰胆碱、K^+、H^+、前列腺素等，此类物质作用于痛觉感受器，产生痛觉冲动，沿传入神经传入脊髓，再沿脊髓丘脑束和网状束上行，传至丘脑，最后投射到大脑的一定部位而引起疼痛。

（三）疼痛的特征

疼痛具有以下三个方面的共同特征：①疼痛是提示个体身心受到侵害的危险警告；②疼痛常伴有生理、行为和情绪反应；③疼痛是一种主观感觉。

二、疼痛的原因及影响因素

（一）疼痛的原因

1. 温度刺激　过高或过低的温度作用于机体，引起组织损伤，损伤组织释放组胺等化学物质，作用于游离神经末梢而引起疼痛，如烧伤和冻伤。

2. 化学刺激　强酸、强碱等化学物质可直接刺激神经末梢导致疼痛，还使受损的组织细胞释放致痛物质再次作用于痛觉感受器，使疼痛加剧。

3. 物理损伤　刀切割、针刺、碰撞、身体组织受牵拉、肌肉受压、挛缩等，均可使局部组织损伤，刺激神经末梢而引起疼痛。

4. 病理改变　机体疾病造成体内管腔堵塞、组织缺血缺氧、空腔脏器过度扩张、平滑肌痉挛或过度收缩、局部炎性浸润等病理性改变均可引起疼痛。

5. 心理因素　心理状态不佳、情绪紧张、低落、愤怒、悲痛、恐惧等，可引起局部血管收缩或扩张而导致疼痛。如疲劳、用脑过度、睡眠不足等都可导致功能性头痛。

（二）疼痛的影响因素

个体所能感觉到的最小疼痛称为疼痛阈；个体所能忍受的疼痛强度和持续时间称为疼痛耐受力。机体对疼痛的感受性和耐受力存在个体差异，性质、强度相同的刺激可引起不同个体产生不同的疼痛反应。机体的年龄、个人经验、文化教养、注意力等也会对机体的疼痛阈和疼痛耐受力产生影响。

1. 年龄　机体对疼痛的敏感程度因年龄的不同而不同。疼痛的敏感度随着年龄增长而增加，但老年人疼痛阈提高，对疼痛不太敏感，表现为得病后虽然主诉不多，但病情却比较严重；儿童对疼痛的原因不能正确理解，疼痛体验会激起恐惧和愤怒情绪；

婴儿对疼痛的敏感度低于成年人，婴幼儿常不能很好地表达疼痛感受。因此对不同年龄的疼痛患者在护理时应采取不同的措施。

2. 个人的经历 个人以往的疼痛经验会影响对现存疼痛的反应。如曾反复经受疼痛折磨的人会对疼痛产生恐惧心理，对疼痛的敏感性会增强。他人的疼痛经历也会对个体产生一定影响，如同病室患者术后的疼痛感觉会对将要实施相同手术的患者产生影响。

3. 社会文化背景 不同的文化背景和社会环境，会影响个体对疼痛认知的评价，进而影响其对疼痛的忍受和意义的认识。如在推崇勇敢和忍耐精神的文化氛围中，人更善于耐受疼痛。

4. 注意力 个体的注意力会影响其对疼痛的感觉。当注意力高度集中于某件事时，痛觉可以减轻甚至消失，如听音乐、阅读等就是通过转移对疼痛的注意力，达到减轻疼痛的效果。

5. 情绪 情绪可以影响患者对疼痛的反应。积极的情绪可使疼痛减轻，消极的情绪可使疼痛加剧。如愉快和信心常可减轻患者的疼痛感受；而恐惧、焦虑、悲伤、失望等消极情绪常使疼痛加剧，疼痛加剧又会使情绪进一步恶化，形成恶性循环。

6. 疲乏 疲乏时人体对疼痛的感觉加剧，耐受力降低，尤其对于慢性疾病的患者更为明显。当患者得到充足的睡眠与休息时，疼痛感觉则会减轻。

7. 个体差异 个人的气质、性格可影响个体对疼痛的感受和表达。性格内向的人，对疼痛较敏感，易受其他疼痛者的暗示；性格外向的人，疼痛阈值较高，耐受性较强，不容易受他人的影响。

8. 支持系统 疼痛的患者更需要家属的支持、帮助和保护。当患者经历疼痛时，如果有家属的陪伴，可以减少孤独和恐惧感，从而减轻疼痛。

三、疼痛的评估

疼痛的影响因素较多，且个体对疼痛感受的差异也较大，因此，护士应细心观察患者，全面收集患者资料，以整体的观点对患者进行个体化的评估。重点评估疼痛发生的部位、时间、性质、程度和伴随症状。

（一）评估的内容

1. 疼痛的部位 定位是否明确、固定；范围是局限性还是不断扩大；部位是否多处、有无对称、之间有无联系。疼痛部位一般能准确反映病变部位，但某些脏器所引起的疼痛，由于放射痛，往往表现在远离器官的某些体表部位。如肾结石的疼痛，可从会阴部放射到大腿内侧，因此不能仅根据疼痛的部位而确诊，常需配合详细体格检查与实验室等综合检查。

2. 疼痛的时间 疼痛是间歇性还是持续存在，持续时间多长，有无周期性或规律性。6个月以内可缓解的疼痛为急性疼痛；持续6个月以上的疼痛为慢性疼痛。某些疾病引起的疼痛常有一定的规律性，如消化性溃疡病的疼痛，起病多缓慢，持续数天或数周，饥饿时发作，进食后好转。

3. 疼痛的性质 可分为刺痛、触痛、灼痛、钝痛、锐痛、剧痛、隐痛、压痛、胀痛、酸痛、绞痛等。不同疾病所致疼痛的性质各异，如空腔脏器的梗阻或痉挛发作常产生剧烈、难以忍受的绞痛；神经根疼痛多数为刺痛；肌肉劳损多为酸痛等。

4. 疼痛的程度　疼痛的分级带有一定的主观性，目前常用的是 WHO 的疼痛四级分级法，将疼痛分为无痛、轻度疼痛、中度疼痛和重度疼痛（表21-2-1）。

表 21-2-1　WHO 四级疼痛分级法

分级	程度	疼痛	忍受	睡眠	镇痛药
0级	无痛	无	—	—	—
1级	轻度	有，不严重	可	—	—
2级	中度	明显	不能	干扰	要求用
3级	重度	剧烈	不能	严重干扰	迫切要求用

5. 疼痛的表达方式　个体差异决定了患者对疼痛的表达方式不同。如儿童常用哭泣、面部表情和身体动作表达，成人多用语言描述或表现为保护性体位。

6. 疼痛伴随症状　疼痛时是否伴有头晕、发热、恶心、呕吐、便秘、腹泻、虚脱等症状。如腹痛伴有腹泻、呕吐，可见于胃肠道疾病；头痛伴有喷射性呕吐，可见于颅内压增高；腰痛伴有尿急、尿频、尿痛，可见于肾盂肾炎。

（二）评估方法

1. 询问病史　包括现病史和既往史。主动关心患者，取得患者的信任，认真听取患者的主诉，了解患者以往疼痛的规律以及使用止痛药物的情况。不可根据自己的主观判断来评估患者的疼痛情况，在与患者交谈过程中，注意患者语言和非语言性表达，获得客观翔实的资料。

2. 观察和体格检查　注意观察患者疼痛时的生理、行为和情绪反应，检查疼痛的部位。通过观察患者面部表情、身体动作等可评估患者疼痛的程度及疼痛的部位。此外根据患者疼痛时发出的声音，如呻吟、喘息、尖叫、哭泣等，也可评估患者疼痛的情况。

（三）评估工具

在评估患者疼痛程度时，可使用评估工具进行评估，目前常用的评估工具有以下几种，可根据患者的年龄和认知水平选择相应的评估工具。

1. 数字式疼痛评定法（numerical rating scale，NRS）　将一条直线等分10段，按0~10分次序评估疼痛程度，0代表无痛，10代表剧疼痛，患者可以选择其中一个能代表自己疼痛感受的数字表示疼痛程度。适用于疼痛治疗前后效果的对比（图21-2-1）。

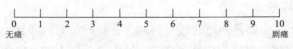

图 21-2-1　数字式疼痛评定法

2. 文字描述评定法（verbal descriptors scale，VDS）　将一条直线分成5段，每个点设相应的描述疼痛的文字，其中一端表示无疼痛，另一端表示无法忍受的疼痛，中间依次设为微痛、中度疼痛、重度疼痛、非常严重的疼痛。患者可以选择其中之一表示其疼痛程度（图21-2-2）。

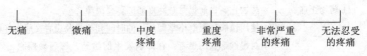

无痛　　　微痛　　　中度　　　重度　　　非常严重　　无法忍受
疼痛　　　疼痛　　　的疼痛　　　的疼痛

图21-2-2 文字描述式评定法

3. 视觉模拟评定法（visual analogue scale，VAS） 划一条直线，不作任何划分，仅在直线的两端分别注明无痛和剧痛，患者可根据自己对疼痛的实际感受在线上标记，这种方法使用灵活方便，患者有很大的选择自由，不需要仅选择特定的数字或文字（图21-2-3）。

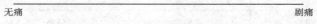

无痛　　　　　　　　　　　　　　　　　　　　　　剧痛

图21-2-3 视觉模拟评定法

4. 面部表情量表法（face expressional scale，FES） 该方法用6种面部表情从微笑至悲伤至哭泣来表达疼痛程度。此法适合于任何年龄，没有特定的文化背景或性别要求，易于掌握，不需任何附加设备。<u>急性疼痛、老人、小儿、表达能力丧失者特别适用</u>，尤其适用于3岁左右的儿童（图21-2-4）。

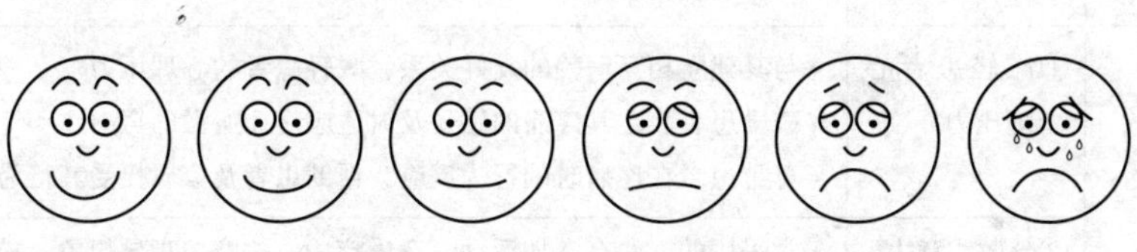

图21-2-4 面部表情测量图

四、疼痛的护理

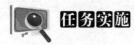

疼痛的患者，要采取积极有效的护理措施，解除疼痛的原因，缓解疼痛、增进舒适，具体内容见表21-2-2。

表21-2-2　疼痛患者的护理

护理项目	护理内容及说明
减少或消除引起疼痛的原因	* 去除疼痛的原因，避免引起疼痛的诱因 * 如胸部术后的患者，可能会因为咳嗽等对伤口造成牵拉引起疼痛，因此可在手术前对患者进行健康教育和术前指导，教会患者进行有效咳嗽、深呼吸及指导患者在咳嗽时可按压伤口避免疼痛

续表

护理项目		护理内容及说明
给予止痛措施	①药物止痛	* 药物止痛目前仍是解除疼痛的重要措施之一 * 使用镇痛药要严格掌握用药的时间和剂量及患者疼痛发作的规律 * 对慢性疼痛的患者，在疼痛发生前给药，疼痛易控制、效果好、用药量小，术后患者，适当应用止痛药可使患者早期下床活动、减少并发症的发生 * 当疼痛减轻或消失时应及时停药，以减少药物的副作用和产生耐药性 * 在疼痛原因未明确诊断之前，不可随意使用止痛剂，以免掩盖真实的症状和体征，延误治疗
	②物理止痛	应用冷、热疗法也可较好的减轻局部疼痛，如使用冰袋、冷水浸泡、冷湿敷或热湿敷、温水浴、热水袋等
	③针灸止痛	* 根据疼痛的部位，在相应的穴位进行针灸，使人体经脉疏通、气血调和以达到止痛的目的 * 其止痛疗效显著，尤其对神经性疼痛的疗效超过药物治疗
	④经皮神经电刺激疗法（TENS）	* 主要用于慢性疼痛的患者 * 原理是采用脉冲刺激仪，在疼痛部位或附近置 2~4 个电极，以微量电流对皮肤进行温和的刺激，使患者感觉到刺痛、颤动和蜂鸣，可达到提高痛阈、缓解疼痛的目的
心理护理	①减轻患者心理压力	* 与其建立相互信赖的友好关系，减轻患者的心理压力 * 鼓励患者表达其疼痛的感受及对适应疼痛所做的努力 * 尊重患者在疼痛时的行为反应，帮助患者及家属接受其行为
	②分散注意力	* 常采用的方法有参加活动、音乐疗法、按摩、指导想象、松弛疗法
促进舒适		* 协助患者采取正确的姿势、提供舒适整洁的病室环境 * 将患者所需的护理活动安排在药物显效时限内 * 在进行各项治疗前，给予清楚、准确的解释
健康教育		* 根据患者的情况，确定健康教育的内容，制定规范的健康教育计划 * 包括疼痛的机制、疼痛的原因、如何面对疼痛、减轻或解除疼痛的自理技巧等

知识拓展

癌症疼痛的用药

对癌症患者疼痛的处理，目前临床普遍推行 WHO 推荐的三阶梯疗法（表 21-2-3）。其目的是根据患者不同的疼痛程度，合理使用不同级别的镇痛药，以达到最佳的缓解疼痛和减少药物副作用的目的。原则为：①按药效由弱至强使用药物；②使用口服药；③按时、联合用药；④用药剂量个体化。

表 21-2-3　WHO 推荐三阶梯止痛疗法

阶段	疼痛程度	药物
第一阶段	轻度疼痛	非阿片类药物、解热镇痛药、抗炎药：阿司匹林、布洛芬、对乙酰氨基酚等
第二阶段	中度疼痛	弱阿片类药物：氨酚待因、可待因、曲马朵、布桂嗪等
第三阶段	重度和剧烈疼痛	强阿片类药物：吗啡、哌替啶、美沙酮、二氢埃托啡等

任务三　增进睡眠

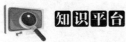 知识平台

休息是对人体活动的一种平衡，是保持人体健康的重要手段。休息可以放松身体，恢复体力和精力，还可以减轻心理压力，使人感到轻松愉快。而休息不足则会导致机体出现一系列的躯体和精神反应，严重时导致身心疾病。在患病期间充分的休息有利于组织修复和器官功能的恢复，可使患者病程缩短，促进疾病的康复。因此充分认识休息的重要性，帮助患者创造良好的休息环境，促进患者良好的休息是护理人员重要职责之一。

一、休息

（一）休息的概念

休息　是指通过各种方式，使人从生理上和心理上得到松弛，消除或减轻疲劳，恢复精力和体力的过程。广义的休息，既有体力上的恢复，也有精神上的放松。休息的方式很多种，休息的内容也因人而异，对于脑力劳动者来说，散步、运动是休息；而对于体力劳动者来说，看书、听音乐却是他们的休息方式。睡眠是最常见也是最重要的一种休息方式。

（二）休息的意义

休息是人类最基本的生理需要，是维护健康的重要条件。既影响人的生理状况，也影响着人的情绪、记忆、注意力等，对健康人及患者都具有非常重要的意义。

1. 休息与健康的关系　充分休息是维持人类健康，使其处于最佳状态的必要条件。长时间的体力劳动和脑力劳动，可导致身体、心理产生疲倦和劳累，机体功能状态欠佳，健康水平下降，易导致疾病的发生。休息可消除疲劳，促进体力和精力的恢复，可以维持和调节机体生理机能的规律性，促进机体正常生长发育。

2. 休息与康复的关系　休息可减少消耗，促进蛋白质的合成及组织修复，缩短病程。还可减少主要脏器的负荷，增进重要脏器的营养，贮存机体蛋白质，预防并发症，可提高治疗效果，促进机体康复。如当人体处于卧位时，肝脏及肾脏的血流量较站立时多 50%。

（三）休息的条件

要想得到良好的休息，必须具备以下三个条件。

1. 充足的睡眠　得到休息最基本的先决条件是充足的睡眠。只有满足了一定的睡眠时数，才能达到真正的休息。一个人如果睡眠时数不足，常会出现易怒、精神紧张、全身疲劳等症状。

2. 生理上的舒适　把身体上的不舒适减至最低程度，是促进有效休息的良好前提。护理人员要为患者提供各种舒适服务，如解除和控制疼痛，协助搞好个人卫生，安排舒适的体位，保持病室内适宜的温、湿度，减少噪音，调节适当的光线等。

3. 心理上的放松　减少紧张和焦虑、保持情绪稳定是获得良好休息的根本保障。护理人员应耐心地与患者进行沟通，了解患者的心理问题，运用适当的知识和技能，满足患者的心理需求，减少其焦虑和紧张。

二、睡眠

（一）睡眠的概念

睡眠　是一种周期发生的知觉的特殊状态，由不同的时相组成，对周围环境可相对的不做出反应。睡眠是最自然的休息方式，人的一生中约有 1/3 时间要用在睡眠上。通过睡眠可以使人的体力和精力恢复，对于维持机体的健康，促进疾病的康复都具有十分重要的意义。

（二）睡眠的机制

睡眠由睡眠中枢控制。目前认为睡眠中枢位于脑干尾端，这一中枢向上传导冲动作用于大脑皮质（或称上行抑制系统），与控制觉醒的脑干网状结构上行激动系统作用相拮抗，从而调节睡眠与觉醒的相互转化。

（三）睡眠的生理

1. 睡眠时相　在睡眠发展过程中通过对脑电图（EEG）、眼电图（EOG）和肌电图（EMG）监测结果显示，睡眠是由交替出现的两种不同的时相组成，分别称为正相睡眠和异相睡眠。

（1）**正相睡眠**　也称慢波睡眠（slow wave sleep，SWS）或非快速动眼睡眠（non-rapid eye movement sleep，NREM），此期脑电图的特征与觉醒时相比，脑电波呈现同步化慢波时相，呼吸和其他自主神经系统的功能活动均下降，根据其生理变化，正相睡眠又分为四期：

第一期：此期为清醒与睡眠之间的过渡期，只维持几分钟，是所有睡眠期中睡得最浅的一期，很容易被唤醒。在这一期，生理活动速度开始减缓，生命征象与新陈代谢变慢，但脑电图显示的一些特点与清醒时相同。

第二期：此期睡眠逐渐加深，仍然可听到声音，易被唤醒，生理活动速度继续变慢，肌肉逐渐放松，大约持续 10~20min。因为它发生在异相睡眠前后，常被称为"入门阶段"。

第三期：为熟睡期，此期肌肉完全放松，心跳缓慢，体温、血压下降，身体很少动，难以唤醒，只有巨响才能被唤醒，大约持续 15~30min。

第四期：为深睡期，此期身体完全松弛，无任何活动，极难唤醒，遗尿和梦游都发生于此期，大约持续 10min。在此期，脑垂体前叶分泌大量的生长激素，人体受损组织愈合加快。

（2）**异相睡眠**　也称快波睡眠（fast wave sleep，FWS）或速动眼睡眠（rapid eye movement sleep，REM），此期的特点是眼球快速转动，脑电波活跃，与觉醒时极为相似；而肌电图显示肌张力极低，出现瘫痪时肌肉所具有的那种不活动的状态。出现这种状态的原因是脑干中的特有神经元过度极化。在此期睡眠中，躯体基本上呈松弛状态，但体温、血流及脑的耗氧量均有增加，心率、血压和心输出量也有增加，经常接近清醒时的水平。做梦也是此期睡眠的特征之一。

睡眠中一些时相对人体具有特殊的意义。如在正相睡眠第四期（有时也包括第三期），体内可分泌大量的生长激素，促进机体合成作用，减少蛋白质的分解，加速受损组织的愈合，对于软骨组织和肌肉组织的生长是非常重要的，有利于体力的恢复。异相睡眠与幼儿神经系统的成熟有关，有利于精力的恢复，同时对于保持精神和情绪上的平衡十分重要，因为这一时期的梦境都是生动的充满感情色彩的，此梦境可减轻、缓解精神压力，使人将忧虑的事情从记忆中消除。睡眠各阶段的变化见表21-3-1。

表 21-3-1　睡眠各阶段变化

睡眠分期	临床表现	生理表现	脑电图
正相睡眠第一期	可被外界声响或说话声惊醒	全身肌肉松弛，呼吸均匀，脉搏减慢	低电压 α 节律，频率 8~12 次/秒
正相睡眠第二期	进入睡眠状态，但仍易被惊醒	全身肌肉松弛，呼吸、脉搏减慢，体温、血压下降	宽大的梭状波，频率 14~16 次/秒
正相睡眠第三期	睡眠加深，巨大声响才能唤醒	肌肉十分松弛，呼吸均匀，心跳减慢，体温、血压继续下降	梭状波与 δ 波交替出现
正相睡眠第四期	很难唤醒，可出现梦游和遗尿	全身松弛，无任何活动，呼吸缓慢均匀，心跳继续减慢，体温、血压继续下降，分泌大量生长激素	慢而高的 δ 波，频率 1~2 次/秒
异相睡眠	很难唤醒，眼肌活跃，眼球迅速转动，可出现梦境	除眼肌外，全身肌肉松弛，心率、呼吸、血压大幅度波动，肾上腺素大量分泌	呈不规则的低电压波形，与第一期相似

2. 睡眠周期　人的睡眠是周期发生的，其本身也是由几个周期组成。正常睡眠是由 NREM 睡眠和 REM 睡眠两个时相交替出现，每一周期都含有从 60~120min 不等（平均为 90min）的有顺序的睡眠时相，成人平均每晚出现 4~6 个睡眠时相周期。

在睡眠的过程中，是从 NREM 第一期开始，经过第二期、第三期、第四期后，再返回到 NREM 第三期、第二期，再到 REM 期，然后回到 NREM 第二期，如此反复（图21-3-1）。

在睡眠周期的任一阶段把睡眠者唤醒，继续睡眠时，都需从头开始依次经过各期。在睡眠周期中，每一时相所占的时间比例，随睡眠的进行而有所改变。刚入睡时 NREM 第三、四期约占 90min，REM 期持续不超过 30min。进入深夜，REM 期会延长到 60min，而 NREM 第三、四期则会相应地缩短。因此，大部分 NREM 睡眠发生在上半

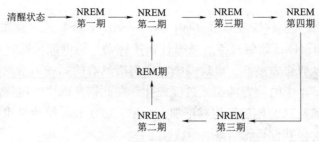

图 21-3-1 睡眠时相周期

夜，REM 睡眠则多在下半夜。

（四）睡眠的需求

对睡眠的需求因人而异，健康成人每晚所需睡眠平均时数为 7.5h，但每个人的睡眠时数都存在很大的差别，具体原因尚不清楚。但年龄对睡眠的影响却是肯定的，通常个体睡眠需要量与年龄成反比（表 21-3-2）。

表 21-3-2 人体各阶段对睡眠的需求

不同阶段	所需睡眠（24h）	不同阶段	所需睡眠（24h）
新生儿期	断续睡眠	青少年期	9~10h
婴儿期	16~20h	成年期	7~8h
幼儿期	10~14h	老年期	6~7h
学龄前期	11~12h		

除了睡眠时间外，各时相所占的时间也随年龄变化。新生儿 50% 睡眠时间为 REM 睡眠；随着年龄长大，REM 睡眠所占时间慢慢减少，到学龄期后 REM 睡眠基本稳定在 20% 左右；到老年期，REM 睡眠又进一步减少。

（五）睡眠的评估

1. 影响睡眠的因素

（1）生理因素 包含①年龄：随着年龄的增长，机体的睡眠需求时间逐渐减少。②疲劳：适度的疲劳有助于入睡，但过度的精力耗竭反而会影响睡眠、导致无法入睡。③内分泌变化：妇女月经前期或月经期常常会出现嗜睡的现象。④昼夜节律性：每个人的"睡眠—觉醒"与生理变化都具有生物钟式的节律性，节律的破坏会影响睡眠，通常需要 3~5 天才能恢复正常。⑤食物的摄入：一些食物的摄入也会改变睡眠状况。如肉类、乳制品和豆类中含有较多 L-色氨酸，该物质有助于睡眠。咖啡含有咖啡因，会使人兴奋、干扰睡眠；浓茶亦有与咖啡相同的作用，故在睡前 4~5h 应避免食用。⑥寝前习惯：不少人睡前有自己独特的习惯，如洗热水澡、喝牛奶、阅读、听音乐等，如果这些习惯改变则可能使睡眠发生障碍。

（2）病理因素 任何引起身体不适、疼痛的疾病都可影响睡眠，如躯体性疾病所造成疼痛、呼吸困难、哮喘、频繁咳嗽等，因此，入睡前必须减轻或去除身体的不适。

（3）心理因素 由疾病的压力或生活中的矛盾、困难所引起的害怕、焦虑、喜悦、悲哀等都可能导致睡眠问题。

（4）环境因素　睡眠环境的变化可以改变睡眠状况，研究发现在新环境中 NREM 睡眠和 REM 睡眠的比例会有所变化，主要为 REM 睡眠减少，入睡时间延长，觉醒次数增加等。

（5）药物因素　药物也会影响睡眠形态。如长期服用安眠药，停药后往往会导致对药物的依赖或使睡眠障碍更严重，利尿剂则会引起夜尿增多而影响睡眠。

2. 异常睡眠

（1）失眠　是睡眠形态紊乱中最常见的一种，包括难以入睡、睡眠中多醒、早醒。患者常主诉没有睡好，清醒时或白天感到疲乏；即使入睡，醒后仍感觉没有休息好，有轻度一过性眼球震颤，轻微手颤。失眠不仅是睡眠时相的减少，而且有质的变化。依据是否有诱发因素，可将失眠分为原发性失眠和药物继发性失眠。

（2）睡眠过多　指睡眠时间过长或长期处于想睡的状态。其特点是虽然夜间已获得足够的睡眠，但白天仍然控制不住对睡眠的需求。引起睡眠过多的原因还不十分清楚，但多发生在 40~50 岁的男性，表现为饮食亢进、贪食、肥胖。睡眠过多除了睡眠时间延长外，其他方面基本正常，可见于头部受伤、脑血管病变和脑瘤、抑郁的患者。

（3）发作性睡眠　是一种特殊的睡眠失调，患者表现为白天突发的、不可控制的嗜睡和入睡，且在睡眠后 15min 即可进入 REM 睡眠。发作时，患者局部肌张力突然丧失、不说话、垂头。在发作性睡眠中约有 70% 会出现猝倒的现象，导致严重的跌伤，约有 25% 的人在发作性睡眠时有生动的、充满色彩的幻觉和幻听，发作后患者可感到精力恢复。目前认为发作性睡眠是 REM 睡眠失调，有研究认为发作性睡眠可能与基因有关。

（4）睡眠型呼吸暂停　睡眠型呼吸暂停是一种在睡眠时发生自我抑制、没有呼吸的现象，可分为中枢性和阻塞性两种类型。中枢性呼吸暂停是由于中枢神经系统功能不良造成，可见于颅脑损伤、药物中毒等。阻塞性呼吸暂停常出现在严重的、频繁的、用力地打鼾或喘息之后，可见于上呼吸道病变，如鼻息肉、扁桃体增生肥大、咽喉部软组织肥厚等，或因肥胖者脂肪堆积在咽部、舌根部阻塞气道引起。阻塞性呼吸暂停的患者睡眠时总是时睡时醒。

知识链接

住院患者的睡眠特点

1. 昼夜节律去同步化　患者住院期间睡眠被扰，从而发生睡眠节律的昼夜移位，称为"去同步化"。

2. 睡眠剥夺　患病后，由于生理、心理、社会等方面的原因都可能引起患者入睡时间延长，有效睡眠时间减少。

3. 睡眠中断　患者的睡眠被打断，有效睡眠时数减少。

4. 诱发补偿现象　患者睡眠被打断时，NREM 第三、四期及 REM 睡眠丧失，在下一个睡眠周期中得到补偿。

（5）其他　异常睡眠还包括①梦游：梦游是一种睡眠失调，主要见于儿童。可能与遗传、患者的性格及神经功能失调有关。常发生于 NREM 睡眠的第三、四期，此时精神上对梦的行为回忆是最弱的。梦游期间，患者可下床活动，甚至完成一些复杂的动作，然后继续上床睡觉，醒后对梦游过程没有记忆。②遗尿：遗尿是在睡梦中不自觉的排尿。多见于儿童，与大脑未发育完善有关，睡前饮水过多或过度兴奋也可诱发，常在睡眠最深的第四期发生。

三、促进休息与睡眠的护理

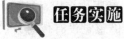 任务实施

对于睡眠障碍的患者，护理人员通过为其创造良好的休息环境、满足生理需要、加强心理护理等措施，使其改善睡眠、达到良好的休息，具体护理措施见表21-3-3。

表21-3-3 促进休息与睡眠的护理

护理项目	护理内容及要点
创造良好的休息环境	* 患者休息的环境应以清洁、舒适、安静、安全为原则 * 提供安全舒适的床单位：枕头高度合适，床铺宽度足够翻身，床褥硬度和弹性合适，床单清洁、干燥 * 多人同住可使用屏风隔开，保证患者的私人空间 * 调节适宜的温湿度、声音及光线，减少环境对患者视、嗅、触、听等感觉器官的不良刺激
解除患者身体的不适，满足生理需要	* 采取有效措施，减少患者痛苦与不适，安置正确的睡眠姿势，促进患者自然入睡 * 做好晚间护理，协助患者洗漱、排便等 * 检查各引流管、牵引、敷料情况，必要时更换敷料 * 如有疼痛可酌情给予镇痛剂，解除腹胀、尿潴留等，减轻患者不适
满足患者的睡眠习惯，做好就寝准备工作	* 对患者养成的睡眠习惯，护理人员应尽可能满足，予以重视，并尽可能按需满足就寝习惯，如阅读、听音乐、沐浴等，这些习惯有利于促进患者的睡眠
合理安排护理措施	* 执行护理措施时应尽量减少对患者睡眠的干扰 * 常规的护理工作应尽量安排在白天，如情况特殊，必须在睡眠时间采取某些护理措施时，护理活动安排至少间隔90min，以减少患者醒来的次数
加强心理护理	* 护理人员通过观察、交谈等方式，找出影响患者休息与睡眠的心理因素 * 与其进行有效沟通，耐心倾听主诉，正确引导患者对其不安和苦恼给予充分理解，并设法解决
合理使用药物	* 必要时可以给患者使用促进睡眠的药物，但应该注意该类药物的副作用 * 催眠药和镇静类药对失眠都有治疗作用，当患者主诉无法入睡时，首先应该考虑其他可促进睡眠的方法，必要时再采取药物治疗，但应避免长期用药 * 目前较常用的药物是地西泮，其副作用较小
其他睡眠失调患者的护理	* 睡眠过多：指导其控制饮食，减轻体重，增加有趣和有益的活动并限制睡眠时间 * 发作性睡眠：指导其学会自我保护，注意发作先兆，减少意外发生 * 睡眠型呼吸暂停：要找出病因，治疗原发病，必要时采取减肥、手术等方法 * 梦游：注意保护其安全，移开危险物品，防止碰伤、跌伤，必要时关窗、锁门 * 遗尿：晚间限制饮水，并于睡前督促其排尿

任务四　促进活动

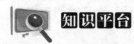

一、活动的意义

活动是人体基本需求之一，适当的活动可以保持身体和心理的健康，并能减慢机体老化和慢性疾病的发生。如果一个人的活动能力丧失，则会导致自我形象紊乱、自卑、敏感、与社会交流的隔离、生理功能丧失等，对患者的生活会带来重大的影响。因此，护理人员应使用专业的知识，协助和指导患者进行适当的活动，预防并发症的发生，促进其早日康复。

二、活动受限的原因及对机体的影响

（一）活动受限的原因

1. 疼痛　剧烈的疼痛会限制患者的活动。如手术后患者，因伤口疼痛而主动或被动的减少活动。

2. 损伤　关节、骨骼、肌肉的损伤、扭伤，均可导致受伤肢体活动受限。

3. 神经功能受损　神经功能损伤可造成暂时性或永久性的运动功能障碍，如脊髓损伤、重症肌无力、瘫痪患者常因运动神经元无法支配相应的肌肉而造成活动受限。

4. 残障　先天性畸形或其他残障，如失明等，均可造成活动受限。

5. 医护措施的限制　在治疗某些疾病时采取的医疗措施也可限制患者的活动。如骨折患者上石膏后活动受限；大面积心肌梗死患者必须绝对卧床休息；躁动的患者或会伤害自己和他人者，均需进行约束。

6. 心理因素　当个体承受的压力超过其适应范围时，会发生情绪性活动下降。如遭受丧子之痛的母亲，因悲痛而活动受限，直到一段时间的调适后才逐渐恢复正常的生活。

（二）活动受限对机体的影响

1. 对皮肤的影响　活动受限或长期卧床患者，均可导致皮肤的抵抗力下降，皮肤易受损或形成压疮。

2. 对骨骼和肌肉组织的影响　会导致肌肉无力或萎缩、关节僵硬或挛缩、髋关节外展、手足下垂、背痛、骨质疏松等，严重的会导致运动系统功能丧失。

3. 对心血管系统的影响　主要表现为体位性低血压与深静脉血栓。①患者长期卧床肌肉张力与神经血管反射降低，回心血流受到影响，血液滞留在下肢。当人体突然直立时，血管无法适应神经血管的反射，回心血流量减少、血压突然降低，脑部供血不足，导致头晕等的低血压症状。特别是肥胖、脱水、贫血及休克的卧床患者发生的概率就更高。②长期卧床血流减慢、血液黏稠度增加，静脉血滞留，血管内膜受损，容易形成血栓，血栓形成的危险在于发生肺栓塞。血栓脱落栓塞于肺内较小的血管处，则肺部的损伤较小，若栓塞于较大的血管处，则可导致严重的肺部损伤。

4. 对呼吸系统的影响　长期卧床不动，导致呼吸系统的两大合并症是坠积性肺炎和二氧化碳滞留。长期卧床，胸部扩张受限、患者无力进行有效深呼吸及有效排痰，易造成坠积性肺炎而影响有效通气导致二氧化碳滞留。若缺氧状况不能及时纠正，会出现呼吸性酸中毒，最后导致心、肺功能衰竭。

5. 对消化系统的影响　由于活动量的减少和疾病的消耗，患者往往摄入的纤维和水分减少，同时胃肠道的蠕动减慢，因此患者常出现便秘。长期卧床导致辅助排便的腹肌和提肛肌张力下降，以及患者不习惯床上排便，使得便秘更加严重。

6. 对泌尿系统的影响　由于排尿形态的改变，其正常的排尿活动会受到影响，可导致排尿困难、尿潴留、结石、感染等。卧床时，膀胱膨胀造成逼尿肌过度伸展，机体对膀胱胀满的感觉性变差，易形成尿液潴留；由于机体活动减少，钙磷浓度增加，加上同时伴有尿潴留，可形成泌尿道结石；尿液潴留，使得泌尿道的冲洗功能减少，大量细菌繁殖，造成泌尿道感染。

7. 对心理社会方面的影响　长期卧床易给患者带来心理社会方面的问题。出现焦虑、恐惧、失眠、自尊的改变、愤怒、挫折感等，此外，有些应用制动措施的患者容易在情绪上出现波动，甚至会在行为上处于敌对好斗的状态，而另一些可能变得胆怯畏缩。

三、活动能力的评估

只有对患者活动能力进行系统、全面的评估，才能获得患者全面的资料，为制定科学的护理计划提供依据。

1. 患者的一般资料　包括：①年龄，是决定机体所需要及所能耐受活动程度的主要因素。如老年人因身体逐渐老化，活动功能逐渐减退，幼儿随着年龄的增长才能逐步完成某些活动。②性别，由于生长发育及体力的差异，运动方式大多男女有别，通常女性所做运动不如男性剧烈。③生活习惯，不良的生活习惯可对机体功能造成影响，如吸烟的患者活动耐力较不吸烟的要差。

2. 机体活动能力　通过观察患者日常活动情况来判断其活动能力。如观察其行走、梳头、穿衣、洗漱等，对完成情况进行综合评价，机体活动功能可分为 5 度。

0 度　完全能独立，可自由活动。

1 度　需要使用设备或器械（如拐杖、轮椅）。

2 度　需要他人的帮助、监护和教育。

3 度　既需要有人帮助，也需要设备和器械。

4 度　完全不能独立，不能参加活动。

3. 骨骼肌肉的状态　机体要完成日常活动，除了要具有健康的骨骼组织外，还要有良好的肌力，通过机体收缩特定肌肉群的能力来评估肌力，肌力程度一般分为 6 级。

0 级　完全瘫痪、肌力完全丧失。

1 级　可见肌肉轻微收缩但无肢体运动。

2 级　可移动位置但不能抬起。

3级　肢体能抬离床面但不能对抗阻力。

4级　能作对抗阻力的运动，但肌力减弱。

5级　肌力正常。

4. 关节功能状况　通过患者的主动或被动运动，观察关节的活动范围有无受限，是否有关节僵硬、变形，活动关节有无声响或疼痛不适。主动运动是让患者自己移动每个关节，做关节的屈伸收展等活动；被动运动是由护理人员协助患者活动每个关节。

5. 患者的病情　评估患者目前的患病状况具有重要意义。疾病的性质和严重程度可限制机体的活动，评估疾病的程度有助于合理安排患者的活动量。如心肌梗死的患者，需要绝对卧床休息；骨折患者需要患肢制动。

6. 社会心理状况　患者的社会心理状况对活动的完成有重要意义。个性外向的人喜欢户外活动，患者情绪良好时乐于进行运动，而心情压抑、焦虑时，则对活动缺乏热情甚至产生恐惧心理，而影响活动。

四、协助患者活动的方法

对于可离床活动的患者，可采用主动运动的方式，并协助其下床活动。对于活动受限的患者，可采用被动运动的方法，鼓励患者尽力配合，使关节和肌肉得到最大范围的锻炼。协助患者运动的方式有以下几种：

（一）全范围关节运动（range-of-motion，ROM）练习

全范围关节运动练习　是指根据每一特定关节可活动的范围来对此关节进行屈曲和伸展的运动，是维持关节可动性、防止关节挛缩和粘连形成、恢复和练习关节功能的有效锻炼方法。ROM练习可分为主动性ROM练习和被动性ROM练习，主动性ROM练习指由个体独立完成的ROM练习，被动性ROM练习指依靠护理人员完成的ROM练习。

（二）肌肉的等长练习和等张练习

1. 等长练习　是指可增加肌肉的张力而不改变肌肉长度的练习。因不伴有明显的关节运动，又称静力练习。如膝关节完全伸直定位后，做股四头肌的收缩松弛运动。

2. 等张练习　是指对抗一定的负荷做关节的活动锻炼，同时也可锻炼肌肉收缩。因伴有大幅度关节运动，又称动力练习，其优点是因伴有大幅度关节运动，即可增加肌肉力量，也可促进关节功能。常用于增强肌肉强度和肌肉耐力的练习。如肢体的屈曲和伸展运动。

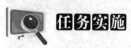

协助患者活动的方法

对于活动受限的患者，护理人员应协助患者采用合适的方法进行练习，具体练习步骤见表21-4-1。

表 21-4-1 协助患者活动的方法及要点

协助活动的方法	练习步骤及要点
关节活动范围（ROM）练习	*让患者采取自然放松的姿势，面向操作者方向，尽量靠近操作者 *依次对每个关节作屈、伸、内收、外展、内旋、外旋等运动（各关节的活动形式和范围见表 21-4-2） *活动关节时，手应作环状或支架以支撑关节远端的肢体（图 21-4-1） * <u>每个关节每次可有节律地作 5~10 次完整锻炼</u> *应观察患者的反应，当出现疼痛、疲劳、痉挛或<u>抵抗反应时，应停止操作</u> *记录每日运动的项目、次数、时间以及关节活动度的变化
等长练习	*常用于受损后的患者加强其肌肉力量的锻炼 *可用"tens"法则进行练习，即<u>肌肉收缩 10s，休息 10s，收缩 10 次为一组，每次重复 10 组</u> *不引起明显的关节运动，可在肢体固定早期，或关节内有损伤、积液及某些炎症存在的情况下应用，以预防肌肉萎缩 *不足之处：以增加静态肌力为主，并存在关节角度的特异性，即只在某一关节角度下练习，只对该关节在该角度下的肌力有增强作用
等张练习	*等张练习可<u>遵循大负荷、少重复次数、快速引起疲劳的原则进行</u> *可采用"<u>渐进阻抗练习法</u>"，逐渐增加肌肉助力进行练习：先找出 10RM 的重量（测定肌肉作连续 10 次运动的最大负荷），分三组循序渐进地采用 10RM 的 50%、75%、100%进行运动练习 *每组各做 10 次抗阻练习，每组练习后休息 1min（也可视练习者的体力而定） *每日练习一次，每周重复测 10RM 值，以调整负荷重量

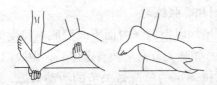

图 21-4-1 手做成环状或支架以支托腿部

表 21-4-2 各关节的活动形式和范围

部位	屈曲	伸展	过伸	外展	内收	内旋	外旋
脊柱	颈段前屈 35°	后伸 35°			左右侧屈 30°	120°	
	腰段前屈 45°	后伸 20°			左右侧屈 30°	90°	
肩部	前屈 135°	后伸 45°		90°	45°	135°	45°
肘关节	150°	0°	5°~10°		45°		
前臂						旋前 80°	旋后 100°
腕关节	掌屈 80°	背伸 70°		桡侧偏屈 50°	尺侧偏屈 35°		
手	掌指关节 90°			45°			

续表

部位	屈曲	伸展	过伸	外展	内收	内旋	外旋
指	近侧指间关节120°						
	远侧指间关节60°~80°						
拇指	50°		45°	70°			
髋	150°	0°	15°	45°		40°	60°
膝	135°	0°	10°		30°		
踝关节	背屈25°	跖屈45°					

注：屈曲（flection）：关节弯曲或头向前弯。伸展（extension）：关节伸直或头向后仰。伸展过度（hyperextendsion）：超过一般的范围。外展（abduction）：远离身体中心。内收（adduction）：移向身体中心。内旋（internal rotation）：旋向中心。外旋（external rotation）：自中心向外旋转。

【注意事项】

1. ROM 练习注意事项

（1）协助患者选择合适的卧位，体位应舒适、稳定，全身尽可能放松，以减少肌肉和关节的紧张。

（2）保持脊柱的正常生理弯曲和各关节的功能位置，卧床患者可在颈部和腰部以软枕支托，如病情许可，还应经常变换体位，并保持各关节处于最佳功能位置。

（3）对急性关节炎、骨折、肌腱断裂、关节脱位等患者进行 ROM 练习时，应与医生商量，以免进一步损伤。

（4）对于心脏疾病患者，应特别小心观察其有无胸痛症状，因剧烈的活动可诱发心脏病的发作，指导患者利用健侧肢体帮助患侧肢体运动。

2. 等长练习和等张练习的注意事项

（1）注意掌握运动的量及运动频度，每次运动肌肉全范围关节运动，运动后有适当间歇让肌肉充分复原。

（2）运动效果与运动者的主观努力密切相关，在进行肌肉锻炼前要争取患者和家属配合，使患者充分理解、主动配合，护理人员还应教会患者和家属掌握锻炼要领。

（3）肌肉锻炼前后应作好充分准备及放松运动，避免产生肌肉、关节损伤和其他意外发生。

（4）注意运动强度，应以不引起明显疼痛为度，疼痛常为损伤信号，且可反射性地引起前角细胞损伤，妨碍肌肉收缩，无法取得运动效果。应注意肌肉等长收缩引起的升压反应及心血管负荷的增加，有高血压、冠心病或其他心血管疾病时应慎用肌肉锻炼，有严重心脏疾患者禁做肌肉锻炼。

（5）肌肉锻炼时应密切观察患者生命体征及面色情况，如有异常应立即停止锻炼，通知医生进行处理。

【健康教育】

1. 向患者讲解康复锻炼的意义，让患者了解制动对机体的影响，掌握合适的活动方法，合理安排活动强度，主动配合康复锻炼。

2. 向患者和家属讲解康复锻炼的方法。

任务检测

一、选择题

（一）A1 型题

1. 以下哪种患者需要使用保护具

    A. 休克患者   B. 腹痛患者   C. 体温过低患者

    D. 咯血患者   E. 谵妄患者

2. 慢性疼痛是指持续约

    A. 3 个月以上的疼痛   B. 4 个月以上的疼痛

    C. 5 个月以上的疼痛   D. 6 个月以上的疼痛

    E. 1 年以上的疼痛

3. 梦境多出现在睡眠的哪一期

    A. NREM 第一期   B. NREM 第二期   C. NREM 第三期

    D. NREM 第四期   E. REM 期

4. 对人体生长发育有积极意义的睡眠阶段是

    A. NREM 第一期   B. NREM 第二期   C. NREM 第三期

    D. NREM 第四期   E. REM 期

5. 肌肉等长收缩练习是指肌肉收缩时

    A. 长度、张力均不变   B. 长度不变张力增加

    C. 长度改变张力不变   D. 长度、张力均改变

    E. 伴有关节活动长度改变

（二）A2 型题

6. 患者张某，躁动，使用约束带进行约束，用于限制其坐起的约束方法是

    A. 约束手腕   B. 约束踝部   C. 固定肩部

    D. 固定一侧肢体   E. 固定双膝

7. 患者刘某，因疾病原因长期卧床，下列不属于机体长期不活动对心血管系统产生的影响的是

    A. 眩晕   B. 直立性低血压   C. 肺栓塞

    D. 深静脉血栓   E. 高血压

（三）A3/A4 型题

（8~9 题共用题干）

患者张某，男，26 岁，下身大面积烧伤，得知自己病情后，患者情绪极度低落，

悲观厌世。

  8. 患者需使用暴露疗法，可选用的保护具是

    A. 床档　　　　　　B. 宽绷带　　　　　C. 支被架

    D. 肩部约束带　　　E. 膝部约束带

  9. 使用上述保护具，主要目的<u>不妥的</u>是

    A. 防止产生疼痛　　　　　　　　B. 防止着凉

    C. 维护自尊　　　　　　　　　　D. 防止肢体被压迫

    E. 防止坠床

二、思考题

1. 疼痛患者应如何对其进行护理？如何正确应用三阶梯止痛疗法？

2. 简述促进患者睡眠的技巧有哪些？

3. 如何为卧床患者进行被动运动？

（李燕燕）

项目二十二 | 安全给药

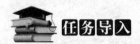任务导入

【案例】

廖某，男，35 岁，主诉发热、咳嗽、痰不易咳出、胸痛而入院就诊。通过检查和辅助 X 线检查示肺部感染。医生开出医嘱：①止咳糖浆 15ml. Po. tid；②雾化吸入治疗 bid；③0.9% 生理盐水 500ml +青霉 320 万 U ivgtt qd；④青霉素皮试（）。门诊治疗室护士按医嘱给予患者青霉素皮试注射后，患者感头晕、胸闷、呼吸困难、面色苍白、寒战、脉细速、四肢冰冷、麻木。测 P 120 次/min，R 30次/分，BP 86/56mmHg。护士判断患者发生青霉素过敏性休克反应，立刻通知医生，并即刻给予 0.1% 盐酸肾上腺素 0.5ml 皮下注射，氧气吸入，0.9% 生理盐水 500ml 建立静脉通道。医生根据病情开出医嘱：①尼可刹米 0.25g H st！②盐酸异丙嗪 25mg im。③50% GS 40ml +地塞米松 10mg iv。④5% GNS 500ml+多巴胺 20mg ivgtt。

为了安全有效的治疗，护士要树立安全给药意识，准确、及时、安全、有效地提供各项给药的技术和技能，完成各项给药任务。

任务一　认知安全给药

任务二　口服给药

任务三　吸入给药

任务四　认知注射及药液抽吸准备

任务五　皮内注射

任务六　皮下注射

任务七　肌内注射

任务八　静脉注射

任务九　药物过敏试验

任务十　静脉输液

学习目标

1. 解释口服给药法、氧气和超声雾化吸入疗法、皮内注射、皮下注射、肌内注射、静脉注射、静脉输液的概念。

2. 叙述口服用药指导及注意事项。

3. 阐述药物保管原则、安全给药原则、注射原则。

4. 描述青霉素药物过敏反应发生的原理、临床表现及抢救措施。

5. 说出雾化吸入疗法、各种注射法的目的及注意事项。

6. 列出雾化吸入疗法常用药物及作用。

7. 描述肌内注射不同部位的定位方法、常用皮试液配制的方法及试验结果的判断。

8. 陈述破伤风脱敏注射方法。

9. 叙述静脉输液的目的、常用溶液种类及作用、输液的注意事项。

10. 比较各种输液反应及其引发的原因和症状，描述应对的护理措施。

任务目标

1. 能严格遵守安全给药原则，运用药物疗法基本知识，指导患者及家属正确用药；能正确观察用药反应，及时采取应对措施。

2. 能遵循注射原则，正确实施皮内、皮下、肌内、静脉注射。

3. 能正确配制各类药物过敏试验液，正确有效实施过敏试验法和正确判断实验结果。

4. 能正确识别药物过敏反应的临床表现，并能及时采取相应护理措施。

5. 能完成密闭式周围静脉输液技术，并能正确处理输液中常见的故障及输液反应，保证安全有效。

6. 养成良好的职业形象和态度，能有效沟通，健康指导，尊重关爱患者，确保安全给药。

任务一　认知安全给药

 知识平台

药物疗法常被广泛应用在疾病的预防、诊断、治疗和抢救过程中，主要是根据不同病情、症状、治疗的需要，而选择不同种类的药物、用法和给药途径。通过给药达到治疗疾病、减轻症状；减轻痛苦，复苏生命；预防疾病、增强体质；协助诊断，维持机体正常生理功能等目的。护士作为药物治疗的执行者，要做到准确、安全、有效的实施药物疗法，必须学习安全给药的基本知识，掌握正确安全的给药方法和技术，准确评估用药后的疗效和反应，针对药物反应及时采取相应措施；正确指导患者安全用药，做好药品的安全管理，确保用药安全有效。

一、药物管理基本知识

（一）药物的种类

根据药物作用途径和药物性质的不同，可将药物分为以下几种类型。

1. 内服药　片剂、胶囊、丸剂、散剂、溶液、酊剂、合剂、纸型等。

2. 注射药　溶液、水剂、混悬液、结晶、粉剂、油剂等。

3. 外用药　酊剂、溶液、洗剂、滴剂、涂膜剂、搽剂、粉剂、软膏、栓剂等。

4. 新颖药剂　胰岛素泵、植入慢溶药片、粘贴敷片等。

（二）药物的领取

药物的领取需凭医生的处方进行。门诊患者凭医生处方在门诊药房自行领取；住院患者的药物由住院药房（中心药房）专人负责，根据医嘱配备，由病区护士负责领取。

1. 病区药物专柜 由专人负责，主要存放一定数量的常用药物，如内服类药物、注射类药物、抢救药物等。①常用药，根据消耗量定期到药房领取补充。②剧毒药或特殊药品，需凭医生麻醉药专用处方和空安瓿领取补充。③贵重药，患者治疗药物，根据医嘱由药房专人负责配药、核对，病区护士再次核对后领取。

2. 住院（中心）药房 全院住院患者用药领取之处。每日上午医生查房后，护士根据医嘱将药盘和药卡送至住院（中心）药房，由药房内专人负责配药与核对一日用量，病区护士再次核对后取回，于发药前重新核对，无误后分发给患者。其优点是药品集中使用，避免积压浪费，减少病房药物保管、领取、退药等繁琐工作。

（三）药物的保管原则

1. 药柜放置管理 药柜应设在通风、干燥、光线明亮处，避免阳光直接照射，专人负责，定期检查，保持整洁。

2. 药物分类保管 柜内药物应按内服、外用、注射、麻醉、剧毒等分类保管，并按药物有效期的先后顺序排放整齐，有计划地使用，以防失效。贵重药、麻醉药、剧毒药应有明显标记，专人管理，加锁保管，使用登记，列入交接班。

3. 标签明确清晰 药瓶应贴有明显的标签，注明药物名称、浓度及剂量。标签颜色分别表示：蓝色边为内服药，红色边为外用药，黑色边为麻醉药、剧毒药。凡是标签脱落或字迹模糊辨认不清，应及时更换或粘贴处理。

4. 保证药物质量 药物要定期检查，如有变色、发霉、混浊、沉淀、潮解、药物有效期已过等变质，应立即停止使用，并予立即处理。

5. 根据药物性质妥善保存

（1）易被热破坏的药物 生物制品、抗生素等，如免疫球蛋白、疫苗、抗毒血清、胰岛素、胎盘球蛋白、青霉素皮试液等，应根据其对贮藏条件的要求，分别置于阴凉干燥（约20℃）处或冷藏于2~10℃处保存。

（2）易氧化和遇光变质的药物 口服药类如氨茶碱、维生素C等，应装深色瓶中密盖保存；针剂类如盐酸肾上腺素、氢化可的松等，应放在黑纸遮光的纸盒中置于阴凉处。

（3）易挥发、潮解、风化的药物 须装瓶，盖紧，如过氧乙酸、乙醇、水合氯醛、干酵母、糖衣片等。

（4）易燃、易爆的药物 如乙醇、乙醚、环氧乙烷等应单独存放，密闭，置于阴凉低温处，远离明火，以防意外。

（5）易过期的药物 如胰岛素、各类抗生素等，应定期检查，有计划地按有效期先后顺序使用，防止浪费。

（6）患者个人专用药物 个人贵重或特殊药物，应单独存放，并注明床号及姓名。

（7）各类中药 均应置于阴凉干燥处，芳香性药品应密封加盖保存。

二、安全给药的原则

给药的原则是一切用药的总则。护士在执行药疗工作时，必须严格遵守，使药疗安全有效。

（一）根据医嘱准确给药

给药是一种非独立性的护理工作，护士在给药过程中必须<u>严格执行医嘱</u>，如有<u>疑问，了解清楚后方可给药，不得擅自更改，不可盲目执行医嘱。</u>

（二）严格执行查对制度

严格执行查对制度是安全给药的保障，是杜绝差错事故的有效措施。<u>药疗准备前要求由两位护士同时核对，准确无误后，才开始用药。①三查：操作前、操作中、操作后查（查七对的内容）。②七对：对床号、姓名、药名、浓度、剂量、方法、时间。③严格检查药物质量</u>　保证药物不变质，并在药效期内。

（三）正确安全给药

1. 做到"五准确"　即做到药物、剂量、方法、时间、患者这五项的准确。

2. 及时分发　备好药物，及时分发，避免久置引起药效降低或药物污染。

3. 易发生过敏反应的药物　<u>使用前须了解过敏史，必要时做过敏试验，结果阴性方可使用，并在使用过程中加强观察。</u>

4. 注意配伍禁忌　两种以上药物联合使用时，要注意配伍禁忌。

5. 进行有效沟通　通过评估，向患者解释，取得合作，给予相应的用药指导，提高患者自我合理用药的能力。

（四）观察用药反应

密切观察用药后的疗效和不良反应。对毒副作用较大或易发生过敏反应的药物，更应加强观察和询问，必要时做好记录。

三、给药途径

给药途径是根据药物的性质、剂型、机体组织对药物的吸收情况及治疗需要来决定。常用的给药途径有口服、舌下含化、注射（皮内、皮下、肌内、静脉）、吸入法、直肠给药、外敷等。

四、给药次数和时间

为了维持有效的血药浓度，发挥最大药效，根据药物的半衰期和药物的特性（如空腹服、餐后服等）以及人体的生理节奏，确定给药次数和时间间隔，并常用外文缩写来表示。常用的外文缩写及给药时间安排见表22-1-1、22-1-2。

表 22-1-1　医院常用外文缩写与中文译意

外文缩写	中文译意	外文缩写	中文译意
qm	每晨 1 次	gtt	滴，滴剂
qn	每晚 1 次	ad	加至
qh	每小时 1 次	Rp、R	处方、请取
q2h	每 2 小时 1 次	Inj	注射
q3h	每 3 小时 1 次	ID	皮内注射
q4h	每 4 小时 1 次	H	皮下注射
q6h	每 6 小时 1 次	IM 或 im	肌内注射
qd	每日 1 次	IV 或 iv	静脉注射
bid	每日 2 次	PO	口服
tid	每日 3 次	kg	千克
qid	每日 4 次	g	克
qod	隔日 1 次	mg	毫克
biw	每周 2 次	ug	微克
12n	中午 12 点	ml	毫升
12mn	午夜 12 点	DC	停止
am	上午	CO	复方
pm	下午	OD	右眼
ac	饭前	OS	左眼
Pc	饭后	OU	双眼
hs	睡前	AD	右耳
st	立即、即刻	AS	左耳
prn	需要时（长期）	AU	双耳
sos	需要时（限用 1 次，12h 内有效）	IU，iu	国际单位
aa	各	u	单位

表 22-1-2　医院常用给药时间安排

给药时间缩写	给药时间安排	给药时间缩写	给药时间安排
qd	8:00	qn	20:00
bid	8:00,16:00	q2h	6:00,8:00,10:00,12:00,14:00……
tid	8:00,12:00,16:00	q3h	6:00,9:00,12:00,15:00,18:00……
qid	8:00,12:00,16:00,20:00	q4h	8:00,12:00,16:00,20:00,24:00……
qm	6:00	q6h	8:00,14:00,20:00,2:00……

五、影响药物疗效的因素

药物疗效的产生不仅取决于药物本身的质和量，而且还受机体内外诸多因素的影响。主要与药物的代谢、剂型、用量、用药途径、给药时间及是否联合用药有关。

（一）药物的因素

1. 药物在体内的过程 药物进入人体必须经过吸收、分布、代谢、排泄的过程，当药物在血浆中达到一定浓度时，才能产生作用。药效产生的快慢与药物吸收情况有关，而药物的分布、代谢与排泄情况取决于药物在体内作用时间的长短。

2. 药物剂量 在一定范围内，剂量越大，血药浓度越高，作用越强。但超过一定限度时，会产生毒性反应。

3. 药物剂型 不同剂型的同类药物，药物吸收量与速度不同，从而影响药物作用的快慢和强弱。如口服片剂比注射针剂发挥药效慢；水溶液比油剂、混悬液、固体吸收快，因而产生作用也较快。

4. 给药途径 不同的给药途径可影响药效的强弱和起效的快慢，例如，静脉给药药物直接进入血液循环，作用最快；同种药物不同的给药途径会产生不同的药物效应，如口服硫酸镁产生导泻与利胆作用，而注射硫酸镁则产生镇静和降血压作用。

5. 给药时间 药物的给药时间取决于药物的半衰期和人体的生理节奏，以维持药物在血中的有效血药浓度。如口服药物若于饭前空腹服用，吸收较容易，药效作用迅速，但如果是对胃黏膜有刺激性的药物，则必须于饭后服用。

6. 联合用药，配伍禁忌 联合用药指两种或两种以上药物同时或先后应用，其目的是：①可发挥药物的协同作用，增加治疗效果，也可相应减少用药的剂量。如将利福平、异烟肼联合应用以增强治疗结核病的疗效。②可利用药物之间拮抗作用，减少药物的副作用。如尼可刹米拮抗吗啡对呼吸的抑制作用。③不合理用药，则会降低疗效或出现不良反应，加大毒性。如庆大霉素与依他尼酸钠和呋塞米配伍，可增加耳毒性和肾毒性作用。硫酸亚铁与氢氧化铝同服，会减少铁的吸收，降低铁剂的疗效。因此，给药中应熟悉药物的相互作用，注意药物的配伍禁忌，合理用药。

（二）机体的因素

1. 生理因素

（1）年龄与体重 一般所称的药物"常用量"是针对 14~60 岁的人而言。因为儿童处于生长发育阶段，脑、肝、肾功能发育不健全，对药物敏感性较高，吸收分布快，代谢排泄慢，易中毒；老人则因肝肾功能衰退，对药物的耐受性降低，易蓄积中毒。所以儿童和老年人的用药剂量应酌情减量。

（2）性别 通常情况下性别对药物的反应一般无明显的差异，但女性在月经期、妊娠期和哺乳期特殊"三期"时，用药要特别谨慎。如月经期应避免使用泻药和抗凝剂，以免月经过多；妊娠早期避免使用易致胎儿畸形或流产的药物；哺乳期慎用药物，以防药物通过乳汁排出对婴儿造成影响。

2. 疾病因素 疾病可影响药物在体内的代谢过程，从而影响药物的效应。当肝肾功能受损时，药物在体内的代谢和排泄慢，易使药物蓄积，导致中毒。应注意减量、慎用或避免使用对肝脏、肾脏有影响的药物，如苯巴比妥、洋地黄毒苷等主要在肝代谢的药物；氨基糖苷类抗生素、头孢唑林等主要经肾脏消除的药物。

3. 心理因素 心理因素在一定程度上可影响药物在体内的效应，主要表现有患者的情绪、对药物的信赖程度、治疗态度、认知程度、暗示作用等。如"安慰剂"能起到镇静、镇痛作用。不良心理会加重病情，影响药物疗效发挥。

4. 个体差异 在年龄、体重、性别等基本相同的情况下，个体对同一药物的反应仍有个体差异。如体质特异的患者对某些药物敏感度高，较少的用量，也能造成中毒的危险；而有些个体对药物的敏感性低，需较大量才能达到同等效果。

（三）饮食因素

1. 饮食能促进药物吸收，增强疗效 饮食能促进药物吸收，如酸性食物可增加铁剂的溶解度，促进铁的吸收；高脂饮食可促进脂溶性维生素吸收；粗纤维食物可促进肠蠕动，增进驱虫剂的疗效。

2. 饮食会干扰药物吸收，降低疗效 例如：①钙剂能与菠菜中大量草酸结合成草酸钙而影响钙的吸收，因此补钙时不宜同食菠菜；②服铁剂时不能与茶水、高脂饮食同时服用，因茶水中鞣酸与铁形成铁盐妨碍铁的吸收；③脂肪抑制胃酸分泌，也影响铁的吸收，从而使效果降低。

3. 食物能改变尿液 pH，影响疗效 例如：①鱼、肉、蛋等动物性食物在体内代谢产生酸性物质。②牛奶、豆制品、蔬菜等食物在体内代谢产生碱性物质碳酸氢盐。③代谢物酸碱性质影响尿的 pH，从而影响药效。如氨苄西林、呋喃妥因在酸性尿液中杀菌力强，用它们治疗泌尿系统感染时宜多食荤食，使尿液偏酸，增强抗菌作用。④应用氨基糖苷类、头孢菌素类、磺胺类药，宜多食素食，以碱化尿液，增强抗菌疗效。

任务二　口服给药

口服给药 （oral administration）是指药物经口服用后，被胃肠道黏膜吸收，通过血液循环输送到局部或全身，达到药疗的方法。口服给药法是最常用，最方便、较安全、又经济的给药方法。但由于吸收慢，故不适用于急救用药，对于意识不清、呕吐不止以及禁食的患者亦不宜用此法给药。

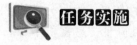任务实施

实训 25　口服给药

【目的】 协助患者按医嘱安全服药，以达到减轻症状、防治疾病、维持正常生理功能、协助诊断、预防疾病的目的。

【评估】 本项目案例为范例，见表 22-2-1。

表 22-2-1 口服给药任务评估及沟通

评 估	沟 通
护士 仪表是否符合行为规范，是否明确操作目的	
患者 1. 核对解释 2. 患者的年龄、病情及治疗情况是否适合口服给药，有无呕吐、禁食、口腔及食管疾患、吞咽困难，有无留置鼻饲管等 3. 患者服药能否自理，对给药计划的了解、认识与合作程度 4. 对所服用药物以及相关知识的了解情况	• "请问您叫什么名字？" • "廖先生，您好！您现在感觉怎么样？" • "为了减轻您咳嗽、咳痰的症状，医生给您开了止咳糖浆，在服这种药后注意不要立即饮水，以免降低药效。" • "请您等下配合一下，好吗？我这就去取药，请您稍等。"
环境 备药环境是否整洁，光线是否适宜	

【计划】

1. 护士准备 仪表符合规范，明确操作目的，熟悉药物的药理作用及用法，洗手、戴口罩。

2. 用物准备 药盘或发药车、服药本、小药卡、药杯、药匙、治疗巾。必要时备：水壶（内盛温开水）、弯盘、量杯、湿纱布。

3. 患者准备 了解用药目的及相关注意事项，做好主动配合准备。

4. 环境准备 光线适宜、空气清洁、物品清洁、排放整齐。

【实施】根据本案例医嘱完成"止咳糖浆"口服给药任务，见表 22-2-2。

【评价】见表 22-2-2。

表 22-2-2 口服给药任务实施及评价

护理工作过程要点	工作过程的知识及应用	
	要点说明	语言沟通
实施 **1. 备药** *准备药卡：根据服药本上的床号、姓名填写小药卡，并按床号顺序将小药卡插入药盘内，放好药杯 *配药依据：对照服药本上床号、姓名、药名、浓度、剂量、时间进行配药 *根据不同药物剂型采取相应的取药方法	☆严格执行三查七对制度 ☆如药卡字迹不清需重写 ☆通常由住院药房（亦称中心药房）根据医生处方配备，护士负责核对 ☆一个患者的药摆好后，再摆另一个患者的药	
2. 配药 ▲固体药：一手取药瓶，标签朝向自己，另一手用药匙取出所需的药量，放入药杯	☆药物需研碎时，在研钵内碾碎，用药匙刮出，用药纸包好	

护理工作过程要点	工作过程的知识及应用	
	要点说明	语言沟通
▲液体药：摇匀药液，打开瓶盖，使其内面向上放置 *正确量取：一手持量杯，拇指置于所需刻度处与视线平，另一手持药瓶使瓶签朝向掌心，倒药液凹面至所需刻度处（图22-2-1） *将药液倒入药杯盖好，瓶口用湿纱布擦净，放药瓶于原处 *滴管吸药：取油剂、药量不足1ml或按滴计算的药液时用滴管吸药。盛药前药杯内应倒入少许温开水 *备药完毕：整理药柜，将物品归还原处，根据服药本重新核对一次，盖上治疗巾或关上药盘	☆避免药液内溶质沉淀影响药物浓度 ☆使药液凹面与量杯刻度和拇指及视线同一水平，保证计量准确，防止倒液时污染瓶签 ☆更换药液品种时应洗净量杯或滴管 ☆1ml以15滴计算，吸药时勿将药液吸至橡皮球内，滴药时滴管稍倾斜，使药量准确 ☆以免药液附着杯壁，影响剂量 ☆两人核对，确保准确无误	
实施 **3. 发药** *发前准备：洗手，根据服药本与另一名护士再次核对一遍。携带服药本，备温开水，送至患者床前 *再次核对：床号、姓名、药名、浓度、剂量、时间及方法 *看药到口：协助患者取舒适体位服药。倒温开水服药，确认服下后方可离开 *再次核对，嘱咐	☆确认无误后再发药 ☆同一患者的药物应一次取出药盘；不同患者的药物不可同时取出，避免发错药物 ☆鼻饲者须将药物碾碎，用水溶解后从胃管注入，再以少量温开水冲净胃管 ☆危重患者及不能自服者，应喂服	•"您好！能再说遍您的名字吗？" •"廖先生，现在为您发口服药，我先扶您坐起来好吗？" •"这是止咳糖浆，可以减轻您咳嗽、咳痰的症状，请您服下。" •"这种药服用后15~20min后才可饮水，以免冲淡药物，降低药效。您记住了？很好，我扶您躺下好吗？"
4. 发药后处理 服药后收回药杯，按要求做相应处理，清洁药盘 *注意患者服药后的反应，若有异常及时与医生联系	☆药杯先浸泡消毒，后冲洗、擦干，再消毒备用。如为油类药杯，应先去除油污，再做上述处理。一次性药杯集中消毒后统一销毁	•"呼叫器在您床头，如有什么需要或不舒服，可以随时叫我。您好好休息。"
评价	**1. 态度** 认真、严谨，尊重、关爱、保护患者	
	2. 技能 *护患沟通有效，满足患者身心需要 *严格执行三查七对制度，做到"五准确"；操作熟练，动作轻巧、剂量准确	
	3. 效果 *患者安全正确地服药，达到治疗效果 *患者积极配合，合作良好	

【注意事项】

1. 严格执行三查七对制度，做到"五准确"。

2. 备药前，护士应了解患者的有关情况，如做特殊检查或手术等需禁食者暂不发药，做好交接班。

3. 备药时，应认真检查药物质量，若有变质，立即更换。

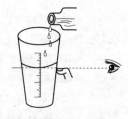

图22-2-1　倒药液法

①粉剂、含化片用纸包好，放入药杯。②药液充分摇匀，避免药液内溶质沉淀影响给药浓度。③同的药液应分别倒入不同的药杯内。④更换药物或停药时应及时告知患者。⑤发药前须请另一位护士再次核对，确保无误。

4. 发药时，患者如有疑问，应重新核对，确认无误后给予解释，再给患者服下。

5. 发药后，密切观察服药后药物疗效和不良反应，如有异常，应及时与医生联系，及时处理。服用利尿剂需记录出入量。

【健康指导】

根据药物性能，向患者及家属介绍所用药物的有关知识，取得主动配合正确服药，提高药疗效果，减少不良反应。

1. 温开水送服药物　不宜用茶水、饮料、牛奶、糖水或其他汤水服用。

2. 健胃及增进食欲的药物　宜饭前服用，增加食欲；对胃黏膜有刺激性的药物和助消化药，宜饭后服用，以减少对胃黏膜的刺激，利于食物的消化吸收。

3. 磺胺类和发汗药　服后宜多饮水。前者避免因尿液不足而致磺胺结晶析出，堵塞肾小管；后者有助于增加药物疗效。

4. 强心苷类药物　服用前应先测心率与心律（或脉率与脉律），心率低于60次/分，或节律不齐时，应停服药，并告知医生。

5. 使牙齿染色或对牙齿有腐蚀作用的药物　如铁剂糖浆、稀盐酸溶液等，应避免与牙齿接触，可用吸管吸入，服用后漱口。

6. 止咳糖浆、甘草合剂　对呼吸道黏膜有安抚作用，服后不宜立即饮水，以免冲淡药液，降低疗效。若同时服用多种药物，则应最后服用止咳糖浆。

7. 服药禁忌　服用铁剂时，应忌饮茶，防止形成铁盐，妨碍铁剂的吸收；服药前后禁忌饮酒，饮酒会影响药物疗效的发挥。

知识拓展

全自动口服药品摆药机的应用

一、摆药机的功能介绍

1. 针对护士或医生工作站录入的医嘱中的部分口服药品进行自动摆药。

2. 查询单个患者的摆药信息，包装药量自动统计等。

二、摆药机的工作流程

1. 医嘱录入　各病区将患者的姓名、性别、床号、药品名称、剂量、给药途径、执行时间等通过终端录入，完毕后通过网络传至药房摆药。

2. 摆药机摆药　启动摆药机电源开关，预热达到设定温度，启动摆药机计算机控制系统。摆药机自动按病区、病床、患者用药时间进行摆药，一个患者同一时间用的药摆放于同一个药袋中，药袋印有患者的基本信息，即病区号、病床号、患者姓名、用药日期、用药时间、药品名称、数量等。

3. 护士领药　护士领药时，按摆药单核对患者姓名、用药时间和用药品种，确认无误后在摆药单上签字并将药领走。

三、全自动摆药机的优缺点（表 22-2-3）

表 22-2-3　全自动摆药机的优缺点

优 点	缺 点
1. 改变原有的工作模式，减轻劳动强度，提高工作效率，提高摆药的准确度	1. 价格昂贵，耗材费用较高
2. 全程密封操作，避免药品污染和减少患者的交叉感染	2. 准备工作量较大（准备药品需去掉所有铝箔原包装）
3. 药袋标有明确的患者信息，减少发药差错的发生	3. 摆药机无法完成部分药品的自动摆药（如散剂、口服液、外用制剂等）

任务三　吸入给药

 知识平台

一、雾化吸入法概念

雾化吸入法（inhalation）是应用雾化装置将药液分散成细小的雾滴，以气雾状喷出，经鼻或口吸入以达到局部及全身疗效的给药方法。雾化吸入法起效快、药物用量小、不良反应轻，对呼吸道局部及全身都可产生治疗作用。临床常用的雾化吸入技术有氧气雾化吸入法、超声波雾化吸入法和手压式雾化吸入法三种技术。

二、雾化吸入的目的

1. 湿化呼吸道　常用于痰液黏稠、气道不畅以及呼吸道湿化不足者，或作为气管切开术后的常规治疗手段。

2. 治疗呼吸道感染　消除炎症，减轻呼吸道黏膜水肿，稀释痰液，帮助祛痰。常用于咽喉炎、支气管炎、支气管扩张、肺炎、肺脓肿、肺结核等患者。

3. 改善通气功能　解除支气管痉挛，改善呼吸道通气状况。常用于支气管哮喘、喘息性支气管等患者。

4. 预防呼吸道感染　常用于胸部手术前后的患者。

三、常用药物与作用

1. 稀释痰液，帮助祛痰　常用 α-糜蛋白酶、乙酰半胱氨酸（痰易净、易咳净）等。

2. 控制呼吸道感染，消除炎症　常用庆大霉素、卡那霉素等。

3. 解除支气管痉挛　常用沙丁胺醇（舒喘灵）、氨茶碱等。

4. 减轻呼吸道黏膜的水肿　常用地塞米松等，与抗生素类药物合用，可增强抗炎效果。

知识链接

临床常用雾化吸入药

一、治疗哮喘

1. 普米克令舒　适应于治疗支气管哮喘。可替代或减少口服类固醇治疗。在其他方式给予类固醇治疗不适合时应用。禁忌：对布地奈德或任何其他成分过敏者。

2. 可必特　适用于需要多种支气管扩张剂联合应用的患者，如气道阻塞性可逆性支气管痉挛。禁忌：肥厚性梗阻性心肌病、快速心律失常。对本品的任何成分或对阿托品及其衍生物过敏者禁用。

3. 盐酸特布他林雾化溶液　用于治疗支气管哮喘，喘息性支气管炎，肺气肿等。禁忌：心肌功能严重损伤者禁用；高血压、冠心病、甲亢、糖尿病患者和孕妇慎用。

二、治疗化痰

沐舒坦　适用于慢性支气管炎急性发作、喘息型支气管炎、支气管哮喘等症。禁忌：盐酸氨溴索或其他成分过敏者不宜使用。

四、常用吸入方法

（一）超声波雾化吸入

1. 概念　超声波雾化吸入法是应用超声波声能，将药液变成细微的气雾，由呼吸道吸入的方法。其特点是雾滴小而均匀（直径在 $5\mu m$ 以下），雾量大小可以调节，吸入的气雾温暖、舒适，药液可随着患者深而慢的吸气被吸入到终末细支气管和肺泡。

2. 超声波雾化器的构造

（1）超声波发生器　通电后输出高频电能，面板上操纵按钮有电源开关、定时开关、雾量调节旋钮。

（2）水槽与晶体换能器　水槽内盛蒸馏水，底部有一晶体换能器，用以接收发生器发出的高频电能，并将其转化为超声波声能。

（3）雾化罐和透声膜　雾化罐内盛药液，其底部为半透明状的膜，称透声膜，超声波声能震动透过此膜与雾化罐内药液作用，产生雾滴而喷出。

（4）螺纹管、口含嘴或面罩。

3. 作用原理　超声波发生器通电后输出高频电能，通过水槽底部晶体换能器转换为超声波声能，声能震动透过雾化罐底部的透声膜作用于罐内的药液，破坏了药液的表面张力而成为微细气雾喷出，通过导管随患者深而慢的吸气进入呼吸道（图22-3-1）。

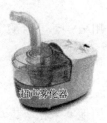

图22-3-1　超声波雾化器

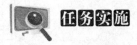

实训26　超声波雾化吸入疗法

【目的】（见雾化吸入的目的）

【评估】本案例为范例，见表22-3-1。

表22-3-1　超声雾化吸入任务评估及沟通

	评　估	沟　通
护士	仪表是否符合行为规范，是否明确操作目的	
患者	1. 核对解释 2. 患者目前病情与治疗情况、意识状态、呼吸道通气情况 3. 患者对超声波雾化吸入治疗的了解及认识程度，有无紧张及合作程度 4. 患者做好准备工作	• "请问您叫什么名字？" • "廖先生，您好！您现在感觉怎么样？" • "由于您肺部感染，为了控制炎症，减轻咳嗽、咳痰，需要进行雾化吸入治疗，这样有利于咳出痰液，并可减轻不适症状。这项操作没什么痛苦，请您不要紧张，等下请您配合一下，好吗？" • "您需要方便吗？请您做好准备。我这就去做准备工作，请您稍等。"
环境	是否安静，整洁、温湿度如何	

【计划】

1. 护士准备　洗手、戴口罩，仪表符合规范；明确操作目的，熟悉药物的作用及副作用。

2. 用物准备　超声雾化器一套；治疗盘内置药液（根据医嘱准备）、等渗盐水、50ml注射器、冷蒸馏水、水温计、弯盘、治疗巾、电源插座。

3. 患者准备　了解雾化吸入的目的，注意事项，能积极配合操作。

4. 环境准备　安静整洁，光线、温度、湿度适宜。

【实施】见表22-3-2。

【评价】见表22-3-2。

表 22-3-2 超声雾化吸入任务实施及评价

护理工作过程要点	工作过程的知识及应用	
	要点说明	语言沟通
1. 检查雾化器 检查并连接雾化器，水槽内加冷蒸馏水至浮标浮起 * 水槽底部的晶体换能器及雾化罐底部的透声膜完好	☆检查雾化器各部件是否完好以免意外发生 ☆水量视雾化器类型而定，要求浸没雾化罐底部的透声膜	
2. 加药 按医嘱抽吸药液，用等渗盐水稀释至 30～50ml，加入雾化罐内，检查无漏水后，将雾化罐放入水槽，旋紧水槽盖		
3. 核对、安置体位 携用物至床旁，核对、解释 * 协助患者取舒适卧位，铺治疗巾	☆确认患者，取得合作 ☆坐位、半坐卧位或侧卧位	• "您好！请告诉您的床号和姓名？" • "廖先生，现在准备进行雾化吸入。来，头稍微侧一下，这样便于雾化吸入。"
4. 连接、正确吸入 连接面罩（或含嘴）与螺纹管，接通电源，打开电源开关（指示灯亮），调整定时开关至所需时间，再打开雾化开关，调节雾量 * 指导吸入：气雾喷出时，协助患者将口含嘴放入口中（也可用面罩），嘱其深呼吸	☆一般每次定时 15～20min，雾量大小可随患者的需要和耐受情况调节 ☆指导患者正确的吸入方法	• "廖先生，请您张开嘴，把这个口含嘴含住，做深呼吸，用口吸气，用鼻呼气。" • "很好，随着您深深的吸气，可将药液带到呼吸道深部，便于更好地发挥疗效。" • "雾化吸入需 20min，在这过程中有什么不适或需要，请及时按呼叫器，我会随时来看您。"
5. 结束雾化 治疗毕，取下口含嘴或面罩，先关雾化开关，再关电源开关，擦干面部，取舒适体位		• "雾化时间到了，您现在感觉怎么样？我帮您拍拍背，有利于把痰排出。"
6. 整理消毒 整理床单位，清理用物 * 排净水槽内的水，擦干水槽 * 消毒部件	☆归类清理用物 ☆将口含嘴（面罩）、雾化罐、螺纹管浸泡于消毒液内 1h，再洗净、晾干、备用	• "您好好休息吧。呼叫器在您床头，如有什么需要或不舒服，可以随时叫我，我也会随时来看您。"
7. 观察记录 观察雾化吸入后治疗效果与反应，洗手、记录	记录雾化开始时间、持续时间，患者反应及治疗效果等	

（左侧纵向标注"实施"）

评价	**1. 态度** * 认真、严谨，尊重、关爱、保护患者
	2. 技能 * 护患沟通有效，满足患者身心需要 * 操作方法正确，动作轻巧，规范
	3. 效果 * 患者配合良好，感觉舒适，达到雾化吸入的目的

【注意事项】

1. 使用前检查雾化器性能是否良好，连接正确，无松动、漏气、脱落等异常情况。

2. 水槽内须保持足够的冷水，不可用温水，无水时不可开机，以免损害机器。需连续使用时，中间应间隔30min，若测量水温超过50℃时，应关机更换冷蒸馏水。

3. 治疗过程中如需加入药液时，可不必关机，直接从盖上小孔中加入即可。

4. 水槽底部的晶体换能器及雾化罐底部的透声膜质脆易碎，操作时不可用力过猛，以防损坏。

5. 观察患者痰液排除情况，若咳出困难，不易排出者，予以协助排痰，必要时吸痰。

【健康指导】

1. 向患者及家属介绍超声波雾化吸入的目的、意义、注意事项、药物的作用、副作用等相关知识。

2. 教会患者如何进行深呼吸，配合雾化吸入，达到有效治疗。

3. 指导患者雾化后如何进行有效的咳嗽，以及家属如何进行拍背等协助患者排痰的方法。

（二）氧气雾化吸入

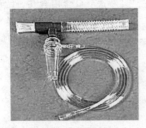

图22-3-2 氧气雾化吸入器

1. 概念 氧气雾化吸入法，是利用高速氧气气流，使药液形成雾状，随着患者吸气吸入呼吸道达到治疗目的。且患者在雾化的同时也可以达到吸入氧气之目的。

2. 作用原理 氧气雾化吸入器（图22-3-2）是借助高速气流通过毛细管时产生的负压，将药液由接邻的小管吸出，而所吸出的药液又被毛细管口急速的气流吹散，形成雾状微粒后喷出。

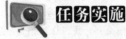

任务实施

【目的】（见雾化吸入的目的）

【评估】（同超声雾化吸入技术）

【计划】

1. 护士准备 同超声雾化吸入技术。

2. 用物准备 氧气雾化吸入器一套、氧气装置，余同超声波雾化吸入法。

3. 患者准备 同超声雾化吸入技术。

4. 环境准备 同超声雾化吸入技术。

【实施】 见表22-3-3。

【评价】 见表22-3-3。

表 22-3-3　氧气雾化吸入任务实施及评价

护理工作过程要点		工作过程的知识及应用	
		要点说明	语言沟通
实施	**1. 检查**　氧气雾化器、氧气装置	性能、连接是否完好，有无漏气	
	2. 加药　按医嘱抽吸药液，注入雾化器，稀释至规定刻度		
	3. 核对、安置体位	同超声波雾化吸入法	同超声波雾化吸入法
	4. 连接氧气　连接氧气输气管与雾化器底部的接气口，调节氧流量达 6~8L/min	湿化瓶内勿放水，以免液体进入雾化器内稀释药液	
	5. 正确吸入　指导患者手持雾化器，将吸嘴放入口中，紧闭嘴唇深吸气，用鼻呼气，如此反复，直至药液吸完为止	☆操作中注意严格安全用氧 ☆深吸气使药液充分到达支气管、肺部，更好地发挥疗效	• "请您用手拿好雾化器，含住吸嘴，紧闭嘴唇深吸气，之后用鼻呼气，这样反复进行就可以了。您试试怎么样？" • "雾化吸入需 20min，在这过程中有什么不适或需要请及时按呼叫器，我会随时来看您。" • "请您一定要注意病房不可使用烟火，以免点燃氧气发生爆炸的危险。"
	6. 结束雾化　治疗毕，取下口含嘴或面罩，取下雾化器，再关闭氧气开关		同超声波雾化吸入法
	7. 整理消毒	同超声波雾化吸入法	
	8. 观察记录		
	9. 洗手记录		
评价	同超声波雾化吸入法		

【注意事项】

1. 雾化前，应检查雾化器接气口与氧气输气管连接处是否完好，有无漏气。

2. 氧气湿化瓶内勿加水，以免液体进入雾化器内将药液稀释。

3. 操作中，严格安全用氧，严禁接触烟火和易燃品以保证安全。

4. 观察患者痰液排除情况，若咳出困难，不易排出者，予以协助排痰，必要时吸痰。

【健康指导】同超声波雾化吸入法。

（三）手压式雾化吸入器

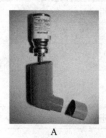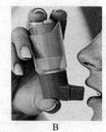

A   B

图 22-3-3 手压式雾化吸入器

1. 概念 手压式雾化吸入器（图 22-3-3）是利用拇指按压雾化器顶部，使药液从喷嘴喷出，形成雾滴随患者吸气进入气管、支气管被吸收而达到治疗的方法。常用于解除支气管痉挛、改善通气功能，适用于支气管哮喘、喘息性支气管炎等治疗。

2. 原理 手压式雾化吸入器是预先将药液置于内腔高压送雾器中，使用时将雾化器倒置，用拇指按压顶部，阀门打开，药液快速从喷嘴喷出。虽然手压式雾化吸入器操作简单，但往往由于患者操作不当，使喷出药液不能充分进入呼吸道，从而影响药物疗效。

3. 注意事项 ①严格执行查对制度，遵守消毒隔离原则；②喷雾器应放在阴凉处，一般在 30℃ 以下保存。

4. 健康教育 ①指导患者正确保管和使用手压式雾化器。②不能随意增加或减少用量和次数，以免增加不良反应。③帮助患者分析和解释引起呼吸道痉挛的各种原因，指导适宜的活动、锻炼，增强体质，预防呼吸道感染。④教育患者及家人将手压式雾化吸入器放在儿童不能触及的地方。

知识拓展

其他给药技术

一、皮肤外用给药技术

皮肤有吸收功能，将药物直接涂于皮肤上，起到局部治疗的作用。常用剂型有溶液、酊剂、霜剂、软膏剂、粉剂及喷雾剂等。

1. 涂抹药物前 评估局部皮肤状况，清水或中性肥皂清洁皮肤，如有皮炎仅用清水清洁。

2. 方法 根据药物剂型，采用相应的护理方法。

（1）涂搽法 用棉签蘸取少量药物，直接涂于皮肤上，轻轻按揉涂擦，涂抹不必过厚。涂擦粉剂时，只需将药物洒于干燥皮肤上，不宜太厚，注意整个患处都应洒到。

（2）喷雾法 将患者头部转向侧边，不对视喷雾器。如果病变在脸上或脸的四周，须用纱布遮住患者的眼睛、鼻子、口部。告知患者在喷药时屏气或呼气，以避免刺激或损伤呼吸道黏膜。护士也应注意采取有效措施避免自身吸入喷雾剂。

二、黏膜给药技术

1. 直肠药物植入技术 ①患者取侧卧位，屈膝，暴露肛门；②戴手套，示指通过直肠内括约肌，将药物沿直肠壁，朝脐部方向送入 6~7cm；③嘱咐患者保持侧卧 15min，以防止栓剂滑脱或溶化后渗出肛门外；④给药后观察药效情况。

2. 阴道药物植入技术 ①患者取屈膝仰卧位；②戴手套，利用置入器或手指将栓剂沿阴道下后方轻轻送入 5cm，达阴道穹窿处；③嘱患者平卧 15min，以利药物吸收；④可使用卫生棉垫，避免药物或阴道渗出物污染内裤，指导治疗期间避免性生活。

三、舌下给药技术

口腔黏膜具有丰富的毛细血管，经舌下给药，能被迅速吸收，具有生效快的作用。此类药经舌下小血管吸收，可不经肠壁和肝的首过效应而迅速进入体循环，避免胃肠道的刺激、吸收不全和首过消除。常用的药物有硝酸甘油剂，舌下含服 2~5min 内就能够发挥作用，减轻或消除心前区压迫感、疼痛感。但此药应正确放在舌下，让药物自然溶解吸收，不可嚼碎后吞服，会降低药物疗效。

四、药物滴入技术

滴入法是将液体药物滴入腔室中，达到治疗目的的方法。常用部位有眼、鼻、耳。

1. 眼睛 患者取坐位或仰卧位，用无菌棉球拭净眼睑及睫毛上的分泌物，一手置于患者前额，以免晃动，另一手置于颧骨弓上，轻轻将患者下结膜囊往下拉，或用拇指和示指轻轻翻开下眼睑，嘱患者眼向上看，然后滴入眼药水或涂眼药膏，闭眼，用棉球紧压泪囊部 1~2min，保持一段时间，以免药液经泪囊流入鼻腔，被黏膜吸收后引起全身不良反应。

2. 鼻腔 患者取仰卧位或坐位，头部垫枕，以滴管吸取足量药液，对准鼻孔小心滴入鼻孔内侧，指导患者仰头数分钟，以利充分吸收。滴药时注意勿将滴管尖端触及鼻黏膜，以防污染或刺激患者打喷嚏。告知患者药物可能经鼻通道流至咽部后方或口腔，引起不适，应及时将口腔内的药物吐出。

3. 耳 患者头偏向一侧，患耳在上，清洁、擦干外耳。向上向后拉外耳郭（婴儿向下向后拉外耳郭），使耳道变直，然后滴入药液数滴，嘱患者保持体位，以利于药物充分吸收。

任务四 认知注射及药液抽吸准备

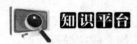

一、注射法概念

注射法（injection）是将一定量的无菌药液或生物制剂注入体内，达到预防、诊断和治疗之目的的方法。注射给药优点是通过血液吸收，药效作用迅速，适用于因各种原因不宜或不能口服给药的患者。其缺点是①注射给药会给组织造成一定程度的损伤；②引起患者疼痛和焦虑；③可能发生某些潜在的并发症；④由于吸收快，故不良反应出现也迅速，应及时观察和处理。

二、注射原则

注射原则是施行一切注射法均须遵循的原则。

（一）严格执行查对制度

实行二人核对医嘱，做好"三查""七对"工作。认真检查药液，把好药液质量关，如发现时间过期、安瓿有裂痕、瓶盖有松动、药液变质、变色、沉淀、混浊等现象，均不可使用。同时注射多种药液时，既要注意药物配伍禁忌。

（二）严格遵守无菌操作原则

1. 注射环境要求 安静、整洁，符合无菌操作环境要求。

2. 护士要求 操作前洗手，戴口罩，保持衣帽整洁；注射后应洗手。

3. 注射部位皮肤常规消毒 ①用棉签蘸安尔碘（或 0.5% 碘伏）以注射点为中心，螺旋式向外消毒，中间不能留有空隙，直径大于 5cm；待干后，消毒第二遍。②若用2% 碘酊消毒，待干后，须用 75% 乙醇棉签脱碘，但脱碘范围须大于碘酊消毒范围，待干后方可注射。③常规消毒后部位应保持无菌。

4. 注射器保持无菌 注射器乳头、针筒内部、活塞、针头的针梗及针尖部分须保持无菌。已抽取药液的注射器、针梗不可暴露在空气中。

（三）严格执行消毒隔离制度

注射时须做到一人一套注射用品，包括注射器、针头、止血带、垫枕（或治疗巾）等。所用物品须按消毒隔离制度和一次性物品处理原则进行处理，不可随意丢弃，以防交叉感染。

（四）选择合适的注射器和针头

根据注射途径，药物量、黏稠度和刺激性强弱选择合适的注射器和针头。注射器应完整无裂缝，不漏气；针头应型号合适，锐利，无钩、无锈、无弯曲；注射器和针头须衔接紧密。一次性注射器包装须在有效期内，且无漏气。

（五）药液应现配现用

注射药液应现配现用，按规定时间，临时抽取，即时注射，以防放置过久导致药效降低或药液被污染。

（六）选择合适的注射部位

选择的注射部位应避开血管和神经，进针局部应无炎症、硬结、瘢痕、皮疹及皮肤病。如需长期注射者应有计划地更换注射部位。若有瘫痪或受伤侧，应选健侧注射。

（七）注射前须排尽空气

注射前，注射器内的空气应排尽，以防空气进入血管造成空气栓塞，尤其动、静脉注射。排气时，要防止药液浪费。

（八）掌握合适进针角度和深度

各种注射法有不同的进针角度和深度要求，根据不同注射途径选择和掌控合适的进针角度和深度，以达到有效的注射和防止断针发生。

（九）检查回血

进针后，注药前，须回抽活塞检查是否有回血。皮下、肌内注射若有回血，须拔出针头重新进针，再确认无回血后方可推注药液。动、静脉注射则须见回血后方可注入药液。

（十）掌握无痛注射技术

1. 取舒适体位及分散注意力 既能使肌肉松弛，又能消除患者思想顾虑，便易于进针。

2. 做到"两快一慢一匀速" "两快一慢"，即进针快、拔针快、推注药液慢，且注药速度要均匀。

3. 对刺激性强的药液，应选长针头，进针要深，以免引起疼痛和硬结。

4. 根据刺激性安排先后顺序　注意配伍禁忌，合理安排顺序，先注射无刺激性或刺激性弱的药物，最后注射刺激性强的药物，以减轻疼痛。

（十一）做好自我防护

勿用手直接接触使用后的针头等锐器；禁止用双手回套护针套；使用后的针头应置于锐器盒中；如不慎被污染的针头刺伤，则应立即采取措施处理。

三、注射用物准备

（一）注射盘

常规放置下列注射用物：①无菌持物钳或镊；②皮肤消毒液，安尔碘或2%碘酊和75%乙醇；③其他用物，砂轮、无菌棉签、弯盘、启瓶器等，静脉注射还应备止血带和胶布。

（二）注射器与针头

1. 构造　注射器分为空筒和活塞两部分，空筒前端为乳头，空筒上标有容量刻度；活塞后部为活塞轴、活塞柄。针头分为针尖、针梗和针栓三部分。其中针尖、针梗、乳头、空筒内侧及活塞为无菌区（图22-4-1）。

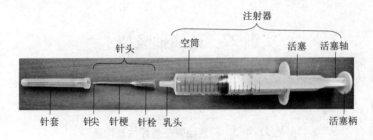

图 22-4-1　注射器与针头的结构

2. 规格及用途　注射器规格及用途见表22-4-1，针头规格及用途见表22-4-2。

表 22-4-1　注射器的规格与主要用途

规　格	主要用途
1ml	药物过敏试验、预防注射、注射小剂量药液
2ml、2.5ml、5ml	皮下注射、肌内注射，静脉采血
10ml、20ml、30ml、50ml、100ml	静脉注射、静脉采血、配药、各种穿刺

表 22-4-2　针头的规格与主要用途

型号（号）	针径（mm）	针长（mm）	主要用途
4½	0.45	16	皮内注射
5	0.50	20	皮内、皮下注射
6	0.65	30	肌内、静脉注射
7	0.70	32	肌内、静脉注射

续表

型号（号）	针径（mm）	针长（mm）	主要用途
8	0.80	35	静脉注射、静脉采血
9	0.90	40	静脉注射
12	1.20	38	输血、采血、各种穿刺
16	1.60	38	输血、采血、各种穿刺

（三）注射药物

按医嘱准备。常用注射药物的剂型有溶液、混悬液、结晶、粉剂和油剂，结晶和粉剂药物需溶解后方可使用。

（四）注射本

注射本是注射给药的依据，应根据医嘱准备注射本（或注射卡），便于"三查七对"，避免给药错误发生。

四、药液抽吸方法

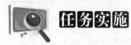 **任务实施**

实训 27　药液抽吸技术

【目的】 从安瓿或密封瓶内抽吸药液，为完成注射做准备。

【评估】 表 22-4-3。

表 22-4-3　药液抽吸任务评估及沟通

	评　估	沟　通
护士	仪表是否符合行为规范、明确操作目的	
患者	1. 核对解释 2. 患者目前病情与治疗情况、意识状态 3. 用药史、药物过敏史；心理状态、对用药的认知合作程度 4. 注射局部状况	• "请问您叫什么名字？" • "×××，您好！您现在感觉怎么样？" • "由于疾病需要，医生给您开了注射。您以前打过针吗？" "有没有发生药物过敏？" "家族中有没有人药物过敏的？" "是不是有点紧张？不用害怕，等下我会尽量动作轻些注射。" "让我看一下注射部位情况。" "您现在是否需要上洗手间（或需要帮助提供便器）？" • "请您准备好，我这就去做抽药准备，请您稍等。"
环境	是否符合无菌操作环境	

【计划】

1. 护士准备　洗手、戴口罩，仪表符合规范；明确操作目的，了解患者病情、给药目的和给药途径，熟悉药物性能。

2. 用物准备 注射用物准备。

3. 患者准备 为即将注射做好准备。

4. 环境准备 符合无菌操作要求。

【实施】见表 22-4-4。

【评价】见表 22-4-4。

表 22-4-4 抽吸药液任务实施及评价

	护理工作过程	要点说明
实施	**1. 查对药物** 按医嘱准备药液，查对药名、浓度、剂量、药物的有效期及药物质量	☆按查对无菌溶液的要求查对药物
	2. 吸取药液 ▲自安瓿内抽吸药液 ＊消毒、折断安瓿：将安瓿尖端药液弹至体部，在安瓿颈部划一锯痕，用消毒液棉签擦拭锯痕，无菌纱布包裹，折断安瓿 ＊抽吸药液：将针梗斜面向下置于安瓿内的液面下，贴着内壁，手持活塞柄，旋带抽动活塞，进行吸药（图 22-4-2，图 22-4-3）	☆安瓿颈部若有标记，则不需划痕，环形消毒颈部后直接折断安瓿 ☆避免用力过度而捏碎安瓿上段 ☆注意针梗不可触及安瓿外口，吸药时不得用手握住活塞
	▲旋带自密封瓶内吸取药液（图 22-4-4） ＊启盖消毒：除去铝盖中心部分，常规消毒瓶塞，待干 ＊稀释（结晶、粉剂）：注入生理盐水（或溶媒液）（图 22-4-4A，图 22-4-4B） ＊回抽等量空气，拔出，摇匀（图 22-4-4C） ＊注入空气：抽吸与所需药液等量的空气，注入密封瓶内 ＊抽吸药液：翻转药瓶及注射器，使针头斜面保持在液面以下，旋带抽动活塞，吸至所需容量后，示指固定针栓，拔出针头（图 22-4-4D）	☆保证密闭瓶内外压力平衡，便于准确抽吸药液 ☆使药液充分溶解 ☆为了增加瓶内等量压力，避免吸药时形成负压 ☆抽药时手不可触及活塞体部
	3. 排尽空气（图 22-4-5） ＊注射器乳头居中：将针梗垂直向上，轻轻抽动活塞，使针梗中的药液流入注射器内，并使气泡集聚至乳头口，旋带轻推活塞，驱出气体（图 22-4-5A） ＊注射器乳头偏向一侧：排气时，将注射器乳头向上倾斜，使气泡聚集在乳头根部，便于排气（图 22-4-5B）	
	4. 妥善放置 排气毕，在针头上套上空安瓿或药液瓶或针头套，再次核对无误后放无菌巾内备用	☆需将安瓿或药瓶放于盘内，以便查对
评价	**1. 态度** 认真、严谨、端正	
	2. 技能 ＊无菌观念强，严格执行无菌操作和查对制度 ＊能根据实际情况及时妥当解决问题 ＊操作熟练、手法正确、条理清楚	
	3. 效果 ＊安全、规范、无污染、抽尽药液、排尽空气，无浪费药液	

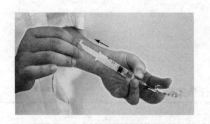
图 22-4-2 小安瓿吸取药液法

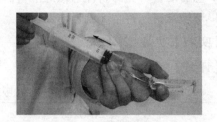
图 22-4-3 大安瓿吸取药液法

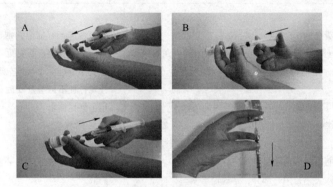
图 22-4-4 密封瓶药液抽吸法

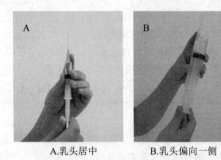

A.乳头居中　　　　B.乳头偏向一侧
图 22-4-5 注射器驱出气泡法

【注意事项】

1. 严格执行无菌操作原则和查对制度。抽药时不可用手握住活塞体部，或触碰乳头、针梗、针尖，以免污染。

2. 排气时不可浪费药液以免影响药量的准确性。

3. 根据药液的性质抽吸药液。①混悬液摇匀后立即抽吸。②粉剂、结晶剂先用无菌生理盐水、注射用水或专用溶媒充分溶解后吸取。③油剂可稍加温（遇热会变质的药物不可加温）或双手对搓药瓶后再抽吸，应选用口径较粗的针头抽吸。

4. 药液抽吸时间最好是现用现抽吸，避免药液污染和效价降低。

任务五　皮内注射

一、概念

皮内注射（ID）是将少量药液或生物制品注入表皮和真皮之间的方法。

二、注射部位

根据皮内注射的目的选取的部位有：

1. 药物过敏试验　常选用前臂掌侧下段，因该处皮肤较薄，颜色较淡，易于进针和观察局部反应。

2. 预防接种　常选用上臂三角肌下缘。

3. 局部麻醉　先将麻醉药物注入需施行局部麻醉处的皮内，形成一皮丘，然后进行局部麻醉。

三、注射方法

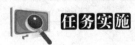

实训 28　皮内注射技术（ID）

【目的】

1. 药物过敏试验　观察有无药物过敏反应。

2. 预防接种　卡介苗的预防接种等。

3. 局部麻醉的先驱步骤。

【评估】 本项目案例为范例，见表 22-5-1。

表 22-5-1　皮内注射任务评估及沟通

评　估	沟　通
护士　仪表是否符合行为规范，是否明确任务目的	
患者　1. 核对解释，取得合作 2. 患者病情、治疗情况、用药史、药物过敏史及家族史 3. 意识状态、心理状态、对用药的认知合作程度 4. 对皮内注射目的及注意事项的认知程度 5. 观察注射局部皮肤状况	●"请问您叫什么名字？" ●"廖先生，您好！由于您肺部感染，医生要给您用青霉素治疗。有些人对青霉素会发生过敏反应。请问您用过青霉素吗？" ●"您自己及家人有青霉素过敏的情况吗？""好，那我们先做个过敏试验，来确定您是否可以注射青霉素。您看可以吗？" ●"这个试验是在前臂掌侧注射皮试液，形成一个小皮丘，便于观察。""会害怕疼痛是吧？不用担心，只注射少量的 0.1ml，我会尽量小心帮您的。" ●"我看一下您前臂的注射部位。""好，您现在是否需要上洗手间？" ●"请您准备好，我马上做注射准备，请您稍等。"
环境　是否符合无菌操作环境	

【计划】

1. 护士准备 仪表符合规范；熟悉药物的性质、作用及用法，明确皮内注射目的；洗手、戴口罩。

2. 用物准备 常规注射盘，备1ml注射器、4½号针头、注射卡，根据医嘱备用药物。若进行药物过敏试验时，需备0.1%盐酸肾上腺素1支、2ml一次性注射器，75%乙醇溶液（试验不用含碘消毒液，因碘消毒液使局部皮肤不易观察，或出现碘过敏反应，影响试验结果的观察和判断）。

3. 患者准备 明确用药目的及相关注意事项，做好主动配合准备。

4. 环境准备 治疗室或病室环境整洁、安静、光线、温度适宜，符合注射的基本要求。

【实施】见表22-5-2。

【评价】见表22-5-2。

表22-5-2 皮内注射任务实施及评价

护理工作过程要点		工作过程的知识及应用	
		要点说明	语言沟通
实施	**1. 遵医嘱抽吸药液** 将备好的药液（或配制好皮试液）严格查对，吸取药液，贴好标示（图22-5-1）并放妥	☆严格执行查对制度和无菌操作原则	
	2. 再次核对解释 携用物至床旁，核对解释	☆再核对，确认无误	●“廖先生，您好！现在要给您做皮试了。”
	3. 消毒 选择正确的注射部位，戴手套，75%乙醇溶液消毒皮肤，待干	☆忌用碘伏或碘酊消毒皮肤，以免影响对结果的观察与判断	●“您把手臂伸出来。现在我给您消毒，您对酒精过敏吗？”
	4. 排气 再次核对，排尽空气	☆确认无误后再注射	
	5. 注射（图22-5-2） ＊进针准备：左手绷紧局部皮肤，右手持注射器，使针头斜面向上 ＊进针角度与深度：与皮肤呈5°角（图22-5-3）刺入皮内。放平注射器，继续使针头斜面完全进入皮内 ＊推药：左手拇指固定针栓，右手推注入药液，使局部隆起，呈半球形皮丘，直径约5~6mm，皮肤变白，毛孔变大（图22-5-4）	☆皮内注射注入的剂量为0.1ml	●“注射的过程稍有点疼，但药量很少，请忍耐一下马上就好了。”

护理工作过程要点	工作过程的知识及应用	
	要点说明	语言沟通
实施 **6. 拔针观察**　注射完毕后，迅速拔出针头 *用笔标示皮丘范围，注明试验药名（图 22-5-4） *再次核对，计时，观察 20min	☆拔针时不可用棉签按压 ☆嘱患者切勿揉擦局部，不得擅自离开，如有不适，马上报告	• "廖先生，现在注射好了，但要观察 20min，在这期间请您不要离开病房，不要按压皮丘，呼叫器在您床头，如果您感觉有任何不适请及时按呼叫器告知我们。"
7. 整理记录　协助患者取舒适体位，整理床单位 *将急救注射包（0.1% 盐酸肾上腺素及消毒用物）置于床头桌	☆以备过敏反应时急救	• "感谢您的配合，您好好休息。"
8. 清理用物，洗手，记录　药物过敏试验 20min 后按时观察结果，并做好记录	☆用物归类清理	
评价 **1. 态度**　*认真、严谨、尊重、关爱、保护患者		
2. 技能　*护患沟通有效，满足患者身心需要 *严格执行三查七对，做到"五准确"，无菌观念强 *操作熟练，程序、方法、剂量正确，动作轻巧		
3. 效果　*注射安全、顺利 *患者获得有关药物过敏的一般知识，积极配合，无不适反应及并发症 *皮试成功，试验结果判断准确		

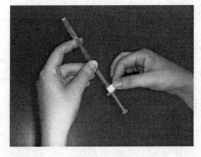

图 22-5-1　注射器上标示皮试液名称

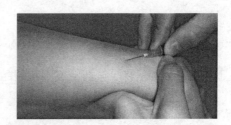

图 22-5-2　皮内注射

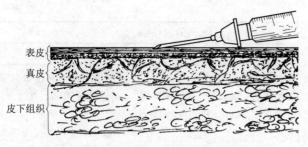

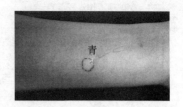

图 22-5-3　皮内注射进针角度与深度示意图　　　图 22-5-4　成功皮丘及标示

【注意事项】

1. 严格执行二人查对制度和无菌操作规程。

2. 做药物过敏试验者，应详细询问用药史、过敏史、家族史。如患者对所用药物过敏，则不可做过敏试验，并与医生取得联系，更换其他药物。

3. 忌用碘伏或碘酊等含碘消毒液消毒皮肤，以免影响对局部反应的观察与判断，或与碘过敏反应相混淆。

4. 进针角度不可过大，以免将药液注入皮下。

5. 拔针时不可用棉签按揉，并嘱患者切勿揉擦局部，观察 20min 期间不得擅自离开，如有不适，马上报告。

6. 如需做对照试验，须用另一注射器和针头在另一侧手臂相同部位注入 0.1ml 等渗盐水对照观察试验。

7. 药物过敏试验结果，应告知患者、家属及医生，并记录于"两单四卡"上，并根据医嘱更换药物治疗。

【健康指导】

1. 向患者及家属介绍皮内注射的目的、意义以及注意事项，指导如有不适应及时与医护人员取得联系。

2. 介绍皮内注射组织层神经末梢丰富，注射时会比较疼痛，但注射量少，症状很快会缓解，以解除其紧张、害怕心理。

任务六　皮下注射

一、概念

皮下注射（H）是将少量药液或生物制品注入皮下组织的方法。

二、注射部位

注射部位常选用三角肌下缘、上臂外侧、大腿外侧方、腹部和后背等（图 22-6-1）。

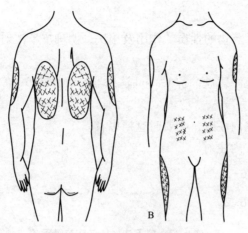

图 22-6-1 皮下注射的部位

三、注射方法

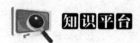

实训 29 皮下注射技术（H）

【目的】

1. 需迅速达到药效，又不能或不宜经口服给药时采用。
2. 预防接种，适用于各种菌苗、疫苗。
3. 局部麻醉的应用。

【评估】本项目案例为范例，见表 22-6-1。

表 22-6-1 皮下注射任务评估及沟通

评 估	沟 通
护士 仪表是否符合行为规范，是否明确任务目的	
患者 1. 核对解释，取得合作 2. 患者病情、治疗情况、用药史 3. 意识状态、心理状态、对用药的认知合作程度 4. 注射局部皮肤及皮下组织状况	• "请问您叫什么名字?" • "廖先生，您好! 由于刚才皮试使您感觉很不舒服，是发生青霉素过敏反应，需要马上给您皮下注射盐酸肾上腺素。我帮您把袖子挽起，在上臂三角肌下缘注射。" • "盐酸肾上腺素是青霉素过敏反应的首选药，会缓解您的不舒适症状。您别紧张，放松，已通知医生，我们马上会采取一系列急救措施。" • "请您准备好，我马上准备药物，为您注射。"
环境 是否符合无菌操作环境（非抢救患者皮下注射前要评估）	

【计划】

1. 护士准备 熟悉药物的性质、作用及用法，明确皮下注射目的；洗手、戴口罩，仪表符合规范。

2. 用物准备 常规注射盘，备 1~2ml 注射器与 5 号或 6 号针头，含碘消毒液（余同皮内注射）。

3. 患者准备 同皮内注射，必要时遮挡患者。

4. 环境准备 同皮内注射。

【实施】 见表 22-6-2。

【评价】 见表 22-6-2。

表 22-6-2 皮下注射任务实施及评价

护理工作过程要点		工作过程的知识及应用	
		要点说明	语言沟通
实施	**1. 遵医嘱抽吸药液** 将备好的药液严格查对，吸取药液，并放妥	☆严格执行查对制度和无菌操作原则	
	2. 再次核对解释 携用物至床旁，核对解释	☆再核对，确认无误 ☆注射少于 1ml 的药液，需用 1ml 的注射器，以保证剂量的准确	●"廖先生，您好！现在要给您做皮下注射。"
	3. 消毒 选择正确的注射部位，戴手套，常规消毒皮肤，待干		●"请把手臂叉腰，要消毒一下皮肤。"
	4. 排气 再次核对，排尽空气	☆确认无误后再注射	
	5. 注射（图 22-6-2A，图 22-6-2B） *进针准备：左手绷紧局部皮肤，右手持注射器 *进针角度、深度：针尖斜面向上，示指固定针栓，与皮肤成 30°~40° 角，快速刺入皮下，进针深度为针梗的 1/2~2/3（图 22-6-3） *抽回血：抽吸无回血，松开左手 *推药：缓慢推注药液（图 22-6-2B）	☆过瘦者，可捏起皮肤 ☆为防止刺入肌层，<u>进针角度不超过 45°，进针不宜过深</u> ☆确认针头未刺入血管内	●"会有点刺激，请忍耐一下，马上就好。"
	6. 拔针观察 注射完毕，用无菌干棉签轻压针刺处，迅速拔针，观察有无药液渗出或渗血，按压片刻	☆压迫至不出血为止	●"您若感觉有任何不适，请及时按呼叫器，我们随时会帮助您的。"
	7. 整理记录 再次核对，协助患者取舒适体位，整理床单位，洗手，记录	☆用物归类清理	●"您配合得很好，谢谢！您好好休息。"
评价	**1. 态度** *认真、严谨，尊重、关爱、保护患者 **2. 技能** *护患沟通有效，满足患者身心需要 *严格执行三查七对，做到"五准确"，无菌观念强 *操作熟练，方法正确，动作轻巧 **3. 效果** *注射安全、顺利 *患者积极配合，无不适反应及并发症		

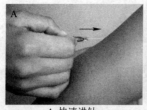

A 快速进针　　　　B 缓慢推药

图 22-6-2　皮下注射

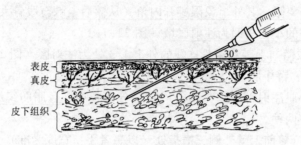

图 22-6-3　皮下注射进针角度及深度示意图

【注意事项】

1. 严格执行二人查对制度和无菌操作规程。

2. 需长期皮下注射者，应有计划地更换注射部位，以免影响药液的吸收。

3. 三角肌下缘注射时，针头应稍向外侧，以免刺激三角肌，影响手臂的抬举活动。

4. 进针角度应小于45°，防止刺入肌层。过瘦者，可捏起局部皮肤，同时进针角度应适当减小。

5. 注射过程要体现"两快一慢伴匀速推注"，对皮肤有刺激性的药物或油剂不宜做皮下注射。

6. 药液剂量不足1ml时，须用1ml注射器抽吸，以保证注入药物剂量的准确性。

【健康指导】

1. 向患者介绍皮下注射的目的、意义与注意事项。

2. 长期注射者，需教会患者或家属皮下注射的方法，注意选择不同的部位交替进行。

3. 若注射部位有硬结，可用马铃薯、活血化瘀中药外敷，理疗、热敷等处理。

任务七　肌内注射

 知识平台

一、概念

肌内注射法(IM)是将一定量药液注入肌肉组织内的方法。肌内注射一般选择肌肉较厚，远离大神经、大血管的部位。主要有臀大肌、臀中肌、臀小肌、股外侧肌或上臂三角肌。

二、肌内注射部位定位方法

（一）臀大肌

臀大肌是臀肌中最大且表浅的肌肉，近似四方形，几乎占据整个臀部皮下。小儿此肌发育不完善，较薄。位于臀大肌中部深面，是坐骨神经穿过，注射时需注意避免损伤坐骨神经。臀大肌注射部位定位方法有两种。

1. 十字法　以臀裂顶点向左或向右划一水平线，再从髂嵴最高点作一垂直线，将一侧臀部分为四个象限，其外上象限避开内角（从髂后上棘至股骨大转子连线），与垂直线、水平线形成的小三角即为注射区域（图 22-7-1）。

2. 连线法　取髂前上棘和尾骨连线的外上 1/3 处为注射区（图 22-7-1）。

（二）臀中肌、臀小肌

臀中肌、臀小肌注射部位该处血管、神经分布较少，且脂肪组织较薄，故被广泛使用。定位方法有两种。

1. 三横指法　髂前上棘外侧三横指处（以患者手指宽度为准）为注射部位。

2. 构角法　操作者将示指尖和中指尖分别置于髂前上棘和髂嵴下缘处，在示指、中指和髂嵴之间构成一个三角区域，即为注射部位（图 22-7-2）。

（三）股外侧肌

股外侧肌位于大腿中段外侧，髋关节下 10cm，膝关节上 10cm，约 7.5cm 宽的范围。此区大血管、大神经很少通过，且范围较大，适用于多次注射（图 22-7-3）。

（四）上臂三角肌

注射区位于上臂外侧，肩峰下 2~3 横指处。此区肌肉较薄，只能做小剂量注射（图 22-7-4）。

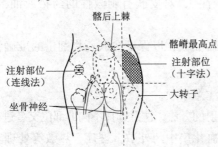

图 22-7-1　臀大肌注射定位法

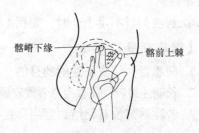

图 22-7-2　臀中肌、臀小肌注射定位法

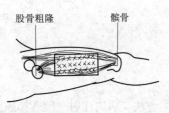

图 22-7-3　股外侧肌注射定位法

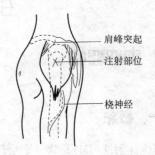

图 22-7-4　上臂三角肌注射定位法

三、注射方法

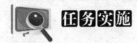

实训 30　肌内注射技术

【目的】

1. 不宜或不能口服或静脉注射的药物，但要求比皮下注射更迅速发挥疗效时采用。

2. 注射刺激性较强或药量较大的药物时。

【评估】本案例为范例，医嘱给予盐酸异丙嗪 25mg im，见表 22-7-1。

表 22-7-1　肌内注射任务评估及沟通

评 估		沟 通
护士	仪表是否符合行为规范，是否明确任务目的 本项目案例：廖某为例	
患者	1. 核对解释，取得合作 2. 患者病情、治疗情况、用药史 3. 意识状态、心理状态、对用药的认知合作程度 4. 肢体活动能力、注射部位皮肤及肌肉组织状况	● "请问您叫什么名字？" ● "廖先生，您感觉怎么样？现在要给您肌内注射盐酸异丙嗪 25mg，这是抗组织胺类药物，有抗过敏作用。" ● "请您松下裤带，在臀部进行注射。看下皮肤情况如何。" "这侧臀部皮肤挺好的，就打这侧臀部。" ● "需要方便吗？" 或 "需要为您提供便器吗？" "请您准备好，我马上去准备药物，为您注射。"
环境	是否符合无菌操作环境	

【计划】

1. 护士准备　洗手、戴口罩，仪表符合规范；熟悉药物的性质、作用及用法，明确肌内注射目的。

2. 用物准备　常规注射盘，备 2~5ml 注射器与 6~7 号针头（余同皮下注射）。

3. 患者准备　患者能理解肌内注射目的，积极配合，必要时遮挡患者。

4. 环境准备　同皮下注射。

【实施】见表 22-7-2。

【评价】见表 22-7-2。

表 22-7-2　肌内注射任务实施及评价

护理工作过程要点	工作过程的知识及应用	
	要点说明	语言沟通
1. 遵医嘱抽吸药液　将备好的药液严格查对，吸取药液，并放妥	☆严格执行查对制度和无菌操作原则	
2. 再次核对解释　携用物至床旁，核对解释	☆再核对，确认无误	• "廖先生，您好！现在要给您做肌内注射。"
3. 定位、消毒　帮助患者取合适的体位，选择注射部位，戴手套，定位 * 常规消毒皮肤，待干	☆必要时遮挡 ☆取舒适体位，暴露注射部位，便于操作 ☆定位要准确，避免损伤血管、神经	• "请您侧卧，下腿屈曲，上腿伸直。""您做得很好，这样肌肉放松，便于注射。" • "请将裤头松下，露出臀部。" • "现在要进行皮肤消毒，有点凉，请您不要紧张。"
4. 排气　再次核对，排尽空气	☆确认无误后再注射	
5. 注射（图 22-7-5） * <u>进针准备</u>：左手绷紧局部皮肤，右手持注射器，中指固定针栓 * <u>进针角度和深度</u>（图 22-7-6）：与皮肤成 90° 角，快速刺入针梗的 <u>2/3</u> * <u>抽回血</u>：抽吸无回血，松开左手 * <u>推药</u>：缓慢推注药液	☆切勿将针头全部刺入，以防断针 ☆消瘦者及患儿的进针深度酌减 ☆若有回血，应拔出重新注射 ☆体现"<u>两快—慢伴匀速推注</u>" ☆分散患者的注意力，以减轻注射引起的紧张与疼痛	• "会有点刺激、疼痛，请忍耐一下，很快就好。" • 引出话题，如"昨晚睡得好吗？""今天天气变凉了，要注意保暖。"等
6. 拔针观察　注射完毕，用无菌干棉签轻压针刺处，迅速拔针，观察有无药液渗出或渗血，按压片刻	☆压迫至不出血为止	• "呼叫器在这床头，您若感觉有任何不适，请及时按呼叫器。我马上会过来帮助您的。"
7. 整理记录　再次核对，协助患者取舒适体位，整理床单位，洗手，记录	☆用物归类清理	• "您配合得很好，谢谢！您好好休息。"
1. 态度　* 认真、严谨、尊重、关爱、保护患者		
2. 技能　* 护患沟通有效，满足患者身心需要 * 严格执行三查七对，做到"五准确"，无菌观念强 * 操作熟练，方法正确，动作轻巧		
3. 效果　* 注射安全、顺利 * 患者积极配合，无不适反应及并发症		

（左侧合并单元格：实施；评价）

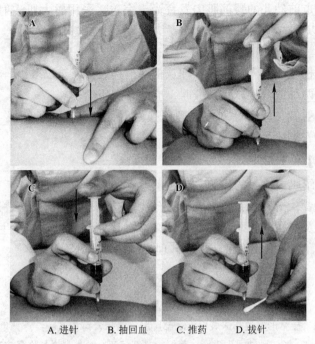

A. 进针　　B. 抽回血　　C. 推药　　D. 拔针

图 22-7-6　臀大肌肌内注射法

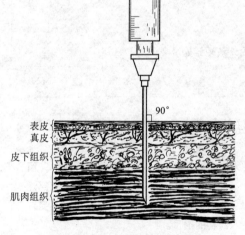

图 22-7-7　肌内注射进针角度、
深度示意图

知 识 链 接

"Z"形肌内注射法

常规消毒后，用左手手指将皮肤和皮下组织向一侧牵拉，右手持针垂直进针，固定，回抽，无回血后缓缓将药液注入。拔出针头，被牵拉到一侧的皮肤和皮下组织迅速回复到原位，针刺通道闭合。使药液不易溢出，一方面能减少渗血和渗液，另一方面增加药物吸收；还能减少注射后压迫时间。

此法适用于老年人、超体重者、注射右旋糖酐铁及注射刺激性较强的药物，预防药液溢至肌肉上层组织而造成的疼痛与组织受损。

【注意事项】

1. 严格执行二人查对制度和无菌操作规程。

2. 为使臀部肌肉放松，减轻痛苦与不适，可采取以下几种体位：①侧卧位，上腿伸直，下腿稍弯曲；②仰卧位，常用于不能自行翻身、危重患者，注射臀中肌、臀小肌时采用；③坐位，门诊注射患者常用，坐位椅要稍高些，便于操作；④俯卧位，双手放于枕头两侧，头侧向一边，足尖相对，足跟分开。

3. 未独立行走前幼儿的臀部肌肉发育尚未完善，采用臀大肌注射有损伤坐骨神经的危险，故 2 岁以下的婴幼儿不宜选用臀大肌注射，应选用臀中肌、臀小肌或股外侧肌注射。

4. 切勿将针梗全部刺入，防止针梗从根部衔接处折断难以取出。

5. 同时注射两种或两种以上药液时，应注意配伍禁忌。

6. 需长期注射者，应有计划地合理更换注射部位，以防硬结发生。局部硬结时，可采用热敷、理疗或用活血化瘀中药外敷。

【健康指导】

1. 向患者介绍肌内注射的目的、注意事项及采取正确体位。

2. 长期注射者，指导患者及家属注意有计划选择不同的部位交替进行。

3. 指导患者及家属，注射局部热敷，以减轻疼痛和减少硬结发生。若注射部位已硬结，可用马铃薯、活血化瘀中药外敷，理疗、热敷等处理。

知识链接

硬结表现及处理措施

1. 临床表现　硬结形成的临床表现为局部肿胀、瘙痒，可扪及硬结。严重者可导致皮下纤维组织变性、增生，形成肿块或出现脂肪萎缩，甚至坏死。给患者增加许多痛苦。

2. 处理措施

（1）用伤湿止痛膏外贴硬结处（孕妇忌用）。

（2）用 50% 的硫酸镁热湿敷。

（3）将云南白药用食醋调成糊状，涂于局部。

（4）取新鲜马铃薯切片，浸入山莨菪碱注射液后外敷硬结处。

知识拓展

其他肌内注射法及肌注并发症处理

一、留置气泡肌内注射技术

留置气泡肌内注射方法是抽吸药液后排气时，注射器内留置 0.2~0.3ml 空气进行注射（留置的空气量可依据注射器与针头的规格与型号决定）。推注药液时，可使针头内的药液全部注入，而不留在注射器乳头及针筒腔内，可防止拔出针头时，药液渗入皮下组织，降低组织受刺激的程度，减轻疼痛。同时减少无效腔残留，确保注入药物的剂量。

二、肌内注射并发症神经损伤及处理

1. 神经性损伤　神经性损伤的临床表现为注射当时即出现神经支配区麻木、放射痛、肌肉无力和活动范围减少。约 1 周后放射痛减轻，但留有固定麻木区伴肢体功能部分或完全丧失，发生于下肢者行走无力，易跌倒。

2. 处理措施　注射过程中若患者感觉神经支配区麻木或放射痛，应考虑可能损伤神经，立即改变进针方向或停止注射。对中度以下不完全神经损伤可保守疗法，如理疗、热敷，以促进炎症消退和药物吸收，同时使用神经营养药物治疗，有助于神经功能恢复。对中度以上完全神经损伤，则应尽早手术探查，做神经松解术。

3. 损伤分度 神经性损伤依据受累神经支配区的运动、感觉障碍程度，可分为完全性损伤、重度损伤、中度损伤和轻度损伤。分度标准如下：①完全损伤：神经功能完全丧失。②重度损伤：部分肌力、感觉降至 1 级。③中度损伤：神经支配区部分肌力、感觉降至 2 级。④轻度损伤：神经支配区部分肌力、感觉降至 3 级。

任务八 静脉注射

 知识平台

一、概念

静脉注射法（Ⅳ） 是将一定量无菌药物经静脉内注入体内的方法。静脉注射时应选择粗直、弹性好、易于固定的静脉，注意避开关节与静脉瓣。

二、常用静脉

（一）四肢浅静脉

常用上肢浅静脉：肘部浅静脉（贵要静脉、肘正中静脉、头静脉）、腕部、手背；下肢浅静脉：足背及踝静脉（大隐、小隐静脉）等浅静脉（图 22-8-1）。

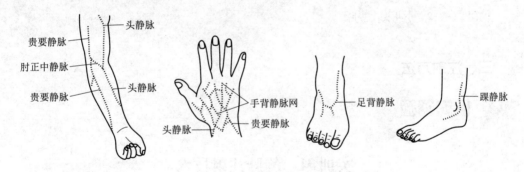

图 22-8-1 四肢浅静脉

（二）头皮静脉

1. 常用头皮静脉 小儿头皮静脉非常丰富，分支甚多，相互交错成网，且浅表易见，不易滑动，便于固定，同时不影响患儿肢体活动，故患儿多采用头皮静脉进行注射。常用有颞浅静脉、额静脉、枕静脉和耳后静脉（图 22-8-2）。

2. 小儿头皮动静脉鉴别（表 22-8-1）

表 22-8-1　小儿头皮动静脉鉴别

评估	特征	头皮动脉	头皮静脉
视	外观皮肤颜色	淡红色或与皮肤同色	微蓝色
触	搏动感	有	无
	管壁	厚、不易被压瘪、有弹性	薄、易被压瘪
血流及颜色	血流方向	多呈离心方向	多呈向心方向
	血液颜色	鲜红色	暗红色
阻力	推注时阻力	阻力大，局部血管迅速呈树枝状突起，色泽苍白；患儿疼痛，哭叫	阻力小

（三）股静脉

位于股三角区，在股神经和股动脉的内侧（图 22-8-3）。

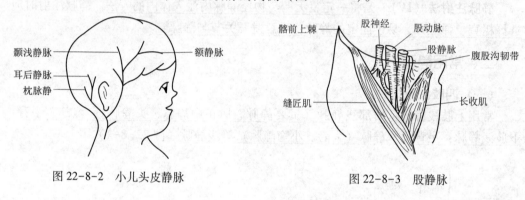

图 22-8-2　小儿头皮静脉　　　　　图 22-8-3　股静脉

三、注射方法

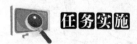

实训 31　静脉注射技术

【目的】

1. 药液不宜或不能采用其他给药途径，需迅速发挥药物疗效时。

2. 注入药物做某些诊断性检查。如为肝、肾、胆囊等进行造影时需经静脉注入造影剂。

3. 输液或输血。

4. 静脉营养治疗。

【评估】本项目案例为范例，医嘱给予 50%GS 40ml +地塞米松 10mg iv（表 22-8-2）。

表 22-8-2 静脉注射任务评估及沟通

评 估	沟 通
护士 仪表是否符合行为规范，是否明确任务目的	
患者 1. 核对解释，取得合作 2. 患者病情、治疗情况、用药史 3. 意识状态、心理状态、对用药的认知合作程度 4. 穿刺部位皮肤状况、静脉充盈度及管壁弹性	• "请问您叫什么名字？" • "廖先生，您感觉怎么样？根据您的病情需要，医生开出 50%GS 40ml +地塞米松 10mg 静脉注射，这是抗过敏药物，能迅速缓解症状。""静脉注射就是从血管注入药物，药物迅速达到全身，能迅速发挥药物疗效。""是不是感到很紧张？别害怕，等下选条直、粗，较好的血管，我会细心帮助您的，很快就好。" • "请您伸出手，看下血管情况如何"。"这条血管不错，等下就打这条。等下请你配合一下。好吗？" • "需要方便吗？"（或"需要为您提供便器吗？"）"请您准备好，我马上准备药物为您注射。"
环境 是否符合无菌操作环境	

【计划】

1. 护士准备 仪表符合规范；熟悉药物的性质、作用及用法，明确静脉注射目的，洗手、戴口罩。

2. 用物准备 常规注射盘，备所需规格的注射器与 6~9 号头皮针、注射用小枕、止血带、胶布、手套（其余同肌内注射）。

3. 患者准备 患者能理解静脉注射目的，积极配合。

4. 环境准备 同肌内注射。

【实施】见表 22-8-3。

【评价】见表 22-8-3。

表 22-8-3 静脉注射任务实施及评价

	护理工作过程要点	工作过程的知识及应用	
		要点说明	语言沟通
实施	**1. 遵医嘱抽吸药液** 将备好的药液严格查对，吸取药液，并放妥	☆严格执行查对制度和无菌操作原则	
	2. 再次核对解释 携用物至床旁，核对解释	☆再核对，确认无误	• "廖先生，您准备好了吗？现在要给您做静脉注射。"

护理工作过程要点	工作过程的知识及应用	
	要点说明	语言沟通
3. 根据病情选择静脉注射 ▲四肢浅静脉（图22-8-4） *选静脉、消毒、排气 协助患者取舒适体位→戴手套→选择合适静脉→在穿刺部位下垫小枕→在穿刺部位上方约 6cm 处扎止血带→常规消毒皮肤，待干→嘱患者握拳→再次核对，排尽空气 *穿刺、固定 左手拇指在静脉左下方绷紧皮肤→右手拇指、示指持头皮针单翼→针尖斜面向上，针尖与皮肤成 15°～30°角→由静脉上方或侧方刺入皮下→再沿静脉走向潜行刺入静脉→见回血后再进少许→"二松"（松开止血带，嘱患者松拳）→固定针头	☆选择粗直、弹性好、易于固定的静脉，避开关节和静脉瓣 ☆扎止血带使静脉回流受阻，远心端静脉充盈，便于穿刺 ☆确认无误后再注射 ☆见回血证明针头已刺入血管内 ☆有落空感再进少许	• "刚才我们看的是这只手，我帮您把袖子挽起来。" • "就这条血管，来，先消毒皮肤。" • "您握拳，很好，要穿刺了，我动作会尽量的轻柔些，请您放心。"
▲股静脉注射 *必要时保护隐私 定位：协助仰卧，下肢伸直略外展外旋，确定穿刺部位 *常规消毒 再次核对、排气，戴手套 *穿刺：左手在腹股沟扪及股动脉搏动最明显处并予固定，右手持注射器，使针头和皮肤成 90°或 45°角，于股动脉内侧 0.5cm 处刺入，抽动活塞见有暗红色血液，固定针头	☆有出血倾向者不宜股静脉注射 ☆耻骨结节与髂前上棘连线中点处 ☆必要时在穿刺腹股沟下垫小枕以显露注射部位 ☆股静脉在股动脉内侧 0.5cm 处（股动脉外侧是神经）	• "这只脚请尽量外展，很好，就这样，不要动了。给您垫下小枕，比较舒服些。" "准备注射了，不要紧张，放松，我动作会尽量轻柔些。"
▲小儿头皮静脉注射 *选合适的穿刺部位→正确鉴别头皮静脉→消毒皮肤，待干→固定患儿头部→穿刺者左手拇指、示指固定静脉两端→右手持头皮针，沿静脉向心方向平行刺入→见回血后缓慢推注生理盐水少许，如无异常，胶布固定针柄→更换备用的药物注射器	☆注射器抽吸生理盐水 5～10ml，连接头皮针（为穿刺备用） ☆患儿取仰卧位或侧卧位，必要时剃去局部头发 ☆注意约束患儿，防止其抓捏注射部位 ☆根据医嘱用注射器抽吸药物备用	• "来，孩子妈妈（或爸爸）帮忙抱、按住头，固定不要动。"
4. 推药：缓慢推注药液 *如有局部疼痛或肿胀隆起，抽无回血，应拔出针头，更换部位，重新注射	☆注药过程中要缓慢地试抽回血，以检查针头是否仍在静脉内	• "注射的过程中您若感觉有什么不适，要及时告诉我。"

（表格左侧竖排文字：实施）

续表

护理工作过程要点	工作过程的知识及应用	
	要点说明	语言沟通
实施 **5. 拔针**　注射完毕，用无菌干棉签放于穿刺点上方，轻压针刺处，迅速拔针，按压片刻	☆压迫至不出血为止 ☆股静脉注射拔出针头后，<u>用无菌纱布按压局部，加压止血3~5min，以免引起出血或形成血肿</u>	
6. 整理记录　再次核对，协助患者取舒适体位，整理床单位，洗手，记录	☆用物归类清理	• "您若感觉有任何不适，请及时按呼叫器，呼叫器放这床头。我随时会帮助您的。" • "您配合的很好，谢谢！您好好休息。"
评价 **1. 态度**　*认真、严谨，尊重、关爱、保护患者		
2. 技能　*护患沟通有效，满足患者身心需要 *严格执行三查七对，做到"五准确"，无菌观念强 *操作熟练，正确，动作轻巧，静脉穿刺一次成功		
3. 效果　*注射安全、顺利 *患者积极配合，无不适反应及并发症		

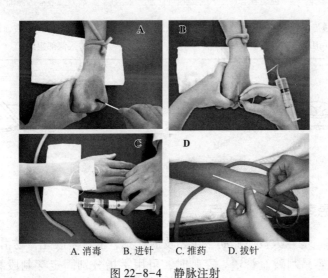

A.消毒　　B.进针　　C.推药　　D.拔针

图 22-8-4　静脉注射

【注意事项】

1. 严格执行二人查对制度和无菌操作规程。

2. 注意保护静脉，原则上由小到大，由远心端到近心端选择血管进行注射。

3. 根据年龄、病情及药物性质掌握推药速度，随时听取患者主诉，观察注射局部和全身情况。

4. 若注射强烈刺激性药物，应在穿刺成功后，先注入少量等渗盐水，确认针头在血管内，固定针头，再换接抽吸药液的注射器进行注射，以防药液外溢使组织坏死。

5. 股静脉穿刺时，若误入股动脉，可见鲜红色回血，应马上拔出针头，以无菌纱布加压按住穿刺处 5~10min，直至无出血为止。

【健康指导】

1. 向患者介绍静脉注射的目的、注意事项，所用药物的作用、不良反应与预防方法。

2. 告知患者在注射过程中若出现不适，应及时告诉护士，以便能及时处理反应。

3. 若长期注射患者出现静脉红肿、热、痛者，指导进行血管热敷和湿敷。

四、常见几种静脉穿刺失败及原因（表 22-8-4）

表 22-8-4　常见静脉穿刺失败及原因

失败种类	症　状	原　因
1. 针尖刺入静脉过浅（图 22-8-5A）	穿刺时可见回血，但推注药液时局部可隆起、疼痛，再回抽无回血	松止血带时因静脉回缩，针尖滑出血管外
2. 针尖斜面未完全刺入静脉内（图 22-8-5B）	抽吸可见回血，但推注药液时局部隆起有痛感，再回抽可回血	针尖斜面部分在血管外，部分在血管内，推注药液时溢至皮下
3. 针尖刺破静脉对侧管壁（图 22-8-5C）	抽吸可见回血，推注药液局部可无隆起，但患者有痛感，再回抽可回血	针尖斜面即在血管内又在血管壁下方，部分药液渗入深部组织
4. 针尖斜面完全刺透静脉对侧管壁（图 22-8-5D）	抽吸无回血，注入药液无隆起，患者主诉疼痛	针尖斜面完全在血管下方，药液完全进入深部组织

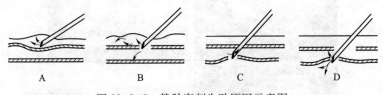

图 22-8-5　静脉穿刺失败原因示意图

五、特殊患者静脉穿刺要点

1. 老年患者　老年人皮下脂肪较少，皮肤松弛，静脉多硬化，易滑动且脆性较大，针头难以刺入或容易刺破血管壁。穿刺时，可用手指分别固定穿刺段静脉两端，再沿静脉走向穿刺。

2. 消瘦患者　皮下脂肪少，静脉较突显，但易滑动，穿刺时与老年患者相似。

3. 肥胖患者　皮下脂肪多，静脉较深，难以辨认，但较固定。进针时，摸清血管走向后从静脉上方进针，进针角度稍加大（约为 30°~40°）。

4. 水肿患者　静脉不明显，可按静脉解剖位置，用手指揉按局部，以暂时驱散皮下水分，待静脉显露后再行穿刺。

5. 脱水患者　血管充盈不良，静脉萎陷，可扎止血带，再从穿刺下段沿向心方向反复推揉，待血管充盈后再行穿刺。

6. 天气寒冷　寒冷时浅表静脉收缩，血管不易辨认，可先热敷穿刺部位或扎止血带后向心推揉，待血管充盈后再穿刺。

知识拓展

静脉微量注射泵的应用

一、概述

微量注射泵是将小剂量药液定量、微量、均匀、精确、连续输入人体静脉的新型泵力注射仪器。具有计量准确、安全、定时、定量，给药均匀，调节迅速、方便等优点。临床上常用于某些特殊药物，如氨茶碱、毛花苷丙等及小儿的静脉注射（图22-8-6）。

二、方法

1. 准备工作

（1）备好物品和药物　按医嘱备好药品，常规注射盘，无菌巾内置放抽吸5～10ml生理盐水的注射器、按医嘱抽吸药物的注射器。另备注射泵、注射泵延长管。

（2）检查微量泵、备用　接通电源，打开微量泵开关，注射泵经过自动检测，进入初始状态，备用。

（3）连接　①将抽吸药物的注射器连接延长管，排气，置入泵体夹内，推动滑座，至可注射状态。②选择给药速度，调整注射速度和时间。一般20ml注射器，注射速度为0.1～150ml/h，50～100ml注射器，注射速度为0.1～300ml/h。

2. 注射、观察

（1）穿刺　常规扎止血带、消毒，将抽吸生理盐水注射器连接头皮针，排气，穿刺成功后固定头皮针。

（2）连接、启动注射泵　分离头皮针，连接延长管，按"RUN"开始键，启动注射泵，注射开始。

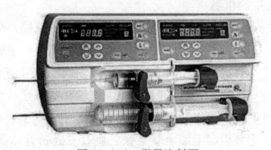

图22-8-6　微量注射泵

（3）观察反应　随时观察患者的反应和药液输入的情况。①当药液即将注射完毕时，泵自动通过声光报警，"NEAR EMPTY"（残余量报警）显示灯亮，提醒操作者，注射继续进行，按压"关蜂鸣键"关闭蜂鸣。②药液注射完毕时，泵通过声光报警，"COMPLETE"（完成报警）显示灯亮，并自动停止运行，按压"关蜂鸣键"关闭蜂鸣。

3. 停止、整理

（1）拔针、按压、分离　拔出针头，并分离延长管和注射器。

（2）整理　关闭微量注射泵，切断电源，取下注射器，整理床单元。

（3）洗手、记录　用物归类处理，洗手，记录。

任务九　药物过敏试验

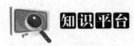

药物过敏反应又称药物变态反应，是指特异体质者使用某种药物后出现的反应。过敏会发生不同程度的反应，甚至发生过敏性休克，如不及时抢救，可危及生命。因此，为防止发生过敏反应，在使用易致敏的药物前，护士应详细询问患者的用药史、过敏史及家族史，并做药物过敏试验；熟练掌握试验药液的配制和试验方法，密切观察反应，正确判断试验结果和熟练掌握过敏性休克的抢救措施。

一、青霉素过敏试验

（一）药物过敏发生的特点

药物过敏主要是由于抗原-抗体反应，肥大细胞和嗜碱性粒细胞的活化和脱颗粒导致的一系列生物活性介质的释放，从而引起各种临床症状。其产生的特点：

（1）仅发生于少数过敏体质的人，不具有普遍性。

（2）必须有致敏过程，即 IgE 的产生、转移和结合到靶细胞上的过程。

（3）通常首次用药不发生过敏反应。

（4）过敏反应发生与药物药理作用、药物用量、药物剂型、用药途径、用药时间无关，是指药物正常进行用量和用法治疗时，发生的非正常的反应症状。

（二）药物过敏发生的机制

I 型过敏反应发生机制为特异体质机体接受过敏原（变应原）刺激后，在体内产生相当量的 IgE 类抗体。IgE 具有亲细胞的特性，能与肥大细胞和嗜碱性粒细胞结合，使机体呈致敏状态。当机体再次接受相同的过敏原时，过敏原与上述细胞表面的 IgE 特异性结合，形成过敏原——IgE 复合物，能激活肥大细胞和嗜碱性粒细胞，产生抗原抗体反应，使细胞破裂，从而释放出组胺、缓激肽、5-羟色胺、白三烯等一系列生物活性介质，产生致敏反应。主要引起毛细血管扩张、血管壁通透性增加、平滑肌痉挛和腺体分泌增多等，从而产生荨麻疹、哮喘、过敏性鼻炎、腹痛腹泻、血压下降及严重的过敏性休克等一系列过敏反应。

青霉素本身不具有抗原性，但溶解后易分解成青霉烯酸和青霉噻唑两个半抗原，进入人体后与蛋白质或多肽分子结合形成全抗原，刺激体内产生 IgE 抗体。从而发生上述的 I 型过敏反应。

（三）青霉素过敏反应的预防

1. 使用青霉素前须做过敏试验　①试验前应详细询问患者的"三史"（即用药史、过敏史、家族史），对无过敏史，初次使用青霉素者，须做过敏试验。②使用过青霉素但停药超过 3 天以上或使用青霉素过程中更换青霉素批号者，须重做过敏试验。③患者空腹、有其他药物过敏史或变态反应性疾病应慎做过敏试验。④已知有青霉素过敏史者，禁做过敏试验。

2. 正确配制皮试液，且应现配现用　①正确配制青霉素皮试液，浓度与剂量应准确。②青霉素皮试液必须现配现用，因青霉素皮试液极不稳定，在常温下放置易产生降解产物，导致过敏反应；且会使药物效价降低。③配制试验液和稀释青霉素的生理盐水必须专用。

3. 做好急救准备工作　进行青霉素皮试或注射前均应做好急救准备工作，备好急救盒（0.1%盐酸肾上腺素、注射器、砂轮、消毒液、棉签、吸氧管）及其他急救药物和器械，皮试或注射后将急救盒放置床旁桌上，随时备用。

4. 正确实施青霉素过敏试验　①严格执行二人查对制度。②实施皮内注射过程中，应保证注射部位和注射剂量的准确。③严密观察患者局部和全身反应，倾听患者的主诉。④首次使用者用药后应观察30min，防止迟缓型过敏反应的发生。

5. 正确判断和记录试验结果　①正确判断试验结果，并告知患者及家属，且必须记录在"两单四卡"上：体温单、医嘱单、病历卡、注射卡、床头/尾卡、门诊卡。青霉素过敏反应阳性用红色"+"表示，阴性用蓝色"－"表示。②试验结果阴性者可使用青霉素。③试验结果阳性者禁止使用青霉素，同时应报告医生给予更换治疗药物。④对于可疑的阴性或判断意见不一致时，可用生理盐水在对侧手臂做对照观察试验。

（四）青霉素过敏试验结果的判断

1. 阴性结果　皮丘大小无改变，周围无红肿，无红晕、无伪足；全身无自觉症状，无不适表现。

2. 阳性结果　局部皮丘隆起，硬结肿大，直径>1cm，周围有红晕或伪足或痒感，可出现头晕、胸闷、心慌、发麻等不适症状，严重时可发生过敏性休克。

（五）青霉素过敏反应的临床表现

1. 过敏性休克　是最严重的青霉素过敏反应，为典型的Ⅰ型超敏反应。过敏性休克可发生在皮试过程或注射药物后，一般呈闪电式在数秒或数分钟内发生，也可在用药半小时后发生，极少数患者发生在连续用药过程中。主要表现以下几种症状（表22-9-1），其中常以呼吸道症状或皮肤瘙痒最早出现，故应注意倾听患者的主诉，发现异常及时处理。

表 22-9-1　青霉素过敏性休克临床表现

症状类型	原　因	主要表现
1. 呼吸道阻塞	喉头水肿和肺水肿引起	胸闷、气急、发绀、呼吸困难、喉头阻塞感伴濒危感
2. 皮肤过敏	毛细血管扩张、通透性增加	瘙痒、荨麻疹
3. 循环衰竭	周围血管扩张，导致循环血量不足	心悸、出汗、面色苍白、脉细弱、血压下降（低于10.6/6.6kPa，80/50mmHg 即为休克水平）

续表

症状类型	原因	主要表现
4. 中枢神经系统症状	脑组织缺氧	头晕、眼花、面部及四肢麻木、抽搐、意识不清或完全丧失、大小便失禁等

2. 血清病样反应　一般在用药后 7～12 天内发生，临床表现同血清病相似，会发生发热、关节肿痛、全身淋巴结肿大、荨麻疹、皮肤发痒、腹痛等症状体征。

3. 各器官或组织的过敏反应　①皮肤过敏反应：瘙痒、荨麻疹，严重者可发生剥脱性皮炎。②呼吸道过敏反应：可引起哮喘或促使原有的哮喘发作。③消化系统过敏反应：可引起过敏性紫癜，以腹痛和便血为主要症状。

（六）青霉素过敏性休克的急救措施

1. 抢救原则　立即停药、报告医生，平卧或中凹卧位，保暖，就地抢救。

2. 即刻注射盐酸肾上腺素　即刻皮下注射 0.1% 盐酸肾上腺素 0.5～1ml，小儿 0.02～0.025ml/kg。如症状不缓解，可每隔 30min 皮下或静脉注射该药 0.5ml，直至脱离危险期。盐酸肾上腺素具有收缩血管、增加外周阻力、提升血压、兴奋心肌、增加心排出量以及松弛支气管平滑肌等作用，因此，<u>是抢救过敏性休克的首选药物</u>。

3. 给予氧气吸入，保持呼吸道通畅　纠正缺氧，改善呼吸。当呼吸受抑制时，应立即进行口对口人工呼吸，并按医嘱给予肌内注射尼可刹米或洛贝林等呼吸兴奋剂。喉头水肿影响呼吸时，应立即准备并配合气管插管或施行气管切开术。

4. 心跳呼吸骤停，立即行心肺复苏术。

5. 立即建立静脉通道，根据医嘱给药

（1）抗过敏　立即给地塞米松 5～10mg 静脉注射或用氢化可的松 200～300mg 加 5% 或 10% 葡萄糖溶液 500ml 静脉滴注，此药有抗过敏作用，能迅速缓解症状。

（2）扩容升压　静脉滴注等渗晶体溶液扩充血容量，并根据病情给予升压药物，如多巴胺、间羟胺等。

（3）给予抗组胺类药物　肌内注射盐酸异丙嗪 25～50mg。

（4）纠正酸中毒　静脉滴注 5% 碳酸氢钠溶液 100～250ml。

6. 密切观察，相应处置，详细记录　密切观察患者体温、脉搏、呼吸、血压、尿量及其他临床变化，做好护理记录，根据病情动态采取相应处置措施，患者未脱离危险期不宜搬动。

（七）青霉素过敏试验方法

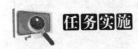任务实施

实训 32　青霉素过敏试验技术

【目的】预防青霉素过敏反应，为临床应用青霉素治疗疾病作依据。

【评估】本项目案例为例，医嘱给予 0.9%生理盐水 500ml+青霉素 320 万 U ivgtt。青霉素皮试（-）（表 22-9-2）。

表 22-9-2　青霉素过敏试验任务评估及沟通

评　估	沟　通
护士　仪表是否符合行为规范，是否明确任务目的	
患者　1. 核对解释，取得合作 2. 年龄、患者病情、意识状态、治疗情况、用药史、过敏史（如对青霉素过敏，报告医生更换治疗药物）、家族史 3. 心理状态、是否空腹饥饿，对青霉素过敏试验的认知、合作程度 4. 皮试部位皮肤状况 5. 对药物过敏试验目的及相关知识的了解情况	• "请问您叫什么名字？" • "廖先生，您好！感觉怎么样？根据您的病情需要医生给您开了青霉素。您以前用过青霉素吗？有没有过敏？家里人有对什么药物过敏的吗？" "为了预防青霉素过敏反应，需要做青霉素皮试，需要在您的手臂下段掌侧部位做过敏试验。" "是不是感到很紧张？别害怕，皮试时注射很表浅，量很少，只有 0.1ml，等下我会细心帮助您的，很快就好。" • "你要打那只手？请您伸出手，看下皮肤情况如何"。"这儿皮肤不错，就打这，等下请你配合一下。好吗？" • "需要方便吗？""请您准备好，我马上准备药物为您注射。"
环境　是否适宜，是否符合无菌操作环境	

【计划】

1. 护士准备　仪表符合规范；熟悉青霉素药物过敏机制和原因，明确皮试的目的，洗手、戴口罩。

2. 用物准备

（1）常规注射盘　备所需规格的 1ml、5ml 注射器、75% 乙醇溶液（不可用含碘消毒液）。

（2）急救盒　0.1%盐酸肾上腺素、砂轮、注射器、皮肤消毒液、棉签、吸氧管及其他急救药物和器械。

（3）皮试液配制　①青霉素试验液配制以每毫升含有青霉素 G200～500U 为标准。②皮内注射皮试液 0.1ml 含青霉素 G20～50U。③用生理盐水作为稀释液并配制。④每次配制时均需将溶液混匀。⑤青霉素皮试液不稳定，室温可存 4h，冷藏可存 24h。青霉素皮试液配制见表 22-9-3。

3. 患者准备　患者能理解皮试的目的，积极配合。

4. 环境准备　同静脉注射。

【实施】见表 22-9-4。

【评价】见表 22-9-4。

表 22-9-3　青霉素皮试液配制

工作过程	护理工作过程要点			
	青霉素	加等渗盐水（ml）	青霉素含量（ml）	要求及说明
检查核对	检查药物有效期及质量 检查注射器有效期及质量			确保药物、注射器选择正确且可使用 严格执行查对制度
溶解药物	80 万 U/瓶	4ml	20 万 U	溶解摇匀	严格执行无菌操作原则 启开铝盖中心部分，75% 乙醇消毒两次，待干，用 5ml 注射器抽取生理盐水 4ml，注入密封瓶内，反抽等量空气 4ml，保持瓶内外压力平衡
稀释 1	取上液 0.1ml	0.9 ml	2 万 U		
稀释 2	取上液 0.1ml	0.9ml	2000U	摇匀 应先往密闭瓶内注入与抽取药液量等量的空气 每次抽取溶液剂量须准确
稀释 3	取上液 0.1ml	0.9ml	200U	
	取上液 0.15ml	0.85ml	300U	
	取上液 0.20ml	0.80ml	400U	
	取上液 0.25ml	0.75ml	500U	

表 22-9-4　青霉素过敏试验任务实施及评价

	护理工作过程要点	工作过程的知识及应用	
		要点说明	语言沟通
实施	**1. 核对解释**　携用物及配制好皮试液至床旁，再次核对解释	☆再核对，确认无误	• "廖先生，您准备好了吗？现在要给您做过敏试验。" • "刚才我们看的是这只手，我帮您把袖子挽起。" • "来，先消毒皮肤。要给您做皮试，会有点疼痛，请您忍耐一下好吗？"
	2. 注射　前臂掌侧下段消毒 ＊注入 0.1ml 皮试液形成一个皮丘	☆5° 角度进针，注入量准确 ☆含青霉素 20~50U	
	3. 拔针　再次核对 ＊交待注意事项，记录皮试时间 ＊巡视，观察	☆不能用棉签按压 ☆标示皮丘大小范围 ☆注明皮试药物名称	• "青霉素皮试做好了，请您不要碰触或挤按皮丘。" • "试验结果要在 20min 后判断。这期间请就地休息，不要到其他地方走动，以便于我们巡视、观察。" • "您若有感觉不适，请及时按呼叫器，呼叫器在这床头。我们会及时帮助您的。" • "非常感谢您的配合！"

续表

护理工作过程要点	工作过程的知识及应用	
	要点说明	语言沟通
实施 **4. 判断试验结果** ＊20min 后观察、判断皮试结果	☆告知患者及家属过敏试验结果 ☆皮试结果是阳性，应及时报告医生更换药物 ☆可疑的阴性结果，可在对侧手臂用生理盐水做对照观察实验	• "您的皮试时间到了，让我帮您看看皮试结果。" • "您的皮试结果是阳性（或阴性），不可以（或可以）使用青霉素。"
5. 整理记录　再次核对，协助患者取舒适体位；整理床单位，洗手，记录	☆用物归类清理 ☆皮试结果必须记录在"两单四卡"上，同时告知患者及家属 ☆阴性结果记录为：青霉素（-）；阳性结果记录为：青霉素（+）	• "您配合得很好，谢谢！您好好休息。"
评价 **1. 态度**　＊认真、严谨、尊重、关爱、保护患者		
2. 技能　＊护患沟通有效，满足患者身心需要 ＊严格执行三查七对，做到"五准确"，无菌观念强 ＊操作熟练，正确，动作轻巧，注射皮丘一次成功		
3. 效果　＊皮试液配置正确，注射安全顺利，皮试结果判断准确 ＊患者积极配合，无并发症		

【注意事项】

1. 用 0.9% 生理盐水稀释青霉素和配制皮试液，每次配制时量应准确，且应充分摇匀。

2. 严密观察患者反应，如出现异常，应立即采取相应措施。

3. 操作前应签写和查看患者知情同意书。

【健康指导】

1. 告知青霉素试验的目的、作用和发生过敏的原因。

2. 指导不可按压皮试皮丘，20min 内不能离开病房或注射室，如有不适应立即报告医护人员。

3. 告知皮试结果阴性才能用青霉素治疗，若为阳性，应更改药物治疗。初次注射青霉素，应观察 30min 后，无不适反应才可离开。

二、先锋霉素类过敏试验

先锋霉素类药物是一类高效、低毒、广谱的重要抗生素。该药和青霉素均为 β-内酰胺类抗生素，但其母核与青霉素不同，可与青霉素之间存在不完全交叉过敏反应。即青霉素过敏者，会有部分患者对先锋霉素类药物也过敏，但先锋霉素药物过敏者，绝大多数对青霉素会过敏。因此，在应用先锋霉素类药物时，应进行过敏试验，试验结果阴性方可使用该药。

（一）皮试液配制

1. 以每毫升试验液含先锋霉素 500μg 为标准。
2. 皮内注射皮试液 0.1ml 含先锋霉素 50μg。
3. 用生理盐水作为稀释液并配制。
4. 每次配制时均需将溶液混匀。先锋霉素（V）皮试液配制见表 22-9-5。

表 22-9-5　先锋霉素（V）皮试液配制

工作过程	护理工作过程要点				
	先锋霉素	加等渗盐水（ml）	先锋霉素含量（ml）		要求及说明
检查核对	检查药物有效期及质量 检查注射器有效期及质量				确保药物、注射器选择正确且可使用 严格执行查对制度
溶解药物	0.5g/瓶	2ml	250mg	溶解摇匀	严格执行无菌操作原则 启开铝盖中心部分，75% 乙醇消毒两次，待干，用 5ml 注射器抽取生理盐水 2ml，注入密封瓶内，反抽等量空气 2ml 空气，保持瓶内外压力平衡
稀释 1	取上液 0.1ml	0.9ml	25mg	摇匀	用 1ml 注射器配制 应先往密闭瓶内注入与抽取药液量等量的空气 每次抽取溶液剂量须准确
稀释 2	取上液 0.1ml	0.9ml	2.5mg		
稀释 3	取上液 0.2ml	0.8ml	500μg		

（二）试验方法及反应处理

先锋霉素药物过敏试验方法、结果判断、过敏反应的处理及抢救措施均同青霉素过敏试验方法。

三、链霉素过敏试验

链霉素本身的毒性和所含杂质释放组胺的作用可引起中毒反应和过敏反应。其过敏性休克发生率虽较青霉素低，但死亡率很高，故使用链霉素时，应做过敏试验。

（一）皮试液的配制

1. 以每毫升试验液含链霉素 2500U 为标准。
2. 皮内注射皮试液 0.1ml 含链霉素 250U。
3. 用生理盐水作为稀释液并配制。
4. 每次配制时均需将溶液混匀。链霉素皮试液配制见表 22-9-6。

表 22-9-6　链霉素皮试液配制

工作过程	护理工作过程要点			
	链霉素	加等渗盐水（ml）	链霉素含量（ml）	要求及说明
检查核对	检查药物有效期及质量 检查注射器有效期及质量			确保药物、注射器选择正确且可使用 严格执行查对制度

续表

工作过程	护理工作过程要点				
	链霉素	加等渗盐水（ml）	链霉素含量（ml）		要求及说明
溶解药物	100万U/瓶	3.5ml	25万U	溶解摇匀	严格执行无菌操作原则 启开铝盖中心部分，75%乙醇消毒两次，待干，用5ml注射器抽取生理盐水3.5ml，注入密封瓶内，反抽等量空气3.5ml空气，保持瓶内外压力平衡
稀释1	取上液0.1ml	0.9ml	2.5万U	摇匀	1ml注射器 应先往密闭瓶内注入与抽取药液量等量的空气 每次抽取溶液剂量须准确
稀释2	取上液0.1ml	0.9ml	2500U		

（二）过敏试验方法、过敏反应临床表现及反应处理

1. 过敏试验方法　同青霉素过敏试验方法。

2. 过敏反应的临床表现　链霉素过敏反应临床表现同青霉素过敏反应，但较少见。其毒性反应较过敏反应更常见且严重，可出现全身麻木、眩晕、运动失调、耳聋等症状。因此，钙剂是抢救链霉素过敏性休克的首选药物。

3. 过敏反应处理措施　链霉素过敏反应的处理与青霉素过敏反应大致相同。因链霉素可与钙离子络合，使其毒性症状减轻或消失，故可同时静脉注射稀释一倍的5%氯化钙或推注10%葡萄糖酸钙以缓解症状。因此，钙剂是抢救链霉素过敏性休克的首选药物。

四、破伤风抗毒素过敏试验

破伤风抗毒素（TAT）是破伤风抗毒素免疫马血清经物理、化学方法提取物。是一种人体异种蛋白，具有抗原性，注射后可引起过敏反应，因此用药前需做过敏试验。曾用药但停药超过7天再用者，需重做过敏试验。

（一）皮试液的配制

1. 以每毫升试验液含破伤风抗毒素150IU为标准。
2. 皮内注射皮试液0.1ml含破伤风抗毒素15IU。
3. 用生理盐水作为稀释液。
4. 每次配制时均需将溶液混匀。破伤风皮试液配制见表22-9-7。

表22-9-7　破伤风抗毒素皮试液配制

工作过程	护理工作过程要点				
	破伤风抗毒素（TAT）	加等渗盐水（ml）	破伤风抗毒素含量（ml）		要求及说明
检查核对	检查药物有效期及质量 检查注射器有效期及质量				确保药物、注射器选择正确且可用 严格执行查对制度
药物	1500IU/支	—	1500 IU	摇匀	严格执行无菌操作原则 用1ml注射器抽取准确量
稀释1	取上液0.1ml	0.9ml	150 IU	摇匀	

（二）过敏试验方法、过敏反应临床表现

破伤风抗毒素过敏试验方法及过敏反应临床表现，同青霉素过敏试验方法。

（三）试验结果判断及注射处理

1. 过敏试验结果的判断 局部皮丘肿大，硬结直径>1.5cm，红晕直径超过4cm为阳性指标。其余判断与青霉素相同。

2. 试验结果注射处理

（1）TAT试验结果阴性 则将破伤风余液0.9ml做肌内注射。

（2）TAT试验结果阳性 因病情需要，则必须做脱敏注射法。脱敏注射法是将所需TAT分次、少量注入体内。

脱敏注射基本原理：①小剂量TAT与致敏细胞上的IgE结合后释放的活性物质少，不至于引起临床症状。②短时间内连续多次注射TAT，可以逐渐耗尽体内已经产生的IgE，使机体处于暂时脱敏状态，最终可以注入全部所需药量而不致发病。③但这种脱敏只是暂时的，经过7天后，IgE再产生而重建致敏状态。④故日后如再注射TAT时，还须重做皮内试验。脱敏注射具体方法见表22-9-8。

表 22-9-8 破伤风抗毒素脱敏注射法

次数	TAT量（ml）	加入生理盐水量（ml）	注射方法	间隔时间/min	操作说明
1	0.1	0.9	IM	20	脱敏注射全程密切观察患者表现，如出现面色苍白、气促、发绀、荨麻疹或过敏性休克症状，应立即停止注射，并迅速处理（同青霉素过敏反应抢救法）。若反应较轻，待症状消退后，酌情减少每次注射剂量，增加注射次数，直至顺利注完所需要的药量
2	0.2	0.8	IM	20	
3	0.3	0.7	IM	20	
4	余量	稀释至1ml	IM	20	

注：也可将1ml TAT用生理盐水稀释至10ml，分别以1ml、2ml、3ml、4ml做4次肌内注射，注射间隔和观察处理同上。

五、普鲁卡因过敏试验法

普鲁卡因是常用的局部麻醉药，少数患者用药后可引起过敏反应，故使用普鲁卡因前需做皮肤过敏试验，结果阴性者方可用药。

直接抽取0.25%普鲁卡因0.1ml进行皮内注射，20min后观察试验结果，并记录。皮试结果判断及过敏反应处理同青霉素过敏试验法。

六、细胞色素C皮肤过敏试验法

细胞色素C是一种辅酶，是机体物质代谢所必需的细胞呼吸激活剂，常用于治疗组织缺氧的辅助用药，可引起过敏反应，用前需做过敏试验。

（一）皮试液的配制

1. 以每毫升试验液含细胞色素C 0.75mg为标准。

2. 皮内注射皮试液0.1ml含细胞色素C 0.075mg。

3. 用生理盐水作为稀释液。

4. 配制时需将溶液混匀。细胞色素 C 皮试液配制见表 22-9-9。

表 22-9-9　细胞色素 C 皮试液配制

工作过程	护理工作过程要点			
	细胞色素 C /2ml（支）	加等渗盐水	细胞色素 C 含量（ml）	要求及说明
检查核对	检查药物有效期及质量 检查注射器有效期及气密性			确保药物、注射器选择正确且可使用 严格执行查对制度
药物	15mg/支（2ml）	—	7.5mg	—	严格执行无菌操作原则 用1ml注射器抽取准确量
稀释 1	取上液 0.1ml	0.9ml	0.75mg	摇匀	

（二）试验方法、结果判断及过敏反应处理

细胞色素 C 过敏试验方法、试验结果判断及过敏反应处理等均同青霉素过敏试验。

七、碘过敏试验法

临床上常用碘化物造影剂做心脑血管、胆囊、肾脏、膀胱等造影。碘造影剂可引起机体过敏反应，故在碘造影检查前 1～2 天须做过敏试验。阴性者，方可做碘造影检查。

（一）碘过敏试验法及结果判断

碘过敏试验方法顺序是先口服试验，阴性结果再进行皮内注射；皮试结果阴性再行静脉注射试验；注射试验结果阴性，方可进行碘剂造影。各方法及判断结果，见表 22-9-10。

表 22-9-10　碘过敏试验法及结果判断

试验法	操作方法	试验结果	
		阴性表现	阳性表现
1. 口服法	口服 5%～10%碘化钾 5ml，每日 3 次，连服 3 天	无任何不适症状	出现口麻、头晕、心慌、恶心、呕吐、流涕、流泪、荨麻疹等
2. 皮内注射法	取碘造影剂 0.1ml 做皮内注射，20min 后观察结果	局部无反应，全身无不适症状	局部有红、肿、硬块，直径超过 1cm，或红晕、伪足、瘙痒等
3. 静脉注射法	取碘造影剂（30%泛影葡胺）1ml 缓慢静脉注射，5～10min 后观察反应	无任何不适症状	有血压、脉搏、呼吸、面色等情况改变

（二）注意事项

少数患者过敏试验阴性，但在造影时仍可能发生过敏反应，故造影时需备好急救药品，并严密观察病情变化。出现过敏反应，其处理同青霉素过敏反应。

知识拓展

青霉素过敏试验快速仪器试验法

应用青霉素过敏快速试验仪器进行皮试，此法不用注射，具有无痛、快速、安全、方便、能同时做对照试验等特点。

1. 原理 青霉素具有酸根，带负电荷，在水溶液中电离成致敏原的负离子。通过脉冲电场作用，将药物离子或带电荷的药物由电极部位无痛导入皮肤。对青霉素过敏者，其在负极处皮肤可出现阳性表现。

2. 用物 快速过敏试验仪、每毫升含青霉素 1 万 U 的皮试液、无菌注射用水（禁用生理盐水）、纱布，其余用物同皮内注射过敏试验法。

3. 试验方法 ①用无菌注射用水（禁用乙醇）湿纱布擦拭患者前臂掌侧下段皮肤，并保持湿润。②在电极板负极上滴 0.1ml 青霉素试验液，正极上滴无菌注射用水做对照。③将电极板紧贴患者前臂掌侧下段皮肤并束好，松紧适度。④接通电源，启动计时，到 5min 时自动报警。⑤断开电源，取下电极板，观察结果。

4. 试验结果判断 阳性结果：局部皮肤出现明显突起的风团或大丘疹，周围可有充血，少数出现局部皮肤白斑，严重者可伴臂部痒、麻、热、压等感觉，可出现头晕、胸闷、心慌、发麻等不适，严重时可发生过敏性休克。

5. 注意事项 ①无法用语言表达痒、麻、热、压等感觉的患者，不适宜用此法。②试验液量准确，每次用 0.1ml，否则将影响试验结果的准确性。③为防止迟缓反应，可延长观察时间，并在注射前再观察一次。

任务十 静脉输液

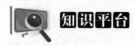 **知识平台**

一、概述

（一）概念

静脉输液是利用液体静压原理和大气压的作用，将一定量的无菌溶液、电解质或药物等液体通过静脉直接输入体内的方法。是临床常用的基本护理操作技术。

（二）静脉输液目的与适应证

1. 补充水分及电解质，纠正水、电解质和酸碱平衡失调。常用于各种原因的脱水、酸碱平衡紊乱者，如腹泻、剧烈呕吐、大手术后、禁食者。

2. 补充血容量，改善微循环，维持血压。常用于抢救严重烧伤、大出血、休克等患者。

3. 输入药物，达到解毒、控制感染和治疗疾病的目的。常用于中毒、各种感染的患者。

4. 补充营养，供给热能，促进组织修复。常用于慢性消耗性疾病、昏迷、口腔疾病等患者。

5. 输入脱水剂，降低颅内压，达到利尿、消肿之目的。常用于脑组织水肿、颅内压增高患者。

（三）常用溶液及作用

1. 晶体溶液 晶体溶液的分子或离子均小于1nm，在血管内存留时间短，对维持细胞内、外水分的相对平衡起着重要的作用，对纠正体内电解质失调效果显著。常用的晶体溶液及作用见表22-10-1。

表22-10-1 常用晶体溶液及作用

种 类	作 用	常用溶液
葡萄糖溶液	补充水分和热能	5%葡萄糖溶液和10%葡萄糖溶液
等渗电解质溶液	补充水分和电解质	0.9%氯化钠溶液、5%葡萄糖氯化钠溶液、复方氯化钠溶液
碱性溶液	纠正酸中毒，调节酸碱平衡	5%碳酸氢钠溶液、11.2%乳酸钠溶液
高渗溶液	利尿脱水、消除水肿、降低颅内压，改善中枢神经系统的功能	20%甘露醇、25%山梨醇、25%~50%葡萄糖溶液

2. 胶体溶液 胶体溶液的分子或离子大于1nm，在血管内存留时间长，对维持血浆胶体渗透压、增加血容量、改善微循环、提高血压有显著效果。常用的胶体溶液及作用见表22-10-2。

表22-10-2 常用胶体溶液及作用

种 类	作 用	常用溶液
右旋糖酐	可提高血浆胶体渗透压，扩充血容量	中分子右旋糖酐
	能降低血液黏稠度，改善微循环、抗血栓形成	低分子右旋糖酐
代血浆	扩容效果好，能增加循环血量和心排出量，在急性大出血时可与全血共用	羟乙基淀粉（706）、氧化聚明胶、聚维酮
其他	能提高血浆胶体渗透压，补充蛋白质，减轻组织水肿	浓缩白蛋白注射液
	补充蛋白质，纠正低蛋白血症，促进组织修复和增加机体免疫力	水解蛋白注射液

3. 静脉高营养溶液 静脉高营养液能供给能，维持正氮平衡，补充维生素和矿物质。其主要成分由氨基酸、脂肪乳、维生素、矿物质、高浓度葡萄糖或右旋糖酐以及水分组成。常用有复方氨基酸、脂肪乳剂等。

（四）输液原则

输入溶液的种类及量应根据患者的水、电解质及酸碱平衡紊乱的程度来决定，一般遵照以下原则。

1. "先晶后胶、先盐后糖" 晶体溶液扩容作用强，但持续时间短暂（1h左右）；胶体溶液则因为分子量较大，不易透过血管壁，扩容作用持久。糖溶液经体内代谢后成为低渗溶液，扩容作用相对减小，因此，先盐后糖。

2. "先快后慢、宁少勿多" 为纠正体液失衡，早期输液速度应快，待病情基本稳定后逐渐减慢速度。根据监测的每小时尿量和尿比重，估计补液量是否足够。

3. "见尿补钾，补钾四不宜" ①静脉补钾应见尿补钾，当尿量增加到40ml/h

时,需适当补钾,不宜过早;②不宜过浓,浓度不超过 0.3%;③不宜过多,成人每日不超过 5g,小儿每日 0.1~0.3g/kg;④不宜过快,成人 30~40 滴/min(小儿酌减)。

(五)静脉输液部位及方法

静脉输液可依据患者的年龄、病情、治疗目的、病程长短、所输药物的性质、合作程度、血管情况等选择合适的静脉穿刺部位。常用的静脉穿刺部位有周围浅静脉、中心静脉(颈内静脉)。静脉输液根据其选择不同部位的血管进行输液,以及穿刺针是否留置血管等不同方式,常用有周围静脉输液法(密闭式周围静脉输液技术、静脉留置针输液法)、颈外静脉插管输液等技术。

二、周围静脉输液的方法

 任务实施

(一)密闭式周围静脉输液法

实训 33　密闭式周围静脉输液技术

【目的】见静脉输液目的。

【评估】本项目案例为范例,医嘱给予 5% GNS500ml+多巴胺 20mg ivgtt(表 22-10-13)。

表 22-10-3　周围静脉输液任务评估及沟通

	评　估	沟　通
护士	仪表是否符合行为规范,是否明确工作任务目的	
患者	1. 核对解释,取得合作 2. 年龄、病情、心肺功能、意识状态、自理能力、营养状况、过敏史、输液量等 3. 心理状态、合作程度 4. 肢体活动度情况,穿刺部位皮肤及静脉情况,初选静脉 5. 对静脉输液目的、方法、注意事项及相关知识的了解情况 6. 嘱咐或协助患者排泄,减少排尿、排便对静脉输液过程的影响	• "请问您叫什么名字?" • "廖先生,您好!感觉怎么样?由于您刚才发生过敏反应,血压下降,根据病情需要,医生为您开出 5% GNS 500ml+多巴胺 20mg ivgtt。多巴胺是升压药,能使血压回升,有利您的病情恢复。" • "静脉输液就是将溶液和药物通过静脉直接滴入血管的方法。药物迅速到达全身,能迅速发挥药物疗效。" • "是不是感到很紧张?别害怕,我帮助您找比较粗直的血管,等下我会尽量轻稳穿刺,很快就好。" • "您要打哪只手?请您伸出手,看下皮肤和血管情况?""这条血管不错,就打这条血管,等下请您配合一下。好吗?" • "需要方便吗?(或需要为您提供便器吗?)一会输液的时候可能不太方便!""请您准备好,我马上准备药物为您输液。"

续表

评 估	沟 通
环境 是否适宜，是否符合无菌操作环境	

【计划】

1. 护士准备 洗手、戴口罩，仪表符合规范；熟悉药物的药理作用及用法，明确输液的目的和注意事项。

2. 用物准备 注射盘 1 套；止血带、小垫枕、治疗巾、输液贴、启瓶器、瓶套；输液卡、药液（根据医嘱备用）、输液器、输液架；必要时备夹板及绷带。

3. 患者准备 准备完毕，明确静脉输液目的、方法、注意事项，取舒适卧位，做好配合准备。

4. 环境准备 环境安静、整洁、明亮，光线适宜，操作空间宽敞。

【实施】 见表 22-10-4.

【评价】 见表 22-10-4。

表 22-10-4 密闭式周围静脉输液任务实施及评价

护理工作过程要点		工作过程的知识及应用	
		要点说明	语言沟通
实施	**1. 核对、检查** 二人核对医嘱、输液卡 *检查药液瓶签、瓶身、瓶口及药液质量 *倒贴输液卡于输液瓶上	☆严格执行查对制度 ☆检查瓶签（药名、浓度、剂量、有效期）；瓶身有无裂缝、瓶口有无松动 ☆对光检查药液有无混浊、沉淀、絮状物、颗粒、变色等	
	2. 准备药液 打开溶液瓶铝盖中心部分，常规消毒瓶塞，遵医嘱加入药物（非玻璃瓶则无需瓶套） *套上瓶套，检查、取出输液器，插入溶液瓶	☆严格遵循无菌操作原则 ☆根据医嘱和治疗原则、病情缓急，合理安排液体输入顺序，注意配伍禁忌	
	3. 再次核对解释 携用物至床旁，核对解释	☆再核对，确认无误，避免差错	• "您好！请问您叫什么名字？" • "廖先生，您准备好了吗？现在要给您做静脉输液。"
	4. 初步排气 取出输液器，倒挂溶液瓶于输液架上，倒转墨菲氏滴管，使液体流入 1/2 满（图 22-10-1），折叠滴管根部，迅速返转滴管，放松折叠，慢慢下降，排尽空气，检查管内没有空气，关闭调节器，将输液管放置妥当	☆呈 U 字形排气（图 22-10-2） ☆初步排气至滤过器内	

续表

护理工作过程要点	工作过程的知识及应用	
	要点说明	语言沟通
实施 **5. 选静脉、消毒** ＊协助患者取舒适体位→戴手套→选择合适静脉→在穿刺部位下垫小枕及治疗巾→在穿刺部位上方约6cm处扎止血带→常规消毒皮肤，待干	☆选择粗直、弹性好、易于固定的静脉，避开关节和静脉瓣 ☆扎止血带使静脉回流受阻，远心端静脉充盈，便于穿刺 ☆严格无菌操作	• "刚才我们看的是这只手，我帮您把袖子挽起。" • "就这条血管，来，先消毒皮肤。"
6. 再次排气 嘱患者握拳，再次核对，排尽空气，检查管内无空气，关闭调节器，取下针套	☆确认无误后再注射 ☆打开调节器再次排气至针尖斜面露出液体	• "您握拳，很好，要穿刺了。"
7. 穿刺 左手拇指在静脉左下方绷紧皮肤，右手持头皮针单翼，针尖与皮肤成15°~30°角进针，见回血后再进少许	☆见回血证明针头已刺入血管内	• "可能会有一点痛，克服一下，我会尽量轻一点，请您配合一下，有什么不适请及时告诉我。"
8. 固定 "三松"，用胶布或透明贴膜固定针头（图22-10-3）	☆松开止血带，嘱患者松拳，松输液器开关 ☆必要时用夹板固定关节，以防针头脱出	• "您感觉怎么样？请轻轻松开拳头，好！"
9. 调节滴速、核对 根据患者的年龄、病情、药物性质调节滴速（图22-10-4）	☆一般成人40~60滴/min，儿童20~40滴/min ☆注意特殊病情和药物性质的调速	• "廖先生，现在已为您输上液体，您感觉怎么样？" • "根据病情需要，已为您调好滴数，请不要随意调动开关，变动滴数，以免影响病情，好吗？"
10. 洗手、记录、挂卡 撤去止血带、治疗巾和小垫枕，脱手套，洗手，再次核对，记录，挂输液卡	☆再次核对，在输液卡上记录输液的时间、药物、滴速和患者的情况，并挂在输液架上	• "您小心些，不要触碰输液部位，不要按压、扭曲输液管。"
11. 整理、嘱咐 整理床单位，协助患者取舒适卧位，将呼叫器置于患者可取处	＊向患者交代注意事项	• "您若感觉有任何不适，请及时按呼叫器，呼叫器在这床头。我随时会帮助您的。" "您配合得很好，谢谢！您好好休息。"
12. 整理记录 归类、清理用物，洗手，记录	☆用物归类清理	

护理工作过程要点	工作过程的知识及应用	
	要点说明	语言沟通
13. 巡视观察　输液过程中加强巡视，密切观察患者有无输液反应，查看滴速、穿刺局部情况，及时处理输液故障，及时更换液体	☆观察滴速、液体余量，及时更换输液瓶 ☆密切观察有无输液反应，听取患者主诉，如出现异常情况，应立即减慢滴速或停止输液，并通知医生，及时处理	• "您感觉怎么样? 有没有不舒服? 滴速通畅, 穿刺局部怎么样? 我看一下局部, 挺好的。若有不舒服, 请及时告诉我。"
14. 更换液体　再次核对，消毒瓶塞，拔出通气管和输液管，插入第2瓶液体内，待输液通畅，滴数正常后方可离开	☆及时更换液体, 防止空气栓塞 ☆严格遵循无菌操作 ☆24h 持续输液者应每日更换输液管	• "廖先生, 帮您查看了医嘱, 还有 500ml 液体, 现帮您换上。"
15. 拔针、按压　核对医嘱，输液完毕，除去输液贴，关闭调节器，干棉签竖放穿刺点上方，轻压、迅速拔针，按压片刻至无出血	☆按压用力不可过大, 以免引起疼痛和损伤血管 ☆拔针和按压时, 注意皮下血管针眼, 以防拔针后皮下瘀血	• "廖先生, 您今天的输液治疗结束了, 现在我帮您拔针。" • "拔针时会有点疼, 拔的时候我会轻些, 您克服一下。" "针拔好了! 您再按压一会儿, 不出血就可以了, 注意不要沾到水。"
16. 整理记录　协助患者取舒适卧位，整理床单位 ∗清理用物、洗手、记录	☆预防交叉感染 ☆分类处理用物	• "您好好休息吧! 谢谢您的配合!"
评价	**1. 态度**　∗认真、严谨，尊重、关爱、保护患者	
	2. 技能　∗护患沟通有效，满足患者身心需要 　∗严格执行三查七对，做到"五准确"，无菌观念强， 　∗能根据病情选择适合的静脉、准确调节滴速 　∗操作熟练，动作轻巧，排气一次成功、静脉穿刺一次成功	
	3. 效果　∗输液安全、顺利 　∗患者积极配合，无不适反应及并发症	

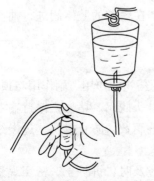

图 22-10-1　倒转墨菲滴管至液体 1/2 满

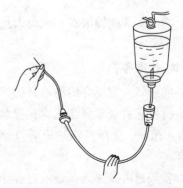

图 22-10-2　U 字形排气，慢慢下降

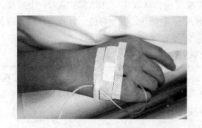

图 22-10-3　固定针头

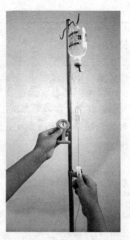

图 22-10-4　调节滴数

【注意事项】

1. 严格无菌操作和查对制度。预防并发症和差错失误的发生。

2. 根据病情、药物性质、用药原则，有计划地安排输液顺序，尽快达到输液之目的。如需加入药物，应注意配伍禁忌。

3. 长期输液者要注意保护和合理使用静脉，一般从远端小静脉开始，交替使用。

4. 输液管及针头内的空气应排尽，要及时更换溶液瓶或拔针，严防造成空气栓塞。

5. 根据患者病情、年龄、药物性质调节滴数。调节原则：①一般成人 40 ~ 60 滴/分，儿童 20~40 滴/分；②年老、体弱、婴幼儿、心肺疾病患者及输入高渗盐水、含钾药物、升压药时输液速度宜慢；③对严重脱水、心肺功能良好者输液速度可稍快。

6. 输液过程中应加强巡视，耐心听取患者的主诉，严密观察输液情况，是否有局部和全身反应。如输液滴速、液体剩余量，注射局部有无肿胀、针头有无脱出、阻塞、移位，针头和输液器衔接是否紧密，输液管有无扭曲、受压等，及时处理输液故障和输液反应。

7. 小儿静脉穿刺时应注意动、静脉的鉴别；长期输液时应经常更换体位，以防发生压疮和坠积性肺炎。

8. 需 24h 连续输液者，应每天更换输液器。严禁在输液的肢体侧进行抽血化验或测量血压等。

【健康指导】

1. 向患者及家属介绍输液目的、注意事项，所用药物的作用、副作用与预防方法。

2. 指导患者及家属注意保护穿刺部位，以防止针头脱出、堵塞；保持输液管道通畅，防止扭曲、受压；告知患者及家属不能随意调整滴数，防止过快、过慢给疾病造成影响。

3. 告知患者及家属在输液过程中若出现不适，应及时告诉护士，密切观察输液反应发生。

4. 若长期输液患者出现静脉红肿、热、痛者，指导进行血管热敷和湿敷。

知识链接

开放性输液法

1. 适用范围　常用于手术患者、抢救危重患者和患儿等。

2. 特点　此法可灵活变换输液种类及数量，但易被污染，应严格按照无菌技术原则进行。

3. 与密闭式区别

(1) 核对检查溶液后，除去铝盖，消毒瓶塞、瓶颈，取出瓶塞，备用。

(2) 检查、打开输液包，左手指折叠输液瓶底部橡胶管，持着输液瓶，右手持溶液瓶，冲瓶口，倒入 30~50ml 溶液，再排出溶液，冲输液瓶和橡胶管，以减少输液反应。

(3) 向输液瓶内倒入所需溶液，盖上瓶盖，挂输液架上，连接头皮针，排气、夹管，备用。

（二）输液速度的调节与计算

1. 输液速度与时间的计算　输液过程中，溶液每毫升的滴数（滴/ml）称为该输液器的点滴系数。由于各厂家生产的输液器不同，其系数也不同，目前常用的静脉输液器点滴系数有 10、15、20 等几种型号。静脉点滴的速度和所需的时间可根据以下公式计算：

(1) 已知输入液体总量和预计输完所需时间，计算每分钟滴数。

$$每分钟滴数 = \frac{液体总量(ml)×点滴系数}{输液时间(min)}$$

例：患者需输液 2000ml，应在 10h 输完，所用输液器点滴系数为 15，请问每分钟应调多少滴？

$$每分钟滴数 = \frac{2000(ml)×15}{10(h)×60(min)} = 50 滴$$

(2) 已知每分钟滴数与所输入液体总量，计算输完液体所需时间。

$$输液时间(h) = \frac{液体总量(ml)×点滴系数}{每分钟滴数×60(min)}$$

例：患者需输液 1500ml，每分钟滴数为 50 滴，所用输液器点滴系数为 20，请问需用多长时间输完液体？

$$输液时间(h) = \frac{1500(ml)×20}{50(drip/min)×60(min)} = 10(h)$$

2. 输液泵的使用　输液泵为电子输液控制装置，能将微量药液精确、均匀、持续地输入人体内，达到控制输液速度的目的。

(1) 常应用于需要严格控制输入液量和药量的情况，如输入升压药物、抗心律失常药物、治疗和抢救心血管疾病、危重患者及婴幼儿和静脉麻醉时。

(2) 使用方法　将输液泵固定在输液架上，接通电源、打开开关，按密闭式输液法准备药液、排气，打开"泵门"置输液管下端于输液泵管道槽中、关闭"泵门"、设定输液速度及量，常规静脉穿刺成功、确认设置无误、按"开始/停止"键、启动输液，输液结束时按"开始/停止"键，停止输液，打开"泵门"、取出输液管。在输液过程中若遇到阻力或在 15s 内无药液滴注或电源被切断时，即能自动报警。一旦输液发生故障，电磁开关即将输液管道紧闭，以保证安全。

（三）常见输液故障及排除

常见故障有溶液不滴、墨菲滴管内液面过高、墨菲滴管内液面过低、墨菲滴管内液面自行下降等几种情况。

1. 溶液不滴

（1）针头滑出静脉　外液体注入皮下组织，局部肿胀、疼痛，应另选静脉重新穿刺。

（2）针头斜面紧贴血管壁　表现为液体不滴或不畅，可适当抬高针栓位置或变换肢体位置，直到滴注通畅为止。

（3）压力过低　液体滴注缓慢，输液瓶位置过低所致，适当抬高输液瓶位置即可。

（4）静脉痉挛　液体滴入不畅，有回血，可能由于穿刺肢体暴露冷环境中时间过长或输入液体温度过低所致，局部热敷可缓解痉挛。

（5）针头阻塞　液体不滴，回抽无回血，考虑针头阻塞，应拔出后更换针头，重选静脉进行穿刺。切忌强行挤压导管或用溶液冲注针头，以免凝血块进入静脉造成栓塞。

2. 墨菲滴管内液面过高

（1）滴管侧壁有调节孔时　先夹紧滴管上端的输液管，再打开调节孔，待滴管内液体降至露出液面，见到点滴时，关闭调节孔，松开滴管上端的输液管即可。

（2）滴管侧壁无调节孔时　可将输液瓶取下，倾斜瓶身，使插入瓶内的针头露出液面外，溶液缓缓流下至滴管露出液面 1/3 时，再将输液瓶挂回输液架上继续点滴。

3. 墨菲滴管内液面过低

（1）滴管侧壁有调节孔时　先夹紧滴管下端的输液管，再打开调节孔，当滴管液面升至 1/2 高度时，关闭调节孔，松开滴管下端输液管即可。

（2）滴管侧壁无调节孔时　可夹住滴管下端输液管，用手挤压滴管，使液体流入至滴管内，当液面升至 1/2 高度时，松开滴管下端输液管即可。

4. 墨菲滴管内液面自行下降　输液过程中，若滴管内液面自行下降，应检查滴管上端输液管与滴管的衔接是否紧密，滴管有无漏气或裂隙，必要时更换输液器。

（四）静脉留置针输液法

静脉留置针（图 22-10-5）外观柔软、无刺激，不易刺破或滑出血管，可在血管内保留数天。适用于长期静脉输液及静脉穿刺困难的患者。应用静脉留置针进行输液，可以减少反复穿刺次数，有利于保护血管、减轻患者痛苦，保持静脉畅通，便于治疗和抢救，从而提高护理工作效率。其方法是在密闭式输液基础上进行，但又

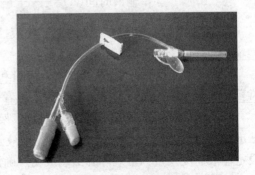

图 22-10-5　静脉留置针

与密闭式输液不同。

1. 用物　输液盘；留置针、肝素帽、透明敷贴、封管液及注射器。

2. 连接留置针　检查、取出留置针，连接输液器针头（将已排好气的输液针头插入留置针肝素帽内），排尽留置针内空气，备用。

3. 消毒　在穿刺点上方 10~15cm 扎止血带，皮肤消毒范围 10cm。

4. 穿刺、固定

（1）穿刺前　去除留置针针套，松动外套管（转动针芯），调节针头斜面，再次排气、核对。

（2）穿刺后　见回血后再推进 0.2cm，左手持"Y"型接口，右手后撤针芯约 0.5cm，左手持针座将针芯与针套管一起送入静脉内，左手固定针柄，"三松"：松开止血带、止水夹、嘱患者松拳，输液通畅后，右手退出针芯。

（3）固定　无菌透明敷贴做密闭式固定（针眼、翼），并记录留置日期、时间。

5. 封管　输液完毕，用注射器抽取封管液 2~5ml，核对后，关闭调节器，将头皮针连接封管液注射器，缓慢推注 1ml 时，边退针边推注，确保正压封管，直至针头完全退出。

6. 再次输液　常规消毒肝素帽，将已排气的头皮针插入肝素帽内，开始调节滴数、输液。

7. 注意保护留置针肢体　不输液时避免肢体下垂。能下床活动者，避免采用下肢静脉留置。留置针一般可保留 3~5 天，最长可保留 7 天。

三、经外周中心静脉置管输液技术（PICC）

经外周静脉置入中心静脉导管（peripherally inserted central catheter，PICC）是经外周中心静脉（如上肢贵要静脉、头静脉、肘正中静脉）穿刺置管，导管尖端位于上腔静脉下 1/3 处或上腔静脉和右心房连接处的中心静脉导管。用于为患者提供中期至长期的静脉治疗，目前，PICC 已经成为继中心静脉导管之后的又一种极其重要的输液方式，为医护人员提供更多的选择。

【**目的及适用范围**】

1. 外周静脉穿刺困难，需长期输液者。

2. 周围循环衰竭需测中心静脉压者。

3. 需长期输入浓度高、刺激性较强的药物或行静脉内高营养者。

【**评估**】

1. 评估患者病情、年龄、血管条件、意识状态、治疗需求、心理反应及合作程度。

2. 了解既往静脉穿刺史、有无相应静脉的损伤及穿刺侧肢体功能状况。

3. 评估是否需要借助影像技术帮助辨认和选择血管。

4. 了解过敏史、用药史、手术史、心肺功能、凝血功能、心血管疾病及是否安装起搏器。

【计划】

1. 护士准备 与患者或家属签署经外周中心静脉置管输液知情同意书。余与静脉输液相同。

2. 用物准备 基本输液盘 1 套；PICC 导管套、皮尺、20ml 注射器 2 副；PICC 穿刺包、手术衣 2 件、0.9% 生理盐水溶液。必要时备 2% 利多卡因 1 支、1ml 注射器 1 副、弹力绷带。

3. 患者准备 明确 PICC 目的、方法、注意事项，取舒适卧位，测量并记录上臂周长，已上洗手间（或提供便盆）准备完毕，做好配合准备。

4. 环境准备 同静脉输液技术。

【实施】 PICC 穿刺按以下步骤进行。

1. 核对、确认 核对确认置管医嘱，查看相关化验报告。确认已签署置管知情同意书。

2. 确定穿刺静脉 首选贵要静脉，其管径粗，行走方向直，位置较深。其次为肘正中静脉、头静脉。

3. 测量置入导管长度 取舒适平卧位，手臂外展与躯干成 45°~90°，测量预置管长度；在肘窝（穿刺点）以上 10cm 处测臂围，并记录数据。

4. 穿衣、开包、消毒、建立无菌区 穿手术衣，打开无菌包，戴无菌手套，铺治疗巾，以穿刺点为中心消毒皮肤，直径≥20cm；更换无菌手套，铺孔巾及治疗巾，建立最大化无菌屏障。

5. 预冲导管 用生理盐水预冲导管、穿刺针、连接器及肝素帽，检查导管、穿刺针的完整性。

6. 剪切导管、剥开护套 撤出导丝，至比预计长度短 0.5~1.0cm 处，按测量长度剪切导管。剥开导管护套 10cm 左右，以方便使用。

7. 局部浸润麻醉、扎止血带、穿刺 穿刺点 2% 利多卡因局部浸润麻醉后，在穿刺点上方扎止血带（助手进行），去掉针套，实施静脉穿刺，见回血后降低角度进针 3~6mm。

8. 撤出穿刺针 从导引套管内取出穿刺针，左手食指固定导引套管，中指按压套管尖端处静脉，防止出血，松开止血带。

9. 送入导管 自导管处置送入 PICC 导管，将导管均匀缓慢送入至导管顶端到达患者的肩部时（15~20cm），嘱患者将头偏向穿刺侧，下颌尽量贴近肩部，使导管顺利进入上腔静脉，以防误入颈静脉。

10. 撤出外套管 将导管均匀缓慢送入至预测量的刻度，在插管鞘的末端处压迫止血并固定导管，撤出插管鞘。

11. 撤出支撑导丝 将导管与导丝的金属柄分离，轻压穿刺点，保持导管位置，轻柔缓慢撤出导丝。

12. 安装连接器、肝素帽 先把导管套上降压套筒套，再与连接器翼形部分的金属柄连接，要推行到底，导管不能起褶，翼形部分倒钩和减压套筒上的沟槽对齐、锁定。

13. 抽回血、冲管　回抽血，确认导管位于静脉内，用 20ml 生理盐水脉冲式冲管，正压封管，安装肝素帽。

14. 固定　将体外导管放置呈"S"状或"L"型弯曲，用透明敷料固定。透明敷料上注明导管的种类、规格、置管深度，日期和时间，操作者姓名。

15. 确定导管尖端位置　行 X 线确定导管尖端位置，最佳位置为导管尖端在上腔静脉接近右心房开口处，即胸骨右缘第 2 肋间。做好记录，应记录穿刺静脉、穿刺日期、导管刻度、导管尖端位置等，测量双侧上臂臂围并与置管前对照。

【评价】

1. 置管过程严格遵守无菌技术操作原则。

2. 操作程序符合要求。插管顺利，无并发症发生。

【注意事项】

1. 执行护士须是取得 PICC 操作资质的护士。必须取得患者及家属知情同意书后，方可进行穿刺。

2. 接受乳房根治术或腋下淋巴结清扫的术侧肢体、锁骨下淋巴结肿大或有肿块侧、安装起搏器侧不宜进行同侧置管，患有上腔静脉压迫综合征的患者不宜进行置管。

3. 宜选择肘部或上臂静脉作为穿刺部位，避开肘窝、感染及有损伤的部位；新生儿还可选择下肢静脉、头部静脉和颈部静脉。

4. 有血栓史、血管手术史的静脉不应进行置管；放疗部位不宜进行置管。

5. 送导管动作应轻柔。对有出血倾向的患者进行加压止血。

6. 冲管和封管应使用 10ml 及以上注射器或一次性专用冲洗装置。封管时使用 10~100U/ml 肝素盐水脉冲式正压封管，封管液量应 2 倍于导管及附加装置容积。

7. 静脉导管的维护

（1）经 PICC 输注药物前宜通过回抽血液来确定导管是否在静脉内。

（2）给药前后宜用生理盐水脉冲式冲洗导管，如果遇到阻力或者抽吸无回血，应进一步确定导管的通畅性，不应强行冲洗导管。

（3）穿刺后第一个 24h 内更换敷料，以后按常规更换敷料 2~3 次/周，无菌透明敷料应至少每 7 天更换一次，无菌纱布敷料应至少每 2 天更换一次；若穿刺部位发生渗液、渗血时应及时更换敷料；穿刺部位的敷料发生松动、污染等完整性受损时应立即更换。

（4）置管期间，定期评估穿刺点局部情况（穿刺点及皮肤完整性）、导管位置、导管内回血情况，测量双侧上臂臂围。禁止将导管体外部分人为移入体内。

（5）PICC 留置时间不宜超过 1 年或遵照产品使用说明书。常规 PICC 导管不能用于高压注射泵推注造影剂。

知识链接

PICC 并发症

1. 穿刺时的并发症 送管不到位、送管易位、心律失常、局部出血或血肿、误穿动脉或神经损伤等。

2. 留置期间并发症 机器性静脉炎（常见）、血栓形成（危害大）、导管堵塞、细菌性静脉炎，以及导管相关性感染、化学性静脉炎、穿刺点感染、穿刺处渗血、穿刺处渗液等。

【健康指导】

1. 向患者及家属介绍置入 PICC 的目的、方法、配合要点，以及可能发生的并发症，征得知情和同意。

2. 告知患者留置 PICC 期间穿刺部位防水、防牵拉等注意事项。

3. 指导患者置管前沐浴、更衣。病情不允许者，穿刺处皮肤必须用肥皂水彻底清洁。

4. 置管 24h 后可淋浴，但要用塑料薄膜保护穿刺部位，以免进水。告知患者日常生活中保持穿刺部位清洁、干燥。注意观察穿刺点周围皮肤情况，不可自行撕下贴膜，有异常及时通知护士。

5. 告知患者置管手臂不可过度用力，避免提重物、挂拐杖，衣服袖口不可过紧。同时应避免盆浴、泡浴。置管侧不可测血压及静脉穿刺。

6. 每隔 7 天，应寻求专业护士对 PICC 导管进行维护，包括冲管、更换透明敷料、更换肝素帽等。

四、颈外静脉插管输液技术

颈外静脉属于颈部最大的浅静脉，在下颌角后方垂直下降，越过胸锁乳突肌后缘，于锁骨上方穿过深筋膜，最后汇入锁骨下静脉。其行径表浅，位于颈部外侧皮下，位置较恒定，易于穿刺，可以输液，但不宜多次穿刺。与周围静脉输液技术及 PICC 的不同之处有以下几点。

1. 目的 同 PICC 目的的 1-3 点。

2. 穿刺部位 在下颌角与锁骨上缘中点连线的上 1/3 处，颈外静脉外缘为穿刺点（图 22-10-6）。

3. 用物 基本输液盘；无菌穿刺包（穿刺针 2 根、硅胶管 2 条、5ml 与 10ml 注射器各一个、平针头 2 个、尖头刀片、普通纱布、孔巾、弯盘）；另加 1% 普鲁卡因注射液、0.9% 生理盐水、无菌手套、无菌敷贴、

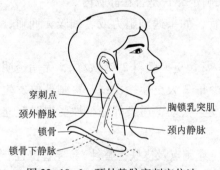

图 22-10-6 颈外静脉穿刺定位法

火柴、酒精灯、肝素帽。

4. 患者准备 须做普鲁卡因过敏试验。

5. 体位 患者去枕平卧位，头偏向对侧，肩下垫枕，使头低肩高，颈部伸展平直，充分暴露穿刺点（图 22-10-6）。

6. 局部消毒、麻醉　常规消毒穿刺部位皮肤，<u>直径大于 10cm</u>。打开无菌穿刺包，戴手套、铺孔巾；助手配合抽吸 1% 普鲁卡因，局部麻醉；10ml 注射器抽吸生理盐水，连接平针头硅胶管，排气，备用。

7. 穿刺　穿刺前先用<u>刀片尖端</u>，在穿刺点上刺破皮肤做引导，左手拇指绷紧穿刺点上方皮肤，<u>助手用手指按压颈静脉三角处</u>，右手持穿刺针与<u>皮肤成 45°角进针</u>，进入皮肤后改为 25°角沿颈外静脉走向，向心方向穿刺。

8. 插管　见回血，立即抽出穿刺针内芯，左手拇指用纱布按住针栓孔，<u>右手持备好的硅胶管送入针孔内 10cm 左右</u>。插管时助手配合边抽回血边缓缓注入<u>无菌生理盐水</u>；确定导管在血管内，右手轻压于穿刺针尖端，左手缓缓退出穿刺针，再抽回血，确认导管在血管内后，撤去孔巾。

9. 连接输液器输液　连接输液器及肝素帽，输入液体。

10. 固定　将无菌贴膜覆盖在穿刺点，并固定硅胶管与肝素帽。

11. 其他　余同静脉留置针输液技术。

12. 注意事项　①密切观察，如发现硅胶管内有回血，应立即用肝素液冲洗，以免堵塞管腔。②每天更换敷料，并用碘伏消毒穿刺点及周围皮肤。③拔管时，应注意动作轻柔，以免硅胶管折断。④余同静脉留置针输液技术。

五、输液反应及护理

由于长时间大量输入刺激性药液或输入的液体不纯，输液管不洁，或多次反复穿刺等，往往会引发一些不良反应，常见输液反应有发热反应、空气栓塞、循环负荷过重（急性肺水肿）及静脉炎四种类型，其中发热反应是临床最常见的输液反应，空气栓塞是最严重的输液反应。

（一）发热反应

1. 临床表现　多发生于输液后数分钟至 1h。主要表现为发冷、寒战，继而发热。<u>轻者体温在 38℃左右，停止输液数小时后可自行恢复正常；重者初起寒战，继而高热，体温可达 41℃</u>，伴有头痛、恶心、呕吐、脉速等全身不适症状。

2. 发生的原因　常因①输入致热物质（致热源、细菌、游离的菌体蛋白等）所致，如输液器或液体包装容器灭菌不彻底或被污染或有效期已过；②输入的液体或药物制品不纯、灭菌不彻底或已过有效期或变质；③输液过程中未能严格执行无菌技术操作原则等所致。

3. 护理措施

（1）预防措施　①输液前<u>严格执行查对制度</u>，认真检查药液及溶液的瓶签、有效期、外包装、质量；输液器的包装及灭菌日期。②<u>严格执行无菌技术操作原则</u>。

（2）应对措施　①反应轻者可<u>减慢滴速或停止输液</u>，严重者应立即停止输液，并通知医生。②密切观察病情及体温的变化。③对症处理，寒战时给予保暖，高热时给予物理降温。④保留剩余溶液和输液器，以便进行检测，查找反应原因。④观察生命体征的变化并做好记录。⑤遵医嘱给予抗过敏药物或激素治疗。

（二）空气栓塞

1. 临床表现　输液过程中，患者突感胸部异常不适或胸骨后疼痛，继之出现呼吸困难、严重发绀、眩晕、伴有濒死感；听诊心前区可闻及响亮的、持续的"水泡声"。

2. 发生的原因　由于输液时导管内空气未排尽，导管连接不紧或有漏缝；或进行加压输液、输血时无人守护；未及时更换液体、输液完毕未及时拔针或添加药液后未及时排尽空气等情况下，就有可能造成空气进入血液循环，进入右心房、再右心室，发生气栓的危险。

进入静脉的空气如空气量较少，则被右心室压入肺动脉，并分散到肺小动脉内，最后经毛细血管吸收，损害较小；如果空气量大，则在右心室内阻塞肺动脉的入口（图22-10-7），使血液不能进入肺内进行气体交换，引起机体严重缺氧而导致死亡。

3. 护理措施

（1）预防措施　①输液前认真检查输液器的质量，排尽输液导管内的空气。②输液中加强巡视，及时更换输液瓶或添加药液；③输液完毕及时拔针；④加压输液时要有专人守护，严密观察，不得擅自离开患者。

（2）应对措施　出现上述症状，①应立即停止输液，通知医生进行抢救。②将患者置于左侧头低足高位。此体位一是在吸气时可增加胸腔内压力，以减少空气进入静脉；二是有利于气栓漂离肺动脉口，避免气体阻塞肺动脉入口；同时，由于心脏舒缩，将较大气泡振荡混成泡沫，分次小量进入肺动脉内，最后逐渐被吸收（22-10-8）。③给予高流量氧气吸入，以提高患者的血氧浓度，改善严重的缺氧状态。④如果患者安置有中心静脉导管，可通过中心静脉导管抽出空气。⑤严密观察患者的病情变化，如有异常及时对症处理。

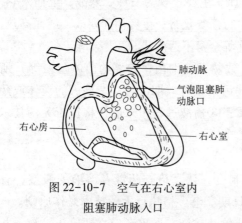

图 22-10-7　空气在右心室内
阻塞肺动脉入口

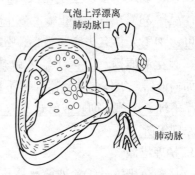

图 22-10-8　左侧头低足高位，
气泡避开肺动脉口

（三）循环负荷过重（急性肺水肿）

1. 临床表现　输液过程中，患者突然出现胸闷、呼吸困难、气促、面色苍白、冷汗、咳嗽、咳粉红色泡沫样痰、严重时痰液可从口鼻涌出，心前区有压迫感或疼痛，听诊肺部布满湿啰音，心率快、心律不齐。

2. 发生的原因 由于输液速度过快，在短时间内输入过多液体，使循环血容量急剧增加，心脏负担过重引起；或患者原有心肺功能不良。

3. 护理措施

（1）预防措施 输液过程中，要控制点滴速度和输液量，尤其注意对心肺功能不良患者、年老体弱患者、婴幼儿等，并密切观察患者病情。

（2）应对措施 出现上述症状时，①应立即停止输液，通知医生，配合紧急处理。②若病情允许可使患者端坐位，两腿下垂，以减少回心血量，减轻心脏负担。③给予高流量氧气吸入（氧流量为 6~8L/min），增高肺泡内压力，减少肺泡内毛细血管渗出液的产生。并用 20%~30%乙醇溶液湿化吸氧，以减低肺泡内泡沫的表面张力，使泡沫破裂消散，从而改善肺部的气体交换，减轻缺氧症状。④遵医嘱给予镇静剂，平喘、强心、利尿和扩张血管药物，以舒张周围血管，加速液体排出，减少回心血量，减轻心脏负担。⑤必要时进行四肢轮流结扎。用橡胶止血带或血压计袖带适当加压四肢，以阻断静脉血流（保持动脉血通畅）。每 5~10min 轮流放松一个肢体上的止血带，可有效地减少静脉回心血量。症状缓解后，可逐渐解除止血带。

（四）静脉炎

1. 临床表现 沿静脉走向出现条索状红线，局部组织发红、肿胀、灼热、疼痛，有时伴有畏寒、发热等全身症状。

2. 发生的原因 ①由于长期输入浓度较高、刺激性较强的药物或静脉内放置刺激性较强的留置管或导管留置时间过长，引起局部静脉壁发生化学性炎性反应；②在输液中未严格执行无菌技术操作，引起局部的静脉感染。

3. 护理措施

（1）预防措施 ①严格执行无菌技术操作，对血管壁有刺激性的药物应充分稀释后再应用，输液速度宜慢，避免药物漏出血管外。②有计划的更换输液部位，注意保护静脉。③停止输液，抬高患肢并制动，局部可用 50%硫酸镁、95%乙醇溶液湿敷（早期冷敷，晚期热敷）或中药局部外敷（如意金黄散），每日 2 次，每次 20min。④配合超短波理疗，每日 1 次，每次 15~20min。⑤合并感染者，根据医嘱给予抗生素治疗。

知识链接

静脉炎分级

美国静脉输液协会将静脉炎分为 5 级。

0 级 没有症状。

1 级 输液部位发红伴有或不伴有疼痛。

2 级 输液部位疼痛伴有发红（或）水肿。

3 级 包括 2 级，条索状物形成，可触摸到条索状的静脉。

4 级 包括 3 级，可触及的条索状静脉

长度>2.5cm，并有脓性渗出。

六、输液微粒污染

（一）概念

输液微粒（infusion particles）微粒是指在输液过程中，液体中的非代谢性颗粒杂质，直径一般在 $1\sim15\mu m$，大的可达到 $50\sim300\mu m$，随输液液体进入人体，对人体造成严重危害的过程。《中华人民共和国药典》规定，每毫升输液剂中直径大于 $10\mu m$ 的不溶微粒不能超过 20 个，直径大于 $25\mu m$ 的不溶微粒不能超过 2 个。

（二）输液微粒对人体的危害

微粒进入人体后，危害作用是严重而持久的，主要取决于微粒的大小、形状、化学性质及阻塞血管的部位和人体对微粒的反应等。人体最容易受微粒损害的脏器有肺、脑、肝和肾等部位。

1. 微粒过多可直接堵塞血管，造成血管供血不足，组织缺血、缺氧，甚至坏死。

2. 微粒本身是抗原，进入人体可引发发热反应、静脉炎等输液反应。

3. 进入人体的微粒，可因巨噬细胞包围吞噬，肉芽组织增生，使肺、脑、肝、肾等重要脏器受到损害。

4. 引起血小板减少和过敏反应等。

（三）输液微粒的来源

1. 药液生产环境和过程中混入的异物和微粒。如不洁净的空气、水或工艺过程的污染。

2. 盛装药液的容器不洁净或容器内壁受腐蚀剥脱形成的微粒。

3. 输液器和注射器不洁净。

4. 配液过程中的不洁净及污染，如配制溶液环境不洁净、反复穿刺溶液瓶的橡胶塞、切割安瓿未除尘除屑、开启瓶塞等。

（四）防护措施

1. 制剂生产方面 把好制剂生产的各个环节，①改善生产环境、安装空气净化装置；②选用优质原材料、采用先进工艺；③严格操作规程，防止任何浮尘粒和细菌污染的发生；④加强检验，确保药液的质量。

2. 输液操作方面

（1）保持输液环境的空气净化 在治疗室安装空气净化装置，尽可能在净化工作台内进行输液前的配液及药物添加工作。定期进行空气消毒，减少病原微生物和尘埃的数量。

（2）输液前认真检查液体、药液及其包装质量，及注射器质量。

（3）选用终端有过滤器的输液器，以截留溶液中的微粒和异物进入血液循环；输液器通气管末端放置空气滤膜，以阻止空气中的微粒进入溶液内。

（4）在输液配制和输液过程中，严格无菌技术操作，正确配药。药液做到现用现配，避免污染。

（5）选用工艺及技术先进厂家的制剂。

知识拓展

一、锁骨下静脉穿刺置管术

锁骨下静脉是腋下静脉的延续，在锁骨与第1肋骨之间，向内走行于胸锁关节后方，与颈内静脉汇合为无名静脉，再向内与对侧无名静脉汇合成上腔静脉。成人长3~4cm。

锁骨下静脉位置较固定，管腔较大，多作为中心静脉穿刺置管部位，由于右侧无名静脉与上腔静脉几乎在同一直线，且距上腔静脉最近，加之右侧胸膜顶较左侧低，穿刺时不易损伤胸膜，故首选右侧穿刺。

穿刺部位：取胸锁乳突肌锁骨头外缘与锁骨上缘所形成的夹角的平分线距顶端0.5cm处为穿刺点，或取锁骨中点、锁骨下1cm为穿刺点（图22-10-9）。

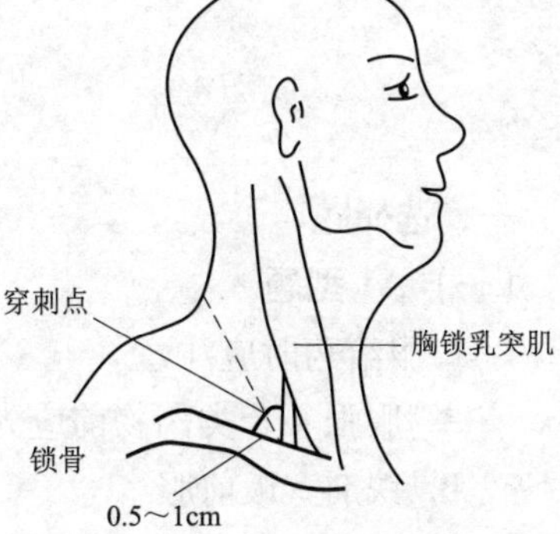

图 22-10-9　锁骨下静脉置管穿刺点示意图

二、无针密闭输液接头（可来福正压接头）的使用

可来福无针密闭输液接头，可连接注射器、输液器和输血器。无针密闭输液接头由外壳、矽质帽及穿刺导管组成（图22-10-10）。其矽质帽保证其内部始终处于无菌状态，成为一种密闭的可擦拭的无菌输液系统。接头还可配备一个荧光圈，以方便医护人员在夜间的操作。

可来福无针密闭输液接头分为阴性端和阳性端，当连接上注射器或输液器的阳性端时，矽质帽被挤压至低于塑胶通道的开口，输液通道即被打开（图22-10-11）；一旦输液接头与注射器或输液器分离，矽质帽将弹回原位置，封阻输液通道，持续保持无菌密闭状态。

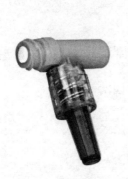

图 22-10-10　客来福正压接头

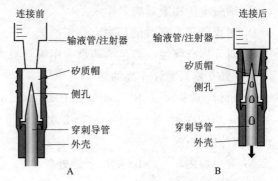

图 22-10-11　客来福正压接头使用原理

无针密闭输液接头的优点：

1. 应用于静脉留置输液，操作及消毒方便，可避免操作的意外扎伤和感染，保护患者及医护人员的安全。

2. 进行血液抽样，无须另行穿刺，减少反复穿刺给患者造成的痛苦，对血细胞破坏小，不影响抽样化验的结果。

3. 注射部位的流速为18ml/min，明显高出其他系统，从而适合紧急加压灌输使用。

4. 输液接头内部死角只有0.06ml，避免了昂贵药物的浪费。

5. 输液接头与注射器分离时，仅形成0.02ml负压回流。可不使用肝素或盐水封管，大大减轻了护理人员的临床工作量（但特殊药物要用生理盐水封管）。

任务检测

一、选择题

（一）A1 型题

1. 口服给药时应注意
    A. 服强心苷类药物前应先测体温
    B. 铁剂宜饭前服
    C. 镇静安神药应清晨空腹时服用
    D. 同时服几种药时，应先服止咳糖浆
    E. 服磺胺类药物后应多饮水

2. 宜饭前服用的药物是
    A. 维生素 C　　　B. 氨茶碱　　　C. 蛋白酶合剂
    D. 溴化铵　　　E. 颠茄合剂

3. 指导患者服药时，错误的是
    A. 发汗药服后应多饮水
    B. 服止咳糖浆后不宜立即饮水
    C. 磺胺类药物服后应多饮水
    D. 对胃黏膜有刺激的药物宜在饭前服
    E. 对牙齿有腐蚀或染色的药物应用吸管吸入，服后漱口

4. 下列外文缩写意译正确的是
    A. qid 隔日一次　　B. qod 每日 1 次　　C. qd 每日四次
    D. iv 肌内注射　　E. biw 每周 2 次

5. 糖衣片应放在
    A. 有色瓶内　　　B. 阴凉干燥处　　　C. 密封瓶内
    D. 避光纸盒内　　E. 冰箱内

6. 氧气雾化吸入时，护理过程错误的是
    A. 到患者床前核对、解释　　　　　B. 准备、稀释药液
    C. 湿化瓶装蒸馏水　　　　　　　　D. 调氧流量 6~8L/min
    E. 指导患者正确吸气和呼气

7. 进行皮内注射时，正确的是
    A. 用碘伏消毒皮肤　　　　　　　　B. 进针角度 10°
    C. 进针深度在真皮下　　　　　　　D. 推注药液 0.1ml
    E. 拔针时用干棉签按压

8. 2 岁以下婴幼儿进行肌内注射时，最佳注射部位应选用
    A. 臀大肌　　　　　　　　　　　　B. 臀中肌、臀小肌

C. 上臂三角肌   D. 股外侧肌

E. 后背

9. 下列哪种情况需要重做青霉素皮试
    A. 青霉素批号更改   B. 患者突发心跳呼吸骤停
    C. 更改青霉素注射次数   D. 青霉素治疗途径变化
    E. 患者因故未按时注射青霉素

10. 链霉素过敏性休克抢救的首选药物
    A. 0.1%盐酸肾上腺素   B. 地塞米松
    C. 尼可刹米   D. 葡萄糖酸钙
    E. 盐酸异丙嗪

11. TAT 脱敏注射过程，每注射一次都要观察 20min，如患者出现轻微的过敏反应，正确处理是
    A. 在对侧前臂作对照试验
    B. 将抗毒素分成 4 等分，分次注射
    C. 待不适症状消失后，再全量注射
    D. 将抗毒素分 4 次逐渐增加剂量注射
    E. 待症状消失，酌情减少剂量，增加注射次数，严密观察病情顺利注入所需药量

12. 为患者做碘化物造影过敏试验，应在造影前
    A. 1~2h   B. 4~12h   C. 12~24h
    D. 24~48h   E. 48~72h

13. 引起静脉输液发热反应的常见原因是输入
    A. 过多液体   B. 空气   C. 液体滴速过快
    D. 制剂不纯   E. 时间过长

14. 导致静脉痉挛的原因是输液
    A. 速度过快   B. 输入溶液温度过低
    C. 输入液体过多   D. 患者输液肢体抬举过高
    E. 针头阻塞

15. 大出血合并休克患者进行输液的目的是
    A. 补充营养，供给热能   B. 输入药物，治疗疾病
    C. 增加血容量，维持血压   D. 纠正水、电解质和酸碱平衡紊乱
    E. 利尿、消肿

（二）A2 型题

16. 患者，男，36 岁，因呼吸道感染需同时服用几种药物，宜最后服用的药物是
    A. 罗红霉素   B. 维生素 C   C. 乙酰半胱氨酸胶囊
    D. 咳必清   E. 止咳糖浆

17. 患者，女，60 岁，因慢性心功能不全入院，医嘱地高辛 0.25mg，qd。执行医嘱护士发药前应先观察和测量患者的

A. 脉率、心率　　B. 呼吸、血压　　C. 体温、呼吸

D. 体温、血压　　E. 意识、瞳孔

18. 患者，女，30岁，泌尿系感染，医嘱口服磺胺药抗感染，发药前应注意

　　A. 将药物研磨　　　　　　　　B. 先测量患者脉率

　　C. 嘱咐患者服药后多饮水　　　D. 观察患者意识状态

　　E. 测量生命征

19. 患者，男，55岁，因支气管哮喘，需进行超声雾化吸入，医嘱给予氨茶碱，其作用是

　　A. 保持呼吸道湿润　　　　　　B. 消除炎症

　　C. 稀释痰液　　　　　　　　　D. 减轻黏膜水肿

　　E. 解除支气管痉挛

20. 患者，女，60岁，患糖尿病5年，每餐前常规注射胰岛素，合适的注射部位为

　　A. 前臂外侧　　B. 腹部脐周　　C. 臀大肌

　　D. 臀中肌、臀小肌　　E. 股外肌

21. 程女士，30岁，有习惯性流产史，现妊娠8周入院就诊，医嘱给予黄体酮肌内注射，正确做法是

　　A. 选择上臂三角肌注射　　　　B. 腹部脐周注射

　　C. 进针角度45°　　　　　　　D. 消毒范围不小于4cm

　　E. 选择粗长针头注射

22. 患者，男，25岁，青霉素皮试试验20min后观察结果，皮丘肿大直径>1cm，下列做法不正确的是

　　A. 告知患者及家属不能用青霉素　　B. 报告医生，更换药物治疗

　　C. 在对侧前臂作对照试验　　　　　D. 试验结果登记在"两单四卡"上

　　E. 严格交班

23. 患者，男，45岁，在工地施工中，不慎被锈钢筋戳伤，医嘱TAT肌内注射1500IU，皮试结果阳性，给予脱敏注射每隔20min观察无自觉症状，正确是

　　A. 分四等份，分次注射　　　　B. 分五等分，分次注射

　　C. 分四次注射，剂量逐渐减少　D. 分四次注射，减量逐渐增加

　　E. 分五次注射，剂量逐渐增加

24. 姜女士，62岁，因急性胰腺炎给予输液1000ml，上午8点开始输液，滴数为60滴/分（系数1ml＝15滴），请问大约何时能输液完液体

　　A. 上午11点　　B. 中午12点　　C. 下午1点

　　D. 下午2点　　E. 下午3点

25. 患者，女，60岁，因突发头晕、恶心、呕吐被送就诊，拟诊断高血压性脑出血，医嘱即刻输入20%甘露醇，目的是

　　A. 升压作用　　B. 补充电解质　　C. 维持酸碱平衡

　　D. 增加血容量　　E. 利尿脱水

26. 患者，男，输液过程中突发胸闷、胸骨后疼痛、呼吸困难、发绀，听诊心前区可闻及响亮持续"水泡声"，患者发生

    A. 发热反应　　　B. 肺水肿　　　　　C. 过敏反应

    D. 空气栓塞　　　E. 右心衰

（三）A3/A4 型题

（27~29 题共用题干）

患者，男，70 岁，患 2 型糖尿病 8 年，餐前 30min，胰岛素 6U H，tid。请问

27. "H"的中文含义是

    A. 皮内注射　　　B. 皮下注射　　　　C. 肌内注射

    D. 静脉注射　　　E. 静脉滴注

28. "tid"的中文含义

    A. 每日一次　　　B. 每日三次　　　　C. 每日四次

    D. 隔日一次　　　E. 睡前一次

29. 宜选择合适的注射部位

    A. 上臂三角肌　　B. 腹部　　　　　　C. 臀大肌

    D. 臀中肌　　　　E. 股外侧肌

（30~31 题共用题干）

廖女士，50 岁，因急性哮喘发作来医院就诊，医嘱：25% 葡萄糖 20ml+氨茶碱 0.2g，iv。

30. 为患者行静脉注射的角度是

    A. 5°~10°　　　　B. 15°~30°　　　　C. 35°~40°

    D. 45°~50°　　　 E. 90°

31. 注射过程中，患者主诉局部疼痛，局部可见肿胀，护士回抽活塞有回血，可能的原因是

    A. 针头斜面紧贴血管内壁

    B. 针头未穿入血管内

    C. 针头斜面一半进入血管内，一半在血管外

    D. 针头斜面穿透血管下壁

    E. 针头不完全堵塞

（32~34 题共用题干）

方某，男，需进行碘化物造影，造影前 1~2 天须做过敏试验，三种实验方法结果均阴性，方可做碘造影检查。

32. 第一种实验法是，5%~10% 碘化钾

    A. 口服，tid，共 3 天　　　　　　B. 皮内注射，qd，共三天

    C. 皮下注射，qd，共三天　　　　D. 肌内注射，tid，共 3 天

    E. 静脉滴注，qd，共三天

33. 第一种实验结果阴性，采取第二种试验方法是用碘造影剂

    A. 口服 5ml　　　　　　　　　　 B. 皮内注射 0.1ml

C. 皮下注射 0.1ml   D. 肌内注射 1ml

E. 静脉缓慢推注 1ml

34. 第二种方法试验观察结果阴性，采取第三种方法是

    A. 5%碘化钾 5ml，口服

    B. 10%碘化钾 5ml，静脉缓慢推注滴注

    C. 1ml 碘造影剂，口服

    D. 碘造影剂皮内注射 0.1ml

    E. 碘造影剂 1ml 静脉缓慢推注

（35~37 题共用题干）

郭女士，52 岁，因咳嗽、胸痛入院就诊，拟肺炎给予青霉素治疗。按医嘱护士进行青霉素过敏试验，患者突发胸闷、气急、发绀，脉搏细速、面色苍白、血压下降。

35. 请分析判断患者发生什么情况

    A. 过敏性休克   B. 血清病性反应

    C. 各器官或组织过敏反应   D. 青霉素毒性反应

    E. 皮肤组织过敏反应

36. 根据判断情况，应采取的紧急措施是

    A. 立即平卧，给予呼吸兴奋药   B. 立即平卧，静脉注射地塞米松

    C. 立即平卧，肌内注射异丙嗪   D. 立即平卧，静脉输入升压药

    E. 立即平卧，皮下注射 0.1%盐酸肾上腺素

37. 继之患者意识丧失，心跳呼吸骤停，应立即采取措施

    A. 将患者移入抢救室   B. 报告医生

    C. 通知家属   D. 行脑心肺复苏术

    E. 心内注射强心剂

（38~42 题共用题干）

患者，男，50 岁，因风湿性心脏病入院治疗，输液过程中，患者为了尽快输完液体，擅自调节输液滴数，致使患者出现呼吸困难、咳嗽、口鼻涌出粉红色泡沫痰。

38. 请问患者出现什么情况

    A. 发热反应   B. 过敏反应   C. 急性肺水肿

    D. 空气栓塞   E. 心脏病发作

39. 首先应采取的措施是

    A. 马上通知医生   B. 立即停止输液   C. 给予氧气吸入

    D. 四肢轮流结扎   E. 给予强心剂

40. 紧接应采取什么体位以缓解症状

    A. 平卧位   B. 休克卧位   C. 左侧卧位

    D. 半卧位   E. 端坐位

41. 为了缓解呼吸困难，应用乙醇湿化给氧，请问乙醇浓度应为

    A. 10%~20%   B. 20%~30%   C. 30%~40%

    D. 40%~50%   E. 50%~60%

42. 为了减少回心血流量，必要时给予四肢轮流结扎，轮流放松时间为
    A. 1～5min   B. 3～5min   C. 5～8min
    D. 5～10min   E. 10～15min

（43～45 题共用题干）

林先生，50 岁，在输液过程中，突发胸闷、呼吸困难、发绀，听诊心前区有响亮的 "水泡声"。

43. 判断患者发生什么反应
    A. 发热反应   B. 过敏反应   C. 急性肺水肿
    D. 空气栓塞   E. 细菌污染反应

44. 应立即采取什么体位
    A. 中凹位   B. 半坐卧位   C. 端坐位
    D. 头高位   E. 左侧、头低脚高位

45. 采取上述体位可缓解病情症状，原因是使
    A. 肺动脉口低于右心室   B. 肺动脉口高于右心室
    C. 肺动脉口高于右心房   D. 降低胸腔内压力
    E. 增加肺腔内压力

二、思考题

1. 郑某，男，70 岁，咳嗽、气喘，痰液黏稠，难以咳出。拟诊：支气管哮喘合并肺部感染。医嘱：超声波雾化吸入。请问给予施行时应注意哪些事项？

2. 颜女士，因需青霉素注射治疗，需用每毫升含青霉素 400U 的皮试液进行皮试，将如何进行配制？

3. 郭某，女，45 岁，左脚被生锈铁钉刺伤来医院就诊。护士遵医嘱给予破伤风抗毒素皮试，皮试 5min 后患者面色苍白，出冷汗，脉搏 120 次/分，血压 84/58mmHg。请问：

（1）患者出现什么情况，该如何处理？

（2）患者能否继续使用破伤风抗毒素？并如何解决？

4. 患者，汪某，上午 9 时开始输液，输入液体量为 2000ml，输液速度为 60 滴/分（输液系数为 20 滴/ml），患者预知何时能输完？

5. 曹先生，72 岁，输液半小时左右，突然出现咳嗽，心慌，呼吸急促，继之咳粉红色泡沫痰，请判断患者发生了什么情况？如何采取应对措施？

6. 史女士，输液过程中突然出现空气栓塞，应协助患者变换成什么卧位？为什么？

（李丽娟）

项目二十三 | 静脉安全输血

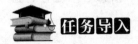

【案例】

　　杨某，女，32岁，产后9h出现腹痛，阴道出血。既往有高血压病史，分娩过程中出现软产道裂伤。查体：血压60/35mmHg，心率150次/分，脉搏细弱，表情淡漠，出冷汗，躁动不安，经门诊医生诊断为产后出血而收入院。根据医嘱需要输全血200ml，冰冻血浆400ml，输液2000ml。

　　为保证患者安全、正确进行静脉输血，需要完成的护理任务有：

　　任务一　认知静脉输血及做好准备工作

　　任务二　安全输血

学习目标

1. 解释静脉输血法的概念。

2. 阐述血液制品的种类及其应用的适应证。

3. 陈述安全输血前的准备工作和静脉输血的注意事项。

4. 说出常见输血反应的临床表现及防治措施。

任务目标

1. 能严格做好查对制度，完成安全输血操作。

2. 能正确识别输血反应，及时采取有效措施，并配合医生进行抢救和处理。

3. 能与患者及家属进行有效沟通，使其密切配合输血工作。

4. 养成良好的职业形象和态度。

任务一　认知静脉输血及做好准备工作

一、静脉输血概念

　　静脉输血　是将采集的血制品通过静脉途径输入体内的方法。是临床上急救和治疗的一项重要措施。

二、静脉输血的目的

1. 补充血容量　增加有效循环血量，提高血压，促进血液循环。常用于失血、失液导致血容量减少或休克的患者。

2. 纠正贫血　补充血红蛋白，促进携氧功能。常用于严重贫血的患者。

3. 补充各种凝血因子和血小板　改善凝血功能，有助于止血。常用于凝血功能障碍的患者。

4. 补充抗体、白细胞　增加机体抵抗力。常用于严重感染的患者。

5. 补充白蛋白　纠正低蛋白血症，维持血浆胶体渗透压，减少组织渗出和水肿。常用于低蛋白血症的患者。

6. 排出有害物质　改善组织器官的缺氧状况，常用于一氧化碳、苯酚等化学物质中毒的患者。因为上述物质中毒时，血红蛋白失去了携氧功能或不能释放氧气。

三、血液制品的种类

（一）全血

全血是指将血液不经任何加工，存入含有抗凝剂或保存液的容器中，分为新鲜血和库存血两种。

1. 新鲜血　指在4℃冰箱内冷藏，保存时间在1周之内的血液。基本保留了血液中原有的所有成分，主要适用于血液病患者，可补充各种血细胞、凝血因子和血小板。

2. 库存血　指在4℃冰箱内保存2~3周内的血液。其含有血液中的各种成分，但随着其保存时间延长，白细胞、血小板、凝血酶原等成分破坏较多，钾离子含量增多，酸性增高，因此大量输注时，可导致高钾血症和酸中毒。主要适用于各种原因引起的大出血。

（二）成分血

成分血是指将血液中的各种成分加以分离提纯，加工成各种高浓度的血液制品，再根据患者的治疗需要，有针对性地输入有关血液成分。输成分血是目前临床上常用的输血方法。其优点有：纯度高，体积小，一血多用，节约血源，且治疗效果好，不良反应少，便于保存及运输。常用的成分血有：

1. 红细胞

（1）浓缩红细胞　指新鲜全血分离血浆后剩余的部分，仍含有少量血浆。适用于血容量正常，需要补充红细胞的贫血患者。

（2）洗涤红细胞　指红细胞经生理盐水三次洗涤后，去除大部分其他血细胞及血浆，再加入适量的生理盐水制成的红细胞制剂。洗涤红细胞中钾、钠、氨、枸橼酸盐已基本去除，抗体物质少，适用于免疫性溶血性贫血、脏器移植术后及需反复输血的患者。

（3）红细胞悬液　指全血经离心提取血浆后的红细胞加入等量红细胞保养液制成。适用于战地急救及中、小手术的患者。

2. 白细胞浓缩悬液　指新鲜全血经离心后取白细胞，保存在4℃环境下，48h内有效。适用于粒细胞缺乏合并严重感染的患者。

3. 血小板浓缩悬液　指新鲜全血经离心后取血小板，保存于22℃环境下，24h内有效。适用于血小板减少或功能障碍所致的出血患者。

4. 血浆　　血浆是指全血经分离后的液体部分。主要成分为血浆蛋白，不含血细胞和凝集原，无需做血型鉴定和交叉配血试验，可用于补充血容量、蛋白质和凝血因子。常用的血浆有：

（1）新鲜血浆　包含全部的凝血因子。适用于凝血因子缺乏的患者。

（2）保存血浆　适用于低血容量、低血浆蛋白的患者。

（3）冰冻血浆　普通血浆放在-30℃低温下保存，有效期为 1 年，使用时放在 37℃温水中溶化。

（4）干燥血浆　冰冻血浆放在真空装置下加以干燥而成，有效期为 5 年，使用时可加适量等渗盐水或 0.1% 枸橼钠溶液进行溶解。

5. 其他血液制品

（1）白蛋白液从血浆中提取制成，临床上常用的是 5% 白蛋白液。具有维持血浆胶体渗透压、扩充血容量和增加血浆蛋白的作用。适用于低蛋白血症患者。

（2）纤维蛋白原适用于纤维蛋白缺乏症、弥漫性血管内凝血（DIC）的患者。

（3）抗血友病球蛋白浓缩剂适用于血友病患者。

┌───┐

知识链接

血液保存液种类及主要成分的作用

1. 保存液种类　①ACD 保存液：A 为枸橼酸、C 为枸橼酸三钠、D 为葡萄糖。②CPD 保存液：C 为枸橼酸三钠、P 为磷酸盐、D 为葡萄糖。③CPD-A 保存液：在 CPD 中加腺嘌呤。

2. 血液保存液主要成分的作用

（1）葡萄糖　防止溶血、红细胞储存损伤。

（2）枸橼酸　避免葡萄糖在消毒中焦化。

（3）枸橼酸三钠　具有抗凝、阻止溶血的作用。

（4）腺嘌呤　延长红细胞的保存期（达 35 天），并增强红细胞运氧功能。

（5）磷酸盐　提高保存液 pH 值，延长红细胞的保存期。

└───┘

四、静脉输血的原则

1. 输血前必须进行血型鉴定及交叉配血试验。

2. 无论是输全血或是成分血，均应采用同型血。在紧急情况下，如无同型血时，可选用 O 型血输给患者。AB 型血的患者除 O 型血外，也可接受 A 型、B 型血，但要求直接交叉配血试验要为阴性，且必须一次输入少量血，一般不超过 400ml，输入速度要慢。

3. 患者如果需要再次输血，必须重复做交叉配血试验，以排除自身已产生的抗体。

五、血型及交叉配血试验

（一）血型

血型是指红细胞膜上的特异抗原类型。根据红细胞所含凝集原的不同，可把人的血型分为若干类型。迄今为止，已发现了 25 个不同的红细胞血型系统，与临床关系最密切的是 ABO 血型系统和 Rh 血型系统。

1. ABO 血型系统　人类红细胞表面含有有 A、B 两种凝集原，依据所含凝集原的不同，将人的血液分为 A、B、AB、O 四型。不同血型红细胞表面所含凝集原及血清中含有的凝集素见表 23-1-1。

表 23-1-1　ABO 血型系统分型

血型	红细胞表面的抗原（凝集原）	血清中的抗体（凝集素）
A	A	抗 B
B	B	抗 A
AB	A、B	无
O	无	抗 A、抗 B

2. Rh 血型系统　人类红细胞除了含有 A、B 抗原外，还有 C、c、D、d、E、e 六种抗原，其中 D 抗原的抗原性最强。医学上通常将红细胞表面含 D 抗原者称为 Rh 阳性，不含 D 抗原者称为 Rh 阴性。在我国各族人群中，Rh 阳性者约为 99%，Rh 阴性者仅占 1% 左右，Rh 阴性受血者如输入 Rh 阳性的血液后便可产生抗 Rh 抗体，当再次输入 Rh 阳性的血液时，即可发生溶血性输血反应。如 Rh 阴性孕妇曾孕育过 Rh 阳性的胎儿，当第二次妊娠时，母体内的抗 Rh 抗体可进入胎儿体内而引起新生儿溶血。

（二）交叉配血试验

为检查受血者和供血者之间有无不相合的抗体，在血型鉴定的基础上，还需进行交叉配血试验（表 23-1-2）。交叉配血试验分为直接交叉配血试验和间接交叉配血试验。

表 23-1-2　交叉配血试验

血液成分	直接交叉配血试验	间接交叉配血试验
血清	受血者	供血者
红细胞	供血者	受血者

1. 直接交叉配血试验　用受血者的血清和供血者的红细胞进行配合试验，检查受血者血清中有无破坏供血者红细胞的抗体。其结果不可出现凝集或溶血现象。

2. 间接交叉配血试验　用供血者的血清和受血者的红细胞进行配合试验，检查供血者的血清中有无破坏受血者红细胞的抗体。

<h1 align="center">任务二　安全输血</h1>

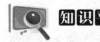

一、输血前准备

1. 备血　根据医嘱填写输血申请单，并抽取 2ml 静脉血标本，将血标本和输血申请单一起送交血库进行血型鉴定和交叉配血试验。静脉输全血、红细胞、白细胞、血小板等血制品必须做血型鉴定和交叉配血试验，输血浆须做血型鉴定。采血时禁止同时采集两个患者的血标本，以免发生混淆。

2. 取血 根据医嘱凭取血单到血库取血，并与血库人员做好"三查八对"。"三查"即查血液的有效期、血液制品的质量、输血装置是否完好。"八对"即对患者姓名、床号、住院号、血袋（瓶）号、血型、交叉配血试验结果、血液种类和剂量。核对完毕，确认血液没有过期，血袋完整无裂缝，血液分为明显的两层（上层为浅黄色血浆，下层为暗红色的红细胞，两层边界清楚），血液无浑浊、无变色、无血凝块及其他异常物质，护士在交叉配血单上签全名，方可取回使用。

3. 取血后 血制品从血库取出后，勿剧烈震荡，以免红细胞大量破坏引起溶血。血制品不可加温，以免血浆蛋白凝固变性而导致输血反应。血制品应在室温下放置15~20min后再输入，一般应在4h内输完。

4. 输血前 血制品取回病区后，应与另一个护士再次进行核对，确定无误并认真检查血制品质量后，两人签全名后方可输入。

二、静脉输血法

静脉输血法是临床常用的输血方法，又分为间接输血法、直接输血法及自体输血。

（一）间接输血法

间接输血法是指将抽出的供血者的血液，按静脉输液法输给患者的方法，称为间接输液血法（表23-2-2）。

（二）直接输血法

直接输血法是指将供血者血液抽出后，直接输给患者的方法，称为直接输血法。适用于无血库而患者又急需输血时，及婴幼儿的少量输血（表23-2-2）。

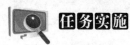 任务实施

实训34 静脉输血

【目的】 详见静脉输血目的。

【评估】 本项目案例为范例，见表23-2-1。

【计划】

1. 护士准备 符合行为规范，明确操作目的，洗手、戴口罩。

2. 用物准备 按医嘱备血液制品，0.9%氯化钠溶液。

（1）间接输血法 同密闭式静脉输液法，将一次性输液器换为一次性输血器（滴管内有滤网，用于去除大的细胞碎屑和纤维蛋白等）。

（2）直接输血法 同静脉注射法，另备3个以上50ml注射器、3.8%枸橼酸钠溶液（每50ml血液中加3.8%枸橼酸钠溶液5ml）及血压计袖带。

表 23-2-1　密闭式周围静脉输血任务评估及沟通

评　估	沟　通
护士　仪表是否符合行为规范，是否明确操作目的	
患者 1. 核对解释 2. 病情及治疗情况是否适合静脉输血，患者的血型、输血史、过敏史 3. 穿刺部位皮肤、血管情况，避开红肿、硬结等部位的血管 4. 对输血相关知识的了解情况	● "请问您能告诉我您的床号和姓名吗？" ● "我能看一下您的手腕带吗？" ● "杨女士，您好！您现在感觉怎么样？" ● "因为您产后阴道损伤出血，为了纠正您的贫血，要给您进行输血"。 ● "您以前有输过血吗？有什么食物、药物过敏吗？手伸出来，我看一下您的血管情况。" ● "您可以先去上一下洗手间，我这就去准备一下用物，请您稍等。"
环境　输血环境是否整洁，光线是否适宜	

3. 患者准备　理解输血目的及相关注意事项，已签知情同意书；已解大小便，做好配合准备。

4. 环境准备　光线适宜、空气清洁、物品清洁、排放整齐。

【**实施**】见表 23-2-2。

【**评价**】见表 23-2-2。

表 23-2-2　静脉输血任务实施及评价

护理工作过程要点	工作过程的知识及应用	
	要点说明	语言沟通
▲间接输血法 **1. 核对解释**　携用物至床旁，核对解释，取得合作，与另一位护士再次核对和检查	☆输血前需两名医务人员按取血时的"三查八对"再次进行查对，确定无误方可输血	● "您好！请问您能再次告诉我您的床号和姓名吗"？ ● "我能看一下您的手腕带吗？" ● "杨女士，现在咱们准备输血了，请问您知道自己是什么血型吗？"
实施　**2. 建立静脉通道**　戴手套，按静脉输液法建立静脉通道，输入少量生理盐水	冲洗输血器管道	● "杨女士，您的血型是 A 型Rh-，现在要进行静脉穿刺了，您这样躺着可以吗？" "请您把手伸出来，握紧拳头，我要给您进针了。" ● "好了，已经穿刺好了，您可以松开拳头了。"
3. 摇匀血液　以手腕旋转动作将血袋内的血液轻轻摇匀，并再次核对床号、姓名、血型	☆血液勿震荡、加温，避免血液成分破坏引起不良反应	

续表

护理工作过程要点		工作过程的知识及应用	
		要点说明	语言沟通
实施	**4. 连接血袋** 打开储血袋封口，消毒开口处塑料管，从生理盐水瓶上拔下输血器针头，插入储血袋的输血接口，缓慢将储血袋倒挂于输液架上	☆贮血袋（瓶）内不得随意加入其他药物，以防血液凝集或溶解	•“杨女士，现在已经为您输上血了，若在输血的过程中有什么不舒服，请及时告诉护士，才能及时进行处理。”
	5. 调节滴速 控制和调节滴速，开始输入时宜慢，观察15min左右，如无不良反应再根据病情及年龄调节滴速	☆开始时速度不超过20滴/分 ☆成人一般40~60滴/分 ☆小儿20~30滴/分	•“杨女士，输入速度先调慢一些，观察15min后，如果没什么反应，再给您调快一些。请您不要自己调节。”
	6. 整理用物 ＊撤去治疗巾，取出止血带、小垫枕 ＊整理床单位，患者取舒适体位 ＊呼叫器放于患者易取处，洗手、记录	☆应密切观察有无局部疼痛，并巡视患者有无不适反应。一旦出现输血反应，应立即停止输血，并给予相应处理，通知医生、保留余血	•“杨女士，您这样躺可以吗?” •“如果打针的地方有红、肿、痛、感觉不舒服或需要帮忙，请按铃，我们会及时帮您解决的。”
	7. 续血时处理 连续输两袋以上的血液时，应在前一袋血输尽后，用生理盐水冲洗输血器，再接下一袋血继续输注	用生理盐水冲洗是为了避免两袋血液之间发生反应	
	8. 拔针 血液输完后，继续滴入少量生理盐水、冲净输血管内血液后拔针	输血管内液体变为半透明时，停止输血	“请问还有什么需要帮忙的吗?”
	9. 整理记录 整理床单位、分类清理用物，洗手、记录输血时间、种类、量、血型、血袋号、滴速、生命体征并签名	☆输血结束后，贮血袋送血库，将血袋保存于2~8℃冰箱24h，以备出现意外情况时核查用	•“谢谢您的配合。”
	▲ 直接输血法 **1. 安置卧位** 供血者和患者分别卧于相邻的两张床上，露出一侧肢体	☆便于操作	
	2. 核对 核对供血者和患者的姓名、血型及交叉配血实验结果	☆避免差错事故	
	3. 抽取抗凝剂 用50ml注射器抽取一定量抗凝剂	避免血液凝固，一般50ml血液中加入3.8%枸橼酸钠5ml	

续表

护理工作过程要点		工作过程的知识及应用	
		要点说明	语言沟通
实施	**4. 抽、输血液** 将血压计袖带缠于供血者上臂并充气 ＊常规消毒皮肤后用加入抗凝剂的注射器抽取血液 ＊将抽出的血液立即输注给患者	☆操作时需<u>三人配合：一人抽血，一人传递，一人输注，如此连续进行</u> ☆抽血不可过快过急，并观察供血者的血压变化 ☆推注速度不可过快，观察患者反应	
	5. 输血结束 拔针、整理用物、记录		
评价	**1. 态度** 认真、严谨、尊重、关爱、保护患者		
	2. 技能 ＊护患沟通有效，满足患者身心需要 ＊严格执行三查八对制度 ＊无菌观念强，操作熟练，动作轻巧		
	3. 效果 ＊患者安全正确输血，达到治疗效果 ＊患者积极配合，合作良好		

【注意事项】

1. 采集血标本须根据医嘱及输血申请单，且每次只能为一位患者采集，<u>严禁同时采集两位以上患者的血标本</u>。

2. 严格执行查对制度和无菌技术操作，输血时必须经<u>两人查对</u>方可输入。

3. 库存血输入前必须认真检查其质量。<u>正常库存血分为两层，上层为血浆呈淡黄色、半透明，下层为红细胞呈均匀暗红色，两层界限清楚，无凝块</u>；如血细胞呈暗紫色，血浆变红，血浆与血细胞的界限不清，有明显血凝块，提示血液可能溶血，不可使用。

4. 输血<u>前、后及输两袋血液之间，应输入少量生理盐水</u>，以免发生不良反应。

5. 血制品中不能随意加入其他药物，以防血制品变质，出现血液凝集或溶解。

6. 输血过程中，应加强巡视，注意倾听患者主诉，观察有无输血反应。如发生严重反应，必须立即停止输血，及时通知医生，并保留余血以备检查分析原因。

7. <u>冷藏血制品不能加温，以免血浆蛋白凝固变性</u>而引起不良反应。

8. 加压输血时，必须有专人看护，以防血液输完后导致空气栓塞。

【健康指导】

1. 介绍输血的目的及重要性，以及输血中可能发生反应的症状和防治方法。

2. 告知输血过程中的注意事项，<u>如有不适，应立即呼叫</u>，以便及时处理。

3. 介绍与输血有关的知识。

（三）自体输血法

自体输血是指术前采集、储存患者血液，或术中收集患者自体失血，经洗涤、加工在需要时回输给患者的方法。其优点是：①无需做血型和交叉配血试验，可避免输血产生的抗体抗原免疫反应所致的溶血、发热和过敏反应；②可避免经血液传播的疾病，如肝炎、艾滋病、梅毒、疟疾等；③可节约血源。但有严重贫血、脓毒血症和菌血症，血液可能受肿瘤细胞污染，胸腔或腹腔开放损伤4h以上等患者禁用此法。自体输血有以下三种形式：

1. 术前预存自体血　选择符合条件的择期手术患者，在手术前采集患者的血液，放于血库低温保存，在手术需要时再回输给患者。一般术前2~3周开始采血，每周或隔周采血一次，至术前3天为止，这样利于机体适应采血引起的失血，可使血浆蛋白恢复正常水平。

2. 术前稀释血液回输　于手术开始前采集患者血液，同时静脉输入等量的晶体或胶体溶液，因而患者的血容量保持不变，而血液处于稀释状态，减少了手术中红细胞的损失。所采集的血，可在手术中或手术后回输给患者。适量的血液稀释不会影响组织供氧和血凝机制，且可起到降低血液黏稠度，改善微循环等作用。

3. 术中失血回输　在手术中收集患者的血液，采用自体输血装置，抗凝和过滤后再回输给患者。多用于脾破裂、异位妊娠破裂、大血管手术、体外循环下心内直视手术、肝叶切除术等。回输时必须严格无菌操作，一般仅能回输术后6h内的引流血液。回输的总量限制在3500ml内，大量回输自体血时应适当补充新鲜血浆和血小板。

三、常见的输血反应及护理

（一）发热反应

发热反应是输血中最常见的反应。

1. 原因　主要原因有：①由致热原引起，如血制品、保存液或输血用具被致热原污染，导致致热原进入血液。②输血过程中违反无菌操作原则，造成污染。③多次输血后，患者血液中产生白细胞抗体和血小板抗体，当再次输血时引起免疫反应，导致发热。

2. 临床表现　发生于输血过程中或输血后1~2h，患者表现为畏寒、寒战，继而体温升高，体温可达38~41℃以上，持续时间30min到数小时不等。可伴有皮肤潮红、头痛、恶心、呕吐等全身症状，严重者可出现呼吸困难、血压下降，甚至昏迷。

3. 护理　首先是预防：去除致热原，严格管理血库保养液和输血用具，严格执行无菌操作。②反应轻者减慢输血速度，严重者应立即停止输血，维持静脉通道，及时通知医生。③对症处理：如有寒战应注意保暖，给热饮料，加盖被；高热时给予物理降温。④遵医嘱给予解热镇痛药如复方阿司匹林，反应严重者用肾上腺皮质激素。⑤严密观察病情，监测生命体征的变化。⑥保留剩余血液制品及输血器等，以便查明原因。

（二）过敏反应

1. 原因　主要原因有：①患者为过敏体质，血液中的异体蛋白质与过敏体质者的蛋白质结合，形成完全抗原而致敏。②所输入的血液中含有致敏物质，如供血者在献血前用过可致敏的药物或食物。③多次输血，患者体内已产生过敏性抗体，再次输血时该抗体和抗原相互作用发生过敏反应。

2. 临床表现 大多数发生于输血后期或即将结束时，其表现轻重不一。轻者为皮肤瘙痒，局部或全身出现荨麻疹；重者可出现血管神经性水肿，喉头水肿，支气管痉挛，甚至可发生过敏性休克。

3. 护理 首先做好预防：勿选用有过敏史的献血员；献血员在采血前4h内不服用可致敏的药物、食物；输血前给予口服抗组胺类药物以预防反应。②针对过敏反应，轻者减慢输血速度继续观察，重者停止输血，根据医嘱皮下注射0.1%盐酸肾上腺素0.5~1ml，必要时可用抗过敏药物如苯海拉明、马来酸氯苯那敏、氢化可的松和地塞米松等治疗。③对症处理：呼吸困难者给予氧气吸入，喉头水肿者行气管插管或气管切开，循环衰竭者应给予抗休克治疗。④严密观察病情，监测生命体征的变化。

（三）溶血反应

溶血反应是输血后红细胞膜受到破坏，致使大量血红蛋白从红细胞游离出来而引起的一系列反应，为输血中最严重的反应。

1. 原因 主要原因有：①输入异型血，供血者与患者ABO血型不符而引起溶血反应。反应迅速，一般输入10~15ml血液即可出现症状，后果严重。②输入变质血液，输入红细胞已变质溶解的血，血液已超过保存期、血温过高或过低、血液经不正确方法加热或震荡过剧、血液内加入高渗或低渗溶液或药物、血液染菌，致使血液中红细胞大量破坏。③Rh血型不符，输入Rh因子不同的血液，此种类型较少发生。

2. 临床表现 通常分为三个阶段：

第一阶段：表现颜面潮红、烦躁不安、四肢麻木、头胀痛、胸闷、腰背痛等。此阶段主要由于红细胞凝集成团，阻塞部分小血管而引起。

第二阶段：出现黄疸和血红蛋白尿，即浓茶样或酱油样尿，同时伴有寒战、发热、胸部压榨感、腰背剧痛、恶心呕吐、呼吸困难、血压下降。此阶段主要由于红细胞发生溶解，大量血红蛋白从红细胞游离出来而引起。

第三阶段：一方面由于大量的血红蛋白从血管进入肾小管，遇酸性物质而变成结晶体，阻塞肾小管。另一方面，由于抗原、抗体的相互作用，引起肾小管内皮缺血坏死脱落，进一步加重肾小管阻塞，临床出现急性肾功能衰竭症状，严重者可致死亡。

3. 护理 首先做好预防：加强责任心，认真做好血型鉴定和交叉配血试验，输血前做好"三查八对"杜绝差错事故，严格执行血液保存规则，不可使用变质血液。②立即停止输血，并通知医生，保留余血并重做血型鉴定和交叉配血试验。③给予氧气吸入，维持静脉通道，遵医嘱给予低分子右旋糖酐或706代血浆、地塞米松或氢化可的松、血压下降者给予多巴胺或间羟胺。④保护肾脏，解除肾血管痉挛，可行双侧腰部封闭或肾区热敷。⑤碱化尿液，可按医嘱口服或静脉滴注碳酸氢钠，以增加血红蛋白在尿液中的溶解度，防止肾小管阻塞，促进血红蛋白排出体外。⑥密切观察病情：正确记录每小时尿量，测定尿血红蛋白，注意观察血压、心率、尿量尿色，一旦出现少尿、尿闭者，按急性肾功能衰竭处理。⑦做好心理护理，关心安慰患者，消除其紧张、恐惧心理。

（四）与大量输血有关的并发症

大量输血一般指在 24h 内输血量大于或相当于患者总血容量。常见的并发症有：

1. 心脏负荷过重 其原因、临床表现和护理同静脉输液反应。

2. 出血倾向 大量输血时由于库血中的血小板破坏较多，使凝血因子减少而引起出血。临床表现：表现为皮肤、黏膜瘀斑出血，或手术后伤口渗血、穿刺部位大块瘀血。预防：当大量输入库存血时，间隔输入新鲜血、血小板悬液，以补充足够的血小板和凝血因子。注意皮肤、黏膜或手术伤口有无出血、密切观察患者意识、血压、脉搏等变化。

3. 枸橼酸钠中毒 正常情况下枸橼酸钠在肝内很快代谢为碳酸氢钠，故缓慢输入不致引起中毒，但大量输入库存血时，进入体内的枸橼酸钠也过量，枸橼酸钠可与钙结合，导致血钙下降而抑制循环，出现脉压小、血压下降及低血钙所致的手足抽搐。预防：输入库存血超过 1000ml 时，可加用 10% 葡萄糖酸钙 10ml 静脉注射，严密观察病情变化及输血后的反应。

4. 酸中毒和高血钾 库存血保留时间长，会出现酸性增加、钾离子浓度增高，故大量输入库存血会出现酸中毒和高血钾。

5. 其他反应 如空气栓塞、输血传染的疾病（病毒性肝炎、艾滋病、疟疾等）、细菌污染反应、体温过低等。因此，严格备血、输血各个环节是预防输血反应的关键。

知识拓展

一、血浆置换

血浆置换是利用血细胞分离机，在体外将患者的血液分离成血浆和血细胞成分；弃去含有害致病物质的血浆，把血细胞成分和血浆置换液一起回输到患者的体内。血浆置换液指正常人的血浆、706 代血浆或者用生理盐水加白蛋白代替弃去血浆。血浆置换的量一般根据病情而定，通常以置换 2000ml 为宜；若患者病情严重，可反复做 2~3 次置换。血浆置换可应用于各种原因引起的中毒、肾脏疾病、自身免疫性疾病、急、慢性肝功能衰竭、暴发性病毒性肝炎、药物中毒性肝损害、家族性高胆固醇血症、甲状腺危象等的治疗。

二、血小板输注无效

输注血小板是治疗因血小板数量减少或功能异常而致出血的重要方法之一，输注效果值得关注。

1. 血小板输注无效的概念 血小板输注无效指连续两次输注足量血小板后，机体仍处于无反应状态，即：输注后校正血小板增高指数（CCI）和血小板回收率（PPR）未能达标，临床出血表现也未见改善，血小板计数未见明显增高，有时反而会下降等。

2. 血小板输注无效的判断 评价血小板输注疗效的指标是输注后的校正血小板增高指数（CCI）和血小板回收率（PPR）。CCI≥10 表示输注有效，CCI<10 则表示输注无效；一般至少检测输注后 1h 和 24h 的血小板计数情况，输注后 1h，PPR<30%，24h，PPR<20%，则考虑输注无效。

3. 血小板输注无效的原因 ①与血小板质量有关，比如血小板制剂剧烈震荡、保存期限过期、保存温度不合适等导致血小板被破坏。②非免疫相关病因，占 67.5%，如患者有发热、感染、脾肿大、DIC、药物性抗体、自身抗体等。③免疫相关因素，占 17.5%，人类白细胞抗原（HLA）不合、ABO 不合、血小板抗原（HPA）不合。

4. 血小板输注无效的处理对策　许多因素可导致血小板输注无效，要根据患者的病情及可能的同种免疫等高危因素综合分析。①系非免疫相关病因，则应积极治疗原发病，并增加输注剂量；②系免疫相关病因，则要选择 HLA、HPA 相合的供者血小板、血浆置换，最好选择家庭成员作为供者，且制品最好经过辐照。③使用皮质激素、免疫抑制剂等，如果应考虑药物性抗体的存在，停用或换用相关药物可改善输注效果。

任务检测

一、选择题

（一）A1 型题

1. 大量输库存血后容易出现

　　A. 碱中毒和低血钾　　　　　　　　B. 碱中毒和高血钾

　　C. 酸中毒和低血钾　　　　　　　　D. 酸中毒和高血钾

　　E. 低血钾和低血钠

2. 下列哪一项不是输血时发生溶血反应的原因

　　A. 血液储存过久　　　　　　　　　B. 输入异型血液

　　C. 血液被细菌污染　　　　　　　　D. 血液保存温度不当

　　E. 输血速度过快

（二）A2 型题

3. 患者王某，在输血过程中出现溶血反应，其第二阶段的典型症状是

　　A. 胸闷、呼吸急促　　　　　　　　B. 腰背部剧痛、四肢麻木

　　C. 黄疸、血红蛋白尿　　　　　　　D. 少尿或无尿

　　E. 寒战发热

（三）A3/A4 型题

（4~5 题共用题干）

王某，男，45 岁，患十二指肠溃疡，突然呕血，面色苍白，脉搏 120 次/分，血压 60/45mmHg。医嘱：输血 400ml。

4. 给患者输血的目的是补充

　　A. 凝血因子　　　B. 血红蛋白　　　C. 血小板

　　D. 抗体　　　　　E. 血容量

5. 为患者输两袋血之间应输入少量

　　A. 0.9%氯化钠溶液　　　　　　　　B. 5%葡萄糖氯化钠溶液

　　C. 4%枸橼酸钠生理盐水　　　　　　D. 10%葡萄糖酸钙溶液

　　E. 5%葡萄糖溶液

二、思考题

1. 简述如何做好输血前的准备工作。

2. 患者张某，因车祸右下肢开放性骨折急诊入院，入院后遵医嘱给予输血 400ml，输血 15min 后诉头胀痛、胸闷、腰背部剧烈疼痛，随后出现酱油色尿液。请问患者出现了什么情况？该如何抢救及护理？

（郭亚白　李燕燕）

项目二十四 │ 医疗护理文件的记录

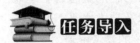

【案例】

患者，女性，48岁，主诉：腹痛1天，诊断：急性阑尾炎，于2015年5月5日步行入院。遵医嘱给予止痛、抗感染等保守治疗无效，于5月7日10：00转普外科继续治疗，12：30患者做好术前各种准备，送手术室，术后安返病房，按医嘱给予抗感染、止血等治疗。需完成以下任务：

任务一　完成护理记录单

任务二　病室报告与护理病历

学习目标

1. 阐述护理文件书写的意义。

2. 说出护理文件书写原则。

3. 叙述护理文件书写内容。

任务目标

按整体护理文件书写的要求完成各项护理文件记录。

任务一　完成护理记录单

一、医疗护理文件书写的内容及意义

1. 护理文件的书写内容　护理文件的书写包括体温单、医嘱单、一般护理记录单、特别护理记录单、病室报告和各类整体护理表格等的书写。体温单、医嘱单（见项目十四，任务四、五）。

2. 医疗护理文件书写的意义　护理文件书写主要记录患者病情变化、诊疗护理及疾病转归全过程。是医院、患者重要的档案资料。其意义包含以下几个方面。

（1）提供患者的信息资料　因为护理工作的特殊性，护理文件书写成了临床护理人员互相沟通患者信息的重要手段。当班的护士将患者病情变化、治疗和护理全过程记录下来，方便下一班的医护人员详细了解患者的病情变化。保障了患者护理的连续性、完整性，从而确保护理质量。记录资料有助于护理人员明确患者的需要、确定患者的健康问题和制定有针对性的护理计划。也是医生了解病情进展、明确诊断、制定和调整治疗方案的重要参考依据。

（2）为教学和科研提供重要资料　标准、完整的护理记录，是教学最好的素材。某些特殊病例还可进行个案分析与讨论。也是护理科研的重要资料，为回顾性研究、流行病学研究、传染病管理等提供了统计学方面的资料，是卫生行政机构制定和实施政策的重要依据。

（3）提供评价的依据　各项护理记录，如整体护理表格的填写、危重患者护理观察记录等可在一定程度上反映出一个医院的护理服务质量、学术及技术水平，它既是医院护理管理的重要信息资料，又是医院等级评定、护理人员考核的参考资料。

（4）提供法律依据　护理记录为法律认可的合法文件。其内容反映了患者住院期间接受治疗护理的全过程，在法律上可为医疗纠纷、人身伤害、保险索赔、医疗事故等提供证明。调查处理时将病案、护理记录作为依据加以判断，以明确医院及医护人员是否有法律责任。护理文件记录是保护护士自身的合法权益，同时也是保护患者合法权益的依据。

二、完成护理记录单

（一）一般患者护理记录

1. 记录内容　包括患者床号、姓名、科室、住院病历号、页码、记录日期和时间、病情观察、护理措施和效果、护士签名等。护理记录首行空两格，内容应根据患者病情，动态记录。如：新入院患者应记录入院的主要原因和时间、简要发病经过、主要症状体征、生命体征的测量、护理措施、执行医嘱情况等。出院患者应记录患者转归方式、康复指导、出院用药宣教等。各专科护理记录应体现专科特色。

2. 书写的具体要求

（1）记录资格　护理记录单必须由有执业证的护士书写并签全名。无证人员、实习及试用期护理人员书写的各项记录，上级护士（取得护士资格）应审阅修改（72h内完成），并用红色墨水笔以分子形式签名，注明日期。如：刘凡/陈彬彬。首次病程、每页病程及出院记录护士长要在24h检查审阅并签名。

（2）时间与要求　时间使用24时制，如：3：00；15：00。书写医疗和护理记录应使用红、蓝墨水钢笔或签字笔，上午7时到下午7时用蓝笔，下午7时到上午7时用红笔。

（3）归档保存　患者出院或死亡，护理记录单应存放在病历夹中，归入档案保存。

（4）记录次数　病情稳定的慢性病一级护理每天至少记录一次。二级护理至少三天记录一次，三级护理每周至少记录一次，病情变化及时记录。一般患者入院、转入、转出、分娩当日应有记录；择期大手术前一日及其他手术当日应有记录。

以本案例为范例，完成一般患者护理记录单记录，见表24-1-1。

表24-1-1　一般护理记录单

姓名_____　临床诊断_____　科室_____　床号_____　住院病案号_____

日　期	时　间	病情记录	护士签名
11.5	10：30	患者步行入院，主诉：腹痛1天，诊断：急性阑尾炎。给予做好入院宣教，通知医生	

续表

日　期	时　间	病情记录	护士签名
11.5	10：30	患者腹痛，遵医嘱给予654-Ⅱ10mg im	
11.5	11：00	腹痛缓解	
11.7	10：00	患者腹痛，按医嘱转普外科继续治疗	
11.7	11：00	患者备连续硬膜外麻醉下阑尾切除术，介绍有关手术知识及配合，按医嘱予备皮，药物过敏试验及交叉配血	
11.7	14：30	已做好术前准备，送手术室	
11.7	16：45	患者在连续硬膜外麻醉下阑尾切除术，麻醉已醒，给予半卧位，呼吸平顺，伤口无渗血，负压引流通畅，呈暗红色。按医嘱予一级护理、抗生素、止血等治疗	

（二）危重患者护理记录

病重（病危）患者护理记录是指护士根据医嘱和病情对病重（病危）患者住院期间护理过程的客观记录。病重（病危）患者护理记录应当根据相应专科的护理特点书写（表24-1-2）。

表 24-1-2　危重患者护理记录单

姓名_____　性别_____　科别_____　床号_____　住院病历号_____

日期	时间	体温	脉搏	呼吸	血压	入量		出量		病情观察及护理	签名
						项目	ml	项目	ml		

1. 记录内容　内容包括患者姓名、科别、住院病历号（或病案号）、床位号、页码、记录日期和时间、出入液量、体温、脉搏、呼吸、血压等病情观察、护理措施和效果、护士签名等。记录时间应当具体到分钟。

2. 书写的要求

（1）眉栏填写　用蓝黑墨水笔填写眉栏各项。包括患者的床号、姓名、科别、病室、住院号等。

（2）笔的选用　上午7时到下午7时用蓝墨水笔，下午7时到上午7时用红色水笔记录。

（3）出入液量记录　应每12h和24h各做一总结，在记录的最后一项划一红线写明总量，并将数字填写于体温单的出入量栏内。

（4）记录要求　应详细记录患者的病情变化、症状表现、治疗、护理措施及其效果，签全名。

3. 具体项目书写

（1）生命体征记录　详细记录生命体征，记录时间应具体，记录频次应根据医嘱准确填写，无医嘱时按病重、病危要求填写。

（2）出入液量记录　正常人每天液体摄入量与排出量保持动态平衡，当患者休克、大面积烧伤、大手术后或患有心脏病、肾脏病、肝硬化腹水等疾病时，需记录患者昼夜摄入和排出液量，为临床医师了解病情、协助诊断、决定治疗方案提供重要依据，因此，护士必须遵医嘱要求准确记录患者的出入液量。内容与要求，见表24-1-3。

表 24-1-3　患者出入液量记录内容与要求

类别	记录内容	记录要求
入量	饮食、饮水、输液、输血等	液体食物可用量杯或已知容量的容器量取，固体食物，可通过查表算出固体食物含水量（表24-1-3）
出量	粪便量和尿量、呕吐物、排泄物、渗出物、穿刺液、引流液等	大便以次数记录，液体以毫升为单位记录。对尿失禁的病员，应给予接尿措施或留置导尿管以求得准确数

表 24-1-4　常用固体食物的含水量

食物	原料重量（g）	含水量（ml）	食物	原料重量（g）	含水量（ml）
米饭	100	240	大米粥	50	400
厚稀饭	50	200	大米粥	25	200
面条	100	250	面片	100	300
馒头	50	25	油饼	100	25
花卷	50	25	豆沙包	50	34
烧饼	50	20	菜包	150	80
馄饨	100	350	水饺	10	20
蛋糕	50	25	面包	100	32
饼干	7	2	油条	50	12
带鱼	100	50	鲤鱼	100	76
鲫鱼	100	79	草鱼	100	77
小黄鱼	100	79	青鱼	100	78
瘦牛肉	100	57	肥牛肉	100	43
瘦猪肉	100	53	肥猪肉	100	6
鸡肉	100	74	鸭肉	100	80
羊肉	100	59	兔肉	100	66
青菜	100	92	冬瓜	100	97
大白菜	100	96	豆腐	100	90

续表

食物	原料重量（g）	含水量（ml）	食物	原料重量（g）	含水量（ml）
青蒜	100	90	西红柿	100	90
黄瓜	100	96	萝卜	100	91
豆腐脑	100	91	豆腐干	100	70
松花蛋	60	34	蒸鸡蛋	60	260
鸭蛋	100	72	煮鸡蛋	40	30
白葡萄	100	89	桃子	100	86
紫葡萄	100	88	樱桃	100	67
西瓜	100	79	苹果	100	85
甜瓜	100	66	草莓	100	91
黄瓜	100	83	香蕉	100	60
鸭梨	100	85	菠萝	100	88
橘子	100	54	桔子	100	88
柚子	100	85	广柑	100	88
柿子	100	80	红果	100	73
李子	100	68	杏	100	89
豆浆	100	96	藕粉	50	210
牛奶	100	87			

（3）病情记录内容　患者或家属主诉，治疗、执行医嘱和给药情况；护理人员所观察到病情变化、临床表现、心理及行为的改变以及实验室报告等。术后返回病房首次护理记录，重点记录麻醉方式、手术名称、患者返回病室时间、麻醉清醒时间与状态、生命体征、伤口情况、术后体位、引流情况、术后主要医嘱及执行情况。记录内容如能根据相应的各专科特点将需频繁观察的项目设计为表格填写，使病情变化的描述更精练。

（4）抢救记录　抢救记录应详细描述病情变化经过，准确记录抢救过程、时间及停止抢救时间，要与病历一致。因抢救患者未能及时书写护理病历的，护士应当在抢救患者结束后 6h 内补记，于护理记录单的病情与措施栏内第一行顶格书写，例如："抢救补记……"；记录时间写补记的时间。

（三）手术护理记录

手术护理记录是指巡回护士记录手术中护理情况及所用器械、敷料等，应在手术结束及时完成。书写符合护理文件书写要求。主要记录以下几个方面。

1. 基本情况　患者的科室、住院号、床号、姓名、年龄、性别、手术日期、到达手术室时间、术前诊断、手术名称、手术开始时间、麻醉时间、麻醉方式等，巡回护士和洗手护士签全名。

2. 手术情况　手术体位，患者皮肤情况，手术结束时间、患者意识，引流管数量与部位等内容。

3. 术中护理记录内容与要求 术中护理记录在空格栏处用文字书写记录，内容包括：手术体位、术中输血、输液、尿量、引流管等。需与其他护士交接的事项，如食道癌手术结束后，手术室恢复室的观察，如：意识恢复情况、血压、脉搏、血氧饱和度、皮肤等情况；输血要记录血型、成分及量，引流液要记录引流液的性状、颜色与量、通畅情况等。

4. 术后护理记录内容 巡回护士和洗手护士应认真查对，核对手术中所用的无菌包，确认合格后，将所用的主要无菌包的名称记录于手术护理记录单上，巡回护士和洗手护士都签全名。

5. 各种器具和敷料的清点记录要求 手术中所用各种器具、敷料名称、数量，逐项准确记录，追加的物品及时记录，数字之间以"+"号相连。要求巡回护士和器械护士在手术前、关体腔前、关体腔后，两人共同清点，核对无误后两人必须签全名。

6. 特殊医疗器具的使用与记录 患者在手术中使用的特殊医疗器具如：心脏起搏器、各种吻合器等，应将其标识核对后贴于手术护理记录单的后面。特殊器具的使用情况应登记，如：充气止血带，应记录充气时间、放松时间、肢体情况等。

任务二 病室报告

知识平台

病室报告 是值班护士书写的书面交班报告，其记录的内容是其值班期间整个科室及患者的病情动态变化的情况。

（一）病室报告书写格式与要求（表24-2-1）

1. 眉栏填写 用蓝钢笔或签字笔填写眉栏各项：病室、日期、时间、患者总数、入院、出院、转出、转入、手术、分娩、病危、死亡人数。

2. 内容填写 书写前护士应充分了解全科室患者病情。书写内容全面、客观、简明扼要、重点突出、无遗漏，字迹清楚，涂改符合规范，日间用蓝钢笔书写，夜间用红钢笔书写，并签全名。对新入院、转入、手术、分娩、危重患者，在诊断栏目下用红钢笔注明"新""转入""手术""分娩""※"。

3. 书写顺序

（1）先写离开病室的个体 即出院、转出、死亡者。

（2）再写进入病室的个体 即新入院或转入的服务对象如：待产妇、患者。

（3）最后写本班重点护理的个体 即手术、分娩、危重及有异常情况的患者。

（二）交班内容

1. 出院、转出、死亡患者 说明离开时间，转出患者注明转往科室及医院，死亡患者写明抢救过程及死亡时间。

2. 新入院或转入的患者 应写明入科时间、患者主诉、主要症状、体征、既往史、过敏史、存在的护理问题、给予的治疗和护理措施及效果等。

3. 危重患者和有异常情况、特殊检查治疗的患者　应报告患者的生命体征、神志、病情动态、特殊的挽救治疗、护理措施及效果、生活护理情况，如尿管的护理、体温增高的护理。

4. 手术后患者　应报告术中情况，如施行何种麻醉、何种手术、手术操作程序、术中生命体征、清醒时间，回病室后情况：包括生命体征、一般情况、切口敷料有无渗血、是否排尿、排气、各种引流管是否通畅及引流液情况、输液、输血及镇痛药的应用，患者局部皮肤等情况。

5. 产妇　应报告胎产次、胎心、宫缩及破水情况。分娩后应详细记录分娩时间、分娩方式、会阴切口和恶露情况、何时自行排尿、新生儿情况等。

6. 预手术、预检查和待行特殊治疗的患者情况　应报告须注意的事项、术前用药和准备情况等。

病区报告中还应报告上述各类患者的心理状态、需要接班者重点观察项目及完成的工作事项。应根据不同的患者有所侧重地书写具体内容，夜间记录应注明患者睡眠情况。

表 24-2-1　病区报告

患者报告	8：00 至 17：00　患者总数			17：00 至 24：00　患者总数			24：00 至 7：00　患者总数		
病情	入院	出院	转出	入院	出院	转出	入院	出院	转出
姓名 床号 诊断	转入	手术	分娩	转入	手术	分娩	转入	手术	分娩
	出生	病危	死亡	出生	病危	死亡	出生	病危	死亡
	护士签名：			护士签名：			护士签名：		

实训 35　病历书写

【目的】

1. 学生认识护理文件书写的重要性。

2. 通过病历书写的训练，初步学会护理文件的书写，为临床工作奠定一定的基础。

【实训目标】

1. 根据教师提供的病历完成护理记录单、手术护理记录单和病室报告的书写。

2. 利用临床医院见习采集一份病例，完成一份整体护理病历的书写。

【评估】

1. 多媒体设备完好，符合教学要求。

2. 学生按计划完成书写任务。

【计划】

1. 教师准备 根据各护理文件的书写编写案例素材。并设计好各护理文件表格（电子版）。

2. 预先布置任务

（1）布置任务 在基础护理技术最后一学期授课前就布置任务。教师提供案例素材给学生。

（2）学生分组完成 根据班级学生分成几个大组，每组必须完成护理记录单、手术护理记录单和病室报告和整体护理病历的书写各一份。每种护理文件的书写安排2~3人完成，如：危重患者护理记录单的书写，2~3人共同完成。

（3）学生自学 在临床见习过程中初步领会和掌握护理文件的书写。

（4）每组完成网络信息文献检索 怎样才能书写好护理病历，各专科标准护理计划的设计。

3. 环境准备 多媒体教室。

【实施】

1. 学生根据教师布置的任务按计划完成。

2. 上交作业，学生在实验开课前2周，每组把完成的作业发到教师的邮箱。如手写的护理文书提前2周复印一份上交给教师。

3. 教师复习医疗护理文件书写规范要求。

4. 学生说出各护理文件书写的格式要求。

5. 实验课要求在多媒体教室，每组学生代表汇报护理文件的书写和本组搜索到的文献。

6. 学生评析后教师评析。

7. 教师总结归纳。

8. 实验课后各组对自己所完成的护理文件的书写进行修改，打印一份纸质材料并上交。

【评价】

1. 态度认真严谨。

2. 书写格式规范，符合书写要求。

3. 内容完整、字迹清楚、条理清楚、语句通顺、精炼和准确。

附：护理病历书写评分标准

班级_____ 组别_____ 学号姓名____／____ 书写内容：_____ 成绩：_____

评价指标	要求	分值	扣分	得分
眉栏、页码填写	正确、完整	10	一处不符合扣2分	
书写格式	符合病历书写规范	10	一处不符合扣2分	
字迹	无错别字及简化字	20	一处不符合扣2分	
	手写护理文件，字迹清楚、无刮痕、破损、涂改。签名清晰		涂改、破损一处扣2分；字迹潦草扣4分；刮痕每处扣2分	

续表

评价指标	要求	分值	扣分	得分
记录内容	完整、真实、客观	10	一处不符合扣2分	
	突出重点，内容反映护理连续和病情动态	20	一处不符合扣2分	
	条理清楚、语句通顺、精炼和准确	20	一处不符合扣2分	
	医学术语运用确切	10	一处不符合扣2分	
总分		100		

知识拓展

计算机在护理病案书写中的作用

1. 减轻护理工作量，提高工作效率　随着计算机网络化管理的应用，许多方便、实用的电子版表格应用于临床护理工作。大大减轻了护士临床护理记录书写的压力，避免护理工作的重复性与机械性，提高了护理工作效率。

2. 实现了护理病案书写规范化　患者住院评估单、卫生宣教计划单、手术护理记录单等各种标准护理计划表格，通过计算机的编程设计后使用。护士在对患者进行全面、细致的评估后，根据患者的病情和计算机所提供的选项进行操作，最后**计算机自动生成表格**，通过打印机，可打印各种护理记录单。另外患者的病情变化，护士可随时对护理记录进行增加及修改，避免了手工书写的不足，使护理病历书写更加整洁、规范、完整。举例：手术护理记录单设计（表24-2-2）。

3. 提高低年资护士的书写能力　对临床经验不足的护士计算机的护理记录设计可指导他们快速、高质量地完成护理病历书写。

4. 资源共享　计算机的应用实现了全院护理资源共享。拓宽了护理人员的视野和知识面，打破了个体思维的局限性，提高护理病历的内涵质量，使患者得到更加全面的护理。

表24-2-2　手术护理记录单设计（计算机版）

住院号		床号		姓名	
年龄		性别		失血量	
到达手术室时间		手术开始时间		手术结束时间	
手术名称		麻醉方式		登录者	
患者在手术室手术过程的护理记录				保存　离开	
手术前	☑自我介绍 ☑核对患者、手术方式、手术体位、手术部位 ☑关爱患者，给患者保暖，做好隐私维护，维护患者自尊 ☑皮肤完整性和身体评估 ☑核对手术包名称及各种手术器具的准备情况 其他				

手术中	☑ 再次核对患者、手术方式、手术体位、手术部位 ☑ 安置安全的手术体位和预防皮肤破损的保护措施 ☑ 维护无菌技术操作及无菌区域 ☑ 正确清点手术各种器具和敷料

手术器具名称	总数量	使用数量
…	…	…

核对结果

⊙正常　○异常　异常处理方式

☑ 维护患者出入液量平衡
☑ 维护术中仪器设备使用安全
☑ 协助医生执行植入物处置
☑ 遵医嘱正确给药
☑ 正确执行标本处置
其他

手术后	☑ 再次清点手术各种器具和敷料 ☑ 术后皮肤完整性及全身评估 ☑ 维护呼吸道和静脉输液通畅 ☑ 关爱患者，给患者保暖，做好隐私维护 ☑ 伤口及引流管护理 ☑ 术后标本确认 ☑ 维护患者安全运送到病区 ☑ 术后护理指导 其他

植入物	名称	规格	部位

充气止血带	压力	开始时间	结束时间	肢体情况

输血	血液种类	用血量	备注

洗手护士签名		巡回护士签名	

任务检测

一、选择题

（一）A1 型题

1. 护理文件书写原则<u>不妥的是</u>
   - A. 记录及时、准确、完整
   - B. 尽量使用患者原话
   - C. 记录者签全名
   - D. 眉栏项目填写完整
   - E. 内容简明、扼要

2. 抢救患者补记时间要求在
   - A. 3h 以内
   - B. 4h 以内
   - C. 6h 以内
   - D. 12h 以内
   - E. 24h 以内

3. 有关危重患者护理记录内容<u>不包括</u>
   - A. 眉栏各项
   - B. 生命体征
   - C. 出入液量
   - D. 护理措施落实情况
   - E. 病情动态

4. 病区报告书写顺序以下最先书写的是
   - A. 新入院患者
   - B. 出院患者
   - C. 病情有变化的患者
   - D. 病区危重患者
   - E. 手术患者

5. 以下<u>不是</u>病区报告的正确标志的是
   - A. "新"
   - B. "转入"
   - C. "手术"
   - D. "分娩"
   - E. "危重"

（二）A2 型题

6. 患者，男性，65 岁，诊断为食管癌，手术前护理记录内容，不需要记录的是
   - A. 患者到达手术室时间
   - B. 患者开始手术时间
   - C. 手术名称
   - D. 麻醉类型
   - E. 麻醉师到达时间

7. 患者许某阑尾炎切除术后，<u>不属于</u>该患者手术后交班内容的是
   - A. 术前患者心理状态
   - B. 伤口辅料有无渗血
   - C. 麻醉方式
   - D. 手术经过
   - E. 引流管情况

8. 患者，新入院产妇。病区报告书写内容<u>不包括</u>
   - A. 胎次
   - B. 胎心
   - C. 产程进展
   - D. 分娩方式
   - E. 生命体征

（三）A3/A4 型题

（9~10 题共用题干）

9. 患者，女性，29 岁，诊断：乳腺癌入院治疗，护士 A 刚被医院聘用，在试用期间，其书写的护理记录，上级护士（取得护士资格）应在几小时内审阅修改完成

A. 4h 以内   B. 12h 以内   C. 24h 以内

D. 48h 以内   E. 72h 以内

10. 医嘱：二级护理，护士护理记录的频次为

     A. 每天至少记录一次   B. 每天至少记录二次

     C. 至少两天记录一次   D. 至少三天记录一次

     E. 每周至少记录一次

（11~12 题共用题干）

患者，男性，70 岁，诊断：老年性慢性支气管炎入院治疗

11. 针对该患者，最需要交班的内容是

     A. 患者活动情况   B. 咳嗽、咳痰情况

     C. 住院次数   D. 患者食欲

     E. 吸烟史

12. 该病室交班报告一般应由

     A. 护士长书写   B. 实习护士书写

     C. 办公护士书写   D. 主班护士书写

     E. 低年资护士书写

二、思考题

1. 运用已学过的知识，按护理程序要求，针对一个病种或一个护理问题，完成一份标准的护理计划单（电脑版）的设计。

2. 护理文件书写有哪些意义？遵循哪些原则？

3. 阐述危重患者护理记录单记录内容。

（许亚荣）

项目二十五 | 危重患者及临终患者的护理

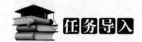

【案例】

王某，女，43岁，因与丈夫吵架，2小时前自服甲胺磷约60ml后被家人发现，下午1时送医院急诊。入院查体：BP 90/60mmHg，心率62次/分，律齐。呼出气呈蒜味，面色苍白，呼吸困难、大汗、流涎、昏迷，双侧瞳孔如针尖大小，双肺布满啰音。诊断：急性有机磷农药中毒（重度），脑水肿，肺水肿。遵医嘱给予氯解磷定2.0g肌内注射，阿托品10mg静脉注射，25%甘露醇静滴，洗胃，心电监护等处理。于下午5时，患者出现呼吸、心跳停止，立即行心肺复苏等一系列抢救措施，虽经积极抢救，但终因抢救无效而死亡。需要完成的护理任务：

任务一　危重患者支持性护理
任务二　心肺复苏术
任务三　常用抢救技术——洗胃法
任务四　临终患者和家属护理

学习目标

1. 解释危重患者、心肺脑复苏、洗胃法和脑死亡的概念。

2. 叙述现代复苏理念，各种药物中毒的灌洗溶液和禁忌药物。

3. 简述危重患者病情观察的方法，心肺脑复苏、洗胃法和尸体护理的目的、注意事项，脑死亡的判断标准、死亡过程的分期。

4. 阐述危重患者病情观察的内容，临终患者的躯体状况和心理反应，以及相应的护理措施。

任务目标

1. 能正确评估危重患者的病情，并能运用整体护理理念为危重患者进行支持性护理。

2. 能正确判断心跳、呼吸骤停，并能正确实施徒手心肺脑复苏技术。

3. 能根据服毒患者病情和服毒情况的评估，为患者正确实施洗胃，并能根据病情变化，及时采取相应措施。

4. 能为临终患者及其家属提供整体照顾，能正确判断死亡，并给予进行尸体护理和对丧亲者提供有效的关怀。

危重患者是指病情严重，随时可能发生生命危险的患者。由于危重患者病情复杂、变化快，随时会有生命危险，因此，护士必须及时、准确地观察患者的病情变化，熟练掌握各种基本抢救技术，熟悉抢救室工作的组织管理和抢救流程，做好充分的准备工作，与医生密切配合，保证抢救工作的顺利进行，争分夺秒挽救患者生命。

任务一 危重患者支持性护理

 知识平台

一、危重患者的病情观察

（一）病情观察的意义

病情观察是医务人员临床护理工作的主要内容，也是护士的基本职责，是护理危重患者的前提。及时、准确的观察病情，可以为诊断、治疗、护理和预防并发症提供依据，为抢救患者赢得宝贵的时间。要求护士要有扎实的专业知识，娴熟的专业技能，敏锐的观察力和判断力。观察病情时要求做到五勤：勤巡视、勤询问、勤观察、勤思考、勤记录。

（二）病情观察的方法

护理人员通过直接的视、触、听、嗅或借助仪器设备等护理体检的形式获取患者信息（详见项目七，任务二）。

1. 视觉观察 通过视觉观察，了解患者的营养状况、意识状态、面容、表情、姿势、体位、四肢活动度、皮肤、呼吸、分泌物、呕吐物、排泄物的性状、颜色、量等。

2. 触觉观察 通过手的触觉可以感觉到患者的体表温度、湿度、弹性、脉搏跳动、脏器的外形、大小、活动度等。

3. 叩诊 是指通过手指叩击或手掌击拍被检查部位体表，使之震动而产生音响，根据震动和音响来了解被检查部位的大小、形状、位置及密度，如确定心界大小、有无腹水及腹水的量等。

4. 听觉观察 可以是直接听到的，也可以利用听诊器或其他仪器听取患者身体各个部位发出的声音。包括：心音、呼吸音、心律、心率、肠鸣音，以及患者的语气、语调等。

5. 嗅觉观察 利用嗅觉来观察患者的各种气味，包括皮肤、呼吸、分泌物、呕吐物、排泄物等的气味，以了解患者的健康状况。

还可以通过阅读病历、检验报告、会诊报告及其他相关资料，与患者本人、家属、医生的交流获得有关疾病的信息。

（三）病情观察的内容

1. 一般情况

（1）面容与表情 疾病可使人的面容和表情发生变化，观察患者的面部表情有助于了解疾病的性质、病情的轻重缓急和患者的精神状态。如急性病容，患者表现为表情痛苦、面色潮红、烦躁不安、呼吸急促、痛苦呻吟等，见于急性感染性疾病和急腹症等；慢性病容，患者表现为面容憔悴、肤色灰黄、目光黯淡、精神萎靡、消瘦无力等，见于恶性肿瘤、结核病等慢性消耗性疾病的患者（详见项目十四，任务一）。

（2）饮食与营养　饮食在疾病的发生、发展和转归中占重要地位，应注意观察患者的饮食习惯、食欲、食量、进食后的反应等。通过体重，毛发质量、光泽度，皮肤弹性和色泽，指甲的色泽、光泽度，皮下脂肪的丰满程度，以及肌肉的发育状况等，综合判断其营养状况（详见项目十九，任务一）。

（3）姿势与体位　患者的姿势和体位常与疾病有密切关系，不同的病情可取不同的体位，常用的有主动体位、被动体位和被迫体位。多数患者可采取主动体位；极度衰竭或昏迷的患者呈被动体位；极度呼吸困难患者，取端坐位，以减轻呼吸困难，呈被迫体位等（详见项目十四，任务二）。

（4）皮肤与黏膜　应注意评估患者皮肤、黏膜的颜色、弹性、温度、湿度及完整性，观察有无发绀、黄疸、出血、水肿、皮疹、压疮等情况（详见项目十八，任务五）。

（5）休息与睡眠　观察患者休息的方式、睡眠的习惯，有无睡眠型态、时间的变化，是否有失眠、易醒、嗜睡等现象（详见项目二十一，任务三）。

（6）呕吐　呕吐可由多种原因引起，注意观察呕吐的时间、方式、次数及呕吐物的颜色、性质、量、气味等，必要时留取标本，及时送检（详见项目十四，任务一）。

（7）排泄物　包括尿液、粪便、痰液、汗液等，应注意观察其性状、颜色、量、次数、气味等（详见项目二十　排泄护理）。

2. 生命体征　动态观察生命体征，及时发现并处理其异常改变，对危重患者的护理具有重要意义（详见项目十四、十五、十六）。

（1）体温的变化　体温突然升高，多见于急性感染的患者；体温低于35℃，见于休克和极度衰竭的患者；持续高热、超高热、持续体温不升均表示病情严重。

（2）脉搏的变化　脉搏的频率、节律、强弱的变化，如出现脉率低于60次/分或高于140次/分，以及间歇脉、脉搏短绌、细脉等，均表示病情有变化。

（3）呼吸的变化　呼吸的频率、节律、深浅度、音响等的变化，如出现呼吸频率高于40次/min或低于8次/min，以及潮式呼吸、间断呼吸等，均是病情危重的表现。

（4）血压的变化　收缩压、舒张压、脉压的变化，特别是观察高血压及休克患者的血压具有重要意义。如收缩压持续低于70mmHg或脉压低于20mmHg，多见于休克患者；如收缩压持续高于180mmHg或舒张压持续高于110mmHg，是重度高血压的表示。

3. 意识状态　意识是大脑高级神经中枢功能活动的综合表现，是人对环境的知觉状态（详见项目十四，任务一）。

（1）意识正常　意识正常的患者，其反应精确、语言清楚、思维合理、情感正常，对时间、地点、人物的判断力及定向力正常。

（2）意识障碍　是指个体对外界环境的刺激缺乏正常反应的精神状态。根据其轻重程度可分为：嗜睡、意识模糊、昏睡、昏迷，也可出现谵妄。谵妄是一种以兴奋性增高为主的高级神经中枢的急性失调状态，表现为意识模糊、定向力丧失、感觉错乱、言语杂乱、躁动不安、出现幻觉、错觉。

4. 瞳孔　瞳孔变化是颅脑疾病、药物中毒、昏迷等许多疾病病情变化的重要指征。瞳孔的观察应注意其形状、大小、对称性及对光反应等方面（详见项目十四，任务一）。

5. 自理能力　自理能力是指患者进行自我照顾的能力。通过观察患者的活动能力、活动耐力、有无医疗限制，以及对日常生活料理的能力，如进食、如厕、清洁、上下床、穿衣等，可了解患者的自理能力，确定需要帮助的程度。

6. 心理状态　危重患者由于病情危重、采取多种急救措施等，常会产生多种心理反应。护士可通过患者的语言表达、面部表情、情绪状态、饮食及睡眠等方面的变化，了解患者的心理活动，给予相应的护理，以取得最大程度的配合。危重患者常见的心理反应包括：紧张、焦虑、悲伤、抑郁、恐惧、猜疑、绝望等。

7. 治疗后反应的观察　①用药后的观察：护士不仅要遵医嘱正确地完成给药，还应注意观察药物疗效和不良反应。如使用利尿药和退热药，应观察疗效和有无水、电解质紊乱及虚脱现象，发现问题及时处理。②特殊治疗后的反应：危重患者经常进行一些特殊的治疗，如吸氧、引流、输血、手术等，使用后均应细致观察。如观察缺氧程度的改善；引流液的性状、量等；输血有无不良反应；手术后观察血压的变化，切口的渗血、伤口的愈合等情况。

二、危重患者的支持性护理

由于危重患者病情的特殊性，要求护士必须在认真观察、准确判断的基础上，给予及时准确的护理，这也是减轻患者痛苦、缩短病程、减少并发症和后遗症发生的关键。

1. 病情监测与记录　危重患者由于其病情重、变化快的特点，因此需要对其各个系统进行持续性的监测，及时了解病情变化情况，及时报告医生，及时抢救。如患者出现呼吸及心搏骤停，应立即通知医生，进行人工呼吸和胸外心脏按压等抢救措施。重点监测的有中枢神经系统、循环系统、呼吸系统和肾脏，并及时准确做好各项护理记录。

2. 保持呼吸道通畅　保持呼吸道通畅是护理危重患者的关键。指导并协助患者做深呼吸、协助变换体位、轻叩背部、雾化吸入等，以促进痰液的排出；对于昏迷患者，使其仰卧头偏向一侧，及时处理呕吐物与分泌物，预防异物误吸入气管形成窒息或吸入性肺炎。

3. 确保安全　一是合理使用保护具，对谵妄、躁动不安、意识丧失的患者，应合理使用保护具，以防坠床、碰伤或自行拔管，确保患者安全。二是防舌咬伤和抽搐，对牙关紧闭或抽搐的患者，可用牙垫或压舌板（裹上数层纱布）放于上、下白齿之间，以防舌咬伤；同时，室内光线宜暗，工作人员动作宜轻，以避免外界刺激而引起患者抽搐。

4. 加强临床护理

（1）眼的护理　及时用湿棉签或纱布清理眼部分泌物。对眼睑不能自行闭合的患者，可涂金霉素眼膏或覆盖凡士林纱布，或生理盐水纱布，以防角膜干燥而导致角膜炎、结膜炎或溃疡的发生。

（2）口腔护理　保持患者口腔清洁，每日做口腔护理2~3次，可预防口腔疾病，增进患者的食欲。

（3）皮肤护理　危重患者长期卧床，不能自理，大小便失禁，有发生皮肤完整性受损的危险。应注意加强皮肤护理，预防压疮的发生。如已经发生压疮，按压疮的分期实施护理。

（4）保持并促进肢体功能　经常为患者翻身，做四肢的主动或被动运动。当患者病情允许时，应尽早指导并协助其做肢体运动，每天2~3次，轮流将患者的肢体进行屈伸、收展、旋转等活动。同时，做按摩，促进血液循环，增加肌肉张力，帮助恢复功能，预防肌腱及韧带退化、肌肉萎缩、关节僵直、静脉血栓形成和足下垂的发生，必要时使用矫形装置。

5. 补充营养和水分　保证患者有足够的营养及水分的摄入，以增强抵抗力。对自理缺陷的患者，应协助其进食；对不能经口进食的患者，可采用鼻饲法或给予静脉营养；对各种原因造成体液不足的患者，应注意补充足够的水分。

6. 维持排泄功能　协助患者进行大小便。如出现尿潴留，可先采取诱导的方法，必要时进行导尿；如进行留置导尿，应保持引流通畅，妥善安置引流管和集尿袋，防止泌尿系统感染。如患者便秘，可进行简易通便或灌肠。

7. 保持引流管通畅　危重患者身上常会安置多种引流管，如胃肠减压管、留置导尿管、伤口引流管等，应注意妥善放置，防止扭曲、受压、脱落，以确保引流通畅。

8. 心理护理　护士应根据患者的具体情况和心理特点，关心、同情、理解、尊重患者，通过耐心细致的工作，恰当地利用语言及非语言的功能，消除不良因素的影响，使患者以最佳的心理状态配合治疗和护理，尽快恢复健康。

任务二　心肺复苏术

 知识平台

抢救危重患者是医疗护理工作的一项紧急任务，护士应具备组织管理能力，熟练掌握各种抢救技术，抢救工作做到争分夺秒，有条不紊。

一、抢救工作的组织管理

1. 病区要制定完整的抢救制度，配置抢救小组成员　一般情况下，管床医生或值班医生为主抢救医生，责任制护士或值班护士为主抢救护士；其他配合抢救人员，根据科室人员情况而定。抢救小组成员分工明确，听从指挥。

2. 立即制定抢救方案　本着先急后缓的原则，及时制定抢救护理方案和抢救护理计划。

3. 配合医生抢救，严格查对　急救药物须经两人核对后方可使用，避免差错。执行口头医嘱时，须向医生复述一遍，双方确认无误后方可执行，抢救完毕需及时由医生补写医嘱和处方。抢救中各种药物的空安瓿、输液空瓶、输血袋等应集中放置，以便统计和查对。

4. 做好抢救记录，严格交接班 抢救结束后应及时做好记录，要求字迹清楚，准确、详细全面，且注明执行时间和执行者；补足物品和药品，严格交接班。

二、抢救室及设备的管理

（一）抢救室的管理

急诊室和病区均应设抢救室，急诊室应设有单独抢救室，病区应设在靠近护士办公室的单独房间。要求有专人负责，环境宽敞、整洁、安静、光线充足。一切急救药品、器械等应保持齐全，严格执行"五定"制度，完好率达到100%。

（二）抢救室设备及管理

1. 抢救床 应放在抢救室的中间，要求四不靠边。最好是能升降的活动床，应另备木板一块，以便在需要时作胸外心脏按压。

2. 抢救车 抢救患者时抢救车放置患者床尾，抢救车内放置抢救物品。

（1）常用急救药品 见表25-2-1。也可根据专科情况，确定各科备用的急救药品种类。

表 25-2-1　常用急救药品

类别	药物	类别	药物
中枢兴奋药	尼可刹米（可拉明）、洛贝林（山梗菜碱）等	激素类药	氢化可的松、地塞米松、可的松等
升压药	去甲肾上腺素、盐酸肾上腺素、异丙肾上腺素、间羟胺、多巴胺等	脱水利尿药	20%甘露醇、25%山梨醇、呋塞米（速尿）等
降压药	硝普钠、肼屈嗪、硫酸镁注射液等	镇痛镇静药	哌替啶（杜冷丁）、苯巴比妥钠、氯丙嗪（冬眠灵）、吗啡等
抗心力衰竭药	毛花苷丙（西地兰）、毒毛花苷K等	抗惊厥药	地西泮（安定）、异戊巴比妥钠、硫喷妥钠、硫酸镁注射液等
抗心律失常药	利多卡因、维拉帕米（异搏定）、普鲁卡因胺等	碱性药	5%碳酸氢钠、11.2%乳酸钠
血管扩张药	酚妥拉明、硝酸甘油、硝普钠等	解毒药	阿托品、碘解磷定、氯解磷定、亚甲蓝等
止血药	酚磺乙胺（止血敏）、卡巴克洛（安络血）、氨甲苯酸、维生素K_1等	激素类药	氢化可的松、地塞米松、可的松等
抗过敏药	异丙嗪（非那根）、苯海拉明、阿司咪唑等	其他药品	生理盐水、各种浓度的葡萄糖、低分子右旋糖酐、10%葡萄糖酸钙等

（2）一般用物 包括治疗盘、血压计、听诊器、开口器、压舌板、舌钳、各种规格的注射器和输液器、无菌敷料、无菌棉签、无菌治疗巾、无菌橡胶手套、无菌刀和剪、各种型号的引流管及引流瓶、吸氧管、吸痰管，以及手电筒、止血带、绷带、夹板、宽胶布、玻璃接管、喉镜、火柴、酒精灯、应急灯、电插板、输液架等。

（3）各种无菌急救包　包括：静脉切开包、气管插管包、气管切开包、导尿包、开胸包、各种穿刺包等。

（4）记录本　抢救车内放置物品交接班记录本。车内一切物品要每班交接并做好记录。

3. 抢救设备与器械　应备有吸氧设备（氧气筒给氧或中心给氧系统）、电动吸引器（或中央吸引装置）、电除颤器、心脏起搏器、呼吸机、简易呼吸器、心电图机、心电监护仪、电动洗胃机等。

三、心肺脑复苏

由于心肺复苏最终目的是恢复患者的社会行为能力。因此，从 20 世纪 70 年代开始又把"心肺复苏"发展为"心肺脑复苏"（cardiopulmonary cerebral resuscitation, CPCR）。心肺脑复苏是现代急诊医学的重要组成部分。

（一）基本概念

1. 心脏骤停　是指各种原因引起心脏突然停搏，有效泵血功能消失，引起全身严重缺血、缺氧。心脏骤停患者处于"临床死亡"期，如果心肺脑复苏措施及时、有效可获存活，否则可迅速导致死亡。

2. 心肺脑复苏　使心跳骤停的患者迅速恢复自主循环和自主呼吸，尽早加强脑保护所采取的紧急医疗救治措施。包括三个部分：基础生命支持（BLS）、进一步生命支持（ACLS）、延续生命支持（PLS）。

（二）现代复苏理念

复苏成功的先决条件是及时心脏复苏，而最终关键是脑复苏。因而，完整的复苏概念应是心肺脑复苏（CPCR）。现代"复苏"重点是强调维持脑组织的灌流，即抢救之时应积极防治脑细胞的损伤，力争脑功能的完全恢复。

（三）心肺脑复苏的适应证

心肺脑复苏的主要适应证是心搏骤停，指任何心脏或非心脏疾病导致心脏突然停搏，有效泵血功能消失，引起全身严重缺血缺氧的临床急症。临床恶性肿瘤晚期消耗衰竭、其他严重慢性疾病恶化、高龄寿寝或生物死亡者，复苏则无意义。复苏效果较好者，首推为各种意外事故的及时救治。导致心搏骤停和呼吸骤停的常见病有：

1. 心脏疾病　心源性猝死、急性心肌梗死、心律失常、心功能不全、心脏大血管损伤、心血管肿瘤等。

2. 呼吸系统疾病　成人呼吸窘迫综合征、呼吸衰竭、肺栓塞、呼吸道异物、肺及呼吸道外伤等。

3. 其他　除心、脑、肺以外的其他系统、器官的任何疾病，达到一定严重程度时，均可引起脑功能障碍或脑功能衰竭和心搏、呼吸骤停。如严重感染、药物过敏、损伤、中毒、淹溺、电击、自缢、麻醉及手术意外、水电解质和酸碱平衡失调、肿瘤、内分泌紊乱等。

知识链接

新旧复苏指南对比

与 2005 心肺复苏指南相比，2010 指南有如下几点更新：

1. 取消"开放气道后看、听和感觉呼吸"步骤。

2. 将徒手心肺复苏的步骤从 A–B–C（气道–呼吸–胸外心脏按压）改为 C–A–B（胸外心脏按压–气道–呼吸）。

3. 强调胸外按压速率每分钟至少 100 次。

4. 按压深度大于 5cm，并保持胸外按压及按压的持续性。

5. 在高级心血管生命支持（ACLS）技术中修改了心搏骤停、心律失常等急危症的抢救流程。

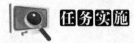 任务实施

实训 36 心肺复苏技术

【目的】 帮助心跳、呼吸骤停的患者建立自主循环与自主呼吸，从而保证心、脑等重要脏器的血氧供应，为挽救患者的生命打下基础。

【评估】 以本案例为范例，见表 25-2-2。

表 25-2-2 心肺复苏技术任务实施评估及沟通

	评　估	沟　通
环境	是否脱离危险环境	
患者	*患者体位舒适、安全 *迅速判断患者意识：呼叫患者，轻拍患者肩部（5s） *判断患者颈动脉搏动：抢救者示指和中指置气管正中部（相当喉结部位）旁开两指，胸锁乳突肌前缘凹陷处（10s 以内）	●"喂，喂，你怎么了？能听见我说话吗？" ●"颈动脉无搏动！" ●"快来人呀！准备抢救！"

【计划】

1. 护士准备 明确目的，着装规范，反应迅速、动作敏捷。呼叫他人前来抢救，院外拨打急救电话。

2. 用物准备 心脏按压板一块，必要时，备脚垫、纱布、弯盘。有条件备简易呼吸器、心电除颤仪（AED）及配电极片、导电糊、盐水纱布等。

3. 患者准备 迅速将患者去枕，仰卧于硬板床或地上（或胸背部下垫胸外按压板），立即解开患者衣领、腰带。

4. 环境准备 已脱离危险环境，保证顺利安全抢救。

【实施】 见表 25-2-3。

【评价】 见表 25-2-3。

表 25-2-3　心肺复苏技术任务实施及评价

	护理工作过程	要点说明
实施	**1. 胸外按压**　立即胸外按压 30 次（18s） ＊按压部位：双乳头连线与胸骨交界处 ＊按压手法：抢救者将一手掌根部按在患者胸骨中、下 1/3 交界处，另一手平行重叠于此手背上，十指交叉，手指不触及胸壁；双肘关节伸直，借臂、肩和上半身体重的力量垂直向下按压（图 25-2-1） ＊按压频率：至少 100 次/分，按压与放松比例 1：1 ＊按压幅度：按压深度大于 5cm，而后迅速放松，反复进行	☆卧于软床患者，其肩背下垫一心脏按压板，保证按压有效性；压力适当，最好呈跪姿 ☆婴幼儿单手按压即可，新生儿用两个手指头按压，按压部位在两乳头连线与胸骨中线交界处左外一横指 ☆放松时手掌根部不能离开胸壁，压力垂直作用于患者胸骨 ☆按压幅度 5~13 岁者 3cm；婴幼儿 2cm ☆行胸外按压时最大限度地减少中断
	2. 开放气道　将头偏向一侧，清理口腔、鼻腔分泌物，取出活动义齿；判断颈部有无损伤，根据不同情况，用合适的方法开放气道 ▲仰头抬颏法：一手的小鱼际（手掌外侧缘）部位置于患者的前额，另一手示、中指置于下颏将下颌骨上提，使下颌角与耳垂的连线和地面垂直（图 25-2-2） ▲仰头抬颈法：一手抬起患者颈部，另一手以小鱼际下按患者的前额，使其头后仰，颈部抬起（图 25-2-3） ▲托下颌法：双肘置患者头部两侧，将双手示、中、环指放在患者下颌角后方，向前抬起下颌，双拇指推开患者口唇，用手掌根部及腕部使头后仰（图 25-2-4）	☆保证有效、安全通气 ☆颈部无损伤者，首选此法，对解除舌后坠效果最佳 ☆颈部损伤者禁用 ☆适用颈部损伤者
	3. 人工呼吸　实施人工呼吸（口对口人工呼吸或应用简易呼吸器） ▲口对口呼吸：垫纱布在口上，抢救者以拇指和食指捏住患者鼻孔，平静呼吸，双唇包绕患者口部形成封闭腔，用力吹气，吹气时间 1~1.5s，吹气量 500~600ml，用眼睛余光观察患者胸廓是否抬起 ▲简易呼吸器：简易呼吸器连接氧气，氧流量 8~10L/min，一手以"EC"固定面罩，另一手挤压呼吸器 ＊每次送气 400~600ml，频率 8~10 次/min ＊注意观察胸廓复原情况	☆避免过度通气 ☆院外急救 ☆院内急救
	4. 按压、呼吸比　人工呼吸 2 次（10s）后，立即胸外按压 ＊胸外按压与人工呼吸比例为 30：2，共进行 5 个循环	☆余下的四个循环约在 2min 内进行
	5. 观察判断　抢救过程中随时观察患者的自主呼吸及心跳是否恢复 ＊抢救成功指征：①大动脉：颈动脉可以摸到搏动（10s）；②呼吸：自主呼吸出现；③瞳孔：散大的瞳孔开始回缩，对光反射出现；④上肢收缩压：60mmHg；⑤末梢循环：面色、口唇、甲床和皮肤变红润	☆"这个卧位可以吗？您刚才发生了一点意外，现基本稳定，请不要紧张，医生护士在您的身边。"
	6. 复苏后处理　抢救成功，协助患者取合适卧位，将头轻轻转向一侧 ＊密切观察病情变化 ＊整理床单位及用物，进入下一步生命支持	

	护理工作过程	要点说明
评价	**1. 态度** *急救意识强，争分夺秒，就地抢救，沉着、冷静	
	2. 技能 *判断准确，措施及时、恰当 *观察病情细致，动作敏捷，手法正确 *操作熟练，定位准确，按压用力适度	
	3. 效果 *安全、顺利 *患者气道通畅，无肋骨及内脏损伤等并发症	

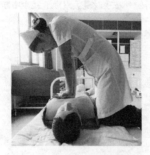

图 25-2-1　按压姿势

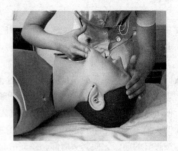

图 25-2-2　仰头抬颏法

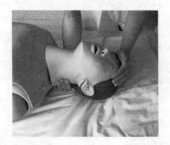

图 25-2-3　仰头抬颈法

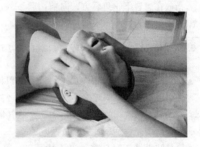

图 25-2-4　托下颌法

【注意事项】

1. 判断心跳、呼吸停止要迅速准确，实施抢救要争分夺秒。

2. 按压定位准确，过高可伤及大血管，过低可伤及腹腔脏器或引起胃内容物反流；偏离胸骨则可能引起肋骨骨折。

3. 按压手法、频率、深度要准确。每次按压应让胸廓充分回弹，保证心脏得到充分的血液回流。

4. 开放气道手法正确、到位，注意适应证和禁忌证。

5. 按压时注意观察患者心肺复苏的有效指征。

6. 胸外心脏按压禁忌证：胸廓严重畸形、广泛性肋骨骨折、心脏外血气胸、心包填塞等不能实施胸外心脏按压。

【健康指导】

1. 复苏成功后，安慰患者，告诉患者不要紧张。

2. 介绍复苏成功后的注意事项，配合治疗护理的重要性，以取得合作。病情尚未稳定前，请患者绝对卧床休息。

3. 适时开展有关心肺复苏知识和技能培训。

知识拓展

一、人工呼吸机

1. 人工呼吸机常用于各种病因所致的呼吸停止或呼吸衰竭的抢救，及手术麻醉期间的呼吸管理。

2. 人工呼吸机有三大类型：一是定压型，此机选定的压力是一定的，通过压力的预定值自动控制吸气、呼气运动的转换。二是定容型，此机容量恒定。多无同步装置，常用于无自主呼吸或自主呼吸微弱的患者。三是混合型，属于电控、电动、时间转换型，能提供多种通气方式，以间歇正压方式提供通气。兼有定压和定容两种类型的特点。呼吸机应用应根据病情需调整参数，见表25-2-4。

表 25-2-4　呼吸机主要参数的调节

项　目	数　值
呼吸频率（R）	10~16 次/分
每分钟通气量（VE）	8~10L/min
潮气量（V_r）	10~15ml/kg（600~800ml）
吸/呼时间比（1/E）	1：15~1：30
呼气压力（EPAP）	0.147~1.96kPa（一般<2.94kPa）
呼气末正压（PEEP）	0.49~0.98kPa（渐增）
供氧浓度	30%~40%（一般<60%）

二、心肺复苏程序用 C-A-B 代替 A-B-C 的更改理由

1. 绝大多数心跳骤停发生在成人身上，其初始心律是心室颤动（VF）或无脉性室速（VT）。在这些患者中，基础生命支持的关键操作是胸外按压和早期除颤。更改为 C→A→B 可减少时间延误，尽快开始关键操作。

2. 动物实验证明，延误或中断胸外按压会降低存活率，所以在整个复苏过程中应尽可能避免延误或中断胸外按压。在 C→A→B 程序中胸外按压几乎可以立即开始。

3. 与 A→B→C 相比简便易行，便于掌握和操作。

任务三　常用抢救技术——洗胃法

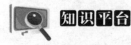**知识平台**

一、概念

洗胃法是将大量溶液饮入或通过胃管灌入胃内，以冲洗并排除胃内容物的方法。

二、方法

（一）胃管洗胃法

1. 漏斗胃管洗胃法　是将漏斗胃管经鼻腔或口腔插入胃内，<u>利用虹吸原理</u>，将洗胃溶液灌入胃内，再吸引出来的方法。

2. 电动吸引器洗胃法　是<u>利用负压吸引原理</u>，用电动吸引器连接胃管吸出胃内容物的洗胃方法。此法能迅速而有效地清除胃内毒物，较节省人力，且能准确计算灌洗液量，<u>适用于抢救急性中毒</u>。

3. 自动洗胃机洗胃法　自动洗胃机是利用电磁泵为动力源，通过自控电路的控制，使电磁阀自动转换动作，完成向胃内注入冲洗药液，再从胃内吸出内容物的过程。<u>此种洗胃法能自动、迅速、彻底地清除胃内容物。</u>

4. 注洗器洗胃法　是将胃管经鼻腔插入胃内，用注洗器吸出胃内容物的洗胃方法。<u>适用于幽门梗阻、胃手术前患者的洗胃。</u>

（二）口服催吐法

口服催吐法是指患者口服洗胃溶液，再自动呕出的方法。适用于清醒、能主动配合的患者。

三、常用灌洗溶液（解毒剂）和禁忌药物

由于患者所服的药物不同，选用的洗胃液最好是拮抗剂，若错选为禁忌药物，则给患者造成更大伤害。各种药物中毒的灌洗溶液（解毒剂）和禁忌药物，见表 25-3-1。

表 25-3-1　各种药物中毒常用灌洗溶液（解毒剂）和禁忌药物

中毒药物	灌洗溶液	禁忌药物
酸性物	镁乳、蛋清水、牛奶	强酸药物
碱性物	5%醋酸、白醋、蛋清水、牛奶	强碱药物
氰化物	口服 3%过氧化氢溶液后引吐，1∶15000~1∶20000 高锰酸钾洗胃	
敌敌畏	2%~4%碳酸氢钠、1%盐水、1∶15000~1∶20000 高锰酸钾洗胃	
1605、1059、乐果	2%~4%碳酸氢钠洗胃	高锰酸钾
敌百虫	1%盐水或清水洗胃、1∶15000~1∶20000 高锰酸钾洗胃	碱性药物
DDT、666	温开水或 0.9%氯化钠溶液洗胃，50%硫酸镁导泻	油性泻药
巴比妥类（安眠药）	1∶15000~1∶20000 高锰酸钾洗胃，硫酸钠导泻	硫酸镁
异烟肼（雷米封）	1∶15000~1∶20000 高锰酸钾洗胃，硫酸钠导泻	
灭鼠药（磷化锌）	1∶15000~1∶20000 高锰酸钾洗胃、0.1%硫酸铜洗胃，口服 0.5%~1%硫酸铜溶液，每次 10ml，每 5~10min 一次，用压舌板等刺激舌根引吐	鸡蛋、牛奶、脂肪及其他油类食物

说明：

（1）蛋清水、牛奶：可黏附于黏膜或创面上起保护性作用，从而减轻患者疼痛，使患者感觉舒适。

（2）高锰酸钾：为氧化剂，能将化学性毒物氧化，改变其性能，从而减轻或去除其毒性；但 <u>1605、1059、4049（乐果）等禁用高锰酸钾洗胃，因其可氧化成毒性更强的物质</u>。

（3）敌百虫中毒：<u>禁用碱性药物洗胃</u>，因敌百虫遇碱性药物可分解出毒性更强的敌敌畏，且分解过程可随碱性的增强和温度的升高而加速。

（4）巴比妥类药物中毒：<u>采用硫酸钠导泻</u>，是因为硫酸钠可在肠道内形成高渗透压，从而阻止肠道水分和残留巴比妥类药物的继续吸收，促使其尽早排出体外；且硫酸钠对心血管和神经系统没有抑制作用，不会加重巴比妥类药物的中毒症状。

（5）磷化锌中毒：口服硫酸铜催吐，可使其转化为无毒的磷化铜沉淀，而阻止其吸收，并促进其排出体外。但是，<u>磷化锌易溶于油类，应忌用鸡蛋、牛奶、油类等脂肪类食物</u>，以免加速磷的溶解，促进其吸收，加重中毒症状。

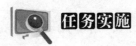 **任务实施**

实训 37　洗胃法

【目的】

1. 解毒　清除胃内毒物或刺激物，减少毒物吸收，还可利用不同灌洗液进行中和解毒。清除胃内毒物需尽早进行，服毒后 4~6 小时内洗胃最有效。

2. 减轻胃黏膜充血水肿　幽门梗阻患者饭后常有滞留现象，引起上腹胀满、不适、恶心、呕吐等症状，通过洗胃，减轻潴留物对胃黏膜的刺激，减轻胃黏膜水肿、炎症。

3. 某些手术或检查前的胃肠道准备　如胃部、食管下段、十二指肠手术前。

【评估】见表 25-3-2。

表 25-3-2　洗胃法任务评估及沟通

	评　　估	沟　　通
护士	仪表是否符合行为规范，是否明确操作目的	
患者用物	*患者的病情、生命体征、意识状态、口鼻腔黏膜、有无义齿等情况 *中毒患者应评估中毒的时间、途径，所服毒物的种类、浓度、剂量等 *患者的心理反应、合作程度 *洗胃设备、用物性能是否良好	•"您好！请问您叫什么名字？为了您的康复，现在向您了解一下有关情况，请您配合一下，好吗？" •"请问服的是什么毒物？" •"什么时间服的？大约服了多少量？"
环境	*是否宽敞、安静、空气流通、有无围观人群	

【计划】

1. 护士准备　仪表规范、明确操作目的、洗胃液的选择和操作方法，洗手、戴口罩。

2. 用物准备

（1）口服催吐法　①治疗盘内：量杯（或水杯）、压舌板、水温计、弯盘、塑料围裙或橡胶单（防水布）。②另备水桶2只（一个盛洗胃液，一个盛污水）。③洗胃溶液（表25-3-1）：按医嘱根据毒物性质准备洗胃液。一般量为10000~20000ml，温度25~38℃。④为患者准备洗漱用物。

（2）胃管洗胃法　①治疗盘内：无菌洗胃包（内有胃管、镊子、纱布或使用一次性胃管），塑料围裙或橡胶单、治疗巾、检验标本容器或试管、量杯、水温计、压舌板、弯盘、棉签、50ml注射器、听诊器、手电筒、润滑油、胶布、手套，必要时备张口器、牙垫、舌钳放于治疗碗中。②水桶2只。③洗胃溶液（表25-3-1）。④洗胃设备：电动吸引器、"Y"形三通管、调节夹或止血钳、输液架、输液瓶（输液器）（或备漏斗洗胃管、全自动洗胃机）。

3. 环境准备　整洁、安静、温度适宜、光线适中。必要时，用屏风或床帘遮挡。

4. 患者准备　了解洗胃的目的、方法、注意事项及配合要点。

【**实施**】见表25-3-3。

【**评价**】见表25-3-3。

表25-3-3　洗胃法任务实施及评价

护理工作过程要点		工作过程的知识及应用	
		要点说明	语言沟通
实施	**1. 核对解释**　备齐用物，携至床旁，核对、解释	☆确认患者是否准备完毕 ☆解释操作目的及配合方法，以取得合作	• "您好！请再报一次您的床号、姓名，好吗？" • "×××，现在准备为您洗胃，请您配合。"
	2. 安置体位和用物　根据洗胃方法选择体位：①口服催吐法，取坐位。②胃管洗胃，取坐位或半坐位。③中毒较重者，取左侧卧位（可减慢胃排空，延缓毒物进入十二指肠的速度）④昏迷患者去枕平卧位，头偏向一侧 * 围一次性围裙或铺好橡胶单及治疗巾 * 如有活动义齿应先取出 * 置弯盘于口角旁，盛污水桶放于患者座位前或床头旁	☆防洗胃液进入呼吸道，减少毒物的吸收 ☆防止衣被被污染	• "您好，请克服一下，坐着好吗？如果配合顺利很快就好的。" • "来，围上围裙，这样衣被就不容易被弄湿和弄脏。" • "有假牙吗？"
	3. 洗胃 ▲**口服催吐法**：用压舌板刺激患者咽后壁或者舌根诱发呕吐，遵医嘱留取毒物标本送检，协助患者每次饮洗胃液300~500ml，再呕吐。如此反复进行，直至吐出液澄清无味为止	☆用于服毒量少、清醒、愿意合作的患者	• "请饮洗胃液300~500ml，再呕吐，反复进行，直至吐出液澄清无味为止。"

护理工作过程要点	工作过程的知识及应用	
	要点说明	语言沟通
▲漏斗胃管洗胃：量管，测量长度（成人约45~55cm） *润滑胃管、插管：润滑胃管前段，按鼻饲法将胃管经口腔插入胃内 *证实、固定胃管：证实胃管在胃内固定 *吸胃内容物：将漏斗放置低于胃部的位置，挤压橡胶球，吸尽胃内容物 倒液、引流：将漏斗举高，超过头部约30~50cm，缓慢倒入洗胃液约300~500ml，最多不超过500ml，当漏斗内尚余少量溶液时，迅速将漏斗降至低于胃部的位置，并倒置于污水桶内 反复灌洗：胃液引流完后，再举起漏斗注入溶液，如引流不畅，可挤压胃管中段的橡胶球，加压吸引 *如此反复灌洗，直至洗出液澄清无味为止	☆不合作者由鼻腔插入 ☆证实胃管在胃内①挤压橡胶球，能吸出胃内容物；②将漏斗放入水中，无气泡溢出 ☆如中毒物质不明，应留取标本送检，以查明毒物性质 ☆利用虹吸原理，引出胃内灌洗液，流入污水桶 ☆以防过多灌入洗胃液造成窒息、增加毒物吸收或引起心脏骤停等并发症 ☆注意随时观察洗出液的性质、量、颜色、气味，以及患者的面色、脉搏、呼吸、血压的变化 ☆如发现患者出现腹痛、洗出血性液体或出现休克现象，应立即停止洗胃，及时与医生联系，采取急救措施	• "×××，现在要插管了，插管时会有点难受，不要紧张，配合我的指导，很快就好。" "请您张开嘴，做吞咽动作，吞……，很好，您做得很好，就这样，马上就好。" • "有没有不舒服？如有请及时告诉我。"
实施	▲电动吸引器洗胃 *检查、调压：接通电源，检查电动吸引器的功能；调节负压，保持在13.3kPa左右；吸引器上连接的储液瓶容量应在5000ml以上 *接管洗胃：将输液瓶连接输液管，下接"Y"形三通管的主管；"Y"形三通管的另两端分别与洗胃管、吸引器上储液瓶的橡胶管相连 *夹闭输液管，检查各连接处有无漏气 *将洗胃液倒入输液瓶，挂在输液架上 *取体位、润管、插管、固定、证实胃管是否在胃内	☆压力不宜过大，以免损伤胃黏膜 ☆同漏斗法	
	*吸胃内容物：先开动吸引器，将胃内容物吸出；待吸尽胃内容物后，关闭吸引器，将储液瓶上的引流管夹闭 *洗胃：开放输液管，使溶液流入胃内，大约进液300~500ml时，夹住输液管，开放引流管，开动吸引器，吸出灌入的液体。如此反复，直到吸出的液体澄清无味为止	☆必要时留取标本送检 ☆彻底清除毒物	

护理工作过程要点	工作过程的知识及应用	
	要点说明	语言沟通
实施 ▲自动洗胃机洗胃 *检查、调速：接通电源，检查自动洗胃机的性能，调节药量流速 *连接三管：将已经配好的灌洗液放入桶内，三根橡胶管（进液管-药管、胃管、排污管）分别与机器连接 *安置三管：将进液管的另一端放入灌洗液桶内，管口应浸在液面以下；排污管的另一端放入空桶内；胃管的另一端将于患者插胃管后与洗胃管相连接 *取体位、润管、插管、固定、证实胃管是否在胃内 *先按"手吸"键：吸出胃内容物，必要时留取标本送检 *再按"自动"键：开始对胃进行自动冲洗。待吸出的液体澄清无味后，按"停机"键，机器停止工作	☆证实方法同漏斗法 ☆洗胃过程中，如发现管道堵塞，水流减慢、不流或发生故障，则可交替按"手冲"和"手吸"两键，重复冲吸数次，直到管路通畅；然后，按"手吸"键先吸出胃内存留液体，再按"自动"键，使自动洗胃继续进行	
▲注射器洗胃 *取体位、润管、插管、固定、证实胃管是否在胃内 *吸胃内容物：连接注射器，抽吸胃内容物 *反复冲洗：注入洗胃液约 200ml，再抽吸弃去，如此反复冲洗，直至吸出的液体澄清无味为止	☆证实方法同漏斗法 ☆必要时留取标本送检	
4. 拔管 洗毕，反折胃管，纱布包住胃管，拔至咽喉部时，迅速拔出胃管置弯盘内，放治疗车下层		• "现在洗完了，准备给您拔管，请配合。" • "放松，屏气。"
5. 整理问候 整理床单位，取舒适体位，安慰患者，感谢合作		• "现在感觉怎么样？" "操作很顺利，谢谢您的配合。"
6. 清理记录 分类清理用物；洗手、记录洗胃情况	☆记录洗胃的时间，洗胃液的名称和量，洗出液的性质、量、色、味和患者的反应等	• "您好好休息，有事呼叫我。"
评价 **1. 态度** *态度温和、关心体贴患者，保护隐私		
2. 技能 *根据病情正确选择洗胃液 *操作规范，能正确处理洗胃过程中的故障及患者的反应		
3. 效果 *护患沟通良好 *患者愿意接受，并主动配合 *洗胃彻底、有效，身心痛苦减轻，安全无并发症，衣被无污染		

【注意事项】

1. 急性中毒的患者，应先迅速采用口服催吐法，必要时进行胃管洗胃，以减少毒物吸收。

2. 插胃管时，动作应轻、稳、准、快，并将胃管充分润滑，以免损伤食管黏膜或误入气管。

3. 当中毒物质不明时，应先抽出胃内容物送检，以明确毒物性质；洗胃溶液可先选用温开水或 0.9%氯化钠溶液进行，待确定毒物性质后，再选用对抗剂洗胃。

4. 若患者误服强酸或强碱等腐蚀性药物，则禁忌洗胃，以免导致胃穿孔。可遵医嘱给予药物解毒或物理性对抗剂，如豆浆、牛奶、米汤、蛋清水（用生鸡蛋清调水至 200ml）等，以保护胃黏膜。

5. 肝硬化伴食管胃底静脉曲张、近期曾有上消化道出血、胃穿孔的患者，禁忌洗胃；食管堵塞、消化性溃疡、胃癌等患者不宜洗胃；昏迷患者洗胃应谨慎，可采用去枕平卧位，头偏向一侧，以防窒息。

6. 洗胃过程中密切观察病情，如有血性液体流出或出现休克、腹痛等异常现象，应立即停止洗胃，及时采取措施，并通知医生进行处理。

7. 洗胃液每次灌入量以 300～500ml 为宜，不能超过 500ml，并保持灌入量与抽出量的平衡。如灌入量过多，液体可从口鼻腔涌出，易引起窒息；还可导致急性胃扩张，使胃内压升高，促进中毒物质进入肠道，反而增加毒物的吸收；突然的胃扩张还可兴奋迷走神经，反射性地引起心脏骤停。

8. 为幽门梗阻患者洗胃，宜在饭后 4～6h 或空腹时进行，并记录胃内潴留量，以便了解梗阻情况，为静脉输液提供参考。

9. 电动洗胃时，负压不可过大（保持在 100mmHg，即 13.3kPa），以免造成食管及胃黏膜的损伤。

10. 小儿洗胃灌入量不宜过多，婴幼儿每次以 100～200ml 为宜。小儿胃呈水平位，插管不宜过深，动作应轻柔。

【健康指导】

1. 介绍洗胃后的注意事项。

2. 告知患者及家属住院期间和出院后的相关康复医疗知识。

3. 对抵触洗胃患者，应耐心劝导、安慰，进行相应的心理护理，嘱其正确对待生活中的矛盾和挫折。

任务四　临终患者和家属护理

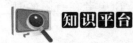

从生到死是人的必经过程，而临终则是生命的最后阶段。每个人都渴望在生命的这一终点站能继续得到他人的关心和照护，渴望能够安详、宁静、有尊严地离开人世。

因此，护理人员应具备相关的知识和技能，了解临终患者的心身变化，提供必要的帮助，以减轻患者的痛苦，提高生存质量，使患者能够舒适、有尊严地离开人世。同时，护理人员也需对临终患者家属给予安抚，以保持其心身健康。

一、临终关怀

（一）临终关怀概念

临终关怀又称善终服务、安宁照顾等。是向临终患者及其家属提供生理、心理、社会等方面的完整照顾，以控制患者症状，缓解其痛苦，保护其自尊，提高生存质量，使临终患者平静、安宁、有尊严地度过人生的最后旅程，使家属的身心健康得到维护和增强。临终关怀既是一种服务，也是一门以临终患者的生理、心理发展和为临终患者提供全面照料，减轻患者家属精神压力为研究对象的新兴学科。

（二）临终关怀的意义和展望

临终关怀能给予濒死患者很好的精神安慰，使其在生前的最后阶段可以感受到自己的价值和尊严。通过关怀能使家属得到慰藉，维护其身心健康，是整体护理的体现，同时临终关怀更体现了人道主义，体现了社会的文明、发展和进步。临终关怀把医学对人类所承担的人道主义精神体现得更加完美，有着其广阔的发展前景，是一项利国利民的社会工程。是社会发展所需，人心所向，人类文明发展所趋。

（三）临终关怀的发展

古代的临终关怀开始出现于中世纪的欧洲，当时是指设立在修道院附近为朝圣者和旅行者提供中途休息和获得休养的场所。在这里，教士、修女无偿地为长途跋涉的朝圣者和旅游者提供膳宿和服务，精心照顾病患，安葬死去的人，并为之祈祷。在中国，临终关怀可以追溯到两千多年前的春秋战国时期。

现代的临终关怀始于 20 世纪 60 年代，1967 年桑德斯博士在英国创办了世界上第一所临终关怀护理院——圣克里斯多弗临终关怀院，标志现代临终关怀运动的开始。1988 年 7 月，在中国成立了第一个临终关怀研究中心——天津医学院临终关怀研究中心；1988 年 10 月，在上海诞生了中国第一所临终关怀医院——南汇护理院，从而开始了国内临终关怀服务。

（四）临终关怀的理念

1. 以照料为主　对于临终患者应由传统的治愈为主的方式，转变为对症处理和护理照护为主，以减轻痛苦，控制症状，使患者安详地度过最后阶段。

2. 尊重患者的权利　维护患者的尊严、隐私，允许患者保留原有的生活方式，尊重患者的权利，满足其合理的需求，鼓励其参与医护方案的制定。

3. 提高生存质量　由单纯的延长患者的生命转变为提高生存质量，应尽可能减轻疼痛，安排家人朋友陪伴，让患者做力所能及的、有意义的事情。让患者在有限的时间里、在可控制的病痛中，接受关怀，享受人生的余晖。

4. 加强死亡教育　帮助患者及家属科学、人道地认识死亡和对待死亡，耐心地倾听与交流，注意沟通技巧，让患者对死亡持乐观、顺应态度，使其安详、舒适地离开。

5. 整体照护 这里的整体第一是指服务的对象不仅是患者，还包括家属；第二是指提供的服务是连续24h；第三是对患者的照护是全方面的包括生理、心理、社会等；第四是指整个临终过程。

（五）临终患者的身心状况及护理

1. 临终患者的生理反应及护理 临终患者的生理变化是一个渐进的过程，各器官功能均已衰竭。护理人员要让患者在临终期间生理需要得到基本满足、症状得以控制、疼痛得以减轻，提高生存质量。

（1）临终患者的生理反应 主要有①<u>循环衰竭</u>：表现为皮肤苍白或发绀、湿冷，大量出汗，脉搏快而弱、不规则，血压逐渐下降，少尿等。②<u>呼吸衰竭</u>：表现为呼吸频率变快或变慢，呼吸深度变浅，出现鼻翼呼吸、潮式呼吸、张口呼吸等，由于分泌物无法咳出，出现痰鸣音或鼾声呼吸。③<u>胃肠道功能减弱</u>：表现为恶心、呕吐、腹胀、食欲不振、便秘或腹泻、脱水等。④<u>肌张力丧失</u>：表现为大小便失禁，吞咽困难，无法维持良好、舒适的功能体位（卧于被动体位），软弱无力等。呈希氏面容，即面容消瘦、呈铅灰色、眼眶凹陷、目光呆滞、嘴微张、下颌下垂。⑤<u>感知觉改变</u>：表现为视觉逐渐减退，从视觉模糊到只有光感，最后视力消失，眼睑干燥，分泌物增多。听觉常是人体最后消失的一个感觉。⑥<u>意识改变</u>：表现为睡眠障碍或淡漠、嗜睡、昏睡、昏迷，也可产生幻觉等。⑦<u>疼痛</u>：多数临终患者都会出现疼痛，表现为烦躁不安，心率和呼吸变快，大声呻吟，甚至出现五官扭曲、眉头紧锁、咬牙等痛苦面容。

（2）护理措施

观察病情：定期观察意识状态，监测生命体征、各重要脏器功能，观察肢端循环状况。有异常，进行相应处理。

改善呼吸功能：①定期通风换气，保持室内空气新鲜。②<u>昏迷患者取仰卧位，头偏向一侧</u>，利于呼吸道分泌物流出，防止窒息或引起肺部并发症。清醒患者，如病情允许，可采取半坐卧位或抬高头及肩，以扩大胸腔容量，改善呼吸困难。③用雾化吸入法，并配合拍背，利于痰液咳出。必要时，用吸痰法吸出痰液，保持呼吸道通畅。④根据患者情况给予氧气吸入，改善呼吸功能。

饮食护理：①解释恶心、呕吐的原因，以减轻患者的焦虑。②定期给患者漱口，保持口腔清洁卫生，注意观察口腔情况，有口唇干裂者涂石蜡油，有溃疡或其他感染者可酌情用药。③给予流质或半流质饮食，便于患者吞咽，注意饮食多样化，增进患者食欲。

皮肤护理：①保持皮肤及床单元的整洁、干燥。如患者大小便失禁或大量出汗，应及时擦洗干净，勤换衣裤及床单。②定时更换卧位，避免局部组织长期受压。③按摩受压部位，以促进血液循环，防止产生压疮。

减轻感知觉改变的影响：①提供安静、空气清新、适当照明的环境，增加患者的安全感。②用清洁的温湿毛巾对患者的眼睛从内眦到外眦擦洗干净，避免分泌物黏糊在眼睛上影响视觉，对于干燥结痂者可先对双眼湿热敷后擦净。眼睑不能闭合者，定期涂眼药膏或覆盖凡士林纱布，防止角膜干燥发生溃疡或结膜炎。③<u>听觉是患者最后</u>

消失的感觉，护理人员应语气柔和，语言清晰并辅以非语言沟通方式，消除患者孤独感。切忌在床旁讨论病情等，避免不良刺激。

注意安全：患者神志不清、躁动不安时，可使用床档，约束带等加以保护。

减轻疼痛：①注意观察患者疼痛的部位、性质、程度、持续时间及发作规律。②选择非药物的方法，如与患者沟通交流、听音乐、按摩等转移其注意力。③帮助患者选择最有效地减轻疼痛的方法，一般采用 WHO 推荐的三阶梯疗法止痛，注意观察用药后的反应。

2. 临终患者的心理反应及护理　临终患者因疾病的折磨及对生的渴望、对死的恐惧，故心理反应十分复杂。美国医学博士伊丽莎白·库勒·罗斯将临终患者的复杂心理反应过程总结为五个阶段，即：否认期、愤怒期、协议期、忧郁期与接受期。但五个阶段并非完全按顺序发生和发展，有的阶段可以提前，有的可以推后，有的可以重叠，各阶段的持续时间也各不相同。护理人员应该仔细观察患者的心理和行为反应，以提供适当的帮助。

（1）否认期　此期心理反应特点为患者得知病情后，常说的话是："不，不可能是我，一定是搞错了！这不是真的!"他们不承认自己患有绝症或病情正在恶化，认为医生误诊，企图逃避现实，到处求医。"否认"是患者得知自己即将死亡后的第一反应，在一定程度上可缓解心理上的应激，这是暂时性的自我保护。多数患者能很快停止否认，而有些患者将此期延续到死亡。

护理措施：①护理人员应理解和接受患者的反应，不轻易揭穿患者的防卫机制，应以真诚的态度，保持与患者坦诚沟通。②对患者的病情解答，医护人员及家属应注意保持说法一致。③认真倾听患者的诉说并顺势诱导，进行人生观和死亡观的教育，使患者逐步面对现实。④经常陪伴患者，让患者感受到护理人员的关爱。

（2）愤怒期　此期心理反应特点为当疾病的坏消息被证实时，患者常会愤愤地想："为什么是我，这不公平!"气愤命运作弄自己。患者常以谩骂或破坏性行为对家人、医护人员、朋友等发泄心中的不满。愤怒在一定程度上可缓解患者内心的紧张与痛苦，但持续的愤怒却不利于疾病的治疗。

护理措施：①护理人员耐心倾听患者的抱怨，允许患者发泄不满，避免意外事件发生。②给患者提供合适的发泄环境，以宣泄心中的忧郁和恐惧。③给患者家属及朋友做思想工作，避免冲突，给予患者关心和爱护。

（3）协议期　此期心理反应特点为患者愤怒的心理消失后，开始接受患绝症的事实，他们常会表现出："如果让我好起来，我会……"希望尽可能延长生命，以完成未尽心愿，并期望奇迹出现。此时的患者变得非常和善、宽容，对生存抱有期望，积极配合治疗。

护理措施：①护理人员积极与患者进行沟通，鼓励说出内心感受，积极教育和引导，使其更好配合治疗，减轻痛苦。②尽量满足患者的合理需求。

（4）忧郁期　此期心理反应特点为随着病情的恶化，患者已认识到协商无法改变死亡的事实，自己将不久于人世。于是产生的想法是："好嘛，那就是我。"此期主要表现为悲伤、失落、抑郁、绝望、哭泣、沉默寡言、反应迟钝等，患者希望有喜爱的人陪伴，并开始交代后事，少数人有轻生的念头。

护理措施：①护理人员经常陪伴患者，更多地给予同情和照顾，允许患者表达其悲哀的情绪。②安排亲朋好友陪伴，多鼓励和支持患者，尽量满足患者的合理要求。③密切观察患者，给予心理疏导，预防患者自杀倾向。

（5）接受期　此期心理反应特点为"好吧，既然是我，那就去面对吧。"此期患者情绪平静、安详，不再抱怨命运，喜欢独处，情感减退，睡眠时间增加。此时所有的事情已安排妥当，等待与亲人的最终告别。

护理措施：①护理人员帮助患者完成心愿，满足合理需求。②提供安静、舒适环境，不强迫与其交谈，减少外界干扰。③加强生活护理，继续提供关心支持，使其保持安静、安详。

（六）临终患者家属的关怀

1. 临终患者家属面临的压力

（1）生理性压力　由于临终患者的经济费用、生活变更及其生理、心理痛苦等，家属要尽量对其提供生理上、心理上的照料，给家属的生理带来很大的冲击和负担。

（2）心理性压力　亲眼目睹临终患者痛苦的濒死过程和现象，即将面对生离死别、失去亲人的悲痛情感给家属带来的心理、情绪上的冲击，使患者家属心理承受极大的压力和反应。

（3）社会和环境性压力　面对必须满足临终患者特殊需要和家属的身心需要，往往需要通过社会支持系统来协助家庭重新调整沟通模式和角色结构等，因而产生了社会和环境性压力。

2. 对临终患者家属的关怀

（1）满足家属照顾临终患者的需要　要关心、体贴、理解家属的心情，尽量满足家属对临终患者的陪伴与照顾。

（2）为家属排忧解难　鼓励家属表达感情，诉说内心的感受，对其存在的困难和疑惑，积极给予关心和帮助。

（3）指导家属进行生活照料　在鼓励临终患者及家属积极参与护理治疗方案制订和实施过程的同时，详细、耐心指导、解释、示范有关的护理技能，通过亲人无微不至的细心照料，使临终患者和家属双方从中充分享受和感受亲情的尽心、孝心、爱心和责任心，从而获得心灵的慰藉。

二、死亡后护理

（一）濒死与死亡的概念

1. 濒死　濒死即临终。指患者已接受治疗性或姑息性的治疗后，虽然意识清楚，但病情加速恶化，各种迹象显示生命即将终结，是生命活动的最后阶段。

2. 死亡　死亡是指个体生命活动的永久停止。呼吸、心跳停止是传统的判断死亡的标准。事实证实，通过及时有效的心肺复苏等技术可使部分呼吸、心跳停止的人"死而复生"。因此，"呼吸、心跳的停止"已失去作为死亡标准的权威性。目前医学界提出以脑死亡作为判断死亡的标准。脑死亡即全脑死亡，包括大脑、中脑、小脑和脑干的不可逆死亡，提示人的生命已经结束。目前医学界基本沿用 1968 年美国哈佛大学提出的脑死亡诊断标准：①不可逆的深度昏迷；②自发呼吸停止；③脑干反射消失；④脑电波平直。上述四条诊断标准于 24h 内反复复查后结果无改变，并排除体温过低（<32.2℃）以及中枢神经抑制剂的影响，才可诊断脑死亡。

（二）死亡过程的分期

死亡不是生命的骤然结束，是一个逐渐进展的过程，一般分为三期。

1. 濒死期 又称临终状态，是生命活动的最后阶段。此期由于疾病末期或意外事故而造成人体机体主要器官生理功能趋于衰竭，脑干以上的神经中枢功能处于抑制或丧失状态，脑干功能依然存在。表现为意识模糊或丧失，反射迟钝，肌张力减弱或消失，循环功能减退，四肢发绀，皮肤湿冷，心跳减弱，血压下降，出现潮式呼吸或间断呼吸。此期若得到及时、有效的治疗及抢救，生命可复苏。某些猝死患者可不经过此期，直接进入临床死亡期。

2. 临床死亡期 又称躯体死亡期。此期中枢神经系统的抑制过程由大脑皮质扩散至皮质下部位，延髓也处于深度抑制状态。临床表现为：心跳、呼吸停止，各种反射消失，瞳孔散大，但各种组织细胞仍有短暂而微弱的代谢活动。此期持续时间一般为5~6min，若得到及时、有效的急救措施，患者生命仍有复苏的可能。时间过长，则大脑将发生不可逆的变化。

3. 生物学死亡期 又称细胞死亡期。此期整个中枢神经系统和机体各器官的新陈代谢相继终止，出现不可逆变化。已无复苏可能。随着此期的进展，会相继出现一些尸体现象，如尸冷、尸斑、尸僵、尸体腐败等。

（1）尸冷 是最早发生的尸体现象。死亡后因体内产热停止，散热继续，尸体温度逐渐降低称尸冷。死亡后尸体温度的下降有一定的规律，一般死亡后 10h 内尸温下降速度约为每小时1℃，10h 后为每小时0.5℃，24h 左右尸体温度与环境温度相同。一般以测直肠温度为标准。

（2）尸斑 死亡后血液循环停止，由于地心引力的作用，血液向身体的最底部位坠积，该处皮肤呈现暗红色斑块或条纹称尸斑。出现时间是死亡后 2~4h。因此，患者死亡后最好安置为仰卧位，以防脸部颜色改变。

（3）尸僵 四肢肌肉僵硬，并使关节固定称尸僵。主要是死亡后肌肉中 ATP 不断分解而不能再合成，致使肌肉收缩、变硬。尸僵一般在死后 1~3h 开始出现，4~6h 扩展到全身，12~16h 发展至高峰，24h 后尸僵开始减弱，肌肉逐渐变软，称尸僵缓解。

（4）尸体腐败 死亡后机体组织的蛋白质、脂肪和糖类的作用而分解自溶称尸体腐败。一般在 24h 后出现，并与环境温度有关。

（三）对丧亲者的关怀

1. 丧亲者的概念 丧亲者是指失去父母、配偶及子女的人，通常称为死者家属（直系亲属）。失去最亲近的亲人，是人生非常痛苦的经历，受到巨大的感情、心理刺激，往往直接影响到身心健康，甚至导致疾病发生，抑或悲痛过度而逝。因此，对丧亲者应注意给予心理辅导。

2. 丧亲者的心理反应　悲伤是丧亲者生理、心理和社会的必然反应。主要表现为：震惊、神情恍惚、喉咙发紧、胸闷、气短、无力、言语颠倒、哭泣、麻木、迟钝、内疚、孤独、生气、焦虑、叹气、失眠、厌食、胃肠功能紊乱等。

3. 对丧亲者的关怀

（1）心理护理　①死亡是逝者痛苦的结束，但却是丧亲者的悲哀高峰。因此，应鼓励丧亲者宣泄情感，达到调适身心平衡，提高生存质量。②提供相关的知识和案例，进行心理疏导，使之面对现实，认识人生的意义和重要性，获得勇气和精神支柱。

（2）帮助建立社会支持系统　尽力提供生活指导与建议，如有经济问题，可帮助建立社会支持系统来协助家庭，使之感受到人间的大爱。

（3）做好尸体护理　充分体现人道主义精神，体现对逝者的尊重，对生者的抚慰。

（4）辅导与随访　临终关怀机构通常在一定时期内对丧亲者进行哀伤辅导，或通过电话、信件、聚会、访视等方式为丧亲者提供关怀和帮助。

知识链接

安乐死

安乐死指快乐、无痛苦地死亡。包括主动安乐死（如通过注射药物结束患者生命）和被动安乐死（如除去维持患者生命的仪器）。安乐死一般用于不治之症的患者在垂危状态下，不愿再受病痛折磨，经过医生和患者双方同意后而采取的了结生命的措施。安乐死是人类在生死观念上的进步，是精神境界上的升华。

荷兰是世界上首个承认安乐死合法化的国家，但安乐死对于许多国家来说，仍是一个法律上的难题。就连一向以立法处于前沿而著称的美国，在安乐死立法上也是保守的。目前已允许安乐死的有俄勒冈州、华盛顿州和蒙大拿州等地。在我国，虽然上海等地有悄悄实施安乐死的案例，但安乐死并未获得合法地位。

三、尸体护理

尸体护理是对刚离开人世的"逝者"实施整体护理的最后步骤，是临终关怀的重要内容之一。作好尸体护理，不仅是<u>对死者人格的尊重，也是对丧亲者极大的安慰，是人道主义精神和护理职业道德的体现</u>。护士应严肃认真地进行尸体护理工作，尊重患者的遗愿，满足其亲属的合理要求。确认患者死亡后，由医生开具死亡诊断书，护士应尽快进行尸体护理。

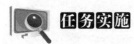
任务实施

实训 38　尸体护理

【**目的**】保持尸体整洁，姿势良好，易于辨认；给家属以安慰，减轻哀痛。

【**评估**】见表25-4-1。

表 25-4-1 尸体护理任务评估及沟通

	评　估	沟　通
护士	仪表是否符合行为规范，是否明确操作目的，态度是否严肃认真	
死者	1. 死者的诊断、死亡时间、原因、死亡诊断书，是否有传染病 2. 死者面容，尸体清洁程度，有无伤口或引流管等 3. 死者的民族、宗教信仰，以及死者家属对死亡的态度	● "××家属，您好，我们大家都已经尽力了，××已经死亡，请节哀顺变。我们现在将要对他进行尸体护理，请问有什么特殊的要求吗?"
环境	是否通风、安静、单人房或屏风遮挡	

【计划】

1. 护士准备　着装整齐，明确操作目的和规程，态度严肃认真，洗手、戴口罩、戴手套。

2. 用物准备

（1）治疗盘内备　血管钳、剪刀、弯盘、松节油、绷带、棉签、不脱脂棉球、梳子、尸体识别卡 3 张。

（2）治疗盘外备　衣裤、鞋、袜、尸单、擦洗用具。按需备换药敷料，必要时备隔离衣。

3. 环境准备　疏散其他人员，单独房间，或用屏风遮挡，保持安静、肃穆。

【实施】见表 25-4-2。

【评价】见表 25-4-2。

表 25-4-2 尸体护理任务实施及评价

	护理工作过程要点	要点说明
实施	**1. 填卡**　填写 3 张尸体识别卡	易于辨认
	2. 携用物至床　旁备齐用物，携至床旁，大病房用屏风遮挡；劝慰家属暂时离开病房	☆保护隐私，减少对室内其他患者的刺激 ☆ "您好，请节哀，我们现在要对他进行尸体护理，暂时离开病房，好吗?" ☆家属不在应尽快通知
	3. 停止治疗　撤去一切治疗用物，如输液管、氧气管、导尿管等	☆以便于进行尸体护理
	4. 料理尸体 ＊安置体位：将床放平，尸体仰卧，头下垫一枕头，两臂置于身体两侧 ＊留单遮盖：脱去衣裤，留一大单遮盖尸体	☆防面部淤血变色 ☆保护尊严

续表

护理工作过程要点	要点说明
实施	
*整理面部：洗脸，闭合口、眼；眼睑不能闭合者，可用毛巾湿敷或按摩后，将眼睑闭合；不能闭口者，可轻揉下颌或用绷带托起；如有义齿将其装上，以维持尸体良好的外观	☆维护外观形象
*填塞孔道：用血管钳将不脱脂棉花填塞口、鼻、耳、阴道、肛门等孔道塞住	☆以防体液外溢，注意棉花不要外露
*清洁躯体：擦洗全身；有伤口要更换敷料，有引流管应拔出，再缝合或用蝶形胶布封住并包扎；如有胶布痕迹用松节油擦净	☆保持清洁无渗液，外观良好
*穿衣、梳头、别卡：穿上衣裤，梳理头发；将第一张尸体识别卡系于腕部	☆便于识别
*包裹尸体：用尸单包裹尸体；也可将尸体放入尸袍中，拉上拉链	☆便于运送
*别卡、移送：第二张尸体识别卡系于尸体腰间的尸单或尸袍上；送至太平间或由太平间来人接走尸体	☆便于识别
*送太平间、别卡：到太平间，将尸体置于停尸屉内，并将第三张尸体识别卡系在停尸屉外	☆避免认错尸体
5. 消毒处理 *处理床单位：按出院患者护理进行床单位、用物的消毒处理	☆防止院内交叉感染 ☆传染病患者按传染病终末消毒处理
6. 整理记录 填写死亡通知单；完成各项记录：体温单上写死亡时间，并按出院手续办理结账；整理病历，归档	☆注销各种执行单（治疗、药物、饮食卡）
7. 整理遗物 清点遗物交给家属	☆如家属不在，应由两人共同清点，并列出清单，交护士长保存
评价	
1. 态度 *真诚、尊重死者及家属	
2. 技能 *动作轻稳，操作熟练	
3. 效果 *尸体整洁、表情安详，姿势良好，易于辨认 *家属得到宽慰，对护理效果满意	

【注意事项】

1. 患者死亡后，应由医生开具死亡诊断书，护士尽快进行尸体护理，以防僵硬。

2. 尸体识别卡应正确放置，以便于识别尸体。

3. 如为传染病患者，应用消毒液清洁尸体，孔道应用浸有1%氯胺溶液的棉球进行填塞，包裹尸体应用一次性的尸单或尸袍，并装入不透水的袋子中，外面作传染标志。

4. 进行尸体护理时，态度应严肃、认真，满足家属的合理要求，使其满意。

任务检测

一、选择题

（一）A1 型题

1. 有关瞳孔异常描述错误的是
   - A. 瞳孔散大
   - B. 瞳孔缩小
   - C. 对光反应灵敏
   - D. 对光反应迟钝
   - E. 以上均不正确

2. 下列哪种药物中毒忌用碳酸氢钠溶液洗胃
   - A. 敌百虫
   - B. 敌敌畏
   - C. 乐果
   - D. 1605 农药
   - E. 1059 农药

3. 胸外按压的正确位置是
   - A. 胸骨的上半部分
   - B. 乳头连线的左侧
   - C. 胸骨下，剑突上
   - D. 胸骨的下半部分，两侧乳头连线的中点
   - E. 胸骨的中上 1/3 交界处

（二）A2 型题

4. 小王在医院上班时，发现一成年患者突然倒下，周围没有其他人，应该怎么办？
   - A. 检查患者的反应，如果没有反应，启动应急救援系统（或打 120），拿 AED
   - B. 启动应急救援系统（或打 120），然后等他人来帮忙
   - C. 打开患者的气道，然后检查脉搏
   - D. 开始做 1min 心肺复苏，然后打 120
   - E. 检查脉搏 1min，然后做心肺复苏

5. 患者 27 岁，因交友情感受挫，自服有机磷农药，被同伴急送医院，护士为中毒者洗胃前先抽取胃内容物，再行灌洗的主要目的是
   - A. 送检毒物测其性质
   - B. 减少毒物吸收
   - C. 防止胃管阻塞
   - D. 预防急性胃扩张
   - E. 防止灌入气管

6. 某患者，男，60 岁，意识丧失，各种刺激均无反应，肌肉松弛，此患者处于
   - A. 嗜睡
   - B. 昏睡
   - C. 浅昏迷
   - D. 深昏迷
   - E. 意识模糊

（三）A3/A4 型题

（7~9 题共用题干）

患者沈某，男，45 岁，肝癌晚期伴大量腹水，经常出现阵发性剧烈疼痛。

7. 近段时间患者开始出现恶心、呕吐，体重减轻，患者生理上的反应是
   - A. 循环功能减退
   - B. 肌肉张力丧失
   - C. 疼痛
   - D. 胃肠道蠕动减弱

E. 呼吸功能减退

8. 对于该患者，最佳的解除疼痛的措施为

　　A. 告诉患者疼痛是难免的

　　B. 口服止痛药物

　　C. 慎用哌替啶或吗啡，以免药物成瘾

　　D. 疼痛发作时密切观察血压变化

　　E. 应用吗啡类药物止痛

9. 下列除哪项外，均是护理人员为该患者提供的有效护理措施

　　A. 让患者听自己喜爱的音乐，以分散对疼痛的注意力

　　B. 鼓励患者树立战胜疾病的信心

　　C. 协助患者采取舒适体位

　　D. 鼓励家属陪伴

　　E. 做好晚间护理，帮助患者入睡

二、思考题

1. 危重患者病情变化要从几个方面观察？你能否给予危重患者以支持性护理？

2. 你是否掌握心肺骤停的判断及复苏抢救成功的指征？

3. 洗胃有什么目的？要注意哪些事项？

4. 何谓临终护理？临终患者有哪些躯体状态和心理反应？应如何采取针对性的护理措施？

（付能荣）

单元九　服务对象离开医院护理 >>>

项目二十六 | 出院护理

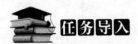任务导入

【案例】

患者，男性，67 岁，农民，因膀胱肿瘤首次住院。入院后完善各项检查，在气管插管静脉复合麻醉下行"根治性膀胱切除术+双侧盆腔淋巴结清扫+阑尾切除+原位回肠膀胱术"，手术顺利，给予抗感染、止血、氧气吸入等各项治疗，病情逐渐好转，医嘱：明日出院、出院1周后返院拔除导尿管、定期门诊随访。患者和家属不知如何办理出院手续，又因为文化层次低，对带导尿管回家，不知道如何护理，感到紧张害怕。需要完成的护理任务：

    任务一　出院前护理

    任务二　出院时护理

    任务三　出院后护理

学习目标

1. 解释出院护理的概念。
2. 说出出院护理程序。
3. 叙述患者床单位终末消毒处理和出院医嘱处理。

任务目标

1. 能指导患者及家属办理出院手续，并整理和存档患者的病案。
2. 能运用沟通理论、健康教育知识，根据患者的病情对出院患者和家属实施健康指导。

患者经过住院期间的治疗和护理，病情好转、稳定、痊愈或死亡，需出院或需转院，经医生同意方可出院。由医生开出医嘱填写出院通知单，家属或患者可持出院通知单到住院处办理出院手续。当患者出院时，会面临一些问题，护士应对出院患者进行出院护理评估和有计划的出院指导，协助患者办理出院手续，选择合适的方式护送患者离院等工作。出院护理是临床护士一项常规的工作，护士必须学会出院护理的工作内容，更好地为出院患者提供服务。

任务一　出院前护理

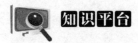 知识平台

一、概述

1. 概念　出院护理是指护士根据出院医嘱，协助患者离开医院的一系列护理工作。分为出院前，出院时和出院后护理。

2. 目的　①为患者实施出院指导，满足其身心需要。②协助患者尽快适应出院后的社会生活。③终末消毒处理床单位，准备迎接新患者。

3. 出院方式

（1）准予出院　患者经过治疗、护理，疾病已痊愈或基本好转，医生认为患者可以回家休养或继续门诊治疗。医生同意并下达出院医嘱，患者出院。

（2）自动出院　因为患者的某些原因，不能继续住院治疗，患者或家属要求提前出院。这时需填写"自动出院"字据，再由医生开出"自动出院"医嘱。

（3）转院　患者需转往其他医院继续诊治的。医生告知患者及家属，并开出出院医嘱。

（4）死亡　指患者因病情过重抢救无效而死亡，需由医生开出"死亡"医嘱，并办理出院手续。

二、出院前护理

（一）评估患者的身心需要

评估患者出院后是否需要继续护理、生活是否完全自理、希望得到他人的尊重和照料；希望得到疾病预后等健康信息和治疗、生活等方面的指导。

（二）护理措施

1. 通知患者及家属　医生根据患者康复情况，开出院医嘱后，护士根据出院医嘱，将出院日期提前通知患者及家属，并协助他们做好出院准备。

2. 实施健康指导　填写出院护理评估单。进行出院指导，提供如：休息、饮食、用药、功能锻炼和定期复查等方面的护理知识、技能和注意事项。

3. 做好心理护理　密切观察患者因出院产生的焦虑或恐惧等情绪变化，如精神病、肿瘤、造瘘口或残疾等患者，出院后要面对许多实际问题。护士应针对性的予以疏导，调动其积极因素，增强和树立信心。

4. 征求患者意见　征求患者及家属对医院各项工作的建议和意见，以便进一步改进工作，不断提高医疗和护理质量。

5. 选择护送方式　根据患者出院不同情况如治愈出院、转院治疗、带残疾出院、面临死亡等。护士应给予个性化的服务和帮助，可采用平车、轮椅、急救车或氧气袋等协助护送。

任务二 出院时护理

一、有关医疗文件的处理

1. 填写出院时间 用红色钢笔或水笔在体温单 40～42℃ 横线之间，相应日期和时间栏内，纵行填写出院时间。

2. 注销各种卡片 遵医嘱注销各种卡片，如诊断卡、床头（尾）卡、服药卡、治疗卡、饮食卡、护理卡等。

3. 填写有关表格 填写出院护理评估单（表 26-2-1）、出院患者登记本。医院如有膳食科的填写停止饮食单，送营养室。

4. 出院带药指导 患者出院后需继续服药时，遵医嘱到中心药房领取患者出院药物，并做好用药知识指导。

5. 病案整理归档 按要求整理病历，交病案室保存。出现病历排列顺序详见项目十四，任务一。入院时放在病历最后面的门诊病历交还患者或家属自行保管。

表 26-2-1 出院护理评估单

出院护理评估单

科室_____ 床号_____ 姓名_____ 性别_____ 年龄_____ 住院号_____

入院日期_____ 出院日期_____ 住院天数_____ 手术日期_____

手术名称：_____ 出院诊断：_____

疾病转归：□痊愈 □稳定 □好转 □恶化 □自动出院 □死亡

一、出院评估

（一）住院期间提出护理诊断_____个，有效解决_____个。

　　　　合作性问题及内容是_____

　　　　目前还存在护理诊断：_____

_____

（二）出院时心理状态　　□稳定　　　　□焦虑　　　□抑郁　　　□其他_____

（三）自理能力　　　　　□自理　　　　□协助　　　□依赖

（四）对出院宣教理解程度 □完全理解　　□部分理解　　□不理解

二、出院指导（生活、饮食、心理、用药、特殊指导等方面）

_____

_____

_____

三、复诊时间

_____

四、评价（由护士长全面了解情况后负责评价）：

1. 患者评价：　　　　　□优　　　□良　　　□中　　　□差

2. 整体护理效果评价：　□优　　　□良　　　□中　　　□差

护士长签名_____ 护士签名_____

年　　　月　　　日

二、指导患者或家属办理出院手续

1. 出院手续的办理流程　按出院办理流程指导患者办理出院，结算患者住院期间治疗、护理等费用。

2. 协助患者及家属整理用物　护士应归还患者寄存的物品，同时收回患者住院期间所借物品，并消毒处理，协助患者整理好个人用物。

3. 护送患者出院　患者及家属办完出院手续后，护士应根据患者病情，选择步行护送或用平车、轮椅等护送患者至电梯口、<u>病区门外或医院门口</u>。

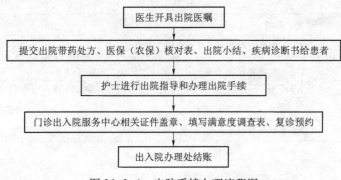

图 26-2-1　出院手续办理流程图

任务三　出院后护理

一、床单位的终末消毒处理

1. 被服的处理　撤去床上的污被服放入污衣袋中，集中后送洗衣房处理。洗衣房根据患者疾病种类决定清洗、消毒方法。

2. 床垫、床褥、棉胎、枕芯的处理　用紫外线灯、臭氧消毒机消毒或日光下曝晒6h 消毒。

3. 床、床旁桌及床旁椅　用消毒液擦拭。

4. 痰杯、脸盆等处理　非一次性使用的痰杯、脸盆等用消毒液浸泡，一次性使用的集中销毁。

二、病室

1. 一般病室　根据患者疾病种类决定消毒方法，开窗通风（详见项目十一任务一）。

2. 传染性疾病病室　床单位及病室均按传染病终末消毒法进行处理（详见项目十一任务三）。

3. 铺好备用床，准备迎接新患者　床单位经过消毒处理后，护士应铺好备用床，准备迎接新患者。

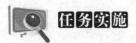 任务实施

情景训练 3　出院护理

以案例为范例，实施出院护理工作任务，见表 26-3-1。

表 26-3-1　出院护理工作过程

工作过程	任务情境		要点说明
	角色	行为	
通知患者家属	护士	微笑、热情	☆根据出院医嘱
	护士	"您好！医生嘱咐您明天即可出院，请做好准备。"	
	患者及家属	"需要我们要做哪些准备？我们第一次住院，出院手续如何办理？另外，医生说导尿管1周后回医院再拔除，这该如何是好？"	
	护士	"别紧张，我这就来教您。"	
做好心理护理	患者	"医生说尿管不能拔掉，需要出院1周后再返回拔除，戴着这个管子回家不知道怎么弄？真不想出院？我现在明显就成了废人一个，哎！"	☆加强对患者和家属指导，使患者得到更多的关心、爱护、支持、帮助。预防焦虑、抑郁等不良情绪的发生
	护士	"大爷，您手术很成功，现在回到家里去康复比较好，毕竟在家里吃的睡的各方面都比较方便，而且有更多家里人陪伴，更利于您病情的恢复。至于留置导尿管的处理，别担心，我会教会您和您家属如何护理的。"	
	患者	微笑"您说的没错，在家就是好！我不识字，我儿子刚刚去联系车，等他回来，您教他吧。"	
	护士	＊微笑 ＊"好的，您儿子回来后请按呼叫器或到护士站叫我，我再过来给你们指导。"	
进行健康指导1	1. 针对导尿管护理指导		☆护士到患者所在病房，根据患者实际情况填写出院护理评估单，针对评估的结果，对患者和家属的疑问进行健康教育
	护士	＊微笑、热情、认真、耐心 ＊对患者的身心状况进行评估，并填写出院护理评估单	
	患者	"回家后导尿管应注意什么？"	
	护士	"这是消毒液，和护士每天给您消毒一样，每天消毒尿道口2次，起来行走时这个尿袋应低于会阴部，睡觉时和医院一样挂在床边，每天水要喝多一些，至少2000ml以上，防止尿道发炎。另外导管应保持通畅，避免管道扭曲、受压、堵塞。如堵塞或出现血性液体等情况，请及时来医院诊查。"	

工作过程	角色	任务情境	要点说明
		行为	
进行健康指导1	患者	"哦，知道了，这个尿袋说每天得更换一次，如何更换？"患者对他儿子说："你得好好学，回去帮我换。"	☆邀请患者和家属观手机视频：留置导尿护理，护士示范集尿袋更换方法，家属训练集尿袋更换 ☆指导上医院网站观看有关护理视频
	护士	用实物示范，在患者身上示范 "您看，首先检查集尿袋是否漏气后打开，关好集尿袋出口，备用。接下来夹紧尿管，戴好一次性手套，排空尿袋，脱去手套，分离集尿袋与导尿管管接口，用棉签蘸消毒液消毒尿管口，连接导尿管，注意不要碰到集尿袋与尿管对接的部位。接下来我带了一套用物，回家谁照顾他的，来训练一下更换方法。"	
	家属	患者的儿子说："我和我爸爸住一起，我来。"家属模仿示范，护士指导	
	护士	"您掌握得很好，回家按这样的方式帮助您爸爸更换""还有每天应观察尿袋里尿液的情况，若发现血尿、浑浊、沉淀、出现结晶等异常情况，及时来医院诊查。"	
	家属	"那什么时候到医院来复查？"	
	护士	"1周后回医院拔除导尿管，医生根据具体恢复情况，再预约复查时间。"	
进行健康指导2		2. 饮食指导	
	患者	"我回家后哪些东西能吃，哪些不能吃呢？"	☆根据患者病情，给予饮食指导
	护士	"因为您还在疾病恢复期，必须加强营养，多吃一些含有丰富蛋白质的食物，如蛋类、肉类、鱼类；含有丰富钙、磷和铁质的食物，如牛奶、骨头汤、动物血、枣、豆类；含有维生素、纤维素的食物，如蔬菜、水果。"	
进行健康指导3		3. 药物指导	
	家属	"医生说我爸爸出院后还需继续吃药，什么时候药物给我们？"	☆根据患者用药情况，给予药物指导
	护士	"请您等会儿，我到药房领取药后，再交给你们带回，同时还会指导您爸爸怎么吃。"	
	患者	"我不识字，可否告诉我儿子。"	
	护士	"好的。"	
征求意见	护士	"很高兴您即将出院！希望在住院期间我们的服务让您满意，请把您对我们医疗护理等各项工作的宝贵意见和建议写在这，以便我们改进工作。"	☆填写意见单
办理出院手续	护士	指导患者和家属办完出院手续	☆结算患者住院期间治疗、护理等费用

工作过程	任务情境		要点说明
	角色	行为	
护送出院	护士	* 微笑，根据患者病情，选择步行护送患者至医院门口 * "回家注意休息！请按时服药，记得一周后来医院拔除导尿管。祝您早日康复！"	☆特殊患者用平车、轮椅护送
	患者和家属	* 微笑 * "谢谢！您的服务很周到！"	

【注意事项】

1. 出院指导应根据患者疾病种类的不同，患者病程的不同，提供个性化服务。

2. 注意保持良好职业形象和态度，关爱患者。

3. 护送患者出院时，护士送别语言应恰当，可使用"回家后好好休息""请注意按时服药""请定期门诊复查"等，切忌使用"再见""欢迎再来"等患者忌讳的词语。

【健康指导】

1. 饮食指导　根据患者生理的需要，帮助制定平衡膳食计划。

2. 带引流管或尿管的指导　教会患者及其家属如何护理管道，防止管道的脱落，定时到医院更换管道，预防感染。

3. 出院带药的指导　对患者及其家属详细说明药物的作用与副作用，标明药物的剂量与用法、时间，药物的合理保管。

4. 休息与睡眠指导　根据患者体能的恢复情况合理安排休息与活动，营造安静整洁、安全的环境，保证高质量睡眠。睡眠欠佳时，合理服用安定等促进睡眠的药物。

5. 伤口的护理指导　教会患者及其家属如何保护伤口、按时更换敷料，预防伤口感染，如伤口有明显的渗血、渗液，应及时到医院处理。

6. 制定功能锻炼计划　在教会患者正确功能锻炼的基础上，与患者及其家属制定一套切实可行的功能锻炼计划。

7. 居家环境的用物准备指导　根据患者的需要与条件，指导家属准备相应的物品，如硬板床、软硬适度的床垫、坐便器、拐杖、轮椅等。

知识拓展

出院护理延伸服务

随着护理学科的不断发展，护理服务已经由医院不断向社会延伸。出院护理延伸服务，主要是针对患者出院后最需要解决的问题，建立延伸服务项目，让患者享受到全程、专业的护理服务。如：对带鼻饲管、留置尿管以及长期卧床等出院患者进行定期家庭访视、更换管道、指导正确护理方法；为腹膜透析出院患者定期进行对家庭环境和技术掌握情况评估，现场指导，确保患者正确、安全地延续家庭治疗等。

任务检测

一、选择题

（一）A1 型题

1. 出院患者有关文件处理有错的是
   A. 按顺序排列出院病案
   B. 注销诊断卡、床尾卡
   C. 注销治疗单、服药单、饮食单等
   D. 出院病案可直接销毁
   E. 在体温单相应时间栏内填写出院时间

2. 患者出院前的健康教育内容不包括
   A. 出院带药指导　　B. 饮食指导　　　　C. 住院费用解释
   D. 功能锻炼指导　　E. 心理护理

3. 患者出院后，床单位的处理错误的是
   A. 传染病床单位按传染病终末消毒处理
   B. 床垫、棉胎、枕芯在日光下暴晒 4 小时
   C. 床旁桌、椅采用消毒液擦拭法处理
   D. 非一次性面盆、痰杯用消毒液浸泡
   E. 撤去污被服放入污衣袋中，集中处理

4. 执行出院医嘱下列错误的是
   A. 填写出院通知单，通知患者办理出院手续
   B. 结算患者的治疗、护理费用
   C. 在体温单 40℃ 以下相应的时间栏内，用红笔竖写出院时间
   D. 测量体重，记录于体温单相应栏内
   E. 遵医嘱领取出院的药物交患者

5. 患者出院时，护士送别用语不恰当的是
   A. 再见　　　　　　B. 请坚持戒烟　　C. 请注意休息
   D. 请定期门诊复查　　　　　　　　　E. 请按时服药

6. 出院患者的病历排列首页是
   A. 体温单　　　　B. 入院记录　　　C. 住院病案首页
   D. 病程记录　　　E. 出院记录

（二）A2 型题

7. 患者，女性、乙型肝炎痊愈出院，护士为患者提供的护理指导不正确的是
   A. 嘱患者换上清洁衣服，将换下的衣服装好，便于带回家清洗
   B. 病室用 2% 过氧乙酸熏蒸
   C. 病室的地面用 0.5%～3% 氯胺喷洒

    D. 家具用 0.2%~0.5%过氧乙酸擦拭

    E. 患者使用过的被服消毒后，送洗衣房

（三）A3/A4 型题

（8~9 题共用题干）

患者，男性，60 岁，诊断为"十二指肠球部溃疡出血"入院，经过治疗，病情缓解，医嘱：出院。

8. 其出院时间，正确填写的是

    A. 在门诊病历上填写

    B. 在体温单 40~42℃相应时间栏内填写

    C. 在治疗卡上填

    D. 在出院医嘱单上填写

    E. 在出院处方上填写

9. 护士实施护理工作中不妥的一项是

    A. 给以健康指导   B. 通知患者办理出院手续

    C. 填写患者出院护理评估单   D. 征求患者意见

    E. 铺好暂空床，准备迎接新患者

二、思考题

1. 患者出院时，护士应做好哪些工作？

2. 患者出院后患者的床单元如何处理？

（许亚荣）

附录1 | 评估资料分类整理方法列表

分类依据	分类	资料内容
北美护理诊断协会（NANDA）的人类反应型态	(1) 交换	包括营养、体温、呼吸、循环、排泄、组织的完整性等
	(2) 沟通	指护理对象与人沟通的能力
	(3) 关系	包括角色功能、家庭关系、社会互动能力、性功能及性活动等
	(4) 价值	包括个人的信念、宗教信仰、价值观、人生观及精神状况
	(5) 选择	包括个人及家庭应付压力的能力、寻求健康所表现的行为及遵从行为
	(6) 移动	包括休息、睡眠、娱乐、身体活动能力、自理能力、生长发育状况等
	(7) 感知	包括感觉功能及自我概念、有无绝望或无力感
	(8) 知识	包括对健康的认知能力、学习状况及思考过程
	(9) 感觉	包括有无疼痛、舒适、情绪状况
戈登（Cordon）的功能性健康型态分类	(1) 健康感知—健康管理型态	如服务对象对自己健康状况的确认、维持健康的方法及行为等
	(2) 营养—代谢型态	如饮食、营养状态、组织完整性、体液平衡等
	(3) 排泄型态	包括肠道、膀胱、皮肤的排泄状况
	(4) 活动—运动型态	如日常活动能力、活动量、活动方式、休闲与娱乐状况等
	(5) 睡眠—休息型态	如每日睡眠、休息情况、精神放松状况等
	(6) 认知—感知型态	如个人的舒适感、对疾病的认识、感知能力等
	(7) 自我感受—自我概念型态	如个人自我价值与情绪状态的信念与评价等
	(8) 角色—关系型态	如家庭关系、邻里关系、同事关系等
	(9) 应对—应激耐受型态	如个人的压力程度、应对及调节压力的状况等
	(10) 性—生殖型态	如个人对性的态度、月经、生育方面的情况等
	(11) 价值—信念型态	如个人的理想、价值观等
马斯洛的基本需要层次论分类	(1) 生理需要	包括营养、呼吸、睡眠、排泄、生命体征、休息、活动等
	(2) 安全需要	如对环境的陌生、手术前精神紧张、对疾病预后的顾虑、对经济问题的担心、走路易摔倒、对医护人员的技术不信任等
	(3) 爱与归属的需要	如想念亲人及朋友、害怕孤独、希望被接纳、认可、关心和支持等
	(4) 尊重需要	如希望生活能自理、得到医生护士的尊重等
	(5) 自我实现的需要	如担心住院影响工作或学习而感到焦虑不安、担心疾病会影响到自己的职业生涯、希望能早日重返岗位作出成就等

一、健康促进（Health promotion）	28. 有便秘的危险
1. 执行治疗方案有效	29. 感知性便秘
2. 执行治疗方案无效	30. 气体交换受损
3. 家庭执行治疗方案无效	四、活动/休息（Activity/rest）
4. 社区执行治疗方案无效	31. 睡眠型态紊乱
5. 寻求健康行为（具体说明）	32. 睡眠剥夺
6. 保持健康无效	33. 有废用综合征的危险
7. 持家能力障碍	34. 躯体活动障碍
二、营养（Nutrition）	35. 床上活动障碍
8. 无效性婴儿喂养型态	36. 借助轮椅活动障碍
9. 吞咽障碍	37. 转移能力障碍
10. 营养失调：低于机体需要量	38. 行走障碍
11. 营养失调：高于机体需要量	39. 缺乏娱乐活动
12. 有营养失调的危险：高于机体需要量	40. 漫游状态
13. 体液不足	41. 穿着/修饰自理缺陷
14. 有体液不足的危险	42. 沐浴/卫生自理缺陷
15. 体液过多	43. 进食自理缺陷
16. 有体液失衡的危险	44. 如厕自理缺陷
三、排泄（Elimination）	45. 术后康复延缓
17. 排尿障碍	46. 能量场紊乱
18. 尿潴留	47. 疲乏
19. 完全性尿失禁	48. 心输出量减少
20. 功能性尿失禁	49. 自主呼吸受损
21. 压力性尿失禁	50. 低效性呼吸型态
22. 急迫性尿失禁	51. 活动无耐力
23. 反射性尿失禁	52. 有活动无耐力的危险
24. 有急迫性尿失禁的危险	53. 功能障碍性撤离呼吸机反应
25. 排便失禁	54. 组织灌注无效（具体说明类型：肾脏、大脑、心、肺、胃肠道、外周）
26. 腹泻	五、感知/认识（Perception/cognition）
27. 便秘	55. 单侧性忽视

续表

56. 认识环境障碍综合征	90. 强暴创伤综合征
57. 感知紊乱（视觉、听觉、运动觉、味觉、触觉、嗅觉）	91. 强暴创伤综合征：隐匿性反应
58. 知识缺乏	92. 强暴创伤综合征：复合性反应
59. 急性意识障碍	93. 创伤后反应
60. 慢性意识障碍	94. 有创伤后反应的危险
61. 记忆受损	95. 恐惧
62. 思维过程紊乱	96. 焦虑
63. 语言沟通障碍	97. 对死亡的焦虑
六、自我感知（Self-perception）	98. 长期悲伤
64. 自我认可紊乱	99. 无效性否认
65. 无能为力感	100. 预感性悲哀
66. 有无能为力感的危险	101. 功能障碍性悲哀
67. 无望感	102. 调节障碍
68. 有孤独的危险	103. 应对无效
69. 长期自尊低下	104. 无能性家庭应对
70. 情境性自尊低下	105. 妥协性家庭应对
71. 有情境性自尊低下的危险	106. 防卫性应对
72. 体像紊乱	107. 社区应对无效
七、角色关系（Role relationship）	108. 有增强家庭应对趋势
73. 照顾者角色紧张	109. 有增强社区应对趋势
74. 有照顾者角色紧张的危险	110. 自主性反射失调
75. 父母不称职	111. 有自主性反射失调的危险
76. 有父母不称职的危险	112. 婴儿行为紊乱
77. 家庭运作中断	113. 自主性反射失调
78. 家庭运作功能不全（酗酒）	114. 有增强调节婴儿行为的趋势
79. 有亲子依恋受损的危险	115. 颅内适应能力下降
80. 母乳喂养有效	十、生活准则（Life principles）
81. 母乳喂养无效	116. 有增强精神健康的趋势
82. 母乳喂养中断	117. 精神困扰
83. 无效性角色行为	118. 有精神困扰的危险
84. 父母角色冲突	119. 抉择冲突
85. 社交障碍	120. 不依从行为
八、性（Sexuality）	十一、安全/防御（Safety/protection）
86. 性功能障碍	121. 有感染的危险
87. 无效性性生活型态	122. 口腔黏膜受损
九、应对/应激耐受性（Coping/stress tolerance）	123. 有受伤的危险
88. 迁居应激综合征	124. 有围手术期体位性损伤的危险
89. 有迁居应激综合征的危险	125. 有摔倒的危险

续表

126. 有外伤的危险	142. 乳胶过敏反应
127. 皮肤完整性受损	143. 有乳胶过敏反应的危险
128. 有皮肤完整性受损的危险	144. 有体温失调的危险
129. 组织完整性受损	145. 体温调节无效
130. 牙齿受损	146. 体温过低
131. 有窒息的危险	147. 体温过高
132. 有误吸的危险	**十二、舒适（Comfort）**
133. 清理呼吸道无效	148. 急性疼痛
134. 有外周神经血管功能障碍的危险	149. 慢性疼痛
135. 防护无效	150. 恶心
136. 自伤	151. 社交孤立
137. 有自伤的危险	**十三、成长/发展（Growth/development）**
138. 有对他人施行暴力的危险	152. 成长发展延缓
139. 有对自己施行暴力的危险	153. 成人身心衰竭
140. 有自杀的危险	154. 有发展迟滞的危险
141. 有中毒的危险	155. 有成长比例失调的危险

参考答案

模块一　迈进护理殿堂

单元一　认识护理学专业

项目一　人类生命与护理的关系

1. A　2. B　3. D　4. D　5. E　6. A　7. E　8. B　9. E　10. C　11. D　12. A
13. C　14. E　15. A　16. D　17. B　18. E　19. A

项目二　护理学发展历程及基本概念

1. E　2. E　3. A　4. C　5. D　6. C　7. D　8. B　9. E　10. A　11. A　12. D

单元二　护理学支持理论及护理学理论

项目三　护理学支持理论

1. C　2. A　3. D　4. B　5. C

项目四　护理学理论

1. B　2. D　3. A

单元三　护理职业道德与伦理

项目五　护理职业道德与伦理

1. B　2. D　3. E　4. D　5. D　6. C　7. A　8. A　9. D　10. B

项目六　多元文化与护理

1. C　2. E　3. C　4. C　5. C

单元四　岗位执业意识和能力

项目七　护理程序

1. B　2. D　3. B　4. C　5. A　6. D　7. C　8. A　9. A　10. D　11. E　12. B

13. D　14. A　15. C　16. A　17. E　18. B　19. D　20. C

项目八　护士职业素养与科学思维能力

1. A　2. E　3. C　4. A　5. B　6. D　7. C　8. D　9. C

项目九　职业可持续发展能力

1. A　2. B　3. D　4. B　5. B　6. C　7. A　8. A　9. B　10. D　11. E　12. D
13. E　14. D　15. A　16. A　17. E　18. B　19. C　20. D

模块二　基础护理工作任务

单元五　医院感染预防控制与职业安全防范

项目十　护理职业安全与防范

1. E　2. E　3. D　4. A　5. D　6. B　7. C　8. D

项目十一　医院感染预防与控制

1. B　2. D　3. E　4. D　5. C　6. B　7. D　8. B　9. C　10. E　11. E　12. E　13. A
14. D　15. C　16. C　17. B　18. D　19. A　20. D　21. C　22. A　23. C　24. E　25. B
26. A　27. D　28. C　29. C　30. E

单元六　门诊护理工作与护送入院护理

项目十二　医院门诊护理、护送入院护理

1. C　2. A　3. D　4. E　5. B　6. C　7. C　8. E　9. B

单元七　病区准备工作和入院初步护理

项目十三　病区准备工作

1. B　2. E　3. C　4. C　5. B　6. A　7. A　8. D　9. B　10. A　11. D

项目十四　入病区后护理

1. C　2. B　3. D　4. D　5. A　6. A　7. B　8. A　9. E　10. A　11. C　12. D
13. C　14. D　15. E　16. C　17. C　18. D

项目十五　异常体温护理及冷热疗运用

1. C　2. D　3. C　4. B　5. C　6. C　7. B　8. E　9. D　10. B　11. B　12. E

13. D　14. E

项目十六　异常呼吸护理及急救技术

1. B　2. D　3. C　4. D　5. D　6. B　7. D　8. E　9. D　10. B　11. A　12. A
13. E

项目十七　标本采集技术

1. C　2. A　3. B　4. E　5. D　6. E　7. B　8. D　9. E　10. A　11. B

单元八　住院期间护理工作

项目十八　清洁护理

1. B　2. B　3. C　4. C　5. D　6. B　7. B　8. D　9. D　10. E　11. B　12. D
13. D　14. E

项目十九　饮食护理

1. A　2. B　3. D　4. C　5. B　6. D　7. C　8. A

项目二十　排泄护理

1. B　2. A　3. A　4. D　5. C　6. E　7. D　8. A　9. D　10. C　11. A　12. C
13. A

项目二十一　安全舒适措施

1. E　2. D　3. E　4. D　5. B　6. C　7. E　8. C　9. E

项目二十二　安全给药

1. E　2. C　3. D　4. E　5. C　6. C　7. D　8. B　9. A　10. D　11. E　12. D
13. D　14. B　15. C　16. E　17. A　18. C　19. E　20. B　21. E　22. C　23. D
24. B　25. E　26. D　27. B　28. B　29. B　30. B　31. C　32. A　33. B　34. E
35. A　36. E　37. D　38. C　39. B　40. E　41. B　42. D　43. D　44. E　45. A

项目二十三　静脉安全输血

1. D　2. E　3. C　4. E　5. A

项目二十四　医疗护理文件的记录

1. B　2. C　3. D　4. B　5. E　6. E　7. A　8. D　9. E　10. D　11. B　12. D

项目二十五　危重患者及临终患者的护理

1. C　2. A　3. D　4. A　5. B　6. D　7. D　8. E　9. B

单元九　服务对象离开医院护理

项目二十六　出院护理

1. D　2. C　3. B　4. C　5. A　6. C　7. A　8. B　9. E

参考文献

[1] 程少贵. 护士执业资格考试辅导讲义 [M]. 人民卫生出版社，2015.

[2] 李丽娟，邢爱红. 护理学导论 [M]. 北京：高等教育出版社，2015.

[3] 罗先武，王冉. 护士执业资格考试轻松过 [M]. 人民卫生出版社，2014.

[4] 王玉升. 2015 全国护士执业资格考试考点与试题精编 [M]. 北京：人民卫生出版社，2014.

[5] 姜小鹰，胡荣. 2015 全国护士执业资格考试习题精选与答案解析 [M]. 北京：人民卫生出版社，2014.

[6] 尚少梅. 护理学基础 [M]. 4 版. 北京：北京大学医学出版社，2014.

[7] 陈晓霞，张霄艳. 护理学导论 [M]. 2 版. 武汉：人民卫生出版社，2014.

[8] 陈晓斌，刘耀辉. 护理管理学 [M]. 北京：科学技术文献出版社，2014.

[9] 隋树杰. 护理学导论 [M]. 第 2 版. 北京：人民卫生出版社，2014

[10] 李晓松. 护理学导论 [M]. 3 版. 北京：人民卫生出版社，2014.

[11] 周春美，张连辉. 基础护理学 [M]. 北京：人民卫生出版社，2014.

[12] 尚少梅. 护理学基础学习指导 [M]. 4 版. 北京：北京大学医学出版社，2014.

[13] 段艮芳，周厚秀. 护理学导论 [M]. 北京：中国医药科技出版社，2013.

[14] 付能荣，周葵. 护理伦理与法规 [M]. 北京：中国医药科技出版社，2013.

[15] 姜安丽. 新编护理学基础 [M]. 第 2 版. 北京：人民卫生出版社，2013.

[16] 付能荣. 护理技术 [M]. 北京：科学出版社，2013.

[17] 兰华，陈炼红，刘玲贞. 护理学基础 [M]. 北京：科学出版社，2013.

[18] 李小萍. 基础护理学 [M]. 2 版. 北京：人民卫生出版社，2013.

[19] 李小妹. 护理学导论 [M]. 3 版. 北京：人民卫生出版社，2013.

[20] 李丽娟，邢爱红，护理学导论 [M]. 北京：高等教育出版社，2012.

[21] 李丽娟，杨运秀，护理沟通技巧 [M]. 武汉：华中科技大学出版社，2012.

[22] 李小寒，尚少梅. 基础护理学 [M]. 5 版. 北京：人民卫生出版社，2012.

[23] 马小琴. 护理学基础 [M]. 北京：人民卫生出版社，2012.

[24] 潘杰，赵国琴. 护理学导论 [M]. 2 版. 西安：第四军医大学出版社，2012.

[25] 史报欣. 多元文化与护理 [M]. 北京：高等教育出版社，2012.

[26] 王芳，陈荣凤，马锦萍. 基础护理技术 [M]. 武汉：华中科技大学出版社，2012.

[27] 陈香娟，刘小玲. 基础护理技术 [M]. 第 1 版. 上海：第二军医大学出版社，2012.

[28] 李丽娟. 基础护理与技术学习指导 [M]. 北京：人民卫生出版社，2012.

[29] 姜小鹰. 护理综合实验 [M]. 北京：人民卫生出版社，2012.

[30] 陈晓霞. 护理学导论 [M]. 武汉：华中科技出版社，2011.

[31] 李丽娟. 基础护理与技术 [M]. 北京：人民卫生出版社，2011.

［32］王维利，谢晖. 护理学导论［M］. 合肥：安徽大学出版社，2011.

［33］殷磊，刘明. 中华护理学辞典［M］. 北京：人民卫生出版社，2011.

［34］周更苏，张萍萍. 护理学基础［M］. 北京：中国协和医科大学出版社，2011.

［35］李晓松. 基础护理技术［M］. 北京：人民卫生出版社，2011.

［36］徐小兰. 护理学基础［M］. 2 版. 北京：高等教育出版社，2010.

［37］尤黎明，吴瑛. 内科护理学［M］. 4 版. 北京：人民卫生出版社，2010.

［38］吴蓉，赵国琴. 护理学导论［M］. 西安：第四军医大学出版社，2010.

［39］周更苏，基础护理技术［M］. 武汉：华中科技出版社，2010.

［40］庄红. 护理学基础［M］. 北京：高等教育出版社，2010.

［41］龚敏，杨敏英，郝静. 基础护理学［M］. 西安：第四军医大学出版社，2010.

［42］李如竹. 护理学导论［M］. 北京：人民卫生出版社，2010.

［43］章晓幸. 基础护理［M］. 北京：高等教育出版社，2010.

［44］李丽娟. 基础护理技术操作实验指导及评分标准［M］. 北京：人民卫生出版社，2009.

［45］李冰. 珠江. 护理技能操作标准与语言沟通［M］. 北京：人民军医出版社，2009.

［46］敖薪. 急救护理学［M］. 北京：高等教育出版社，2008.

［47］李晓松. 基础护理技术［M］. 北京：人民卫生出版社，2008.

［48］绳宇. 护理学基础［M］. 北京：北京大学医学出版社，2008.

［49］李小萍. 基础护理学［M］. 北京：人民卫生出版社，2008.

［50］杨新月. 护理学导论［M］. 北京：人民卫生出版社，2008.

［51］章晓幸. 护理学导论、常用护理技术［M］. 北京：高等教育出版社，2008.

［52］李小萍. 基础护理学［M］. 2 版. 北京：人民卫生出版社，2007.

［53］杨新月. 护理学导论［M］. 北京：人民卫生出版社，2007.

［54］吴袁剑云. 护理结局分类［M］. 北京：北京大学医学出版社，2006.

［55］李小寒. 尚少梅. 基础护理学［M］. 4 版. 北京：人民卫生出版社，2006.

［56］姜安丽. 新编护理学基础［M］. 北京：人民卫生出版社，2006.

［57］冯先琼. 护理学导论［M］. 第 2 版. 北京：人民卫生出版社，2006.

［58］崔焱. 护理学基础［M］. 北京：人民卫生出版社，2005.

［59］谢田. 护理概论与护理技术［M］. 北京：高等教育出版社，2005.

［60］彭幼清. 护理学导论［M］. 北京：人民卫生出版社，2004.

［61］殷磊. 护理学基础［M］. 3 版. 北京：人民卫生出版社，2004.

［62］张景龙. 护理学基础［M］. 北京：人民卫生出版社，2004.

［63］殷磊. 护理学基础［M］. 3 版. 北京：人民卫生出版社，2002.